Biomedical Engineering

Bridging Medicine and Technology

W. Mark Saltzman
Yale University

Biomedical Engineering
Bridging Medicine and Technology

by W. Mark Saltzman

Korean translation edition ©2018 by HANTEE MEDIA
Published by arrangement with Cambridge University Press, Cambridge, UK.

CAMBRIDGE TEXTS IN
BIOMEDICAL
ENGINEERING

SECOND EDITION

Biomedical Engineering

Bridging Medicine and Technology

생체공학 의학과 공학의 만남

W. Mark Saltzman 지음

심상준 · 박재형 · 봉기완 · 전누리
정 석 · 정효일 · 조승우 · 최연호 옮김

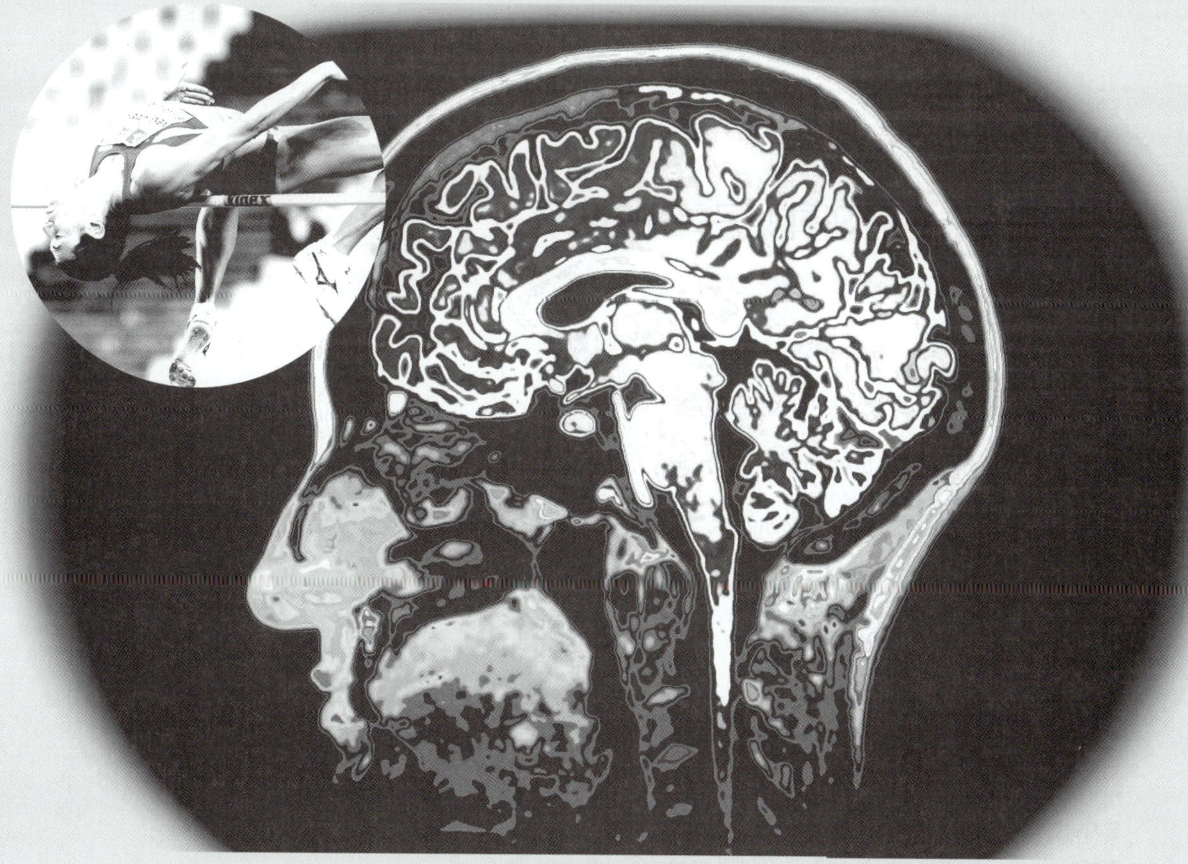

한티미디어

역자 소개

대표역자	**심상준**	고려대학교	화공생명공학과	simsj@korea.ac.kr
	박재형	성균관대학교	화학공학과	jhpark1@skku.edu
	봉기완	고려대학교	화공생명공학과	bong98@korea.ac.kr
	전누리	서울대학교	기계항공공학부	njeon@snu.ac.kr
	정 석	고려대학교	기계공학부	sidchung@korea.ac.kr
	정효일	연세대학교	기계공학부	uridle7@yonsei.ac.kr
	조승우	연세대학교	생명공학과	seungwoocho@yonsei.ac.kr
	최연호	고려대학교	바이오의공학부	yeonhochoi@korea.ac.kr

생체공학 의학과 공학의 만남

발행일 2018년 3월 2일
지은이 W. Mark Saltzman
옮긴이 심상준 박재형 봉기완 전누리 정 석 정효일 조승우 최연호
펴낸이 김준호
펴낸곳 한티미디어 | 서울시 마포구 연남동 1길 67 1층
등 록 제15-571호 2006년 5월 15일
전 화 02)332-7993~4 | 팩스 02)332-7995
ISBN 978-89-6421-330-8 (93510)
정 가 43,000원

마케팅 박재인 최상욱 김원국
편 집 하상희 박새롬 김현경
관 리 김지영
인 쇄 이산문화사

이 책에 대한 의견이나 잘못된 내용에 대한 수정정보는 한티미디어 홈페이지나 이메일로 알려주십시오.
독자님의 의견을 충분히 반영하도록 늘 노력하겠습니다.
홈페이지 www.hanteemedia.co.kr | 이메일 hantee@hanteemedia.co.kr

생체공학

학부생을 대상으로 하는 유명한 입문 교재의 2판은 이론과 예시, 응용, 문제 해결 방법을 제시하여 생체공학이 가진 파급력을 소개한다. 개정된 내용은 iPS 세포, 마이크로 RNA, 나노의학, 영상 기술, 바이오센서와 약물 전달 체계와 같이 최근 수년간 일어난 중요한 발전을 더욱 조명하여, 학생들에게 생체공학의 다양한 소분야들에 대한 최신의 설명을 제공한다.

중요한 특징:

- 생체공학자들이 하는 일을 이해하기 위해 필요한 분자생물학, 세포생물학, 인간 생리학에 대한 배경지식을 제공한다.
- 공학적인 분석을 원하는 학생들에게 수학적인 해결법을 별도의 박스 안에 제공한다.
- 장 마지막에 학습 내용을 되돌아보기 위해 총 200개 이상의 정량적, 정성적인 문제를 제공하며, 다수는 이 2판에서 새로 추가된 문제들이다.

W. 마크 살츠만(W. Mark Saltzman)은 예일 대학교 화학생물공학과의 고이주에타 재단 교수(Goizueta Foundation Professor)이며, 예일 대학교 생체공학과를 설립했다. 그는 지난 30년간 생체공학을 주제로 한 다양한 강의를 하였으며, 연구와 교육 모두에서 뛰어난 교수로 인정받고 있다. 그는 미국 의공학·생물공학 연구소(Institute of Medical and Biological Engineering)와 의생물공학회(Biomedical Engineering Society)의 정회원이다. 또한 2014년 마인즈 메달을 받았으며, 미국 국립의학원에 선출되었다.

추천사

"이 책은 생체공학을 다루는 교재의 표준을 보여준다. 깔끔하고 아름답게 쓰였으며, 옛날부터 지금까지의 생체공학에 대한 모든 부분을 독자에게 흥미로우면서도 이해하기 쉽게 설명한다."

로버트 랭거, 매사추세츠 공과대학

"이 책은 생체공학 분야에 대한 훌륭한 요약본이다. 생체공학 입문 과목을 가르치려는 누구에게나 반드시 필요한 책이다. 언제나처럼, 살츠만 교수는 풍부한 정보와 다양한 예시를 책을 통해 제공한다. 또한 그는 매우 현실적이면서도 흥미로운 시나리오를 절묘하게 끼워 넣었고, 이를 통해 훌륭하게 학생들을 끌어들인다! 이 교재에는 창의적이면서도 유용한 특징들이 많이 있다. 그림과 삽화들은 내용의 이해를 크게 도와주고, 문제들은 내용에 대해 개념적이고 정량적으로 복습할 수 있게 해준다. 그리고 "핵심 개념 및 정의"와 "유용한 인터넷 사이트"는 생체공학에 처음 관심을 가지는 학생들에게 매우 실용적이다."

크리스틴 E. 슈미트, 플로리다 대학교

"이 책은 생체공학 안의 많은 전문 분야들의 기초를 다루는 훌륭한 책이다. 의미 있는 구성, 깔끔한 문체, 미적인 그림과 다양한 문제를 포함한 이 책은 생체공학 입문을 위한 수업에 꼭 사용해야 한다. 책이 다루는 범위와 깊이는 모든 독자의 흥미를 끌 것이다. 다시 한번, 마크 살츠만은 학생들과 강사들 모두에게 매력적인 교재를 만들어냈다."

멜리사 크렙스, 콜로라도 광업대학

"정말로 뛰어난 책이다. 완전히 최신이고 포괄적이면서도, 어느 페이지에서나 끌리는 내용을 찾을 수 있을 만큼 읽기 쉽다. 학부 학생들을 위해 만든 책이고, 강의 설계를 위한 풍부한 자료를 포함하고 있지만, 또한 '당신의 생물학 지식을 되살리기 위해', 또는 '공학적 사고에 시동을 걸기 위해' 언제나 찾아볼 만한, 소장 가치가 높은 책이다. 생체공학의 모든 분야에 종사하는 사람들을 위한 필수품이다."

쿠엔틴 팽크허스트, 유니버시티 칼리지 런던

Cambridge texts in biomedical engineering

*Cambridge Texts in Biomedical Engineering*은 학부 또는 대학원 과정의 생체공학 수업을 위한 고품질의 교재를 제공한다. 이 시리즈는 생체공학을 주제로 하는 입문서부터 생체역학, 생리학, 의생명 기기, 영상, 신호와 체계, 세포 공학, 생체정보학 등의 심화된 주제들, 그리고 다양한 관련 분야들의 이론과 적용을 다루고 있다. 이 시리즈는 일차적으로 생체공학 학생들을 위해 만들어졌지만, 또한 공학, 생물학, 의학 분야에서 더 넓은 주제를 다루는 수업 과정에도 적합하다.

_ 서론

생체공학 분야는 지난 15년간 빠르게 발전해왔다. 이러한 발전은 생명과학의 발달과 함께, 질병의 진단과 치료를 위한 새로운 기술의 개발로 이어졌다. 이 책은 이러한 생체공학 분야에 대한 입문 과정의 교재로 사용하기 위한 목적으로 쓰였으며, 따라서 대학에 입학한 신입생들 대부분이 이해할 수 있도록 구성되었다. 이 책에서는 생체공학자들이 사용하는 기본적인 과학 지식을 소개하고, 이러한 지식을 의학적 문제의 해결에 적용하는 방법에 대해 설명한다.

현재의 생체공학은 생체계측, 생체영상, 생체역학, 생체재료, 생체분자공학 등 넓은 범위의 전문 분야를 포함한다. 생체공학을 전공으로 선택한 많은 학부생들은 학부 과정 초기에 자신이 원하는 하위 분야를 결정해야 하는 선택에 직면한다. 각 전공 분야의 교육 과정은 이수해야 할 필수 과목들과 이를 뒷받침하기 위한 선택 과목들로 이루어져 있다. 생체공학 분야의 많은 학생들은 이 분야의 연구 성과에 영감을 받아 진학을 결정하지만, 자신에게 맞는 구체적인 연구 분야를 찾는 데에는 어려움을 겪는다. 따라서, 이 책의 두 번째 목표는 기초 과학과 공학 지식이 어떻게 각 하위 분야에서 이루어지는 최신의 연구 성과로 이어지는지를 소개하는 것이다.

이 교재는 일반적인 입문서로서 분자 및 세포 생물학과 생리학적인 기초 지식을 제공하고, 이러한 지식들과 생체공학의 다양한 하위 분야가 어떻게 연관되는지를 보일 것이다. 책의 첫 두 파트는 기초적인 분자/세포 생물학과 생리학 지식을 소개한다. 이 부분에서는 정량적인 개념을 강조할 것이다. 생체공학자들은 생명과학의 기초 원리에 대한 이해를 통해 서로 소통하고 혁신을 만들어낸다. 책의 세 번째 파트는 생체공학의 하위 분야를 소개하고, 예시를 통해 생체공학자들이 해결해야 하는 문제를 설명한다. 강사와 학생들은 배경지식이나 교육 과정에 포함된 다른 과목과의 연계를 고려하여 이 책의 세 파트 모두 또는 일부만을 수업에 사용하도록 조정할 수 있다.

이 책은 어떤 학생들에게 유용한가?

많은 학생들이 자신의 진로를 생체공학 분야로 명확하게 결정한 채로 대학에 입학한다. 이러한 학생들에게는 첫해의 수업 과정인 생체공학 입문 과목이 크게 도움이 될 것이다. 이러한 학생들 대부분은 이 과정을 통해 자신의 진로에 대한 더욱 명확한 확신을 가지게 되며, 상당수가 독립적인 연구 계획에 뛰어든다. 생체공학의 다양한 응용 분야를 소개하는 입문 과정은 학생들이 자신에게 맞는 연구 주제 또는 진로를 선택할 수 있도록 필요한 정보를 제공한다.

또한 이 책은 아직까지 전공이 정해지지 않은 공학도들이 생체공학에 입문하는 데에도 유용하다. 막 대학에 입학한 신입생들은 수학과 과학에 대한 배경지식의 수준이 각각 다르다. 몇몇 학생들은 생체공학이 어떤 분야를 포함하는지, 그리고 자신들이 이 분야에 입문하기 위해 충분한 지식을 갖추고 있는지를 알지 못한다. 이 책에서 다루는 주제들을 접하면서 이러한 학생들 중 일부는 생체공학에 대하여 더 깊은 흥미를 가질 것이다.

또한, 저자는 공학을 전공으로 선택하지 않은 학생들을 위해서도 이 책을 이용한 강의를 할 것을 권장한다. 생체공학은 모든 고학력자들의 삶에 있어 그 중요성을 더해가고 있다. 저자는 세 개의 대학에서 25년 동안 신입생들을 대상으로 한 생체공학 강의를 해왔다. 매년 다양한 전공의 학생들이 이 강의에 참여하며(지난 몇 년간 수학, 역사학, 경제학, 영문학, 미술학, 인류학 등을 전공하는 학생들이 강의를 들었다), 이 강의를 통해 가장 많은 것을 얻는 학생들이 이들이다.

강사들에게

생체공학 분야의 저학년 학부 과정을 담당하는 강사는 두 가지 상반되는 목표를 가지게 된다. 강사들은 학생들이 가진 배경지식의 격차로 인해 기초적인 이론을 기르쳐야 하는 동시에, 생체공학 분야의 빠른 발전과 확장으로 인해 제한된 시간에 많은 주제를 다루어야 한다. 이러한 상황에 대처하기 위해, 저자는 신입생을 위한 1학기 수업에서 가르칠 수 있는 것보다 많은 자료를 이 책에 수록했다. 일반적인 13주차 수업에서 저자는 이 책의 16개 장 중 12–13개 장만을 가르칠 수 있었다. 따라서, 저자는 수업에 들어가기 앞서 학생들의 배경지식을 먼저 평가하여 만족스러운 수업을 위해서는 어떤 장이 가장 중요한지를 결정할 것을 강사들에게 추천한다. 많은 학생들이 세포 및 분자생물학에 대한 깊은 지식을 가지고 대학에 진학하며, 따라서 저자의 경우 파트 1(2장에서 5장)을 축약하여 뒷부분의 내용을 전부 다룬다. 파트 1의 내용은 책 후반부에도 필요한 내용이기 때문에, 수업에서 간략하게 짚고 넘어가는 것도 좋을 것이다. 생명과학이 아닌 생체공학 분야만을 강조하는 교과목의 경우, 강사는 파트 3만을 다루고, 앞의 내용은 참고 자료로 이용할 수 있다.

이 책의 각 장을 재구성하여 만든 한 학기 분량의 생체공학 입문 강의 계획의 예시

몇 가지가 아래에 표로 정리되어 있다.

2판의 개정 사항

2판은 초판이 가진 강점을 기반으로 학생들과 강사들에게 도움이 될 만한 새로운 자료들을 추가했다. 특히, 2009년 초판이 출판된 이후로 생체공학 분야에서 일어난 중요한 발전에 대해 강조하는 내용이 추가되었다. 2판에는 (역분화 줄기세포나 마이크로 RNA와 같은) 생명과학 분야의 발전과 함께, 공학 및 기술 분야에서의 (나노의학, 바이오센서, 영상기술, 약물 전달 체계 등의) 발전을 반영한 새로운 정보를 추가했다. 또한 가독성을 높이기 위해서 초판에 있던 내용 역시 수정했다. 마지막으로 정성적, 정량적인 연습용 문제를 더 많이 수록했다. 책 전체적으로 2판에서는 초판에 비해 20% 더 많은 문제가 실려 있다.

이 책을 이용한 생체공학 입문 수업 과정의 예시

주차	종합적인 접근	응용 분야 위주	생리학 위주	세포공학 위주
1	1장과 2장	1장	1장	1장
2	3장과 4장	2-5장(선택)	2-4장(선택)	2장과 3장
3	5장	10장	5장	4장
4	7장	10장과 11장	6장	5장
5	8장	11장	7장	6-9장(선택)
6	9장	12장	8장	10장
7	중간 복습	중간 복습	중간 복습	중간 복습
8	10장	2-5장(선택)	9장	11장
9	11장	13장	10장	12장
10	12장	14장	11장과 12장	13장
11	13장과 14장	15장	13장	14장
12	15장	16장	14장	15장
13	16장	16장	15장	16장

_ 감사의 글

지난 15년간, 격려해주시고 직접 도와주신 많은 분들께 감사 인사를 드리려고 한다. 아주 긴 목록이 될 것이고, 여기에 올리지 못한 사람들도 있을 것이다. 나의 메모와 관념들을 책으로 옮겨낸 초판에 재정적으로 지원해준 휘터커 재단에 감사를 보낸다. 특히 나에게 끊임없는 영감과 조언을 준 잭 리네한에게 감사한다. 또한 내가 2판을 완성할 수 있는 공간을 마련해준 예일 대학의 공학응용과학부 학장인 카일 밴더릭에게 감사한다.

이 프로젝트를 가장 오랫동안 지지해준 케임브리지 대학 출판국의 피터 고든에게 감사를 보낸다. 피터는 편집자에게 필요한 모든 것을 갖춘 사람이다. 현명하고, 칭찬에 관대하며, 날카로운(하지만 친절한) 비판을 준다. 또한 인내심도 깊다. 2판의 제작 과정에서 더욱 중요했던 미셸 캐리의 뛰어난 도움에 감사한다. 케임브리지 대학 출판부에 이렇게 좋은 저자가 있었던 것은 행운이다.

이 프로젝트의 시작과, 책의 전체적인 구성에 도움을 주고, 2장, 6장, 11장의 초안에 많은 도움을 준 베로니크 트란에게 감사한다. 이 프로젝트를 최초에 시작할 수 있게 해준 것이 베로니크였고, 그녀의 노력과 열정이 없었다면 불가능한 일이었을 것이다. 또한 12장을 함께 쓰고, 내가 이 책에서 가장 마음에 드는 장들 중 하나로 만들어준 로렌스 슈타입에게 감사한다. 또한 뛰어난 재능으로 나를 항상 놀라게 하는 레이첼 시리아니에게 감사한다. 레이첼의 사진으로 모든 장이 한 단계 발전할 수 있었다.

또한 여러 마음 넓은 친구들에게도 감사한다. 이들은 책의 초안을 읽고 사려 깊은 수정 사항과 의견을 전해주었고, 각 장의 내용을 보다 충실하고 이해하기 쉽게 만들어주었다. 이안 수이담(2장), 킴 우드로(3장), 마이클 캐플란(5장), 파르위즈 아브라힘(6장), 미셸 켈리(7장), 피터 아론슨(9장), 디팩 바시시트(10장), 테미스 키리아키데(15장), 캐스린 밀러-젠슨(16장)에게 감사한다.

예일 대학의 생리학적 시스템(BENG 350) 강의를 함께 가르치는, 뛰어난 동료이자 사려 깊고 열정적인 선생들인 동료 강사들에게 감사를 보낸다. 마이클 캐플란과 엘리자베스 홀트, 월터 보론, 에밀 불파에프, 피터 아론슨과 스튜어트 캠벨의 영향력이 각각 5, 6, 7, 8, 9, 10장에서 느껴질 것이다. 나 역시 교사로서의 그들을 보고 많은 것을 배웠다.

논문과 정보를 찾고, 그림을 만들고, 교정하고, 문제를 만들고 풀어보는 등 다양한 도움을 준 사람들도 많다. 초판의 제작을 도와준 티파니 그린, 마이클 헨리, 코피 부아쿠아치나, 플로렌스 쿠워, 살바도르 조엘 누네즈 가스텔럼에게 감사를 보낸다. 특별히 두 사람이 많은 일을 해주었는데, 오드리 린과 제니퍼 소시에-소여는 교정과 편집, 그림 수집(그리고 사용 허가)에 도움을 주었고, 또한 교정본과 메모들을 잘 정리해주었다. 또한 모든 문제에 웃음으로 대처하고, 모든 아이디어를 수렴하고, 내가 마감 기한을 놓쳤을 때에도 긍정적으로 대해주었다. 초판의 완성에 있어 오드리의 전문적인 도움과 항상 긍정적인 관대함이 없었다면, 이 책은 아직도 가제본 상태로 남아 있을 것이다. 2판의 제작에 도움을 준 앤서니 비앙키와 줄리 장, 엘리아스 키하노에게도 감사를 보낸다. 앤서니와 줄리는 최종 편집과 교정의 폭풍을 강한 정신과 집중력으로 견뎌주었다. 2년간의 엘리아스의 꾸준한 도움이 없었으면 2판의 출판은 불가능했을 것이다. 나는 엘리아스로부터 인내와 관대함, 상식, 그리고 생체공학에 대한 새로운 것을 배웠다.

초판과 2판 사이에 한 가지 중요한 사건이 생겼다. 내가 결혼을 한 것이다! 나의 배우자이자 친구가 되어주고, 나를 빛나게 해준 크리스티나에게 감사한다. 당신의 조용한 힘과 한없는 마음은 내 삶에 끊임없는 영감을 주는 원천이다.

_ 약어

3D-	3차원
3DCRT	3차원 입체조형 방사선 치료
Ab	항체
ADA	아데노신 탈아미노화효소
ADH	항이뇨호르몬
ADP	아데노신이인산
AIDS	후천성 면역 결핍 증후군
AML	급성 골수성 백혈병
APC	항원 제시 세포
ATP	아데노신-5′-삼인산
AV	동방(atrioventricular)
BBB	혈액뇌관문
BCG	칼메트-게랑 균
BME	생체공학
BMR	기초 대사율
BSA	소 혈청 알부민
CABG	관상동맥 우회술
CLL	만성 림프구성 백혈병
CT	전산화 단층촬영
DAG	디아실글리세롤
DNA	디옥시리보핵산
EBRT	외부 방사선 조사요법
ECF	세포 외액
ECG	심전도
ECM	세포 외 기질
EGF	상피세포 성장 인자
EGFR	상피세포 성장 인자 수용체
EVAc	폴리에틸렌비닐아세테이트

FBR	이물질 반응
FDA	미국 식품의약품국
fMRI	기능적 자기공명영상
GFR	사구체 여과 속도
GFP	녹색 형광 단백질
HIV	인간 면역 결핍 바이러스
HPV	인유두종 바이러스
HSC	조혈모세포
HUVEC	인간 제대 정맥 내피세포
ICAM	세포 간 접착 분자
Ig	면역 글로불린
IL-2	인터루킨 2
IMRT	세기 변조 방사선 치료
IR	적외선
IRS	인슐린 수용체 기질
ISF	간질액
LDL	저밀도 지방단백질
mAbs	단일 클론 항체
MHC	주조직적합성 복합체
MRI	자기공명영상
MW	분자량
NHL	비호지킨성 림프종
NMR	핵자기공명
PAH	파라아미노마뇨산
PAN	폴리아크릴로니트릴
PCR	중합효소 연쇄 반응
PDMS	폴리디메틸실록산
PE	폴리에틸렌
PEG	폴리에틸렌글리콜
PET	양성자 방출 단층촬영 또는 폴리에틸렌테레프탈레이트
PEU	폴리우레탄
pHEMA	폴리(2-하이드록시에틸메타크릴레이트)

PIP3	포스파티딜이노시톨(3,4,5)-3인산
PKB	단백질 인산화 효소 B
PLGA	폴리락타이드-코-글리콜라이드
pMMA	폴리메틸메타크릴레이트
PP	폴리프로필렌
PS	폴리스티렌
PSA	전립선 특이적 항원
PSu	폴리설폰
PTFE	폴리테트라플루오로에틸렌
PVC	폴리염화비닐
PVP	폴리비닐피롤리돈
RBC	적혈구
RF	무선 주파수
RGD	아르기닌(R), 글리신(G), 아스파르트산(D)의 펩티드 서열
RNA	리보핵산
RPF	신혈장유량
rRNA	리보솜 RNA
RSV	호흡기 세포 융합 바이러스
RTK	수용체 타이로신 인산화 효소
SA	방실(sinoatrial)
SARS	중증 급성 호흡기 증후군
SGOT	혈청 글루타민산 옥살로아세트산 아미노기전달효소
siRNA	짧은 간섭 RNA
sMRI	구조적 자기공명영상
SPECT	단일 광자 방출 전산화 단층촬영
TIL	종양 내 침윤 림프구
tRNA	운반 RNA
UV-Vis	자외선-가시광선 분광법
VEGF	혈관표피 성장 인자
WBC	백혈구
WHO	세계보건기구

역자 서문

생체공학(Biomedical Engineering)은 다양한 정의가 가능하겠지만 가장 넓은 의미로는 인간의 질병을 고치는 데 기여하는 모든 과학기술을 총칭한다. 최근 여러 이공계 학문 분야 중 특히 생체공학에 주목하고 있는 이유는 생체공학이라는 과학기술의 발전이 의학의 발전과 인간 수명의 연장에 지대한 공헌을 하고 있기 때문으로 생각된다.

현재 생체공학은 미국을 비롯한 선진국에서 별도의 전공 학과로 만들어지고 있으며 생체공학을 전공한 많은 우수한 졸업생들이 배출되고 있다. 우리나라의 여러 공과대학에서도 생체공학을 융합학문의 근간으로 하려는 움직임이 활발하게 이루어지고 있어 체계적인 생체공학 교육의 필요성이 날로 증대되고 있다. 특히 화학공학, 기계공학, 전기공학 또는 재료공학 등의 전공 지식을 활용하여 의학의 많은 내용을 어떻게 공학적으로 이해하고 해석할 수 있을지는 생체공학 분야에 관심이 많은 공학도들에게 매우 흥미로운 주제이다.

본 교재는 공학 분야에 전문지식을 가지고 있는 공학도들에게 의학을 바라보는 새로운 학습 방법을 제시한다는 측면에서 융합학문으로서 독자들에게 독특한 시각을 제공한다. 특히 열역학, 유체역학, 분리공정, 전기공학, 반응공학, 재료공학 등 전통적인 공학 기술이 인간생리학을 이해하고 해석하는 데 어떻게 도구로써 활용될 수 있는지 보여준다. 이러한 교재의 구성과 설명은 공학도들에게 생체공학을 좀 더 익숙한 용어로 이해하는 데 도움을 줄 것이다.

이 책은 크게 세 부분으로 구성돼 있다. 파트 1에서는 분자 및 세포 생물학을 간결하고 알기 쉽게 설명하여 원자, 분자에서 세포 수준에 이르기까지 생물학의 기초를 배우게 된다. 파트 2는 인간생리학의 공학적 이해라 할 수 있으며, 신호전달, 면역, 호흡, 소화, 순환계 및 배설 등 다양한 인간의 생리 작용을 공학적으로 해석하고 이해하는 법을 배우게 된다. 마지막으로 대표적인 생체공학의 주제들을 다루는 파트 3에서는 생체역학, 생체계측, 생체의료영상, 생체분자공학, 생체재료, 암 등의 대표적 분야의 원리와 기능을 공학적 관점에서 학습하게 된다.

본 교재는 의학 분야를 전공하거나 흥미를 갖고 있는 공학도 또는 공학에 관심이 많은 의학도에게 매우 유용한 교재이다. 또한 생물학을 잘 모르나 의학에 관심이 많은 이학도에게도 사용될 수 있을 것이다. 특히 파트 1과 파트 2는 기초 생물학과 인간생리학을 다루고 있어 이를 적절히 활용하면 생체공학을 처음 시작하는 학부 학생들에게 좋은 개론 교재로 이용될 수 있을 것으로 본다. 파트 3은 대학원 교재로도 충분히 이용될 가능성이 높다. 단, 파트 1, 2를 충분히 숙지한 학생들이 파트 3을 공부한다면 훨씬 효과적인 학습이 가능할 것으로 기대한다.

본 번역서를 완성하는 데 우리나라의 각 분야의 대표적인 연구자들이 자신의 전공 분야를 맡아 작업에 참여하였으며 용어는 최대한 일관되게 통일하고자 노력하였으나 제한된 번역 기간과 여건으로 아직까지 많은 실수와 오류도 포함하고 있음을 양해를 구하고자 한다. 그러나 여러 번의 교차 점검을 통해 오류를 최대한 줄이고자 노력하였으며 향후 교정을 통해 지속적으로 개선되어나갈 것으로 기대한다. 이 작업을 위해 물심양면 협조해주신 한티미디어 김준호 사장님께 감사를 드린다. 또한 역서의 편집과 일정 조율 등 번역과 관련하여 모든 일에 큰 공헌을 해준 전명진 학생에게 큰 감사를 전하고 싶다.

역자 일동

2018년 2월

_ 차례

1

소개: 생체공학이란 무엇인가?

학습목표 **이 장을 배우고 나면 다음을 할 수 있다.**

- 의학의 변화가 인간의 수명과 삶의 질을 어떻게 향상시켰는지를 알 수 있다.
- 진단, 치료, 재활에서의 공학의 역할을 여러 사례를 통해 이해할 수 있다.
- 생체공학에 대해 스스로 정의 내릴 수 있다.
- 생체공학의 소분야에 대해 대략적으로 이해할 수 있다.
- 생체공학과 생리학 연구의 관계를 이해할 수 있다.
- 이 책의 구성을 이해하고, 각자의 필요에 따른 학습 계획을 세울 수 있다.

1.1 서장

여러분이 태어난 뒤로, 의료 활동은 크게 변화해왔다. 아래의 몇 가지 변화에 대해 생각해보자.

- 수두와 인유두종 바이러스(human papilloma virus, HPV)에 대한 백신이 개발되었다.
- 마이크로어레이를 이용한 환자 특이적 검사를 통해 잠재적인 독성이 있는 약물의 대사를 조절하는 유전자의 돌연변이 여부를 확인한다.
- 저렴한 콘택트렌즈로 선명한 시야를 제공한다.
- 두 다리를 잃은 선수가 의족을 이용해 올림픽에서 달릴 수 있게 되었다.
- 초음파 영상을 통해 태아의 발달 과정을 더욱 정교하게 추적한다.
- 인간의 제대혈에서 얻은 줄기세포를 기증자 또는 그 형제자매가 가진 질병들을 치료하는 데 이용한다.
- 인공 췌장과 연동된 스마트폰 어플리케이션으로 당뇨병을 보다 잘 관리할 수 있다.

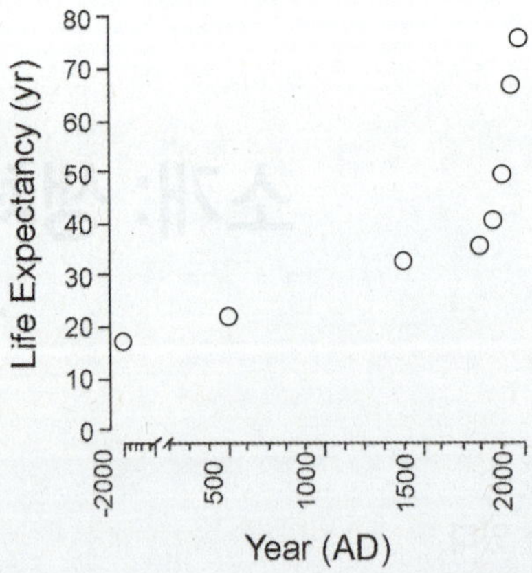

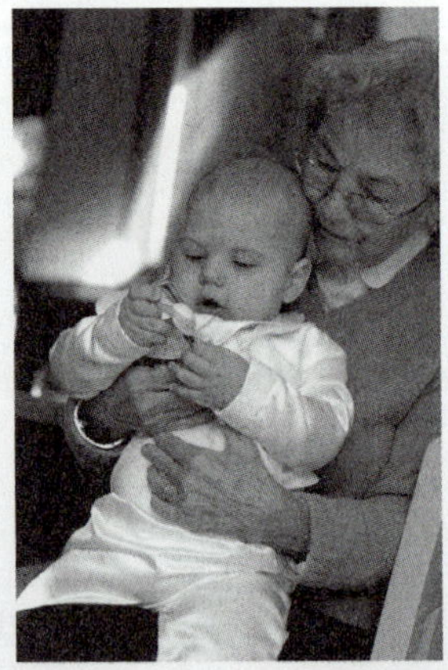

그림 1.1

인간의 기대수명. 인간의 기대수명은 과거 200년간 비약적으로 증가했다.

여러분의 부모 세대에게 이 변화는 더욱 크게 느껴질 것이다. 전 세계적인 기대수명은 1900년도에 50세에서 2010년도에 80세까지 연장되었다(그림 1.1). 여러분은 증조부모에 비해 30년 더 오래 살 수 있으며, 이렇게 길어진 삶을 더 건강하고 활동적으로 살 수 있게 되었다.

어떻게 이런 일이 가능해졌을까? 한 가지 답변은 명확하다. 과거에 출산 또는 박테리아 감염 등은 인간에게 치명적이었지만 현재는 그렇지 않기 때문에, 인간은 과거에 비해 오래 살 수 있게 되었다. 생체공학(biomedical engineering)은 이러한 생명 연장과 건강 증진에 있어 중요한 역할을 한다. 생체공학자들은 영상의학에서부터 산부인과, 암 치료와 당뇨병의 관리까지, 의학의 모든 분야에 기여해왔다. 응급의학과를 예시로 한 아래의 내용을 통해, 생체공학자들이 미친 광범위한 영향을 살펴보자.

사고에 의한 사망과 외상은 전 세계적으로 주요한 사망 및 장애의 원인이다. 미국에서 사고로 인한 사망은 대학생 연령대에서 1위의 사망 원인이며, 모든 연령에서의 사망 원인 중 5위에 해당한다(1). 자동차 사고는 이러한 사망 원인의 상당 부분을 차지한다. 2011년 한 해 미국에서 32,367명의 자동차 사고 사망자가 발생했으며 이는 62년 만에 가장 적은 숫자이다. 부상자들은 내상을 입은 경우가 많고, 이는 육안으로 진단하는 것이 어렵다. 많은 사고 피해자들이 치료를 위해 응급실로 실려오며, 이들에 대한 초기 몇 분의 대응은 이들의 생사를 가른다. 응급실에서의 처치는 과거 십여 년간 비약적으로 발전하였으며, 이는 주로 인체의 내부를 빠르고 정확하게 들여다볼 수 있는 기술이 발달했기 때문이다(그림 1.2). 수 초 내에 체내 출혈 상태에 대한 영상을 제공할 수 있는 초음파 영상은 내상의 위치를 파악하기 위한 예비 수술 등의 느리고 침습적인 기술을 대체했다. 과거의 초음파 영상 기기는 수백 파운드의 무게가 나갔으나, 최신 영상 기기는 수 파운드 수준으로 작고 가벼워졌으며, 이를 통해 환자들에게 더욱 빠르게 접근

그림 1.2

응급실에서 볼 수 있는 생체공학기술.
A. 심전도계(electrocardiogram)는 인체 표면의 지정된 위치에 부착된 전극을 통해 심장의 전기적 활동을 측정한다.
B. 주사기와 바늘은 약물을 투여하기 위해 이용한다.
C. 흉부 엑스선 촬영을 통해 결핵 등의 폐질환을 검사한다.
D. 제세동기(defibrillator)는 심장 박동을 정상으로 되돌리기 위해 이용한다. 사진 제공: Yury Masloboev 박사.
E. 후두경(laryngoscope)은 호흡을 위해 기관 내에 관을 삽입하기 위해 이용한다. 사진 제공: Abinoam Praxedes Marques Junior.

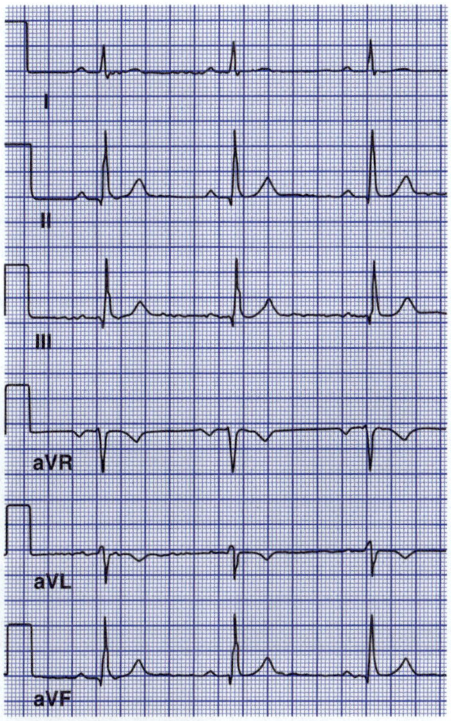

할 수 있게 되었다. 다른 영상 기술 역시 발달했는데, 나선형 전산화 단층촬영(helical computed tomography) 스캐너는 몸 전체의 3차원 내부 이미지를 만들 수 있으며, 새로운 자기공명영상(magnetic resonance imaging, MRI) 기술은 체내의 형태뿐만 아니라 화학적 상태까지 보여준다. 내상에 대한 더욱 빠르고 정확한 진단은 오늘날 많은 부상자들의 생명을 구하고 있다.

이미 많은 응급의료 종사자들이 주머니에 넣을 수 있는 크기의 초음파 영상 기기를 이용하고 있다. 현재의 청진기처럼, 언젠가는 이러한 기기들의 단가 역시 모든 의사들이 사용할 수 있을 정도로 저렴해질 것이다. 의료기기의 소규모화와 비용 절감은 더욱 많은 사람들의 생명을 구할 것이다. 환자가 삼킬 수 있는 알약 크기의 센서가 이미 상용화되어 있으며, 이 센서는 환자의 소화기관을 지나면서 체내 온도를 지속적으로 기록한다. 미래에는 유사한 기기를 이용하여 출혈 부위 또는 비정상적인 세포의 위치 등의 체내 상태를 확인할 수 있을 것이다. 더욱 먼 미래에는, 이 작은 기기를 몸속의 특정한 부위로 유도하여, 체내 깊숙한 곳에서 발생한 질병을 치료할 수 있을 것이다.

이러한 발전은 응급의학에서만 일어나는 것이 아니다. 생체공학자들이 이룬 혁신은 신부전증으로 잃을 뻔한 생명을 구하고, 질병과 노화로 잃을 뻔한 시력을 되찾아주고, 인공 골반과 무릎, 그리고 심장을 만들었다.

만일 여러분이 병원의 수술실, 진료실, 구급차 또는 집에서 행해지는 다양한 의료 기술의 발전에 관심이 있다면 여러분은 생체공학자가 될 수 있다. 이 책은 여러분에게 생체공학을 소개하고, 여러분이 가진 수학, 화학, 물리학 및 생물학 관련 지식이 인체의 작동 원리를 이해하는 데 활용될 수 있음을 보여준다. 또한 이 책은 생체공학자들이 인체의 문제를 진단하는 새로운 방법과 효과적으로 질병을 치료하는 새로운 접근법을 만들어내는 과정을 보일 것이다. 또한 이 책은 앞으로 수년 동안 생체공학과 의학이 어떻게 변화할지 예측하도록 돕고, 여러분이 앞으로 나아갈 수 있는 길을 제시할 것이다. 생체공학은 조금씩 다른 이름으로 그 역사를 이어나가고 있다(박스 1.1). 이 책은 이렇게 변

그림 1.2

(계속)

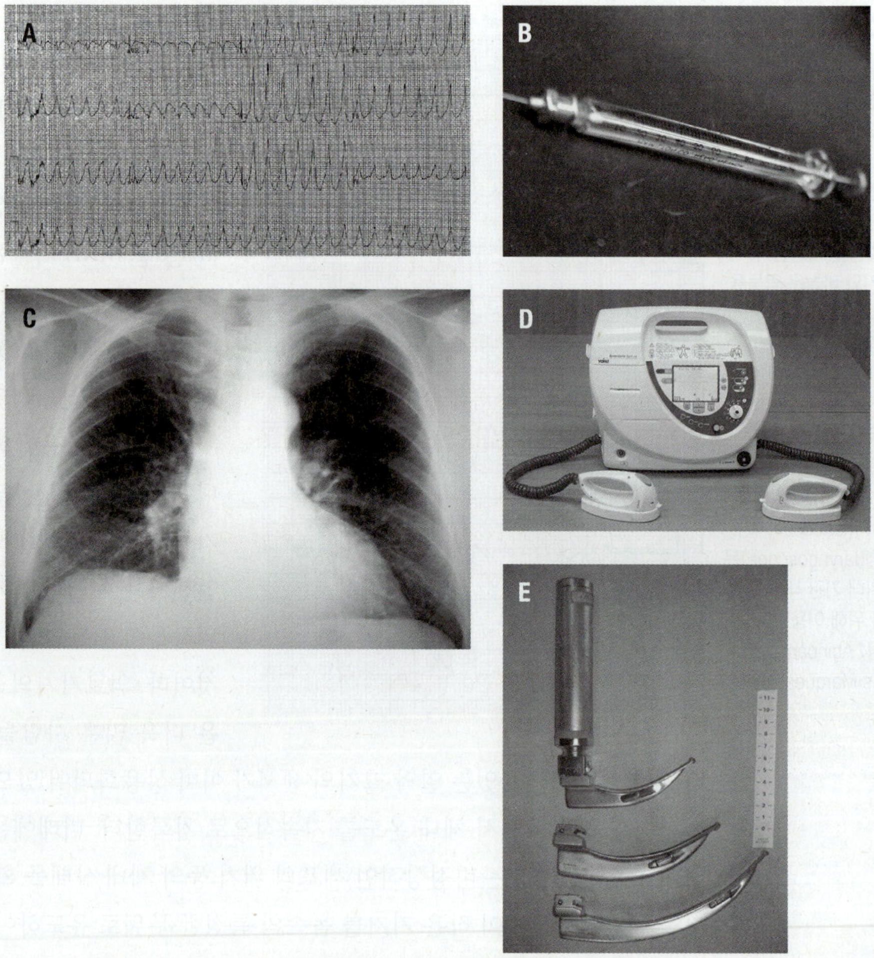

화하고 있는 생체공학 분야를 통찰하고, 생체공학으로 인해 변화할 미래를 예측하는 데 도움을 줄 것이다.

1.2 현대 의학에서의 공학

우리의 일상은 공학 및 기술과 매우 밀접하게 관련되어 있다. 공학자들의 성취 덕분에, 우리는 이곳저곳 이동할 수 있고, 멀리 떨어져 있는 사람들과 소통할 수 있고, 자연의 위험으로부터 안전한 건물에서 살고 일하며, 다양한 음식을 합리적인 가격으로 얻을 수 있다. 20세기의 기술 보급의 결과물이 현재 인간의 삶의 질 향상으로 이어졌음은 일반적이지는 않지만 광범위하게 받아들여지고 있다. 기술의 존재가 우리의 삶의 형태를 결

박스 1.1 생체공학의 수많은 이름들

생체공학을 처음으로 접한 사람들은 생체공학, 생물화학공학, 생명공학, 바이오시스템공학, 생물공정공학, 생체분자공학, 생화학공학 등 비슷해 보이면서도 다른 용어들을 보게 된다. 이들 중 일부는 명확하게 구별되는 의미로 사용되지만, 모든 용어들이 항상 같은 뜻으로 사용되지는 않는다. 따라서, 생체공학을 배우는 학생들은 이러한 용어들의 사용에 주의해야 하며, 같은 용어라도 항상 같은 의미로 사용되고 있다고 생각해서는 안 된다.

생물화학공학(biomedical engineering)과 생체공학(bioengineering)은 보통 동의어로 사용된다[참고문헌 2를 참조]. 이는 특히 대학의 학과명을 붙일 때 확인할 수 있다. 어떤 학과는 생체공학과라는 이름을 사용하고, 다른 과에서는 생명공학과라는 이름을 사용하지만, 이 학과들의 교육 목표와 연구 과정은 대부분 서로 동일하다. 그렇지만 이 분야에 진학하려는 학생이라면, 각 대학에서 제공하는 교육 과정을 자세히 읽어보고, 각 학과에서 강조하는 분야가 자신에게 맞는지를 미리 확인하는 것이 현명하다.

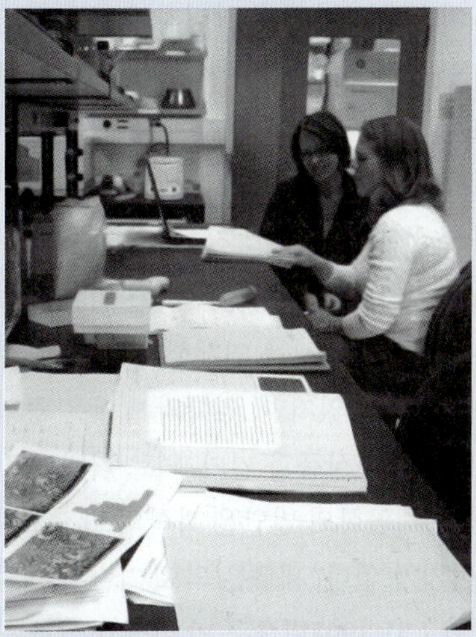

위의 용어들 중 일부는 생체공학의 소분야를 가리킨다. 예를 들어 생체분자공학(biomolecular engineering)은 현재 생체공학이라는 넓은 분야에서 화학공학이 기여하는 부분에 대해 설명하는 용어로 사용된다. 이런 의미에서, 예전에는 생물학적 시스템을 산업 분야에 응용하기 위해 화학공학적 기법을 이용하는 것을 의미했던 생화학공학(biochemical engineering)과 생물공정공학(bioprocess engineering)이라는 용어는, 최근에는 더 넓은 분야인 생체분자공학에 포함되는 것으로 받아들여진다. 따라서 이들 분야는 생체공학 또는 생명공학이라는 더 넓은 분야에 포함된다고 볼 수 있다.

생명공학(biotechnology)은 다른 용어에 비해 정의하기 어려운데, 이는 이 용어가 수십 년간 다양한 의미로 이용되었기 때문이다. 많은 사람들에게 생명공학기술은 형질 전환 동물, 재조합 단백질, 유전자 치료 등 DNA의 조작을 통해 만들어지는 결과물이라는 이미지로 인식되고 있다. 생명공학기술의 일반적인 정의는 "공학과 기술의 원칙을 생명과학에 응용하는 것", "과학과 공학을 응용하여 자연적 혹은 인위적 형태의 살아 있는 생물 또는 그 생물의 일부를 직접적 또는 간접적으로 이용하는 것", "문제를 해결하거나 유용한 제품을 생산하기 위해 생물학적 공정을 이용하는 것" 등이 있으며, 이들 정의는 생체공학과 거의 같다. 재조합 단백질 약품의 생산 등 생명공학기술의 가장 대표적인 사례들은 또한 생체공학의 대표적인 사례이기도 하다. 따라서 생명공학기술 역시 이 책에서 다룰 예정이며, 자세한 내용은 13장과 14장에서 확인할 수 있다.

정짓고, 우리의 일상적인 선택이 이미 광범위하게 스며들어 있는 기술에 의해 영향을 받는다는 점은 의심의 여지가 없다(텔레비전, 컴퓨터, 비행기, 휴대전화, ATM이 오늘 하루 여러분의 행동에 어떤 영향을 주었는지 생각해보자). 나노머신(nanomachines), 효율적인 연료 전지, 수질 정화 기술과 초소형 위성 항법 기기 등의 미래 기술은 개인의 결정뿐만 아니라, 역사의 전개 과정에까지 영향을 줄 것이다. 이러한 기술을 실현시키는 것, 그리고 그 기술의 신뢰성과 범용성을 높여 전 세계 사람들에게 영향을 주도록 만드는 것이 바로 공학자의 일이다.

의료 기술은 현대의 가장 뚜렷한 특징이다. 현대 사회를 논하는 데 있어 피할 수 없으며, 주목하지 않을 수 없는 분야가 바로 의료 기술의 발전이다. 알려지지 않은 질병을 발견하거나, 불치병을 치료하거나, 망가진 장기들을 고칠 수 있는 새로운 기계, 새로운 약품과 새로운 장비들에 대한 소식은 누구라도 듣기를 원한다. 의학에 대한 높은 관심에 대한 증거는 어디에서나 찾아볼 수 있다. 예를 들면, 새로운 의료 기술은《뉴스위크(Newsweek)》나《뉴욕 타임스(The New York Times)》 등의 신문과 잡지의 1면에 실린다. 예를 들어, 2014년의 상반기에《타임(Time)》지는 미숙아의 생명을 구하기 위한 기술과 HealthCare.gov 사이트와 관련된 정보 기술에 관한 특집기사를 연재했다. 우리는 현재의 의학이 과학의 진보에 따라 발달해왔다는 것은 알고 있지만, 의학의 발달은 공학적 혁신에도 크게 의존하고 있다. 과학적 지식을 실용적인 상품과 기기, 의료 기법으로 변환시키는 사람들이 바로 공학자들이다. 따라서, 생체공학의 발달은 과학의 발전보다도 현대 의학에 더 중요한 역할을 했음은 의심의 여지가 없다. 새로운 의료 기술의 개발은 20세기의 가장 놀라운 이야깃거리일 것이다(그림 1.3). 1967년 최초의 심장 이식과 같은 전장기 이식(whole organ transplantation)은 수술 도중 환자의 생명을 유지시켜주는 장치들과 수술을 위한 도구들과 상처를 봉합하기 위한 도구들, 그리고 수송 중인 장기를 안정적으로 보존하는 기술들이 없이는 불가능했다. 오늘날, 수천 건의 장기 이식이 매년 이루어지고 있지만, 장기에 대한 수요는 공급을 한참 초과하고 있다. 이 문제를 해결하기 위해 생체공학자들은 지난 수십 년간 인공 심장을 만들기 위해 노력해왔고, 앞으로도 이러한 노력은 결실을 맺을 때까지 이어질 것이 분명하다(15장 참조). 수백만 명의 아이들을 대상으로 진행한 솔크 소아마비 백신(Salk polio vaccine)의 임상 시험은 낮은 가격으로 다량의 백신을 만들어내는 기술 없이는 불가능했을 것이다(14장 참조). 또한 인간 게놈 프로젝트(human genome project)는 DNA 서열 분석을 위한 자동화기기 없이는 불가능했을 것이다. 이러한 최신 기술의 발전으로 지금은 개인의 유전자 서열을 약 $1000 정도로 분석할 수 있다.

의료 기술은 각 가정에도 많은 영향을 주고 있다. 예를 들어 각 가정에는 효율적으로

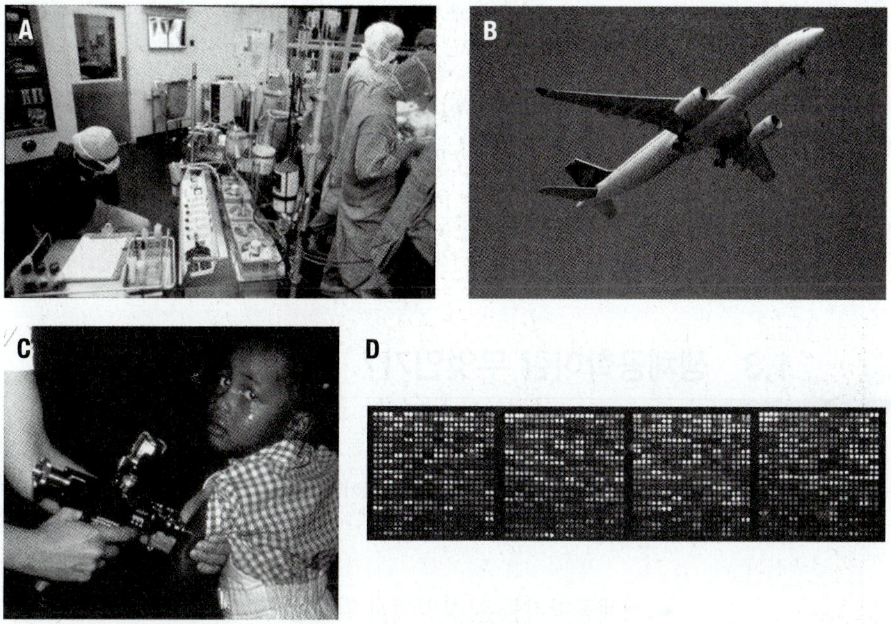

그림 1.3

의학의 발전을 가능하게 한 새로운 기술들. **A**. 인공심폐기(heart-lung machine)는 심장 이식 수술을 가능하게 했다. **B**. 제트기는 보존된 장기를 멀리 떨어진 수술실로 빠르게 운송하는 데 이용된다. **C**. 주사기는 백신 접종에 이용된다. 사진 제공: 미 질병관리본부. **D**. DNA 마이크로어레이(microarrays)는 세포와 조직에서의 유전자의 발현을 측정하기 위해 이용된다. 사진 제공: 예일 대학 W.M. Keck Foundation. (color plate 참조)

체온을 잴 수 있는 체온계가 있고, 임신 여부를 자가 진단할 수 있는 기기 역시 개발되어 있다. 당뇨병 치료에 가장 중요한 혈당 측정 기술도 현재는 각 가정에서 흔히 이루어질 정도로 빠르게 발전했다. 여러분의 가정은 혈압, 콜레스테롤, 혈당의 측정, 혈액 내 특정 바이러스의 농도 검사, 생리주기 예측 등의 기능을 갖춘 검진센터가 될 수 있다.

또한, 의료 기술은 우리의 몸속까지 들어와 있다. 많은 사람들이 안경 대신 콘택트렌즈를 사용한다. 이는 눈에 오랫동안 접촉해도 손상을 주지 않는 소재가 개발된 덕분이다. 인공 관절과 의수, 의족 역시 흔히 볼 수 있으며, 인공 심장 판막 또한 널리 사용되고 있다. 금속과 고분자로 이루어진 합성 소재로 인간의 골격을 대체하여 이식할 수 있는 기구를 만든다. 예를 들어, 매년 700,000건 이상의 무릎 관절 대체 수술과 300,000건 이상의 고관절 대체 수술이 미국에서 이루어진다(National Hospital Discharge Survey: 2010). 죽은 조직을 다시 살려내는 (메리 셸리가 『프랑켄슈타인』에서 예측한 것과 같은) 기술은 아직 없지만, 600만 달러의 사나이를 만들기 위한 기술에는 상당히 근접해 있는 것이다.

이 책은 공학 분야에서도 가장 빠르게 성장하고 있는 생체공학에 대해 소개할 것이다. 생체공학자들은 질병의 진단과 치료, 재활을 위한 새로운 기술을 만들기 위해 지속적인 연구를 하고 있다. 일반적으로, 공학자들은 다른 공학자, 과학자와 의사들과 팀을 이루어서 일한다. 공학자의 역할은 새로운 지식을 응용 가능한 형태로 변환하는 것이다.

1.3 생체공학이란 무엇인가?

생체공학을 처음으로 접한 학생들은 "생체공학이란 무엇인가?"라는 질문을 많이 한다. 학생들의 질문은 대부분 직접적이나, 때로는 다음과 같이 간접적이고 흥미로운 질문을 하기도 한다.

- 생체공학자들은 병원에서 일하는가?
- 생체공학자가 되기 위해서는 의학박사 학위(MD degree)가 필요한가?
- 생체공학을 이해하기 위한 생물학적 지식을 어떻게 배울 수 있는가?
- 생체공학은 유전공학(genetic engineering)과 같은 것인가?
- 생체공학의 어디까지가 생물학이고, 화학이고, 물리학이고, 수학인가?

이러한 질문들 중 일부는 대답하기 쉽다. 예를 들어, 대부분의 생체공학자들은 병원에서 일하지 않으며, 일반적으로 의학박사 학위를 가지고 있지 않다. 다른 질문들에 대해 답변하기 위해서는 이 책과 같은 한 권의 책으로도 부족할 것이다. 이 책의 각 장은 다양한 관점에서 생체공학에 대한 질문들의 답을 제시하고 있다. 1장에서는 포괄적인 질문에 대해 몇 가지 다른 관점에서 살펴보도록 하겠다.

1.3.1 생체공학의 기본적인 정의를 통해 생체공학에 대해 알 수 있는 것이 있다.

생체공학의 실질적인 정의에 대해 논하기 위해, 먼저 미리엄-웹스터 사전을 살펴보자.

> 공학 *명사*. a) 물질의 성질과 자연의 에너지원을 인간에게 유용하도록 가공하기 위해 과학과 수학을 응용하는 것. b) 복합적인 상품을 설계 및 생산하는 것.

생체공학은 인간의 건강에 적용되는 공학이다. 인간의 건강이라는 것은 신체뿐만 아니라 식품, 약물, 의료기기 등 우리가 몸속에 넣는 것들과 의류와 콘택트렌즈 등 몸에

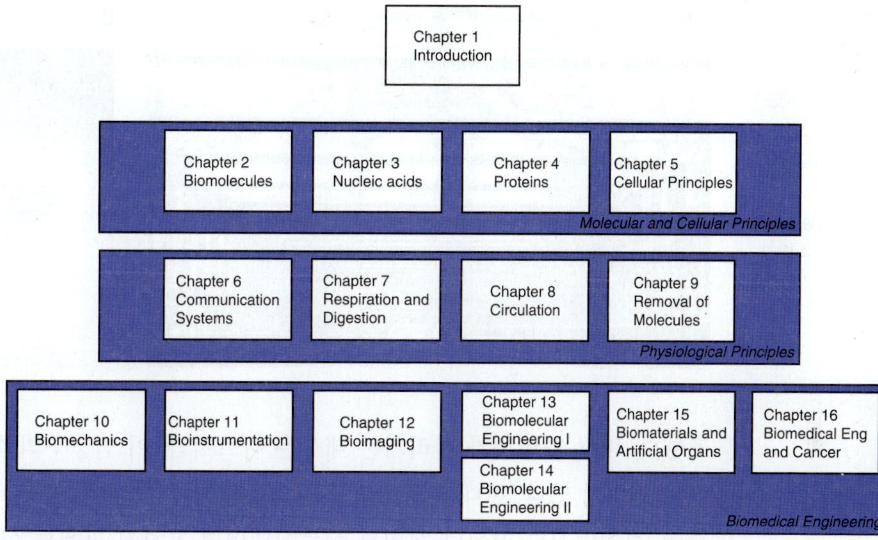

그림 1.4

이 책의 구성.

걸치는 것들을 포함하는 복합적인 개념이기 때문에, 생체공학자들은 다양한 문제에 대해 흥미를 가지고 있다. 이 책의 차례에는 현대 생체공학에서 논의되고 있는 광범위한 주제가 반영되어 있다(그림 1.4).

토목공학이나 다른 공학 분야들과 마찬가지로, 생체공학자들은 일반 대중들은 볼 수 없는 연구실, 사무실, 건설 현장, 파일럿 플랜트, 시험 설비 등에서 일하고 있다. 이들의 노력은 대중에게 보이지 않지만, 이들이 이루어낸 최종 성과는 눈에 뚜렷하게 보이며, 중요한 경우가 많다(브루클린 다리와 인공 심장이 그 예이다. 그림 1.5 참조). 이러한 성과로 인해, 사회는 공학자들에게 큰 기대를 가지고 있으며, 공학자들 스스로도 큰 목표를 가지고 있다.

공학자들의 일은 인류의 발전에 있어 매우 중요하다. 공학자의 역할에 대한 미국토목학회의 전 회장인 로버트 무어의 말을 생각해보자. 1902년 5월 학회 강연에서, 무어는 다음과 같이 말했다(참고문헌 3).

> 미래에는 그들은 지금보다도 더 많은 힘의 비밀을 가지고, 인류의 지도자이자 은인이 될 것이다. 그들의 능력이 성장하고, 그들의 성과가 커짐에 따라, 그들의 주변에서, 그리고 세계에서 그들이 차지하고 있는 위치는 마치 결과가 원인을 따라오는 것처럼 당연하게 높아질 것이다.

무어는 이 강연에서 넓은 강을 가로질러 다리를 세운 공학자들의 기여가 한 사회의 흐름을 변화시킨 것과 같이 공학적으로 큰 성취가 사회에도 큰 영향을 준다는 것을 강

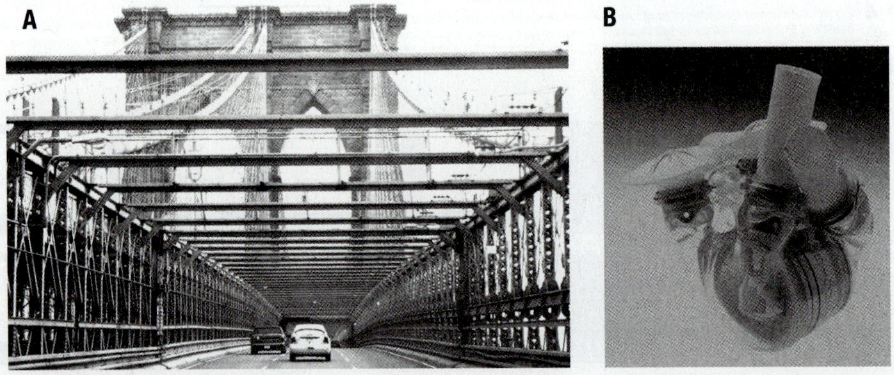

그림 1.5

공학의 위대한 성과.
A. 브루클린 다리(1883년 5월 24일 개통).
B. 아비오코(AbioCor™) 인공 심장(Jewish Hospital & St. Mary's HealthCare와 루이빌 대학의 허가 하에 인용).

조했다. 비록 대명사가 가리키는 대상은 다르지만, 이 인용구의 핵심적인 내용은 현재에도 의미가 있다. 현대의 공학자들은 그들의 전공에 대해 열정적인 비전을 가지고 있으며, 그러면서도 뛰어난 성취를 이루어내었던 공학적 관례를 이어받고 있다. 예를 들어, 인간의 심장을 대체하기 위해서는 기계들 중에서도 내구성과 신뢰성이 특히 뛰어나고 복잡한 기계가 필요하다. 여러분이 이런 기계를 만들 수 있다고 사람들에게 주장하기 위해서는 자신의 전공에 대해 얼마나 큰 자신감을 가지고 있어야 할지 생각해보자. 13장과 15장에서 살펴보겠지만, 신뢰성 높은 인공 조직 및 장기의 개발은 거의 실현되었다. 예를 들어 아비오메드(Abiomed) 사의 인공 심장(아비오코™, 그림 1.5, 2006년 9월 미 식품의약품국에서 허가를 받았다)은 이러한 위대한 성과들 중 하나이다.

다음은 공학의 간단한 정의이다. 공학은 과학에서 얻어진 지식에서 실용적인 응용방법을 만드는 예술이다(3). 공학은 조각, 시, 무용과 같이 창의성이 필요한 분야지만, 그 결과물은 오래 지속되고, 실용적이고, 풍부하고, 안전해야 한다. 공학이라는 예술은 단순히 박물관을 채우기 위한 것이 아니라, 실제 생활에서 사용하기 위해 만들어지는 것이다.

기술(technology)은 공학(engineering)보다 더 넓고 포괄적인 용어이다. 일반적으로, 기술은 어떤 분야의 지식을 실용적으로 응용한 결과물이다. 기술은 누구나 만들어낼 수 있다. 공학자들은 특히 기술의 개발을 위해 중요한데, 이는 공학자들을 양성하는 과정이 기술을 만들어내기 위한 지식과 기법들을 제공해주는 데 집중되어 있기 때문이다.

1.3.2 생체공학자들은 인간의 생리적 특성을 이해하고, 이를 개선하거나 고치기 위한 장치들을 고안한다.

다른 교과서와 리뷰 논문에서는 생체공학의 기원에 대해 다루는데, 문헌에 따라서는 그

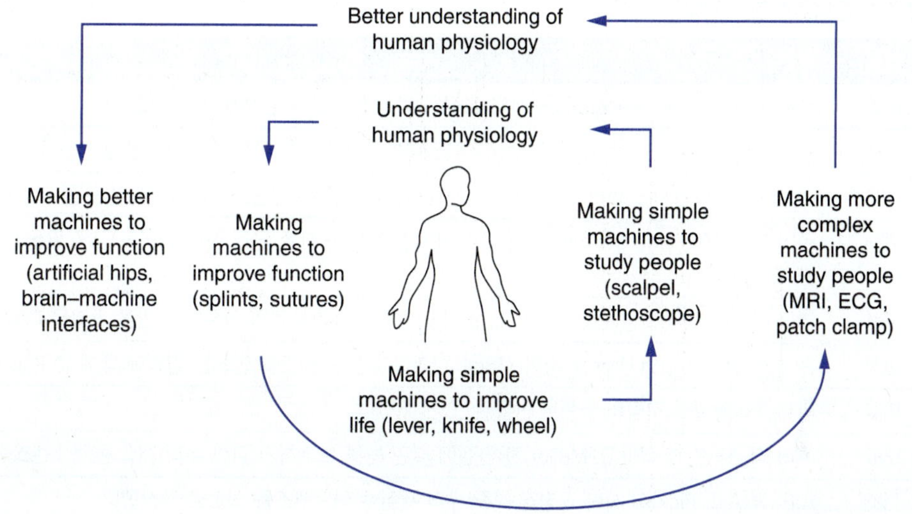

그림 1.6

생체공학의 발전.
생체공학의 발달은 인간의 생리적 특성을 연구하기 위한 기기의 발달과, 그로 인해 인간의 생리적 특성에 대한 보다 깊은 이해와 맞물려 이어지며, 이 그림은 이러한 생체공학의 발전 과정을 보여주는 모식도이다. MRI, 자기공명영상; ECG, 심전도계.

기원을 고대에까지 거슬러 올라가기도 한다(2). 이 책에서는 생체공학의 기원을 자세히 다루기보다는, 생체공학의 발달 과정을 개략적이고 포괄적으로 설명하고자 한다(그림 1.6). 고대의 사람들은 도구가 인간의 삶의 질을 개선할 수 있다는 것을 알았다. 이런 점에서, 최초의 공학자는 바퀴, 지레 또는 간석기의 가치를 인식하거나 이러한 도구들의 새로운 쓰임새를 알아낸 사람이라고 볼 수도 있다. 인간이 도구를 사용한 결과, 남은 여가 시간을 다른 곳에 활용할 수 있게 되었고, 일부 호기심 많은 인간들은 이 시간에 인간 자신에 대한 공부를 하기 시작했다. 사람들이 인체의 구조와 기능을 알아내기 시작하면서(즉, 해부학과 생리학을 공부하면서) 관련 지식을 활용하여 부목과 봉합사 등 몸의 기능을 회복할 수 있는 다양한 도구를 만들 수 있게 되었다.

이상의 관점에서 볼 때, 생체공학의 역사는 지속적이고 반복적인 발견과 발명의 과정이다. 인체를 탐구하기 위한 새로운 도구로 인체의 기능에 대해 보다 깊게 이해하고, 이는 다시 인체 기능의 회복과 연구를 위해 더 발달된 도구의 발명으로 이어진다. 생체공학 분야의 이러한 연쇄는 지금도 이어지고 있다. 어떤 생체공학자들은 인체의 작동에 대한 연구 및 분석에 집중하고, 다른 공학자들은 인체의 연구와 개선을 위한 새로운 기술 개발에 집중하며, 또 다른 공학자들은 두 가지를 모두 연구한다.

역사를 통해서도 이러한 관점의 생체공학의 발전을 확인할 수 있다. 콘택트렌즈의 개발에서 중요한 사건을 요약한 표 1.1의 연대표를 보자. 오늘날 렌즈를 통해 인간의 다양한 시력 문제를 교정할 수 있다. 어떻게 이것이 가능하게 되었는가? 눈이 인간의 시력에 관련 있다는 것은 인류의 역사 초기에 이미 밝혀졌을 것이다. 눈을 손으로 가리면 시야가 가려지고, 눈을 다치면 시력을 잃는다. 이러한 시력의 원천에 대한 지식은 렌즈를

표 1.1 콘택트렌즈의 개발

연도	사건
1249	로저 베이컨(Roger Bacon)이 원시의 교정을 위한 볼록렌즈 안경에 대한 글을 썼다.
1451	쿠사의 니콜라우스(Nicholas of Cusa)가 근시의 교정을 위한 오목렌즈 안경을 발명했다.
1508	레오나르도 다빈치(Leonardo da Vinci)가 '눈에 직접 낄 수 있는, 물로 채워진 반구'를 고안했다.
1636	르네 데카르트(Rene Descartes)가 물로 채워진 튜브의 한쪽 끝을 렌즈로 막고 다른 끝을 눈의 각막에 댈 수 있는 형태를 제안했다.
1801	영국 과학자 토머스 영(Thomas Young)이 다빈치와 데카르트의 이론에 기반한 모델을 개발했다.
1827	존 허셜 경(Sir John Herschel)이 각막에 정확하게 맞는 렌즈를 만드는 방법에 대해 연구했다.
1884	마취법의 개발로 각막의 주형을 만들 수 있게 되었다.
1887	유리 직공 F.E. 뮐러(F.E. Muller)가 안질에 걸린 눈을 보호하기 위한 유리 재질 콘택트렌즈를 최초로 제작했다.
1888	A.E. 픽(A.E. Fick)이 시력 교정을 위한 유리 재질 콘택트렌즈를 최초로 제작했다.
1889	어거스트 뮐러(August Muller)가 자신의 근시를 교정하기 위해 인간의 눈을 본뜬 렌즈를 제작했다.
1936	W. 페인블룸(W. Feinbloom)이 최초로 플라스틱을 콘택트렌즈에 이용했다.
1938	오브릭(Obrig)과 멀린(Mullen)이 최초로 폴리메틸메타크릴레이트(PMMA) 재질 공막 렌즈를 제작했다. (공막 렌즈는 흰자위를 포함한 눈 전체를 덮는 렌즈이다.)
1947	투오히(Tuohy)가 플라스틱 재질의 각막 렌즈, 일명 "하드 렌즈"를 개발했다.
1960	위치텔르(Wichterle) 등이 하이드록시에틸 메타크릴레이트 하이드로젤을 이용한 "소프트 렌즈"를 개발하기 시작했다.
1971	바슈롬 사(Bausch & Lomb)가 미 식품의약품국에서 위치텔르가 개발한 소프트 렌즈의 판매 허가를 얻었다.
1980s	미 식품의약품국이 연속 착용 콘택트렌즈를 허가했다.
1983	시바 비전 사(CIBA Vision)가 최초의 미 식품의약품국 허가 이중 초점 렌즈인 BiSoft를 발표했다.
1987	최초의 일회용 연속 착용 렌즈가 개발되었다.
1988	비스타콘 사(Vistacon)가 최초의 일회용 소프트 렌즈 ACUVUE 제품을 개발했다.
1995	존슨앤드존슨 사(Johnson & Johnson)가 최초의 일일 착용 일회용 콘택트렌즈 1-DAY ACUVUE를 판매하기 시작했다.
2001	미 식품의약품국이 30일 시바 비전 사의 연속 착용 콘택트렌즈(Focus Day and Night)를 허가했다.
2002	미 식품의약품국이 자는 동안에 각막의 형태를 교정하여 일시적으로 시력을 교정하는 각막 굴절 교정술용 콘택트렌즈(Paragon CRT)를 허가했다. 이 렌즈는 자는 동안에만 사용하며, 다음 날 아침에 렌즈를 제거한 후 좋은 시력을 제공한다. (http://www.paragoncrt.com)
2014	보스턴의 연구진이 30일간 약물을 방출할 수 있는 적층 방식의 콘택트렌즈를 연구했다.
2014	워싱턴 대학의 연구진이 구글(Google)과의 공동 연구를 통해 안액 내 포도당의 농도를 측정하는 콘택트렌즈를 개발했다.

이용해 왜곡된 시야를 교정하는 시도로 이어졌다(1249년 베이컨과 1451년 쿠사의 니콜라우스). 이런 시도는 물질의 광학적 특성을 알아보기 위한 공학자들의 시도와, 렌즈의 개발 없이는 이루어지지 않았을 것이다. 레오나르도 다빈치는 15세기 초 인간의 눈

그림 1.7

콘택트렌즈. **A.** 페인블룸이 고안한 초기의 플라스틱 콘택트렌즈. **B.** 현재의 하이드로젤 콘택트렌즈.

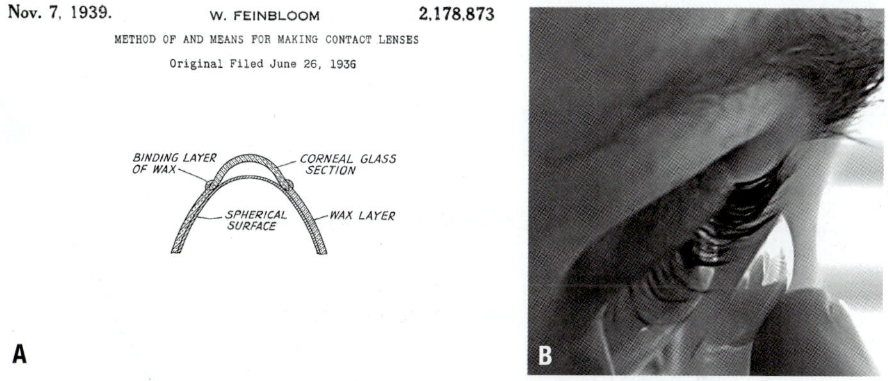

에 직접 착용할 수 있는 렌즈의 개념을 제시했으나, 눈의 형태에 맞는 유리 렌즈를 제작하기 위한 기술은 1887년 독일의 유리 직공인 F.E. 뮐러 이전에는 나타나지 않았다. 초기의 렌즈는 만들기 어렵고(그래서 비쌌으며), 눈에 착용하기 불편했다. 렌즈의 소재에 대한 눈의 반응에 대한 연구로 눈의 비구면적인 형태와 눈물의 순환 과정 등 눈의 새로운 생리적 특성이 발견되었다. 렌즈를 위한 새로운 소재가 개발되었고, 특히 플라스틱이 렌즈의 소재로 적합했다(그림 1.7). 장시간 착용하는 콘택트렌즈를 만들기 위해서는 각막이 산소를 필요로 한다는 것을 이해해야 한다(매질을 통한 용질의 확산은 생리학과 관련된 대표적인 공학적 문제이다. 2장의 문제 15를 참조). 오늘날, 렌즈는 산소 투과성이 높은 합성 소재를 이용하고 컴퓨터의 보조를 받아 제조된다. 이러한 제작 과정을 통해 저렴하면서도 신뢰성이 높은 일회용 렌즈를 제작할 수 있다.

위 예시를 통해 생체공학자가 가지고 있어야 할 과학 지식의 종류에 대해서 알 수 있다. 생체공학자에게는 물리학(빛의 굴절과 역학), 해부학(눈의 형태), 생리학(눈물의 형성과 순환), 재료과학(고분자의 분자구조와 강도의 관계), 면역학(이물질에 대한 신체의 반응) 및 수학(산소의 확산에 대한 계산) 지식이 요구된다.

1.3.3 생체공학은 수십 년간 대학에서 가르쳐왔지만, 현재까지도 발전하고 있다.

학술 분야로서의 공학은 1800년대 중반에 정립되었다. 미국에서의 공학 교육은 남북전쟁 이전부터 시작되었다. 예를 들어, 예일 대학은 1852년 토목공학 과목을 개설했다. 1863년 예일 대학에서 (제2장에서 보게 될 "자유 에너지"의 정의를 만든) J. 윌러드 깁스는 미국 최초로 공학 박사 학위를 취득했다. 에이브러햄 링컨은 1862년 주립 농학 및 공학대학의 설립을 지원하기 위해 미국 각 주에 토지를 영구적으로 제공하는 토지공여대학법(Land Grant Colleges Act)에 서명했다. 이 법을 통해 설립된 토지공여대학들 중 아

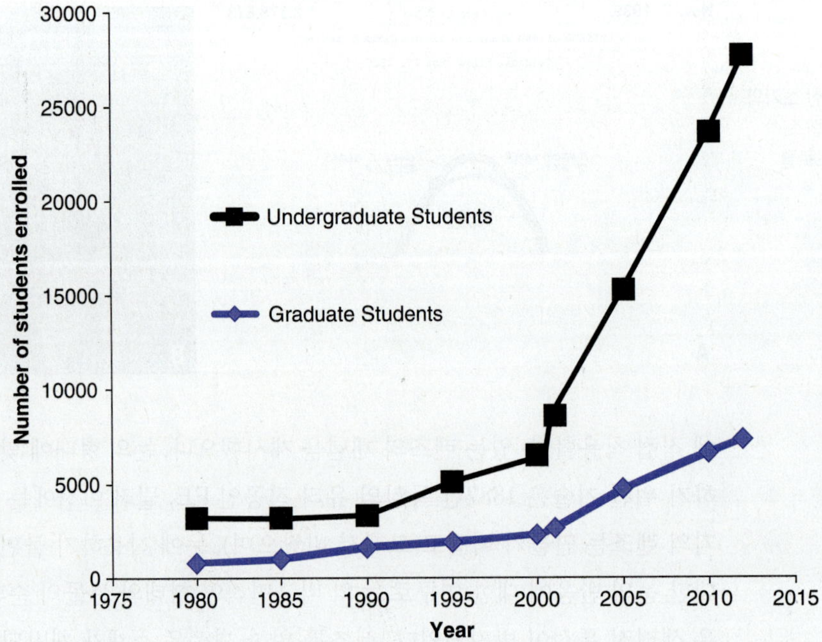

그림 1.8

생체공학 학위 과정에 있는 학생의 수.

이오와 주립 대학, 매사추세츠 공과대학, 워싱턴 주립 대학, 미시건 주립 대학, 텍사스 A&M, 코넬 대학, 캘리포니아 폴리테크닉 주립 대학, 퍼듀 대학 등은 현재 공과대학으로 유명한 대학이 되었다. 공학 교육과 실습은 제2차 세계대전 중에 가속화되었다.

생체공학의 역사에 대해 다루는 문헌으로는 생체공학의 초창기 50년 동안의 성과에 대한 글이나(4), 휘터커 재단의 이사장인 피터 카토나가 쓴 학술 분야로서 생체공학의 발달사에 관한 글(5) 등이 있다. 카토나 박사에 의하면, 생체공학은 1950년대 후반에서 1960년대 초반부터 대학에서의 연구 주제로 다뤄지기 시작했고, 개설된 대학 학과 수와 학생 수는 1990년부터 2000년 사이 비약적으로 증가했다(그림 1.8).

생체공학에 관심을 가지는 학생 수가 증가하는 이유는 무엇인가? 학생들에게 주목을 끌 수 있는 새로운 무엇인가가 이 분야에 있는가? 생체공학은 이미 지난 수십 년간의 연구를 통해 심박 조율기나 투석 기기, 인공 관절 등 많은 성과를 만들어냈다. 그러나 지난 수십 년간 생물학과 의학에 대한 우리의 지식 역시 폭발적으로 증가했다. 인간 게놈 프로젝트는 이렇게 폭발적으로 늘어난 생물학적 지식들 중 한 예시일 뿐이다. 생물학은 서술적인(descriptive) 학문에서 정량적인(quantitative) 학문으로 변화했으며, 이는 이 분야에 대한 공학자들의 진입 장벽을 낮추는 결과로 이어졌다.

생체공학의 발전 과정은 과거 토목공학, 기계공학과 전기공학에 있었던 급격한 발달 과정과 유사하다. 20세기에 역학과 물질의 성질에 대한 지식이 쌓이면서, 공학자들은 다리와 건물, 그리고 1900년도에는 상상조차 할 수 없었던 다른 구조물을 만들 수 있는 기술을 얻게 되었다. 이와 유사하게, 20세기에 물리에 대한 기초 지식이 쌓이면서, 전기공학자들은 트랜지스터부터 컴퓨터, 전기 통신 시스템과 같은 새로운 성과를 얻을 수 있었다. 생물학적 지식의 축적 역시 새로운 가능성을 가지고 있지만, 이 지식을 안전하고 실용적인 새 상품으로 만들어 미래 세대의 삶을 향상시키는 것은 여러분을 포함한 다음 세대의 생체공학자의 몫이다.

1.3.4 생체공학은 몇 개의 소분야로 나눌 수 있다.

생체공학자는 인간의 건강과 관련된 다양한 문제를 연구한다(표 1.2). 몇 가지 개념은 모든 생체공학자에게 중요하다. 예를 들어 양적인 생리학과 수학적 분석은 모든 생체공학자에게 필수적인 분야이다. 그러나 일부 생체공학자들의 연구 분야는 전기 신호, 역학 또는 화학에 대한 이해를 바탕으로 할 때 최선의 결과를 얻을 수 있다. 따라서, 생체공학은 해결하려 하는 문제의 특성과, 그 문제를 해결하기 위해 필요한 지식을 기준으로 몇 가지 소분류로 나눌 수 있다. 각 소분야를 이해하는 것, 그리고 각 소분야의 공통점과 차이점을 아는 것은 생체공학을 이해하는 또 다른 방법이다. 아래의 문단들은 이 책에서 탐구하게 될 각 분야에 대한 짧은 소개이다.

생리학적 모델링(physiological modeling)

생체공학자들은 생리학과 수학의 전문가이기 때문에, 이들이 생리학적 모델의 개발에 앞장서는 것은 당연한 일이다. 생체공학자들은 자신들이 연구하는 계의 상태를 이해하고 예측하기 위해 계에 대한 수학적 모델을 세운다. 예를 들어, 인공 고관절을 설계하는 생체공학자들은 고관절의 역학 모델을 이용하여 인공 고관절이 받게 될 응력과 변형을 예측한다(그림 1.9).

생리학적 모델링은 다른 분야의 발전에 지속적인 영향을 준다. 작은 혈관 내에서의 혈액의 흐름에 대한 수학적 모델은 생체공학의 가장 중요한 결과물 중 하나이며, 현재까지 인공 혈관과 심혈관계 생체재료의 제작을 위한 모델로 이용되고 있다. 원통형 관을 흐르는 유속이 느린 흐름은 장 레오나드 마리 포아죄유와 고트힐프 하인리히 루드비히 하겐의 이름을 딴 하겐-포아죄유 흐름(Hagen-Poiseuille flow)으로 부른다. 생리학자인 포아죄유와 공학자인 하겐은 관에서의 유체의 흐름에 의한 압력 강하에 대한 최초의 시스템적인 측정 결과를 1839년과 1840년 각각 발표했다(이 연구에 대해서는 8장에서 더 자세히 다룰 예정이다). 16장에서 살펴볼 바와 같이, 생리학적 모델링은 생물학에 대

표 1.2 생체공학의 하위 분야들

하위 분야	예시	
시스템 생물학과 생물정보학	세포 간 네트워크의 모델링 DNA 서열 분석 마이크로어레이 기술	3장과 16장
생리학적 모델링	흥분성 세포의 생리학 미세순환의 동역학 세포의 역학적 모델 화학 요법을 위한 약물의 약동학적 모델	6-9장
생체역학	보행 분석 인공 관절 및 의수, 의족 세포 역학	10장
생체의료기기 및 생체의료센서	심전도계 심박 조율기 혈당 센서 산소 센서 pH 센서	11장
생체의료영상	방사선 영상 초음파 영상 자기공명영상 광학 영상	12장
생체분자공학 및 생명공학기술	약물 전달 체계 인공 피부(조직공학) 단백질 공학 크로마토그래피 및 기타 분리 기술 백신	13장과 14장
인공 장기	생체재료 혈액 투석 인공 심장	15장

한 이해에 있어 그 중요성이 높아지고 있다. 세포 안에서 일어나는 화학 반응들의 네트워크는 시스템 생물학(systems biology)과 생물정보학(bioinformatics)의 핵심이다. 수학은 혈관 형성(angiogenesis)과 같은 복잡한 생리학적 반응의 탐구에 이용된다(그림 1.9). 16장에서 설명하겠지만, 이 모델은 암의 치료에 중대한 영향을 줄 수 있다. 이와 같이, 생체공학은 미래의 생물학에 깊은 영향을 줄 것이다.

생체의료기기(biomedical instrumentation)

의료 분야에 있어 기기는 중요한 역할을 해왔다. 위독한 환자의 건강 상태를 확인하기 위해 병원에서는 혈압계 등의 전자 기기에 의존한다. 마이크로일렉트로닉스

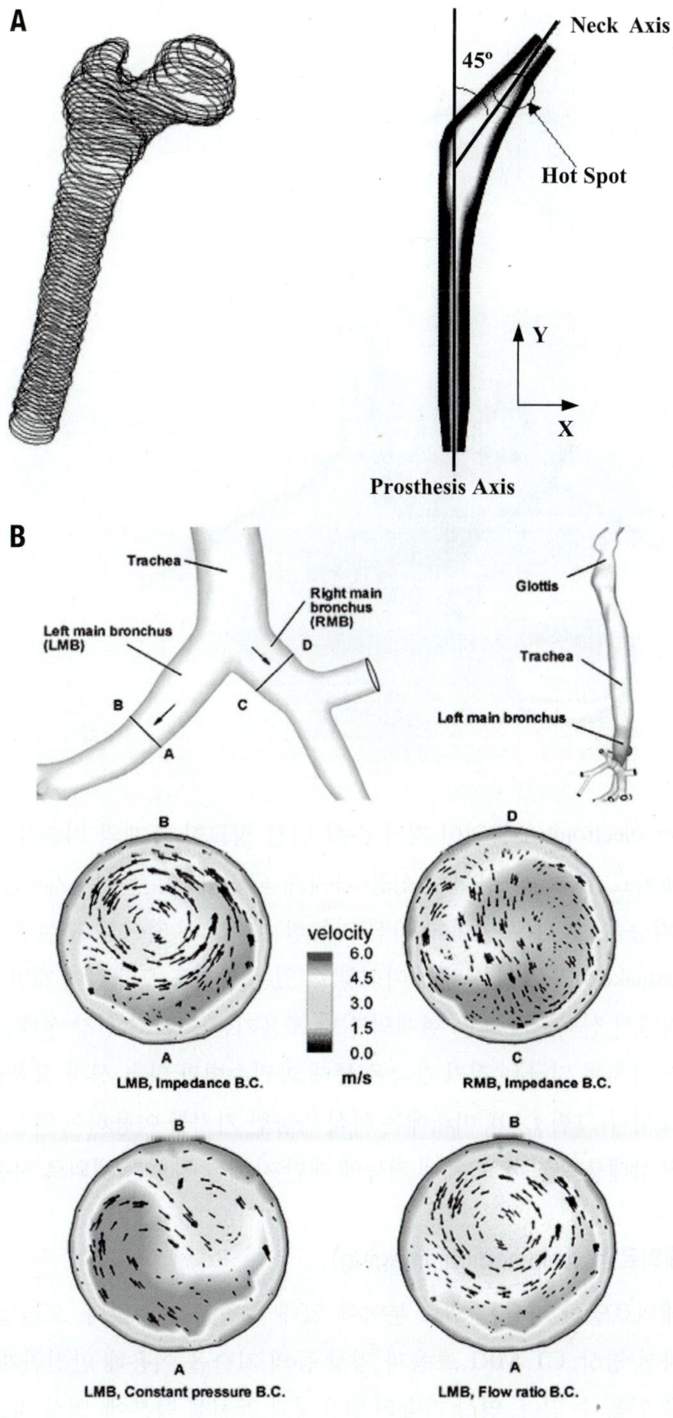

그림 1.9

생리학적 모델링의 예시. **A**. 인간의 고관절에 작용하는 힘에 대한 모델링, 참고문헌 6에서 허가 하에 인용. **B**. 폐의 상태에 따른 좌측 및 우측 주기관지(main bronchus)에서의 공기의 흐름에 대한 모델링. 이러한 모델은 폐질환 환자의 호흡 패턴을 평가하고, 특정 환자의 질병의 진행 정도에 대해 정량화하는 데 유용하다. 참고문헌 7에서 허가 하에 인용. (color plate 참조)

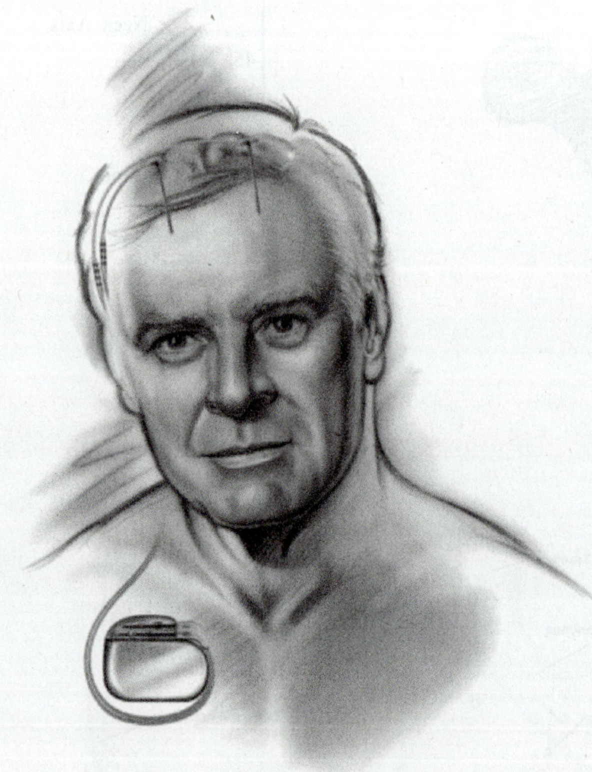

그림 1.10

생체의료기기. 생체의료기기 분야에 대해서는 11장에서 자세히 다룰 예정이다. 이 그림은 [메드트로닉사(Medtronic)에서 개발한] 뇌심부 자극기(deep-brain stimulator)의 그림이다. 파킨슨병 재단에 따르면 이 기기는 2014년 한 해 약 30,000명의 파킨슨병 환자의 치료를 위해 사용되고 있다. 사진 제공: Medtronic, Inc.

(microelectronics) 산업이 지난 수십 년간 정교한 소재와 기술을 계속해서 개발하면서, 생체의료기기는 다양한 특성을 가지게 되었다. 이전에는 거대한 기계 장치가 필요했던 기능을, 현재는 생체에 이식 가능한 마이크로칩으로 구현할 수 있다. 심박 조율기(pacemakers)와 같이 신체에 이식할 수 있는 기기도 오래전에 개발되었다. 다양한 기능을 가지면서 신뢰도가 높은 현재의 심박 조율기는 인간의 건강 상태를 크게 증진시켰다. 비슷한 장치를 지금은 전기 자극을 통해 파킨슨병과 다른 신경 질환을 치료하기 위해 이용하고 있다(그림 1.10). 미래에는 이식 가능한 기기를 이용하여 약물을 전달하고, 부분적인 조직 상태를 관찰하고, 체내 기능에 대한 자세한 정보를 체외로 전송할 수 있을 것이다.

생체의료영상(biomedical imaging)

생체의료영상 기술은 의료 분야에 일대 혁명을 가져왔다. 오늘날 전 세계의 의사들은 방사선 영상, CT, MRI, 초음파 영상 등의 기술을 이용해 안전하게 신뢰성 높은 의료 영상을 얻을 수 있다. 영상 기술의 범용성과 안전성 덕분에, 영상 기술은 임신과 같은 일반적인 상황에서 암과 같은 치명적인 질병까지 다양한 체내 현상이 일어나는 과정을 추적하기 위한 표준적인 기술이 되었다. 생체공학자들은 새로운 영상 기기를 제작하고, 이

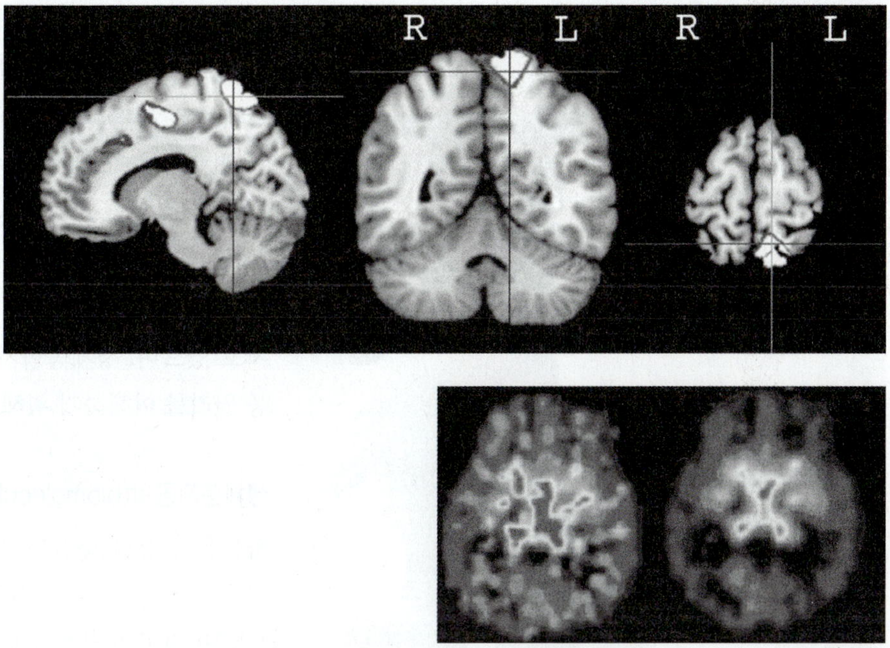

그림 1.11

생체의료영상. 생체의료영상 분야에 대해서는 12장에서 자세히 다룰 예정이다. 기능성 자기공명영상(functional magnetic resonance, fMRI, 위)과 양전자 방출 단층촬영술(positron emission tomography, PET, 아래)은 해부학적 정보뿐만 아니라 기능적, 대사적인 정보까지 제공한다. 위 사진은 R. Todd Constable, 예일 대학 제공. 아래 사진은 Macmillan Publishers Ltd의 허가 하에 인용: *J Cereb Blood Flow Metab*. 2003;23:1096–1112. (color plate 참조)

러한 기기를 이용하여 새로운 영상을 만들고, 환자로부터 얻어진 영상 데이터를 분석하는 방법을 설계하는 데 앞장서고 있다. 그 결과, 영상 기술은 매년 발달하고, 영상의 해상도와 화질의 개선은 더욱 정확한 질병의 진단과 건강 증진으로 이어진다. 현재 대부분의 영상 기술은 조직의 해부학적 정보를 제공하지만, 조직의 기능에 대한 정보까지 제공하는 영상 기술 역시 개발되어 있다(그림 1.11). 영상 기술은 질병의 진행 과정에 대한 연구와 이를 통한 새로운 치료법의 개발을 위한 돌파구가 되고 있다.

생체역학(biomechanics)

인간은 물리적인 세상에 살고 있다. 생체공학자들은 오래전부터 인체의 움직임을 기계장치의 움직임과 비교하여, 인간의 활동과 관련된 기계적인 힘을 연구해왔다. 생체역학을 연구하는 몇몇 공학자들은 조직의 생리적 특성과 운동, 작업, 일상생활에서 인간에게 작용하는 힘의 관계를 연구한다. 다른 공학자들은 물리적인 힘으로 인한 부상에 대해 관심을 가지고, 힘으로부터 인간을 보호하는 안전벨트나 헬멧과 같은 제품을 설계한다. 또 다른 공학자들은 심장과 같은 조직의 기계적인 성능을 연구하거나, 골격의 역학적 기능이나 근육의 제어 능력과 인간의 운동 능력의 관계에 대해 연구한다. 생체공학자들이 골격, 관절, 판막이나 장기의 기계적인 대체품을 설계하는 데 앞장섰다는 것 역시 의심의 여지가 없다(그림 1.12).

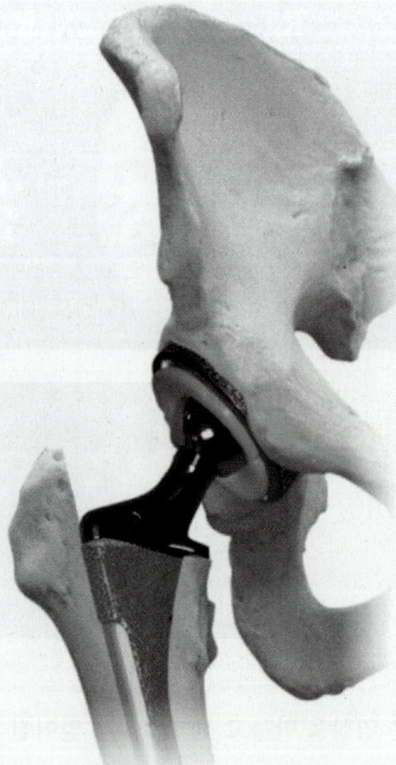

그림 1.12

생체역학. 생체역학 분야에 대해서는 10장에서 자세히 다룰 예정이다. 이 그림은 철제 인공 고관절과, 마모 방지를 위한 폴리에틸렌 컵의 사진이다. 사진 제공: Zimmer, Inc.

생물학이 발달하면서, 생체역학적인 분석의 필요성도 증가하고 있다. 예를 들어 생체공학자들은 조직 내에서 세포가 가지는 운동성을 연구하여 그 세포의 기계적인 기능을 알아낸다. 근육세포를 수축시키는 단백질이나 세포의 분열에 관여하는 단백질 등 세포의 구조 단백질은 기계 장치와 비슷한 작동 원리를 가지고 있으며, 생체공학자들은 이러한 계의 작동 원리를 이해하기 위해 노력하고 있다.

생체분자공학(biomolecular engineering)

약물은 건강의 증진을 위해 사용하는 화학 물질이지만, 많은 경우 원하지 않는, 그리고 때로는 치명적인 부작용을 나타낸다. 지난 한 세기 동안 약물 치료에서 가장 중요한 발전은 약물의 흡수와 대사 과정을 수학적 모델을 통해 예측하는 약동학적(pharmacokinetic) 분석 방법의 개발이다. 약동학적 분석은 효과적이면서 안전하게 약물을 처방하는 데 유용한 기술이다. 화학공학 교육을 받은 생체공학자들이 이 분야를 선도하고 있다. 또한 이와 유사한 수학적 기법은 의약품의 대규모 생산을 위한 생물 반응기의 제작과 운영에도 필수적이다. 생체분자공학은 설계와 분석에서 화학공학의 역할을 강조한 생체공학의 한 분야이다.

오늘날 생체분자공학자들은 약물 전달 체계를 설계하고 조직 및 세포공학을 통해 새로운 치료법을 개발하기 위해서 유사한 접근 방법을 사용한다(그림 1.13). 생체재료 개발, 나노생명공학(nanobiotechnology), 유전체 분석(genomic analysis) 등 생체공학자들의 여러 관심분야는 화학공학적 지식을 통해 보다 쉽게 접근할 수 있다. 따라서, 생체분자공학은 생체공학의 소분야로 빠르게 성장하고 있다. 생체분자공학 분야는 매우 빠르게 확장되고 있기 때문에, 이 책에서는 총 3개의 장을 통해 이 분야에 대해 설명하고 있다. 전반적인 개요(13장), 백신과 같은 면역계에서 생체분자공학의 전문적인 적용(14장), 그리고 암의 치료를 위한 방사선 물리학과 영상 기술, 그리고 생체분자공학의 응용(16장)이 그것이다.

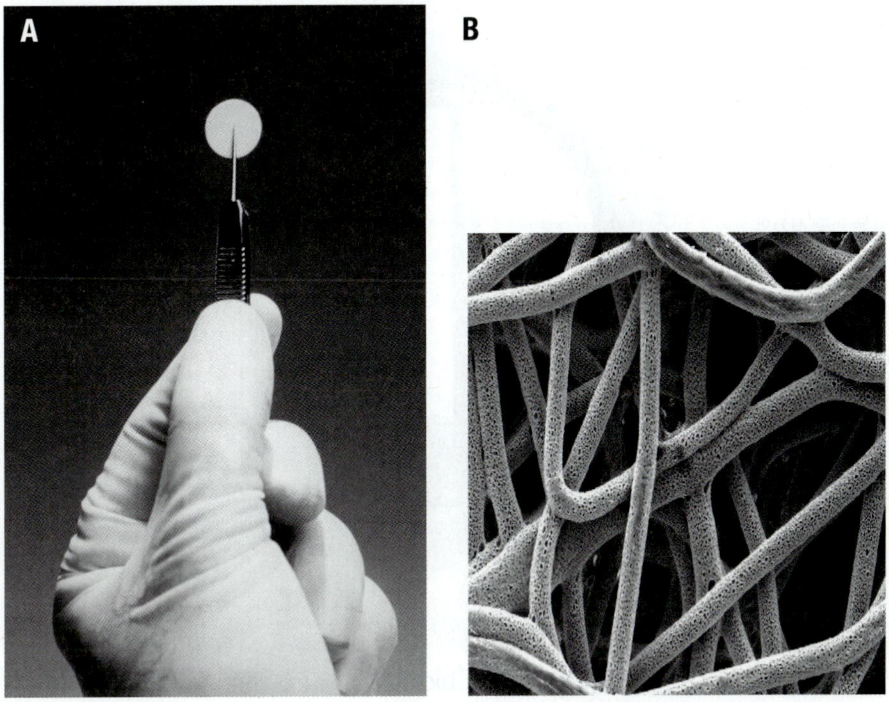

그림 1.13

생명화학공학. 생명화학공학 분야에 대해서는 13장과 14장에서 자세히 다룰 예정이다. **A**. 뇌종양 치료를 위한 글리아델(GLIADEL®) 약물 전달 시스템은 종양 부위에 장기간에 걸친 직접적인 화학요법을 가능하게 한다. 허가 하에 인용. **B**. 생명화학공학자에 의해 개발된 고분자 지지체는 조직공학에 이용된다. 이 전자 현미경 사진에 보이는 각각의 고분자 섬유의 직경은 약 10 마이크로미터이다.

인공 장기(artificial organs)

합성 소재와 생체적인 구성 물질을 조합하면 실제 조직 혹은 장기와 같은 역할을 하는 장치를 제작할 수 있다. 기록에 따르면, 고대에는 주로 동물로부터 얻어진 자연 소재를 이용하여 다친 조직을 치료했다. 그러나 금속, 세라믹, 고분자 등의 합성 소재는 기능이 향상된 인공 장기를 제작하는 데 선택의 폭을 넓혀주었다. 예를 들어, 혈관 이식편(vascular graft)에는 보통 고분자 물질을 사용하며, 합성 고분자와 살아 있는 세포를 조합하여 대체 연골, 간 또는 신경 조직을 제작할 수 있을 것으로 전망된다(15장 참조).

합성 물질은 체외 혈액 투석을 위해 중요한 소재이다. 네덜란드의 의사인 빌럼 콜프는 1943년 최초의 신장 투석 장치를 개발했다. 이 투석 장치는 셀로판을 이용하여 당뇨병 환자의 혈액에서 요소를 제거하는 구조였다. 이후 생체공학자들의 연구를 통해, 혈액 투석은 수많은 사람들의 생명을 구하는 의료 기술이 되었다. 투석 장치에 세포를 접목하면 투석 장치가 간 또는 췌장과 같은 기능을 할 수 있도록 만들 수 있다. 이 외에도 생체공학자들은 인공 심장 또는 인공 판막과(그림 1.14), 심장 수술 과정에서 환자의 생명을 유지하는 장치의 개발에도 깊이 관여했다.

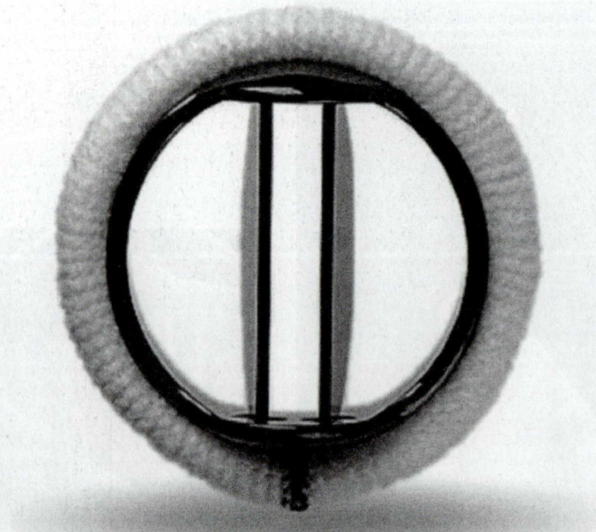

그림 1.14

인공 장기. 인공 장기 분야에 대해서는 15장에서 자세히 다룰 예정이다. 이식 후 수십 년 동안 기능이 유지되는 인공 심장 판막은 인공 장기의 설계 기술과 생체역학적 분석 기술의 총체이다. 이 그림은 Schoen and Padera(참고문헌 8)의 이엽성 기울기원판형(bileaflet tilting disk) 인공 판막의 사진이다. 사진 제공: St. Jude Medical Inc.

시스템 생물학(systems biology)

시스템 생물학은 생체공학에서도 새롭게 개척되고 있는 분야이다. 공학자들은 계(system)에 대해 분석하는 전문가들이다. 공학자들은 복잡한 계에 대한 모델을 세우고, 이러한 계를 제어하고, 변형하고, 다른 형태로 복제하는 기술을 배운다. 계에 대한 분석은 공학적 활동의 본질이라고 할 수 있다. 분자생물학 분야의 최신 연구 성과들을 통해 공학자들은 이러한 분석 기법을 보다 근원적인 생물학적 문제에 적용할 수 있게 했다.

생체공학자들이 가진 강점은 시스템 생물학 분야의 연구에 크게 도움이 된다. 생체공학자들의 역할은 세포 혹은 분자 단위에서의 생물학적 기능에 대한 수학적 모델을 세우는 것, 유전자 혹은 단백질 데이터베이스와 같은 생물학적 데이터베이스를 검증하기 위한 효율적인 계산 방법을 개발하는 것, 이를 통해 생물학적 정보를 발견하고 분류하는 것이다. 또한 생체공학자들은 유전공학 및 세포공학을 통해 세포를 조작할 수 있는 방법을 고안한다. 이러한 발전을 위해서는 세포 집단 내에서 개별 세포의 상태를 확인할 수 있는 방법이 필요했다. 생체공학자들은 살아 있는 세포 내에서 단백질의 총 조성을 분석하거나[단백질체학(proteomics)], 수천 종류의 유전자와 단백질을 동시에 검출해낼 수 있는 방법을 개발하거나(어레이 기술), 진단의 목적으로 세포 또는 조직의 어레이를 제작하거나(그림 1.15), 세포 또는 단백질과 물리적으로 상호 작용할 수 있는 장치를 개발[바이오미세전자 기계 시스템(biomicroelectromechanic systems), 11장 참조]하여 이러한 문제를 해결했다.

그림 1.15

시스템 생물학. 시스템 생물학 분야에 대해서는 16장에서 자세히 다룰 예정이다. 단백질 마이크로어레이는 서로 다른 단백질 조성을 가진 어레이 상의 각 지점에 대해 간세포(hepatocytes)와 섬유아세포(fibroblasts)의 상대적인 결합력을 알아보기 위해 이용할 수 있다(Woodrow K.A. and Saltzman W.M., 미발표된 데이터).

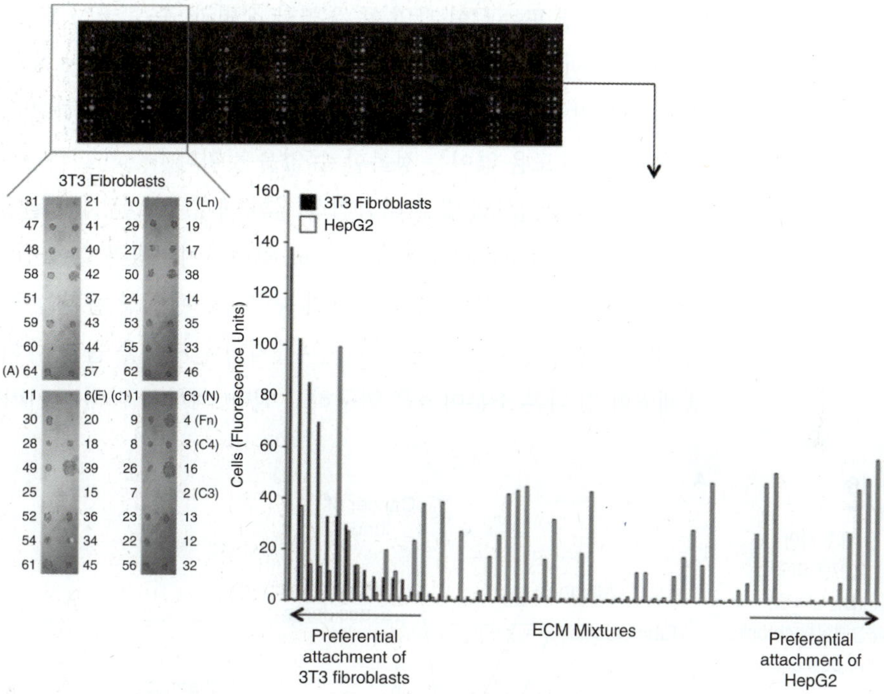

1.4 미래의 생체공학

지난 100여 년간 신체 건강관리에 있어서 엄청난 진보가 이루어졌으며, 기대수명 또한 비약적으로 증가하였다(그림 1.1 참고). 이러한 변화는 감염성 질병과의 전쟁에서 얻은 승리로 인한 것이다. 1665년 런던에서는 감염성 질병으로 인한 사망이 사망자들 중 93%를 차지했지만, 2007년 미국에서는 4%에 그쳤다. 공학자들은 도시 위생시설의 발달과 더불어 백신과 항생제의 대규모 생산 및 약물 전달 방법의 발전에 기여함으로써 위와 같은 변화를 이루어냈다.

인류는 진보를 이루었으나, 문제는 아직도 남아 있다(그림 1.16). 설사병, 말라리아, 결핵 및 AIDS 등 감염성 질환들은 전 세계적으로 주요한 사망 원인이며 개발도상국에서는 조기사망의 주된 사유이다. 현재의 백신은 완벽하지 않다(사실, 값비싸고 고통스러운 예방접종을 받고서도 수두에 걸리는 사람들도 있다). 생체공학자들은 제한된 자원을 가진 사람들에게 기술이 도달할 수 있도록 하는 역할을 잘 수행할 수 있다. 우리는 백신을 더욱 저렴하게, 더욱 접종하기 쉽게, 그리고 더욱 운반하기 좋게 만들어야 한다. 그리고 물론, 인간 면역 결핍 바이러스(human immunodeficiency virus, HIV)로 인해 발생하는 질병 또는 C형 간염 등 유명한 질병과, 중증 급성 호흡기 증후군(severe acute respiratory syndrome, SARS)이나 웨스트나일 바이러스(west Nile virus) 감염과 같은 신종 질병들 역시 아직도 전 세계적으로 인간의 건강을 위협하고 있다. 이러한 질병은 생체공학자들의 도움 없이는 정복할 수 없을 것이다.

암이나 심장질환과 같은 비감염성 질환 역시 주요한 사망 원인이다(그림 1.16). 류머티스 관절염(rheumatoid arthritis), 당뇨, 알츠하이머병과 같은 만성 질환은 수백만 명의 사람들의 삶의 질을 떨어뜨린다. 과거 공학자들이 신장 질환을 치료하는 획기적인 방법을 개발했듯이, 현재 생체공학자들은 불치병 환자들을 돕기 위해 영상 기법, 생체재료, 생체역학 및 다른 소분야들을 연구하고 있다. 의학의 미래는 이러한 창조적인 사고방식

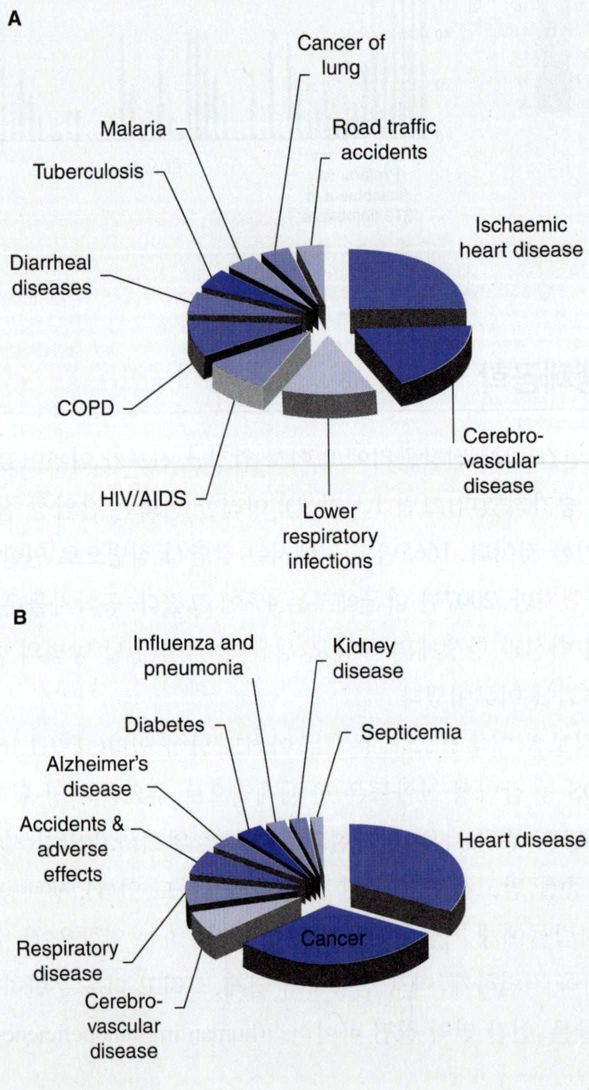

그림 1.16

2003년 전 세계 사망 원인(**A**), 2007년 미국 사망 원인(**B**). COPD, 만성폐쇄성폐질환(chronic obstructive pulmonary disease).

에 의해 구체화될 것이다.

공학자들은 사람들의 삶의 질을 개선하는 일을 하기에, 자신들이 하는 일이 무엇인지 명확히 알아야 하며, 어떠한 결과를 초래할 수 있는지 유의하여야 한다. 현재까지 기술이 활용된 역사를 통해 무언가를 배울 수는 있겠지만, 그러한 교훈은 항상 명확하지는 않을 것이며 서로 다른 분야 사이에서 언제나 용이하게 적용되지는 않는다. 기계공학자들은 상품화된 항공 여행을 통해 인류에게 기쁨을 안겨주었으나, 이러한 항공편이 어느 날 무기로써 사용되리라고 예측한 사람은 아무도 없었다. 오늘날, 생체공학자들의 주된 연구 주제인 줄기세포, 생물체 복제 및 기타 기술들이 야기할 결과에 대한 합리적인 우려가 제기되고 있다. 공학, 윤리, 사회적 영향이 상호 간에 가지는 관계에 대해서 우리 모두가 유심히 주목해야 한다.

1.5 이 책의 사용법

이 책은 공학이 생소한 학생들을 위한 생체공학 입문 강의에 사용할 목적으로 쓰인 책이다. 이 책을 읽는 학생들의 대부분이 물리학, 화학 및 수학에 대한 신입생 수업을 듣고 있을 것으로 추측된다. 따라서, 수학적 분석과 관련된 내용은 대부분 책의 본문과 분리된 박스 안에 따로 적어두었다. 더불어 내용을 이해하기 위해 필요한 생물학적 배경지식 역시 책에 포함되어 있으며(그림 1.4), '분자 및 세포 원리에 대한 탐구'(파트 1)와 '생리학적 원리'(파트 2)가 책의 전반부를 이루고 있다. 학생들과 강사들은 이 부분을 생체공학의 생물학적 기초지식 습득을 위하여 사용하거나 파트 3에 수록된 생체공학 실습 부분을 학습할 때 부족한 부분을 보충하는 데 이용할 수 있다.

이 책을 공부하는 학생들에게

수학적 분석은 생체공학의 핵심적인 부분이다. 그러나 생체공학의 첫 강의를 듣고 있는 학생들은 대학 미적분학 입문 수업을 함께 듣고 있을 것으로 예상된다. 따라서 저자는 생체공학에서의 수학의 쓰임을 본문의 흐름을 방해하지 않고 보충할 수 있도록 서술하고자 했다. 이를 위해 수학적인 개념은 본문과 구별되는 박스 안에서 소개한다. 각 장의 끝에 있는 연습문제들은 가급적 수학적인 난이도에 비례하는 순서로 배치했다. 또한 문제를 해결하는 데 도움이 될 만한 지침과 조언들을 곳곳에 첨부하였으며, 박스 1.2에서 기본적인 조언을 소개하겠다.

박스 1.2 공학 문제의 해결

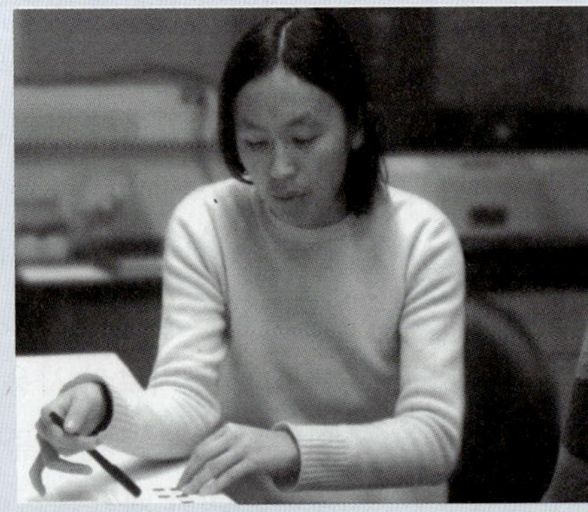

훌륭한 공학자들은 예측 및 문제 해결 능력이 뛰어나다. 1장에서의 연습문제는 여러분의 예측 능력을 향상시키는 데 초점을 맞추었다. 책의 문제들을 풀면서, 문제를 해결하기 위한 체계적인 접근 방법과 풀이 결과를 표현하는 방법을 연습해보자.

아래 내용은 공학 문제를 해결하기 위한 접근 방법과 결과를 표현하는 방법에 도움을 주는 팁이다.

전반적인 요소

- 그래프용지처럼 가는 선이 있는 연습지를 이용하면 도표나 그래프를 쉽게 그릴 수 있다.
- 첫 장의 우측 상단에(또는 모든 장에) 이름, 제출 날짜, 분반 등을 포함하는 제목 칸을 만든다.
- 항상 단위를 명확하게 표기해야 한다. 복잡한 단위의 경우 부록 C의 단위를 참고하여 길이, 질량, 시간 등의 기본 단위로 변환하여 문제를 푼다.

각각의 문제에 대해

- 해결하는 문제의 본문을 요약하여 적는다.
- 무엇을 구하고자 하는지 명확하게 설명한다. 여러분의 목표는 무엇인가?
- 문제 풀이에 필요한 가정을 모두 쓰고, 후에 추가적인 가정이 필요할 경우에 대비하여 공간을 조금 남겨놓는다.
- 문제 설정과 중요 변수들을 명확히 하기 위해 도표를 그린다.
- 문제에서의 중요 변수에 대해 정의하고 각각에 대하여 적당한 기호를 배정한다.
- 수식을 전개할 때는 가급적 변수를 사용하고, 알고 있는 값은 계산 마지막 단계에만 대입한다.
- 변수의 값에 추정 값을 넣는 경우에는 그 추정 값이 정당함을 보이고, 참고 자료에서 그 값을 찾은 경우에는 그 출처에 대해 명확하게 기재한다.
- 정답을 확인하고 검토해본다. 주어진 정보로 볼 때, 여러분의 답이 논리적으로 설명이 되는가?

요약

- 지난 한 세기 동안 전 세계적으로 기대수명과 삶의 질이 향상되었다. 생체공학자들의 주도 하에 개발된 신뢰할 수 있고, 안전하고, 저렴한 의학 기술은 이러한 발전에

중요한 역할을 했다.

- 응급실, 병원 및 의원, 각 가정에는 20세기 생체공학의 결과물인 의료기기와 제품들이 들어와 있다.
- 생체공학은 인간의 건강을 향상시키기 위해 과학, 수학과 공학적 설계 원리를 응용하는 것이다.
- 인간의 생리학은 생체공학을 다른 공학 분야와 구분하는 기초 과학이다. 역사적으로 생리학에 대한 우리의 지식의 축적이 새로운 생체공학기술의 개발로 이어졌다.
- 생체공학은 학생들의 주목을 끌고 있는 분야이며, 생체공학자들이 생산적인 연구 주제를 찾고 사회에 기여할 수 있는 기회가 빠르게 증가하고 있다.
- 생체공학자들은 생리학적 모델링, 생체의료기기, 생체의료영상, 생체역학, 생체분자공학, 인공 장기, 시스템 생물학 등 다양한 소분야로 전문화되어 있다.
- 새로운 질병과, 생리학과 인간의 건강에 대한 새로운 발견은 미래에도 생체공학자들에게 새로운 과제를 제시할 것이다.

생체공학자 소개: 저자, W. 마크 살츠만

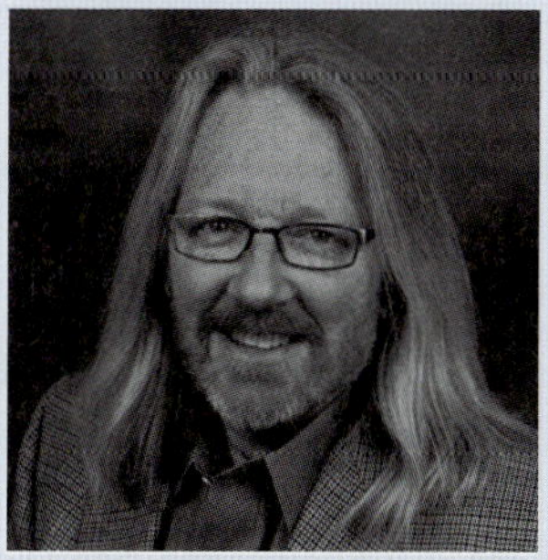

나는 아이오와 주 디모인(Des Moines)에서 태어났고, 유년기를 아이오와와 일리노이에서 보냈다. 나는 항상 생물학과 의학에 관심이 많았고, 드레이크 대학교 의예과에서 대학생활을 시작했다. 입학한 첫해에, 물리학과 수학, 화학을 접하게 되었고, 정량적인 기법을 사용하여 복잡한 문제에 대한 답을 찾는 과정의 즐거움을 알게 되었다. 그래서 아이오와 주립대학의 공학대학으로 적을 옮겼고, 화학공학 학사 학위를 1981년에 취득했다.

아이오와 주립대학에 있던 마지막 해, 화학공학적 기법을 이용하여 생체공학적인 문제를 해결하는 방법에 대한 강의를 들었다. 아이오와 주립대학의 교수였던 리처드 시그레이브(Richard Seagrave)가 칠판 앞에서 우아하게 수업을 했다. 그 수업은 나의 의학에 대한 관심과 화학공학자로서의 새로운 기술을 연결해주는 숨겨진 세계로 통하는 문처럼 느껴졌다. 나는 이 길을 따라 매사추세츠 공과대학(MIT)으로 진학했고, 거기서 MIT/하버드 보건과학기술 분과 대학원 과정에 입학했다. 1984년 화학공학 석사 학위를 얻었고, 1987년 의공학 박사 학위를 얻었다. MIT에서 나는 가르침의 즐거움을 포함해서 많은 것을 배웠으며, 생체공학 연구와 교육을 함께 하는 진로를 선택하기로 결심했다. MIT에서의 내 지도교수는 로버트 랭거였다. 로버트는 지난 20년간 나에게 끝없는 영감을 주었다.

MIT를 졸업하고 나서, 존스 홉킨스 대학의 교수로 채용되는 행운을 얻었다. 여기에서 나는 새로운 연구를 시작하였고, 신입생들에게 "생명공학기술의 개요"로 불리는 강의를 포함해서 화학공학과 생체공학의 접점을 다루는 강의들을 개설했다. 뛰어난 학생들과 헨리 브램(Henry Brem), 리처드 콘(Richard Cone) 등의 훌륭한 공동 연구자들 덕분에 나의 연구 과제는 빠르게 발전하였고, 뇌로 약물을 전달하는 제어 시스템, 면역 반응을 보조 또는 촉진하는 고분자, 고분자 물질과 세포와의 상호작용, 조직 공학 등의 주제를 포함하게 되었다. 1996년에 코넬 대학으로 자리를 옮겼으며, 그곳에서 연구 과제를 새로운 영역인 생체재료와 나노기술까지 확장할 수 있었다. 또한 신입생들을 위한 수업 과정을 계속해서 개발했으며, 그 범위를 넓히고 생리학적인 부분에 대한 깊이를 더해 "생체공학의 개요" 과정으로 만들었다. 나는 예일 대학교의 화학생물공학과의 고이주에타 재단 교수로 2002년 7월에 들어왔고, 2003년에는 예일의 생체공학과의 첫 번째 학과장이 되었다. 예일의 신입생들을 대상으로 하는 강의도 "생체공학의 발전"이라는 이름으로, 이 책을 통해 이어가고 있다.

나는 코네티컷 주 뉴헤이번에서 아내 크리스티나 파블락(Christina Pavlak)과 행복하게 살고 있다. 두 아들 알렉산더(Alexander)와 재커리(Zachary)는 공학자가 되기 위해 공부하고 있고, 또 공학에 대해 얘기하기에는 아직 어린 두 살배기 딸 노아 마리(Noa Marie)가 있다.

참고문헌

1. Table 1. Deaths, percent of total deaths, and death rates for the 10 leading causes of death in the selected age groups, by race and sex: United States, 2000. *National Vital Statistics Report*. 2013;**61**(4):1–98.
2. Enderle J, Blanchard S, Bronzino J, eds. *Introduction to Biomedical Engineering*. San Diego: Academic Press; second edition, 2005.
3. Florman SC. *The Existential Pleasures of Engineering*. New York: St. Martins Press, Inc.; 1976.
4. Nebeker F. Golden accomplishments in biomedical engineering. *IEEE Eng Med Biol Mag*. 2002;**21**(3):17–47.
5. Katona PG. The Whitaker Foundation: The end will be just the beginning. *IEEE Trans Med Imaging*. 2002;**21**(8):845–849.
6. Li C, Granger, C, Schutte, H, Biggers, SB, Kennedy, JM, Latour, RA. Failure analysis of composite femoral components for hip arthroplasty. *J Rehabil Res Dev*. 2003;**40**(2):131–146.
7. Ma B, Lutchen KR. An anatomically based hybrid computational model of the human lung and its application to low frequency oscillatory mechanics. *Ann Biomed Eng*. 2006;**34**(11):1691–1704.

8. Schoen FJ, Padera RF. Cardiac surgical pathology. In: Cohn LH, Edmunds LHJ, eds. *Cardiac Surgery in the Adult*. New York: McGraw-Hill; 2003:119–185.

더 읽어보기

Schwan HP. The development of biomedical engineering: Historical comments and early developments. *IEEE Trans Biomed Eng*. 1984;**31**:730–736.

Schwan HP, ed. The history of biomedical engineering. *IEEE Eng Med Biol Mag*. 1991;**10**:24–50.

유용한 인터넷 사이트

http://www.bmenet.org/BMEnet/

이 사이트는 생체공학 분야의 대학 과정에 대한 정보, 최신 연구 결과, 직업 정보 등 생체공학과 관련된 다양한 자료를 모아두고 있다.

http://www.whitaker.org

휘터커 재단은 학술 분야로서의 생체공학의 발전에 지대한 영향을 미친 사설 자선 단체이다. 이들의 웹사이트에는 생체공학 관련 학술 과정에 대한 정보와, 재단에서 후원하는 연구에 대한 보고서가 올려져 있다.

http://www.bmes.org/

이 사이트는 생체공학학회(BMES)의 공식 사이트로, 생체공학자들의 전문 학회에 대한 정보가 실려 있다. BMES 연례 회의에 대한 정보 역시 제공된다.

http://www.asee.org/precollege/

미국공학교육학회(ASEE)가 운영하는 이 사이트는 공학 관련 진로에 관심이 있는 예비 대학생들을 위한 안내가 실려 있다.

http://www.nibib1.nih.gov/

국립 생체의료영상 및 생물공학 연구소(NIBIB)는 미국국립보건원(NIH)의 새로운 일원이다. NIBIB의 목적은 기초적인 발견과 설계, 개발과, 기술 역량의 해석 및 평가를 통해 국민 건강을 증진시키는 것이다. NIBIB 웹사이트는 NIBIB의 조직도와 이념, 연구 및 교육 지원 계획과 관련 정보, 최신 소식, 학술 자료 출판, 일정, 생체영상 및 생물공학에 대한 일반적인 정보, 유관기관 합동 활동, NIBIB 주관 NIH 생물공학 협력단(BECON) 등에 대한 정보가 게시되어 있다.

http://www.greatachievements.org/greatachievements/

미국국립공학아카데미에서 선정한 20세기 가장 위대한 공학적 성취를 모아두고 있는 사이트이다. (#1에는 전기 관련, #2에는 자동차 관련 등) 넓은 범위로 묶여 있는 각각의 성과에는 관련된 역사와 함께 한 세기 동안의 중요한 사건에 대한 연대표가 제공되어 있다. 20개의 최고의 성과 중, 생체공학은(#14) 영상 기술과(#16) 건강 기술에 직접 영향을 주었다.

http://www.uh.edu/engines

'우리의 창의력의 엔진(the Engines of Our Ingenuity)' 라디오 프로그램의 웹사이트이다. 존 린하르트 교수가 공학적 혁신의 기원과, 그것이 사회에 준 영향에 대한 역사적인(그리고 흥미로운) 정보를 제공한다.

설명문제

1. 생체공학에 대한 스스로의 정의를 한두 문장으로 써보자(이 책에서 소개한 정의를 다시 찾아보지 않고 스스로 작성해보자).

2. 다음 두 질문에 대한 답변으로 두 개의 목록을 작성해보자(각 목록에는 최소 10개 이상의 항목을 포함하도록 하자).

a. 여러분이 개인적으로 접한 생체공학 제품은 무엇이 있는가? 이들 중 세 개를 골라서, 각 제품의 장점과 개선해야 할 점을 설명해보자.

b. 50년 안에 여러분이 볼 수 있을 것으로 기대하는 생체공학 제품에는 무엇이 있는가? 이러한 제품들이 어떠한 건강 문제에 가장 큰 영향을 줄 것으로 예상되는가?

3. 여러분의 대학에서 생체공학과 관련된 교육 또는 연구를 하는 교원을 한 명씩 알아보자.

a. 여러분이 고른 교원이 저자로 올라 있는 최근 2년간의 논문을 Medline에서 검색해보자.

b. 논문 중 하나를 선정해 학교 도서관 또는 온라인에서 찾아보자. 논문을 읽고, 논문에서 강조하는 새로운 점에 대해 짧은 리뷰 형식으로 발표해보자. 해당 연구는 생체공학의 어느 소분야에 해당하는가?

4. 여러분의 가족 중 연장자에게 그들의 기억에 남은 의학의 발전에 대해 질문해보자. 해당 의학 기술의 발전이 그들의 기억에 남은 이유는 무엇인가? 그들이 어떻게 의학 기술의 발전을 알게 되었는가?

연습문제

1. 약물은 캡슐 형태로 제공되는 경우가 많다(아래 그림 참조). 어떤 캡슐은 활성 형태의 약물을 담고 있는 더 작은 입자들을 포함하는 컨테이너의 역할을 하기도 한다. 캡슐에 의해 약물 전달이 발전했다. 장내에서 캡슐이 분해되면 캡슐 내부에 있던 작은 입자 형태의 약물이 방출되고, 약물 입자의 넓은 표면적은 약물의 용해 속도를 빠르게 한다.

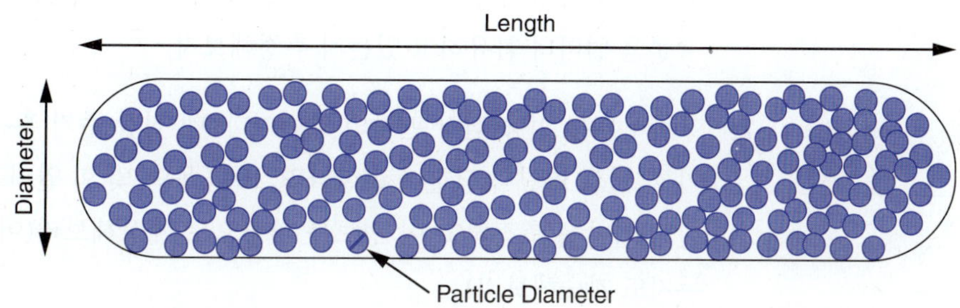

a. 캡슐의 지름이 3 mm이고, 길이가 1 cm라고 가정해보자. 캡슐의 표면적 대 체적 비를 계산해보자.

b. 캡슐이 지름 0.4 mm의 입자로 차 있다고 가정해보자. 캡슐 하나에 몇 개의 입자가 들어갈 수 있는가?

c. 캡슐 하나에 포함된 입자들의 표면적의 총합은 얼마인가?

2. 그림 1.1에 주어진 정보만을 이용하여 다음을 추정해보자.

a. 1250년의 인간의 기대수명

b. 2050년의 인간의 기대수명.

3. 그림 1.8에 주어진 정보만을 이용하여 아래 질문에 답하라.

a. 1980년, 1985년, 1990년, 1995년, 2000년 각각의 해에 대하여 학부생 중 생체공학 전공자의 비율을 추정해보자.

b. 2050년에 생체공학 관련 진로를 갖고 있을 학부생의 숫자를 예측해보자. 그 예측에 사용한 가정들이 옳은지를 확인해보자.

4. 스베틀라나 마스테르코바는 4:12.56분의 여성 1마일 세계기록을 갖고 있다. 그녀의 몸무게는 59 kg이며 키는 1.72 m이다. 이 기록 당시의 그녀의 걸음 수를 추정해보자.

5. 여러분이 자주 걷는 두 장소 사이의 거리를 생각해보라(예; 집과 강의실 사이, 혹은

집과 마트 사이). 그 거리를 걷는 데 몇 걸음이 필요한지 추정해보자. 그 후 실제로 밖에 나가 여러분의 추정이 맞는지 확인해보자. 여러분의 추정이 얼마나 정확했는가? 그리고 무엇이 오차 원인으로 작용했는가?

6. 그림 1.13은 글리아델(GLIADEL®) 웨이퍼를 들고 있는 의사의 사진이다. 이 사진만을 단서로 하여 아래의 질문을 답하라.

a. 웨이퍼의 면적을 추정해보자.

b. 약물 함유량이 질량 대비 3.85%일 때(즉, 웨이퍼 질량의 3.85%가 약물일 때), 약물을 얼마나 함유하고 있는지 추정해보자.

7. 그림 1.14는 인공 심장 판막의 그림이다. 매 심장 주기 혹은 심장 박동마다 이 판막이 한 번씩 열렸다 닫힌다고 한다면, 10년 동안 몇 회 열리고 닫힐지 계산해보라. 자신의 심박을 측정하고 이 정보를 바탕으로 계산해보라(어떻게 심박수를 측정하였는지도 기술해보라).

8. 그림 1.15는 단백질 스폿들이 찍힌 현미경 슬라이드의 사진이다. 해당 슬라이드는 세포 부착성을 갖는 단백질의 구성을 측정하기 위한 것이다. 단백질로 이루어진 각 스폿의 지름이 300 마이크로미터이며, 세포의 지름이 약 15 마이크로미터라면, 최대 몇 개의 세포가 각 스폿에 위치할 수 있는지 계산해보라.

9. 부록 A는 혈액 내 구성, 혈관의 기하학적 물성 등의 생리지표에 관한 표이다. 표 A.1은 신장 1.73 m, 몸무게 68 kg의 표준적인 30세 남성에 대한 정보이다.

이 표에 따르면, 이 남성의 표면적은 1.80 m^2이다. 인체의 밀도가 물(985 kg/m^3)보다 조금 작다고 가정하고, 신장, 무게 및 표면적을 구하는 3차원 기하학적 모델 식을 만들어보라.

10. 다양한 생물학적 시스템을 설명하는 데에는 스케일링 변수가 사용된다. X가 구하고자 하는 변수라면, 상대생장식은 이 변수의 증감이 질량 M의 거듭제곱에 의해 결정된다고 가정한다.

$$X = X_0 M^{\alpha}$$

X_0와 α는 M의 값에 따라 변하는 X 값을 표현하기 위한 조정 가능한 변수이다. 아래의 표는 각 종에 따른 대사율과 신체 질량을 나타낸다.

a. 대사율(와트)과 체중(kg)의 관계에 대한 로그-로그 플롯 그래프를 그려보자.

b. 상대생장식을 이용하여, 총 대사율(X)이 α = ¾에서 M의 거듭제곱으로 나타남

을 보여라.

c. 왜 총 대사율이 질량의 ¾제곱에 비례하는가?

	체중(kg)	총 대사율(와트)
생쥐	0.015	0.15
비둘기	0.2	1.3
닭	1.3	7
고양이	2	8
개	10.5	20
염소	40	50
여성	60	80
남성	70	90
소	300	200
말	350	300
코끼리	3,000	2,000

Part 1

분자와 세포의 기초 원리

2

생체분자 기초 원리

학습목표 **이 장을 배우고 나면 다음을 할 수 있다.**

- 원자들을 한데 묶어 분자를 이루게 하는 화학 결합의 종류를 이해할 수 있다.
- 극성과 비극성 분자의 차이와, 극성이 생체분자의 상호 작용에서 차지하는 역할을 이해할 수 있다.
- 에너지를 생화학적 일로 전환하는 데 있어 아데노신-5′-삼인산(adenosine-5′-triphosphate, ATP)이 하는 역할을 포함한 생화학적 에너지학의 기본 개념을 이해할 수 있다.
- 산, 염기, pH 및 완충의 개념을 이해할 수 있다.
- 단백질, 다당류, 핵산 등의 주요한 생물학적 고분자와 친숙해진다.
- 단당류(포도당, 갈락토오스, 과당 등)의 고분자로 이루어진 다당류의 화학 구조를 이해할 수 있다.
- 뉴클레오티드(nucleotide)의 중합체인 핵산의 기본 구조 및 디옥시리보핵산(deoxyribonucleic acid, DNA)과 리보핵산(ribonucleic acid, RNA) 고분자의 구조를 이해할 수 있다.
- 아미노산의 중합체인 단백질의 기본 구조, 아미노산 구조의 다양성이 단백질의 입체 구조와 기능에 어떻게 영향을 미치는지를 이해할 수 있다.
- 인지질의 화학 구조가 어떻게 생물학적 막의 특성에 영향을 주는지를 이해할 수 있다.
- 단백질과 탄수화물로 수식된(decorated) 지질 이중층인 생체막의 기본적인 특징을 이해할 수 있다.
- 확산과 삼투압 생성의 기작을 이해할 수 있다.

2.1 서장

생체공학자는 다양한 활동을 한다. 1장에서는 생체공학자가 중요한 기여를 하고 있는 다양한 분야들에 대해 설명했다. 이 장과 3장, 4장에서는 생체공학을 이해하는 데 중요한 인간의 생리적, 화학적 개념을 설명한다. 이 장에서는 단백질, 핵산, 탄수화물, 지질 등의 몇 가지 생체분자에 대해 설명한다. 책의 다른 부분에서는 이들에 대한 더욱 자세한 내용을 소개할 것이다.

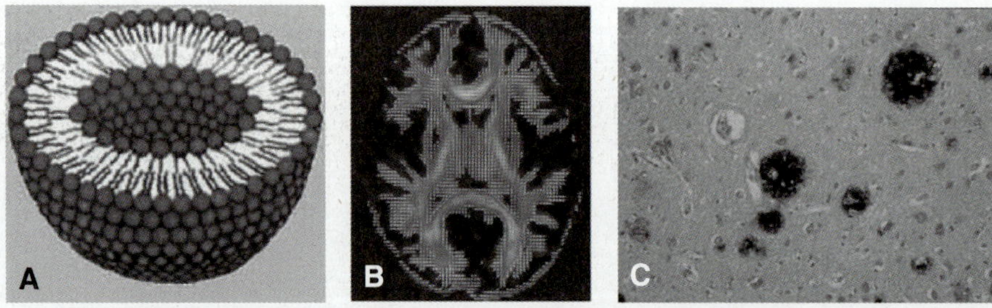

그림 2.1 생체공학에서의 화학의 적용 예시. **A**. 리포솜은 지질을 조립하여 작은 주머니나 소포체로 만든 합성 구조이다. **B**. 확산 텐서 영상(diffusion tensor imaging, DTI), 자기공명영상(MRI)을 이용하여 뇌에서 물이 확산되는 도식을 만들 수 있다. 사진 제공: A Brock and L Staib, 예일 대학교. **C**. 알츠하이머 플라크(Alzheimer's plaque)는 알츠하이머병 환자의 뇌에 축적되는 단백질의 집합이다. 사진 제공: BRACE-Alzheimer's Research Registered UK Charity No. 297965. (color plate 참조)

왜 생체공학자가 화학을 이해해야 하는가? 분자 간, 그리고 분자와 주변 환경의 상호 작용의 방식에 대해 아는 것은 이러한 분자를 조작하여 질병을 치료하기 위한 새로운 도구를 만들어내는 데 도움이 된다. 예를 들어, 생체공학자는 지질 분자를 **리포솜(liposome)**으로 조립하는 방법을 개발하고 있다(그림 2.1). 리포솜은 독소루비신(doxorubicin)과 같은 항암제의 전달체 또는 유전자 치료를 위한 유전자 전달체(vehicle)와 같이 인간의 건강을 위하여 다양하게 활용되고 있다. 마찬가지로, 알츠하이머병을 일으키는 단백질이 세포 밖에서 덩어리 형태[플라크(plaque)]의 분자복합체를 이루는데, 생체공학자들은 이를 이해하기 위해서 분자 간 상호 작용에 대한 지식과 수학적 모델링 기술을 활용한다(그림 2.1). 플라크를 형성하는 단백질의 특성을 잘 이해하면 언젠가는 알츠하이머병의 치료로 이어질 수도 있다.

기본적인 화학적 개념을 이해하는 것은 생체공학의 거의 모든 측면에서 중요하다. 인공 고관절과 무릎은 일반적으로 금속, 고분자 및 세라믹으로 만들어진다. 인공 장치의 분자와 체내의 분자 사이의 바람직하지 않은 상호 작용으로 인해, 안전하고 오래 지속되는 인공 장치를 만들기 위한 초기 노력이 좌절된 경우도 많다. 인체의 내부 구조를 비침습적으로 이미징하기 위한 가장 강력한 방법 중 하나인 자기공명영상(magnetic resonance imaging, MRI)은 화학자들이 분자의 구조 및 그 상호 작용을 이해하기 위해 수십 년 동안 사용해온 방법에서 유래한다. 12장에서 설명하고 있는 바와 같이, MRI를 사용하여 만들어지는 이미지(그림 2.1)는 신체 조직 내의 수분의 화학적 성질을 기반으로 한다(그림 2.2). 물의 성질과 물이 세포 및 조직의 다른 분자와 어떻게 상호 작용하는지를 아는 것은 MRI를 이해하는 데 크게 도움이 될 것이다.

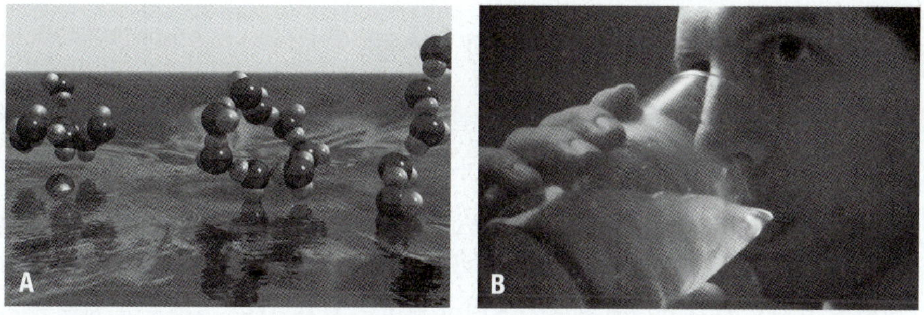

그림 2.2

물. **A**. 액체 상태의 물의 구조. 사진 제공: Stanford University의 Anders Nilsson. **B**. 물은 인간의 건강에 필수적인 부분을 차지한다.

영상 기술, 인공 관절과 같이 물리학 및 기계 공학에 속한다고 흔히 생각하는 분야에서도, 분자의 성질과 분자 간의 상호 작용에 대한 이해는 필요하다.

이 장의 첫 부분에서는 원자와 분자 간 결합에 대해 소개하는 것으로 시작하여, 단백질, 핵산 및 다른 거대 생체분자에 대한 설명으로 이어진다. 이 책의 모든 장은 화학적, 생물학적, 생리학적인 사실을 공학적 분석으로 연결한다. 공학적 분석의 기초에 대해 박스 2.1에서 소개한다.

2.2 원자와 분자의 결합

우리가 음식을 소화하고, 움직이고, 성장하는 기본적인 인간 활동은 에너지를 생성하고, 새로운 분자를 만들고, 불필요한 분자를 분해하는 화학 반응과 연관되어 있다. 우리 몸의 분자는 수천 가지의 화학 반응에 관여한다. 생물학적 분자의 기능에 대해 알아보기 이전에, 화학에서 중요한 개념을 다시 짚어보고, 이를 통해 분자들이 상호 작용하는 방법을 이해하는 것이 유용할 것이다.

2.2.1 원자 간 결합

원자에 형성되는 결합은 이온 결합과 공유 결합의 두 가지 종류가 있다. **이온(ion)**은 양성 또는 음성의 순 전하를 갖는 분자이다. **이온 결합(ionic bond)**은 전자가 원자에서 다른 원자로 이동했을 때(예를 들면 Na^+Cl^-) 형성된다. 전자의 이동은 전자를 잃어 양전하로 하전된 분자인 **양이온(cation)**과, 전자를 얻어 음전하로 하전된 분자인 **음이온**

박스 2.1 이 책의 공학적 분석과 박스들

생체공학자는 자신이 연구하는 시스템을 설명하기 위해 공학적 도구(engineering tool)와 수학 모델을 폭넓게 이용하고 있다. 공학 교육은 실제 문제를 해결하기 위한 도구와 기법의 개발에 크게 영향을 준다. 박스 1.2에서는 공학적 문제에 접근하고 해결하기 위한 일반적인 기법을 설명했다. 이 박스와, 책의 나머지 부분에 나타나는 다른 박스들은 공학적 분석에 대한 더 많은 정보를 제공한다.

공학적 분석은 항상 연구하려는 시스템의 정의로 시작된다. 공학적인 계는 다리의 지지대일 수도 있고, 집적 회로 보드의 구성요소들일 수도 있고, 또 인체 또는 신체의 각 세포 또는 기관일 수도 있다. 계를 설명할 때에는 **계의 경계(system boundaries),** 즉 연구 중인 시스템과 바깥 세계 사이의 물리적 경계에 주의를 기울이는 것이 중요하다(그림 박스 2.1).

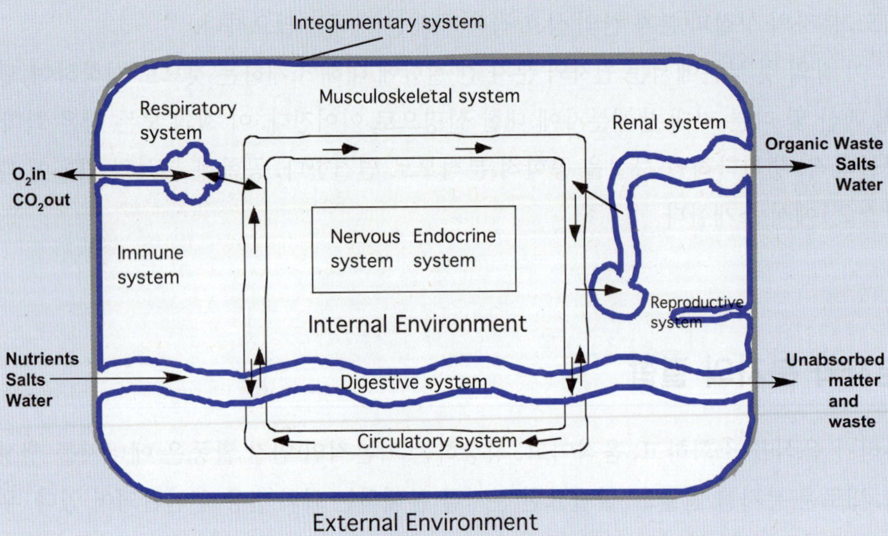

그림 박스 2.1 신체 시스템의 모식도. 연구 중인 계를 정의하는 방법이 두 가지 있음에 주목하라. 파란색 경계는 소화관계, 생식계 및 비뇨기(urinary)계의 내부 공간을 포함하지 않지만, 회색 경계에는 이들이 포함된다. 시스템의 경계를 넘어가는 물질의 이동을 나타내는 화살표도 확인하라.

많은 경우, 계의 경계를 설정할 수 있는 여러 가지 대안이 있으며, 경계의 결정에 따라 연구 중인 시스템에 대한 다른 설명이 가능하다. 예를 들어, 시스템이 인체라면 그 경계는 피부와, 몸과 환경 사이의 물리적 개구부(opening, 입, 콧구멍, 요도 등)로 정의될 수 있다. 또는, 계의 경계를 피부와 소화관, 호흡기, 그리고 생식관을 덮는 점액 상피 표면으로 선택할 수도 있다. 공학자들은 종종 계의 경계를 자유롭게 선택하여 문제를 보다 단순하게 만들거나, 보다 흥미롭게 만들 수 있다. 앞에서 첫 번째 경우는 대장과 폐의 내용물은 시스템의 일부가 된다. 두 번째 경우에는 이 부분은 계에 포함되지 않으며 계 주변의 환경에 포함된다. 경계의 선택은 공학자가 해답을 찾고자 시도하고 있는 문제가 어떤 것인지에 달려 있다.

이 장에서는 주로 화학적 성질 및 화학 반응을 다루고 있다. 화학적 시스템을 분석할 때 관심이 되는 물질을 1몰(mole)로 정의하는 것이 종종 편리한 경우가 많다. 예를 들어, 박스 2.2에서는 수소원자와 산소 원자로부터 물이 생성되는 것을 설명하고 있다. 이 예시에서, 문제를 단순화하기 위해 1몰의 산소와 1몰의 수소로 구성된 계를 생각하는 것이 편리하다.

(anion)의 두 가지 이온을 만든다. 공유 결합은 전자의 공유로 형성된다(예를 들어 H_2). 공유 결합 분자는 **극성(polar)** 또는 **비극성(nonpolar)**으로 세분화할 수 있다. "극성" 분자는 분자의 한쪽 극이 부분적으로 양전하를 띠고, 반대쪽 극이 부분적으로 음전하를 띈다. 이러한 하전에 의한 극성은 분자 내의 원자 간 전자가 고르지 못하게 분포되어 있음에 기인한다. 예를 들어, 물(H_2O) 분자의 산소 원자는 약하게 음성을 가지는 반면, 수소 원자는 약하게 양성을 가지기 때문에, 물 분자는 극성을 가진다(그림 2.3). 전하의 차이는 산소 원자가 수소 원자보다 공유 전자를 강하게 끌어당기기 때문에 발생한다. 대조적으로, 메탄(CH_4) 등의 비극성 분자는 분자 내에서 균일하고 대칭적인 전하 분포를 가지고 있다(그림 2.3).

생체공학자는 의료 목적으로 응용하기 위한 새로운 분자의 합성에도 관여한다. 하나의 예시는 외래 DNA를 세포 내로 전달하는 과정인 **유전자 전달(gene delivery)**을 위

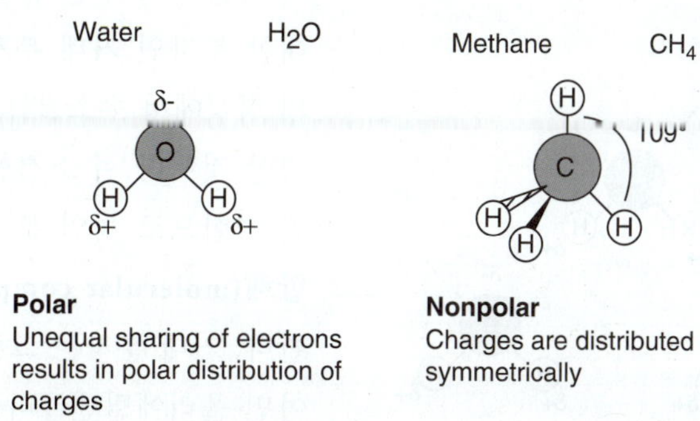

그림 2.3 극성 및 비극성 분자. 물은 극성 분자의 한 예시이다. 산소 원자와 수소 원자 사이의 전자의 불균등한 분배는 전하의 분포를 발생시켜 전기적 극성을 생성하게 된다. 산소 원자는 부분적으로 음전하(δ−)를 띠고 2개의 수소 원자는 부분적으로 양전하(δ+)를 띠게 된다. 메탄은 전하가 고르게 분포되어 있기 때문에 비극성이다. 수소는 3차원적으로 균등한 분포를 가지고, 각각 109° 각도로 분리되어 있다. 기호 δ는 부분 전하를 나타낸다.

한 덴드리머(dendrimer)이다(그림 2.4). 덴드리머는 간단한 전구체(precursor) 분자 간에 새로운 공유 결합을 통해 합성된다. 그림 2.4의 예에서는 간단한 초기 물질을 공유 결합으로 조립하여 복잡한 형태의 유전자 전달체를 구축한다. 이렇게 얻어진 공유 결합 복합체는 DNA 분자에 가역적으로 결합하여 세포 내로 유입되는 과정에서 DNA를 보호하는 등 초기 물질에서는 볼 수 없는 새로운 성질을 가진다.

2.2.2 분자 간 인력(attraction force)

분자 간에 (그리고 때로는 3.3.3절 및 4.4.2절에서 설명할 상황과 같이 큰 분자 속의 작은 부분 간에) 다른 종류의 인력 역시 작용할 수 있다. 두 개의 분자는 분자 간 힘에 의해 서로를 약하게 끌어당긴다. 이러한 힘에는 반데르발스 상호 작용(van der Waals interactions)과 수소결합이 있다.

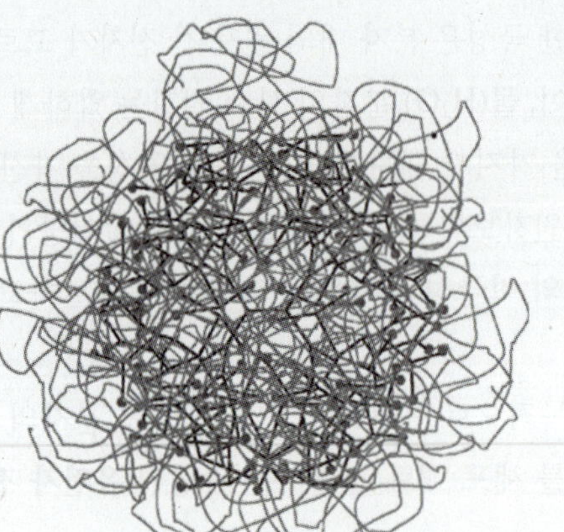

그림 2.4

생체공학자는 새로운 분자를 설계한다. 이 그림은 약물 전달과 표적화를 위해 구축된 고분자의 구조를 나타낸다. 폴리에틸렌글리콜(청색으로 표시) 팔은 폴리아미도아민(polyamidoamine) 가지형 고분자(dendritic polymer, 검정색)와 공유 결합(적색)을 형성하여 그림과 같은 덴드리머 구조를 가지게 된다. 참고문헌 1에서 허가 하에 발췌, copyright 2002 American Chemical Society. (color plate 참조)

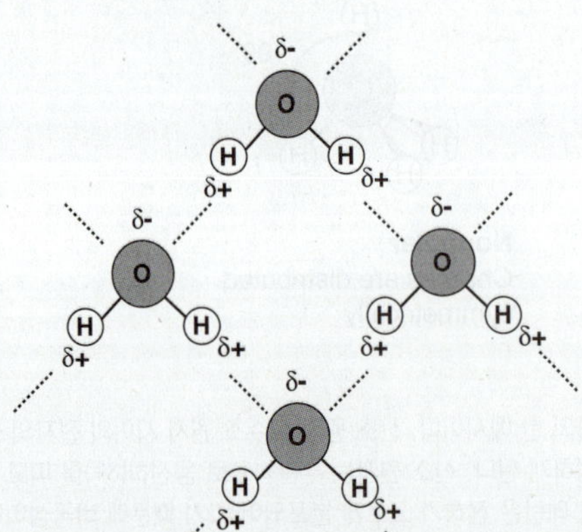

그림 2.5

수소결합. 극성 물 분자는 서로 수소결합을 형성할 수 있다. 1개의 물 분자에서 부분적으로 양성을 띠고 있는 수소 원자는 다른 물 분자에서 부분적으로 음성을 띠고 있는 산소 원자와 약하게 결합한다.

수소결합(hydrogen bonding)은 극성 결합으로 인해 약하게 양전하를 띠는 수소 원자가 약하게 음전하를 띠는 원자(O, N 또는 F)에 끌어당겨져 형성된다(그림 2.5). 수소결합(1–5 kcal/mol)은 공유 결합(50–300 kcal/mol)보다 훨씬 약하지만, 이러한 약한 수소결합이 수천 개 모여 거대 분자를 효과적으로 결합시키는 접착제의 역할을 할 수 있다.

3장과 4장에서는 DNA 이중 나선과 같이 작은 분자의 반복으로 인해 만들어진 거대한 분자인 **거대 분자(macromolecules)**의 형성에서 수소결합의 중요성에 대해 설명할 것이다. 수소결합은 또한 다수의 약한 결합으로 묶인 분자의 집합인 **분자 복합체(molecular complex)**의 형성에 관여한다. 거대 분자는 그림 2.4의 폴리아미도아민-폴리에틸렌글리콜[polyamidoamine-poly(ethylene glycol)] 덴드리머와 같이 분자를 구성하는 모든 원자들이 공유 결합 또는 이온 결합으로 연결되어 있는 단일 분자이

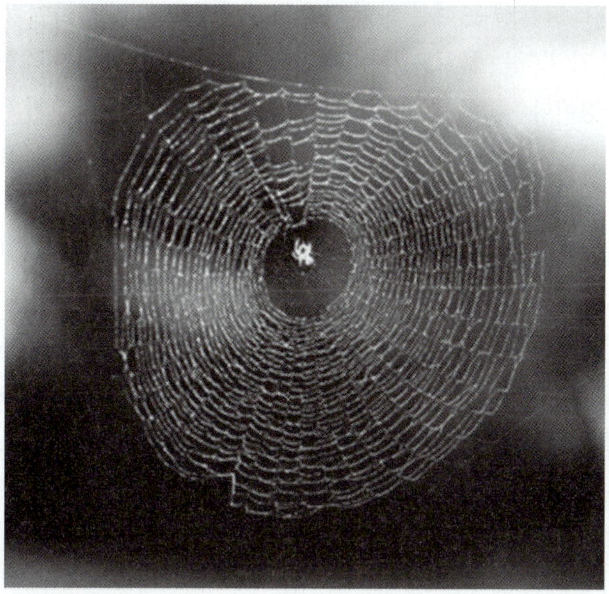

그림 2.6

거미줄. 거미줄은 주로 단백질로 구성되어 있다. 어떤 거미는 특수한 단백질 조성과 독특한 물리적 특성을 가진 다양한 종류의 거미줄을 만든다. 몇 가지 거미줄은 최고의 인공 재료를 능가할 정도로 강하면서 질기다. 단백질 사이사이의 수소결합이 이 특이한 기계적 특성에 기여한다.

다. 반면 분자 복합체는 하나의 단위로 묶인 분자들의 집합체이다. 분자 복합체의 형성은 어떤 분자가 **효소(enzyme)**라고 하는 특별한 단백질에 결합하여 다른 분자로 화학적 변환되는 과정에서 볼 수 있다(효소에 대한 자세한 설명은 4.4절 참조). 거미는 매우 강한 섬유를 형성하는 특수한 단백질을 만든다(그림 2.6). 거미줄 중 일부는 강철보다 강하면서도 높은 탄성을 가진다. 거미줄 단백질의 서로 다른 부위들 사이에 일어나는 수소결합 상호 작용이 이러한 독특한 재료의 특성에 중요하게 작용한다.

반데르발스 상호 작용도 약한 비공유적인 인력을 제공한다. 많은 경우, 반데르발스 상호 작용은 [수소결합 원자에서 볼 수 있는 영구 쌍극자(dipole)가 아닌] 원자 주위에서 일시적으로 발생하는 고르지 못한 전자 분포에서 나온다. 이 경우에, 인력을 만들어내는 힘은 런던 분산력(London dispersion force)이라고 한다. 반데르발스 상호 작용은 또한 쌍극자-쌍극자 및 쌍극자-유도쌍극자 상호 작용으로 인한 것일 수도 있다.

2.3 물: 생물의 매질

생물체에서의 화학 반응은 주로 수용액 상, 즉 물이 풍부한 환경에서 일어난다. 이러한 이유로 물은 종종 "생명의 근원"이라고 하지만, 물은 또한 화학 반응의 분자 생성물이기도 하다. 두 개의 수소 원자와 한 개의 산소 원자는 공유 결합을 통해 결합되어 물 분자를 이룬다. 또한 물은 다른 화학 반응의 반응물 또는 생성물이기도 하다.

인체의 약 70%는 물로 이루어져 있으며, 따라서 인체는 이러한 화학 반응을 위한 이상적인 환경이다. 물 분자 사이에 형성되는 광범위한 수소결합 네트워크로 인해, 물은 독특한 특성을 가진다. 이러한 특성은 높은 녹는점과 끓는점, 높은 표면 장력 및 얼음보다 높은 밀도를 포함한다(그림 2.7).

수소결합을 형성하는 능력은 물을 우수한 **용매(solvent)**로 만드는 요소이기도 하다. 물은 이온 또는 수소결합을 형성할 수 있는 다른 극성 분자를 쉽게 녹일 수 있는 능력을 가지고 있다(그림 2.5). 이러한 수용성 분자는 **친수성(hydrophilic)**이라고 부른다. 반대로 물에 쉽게 용해되지 않는 비극성 분자는 **소수성(hydrophobic)**이라고 부른다. 소수성 분자는 가능한 한 응집하여 물 분자를 피하려고 한다. 이 현상을 **소수성 효과(hydrophobic effect)**라고 한다. 소수성 효과는 4장에서 설명할 아미노산 거대 분자가 3차원의 생물학적 활성을 갖는 단백질 분자를 형성하는 과정인 **단백질 접힘(protein folding)**의 중요한 원동력이다(그림 2.8).

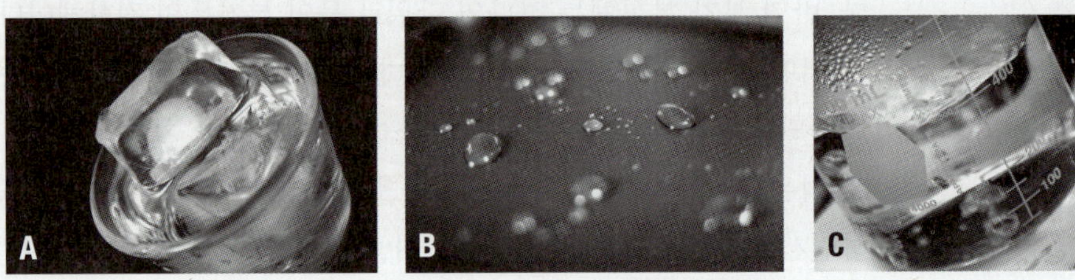

그림 2.7 물의 독특한 특성. **A**. 고체 물(얼음)은 액체의 물보다 밀도가 낮기 때문에 바다, 호수 및 하천의 물에는 얼음이 떠 있을 수 있다. **B**. 물은 표면 장력이 높기 때문에 많은 표면에서 구슬 모양으로 뭉친다(또한 일부 생물은 물 위를 걸을 수도 있다). **C**. 물은 끓기 전까지 엄청난 양의 열을 흡수한다.

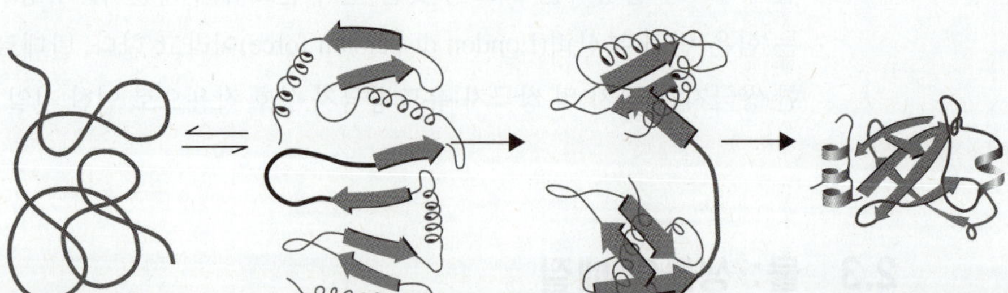

그림 2.8 단백질 접힘(protein folding). 아미노산으로 이루어진 거대한 분자인 폴리펩티드는 단백질 접힘이라는 과정을 통해서 활성화된다. 단백질 접힘은 폴리펩티드 내 아미노산들이 그 화학적 성질을 통해서 서로 상호 작용하여 일어난다. 이 폴리펩티드 사슬은 유연하며, 따라서 복잡한 3차원 형상으로 접힐 수 있다. 단백질의 최종적인 형상은 분자와 아미노산 사이의 상호 작용에 의존한다. 소수성 상호 작용(hydrophobic interaction)은 단백질의 입체 구조의 형성에 중요하다.

그림 2.9

양친매성(amphiphilic) 분자. 양친매성 분자는 같은 분자 내에 친수성 부분과 소수성 부분을 모두 가진다.

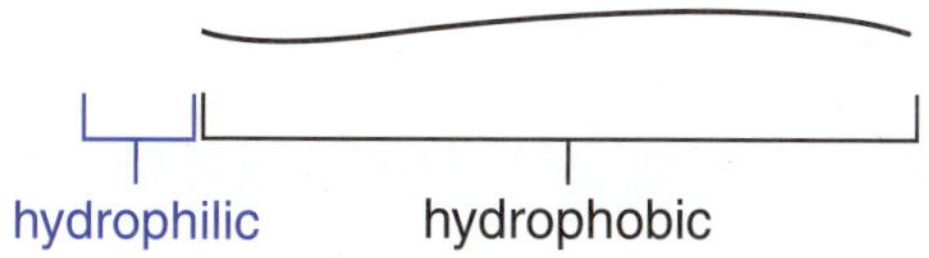

친수성기와 소수성기를 모두 포함하는 분자는 **양친매성(amphiphilic)**이라 한다. 예를 들어, 인지질(phospholipid)은 세포막을 형성(2.7.1절)하는 양친매성 분자이다(그림 2.9). 생물공학자는 앞서 설명한 리포솜 등의 복잡한 구조를 만들기 위해 이러한 종류의 분자를 사용한다(그림 2.1).

2.4 생화학적 에너지학(Biochemical energetics)

인간은 음식을 통해 에너지를 얻는다. 이 에너지는 저장되거나, 생명 유지를 위해 이용된다. 달리기, 높이뛰기, 호흡 등에서는 모두 근육의 움직임이 필요하고, 이 근육에 힘을 제공하기 위해서는 에너지를 소비해야 한다(그림 2.10). 인간은 체내의 글리코겐이나 중성 지방 등의 분자의 형태로 에너지를 축적할 수 있다. 에너지가 필요할 때, 이러한 저장 분자들이 소화 분해되는 반응을 통해 에너지가 방출된다.

그림 2.10

인간의 활동은 에너지 소비를 필요로 한다. 사진 제공: Augustana College의 Steve Woltmann.

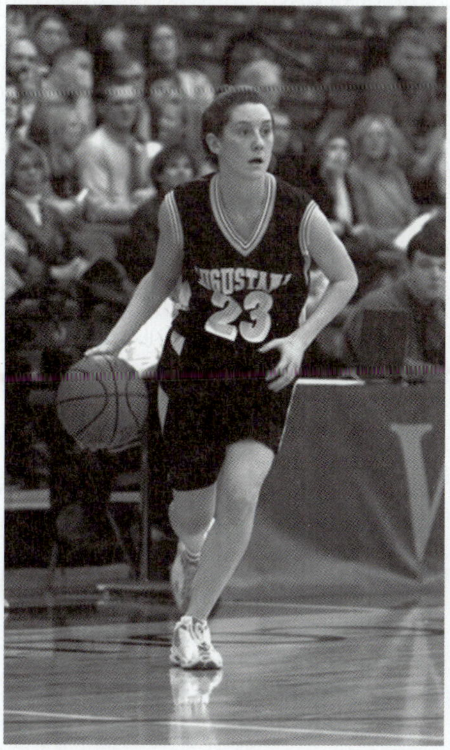

우리 몸의 화학 반응은 모두 에너지의 이용 또는 축적에 관여되어 있다. 어떤 반응이 에너지를 내놓는지 또는 에너지를 필요로 하는지를 결정하는 요소에 대해서는 박스 2.2에서 논의한다. (박스 2.2에서 거론하는) 반응이 일어날 가능성과 (박스 2.3에서 다루는) 반응이 진행되는 속도에 대한 개념을 구분하는 것이 중요하다. 생화학 반응의 속도는 반응 속도를 향상시키는 생물학적 촉매의 역할을 하는 단백질인 **효소**의 중요성과 함께, 4장에서 더 자세히 설명한다.

박스 2.2 화학 반응과 열역학

물은 수소 원자와 산소 원자와의 반응에 의해 형성된다. 물이 생성되는 화학 반응은 다음과 같이 쓸 수 있다.

$$2H_2 + O_2 \rightarrow 2H_2O \qquad \text{(식 1)}$$

이 반응은 몇 가지 공유 결합이 끊어지고 새로운 결합이 형성되는 반응이다. 예를 들어, 2개의 수소 원자를 안정된 분자 형태의 수소(H_2)로 묶어두는 결합이 파괴되고 O와 H 사이의 새로운 결합이 형성된다. 한 시스템이 2몰의 수소와 1몰의 산소로 정의된다고 가정하자. 총 3몰의 수소와 산소가 2몰의 물로 변환되는 경우 이 시스템의 에너지 변화량은 얼마인가? 에너지는 항상 화학 결합의 형성 시에 방출되고 흡수된다. 따라서 식 1의 반응과 같은 화학 반응의 전체 에너지 변화는 결합의 파괴나 형성으로 인한 순 에너지 변화에 의존한다. 최종적으로 에너지가 방출되면 결합 에너지의 변화는 시스템 내의 열로 변환된다.

열역학(thermodynamics)은 주로 물질의 상태와 압력, 온도 및 부피에 따라 이 상태가 변화하는 양상과 관련된 화학의 분야이다. **엔탈피(enthalpy)**는 화학 물질의 열역학적 성질로, 화합물의 내부 에너지 양을 나타내는 척도이다.*

따라서 화학 반응에 관여하는 열량은 반응 시의 내부 에너지 변화와 동일하고, 반응 전체에서 결합이 파괴되고 새로운 결합이 형성될 때 방출되거나 소비되는 에너지의 총량에 의존한다.

식 1의 반응은 구성 원자의 가장 안정한 형태에서 물 분자가 형성되는 과정을 설명한다는 점에서 **생성 반응(formation reaction)**의 좋은 예시이다. 전체 생성열(heat of formation) 또는 생성 반응의 **엔탈피 변화(enthalpy change)**는 물이 형성되었을 때 소비 또는 방출되는 에너지 양의 척도이며, ΔH_f^0로 표기한다(위첨자 "o"는 표준 조건(standard condition), 즉 25 ℃, 1 기압에서 에너지가 측정된다는 것을 의미한다). 부록 B에는 몇 가지 화합물의 생성열을 나타낸 표가 있다. 물의 ΔH_f^0는 가스 상태의 경우에 대해서는 −242 kJ/mole이고 액체 상태에 대해서는 −286 kJ/mole이다. 생성열의 음의 부호(−)는 열을 방출하는 것을 나타낸다(즉 생성물의 엔탈피가 반응물의 엔탈피보다 작다). 가스 형태의 물의 생성열은 가스를 생성하기 위해 방출되는 열이 액체 상태의 물을 생성할 때보다 더 적다는 것을 보여주고 있다. 이것은 생성 반응에 의해 방출된 열 중 일부를 이용하여 액체의 물을 기체 상태로 변환한다는 점에서 이치에 맞는다.

생성열은 다른 종류의 반응의 엔탈피 변화를 계산하는 데 사용할 수 있다. 더 일반적인 화학 반응을 생각해보자.

$$aA + bB \rightarrow cC + dD \qquad \text{(식 2)}$$

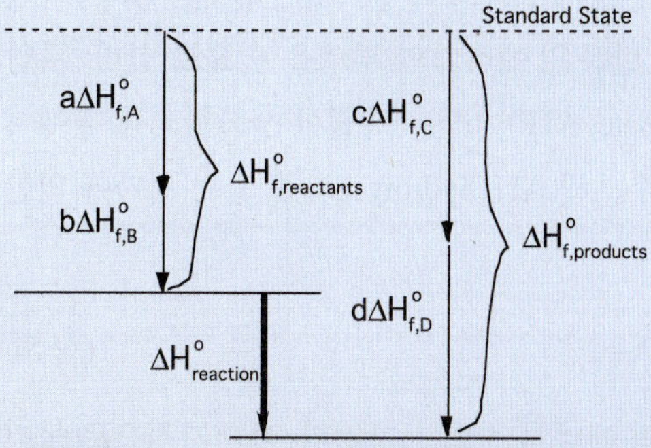

그림 박스 2.2 화학 반응에서의 에너지 변화들의 관계. 실선의 수평선은 반응물(왼쪽) 및 생성물(오른쪽)의 에너지를 나타낸다. 이들의 에너지는 그림에 표시된 것처럼, 표준 상태에 대한 생성열로부터 계산할 수 있다. 두꺼운 수직 화살표로 나타낸 반응의 에너지 변화는 생성물과 반응물 사이의 에너지 차이로 계산된다.

여기서 화합물 A와 B가 반응하여 화합물 C와 D를 형성한다. 계수 a, b, c 및 d는 화학양론적 계수(stoichiometric coefficient)이며, 반응 중에 소비되는(또는 생성되는) 각 반응물(또는 생성물)의 몰수를 나타낸다. 이 반응에서 일어나는 전체의 에너지 변화는 생성열(ΔH^0_{f})로부터 결정된다(그림 박스 2.2 참조).

$$\Delta H^{\circ} = c\Delta H^{\circ}_{\mathrm{f,c}} + d\Delta H^{\circ}_{\mathrm{f,D}} - (a\Delta H^{\circ}_{\mathrm{f,A}} + b\Delta H^{\circ}_{\mathrm{f,B}}) \quad \text{(식 3)}$$

각 반응물(A, B) 및 생성물(C, D)의 생성열 ΔH^0_{f}은 부록 B의 표와 같은 테이블에서 찾을 수 있다. 음의 부호(−)를 가지는 ΔH^{o}는 열이 방출되는 **발열 반응(exothermic)**을 나타내며 양의 부호(+)를 가지는 ΔH^{o}는 열이 흡수되는 **흡열 반응(endothermic)**임을 의미한다.

시스템의 **엔트로피(entropy, S)**는 시스템의 무질서도, 또는 **일(work)**로 사용할 수 없는 시스템의 에너지량을 나타낸다. 시스템의 상태 변화에 대해 엔트로피 또는 ΔS의 변화를 계산할 수 있다. 표준 엔트로피 변화 ΔS^{o}는 표준 엔탈피 테이블을 이용하여 ΔH^{o}를 계산하듯이 표준 엔트로피 테이블을 이용하여 계산할 수 있다.

생화학 반응의 에너지학은 종종 엔탈피와 엔트로피 모두가 관련되어 있는 **깁스 자유 에너지(Gibbs free energy, G)**의 관점으로 설명한다.

$$\Delta G = \Delta H - T\Delta S \quad \text{(식 4)}$$

여기서 ΔS와 ΔH는 위와 같이 정의되고 T는 켈빈(K) 단위의 절대 온도이다. 자유 에너지 변화 ΔG 값은 주어진 조건에서 반응이 일어날 것인지를 예측하는 데 사용될 수 있다.

ΔG가 0보다 작은 경우, 즉 에너지적으로 유리한 반응은 자발적으로 진행된다.

ΔG가 0보다 큰 경우, 반응은 에너지가 들어오지 않는 이상 진행되지 않는다.

예를 들어, 연소 반응(combustion reaction)은 아주 강한 발열 반응이다(즉, 아주 큰 음의 ΔH를 갖는다). $T\Delta S$이 매우 큰 음의 부호(−)를 가지지 않는 한(이는 매우 비현실적인데, 연소 반응은 무질서도를 증가시키는 경향이 있기 때문에 ΔS는 양의 부호를 갖기 마련이다), 연소 반응은 자발적으로 진행된다.

대부분의 생물학적 반응은 ΔG가 양의 값을 가지기 때문에 자발적으로 일어나지 않는다. 그렇다면 에너지적으로 불리한 반응이 어떻게 진행되는가? 이러한 반응은 에너지의 투입을 필요로 한다. 투입되는 에너지는 대부분 아데노신삼인산(adenosine triphosphate, ATP)이라는 특별한 생화학적 물질에서 높은 에너지의 인산 결합이 파괴되면서 발생한다. ATP 가수분해(ATP hydrolysis), 즉 물의 첨가에 의한 분해 반응은 다음과 같다.

$$\text{ATP} + H_2O \rightarrow \text{ADP} + P_i \qquad (\text{식 } 5)$$

이 반응은 에너지적으로 유리하며 $\Delta G^o = -7.3$ kcal/mole의 에너지 변화를 가진다. 에너지적으로 불리한 반응은 ATP 가수분해 반응(식 5)과 결합하여 일어나며, 이때 전체 자유 에너지 변화는 두 가지 반응의 ΔG의 합이 된다. 따라서, 음의 자유 에너지 변화를 가지는 ATP 가수분해를 이용하면 단독으로는 에너지적으로 불리한 반응을 추진할 수 있다.

* 엔탈피는 실제로는 시스템의 내부 에너지에, (계의 주위에서 가해지는 기계적 일을 나타내는) 부피와 압력의 곱을 더한 것이다. 여기서는 엔탈피를 내부 에너지의 척도로 생각하는 것 역시 합리적이다.

세포가 에너지를 이용하는 과정에서 가장 중요한 화학 반응에는 ATP라는 분자가 관여한다(그림 2.11). ATP는 DNA와 RNA를 구성하는 뉴클레오티드(nucleotide)와 유사하지만, (뉴클레오티드인 아데노신은 하나의 인산만 있는 것과 달리) 3개의 인산기가 함께 연결되어 있다. 인산기 사이의 공유 결합은 결합이 끊어지는 화학 반응 과정에서 상당한 양의 에너지를 방출하기 때문에 "고 에너지 결합(high energy bonds)"이라고 부른다. **가수분해 반응(hydrolysis)**은 물이 반응물로 사용되는 화학 반응이다. ATP의 가수분해 반응에서는 ATP가 물과 반응하여 아데노신이인산(adenosine diphosphate, ADP)과 무기 인산을 형성하며, 이 과정에서 30.5 kJ/mol의 에너지를 방출한다. 즉, 반응 과정에서의 (박스 2.2에서 정의한) 깁스 자유 에너지(Gibbs free energy) 변화량은 $\Delta G^o = -30.5$ kJ/mol이다.

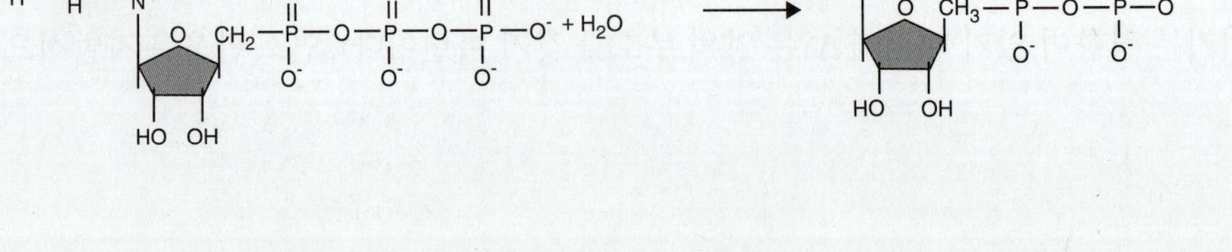

그림 2.11

아데노신-5′-삼인산(adenosine-5′-triphosphate, ATP)의 가수분해.

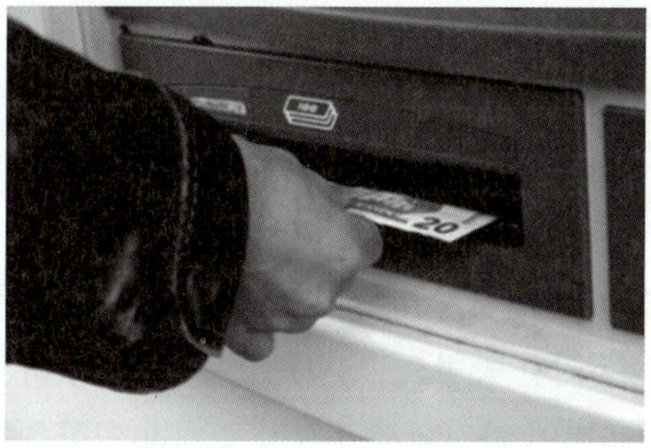

그림 2.12

생체 에너지 화폐(currency)로서의 아데노신-5′-삼인산(ATP). ATP를 생체의 즉각적인 에너지 화폐처럼 생각하는 것은 ATP를 이해하는 데 도움이 된다. 주머니 속 현금처럼 ATP는 언제든지 다른 형태의 에너지로 변환될 준비가 되어 있다.

ATP는 생화학적 에너지학에서 다루는 여러 반응에서 중요한 역할을 가지는 분자이다. ATP는 에너지 저장 물질로부터 생성되어 일시적으로 에너지를 저장하는 역할을 하기도 하고, 빠르게 가수분해되어 저장된 에너지를 방출하기도 한다. 에너지 변환의 용이성으로 인해, ATP는 효율적이고 즉각적인 에너지 교환을 위한 화폐로 간주할 수 있다. 글리코겐(glycogen)과 같은 고분자는 은행에 있는 화폐로, 바로 사용할 수 있는 ATP는 주머니 속에 있는 화폐로 비유되기도 한다(그림 2.12).

ATP 가수분해로 인한 인산기 방출은 자발적으로는 일어나기 어려운 반응과 짝을 지어 일어나며, 이러한 반응이 일어나기 위해 필요한 에너지를 공급한다는 측면에서 유용하다(그림 2.13). 예를 들어, 글루탐산(glutamic acid)을 단백질 합성에 필요한 아미노산인 글루타민(glutamine)으로 변환하는 반응은 자연적으로는 일어나지 않는다.

$$\text{Glutamic acid} + \text{Ammonia} \rightarrow \text{Glutamine} \quad (2.1)$$

이는 반응 과정에서의 자유 에너지 변화가 양수이기 때문이다(박스 2.2 참조). 그러나 글루탐산이 먼저 ATP로부터 인산기를 받아 중간체인 글루타밀 포스페이트(glutamyl phosphate)로 변환되는 경우, 글루탐산에서 글루타민으로의 변환은 두 개의 자발적인 과정으로 일어날 수 있다.

$$\begin{array}{l} \text{Glutamic acid} + \text{ATP} \rightarrow \text{Glutamyl phosphate} + \text{ADP} \\ \text{Glutamyl phosphate} + \text{ammonia} \rightarrow \text{Glutamine} + \text{P}_\text{i} \\ \hline \text{Glutamic acid} + \text{ATP} + \text{ammonia} \rightarrow \text{Glutamine} + \text{ADP} + \text{P}_\text{i} \end{array} \quad (2.2)$$

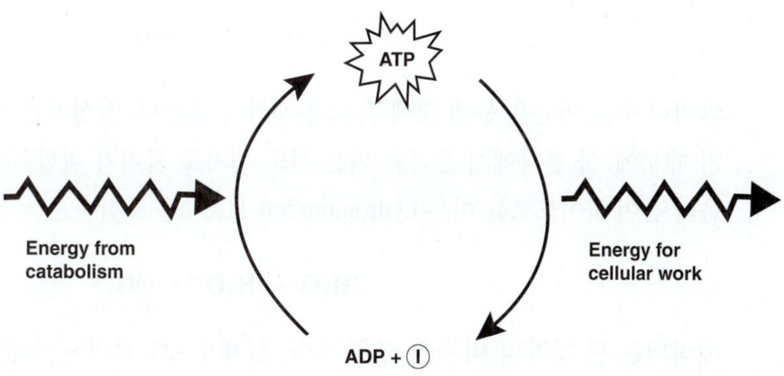

그림 2.13

대사의 중간체로서의 아데노신-5′-삼인산(ATP). ADP, 아데노신이인산(adenosine diphosphate). 출처: http://Fig.cox.miami.edu/~cmallery/150/metab/ATPcycle.jpg.

식 2.2는 ATP가 ADP로 변환될 때 방출되는 에너지가 열역학적으로 자발적이지 않은 반응(자유 에너지가 증가하는 반응)을 자발적으로 진행시키는 데 사용되는 반응의 예시이다. 이 책의 나머지 부분에서는 ATP의 가수분해로 인한 반응의 다른 예시들을 소개할 것이다(6장, 특히 6.2절 참조).

이런 유형의 연쇄반응이 일어나기 위하여 세포 속에는 언제든지 사용할 수 있는 소량의 ATP가 있어야 한다. 이러한 방법으로, ATP는 음식으로부터 나온 에너지를 생명 활동으로 전환하기 위한 전반적인 과정에서 중요한 중개자 역할을 수행한다. 식품 유래의 에너지원에서 ATP를 생성하는 과정은 7장에서 소개한다.

예제 1 이산화탄소(CO_2)가 물에 녹으면 다음의 반응식에 따라 탄산을 만든다. $H_2O(l) + CO_2(aq) \rightarrow H_2CO_3(aq)$. 부록 B, 표 B.2에 있는 표준 생성열(standard heat of formation)에 따르면 H_2O, CO_2, H_2CO_3의 ΔH_f^0는 각각 −285.8, −393.5, −699.7 kJ/mol이다. 이 반응에 대해서 표준 엔탈피 변화를 계산하라.

정답 −699.7 − (−285.8 − 393.5) kJ/mole = −20.4 kJ/mole

2.5 pH의 중요성

2.5.1 수소 이온과 물

물은 용액 상에서 해리(dissociate), 즉 작은 성분으로 분해된다. 물의 해리로 인해 수소 이온[H^+, 또는 전자가 하나 없는 수소 이온은 **양성자(proton)**이기 때문에 그냥 양성자라고도 부른다]과 수산화 이온(OH^-)이 형성된다.

$$H_2O \rightarrow H^+ + OH^- \tag{2.3}$$

그러나 수소 이온은 용액 중에 홀로 존재하지 않는다. 양성자는 매우 작고 양전하를 띠기 때문에, 물 분자에서 음극을 띠는 산소 원자로 끌려가 결합한다. 따라서 식 2.3은 다음과 같이 하이드로늄 이온(hydronium ion, H_3O^+)을 포함하는 식으로 쓸 수 있다.

$$2H_2O \rightarrow H_3O^+ + OH^- \tag{2.3a}$$

해리되는 물 분자의 비율은 매우 작다. 실제로, 25 ℃의 순수한 물에서 해리된 H^+와

OH^-의 농도는 각각 10^{-7} M와 10^{-7} M이다. 순수한 물에서는 물 분자 하나에서 수소 이온 하나와 수산화 이온 하나가 생성되기 때문에, H^+와 OH^-의 농도는 동일해야 한다. 물의 해리 정도를 설명하는 한 가지 방법은 용액에서 생성되는 이온의 수를 나타내는 것이다. 앞의 경우에는 H^+와 OH^-의 농도는 각각 10^{-7} M이다. 그러나 이같이 매우 작은 수를 사용하는 것이 번거롭기 때문에, 용액 중의 H^+의 농도를 손쉽게 표현하는 방법이 고안되었다. "수소이온농도지수(potential of hydrogen)"에서 따온 pH라는 이 변수는 수소 이온 농도에 대한 음의 로그 값(negative logarithm)으로 정의된다.

$$\mathrm{pH} = -\log[\mathrm{H_3O^+}] \tag{2.4}$$

따라서 양성자 농도가 10^{-7} M인 순수한 물의 pH는 7이다. 이 상태의 용액을 **중성(neutral)**이라고 부르며 중성 용액은 동일한 수의 H^+와 OH^- 이온을 가지고 있다.

2.5.2 질병과 pH 변화

만일 환자의 혈액 pH가 정상치(중성 부근의 pH 7.4)에서 벗어났다면, 이는 보통 심각한 질병의 신호이다. 산과 염기에 대한 이해는 의학에서 중요한데, 이는 신체의 많은 반응이 특정 pH에서 가장 잘 일어나기 때문이다. 따라서 pH의 조절은 세포, 장기와 조직의 기능에 중요하다. 예를 들어, 대부분의 효소는 pH 7.4의 중성 부근의 생리적 pH에서 작동하지만, 위장의 소화 효소와 같은 일부 효소는 산성 환경에서 활동한다. pH의 다양성은 신체뿐만 아니라 한 세포의 서로 다른 부위에서도 볼 수 있다. 그림 2.14는 생리적 물질과 일반적인 물질의 일반적인 pH 값을 나타낸다.

2.5.3 산과 염기

박스 2.3의 정의에 따라서, 식 2.3의 반응의 평형상수는 다음의 식으로 표현된다.

$$K = \frac{[\mathrm{H_3O^+}][\mathrm{OH^-}]}{[\mathrm{H_2O}]} \tag{2.5}$$

예제 2 순수한 물의 밀도는 대략 1 g/mL이다. 이때 물의 농도를 계산하라. 단위는 mole/L이다.

정답 55.5 mole/L

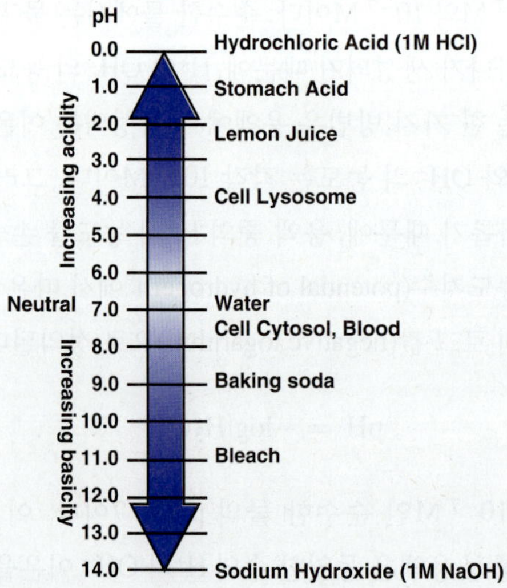

그림 2.14

pH의 척도. 물의 pH는 중성(pH = 7.0)이다. pH가 7.0보다 작은 물질은 더 산성이며, 값이 7.0보다 큰 물질은 더 염기성이다. 생리적 pH는 약 7.4이며, 이것은 세포 내부의 세포질과 혈액의 pH이다(5장 5.2절 참조). 위의 소화 효소는 산성 pH = 1.0에서 작동한다.

물의 농도 [H_2O]는 거의 변하지 않기 때문에, 식 2.5는 다음과 같이 다시 쓸 수 있다.

$$K_w = K[H_2O] = [H_3O^+][OH^-] \tag{2.6}$$

여기서 K_w[물의 이온곱(ion production of water)이라고 함]는 수소 이온 농도와 수산화 이온 농도(25 ℃에서)의 곱으로 정의된다.

산(acid)은 수용액에서 H^+을 방출하는 분자이고 **염기(base)**는 OH^-을 방출하는 분자이다.[1)] 따라서 수용액에 산을 첨가하면, 산은 해리되어 더 많은 H^+ 이온을 생성하고, 결과적으로 pH를 낮추어 pH < 7인 산성 용액을 생성한다. 역으로 염기가 수용액에 첨가되면, 염기는 해리되어 OH^-를 생성하고, 이를 통해 [H_3O^+]를 낮추고 결과적으로 pH를 상승시켜 pH > 7인 염기성 또는 알칼리성 용액을 생성한다. K_w는 상수이므로 [H_3O^+] 및 [OH^-]는 서로 독립적으로 변화할 수 없다. 따라서 용액의 산 또는 염기의 존재는 pH를 변화시킨다. 마찬가지로 용액 중에 존재하는 여러 종류의 산과 염기는 함께 작용하여, 최종적으로 만들어지는 pH는 모든 성분을 반영하게 된다.

강산과 강염기

염산(HCl)과 수산화나트륨(NaOH) 등의 강한 산이나 염기는 용액에서 완전히 해리된다.

$$\begin{gathered} HCl \rightarrow H^+ + Cl^- \\ NaOH \rightarrow Na^+ + OH^- \end{gathered} \tag{2.7}$$

강산을 수용액에 가했을 때, pH는 H^+와 OH^-의 첨가에 따라 직접적으로 변화한다.

---

1) 이것은 산과 염기에 대한 정의 중 하나로, 스웨덴 과학자인 스반테 아레니우스(Svante Arrhenius)가 제안한 것이다. 이 정의는 완전하지 않으나(예를 들어, 중탄산 이온이 어째서 용액 상에서 염기로 작용하는지에 대해 설명하지 못한다), 이 책의 목적을 위해서는 충분한 정의이다. 네덜란드의 과학자인 요하네스 브뢴스테드(Johannes Brnsted)와 영국의 과학자 토머스 로우리(Thomas Lowry)가 아레니우스의 정의를 수정하여 보다 많은 상황에 적용할 수 있도록 했다.

박스 2.3 화학 반응 속도론(kinetics)

박스 2.2에서는 반응 중에 방출 또는 흡수되는 열량과 같은 생화학 반응에 대한 몇 가지 개념과, 반응이 자발적으로 일어날 수 있는지의 여부를 결정하기 위한 몇 가지 방법을 소개했다. 이 개념들은 물질의 열역학적 거동에 관한 것이다. 박스 2.2에 기재되어 있는 열역학적 성질은 상태의 변화가 가능한지, 반응이 진행됨에 따라 에너지가 어떻게 변화할지, 어떤 조건 하에서 반응이 진행할지 여부를 나타내지만, 이러한 성질들은 반응의 속도(rate)를 보여주지는 않는다. 반응 속도(rate of reaction) 또는 화학적 계의 변화율(rate of change)에 대한 연구를 **화학 반응 속도론(chemical kinetics)**이라고 한다.

화학 반응 속도론을 설명하기 위해 물과 이산화탄소의 중요한 생화학 반응을 생각해보자.

$$H_2O + CO_2 \underset{k_r}{\overset{k_f}{\rightleftarrows}} H_2CO_3 \qquad \text{(식 1)}$$

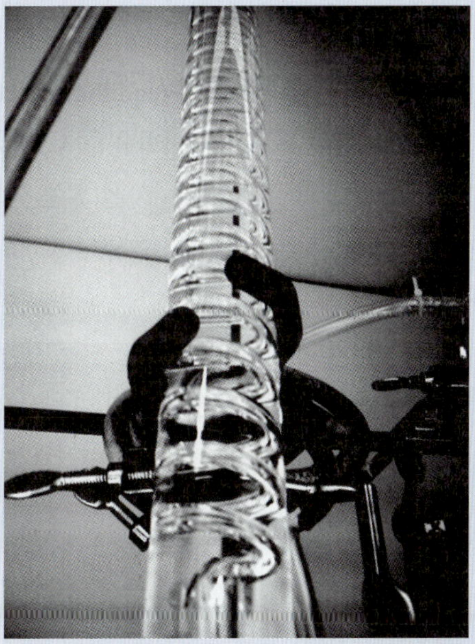

식 1에서 정반응(forward reaction, 이산화탄소와 물이 반응하여 탄산을 생성하는 반응)과 역반응(reverse reaction, 탄산이 이산화탄소와 물로 분해되는 반응)이 모두 표기되어 있다는 점에 유의하라. 이 표기는 반응이 **가역적(reversible)**임을 보여준다. 즉, 정방향 또는 역방향 반응이 모두 일어날 수 있다. 실제 시스템(예를 들어 용해된 이산화탄소와 탄산을 포함한 액체 물이 채워진 밀폐 용기 등)에서는 정방향과 역방향 반응이 모두 항상 발생한다. 하나의 화학종 농도의 순변화량은 정반응의 속도(물과 이산화탄소를 소비하고 탄산을 생성)와 역반응의 속도(반대의 경우)에 의존한다.

화학 반응의 속도는 일반적으로 기호 k로 나타내는 속도 상수에 의해 수학적으로 기술된다.* 식 1의 예에서는 정방향의 반응 속도 상수는 k_f이며, 역방향의 반응 속도 상수는 k_r이다. 정반응에 의한 탄산의 생성 속도는 속도 상수와 반응물의 농도에 의해 결정된다.

$$Rate_f = k_f[H_2O][CO_2] \qquad \text{(식 2)}$$

여기에서 [X]는 성분 X의 농도를 나타낸다. 마찬가지로 역방향 반응에 의한 물 또는 이산화탄소의 생성 속도인 역반응 속도는 다음과 같이 수식으로 표현된다.

$$Rate_r = k_r[H_2CO_3] \quad \text{(식 3)}$$

어느 시점에서 탄산의 순생성 속도를 결정하려면 정반응에 의한 생성 속도와 역반응에 의한 소비 속도를 모두 고려할 필요가 있다.

$$\text{Net Rate of } H_2CO_3 \text{ production} = k_f[H_2O][CO_2] - k_r[H_2CO_3] \quad \text{(식 4)}$$

정반응과 역반응이 같은 속도로 일어나고 있을 때, 즉 반응물과 생성물의 농도가 더 이상 변화하지 않게 될 때, 반응이 **화학 평형(chemical equilibrium)**에 이르렀다고 한다. 이 현상은 수학적으로는 정반응의 속도(식 2)가 역반응의 속도(식 3)와 같은 상태, 즉 $k_f[H_2O][CO_2] = k_r[H_2CO_3]$로 나타내거나, 다음과 같이 나타낼 수 있다.

$$K = \frac{k_f}{k_r} = \frac{[H_2CO_3]}{[H_2O][CO_2]} \quad \text{(식 5)}$$

이 새로운 양, 즉 **평형상수(equilibrium constant)** K는 정방향 및 역방향 속도 상수의 비와 같다. 여기에서는 화학적 속도론과 변화율을 고려했지만, 평형상수는 안정된 평형상태에 있는 물질의 상태를 의미하는 열역학적 성질이다. 사실, K는 박스 2.2에 정의된 반응의 표준 자유 에너지 변화(standard free-energy) ΔG^o와 연관하여 쓸 수 있다.

$$\Delta G^\circ = -RT \text{ in } (K) \quad \text{(식 6)}$$

박스 2.2의 식 2와 같은 일반적인 반응에서 평형에 대한 표현은 다음과 같이 쓸 수도 있다.

$$K = \frac{k_f}{k_r} = \frac{[C]^c[D]^d}{[A]^a[B]^b} \quad \text{(식 7)}$$

일반적인 반응에 대한 이 평형상수 역시 식 6에서 설명한 바와 같이 반응의 표준 자유 에너지 변화와 관련지어 쓸 수 있다.

---

* 이 예에서는 반응 속도는 **1차 반응(first-order reaction)**이라고 가정하고 있다. 이것은 모든 반응 속도가 속도 상수에 농도를 곱한 것과 같다는 것을 의미한다. 이 가정은 많은 반응에 적용되지만 전부 그런 것은 아니다. 관심 있는 독자는 반응 속도와 속도 상수에 대해 더욱 광범위하게 논의하는 다른 책을 참고하기 바란다. 4장에서 효소 촉매 반응의 속도론을 살펴볼 때, 1차 반응이 아닌 미카엘리스-멘텐(Michaelis-Menten) 반응 속도론을 소개할 것이다.

약산과 약염기

이러한 강산 및 강염기 이외에도 많은 약산과 약염기가 존재하고, 이들의 해리와 H^+ 또는 OH^-의 방출은 불완전하다.

$$HA \rightleftarrows H^+ + A^- \tag{2.8}$$

위의 식에서 HA는 약산성이다. 약산은 양성자를 잃고, **짝염기(conjugate base)** A^-를 형성한다. [마찬가지로 약염기가 양성자를 얻을 때 **짝산(conjugate acid)**이 형성된다.] 산의 해리 정도는 박스 2.4에 정의된 pK_A 값으로 나타낼 수 있으며, pK_A가 낮을수록 산성이 강하다. 몇 가지 pK_A 값들에 대한 표가 부록 B(표 B.1)에 나타나 있다.

많은 분자는 약산성 또는 약염기성이다. 젖산(lactic acid) 등의 지속적인 근육 활동에 의해 생성되는 분자, 구연산(citric acid) 등의 식품 속 분자, 아스코르브산(ascorbic acid, 비타민 C) 등의 비타민과 혈액의 주성분인 알부민(albumin) 등의 단백질 등이 체내의 약산, 약염기 분자들이다. 단백질과 같은 큰 분자는 종종 약한 산 및 염기로 행동하는 여러 개의 독립적인 화학적 작용기를 포함하고 있다. 약산 및 약염기의 pH에 대한 기여는 박스 2.4에서 정량적으로 설명한다.

약산과 약염기는 다른 산 또는 염기의 첨가에 의해 발생하는 pH 변화에 저항하기 위한 완충액(buffer)으로 종종 사용된다. 중탄산염(bicarbonate) 완충 시스템은 혈액 및 세포 내, 외액을 중성에 가까운 pH로 유지하기 위한 신체의 기작이다. 중탄산염이 존재하는 경우, 즉 용액에 약산이 완충액으로 존재하는 경우, 음이온 (A^-)는 자유 H^+ 이온과 결합하는 짝염기로 작용하여 양성자를 중화하고 결과적으로 pH가 거의 변하지 않게 한다.

예제 3 HBr, NO_3^-, HCO_3^-를 산과 염기로 구분하라.

정답 산, 염기, 염기

탄산(Carbonic acid)

혈중 중탄산염 완충 시스템은 탄산(H_2CO_3)과 중탄산나트륨($NaHCO_3$)의 혼합물로 구성된다. 이러한 물질은 혈액의 pH가 극단적으로 변하는 것을 막는다. 탄산 및 중탄산염을 모두 포함하는 용액에 강산이나 강염기 중 하나를 첨가하면 어떻게 될지 생각해보자.

박스 2.4 산-염기 평형

산(HA)이 물속에 있을 경우, 산은 해리되어 수소 이온과 **짝염기(conjugate base)**라고도 하는 산의 탈양성자화 형태(deprotonated form, A^-)를 방출한다.

$$HA \rightleftarrows H^+ + A^- \quad \text{(식 1)}$$

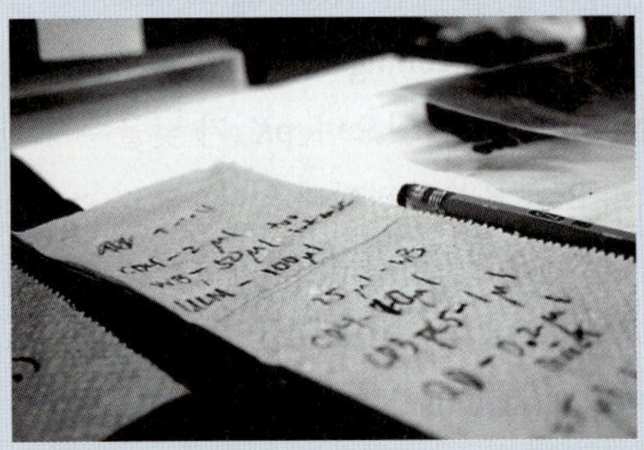

약산의 경우 완전한 해리는 일어나지 않는다. 식 1의 양방향 화살표는 박스 2.3에 나와 있는 것처럼 반응이 가역적임을 보여주고 있다. 반응이 가역적이기 때문에 생성물과 반응물 사이에 평형이 존재한다. 따라서, 박스 2.3에 나와 있는 것처럼 이 산에 대한 평형상수를 정의할 수 있다.

$$K_A = \frac{[H^+][A^-]}{[HA]} \quad \text{(식 2)}$$

식 2를 재구성하고 양변에 로그를 취하면 다음과 같은 평형상수와 pH 사이의 관계가 얻어진다.

$$-\log[H^+] = -\log K_A + \log\frac{[A^-]}{[HA]} \quad \text{(식 3)}$$

pH의 정의와 마찬가지로 pK_A라는 새로운 변수는 $-\log[K_A]$로 정의된다. 이 새로운 정의와, pH의 정의를 위 식에 넣으면 헨더슨-하셀바흐 방정식(Henderson-Hasselbalch equation)이라는 유용한 수식이 얻어진다.

$$pH = pK_A + \log\frac{[A^-]}{[HA]} \quad \text{(식 4)}$$

헨더슨-하셀바흐 방정식은 $[A^-] = [HA]$의 경우 pH가 pK_A와 동일하다는 것을 보여준다. 따라서 약산 또는 약염기의 pK_A는 분자의 절반이 해리되고 절반이 해리되지 않았을 때의 pH이다. 식 4는 약산의 해리도, 즉 $[A^-]/[HA]$를 결정하는 데 사용될 수 있다.

일부 분자는 여러 영역에 걸쳐 산/염기의 거동을 보여줄 수 있다. 예를 들면, 비타민 C에는 약산성으로 행동하는 2개의 작용기가 있다. 따라서 이 화합물은 각 산성 작용기의 거동을 보여주는 2개의 pK_A 값, $pK_A^1 = 4.2$와 $pK_A^2 = 11.6$을 가진다.

$$\begin{aligned} HCl + NaHCO_3 &\rightarrow H_2CO_3 + NaCl \\ NaOH + H_2CO_3 &\rightarrow NaHCO_3 + H_2O \end{aligned} \quad (2.9)$$

염산에서 나온 H^+ 이온은 $NaHCO_3$과 반응하여 탄산을 형성한다. 수산화나트륨에서 나온 OH^- 이온은 탄산의 H^+와 결합하여 물을 생성한다. 따라서 탄산 및 중탄산염의 존재는 평형상태에서 용액을 중화시키는 역할을 한다. 다시 말하면 탄산과 중탄산염이 용액 내에 동시에 존재하면 완충 기능을 할 수 있다는 것이다.

헨더슨-하셀바흐(Henderson-Hasselbalch) 방정식

헨더슨-하셀바흐 방정식(박스 2.4)은 용액의 완충 효과를 정량적으로 표현하기 위한 것이다. 탄산의 pK_A는 6.1이고, 따라서 중탄산염 용액에 대한 헨더슨-하셀바흐 방정식은 다음과 같다.

$$pH = 6.1 + \log \frac{[HCO_3^-]}{[H_2CO_3]} \tag{2.10}$$

인체는 위의 식에서 $[HCO_3^-]/[H_2CO_3]$의 비율을 약 20으로 유지하여 pH를 7.4로 유지한다. 혈액의 중탄산 완충 시스템은 1) 탄산/중탄산염의 pK_A가 중성 부근이라는 점, 2) 신장에서 HCO_3^-의 분비를 제어할 수 있으며, 폐의 호흡(CO_2의 증가와 감소)을 통하여 H_2CO_3의 농도를 제어할 수 있다는 점에서 매우 효율적이다.

중탄산 완충 시스템의 역할에 대해서는 호흡의 생리학에 관한 내용인 7장에서 자세히 다룬다. 7장에서는 이산화탄소, 탄산과 중탄산염의 관계를 더욱 상세하게 설명할 것이다.

중탄산 완충 시스템은 우리 몸이 **항상성(homeostasis)**, 또는 일정한 내부 환경을 유지하기 위해 사용하는 제어 시스템의 일례이다. 예를 들면, 신진대사의 분제로 인해 발생하는 혈액 pH의 감소[**산성혈증(acidosis)**]는 폐의 환기율(ventilation) 증가 및 신장의 중탄산 이온 분비의 증가를 일으킨다. 헨더슨-하셀바흐 방정식에서 알 수 있듯이 이 두 가지 반응은 pH를 정상치로 복원하는 데 도움을 준다. 혈액의 pH 상승은 **알칼리혈증(Alkalosis)**이라고 한다. 알칼리혈증에 대한 신체 반응 역시 헨더슨-하셀바흐 식으로 설명할 수 있다. 그러한 이유로, 신체의 pH 유지와 가장 관련이 깊은 장기인 폐와 신장 질환에 대한 전문의들은 헨더슨-하셀바흐의 식을 이해하여야 하며, 이를 일상적인 진료에 활용하고 있다(7장 참조).

예제 4

앞서 설명하였듯이, 탄산/중탄산나트륨 수용액은 완충 용액이다. 다음의 용액들은 완충 작용을 할 수 있는가? a) KH_2PO_4/H_3PO_4, b) $NaClO_4/HClO_4$, c) C_5H_5N/C_5H_5NHCl, d) NaBr/HBr.

정답 예, 아니오, 예, 아니오

2.6 거대 분자(macromolecules): 생물학적으로 중요한 고분자

다당류, 단백질, 핵산 및 지질은 모든 생물에게 매우 중요한 분자들이다. 이러한 거대 분자들은 더 작은 분자들을 연결하여 형성된다. 핵산, 단백질과 다당류는 **고분자(polymer)**라는 보다 보편적인 화학 물질의 집합에 속해 있다. 고분자는 다수의 작은 화학적 단위체, 또는 **단량체(monomer)**가 하나의 긴 분자로 결합하여 형성되는 거대 분자이다(표 2.1). 단량체는 공유 결합을 통해 함께 결합할 수 있는 특정한 화학적 특징을 가진 작은 분자들이다. 모든 분자가 중합을 통해 고분자를 이룰 수 있는 것은 아니다. 단량체는 고분자를 만들기 위해 필요한 순차적 화학 반응을 가능하게 하기 위해서 적절한 작용기를 포함하고 있다(그림 2.15). 단량체의 집합으로부터 고분자를 제조하는 화학적 과정을 **중합반응(polymerization)**이라 한다.

표 2.1 몇 가지 분자, 단량체, 고분자의 크기

분자	크기(nm)	분자량(돌턴)
산소(O_2)	0.2	32
물(H_2O)	0.3	18
포도당($C_6H_{12}O_6$), 단당류	0.7	180
타이로신($C_9H_{11}NO_3$), 아미노산	0.8	181
아데노신($C_{10}H_{13}N_5O_3$). 뉴클레오티드	1.0	267
DNA, 이중 나선, 직경	2	–
알부민, 단백질	7	68,000
세포막, 두께	3–9	–
DNA, 인간, 풀었을 때	9 cm	

2.6.1 생물학적 고분자 개요

고분자는 현대 사회에서 중요한 역할을 차지한다. 우리가 일상생활에서 만나는 고분자의 대부분은 인공적으로 합성된 것이다. 예를 들어, 폴리에틸렌(polyethylene)은 에틸렌(ethylene) 단량체들의 연결을 통해 형성된 높은 분자량의 긴 사슬 형태의 고분자이다(그림 2.15). 폴리에틸렌은 비닐 봉투, 튜브, 포장재, 가구, 장난감, 의료용 임플란트(그림 2.16) 등의 다양한 제품으로 가공되어 사용되고 있다. 폴리프로필렌(polypropylene), 폴리에틸렌 테레프탈레이트[poly(ethylene terephthalate)], 실리콘 고무(silicone rubber) 등과 같은 합성 고분자 역시 인공 장기와 같은 의료기기를 포함한 수많은 용도로 사용되

그림 2.15

폴리에틸렌은 많은 에틸렌 분자를 하나의 긴 사슬로 결합시키는 반응에 의해 형성된다.

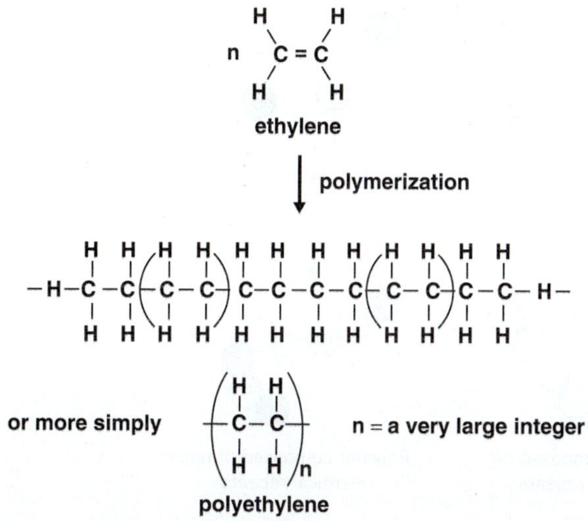

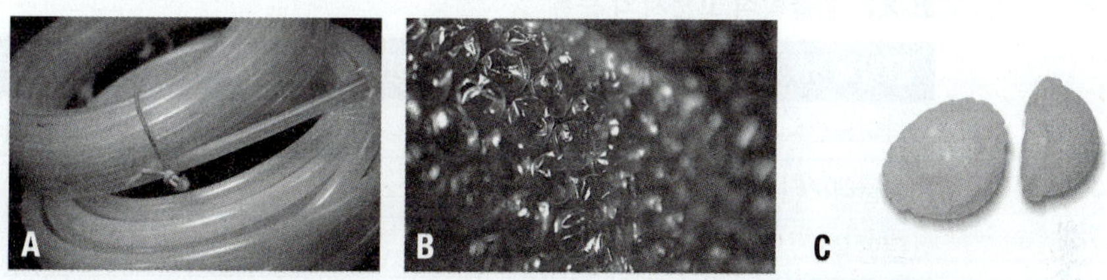

그림 2.16 폴리에틸렌의 예. **A**. 튜브. **B**. 버블 랩(bubble wrap). **C**. 인공 관절의 매우 중요한 구성요소인 acetabular cups. 사진 제공: Biomet Orthopedics, Inc.

고 있다(15장 참조).

단량체의 다양성

이 장에서 공부하는, 자연에 존재하는 생물학적 고분자는 인공합성물인 폴리에틸렌보다 복잡하다. 대부분의 생물학적 고분자를 구성하는 것은 한 가지 형태의 단량체가 아니라, 화학적으로 다르지만 특정한 화학적 특성을 공유하는 단량체의 집합이다. 단량체들이 공유하는 특성은 이 단량체들이 하나의 고분자를 만들기 위해서 중합반응을 일으킬 때 꼭 필요한 특성이다(그림 2.17).

생체공학자들이 관심을 가지는 생물학적 고분자는 **다당류, 단백질** 및 **핵산**이다. 다당류는 단당류(monosaccharides)라는 작은 탄수화물로 구성되고, 단백질은 아미노산을 이용하여 중합체를 이루며, 핵산은 뉴클레오티드라는 단량체로 형성된다. 이러한 생체 고분자 하나에는 수백(탄수화물 및 단백질)에서 수백만(핵산)의 단량체가 포함된다(표 2.2).

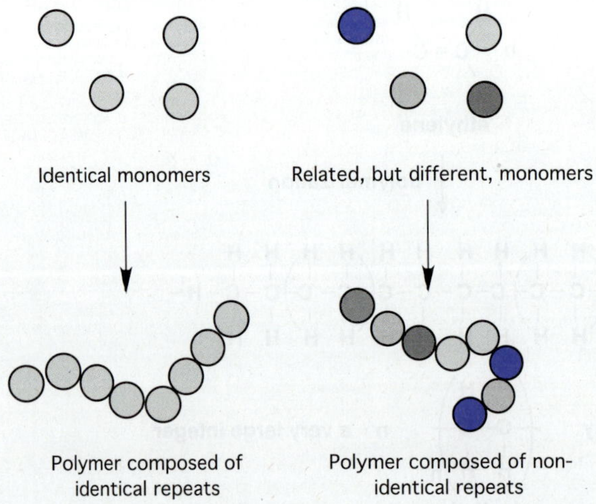

그림 2.17

고분자(polymer).

표 2.2 생물학적 고분자의 분류

단량체	거대 분자를 구성하는 단량체의 다양성	생물학적 고분자
아미노산	20종	단백질
뉴클레오티드	4종	DNA 또는 RNA
단당류	매우 많음	다당류

참고: 거대 분자는 작은 단위 물질로 이루어져 있다. 당 분자는 한데 모여서, 인체에서 에너지를 저장하는 글리코겐과 같은 탄수화물을 이룬다. 유전적 정보는 뉴클레오티드의 고분자인 핵산(DNA와 RNA)의 형태로 저장된다. 단백질은 아미노산의 고분자이고, 세포의 구조적 지지체 또는 화학 반응의 촉매와 같은 수많은 기능을 가질 수 있다.

지질(lipid)

3장과 4장에서는 단백질과 핵산의 구조와 기능에 대해 보다 상세하게 설명할 것이다. 이 장의 나머지 부분에서는 이러한 생체 고분자와 각각의 기능에 대해 간략하게 소개하며, 지질에 대해서도 설명할 것이다. **지질(lipids)**은 고분자는 아니지만 더 작은 단위체를 통해 다양한 구조를 가지도록 만들어진 비교적 큰 분자이다. 지질은 에너지 저장에 사용되는 **트리글리세라이드(triglycerides)**과 세포막을 구성하는 **인지질(phospholipids)**을 포함한다. 지질의 성질에 대해서는 다음 절에서, 생물학적 고분자에 대한 논의 이후 소개할 것이다.

단량체 내의 작용기(functional groups)

생물학적 고분자가 가지는 기능에 중요한 역할을 하지만, 동시에 고분자의 특성을 이해

표 2.3 생체분자에 있는 작용기들

작용기	구조	특성	예
지방족(aliphatic)	H H H R–C–C–C–H H H H	비전하성, 비극성	지방의 탄화수소 꼬리
수산화기(알코올)	R–C–O–H	비전하성, 극성	탄수화물의 수산화기
카르복시기	O ‖ R–C–OH	약산, 극성	단백질의 카르복시기
아민기	H R–N–H	약염기, 극성	단백질의 아민기
인산기	O ‖ R–C–O–P–O^- O	음전하, 높은 에너지 수송	인지질과 핵산, ATP의 인산기

참고: 지방족 작용기는 전하가 없고 비극성으로, 지방족이 포함된 분자에 소수성을 부여한다. 수산화기, 카르복시기, 아민기는 모두 극성을 가지며, 따라서 친수성이다. 카르복시기와 아민기는 pH에 따라서 수소를 잃거나 얻어서 음전하(R-COO^-) 또는 양전하(R-NH_3^+)를 가질 수 있다. 음전하를 띠는 인산기는 세포막을 구성하는 인지질, 그리고 핵산(DNA와 RNA)의 골격에서 찾아볼 수 있다. ATP의 고에너지 인산 결합(high-energy phosphate bond)의 절단은 세포 내에서 일어나는 많은 반응의 에너지원으로 사용된다.

하기 어렵게 만드는 생물학적 고분자의 특징 중 하나는 바로 고분자를 구성하는 단량체의 다양성으로 인한 화학적 구조의 다양성이다. 고분자를 이루는 작은 요소들의 화학적 성질을 고려하는 것이 고분자의 특성을 이해하는 데 유용할 것이다. 거대 분자가 가지는 특성들 중 일부는 거대 분자를 구성하는 요소들의 화학적 성질의 총합에서 예측할 수 있다. 이러한 작은 화학적 요소들을 **작용기(functional groups)**라 부른다. 이 개념을 뒷받침하는 좋은 예가 바로 양친매성 분자이다. 양친매성 분자는 한쪽은 소수성 그리고 다른 한쪽은 친수성인 부분을 가지고 있다(그림 2.9). 이러한 구조를 설명하는 다른 방법으로는, 양친매성 분자는 친수성과 소수성의 두 가지 작용기를 가지고 있다고 설명하는 것이다.

생물학적 고분자를 구성하는 아미노산, 뉴클레오티드 및 단당류가 가지는 다양한 작용기들은 그 화학적 특성을 결정한다. 표 2.3에 나타낸 바와 같이, 작용기는 그 작용기를 포함하는 분자의 성질을 만든다. 많은 작용기는 반응성이 높아서 화학 반응에 관여할 수 있으며, 따라서 다른 분자가 고분자와 반응하는 것을 가능하게 한다. 이러한 반응은 고분자 또는 이에 반응하는 분자들에 영구적인 변화를 준다. 그림 2.18은 이러한 개념을 설명하기 위해서 많은 다른 작용기를 갖는 생체분자를 묘사하고 있다.

표 2.2의 고분자들의 합성과 분해에서는 공통적인 화학 반응이 발생한다. 특히 주목해야 할 것은 물 분자의 제거 및 첨가를 수반하는 반응이다(그림 2.19). 합성 과정에

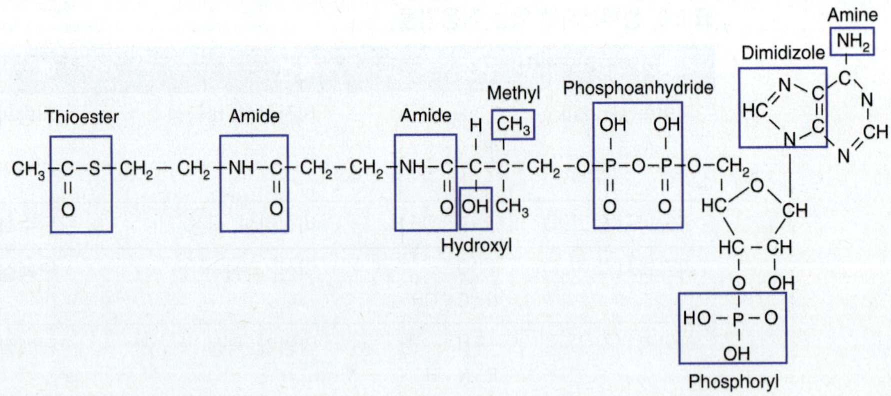

그림 2.18

작용기(functional group). 아세틸 조효소 A(acetyl-coenzyme A)의 중요한 작용기 일부가 그려져 있다.

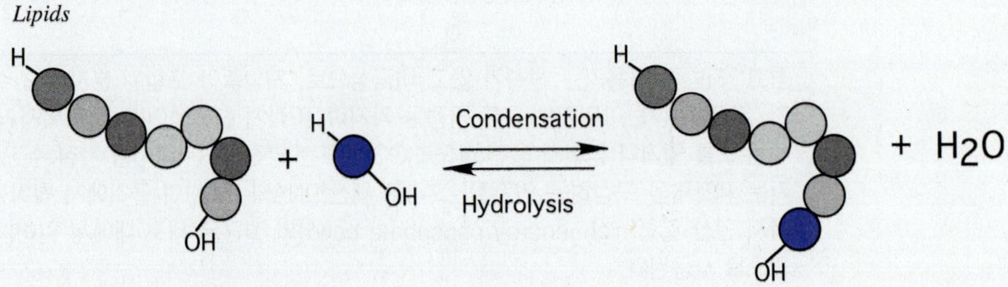

그림 2.19

축합 반응과 가수분해 반응. 생체분자는 하나의 단량체의 수산화기(OH)가 다른 단량체의 수소(H) 원자와 결합하여 물을 생성하는 축합 반응에 의해 형성될 수 있다. 이 과정에서 2개의 단량체를 잇는 새로운 결합이 형성된다. 역반응에서는 물이 고분자에 더해지면서 결합이 파괴되어 2개의 단위체로 쪼개지게 된다. 두 반응은 모두 효소에 의해 촉매된다.

서는 물 분자가 제거되고, 두 개의 단위체 사이에 새로운 결합이 형성되는 **축합 반응(condensation)**이 일어난다. 반응의 전반적인 화학적 성질 및 결합의 화학 구조는 생체분자에 따라 다를 수 있으며, 3장과 4장에서 더욱 자세히 설명한다. 생체분자가 소단위로 대사 또는 분해되기 위해서는 물의 첨가, 즉 가수분해 반응을 거쳐야 한다.

2.6.2 탄수화물(Carbohydrates)

탄수화물은 자연계에 풍부하게 존재하며, 인간의 식생활에서 주요한 에너지원으로 사용된다. 탄수화물은 **단당류(monosaccharides)**, **이당류(disaccharides)** 및 **다당류(polysaccharides)**와 같이 크기에 따라 분류된다. 이당류는 두 단당류가 결합하여 만들어지며, 다당류는 매우 많은 단당류가 결합하여 생성된다.

일부 예외가 있지만, 일반적으로 탄수화물은 화학식$(CH_2O)_n$(n은 분자 내 탄소 원자의 수)의 형태를 가진다. 단당류는 일반적으로 수용액 내에서 고리 구조(cyclic structure)

그림 2.20

단당류(monosaccharide). 3개의 일반적인 6탄당과 2개의 일반적인 5탄당의 화학 구조를 나타내었다.

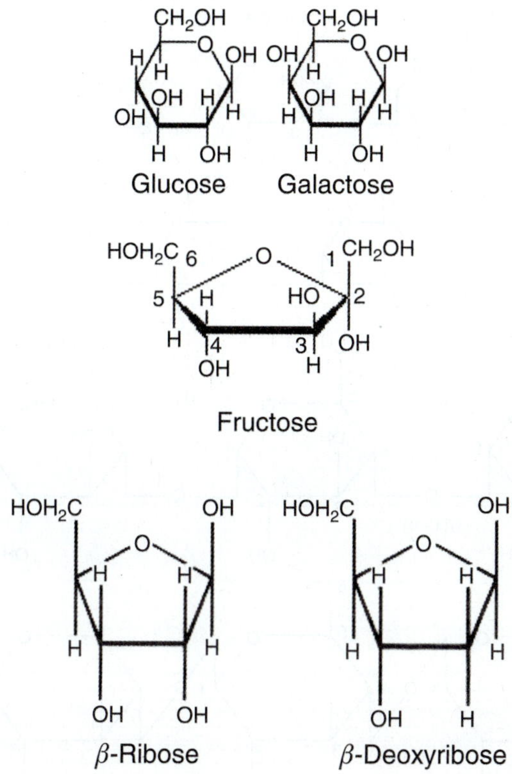

를 형성한다. 즉, 분자 내의 원자들이 결합하여 고리 모양을 이룬다. 가장 일반적인 단당류 중에서는 5탄당인 **리보오스(ribose)**와 **디옥시리보오스(deoxyribose)**(이들은 다음 장에서 보충 설명할 뉴클레오티드 구조의 일부를 구성한다)와 6탄당인 **포도당(glucose)**, **과당(fructose)**, **갈락토오스(galactose)**가 있다(그림 2.20).

당류(sugars)는 음식물에 존재하는 특정 형태의 탄수화물을 가리키는 일반적인 용어이다. 당류는 백색 결정 또는 분말을 형성하고, 물에 쉽게 용해되며, 일반적으로 단맛이 있어 식품에서 흔히 사용되는 물질이다. 일반적인 설탕은 **수크로오스(sucrose)**로, 사탕수수, 메이플 시럽, 꿀과 다른 천연 자원으로부터 만들어지는 포도당과 과당이 결합된 이당류이다. **젖당(lactose**, 또는 milk sugar)은 우유에 단맛을 준다. 젖당은 포도당과 갈락토오스가 결합된 이당류이다. 의학 용어 "혈당"에서의 당은 혈액을 순환하는 단순 탄수화물의 형태인 포도당을 가리킨다.

단당류는 작은 분자이지만, 그 구조는 복잡하다. 예를 들어, 포도당과 과당은 같은 화학식$(CH_2O)_6$을 가지지만 고리의 크기가 다르다. (포도당은 육각형 고리를 가지고, 과당은 오각형 고리를 가진다.) 분자의 고리 구조는 그림 상으로는 사소하게 보이지만, 중요한 화학적 및 생물학적 차이를 만든다. 포도당과 갈락토오스는 거의 동일하게 보이고, 유일한 차이점은 그림 2.19의 구조 왼쪽의 탄소에 −OH 기의 위치가 위(갈락토오스) 또는 아래(포도당)에 있다는 것뿐이다. 인체는 이러한 차이를 쉽게 인식한다. 포도당은 뇌의 가장 중요한 에너지원이지만, 갈락토오스는 뇌에서는 사용할 수 없다.

다당류는 단당류의 중합에 의해 형성된 거대 분자이다(그림 2.21). 글리코겐(glycogen)은 포도당의 중합체이며, 필요에 따라 가수분해되어 에너지를 제공한다. 녹말(starch)은 식물의 에너지 저장에 사용되며, 인간의 소화계에서 단량체로 분해되어 에너지원으로 이용된다. 식물은 셀룰로오스(cellulose) 등의 다당류를 사용하여 세포벽의 구조적인 지지체를 만든다(그림 2.22).

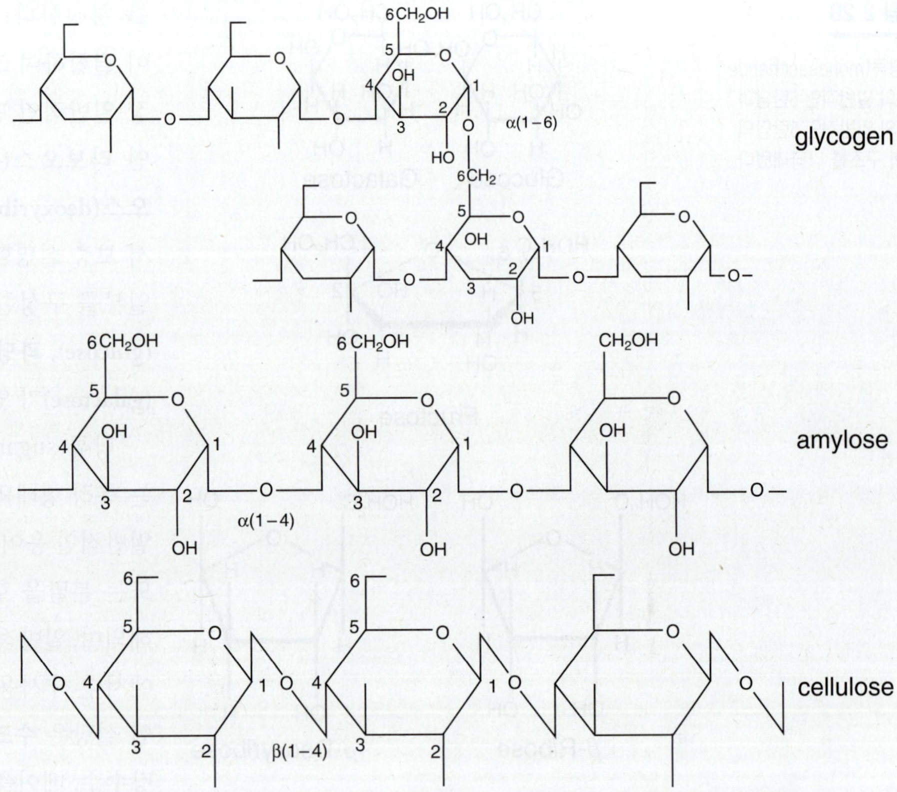

그림 2.21 다당류(polysaccharide). 다당류는 단당류 또는 이당류의 중합으로 형성된다. 선형인 단백질과 핵산과는 달리, 탄수화물은 선형 구조 또는 곁가지가 있는 구조를 가질 수 있다. 탄수화물의 몇 가지 일반적인 예시로 글리코겐(glycogen, 위), 아밀로오스(amylose, 가운데), 셀룰로오스(cellulose, 아래)가 있다. 글리코겐은 인체의 탄수화물의 주요 저장 형태이다. 글리코겐은 포도당(glucose)의 중합체이며, 에너지원이 풍부할 때 간에서 합성된다. 녹말(starch)은 음식에 있는 다당류의 주요 형태이다. 셀룰로오스도 음식물 중에 존재하지만, 인간은 소화할 수 없다. 다당류는 단당류의 종류 및 단당류 사이의 결합 형태에 따라 구분되는 것에 주목하자.

2.6.3 핵산(nucleic acids)

핵산은 뉴클레오티드(nucleotides)의 중합체이다. 이 고분자는 생물학에서 특별한 기능과 의미를 가진다. 3장에서 더 자세히 설명하겠지만, 핵산은 세포 내의 **유전정보**의 저장을 위한 메커니즘을 제공한다. 또한 핵산의 독특한 화학적 특성은 부모로부터 자손으로 유전정보를 전달하는 데에도 이용된다.

뉴클레오티드(nucleotides)

핵산 고분자의 단량체를 **뉴클레오티드**라고 한다. 뉴클레오티드의 전체 화학 구조는 3

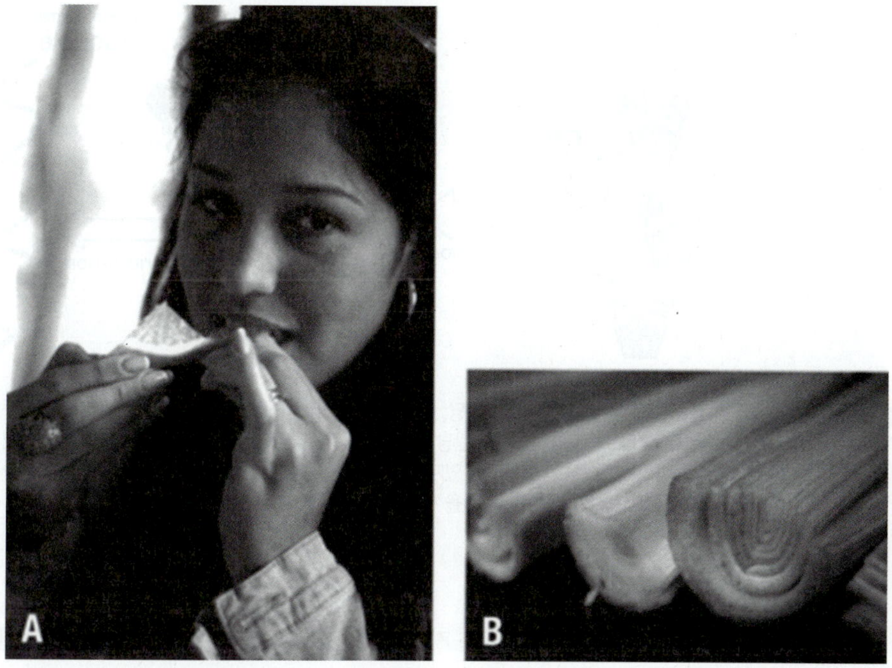

그림 2.22

음식 속의 셀룰로오스. **A**. 셀룰로오스는 식용 식물의 주요 성분이지만, 인간은 소화할 수 없다. 셀룰로오스와 녹말은 모두 포도당의 중합체이지만 포도당 단량체 간의 결합 방식이 다르다. 인간은 고분자 셀룰로오스를 포도당으로 분해하는 반응을 촉진하는 데 필요한 효소가 없는 반면, 녹말의 분해에 필요한 다양한 효소를 가지고 있다. **B**. 셀룰로오스는 음식물에 대량으로 존재하지만 체내로 흡수할 수는 없다. 셀룰로오스는 물에 녹지 않는 식이섬유(dietary fiber)의 주성분이다.

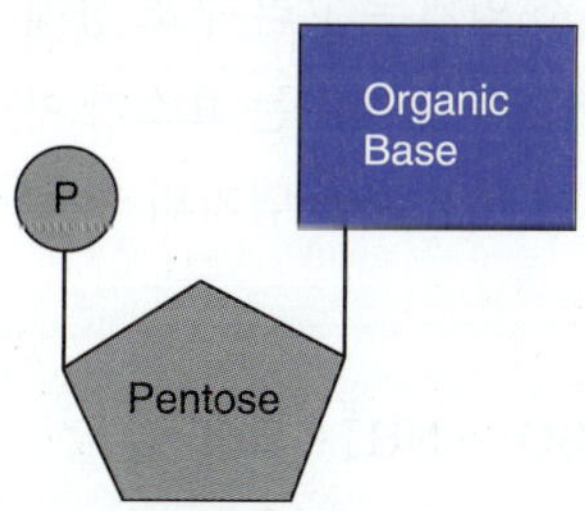

그림 2.23 뉴클레오티드(nucleotide). 뉴클레오티드는 5탄당, 인산기(P) 그리고 염기성인 유기 단위로 구성된다. 디옥시리보핵산(DNA)과 리보핵산(RNA)에 포함된 5탄당의 종류는 서로 다르다. DNA에는 디옥시리보오스가 포함되어 있지만, RNA에는 리보오스가 포함되어 있다.

장에 기재되어 있으며, 여기서는 단량체 및 고분자의 구조를 그림 2.23 및 그림 2.24에 개략적으로 그려놓았다. 뉴클레오티드는 세 부분, 즉 5개의 탄소로 이루어진 당 분자(또는 **5탄당, pentose**), 인산기(phosphate group) 및 유기 단위체(organic unit)로 구성되고, 이들은 공유 결합을 통해 단일 분자를 이룬다. 하나의 핵산에서 각 뉴클레오티드 단위는 동일한 5탄당 및 인산 영역을 가지지만, 유기 단위체가 서로 다르다. 가장 중요한 핵산은 DNA와 RNA이다. DNA 분자는 5탄당으로 디옥시리보오스(deoxyribose)를 사용하며, RNA 분자는 리보오스(ribose)를 5탄당으로 사용한다(각 5탄당의 구조는 그림

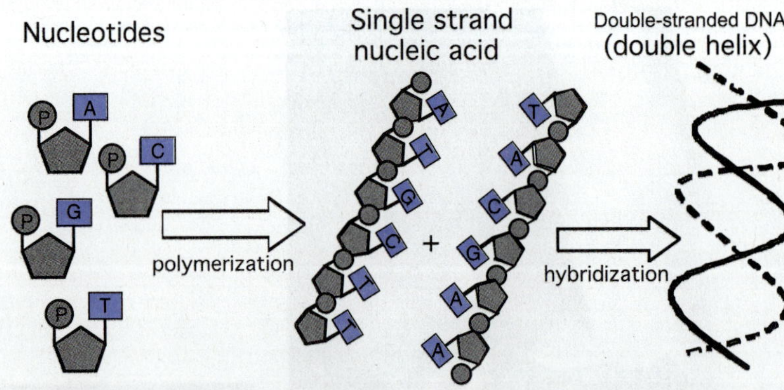

그림 2.24 핵산(nucleic acid). 핵산은 5탄당, 인산기 그리고 퓨린(purine) 또는 피리미딘(pyrimidine) 중 하나인 유기 단위로 구성된 뉴클레오티드의 중합체이다. 5탄당의 유형은 디옥시리보핵산(DNA)과 리보핵산(RNA)에서 각각 다르다. DNA에는 디옥시리보오스 당이 포함되어 있지만, RNA에는 리보오스 당이 포함되어 있다. 단일 핵산 사슬은 다른 핵산 사슬과 상보적으로 결합하여 이중 나선을 형성한다.

2.20에 나와 있다).

뉴클레오티드의 "유기 단위"는 매우 중요한데, 그 이유는 뉴클레오티드에 화학적인 차이를 주는 것이 이 유기 단위이기 때문이다. 유기 단위는 **질소 염기(nitrogenous bases)**라는 보다 큰 분자 그룹의 일종이다. 질소 염기는 고리 구조 상에 있는 질소가 염기로서의 역할을 한다. 암모니아는 뉴클레오티드를 구성하는 요소가 아니기는 하지만, 단순한 질소 함유 염기이기 때문에, 수용액 상에서의 질소 염기의 거동에 대해 묘사하기 위해 이용할 수도 있다.

$$NH_3 + H_2O \rightarrow NH_4^+ + OH^- \qquad (2.11)$$

핵산에서 중요한 5개의 질소 염기는 **아데닌(adenine)**, **구아닌(guanine)**, **시토신(cytosine)**, **티민(thymine)** 및 **우라실(uracil)**이다. 이러한 분자의 화학 구조는 3장에서 설명한다. 여기서는 이러한 염기는 단순히 A, G, C, T, U로 표기한다. 핵산 중합체 내에서 이 염기들의 순서가 유전정보 저장의 기초가 된다.

핵산(nucleic acids)

핵산은 뉴클레오티드 인산 영역이 인접한 다른 뉴클레오티드의 5탄당에 공유 결합되어 형성된 뉴클레오티드의 중합체이다. 핵산 고분자의 형성은 항상 앞에 있는 뉴클레오티드 내의 5탄당에 새롭게 결합하는 뉴클레오티드의 인산기가 결합하는 방향으로 일어난다. 이 결과 만들어지는 핵산은 항상 선형 고분자이다(그림 2.24와 2.25). (핵산의 합성에 관한 자세한 내용은 3.3.3절에 자세히 기술되어 있다.) 고분자 사슬은 항상 선형이지만,

완전한 직선을 이루지는 않는다. 인산과 5탄당 사이의 결합은 약하게 비틀려서 전체적으로는 나선형 구조를 이룬다.

핵산 혼성화(hybridization)

핵산은 선형 구조의 단일 가닥 고분자로 존재하거나, 또는 두 분자가 결합하여 유명한 DNA 이중 나선 구조(double helix)와 같은 이중 가닥 고분자를 이룰 수도 있다. 이중 나선 구조는 두 개의 핵산 고분자가 비공유 결합 형태의 분자 간 상호 작용에 의해 서로 엮인 구조이다(그림 2.24). 이렇게 두 가닥의 DNA가 이중 가닥 DNA를 형성하는 기작을 DNA **혼성화(hybridization)**라 한다.

모든 DNA 가닥이 쌍을 이루어 이중 나선을 형성할 수 있는 것은 아니다. DNA 혼성화는 DNA 사슬 두 개가 **상보적인 서열(complementary sequences)**을 갖는 경우에만 일어날 수 있다. 상보적인 서열을 갖는다는 것은 무슨 뜻일까? 핵산 고분자가 가지는 정보는 각 고분자 사슬의 염기서열의 형태로 저장된다는 것을 상기하자. 예를 들어, DNA 단일 가닥의 한 영역에서 ATGCTT라는 염기서열이 있다고 하자(그림 2.24). 여기에서, DNA 분자에는 방향성이 있다는 점에 유의하자. 즉, 한 개의 인산기에서 다음 5탄당으로 서로 연결되어 있는 뉴클레오티드의 연결 구조는 대칭이 아니기 때문에 순서가 역전된 경우(TTCGTA) 분자는 달라진다. 상보 사슬은 종종 "거울상(mirror image)"으로 설명된다. 각 사슬은 동일한 정보(사슬이 동일하지 않더라도)를 갖도록 특수한 방법으로 만들어진 거울상이다. 첫째, 상보적인 사슬은 서로 반대 방향으로 향한다. 만약 하나의 사슬의 방향이 인산기 다음에 5탄당이 배치되면서 위로 향할 경우, 상보적 사슬에서는 같은 형태의 결합이지만 방향은 아래로 향하는 형태를 이루게 된다. 둘째, 상보적인 사슬의 염기 순서는 완전히 예측 가능하다. 상보 가닥의 염기는 특정한 패턴으로 짝을 이룬다. A는 T와, C는 G와, G는 C와, T는 A와의 비공유 결합을 한다(그림 2.26). 3장에서 설명하겠지만 염기쌍(base pair)이라고도 불리는 이 결합은 뉴클레오티드 사이의 수소 결합에 의해 결정된다. 두 개의 DNA 가닥을 안정된 이중 나선으로 묶어주는 것이 상보적 염기쌍의 수소결합이다.

2.6.4 단백질(proteins)

단백질은 세포와 생물의 생존에 필수적인 수천 가지 기능을 수행하는 분자이다. 단백질은 근육 수축 작용을 하고, 음식을 분해하여 생체고분자나 단분자 형태로 만드는 과정을 촉진하며, 시각적으로 받아들인 신호를 뇌에서 처리할 수 있는 전기신호로 변환하고, 체내에 침입한 감염 인자를 무력화함으로써 감염으로부터 인체를 보호한다(그림 2.27). 단백질의 이러한 기능은 뒤의 장에서 추가적으로 설명할 예정이다. 이 장에서는

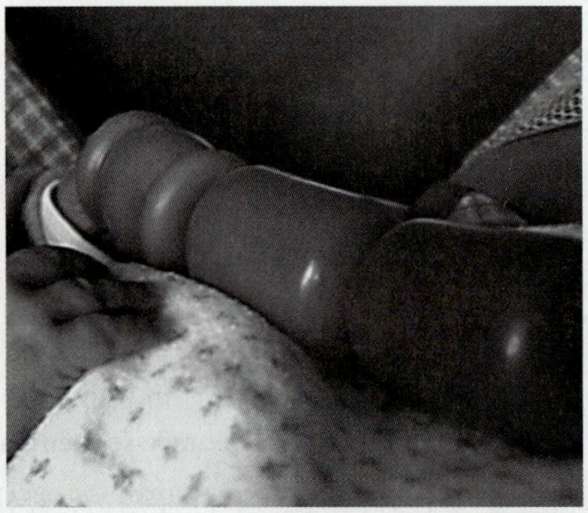

그림 2.25 선형 고분자(linear polymer). 선형 고분자는 가교(cross-links) 또는 가지(branching)를 가지고 있지 않다. 선형 고분자는 대부분 단량체의 중합반응에 의해 만들어진다. 이때 사용되는 단량체에는 양쪽 끝에 두 개의 반응기가 존재하며, 한쪽이 다른 한쪽에 연쇄적으로 연결된다. 한 번에 하나씩 결합하는 고분자의 성장은 마치 어린이들의 장난감 중 한쪽 구슬에 다른 구슬이 연결되어 만들어지는 구슬 목걸이와 같다.

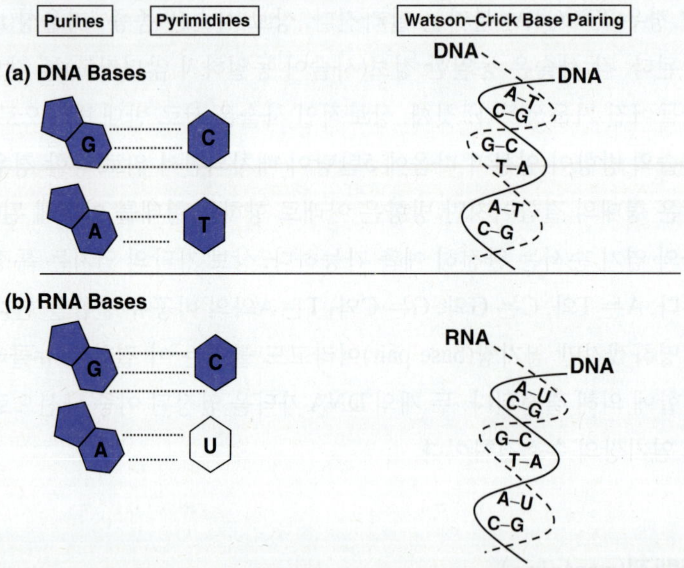

그림 2.26 뉴클레오티드 염기. DNA와 RNA에 존재하는 5개의 유기 염기 중 2개는 이중 고리 구조(퓨린이라고 함)이며, 3개는 단일 고리 구조(피리미딘이라고 함)이다. 각 염기쌍은 서로 수소결합을 형성할 수 있는 퓨린과 피리미딘 한 쌍으로 이루어져 있다. 구아닌과 시토신(cytosine)은 3개의 수소결합을 형성할 수 있고, 아데닌과 티민 또는 우라실은 점선으로 표시된 2개의 수소결합만을 형성할 수 있는 점에 주목하자. 염기의 수소결합 능력이 G-C, A-T, A-U의 염기쌍 형성 규칙을 결정한다.

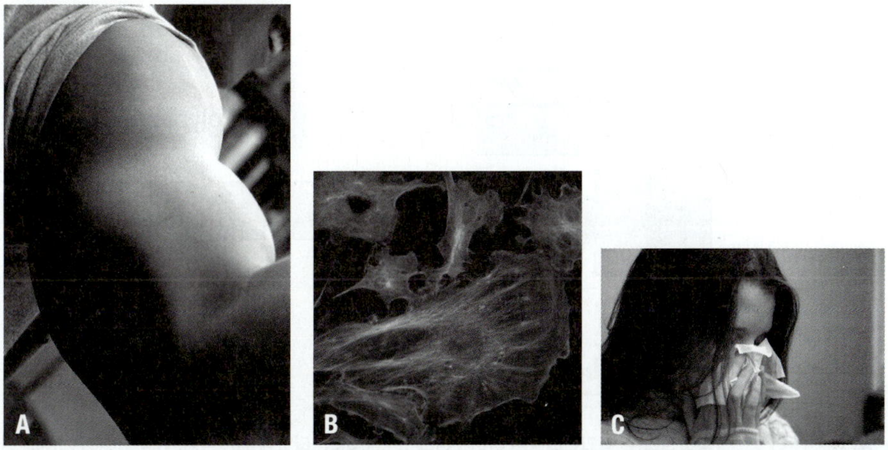

그림 2.27

단백질은 세포 및 조직에서 생물학적인 일을 수행하는 작용 분자이다. **A**. 단백질 집합체는 근육 수축 작용에 관여한다. **B**. 세포 내 단백질은 세포의 모양을 결정하는 세포 골격(cytoskeleton)을 형성한다. **C**. 항체(antibody) 등의 단백질은 감염으로부터 사람들을 보호한다.

단백질의 구조에 대한 기본적인 내용에 대해서 기술하도록 하겠다.

단백질은 DNA에 의해 지시되는 화학 반응에 의해 생성된다. 인체의 세포가 가지고 있는 DNA의 주요 기능 중 하나는 세포가 필요로 하는 단백질의 합성을 위한 정보의 청사진을 제공하는 것이다. 단백질 합성을 위한 화학 반응은 **전사(transcription)**와 **번역(translation)**이라는 두 개의 주요한 반응으로 나뉘어 있다. 전사 과정에서는 단백질을 만드는 데 중요한 정보를 포함하는 뉴클레오티드 서열이 세포 내의 DNA로부터 **전령 RNA(messenger RNA 또는 mRNA)**라고 불리는 다른 핵산 고분자로 전달된다. 번역 과정에서는 mRNA에 기록된 정보는 일련의 화학 반응을 거쳐 단백질을 이루는 아미노산의 선형 서열로 번역된다. 이 일련의 과정들을 보통 분자생물학의 중심 원리(central dogma)라고 한다(그림 2.28).

단백질은 하나 이상의 **폴리펩티드(polypeptide)** 사슬로 구성된다. 폴리펩티드는 아미노산의 중합체이며 일반적으로는 그림 2.29에 나타낸 것과 같은 화학 구조를 가진다.

각 아미노산은 아민(amine, NH_2), 카르복실산(carboxylic acid, COOH)과 곁사슬(side chain, R)의 3개의 작용기를 가진다. 아민 및 카르복실기는 모든 아미노산에서 동일하지

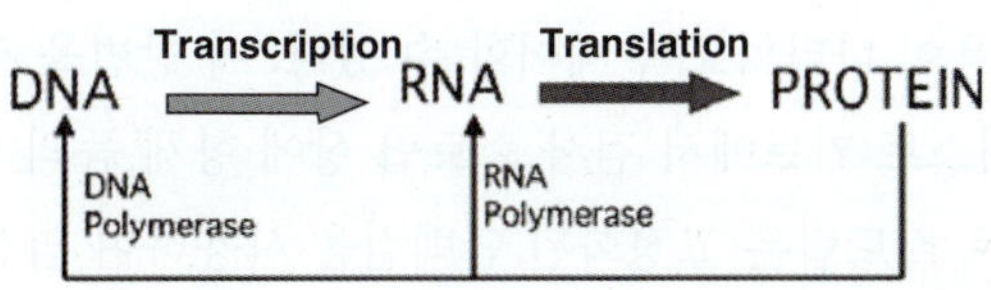

그림 2.28

분자생물학(molecular biology)의 중심 원리(central dogma). 전령 리보핵산(messenger ribonucleic acid, mRNA)과 단백질을 각각 생산하는 전사(transcription)와 번역(translation) 과정은 DNA 중합 효소 및 RNA 중합 효소 등의 효소에 의해 촉매되는 화학 반응이 유기적으로 연결되어 이루어진다.

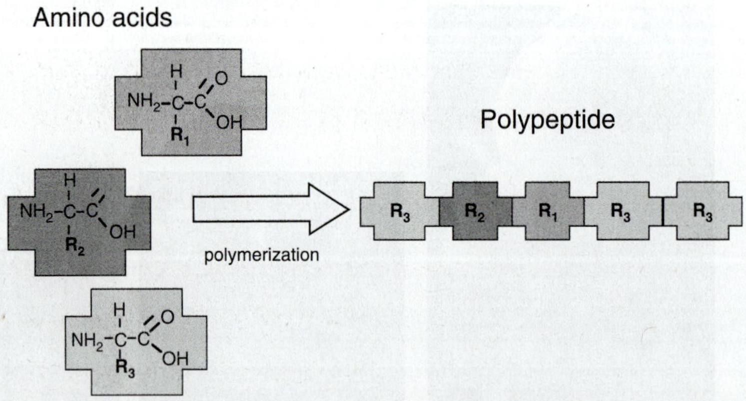

그림 2.29 폴리펩티드. 폴리펩티드는 아미노산의 중합체이다. 다양한 곁사슬기(R)를 가진 20가지의 아미노산이 존재한다. 곁사슬기의 특성은 폴리펩티드의 입체 구조를 결정한다. 단백질은 하나 이상의 폴리펩티드 사슬로 구성되어 있다. 많은 단백질은 화학 반응을 촉매하는 효소이며, 다른 단백질들은 세포의 내부와 외부의 구조적 지지체를 제공한다.

만, 곁사슬은 각기 다른 고유의 화학적 성질을 가진다. 총 20가지의 아미노산이 사용되며, 이들은 비극성, 극성, 산성, 염기성 등으로 분류할 수 있다(표 2.4). 곁사슬 중 많은 수가 약한 산이나 염기처럼 거동하며, 따라서 그 상태(즉, 그들이 양성자를 방출하는지, 흡수하는지)는 pH에 따라 달라진다.

모든 DNA 이중 나선 구조는 같은 3차원 구조를 가지고 있지만[2], 단백질은 매우 다양한 3차원 구조를 가지고 있다. 단백질의 입체 구조는 1) 그 기능에 있어서 중요하며, 2) 단백질을 구성하는 아미노산의 서열에 의존하는 것이 알려져 있다. 물속에서 아미노산과 물 사이의 상호 작용이 그 구조에 영향을 미친다는 것은 알려져 있지만, 1차원적인 아미노산 서열에서 3차원의 단백질 입체 구조를 예측하는 것은 아직 불가능하다. 소수성 및 친수성 상호 작용, 수소결합 및 정전기적 상호 작용 등 앞서 논의한 상호 작용이 구조 형성에 중요하다고 추정된다(그림 2.8 참조).

생체공학자들은 단백질이 체내에서 실제로 기능을 하는 분자임을 알고 있기 때문에, 이들을 가공하여 건강 증진을 위한 기능을 가지는 기기들을 만들었다. 한 가지 방법은 단백질을 정제하여 합성 재료에 고정화(immobilize)하는 것이다. 이를 통해 특정 위치에서 단백질의 작용이 나타나도록 제어할 수 있다. 이 방법을 사용한 일반적인 사례로는 가정용 임신 테스트 키트에서 검사 스트립 상에 항체 등의 단백질을 고정화하는 것이 있다. 이 테스트 스트립은 고정화된 단백질을 사용하여 임신 중에만 만들어지는

2) 3장에서는 긴 이중 나선 DNA가 세포핵 속에 들어가기 위해서 작은 단위체를 형성하는 과정을 보여준다.

소변 속의 특정한 생체 물질을 감지한다(그림 2.30).

2.7 지질

지금까지 설명한 생물학적 고분자와는 대조적으로, 지질은 고분자는 아니지만 간단한 단위체의 조합으로 구축된 꽤 큰 분자이다. 지질은 물에 용해되지 않고, 트리글리세라

표 2.4 아미노산 그룹

그룹	예시	화학적 구조
비극성	알라닌	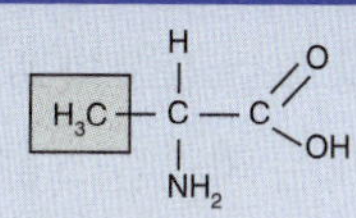
극성	세린	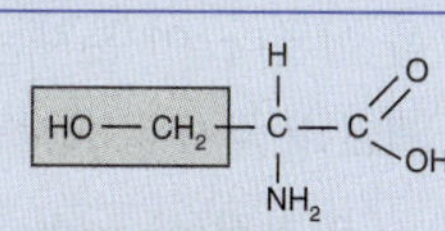
산성	아스파르트산	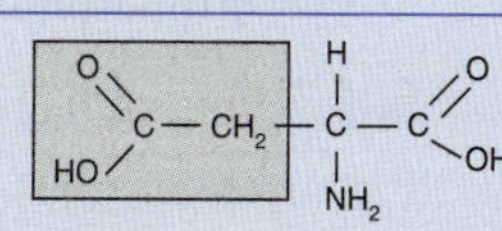
염기성	라이신	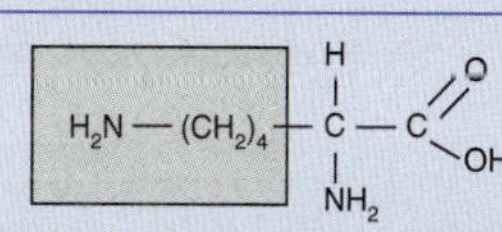

참고: 20종의 아미노산은 크게 비극성, 극성, 산성, 염기성의 네 종류로 분류할 수 있다. 곁사슬기는 회색 박스로 강조되어 있다. 알라닌은 대표적인 비극성 아미노산이고, 세린은 극성 아미노산이다. 아스파르트산은 산성 곁사슬을 가지고 있으며, 라이신의 곁사슬은 염기성이다. 이러한 작용기들의 양성자화(protonation) 상태는 pH와 각 아미노산의 pK_A 값에 따라 달라진다. pH = 7.4일 때, 거의 모든 산성 곁사슬기는 수소를 잃은 상태(아스파르트산의 경우 COO^-)가 되며, 염기성 곁사슬기는 수소를 얻은 상태(라이신의 경우 NH_3^+)가 되어, 이들 아미노산은 대부분 전하를 띤 상태로 존재한다. 모든 아미노산의 목록은 그림 4.8을 참고할 것.

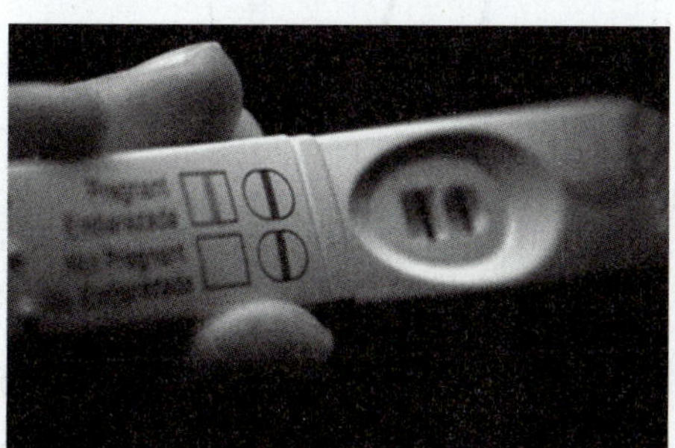

그림 2.30

가정용 임신 테스트. 가정용 임신 검사는 임신과 연관된 호르몬이 존재할 때 항체로 인한 색의 변화를 기반으로 한다.

이드 및 인지질의 두 가지로 크게 분류된다. 스테로이드(steroid) 또한 지방으로 분류되며, 세포 간 연락에 관여한다(스테로이드에 대해서는 6.4.3절에서 논의한다).

2.7.1 지질의 화학 구조

트리글리세라이드(Triglyceride)는 일반적으로 지방(fat)이라고 알려져 있는 것을 구성하는 분자이다. 일부 지방은 신체에 유용한데, 이는 지방이 체내 에너지를 저장하는 주요한 형태이기 때문이다. 그림 2.31에 나타낸 바와 같이, 트리글리세라이드는 3개의 지방산(fatty acids) 사슬과 글리세롤(glycerol) 분자로 구성되어 있다. 지방산은 카르복실 작용기, $CH_3(CH_2)_nCOOH$를 갖는 다양한 길이의 긴 탄화수소 사슬이다. 지방산 사슬은 포화 또는 불포화로 나뉜다. 불포화 지방산은 탄화수소 사슬에 이중 결합이 있으며, 꼬인 또는 꺾인 구조를 가진다. 트리글리세라이드는 물속에서 응집하여 물과 분리된 구형을 이룬다. 이 분자는 소수성이기 때문에, 기름이 물에서 분리되는 것과 같은 방식으로 서로 뭉쳐서 물에서 떨어지려고 한다.

인지질(phospholipids)은 두 개의 지방산 사슬, 글리세롤 분자, 인산염과 인산염을 통해 결합된 극성기로 구성되어 있다(그림 2.31). 따라서 인지질은 극성을 띠는 머리 부분과 비극성 꼬리를 갖는 양친매성(amphiphilic) 분자이다. 이러한 특성으로 인해 지질은 물속에서 자가 조립하여, 소수성 꼬리가 안쪽으로 향하고 친수성 머리가 물을 향하

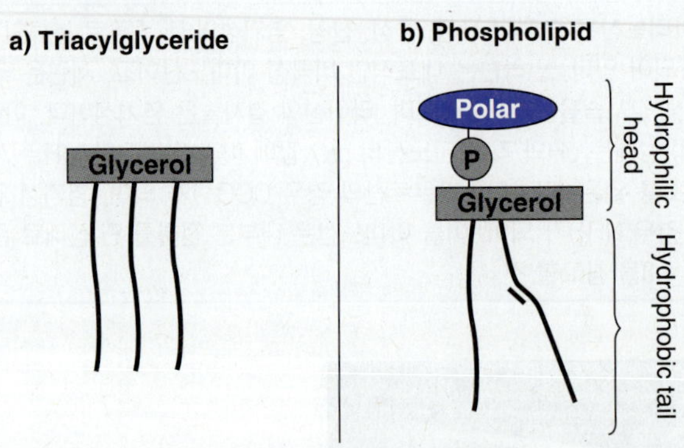

그림 2.31 지질의 구조(lipid structure). 지질은 2개의 주요한 분류로 나뉜다. **A**. 트리글리세라이드[triglyceride, 또는 트리아실글리세라이드(triacylglyceride)]는 글리세롤(glycerol)에 결합된(굵은 물결선으로 표시된) 3개의 지방산 분자(fatty acid)로 구성되어 있다. 인체는 지방의 형태로 에너지를 저장하기 위해 트리글리세라이드를 사용한다. **B**. 인지질(phospholipid)은 소수성의 꼬리를 구성하는 2개의 지방산 사슬(굵은 선)과 글리세롤 분자, 인산기와 극성으로 구성된 친수성 머리를 가진 양친매성 분자이다. 지방산 사슬에 있는 이중 결합(즉, 사슬 불포화)은 지방산 사슬의 구부러짐을 만든다.

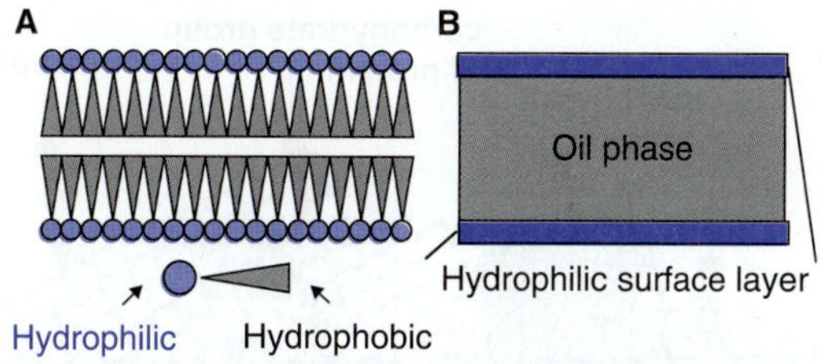

그림 2.32 세포막의 구조. 원형질막은 지질, 탄수화물과 단백질로 이루어진 유동 모자이크(fluid mosaic)로 묘사된다. **A**. 양친매성 인지질은 그 소수성 꼬리가 막 안쪽을 향하고 친수성 머리가 인접한 물 분자에 노출되어 배치되는 지질 이중층을 이룬다. 이러한 지질 이중층(lipid bilayer)은 세포막의 주요 구성요소이다. **B**. 지질 이중층은 기름에 용해하지 않는 분자(예를 들어 하전 분자 및 친수성 분자)의 침투를 허용하지 않는 얇은 기름막처럼 행동한다.

는 지질 이중층 구조와 같은 복잡한 구조를 이룰 수 있다(그림 2.32). 이 구조는 수용액 상에서 자발적으로 만들어지며, 이는 극성 머리 부분이 물과 함께 하려고 하는 반면, 소수성, 비극성 꼬리 부분은 구조의 안쪽으로 숨어들려고 하기 때문이다.

생체공학자는 지질을 사용하여 기기를 구축하기도 했다(그림 2.1). 리포솜(liposome)은 약물 전달체(drug carrier)로 사용할 수 있는 구형 이중층이다. 리포솜은 자연 상에서 (자연에 있는 인지질을 사용하여) 만들어지며, (약물을 캡슐화하여 효소로부터 격리하여) 약물의 분해를 막으며, (바깥 표면을 화학적으로 개질하여) 특정 조직을 표적으로 전달할 수 있기 때문에, 약물 전달체로서 매력적인 물질이다. 많은 항암제는 소수성이지만 약물로서 기능을 하려면 생체 내로 주사되어야 한다. 이들 화합물은 물에 녹기 어렵기 때문에 주사제로 사용하기는 어렵지만, 친수성 표면을 가진 리포솜에 봉입하여 물에 분산시켜 정맥 주사를 통해 투여할 수 있다.

2.7.2 세포막의 구조

세포는 한 가지 큰 문제에 직면한다. 세포의 내부는 주로 물이며 세포 내 단백질 및 세포 소기관들은 **세포질(cytosol)**이라는 수분이 풍부한 액체 속에 떠 있다. 세포 외부의 환경 또한 수분이 풍부한데, 세포는 이러한 물속에서 떠다니면서 어떻게 그 내용물을 보존할 수 있을까?

지질은 세포질과 세포 외 환경을 분리하는 **세포막(cell membrane)**의 주성분이다. 세포막의 주요 구조는 다양한 인지질로 형성된 지질 이중층이다(그림 2.32). 지질 이중층의 두께는 약 3 nm이다. 인지질 외에 세포막은 지능적인 단백질을 포함하고 있어서, 이들이 세포 외부 분자와 상호 작용하여 분자들이 필요에 따라 세포막을 통과하도록 도와

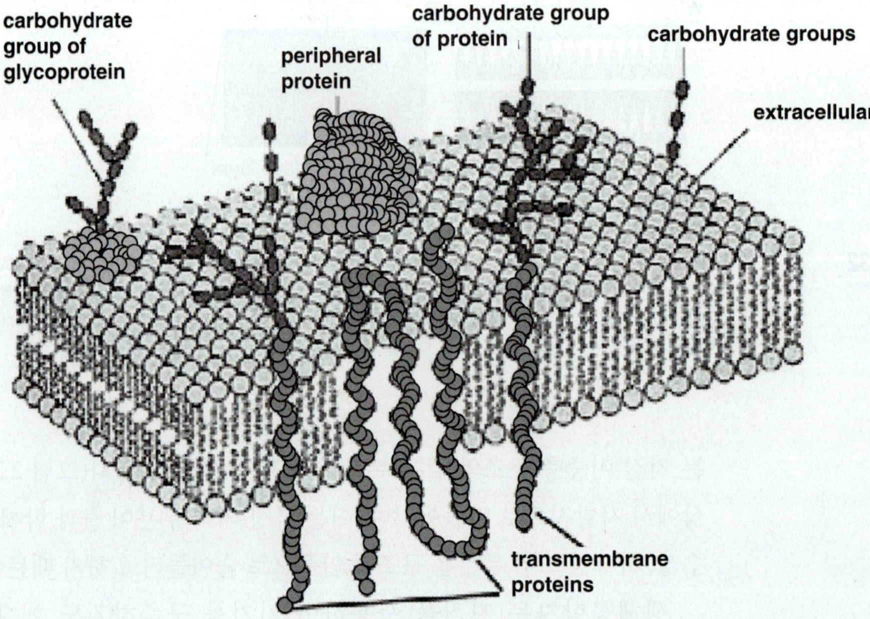

그림 2.33 원형질막을 수식(decorate)하는 단백질과 다당류. 지질과 단백질의 일부는 이중층의 이차원 평면에서 가로로 자유롭게 움직일 수 있다. 막 단백질은 세포 신호를 위한 수용체 막 관통 단백질과 막을 가로질러 분자를 수송하는 것을 돕는 채널이 포함된다. 탄수화물이 붙어 있는 단백질(당단백질)과 지질(당지질) 또한 막의 외부에서 발견된다. 이러한 탄수화물 그룹은 음전하로 하전된 당질피질(glycocalyx)을 형성한다.

주는 기능을 한다(그림 2.33). 이러한 부가적인 기능에 대해서는 뒤의 장에서 논의할 예정이다. 원형질막(plasma membrane)의 외부 표면에는 또한 탄수화물이 풍부한 외피인 **당질피질(glycocalyx)**이라는 물질이 존재한다. 당질피질은 당지질과 막 관통 당단백질의 외부로 드러난 탄수화물 작용기로 구성된다. 당질피질의 하전된 작용기는 세포 표면이 음성을 띠게 만든다. 인간 원형질막의 조성은 평균적으로 50%의 단백질, 45%의 지질, 그리고 5%의 탄수화물로 이루어져 있다. 세포막을 "유동 모자이크(fluid mosaic)"라고 묘사하기도 하는데, 이것은 단백질과 지질이 2차원으로 이루어진 분리막의 바다에 떠 있는 것과 같이 막 안에서 2차원적으로 자유롭게 이동할 수 있기 때문이다.

2.7.3 세포막을 가로지르는 수송

원형질막은 세포질과 세포 외 환경을 물리적으로 분리한다. 하지만 영양분과 노폐물 등은 이 장벽을 통과할 수 있어야 한다. 어떻게 이러한 분자들의 수송이 가능할까? 즉, 막의 한쪽에서 다른 쪽으로 이 분자들이 어떻게 이동하는가? 세포에는 수동적 확산

(passive diffusion), 촉진 확산(facilitated diffusion), 능동 수송(active transport)의 3가지 주요 수단이 있다(그림 2.33). **확산(diffusion)**은 입자가 높은 농도의 영역에서 낮은 농도의 영역으로 이동하려는 자발적인 운동이다(박스 2.5). **수동적 확산**은 물과 산소(O_2) 및 이산화탄소(CO_2) 등 작고 전하를 띠지 않는 분자들이 원형질막을 통과하는 과정이다.

물의 경우에 한해서, 물이 농도 기울기를 따라 확산하는 현상을 **삼투(osmosis)**라고 한다. 삼투와 **삼투압(osmotic pressure)**에 대한 중요한 개념을 박스 2.6에서 소개하고 있다.

지질 이중층은 얇은 기름과 같은 장벽이다(그림 2.34). 전하를 띠거나 극성을 가진 분자들은 지질 이중층에 녹아들 수가 없기 때문에 통과할 수 없다. 따라서 세포막은 이온, 포도당 또는 대부분의 거대 분자에 대해 투과성을 가지고 있지 않지만, 세포에서는 이들을 필요로 한다. 세포 내로 이러한 물질을 수송하기 위해, 막을 관통하는 거대 단백질이 박혀 있어, 물질을 막의 한쪽에서 다른 쪽으로 운반하는 채널과 같은 기능을 한다. 이후 장에서 설명하겠지만, 이러한 단백질 채널은 확산을 촉진하거나 운송을 조절하고, 선택적인 수송을 가능하게 한다. 특정한 세포 유형에서는 **아쿠아포린(aquaporin)**이라는 단백질 채널이 물의 신속한 수송을 촉진한다. 수동적 확산과 채널을 통한 촉진 확산 모두 분자가 고농도에서 저농도로 농도 구배를 이용하여 이동하며, 에너지를 필요로 하지 않는다(박스 2.5). 때로는 이온 또는 분자가 농도 기울기를 '거슬러서' 이동해야 할 경우가 있다. **능동 수송(active diffusion)**은 막을 통과하여 저농도 영역에서 고농도 영역으로 분자를 이동시키는 과정이다. 능동 수송의 경우 특수한 능동 수송 막 단백질을 이용하여 물질을 수송하는데, 이때 ATP 형태의 에너지의 공급이 필요하다. 이러한 능동 수송체의 예는 소듐 포타슘 펌프(sodium potassium pump) 또는 Na^+/K^+ ATPase가 있으며, 이 단백질은 2개의 K^+ 이온을 세포 내로 수송할 때마다 3개의 Na^+ 이온을 세포 밖으로 수송한다. 이 펌프는 세포가 세포 외 Na^+ 이온 농도를 높게 유지하고, 세포질 내 K^+ 이온을 낮게 유지하도록 한다. 이온 농도의 차이는 삼투압을 통해 세포 체적을 유지하는 데 중요하며(박스 2.6), 또한 세포 외부보다 내부가 음성을 띠게 함으로써 막 안팎의 전위차를 유지하는 데에도 중요하다. Na^+/K^+ 펌프의 생리적인 중요성은 6.3.1절에서 더 자세히 설명한다.

박스 2.5 확산

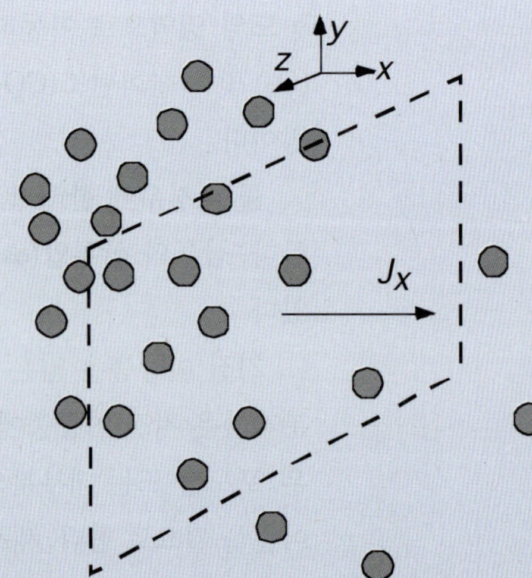

분자는 항상 움직이고 있다. 아인슈타인은 분자의 평균 속도가 온도에 의존한다는 것을 보여주었다. 예를 들어, 혈액 내에 가장 풍부한 단백질인 알부민(albumin)은 큰 분자이지만, 열에너지로 인한 평균 속도는 600 cm/s이다. 알부민과 같은 분자는 빠르게 움직일 수 있지만, 신체 내에서는 다른 위치로 빠르게 이동하지 못한다. 이는 이들이 다른 분자와 항상 충돌하여 방향을 바꾸기 때문이다. 액체 속에서 분자는 직선운동을 하는 대신에 한 곳에서 다른 곳으로 떠돌아다니며, 빠른 속도로 움직이지만 계속해서 충돌해서 무작위적 걸음(random walk)이라고 부르는 통계학적 방식으로 방향을 바꾼다. 만일 분자를 한쪽 방향으로 흐르게 하는 순환계가 없다면 분자가 두뇌에서 발가락까지 이동하는 데 많은 시간이 소요(실제로는 몇 년)될 것이고, 도착 시간은 분자 속도처럼 우연에 많이 의존할 것이다. 이 온도에 의해 유도되는 빠른 분자 운동은 방향성은 없지만, 먼저 한쪽에 배치된 분자들은 시간이 지남에 따라 퍼지는 경향이 있다. 이렇게 퍼져나가는 현상을 **확산(diffusion)**이라고 한다. 확산의 중요한 특징 중 하나는 분자가 고농도에서 저농도 영역으로 퍼지는 경향이 있다는 것이다.

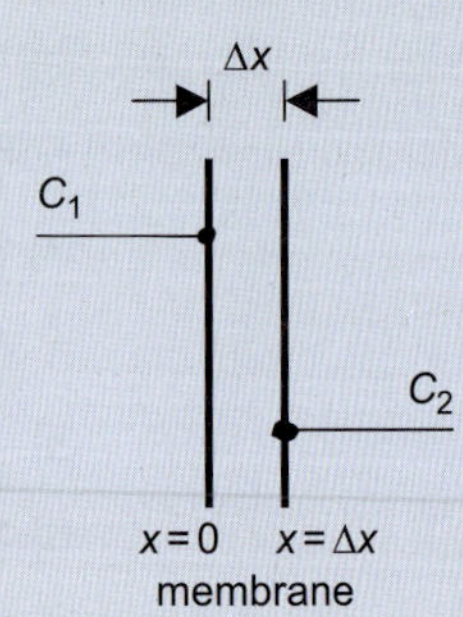

중성 분자의 확산은 확산에 관한 픽의 제1법칙(Fick's first law)을 사용하여 설명할 수 있다(식 1 참조). 픽의 제1법칙은 확산 속도 또는 **유속(flux, J)**이 농도의 1차 미분으로 표현되는 **농도 구배(concentration gradient)**에 비례한다는 것이다. 유속은 벡터 양이다. 즉, 방향과 크기를 모두 가지고 있다. 오른쪽 그림과 같이 x 방향의 분자 유속 J_x는 x축에 수직인 가상 평면을 단위 시간, 단위 표면적당 통과하는 분자 수(또는 질량 또는 몰)이다. 이 유속은 픽의 확산 법칙에 의해 결정된다.

$$J_x = -D\frac{dc}{dx} \quad \text{(식 1)}$$

이 경우의 비례 상수는 cm^2/s의 단위를 갖는 확산 계수 D이다. 물속에서 산소와 같은 작은 분자의 확산 계수 D는 ~10^{-5} cm^2/s이고 단백질이나 DNA와 같은 큰 분자는 ~10^{-7} cm^2/s이다.

이 페이지 아래 그림에 표시된 것과 같은 생물학적 시스템을 생각해보자. 두께 Δx의 막의 한쪽 면의 농도 C_1이 막의 다른 측의 농도 C_2보다 높게 유지되는 정상상태에 있다. **정상상태(steady state)**란 막의 한쪽에서 다른 측면으로 분자의 이동이 있어도, 계 안에서 어느 위치의 농도도 시간에 따라 변화하지 않는 것을 의미한다. 스스로 생각해보자. 어떻게 이런 일이 일어날 수 있는가? 생물계에는 정상상태의 조건이 적용되는가?

정상상태와 그림에 표시된 조건을 가정하면, 다음의 사항을 사실로 볼 수 있다.

1. 유속 J_x는 막의 모든 위치에서(즉, $x = 0$과 $x = \Delta x$ 사이의 모든 x에 대해) 일정한 값이다.
2. 농도는 $x = 0$과 $x = \Delta x$ 사이에서 선형으로 변화한다(즉, c는 A와 B가 정수인 $c = Ax + B$에 따라 변화한다).
3. 실제 농도 변화 또는 농도 프로파일은 다음과 같다.

$$c = (C_2 - C_1)\frac{x}{\Delta x} + C_1$$

4. 막을 통과하는 일정한 유속은 $J_x = D(C_1 - C_2)\Delta x$와 같다.
5. 따라서 이 상황에서는 확산 유속을 다음과 같이 추정할 수 있다.

$$J_x = -D\frac{\mathrm{d}c}{\mathrm{d}x} = \text{constant} \qquad \text{(식 2)}$$

복습을 위해서 식 1에서 식 2까지 세운 가정들을 적어보자. 이후 장(8장 및 15장)에서 설명할 바와 같이, 폐포에서의 기체 수송, 모세혈관에서의 영양소 수송, 막을 통한 이온 수송 등과 같은 현상을 설명하기 위한 모델을 세우는 데 확산 현상에 대한 이해와 확산을 설명하는 방정식이 유용하게 사용된다.

박스 2.6 삼투와 삼투압

세포 내외의 또는 다른 조직 간의 장벽을 관통하는 대량의 물의 이동은 모든 기관에 중요하며, 특히 소장(small intestine)과 신장(kidney)에서 중요하다. **삼투(osmosis)**는 반투과성(semipermeable) 막을 사이에 두고 높은 물 농도의 영역에서 낮은 물 농도의 영역으로 물이 이동하는 현상이다. 삼투가 일어나기 위해서는 막은 물만을 통과시키고 분자나 이온과 같은 용질(solute)은 통과시키지 않아야 한다. 따라서 삼투에 있어서 물은 낮은 '용질' 농도의 영역에서 높은 '용질' 농도의 영역으로 이동한다. 물은 용질 농도 구배를 없애는 방향으로 이동하며, 이는 용질이 막을 통해 확산할 수 없기 때문에 일어나는 현상이다.

다음과 같은 U자형 튜브를 생각해보자. B 구역은 설탕과 같은 용질을 포함한 용액으로 채워져 있다. A 구역은 순수한 물로 채워져 있다. 2개의 구획은 물은 통과시키지만 설탕 분자는 통과시키지 않는 반투막에 의해 분리되어 있다. 시간이 0인 상태에서는 2개의 구역의 부피는 같다. 시간이 지남에 따라 물은 삼투에 의해 A에서 B로 흐른다. 이 흐름은 A 구역에 비해 B 구역의 부피가 증가했음을 이용해 측정할 수 있다.

반트호프 방정식(van't Hoff equation)을 통해 이상적인 용액의 **삼투압(osmotic pressure, Π)**을 얻을 수 있다.

$$\Pi = RT\Delta C \quad \text{(식 1)}$$

$$\Pi = RT(C_A - C_B) \quad \text{(식 2)}$$

여기서 R은 이상기체 상수, T는 절대 온도(K), C는 용액 중의 용질 농도(mol/L)이다. 왜 이것을 삼투'압'이라고 하는가? 삼투의 과정, 즉 A에서 B로의 물의 이동은 B의 용액에 정수압을 가해서 막을 수 있다. 삼투압과 정확하게 동일한 정수압을 가하면 삼투 현상을 막을 수 있다. 또는 압력이 가해지지 않는 경우, 삼투가 일어나고 B의 액면이 A의 액면보다 위로 올라가게 된다. 이것은 B의 압력을 증가시키게 되고, 구획 B에 추가된 압력은 유체의 높이 차이와 같게 된다. 이 시스템에서 삼투 현상은 액면의 차이로 인한 수압이 삼투압과 같을 때 멈춘다. 구획 B의 용액의 삼투압을 측정하는 실험에서는 구획 A의 용액은 순수한 물이기 때문에 C_A는 0이다. 세포의 경우 용질은 세포 외부와 내부 모두에 존재한다. 따라서 삼투압은 막을 가로지르는 순수한 물의 흐름을 방지하기 위해 B에 작용하는 정수압과 같다.

세포가 살아가기 위해서 삼투가 중요하다는 것을 설명하기 위해 다른 용질 농도의 용액에 살아 있는 세포를 놓았을 때 세포에 무슨 일이 일어나는가를 관찰해볼 수 있다(왼쪽 아래 그림 참조). 등장액(isotonic solution, I)은 세포와 같은 농도의 용질 S를 함유하므로 물의 순 이동은 없다. 세포를 저장액(hypotonic solution, II)에 넣은 경우 비커보다 세포 내에서 용질의 농도가 더 높다. 그 결과 물이 세포 내로 확산되어 들어와 결과적으로 세포는 팽창하여 파열하게 된다. 대조적으로, 고장액(hypertonic solution, III)에 넣은 세포는 세포 내부에서 외부로 물이 빠져나가 수축을 하게 된다.

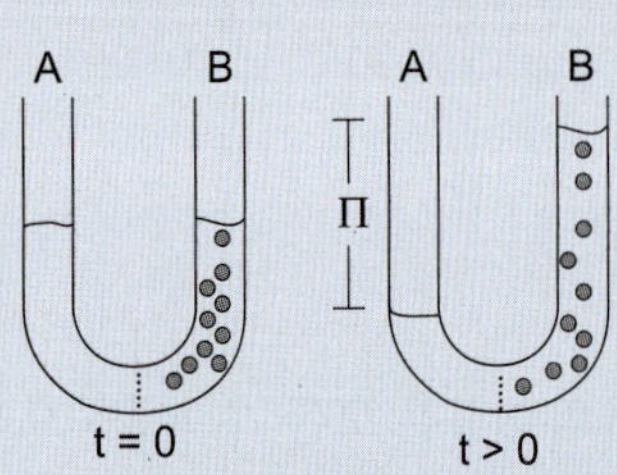

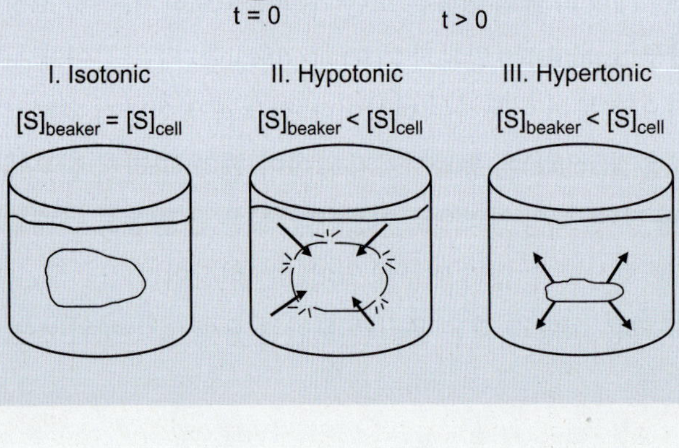

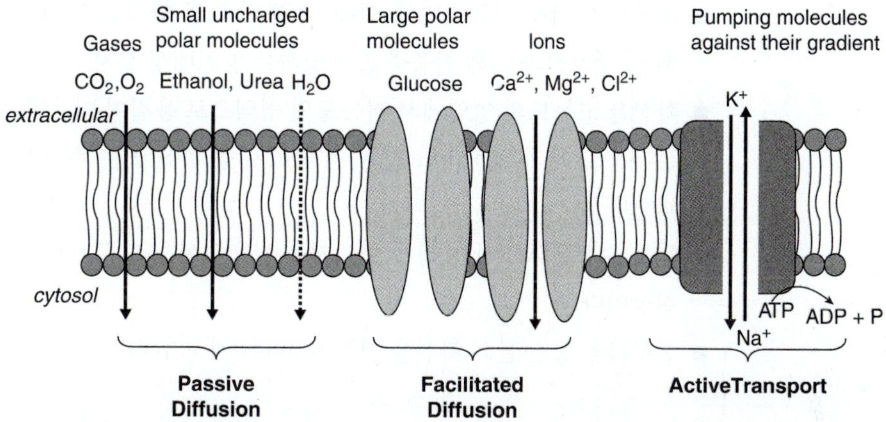

그림 2.34 세포막을 가로지르는 수송의 기작. 기체, 하전되지 않은 작은 분자와 물은 원형질막을 통해 수동적으로 확산된다(passive diffusion, 수동 확산). 크기가 크고 극성을 띠는 분자와 이온들은 소수성 지질 이중층을 통과하기 위해 단백질 채널의 도움이 필요하다(facilitated diffusion, 촉진 확산). 막은 물에 대한 투과성이 약하기 때문에 대량의 물이 이동하기 위해서는 아쿠아포린(aquaporin)이라는 특수한 수로가 필요하다. 능동 수송(active transport)은 분자를 그 농도 구배에 역행하여 수송하기 위하여 사용된다. 이를 위해서는 수송체(transporter)라는 단백질과 아데노신-5'-삼인산(ATP)이 무기 인산(inorganic phosphate)과 아데노신-5'-이인산(ADP)으로 가수분해될 때 나오는 에너지를 필요로 한다.

요약

이 장에서는 분자 간, 분자와 용매 사이, 분자와 세포막 사이의 상호 작용을 이해하는 데 중요한 생화학적 개념에 대해 되짚어보았다.

- 원자는 서로 이온 결합이나 공유 결합을 형성할 수 있다.
- 수소결합과 반데르발스 상호 작용은 분자간의 약한 결합이다.
- 체내의 대부분의 화학 반응은 수용액 상에서 일어난다. 분자의 특성(극성, 비극성, 산성, 염기성)은 분자의 수용액 상에서의 거동에 영향을 준다.
- 수소결합은 물의 화학적 특성뿐만 아니라, 핵산 및 단백질과 같은 거대 분자가 어떻게 형성되는지 이해하는 데 중요하다.
- 혈액의 완충 시스템(buffer systems)은 생명체가 중성에 가까운 pH를 유지하는 데 도움이 된다. 이는 많은 효소의 기능에도 중요한 역할을 한다.
- 우리 몸은 중탄산염 완충 시스템과 같이 음성 피드백 메커니즘을 통해 변화를 감지하고 그 변화의 크기를 최소화하여 항상성을 유지한다.
- 생체분자는 다양한 특성을 주는 다양한 작용기를 포함한다.
- 탄수화물, 핵산, 단백질은 소단위로 구성된 고분자이다.

- 세포는 인지질 이중층막에 의해 그 세포 외의 환경으로부터 구분된다. 인지질은 단백질, 당지질과 함께 이중층을 구성하는 양친매성 분자이다.
- 확산은 고농도의 영역에서 저농도의 영역으로 용질이 이동하는 현상이다.
- 분자는 그 투과도(permeability)에 따라 수동 확산 또는 촉진 확산을 통해 생체막을 통과한다.
- 능동 수송은 ATP라는 생체 에너지를 이용하여 농도 구배에 거슬러 분자를 수송하는 현상이다.
- 반투막을 통한 물의 확산을 삼투(osmosis)라고 한다.

참고문헌

1. Luo D, Haverstick K, Belcheva N, Han E, Saltzman WM. Poly(ethylene glycol)-conjugated PAMAM dendrimer for biocompatible high-efficiency DNA delivery. *Macromolecules*. 2002;**35**:3456–3462.

더 읽어보기

일반 화학

Chang R. *General Chemistry*, Third Edition. New York: McGraw-Hill; 2003.

Ebbing DD, Wrighton MS. *General Chemistry*. Boston: Houghton Mifflin Company; 1990.

Jones L, Atkins P. *Chemical Principles: The Quest for Insight*. New York: W. H. Freeman; 2004.

분자생물학

Alberts B, Bray D, Lewis J, Raff M, Roberts K, Watson JD. *Molecular Biology of the Cell*. 3rd ed. New York and London: Garland Publishing; 1994.

Lodish H, Berk A, Zipursky SL, Matsudaira PL, Baltimore D, Darnell JE. *Molecular Cell Biology*. New York: W. H. Freeman; 2000.

생화학

Berg JM, Tymoczko JL, Stryer L. *Biochemistry*. New York: W. H. Freeman; 2002.

Matthews CK, van Holde KE. *Biochemistry*. New York: Benjamin-Cummings Publishing Co.; 1990.

Voet D, Voet JG. *Biochemistry*. Hoboken, NJ: John Wiley and Sons; 2004.

생리학

Guyton AC. *Textbook of Medical Physiology*. Philadelphia: WB Saunders; 1996.

확산

Berg HC. *Random Walks in Biology*. Princeton, NJ: Princeton University Press. 1993.

유용한 인터넷 사이트

http://www.biology.arizona.edu/

생물학 프로젝트 – 애리조나 대학. 생물학과 생화학 학습을 위한 쌍방향성 온라인 자료(산-염기 반응에 대한 내용을 포함).

http://www.mhhe.com/physsci/chemistry/essentialchemistry/flash/acid13.swf

http://www.mhhe.com/physsci/chemistry/essentialchemistry/flash/buffer12.swf

산의 이온화와 완충액에 대한 플래시 애니메이션, Raymond Chang, Essential Chemistry, McGraw-Hill.

http://arbl.cvmbs.colostate.edu/hbooks/cmb/cells/pmemb/hydrosim.html

삼투압과 정수압 시뮬레이션, 콜로라도 주립대학.

http://sun.science.wayne.edu/~bio340/Applets/

막전위 튜토리얼, Dr. Robert Stephenson, 웨인 주립대학.

http://www.physiologyeducation.org/

막 수송과 막전위 등에 관련된 다양한 프리웨어, 생리학 교육 연구 컨소시엄.

http://cr.middlebury.edu/biology/labbook/diffusion/

확산, 삼투, 확산 포텐셜, 네른스트 방정식에 대한 훌륭한 기초 자료. 버몬트 대학과 미들베리 칼리지의 Dr. Joseph Patlak과 Dr. Chris Watters의 제공.

핵심 개념 및 정의

가수분해(hydrolysis): 축합 반응의 반대. 반응물의 공유 결합을 끊으면서 한쪽 생성물에는 물에서 나온 H를, 다른 쪽 생성물에는 물에서 나온 OH를 결합시키는 반응.

가역성(reversible): 화학 반응에서, 조건에 따라 반응이 정방향 또는 역방향의 양쪽으로 모두 신행될 수 있다는 것을 의미.

갈락토오스(galactose): 유당(lactose)과 다른 많은 다당류의 구성 성분인 6탄당.

거대 분자(macromolecule): 단량체라고 불리는 소단위가 반복적인 결합으로 모여 이루어진 대형 분자.

고분자(polymer): 공유 결합에 의해 연결된 복수의 동일하거나 유사한 단위(단량체)로 구성된 임의의 큰 분자.

고장성(hypertonic): 세포 외 용액의 용질 농도가 높아 '삼투현상'으로 인해 세포 밖으로 물이 빠져나오도록 하는 상태.

공유 결합(covalent bond): 분자 내의 원자를 한데 묶어두는 안정적인 화학적 힘으로, 이는 원자들이 하나 이상의 전자쌍을 공유함으로써 달성됨. 이러한 결합의 에너지는 50-200 kcal/mole임.

과당(fructose): 꿀이나 과일에서 특히 자주 발견되는 6탄당.

구아닌(guanine): 퓨린이라는 분류에 속하며 이중 가닥 DNA 중 시토신과 결합하는 핵산의 구성 성분.

극성(polar): 양전하와 음전하의 비대칭적 분포 또는 순전하를 가진 분자나 구조. 극성 분자는 일반적으로 수용성임.

깁스 자유 에너지(Gibbs free energy, *G*): 엔탈피(*H*)와 엔트로피(*S*)의 함수로 표현되는 계의 잠재적 에너지를 나타내는 척도.

농도 구배(concentration gradient): 인접 영역 사이의 농도 차이.

뉴클레오티드(nucleotide): 당에 결합된 한 개 이상의 인산기를 함유한 뉴클레오시드(nucleoside). DNA와 RNA는 뉴클레오티드의 중합체.

능동 수송(active transport): ATP의 가수분해 또는 다른 에너지원에 연동되어 에너지적으로 불리한 방향으로 분자를 수송하는 것.

다당류(polysaccharide): 단당류로 구성된 생물학적 고분자.

단당류(monosacharide): 화학식$(CH_2O)_n$(n은 3에서 7까지)을 가지는 간단한 당.

단량체(monomer): 중합체(polymer)를 형성하는 작은 단위로 동일한 유형의 다른 분자와 결합할 수 있는 임의의 작은 분자. 예로는 아미노산, 뉴클레오티드 및 단당류가 포함됨.

단백질 접힘(protein folding): 폴리펩티드(또는 폴리펩티드의 집합)가 접힘으로써 단백질의 기능적 구조를 얻는 과정. 이는 폴리펩티드 소단위 간의 인력 또는 척력을 통해서 이루어짐.

단백질(protein): 아미노산으로 이루어진 생물학적 고분자.

당단백질(glycoprotein): 올리고당에 결합된 단백질.

당지질(glycolipid): 탄수화물을 포함한 극성 머리 부분을 가진 분자와 결합된 2개의 탄화수소 사슬로 이루어진 지질.

당질피질(glycocalyx): 세포 표면을 덮고 있는 탄수화물 외피.

등장성(isotonic): 세포 내 또는 세포 외로 물의 순 이동을 일으키지 않는 용질 농도를 가진 용액.

디옥시리보오스(deoxyribose): DNA의 화학 구조의 일부를 이루는 5탄당.

리보오스(ribose): RNA의 화학 구조의 일부인 5탄당.

리포솜(liposome): 구형 인지질 이중층 구조로, 체외에서 인지질(phospholipid)을 이용하여 만들 수 있으며 단백질을 포함할 수 있음.

무극성(nonpolar): 양전하와 음전하의 비대칭 분포나 순전하(net charge)를 가지지 않는 분자 또는 구조. 무극성 분자는 일반적으로 물에 녹지 않음.

반데르발스 상호 작용(van der Waals interaction): 원자 주위에서 작고, 일시적인 비대칭적 전자 분포(쌍극자)로 인해 일어나는 약한 비공유 결합 인력.

발열(exothermic): 열을 방출하는 화학 반응을 말함. 이러한 반응에서는 엔탈피 변화가 음의 값을 가짐.

번역(translation): 단백질의 합성 과정 중 mRNA 뉴클레오티드의 트리플렛(triplet) 서열에 따라 아미노산 서열이 결정되는 과정.

분자 복합체(molecular complex): 수소결합과 같은 여러 약한 비공유 결합에 의해 2개 이상의 분자가 모여 만들어진 복합체.

비공유 결합(noncovalent bond): 전자를 공유하지 않는 비교적 약한 화학 결합. 다중의 비공유 결합은 고분자의 형태를 안정화하고 분자 간 특이적 상호 작용을 중계함.

산(acid): 양성자 (H^+)을 방출하는 화합물. 카르복실기와 인산기는 생물학적 분자의 주요 산성 작용기이다.

산성혈증(acidosis): 체액에 산이 과잉으로 존재하는 현상, 신장 질환 또는 당뇨병에서 일어날 수 있음.

삼투(osmosis): 저농도의 용액에서 고농도 방향으로 반투막을 가로지르는 물의 순 이동. 막은 물은 통과시키지만 용질은 통과시키지 않음.

삼투압(osmotic pressure): 서로 다른 농도의 용액을 분리하는 반투막에서 물의 순 흐름을 막기 위해 농도가 높은 용액에 가해져야 하는 압력.

상보적인 서열(complementary sequence): 원본의 뉴클레오티드 염기서열과 짝을 이루는, 또는 혼성화 가능한 염기서열.

생성 반응(formation reaction): 화합물이 그 구성 원자들의 가장 안정된 형태에서부터 만들어지는 화학 반응.

세포막(cell membrane): 세포의 세포질을 둘러싸고 있는 반투과성 막이며, 외부 환경으로부터 세포 속으로 또는 그 반대의 방향으로 가는 물질의 수송을 조절함.

세포질(cytosol): 세포 내에서 발견되는 액체로, 세포 내액이라고도 함.

소수성(hydrophobic): 말 그대로 "물을 싫어하는". 수소결합을 형성하지 않아서 물에 쉽게 용해되지 않는 화합물.

소수성 효과(hydrophobic effect): 물 분자들로부터 스스로를 보호하기 위해 서로 모여 있거나 뭉치려는 무극성 분자들의 특성.

수동 확산(passive diffusion): 산소(O_2)와 이산화탄소(CO_2)와 같이 무극성의 작은 분자가 원형질막을 통과하는 현상.

수소결합(hydrogen bond): 전기적으로 음성인 원자(일반적으로 산소 원자 또는 질소 원자)와 다른 전기적으로 음성인 원자에 공유 결합으로 붙어 있는 수소 원자의 '비공유' *결합*. 특히 단백질의 입체 구조의 안정화와 핵산의 염기쌍 형성에 있어서 중요함.

수크로오스(sucrose): 1개의 포도당 분자와 1개의 과당 분자로 구성된 이당류($C_{12}H_{22}O_{11}$).

시토신(cytosine): 피리미딘(pyrimidine)의 유도체이며 구아닌과 쌍을 이루는 핵산의 구성물.

아데노신 5′-삼인산(adenosine 5′-triphosphate, ATP): 뉴클레오티드의 일종으로, 세포 내의 자유 에너지를 저장하고 전달하는 가장 중요한 분자. ATP 내에 존재하는 2개의 고 에너지 인산 결합(high-energy phosphoanhydride bonds)이 각각 하나씩 가수분해 되면 7 kcal/mol의 큰 *자유 에너지 변화*(ΔG)가 동반됨.

아데닌(adenine): 핵산의 4가지 구성 염기 중 하나. 일종의 퓨린 유도체(purine derivative)이며 이중 가닥 DNA에서 티민과 결합함.

아미노산(amino acid): 단백질을 구성하는 단량체로 하나의 탄소 원자에 결합한 카르복실기, 아미노기, 수소 원자, 고유한 곁사슬(side chain) 등을 가짐.

아쿠아포린(aquaporin): 물 분자가 인지질 이중층보다 훨씬 빠르게 세포막을 통과할 수 있도록 하는 물 채널 단백질.

양성자(proton): 수소 원자에서 전자가 제거되어 양전하로 하전된 아원자 입자. 즉, H^+.

양이온(cation): 양성으로 하전된 이온(예를 들면, Na^+).

양친매성(amphiphilic): 소수성 영역과 친수성 영역 모두를 갖는 분자.

엔탈피 변화(enthalpy change, ΔH): 열. 화학 반응에서 반응물 또는 생성물의 엔탈피는 그들의 결합 에너지의 총합과 동일함.

엔탈피(enthalpy, H): 내부 에너지 양을 나타내는 화학 물질의 열역학적 성질.

엔트로피(entropy, S): 계에서 무질서도의 척도 또는 일로 사용될 수 없는 에너지의 양.

엔트로피 변화(entropy change, ΔS): 두 상태 사이의 엔트로피 변화의 척도. 엔트로피가 높을수록 무질서도는 커짐.

열역학(thermodynamics): 주로 물질의 상태와, 그 상태가 압력, 온도, 부피에 따라 변화하는 양상에 대해 연구하는 화학의 한 분야.

염기(base): 양성자 (H^+)을 받아들일 수 있는 보통 질소를 포함하는 화합물.

완충액(buffer): 산(HA)과 염기(A) 형태의 물질을 모두 포함하는 용액으로, 강산 또는 강염기를 첨가했을 때 아주 작은 pH 변화만을 일으키는 용액.

용매(solvent): 용질이 용해되어 있는 용액을 형성하는 액체.

용질(solute): 용액에 녹아 있는 물질.

우라실(uracil): RNA의 구성 염기. 아데닌과 쌍을 이루어 결합.

유속(flux): 주어진 표면을 가로지르는 유체, 입자 또는 에너지의 이동 속도.

유전자 전달(gene delivery): 외래 DNA를 세포 속으로 전달하는 과정.

유전정보(genetic information): 유전자에 존재하는 핵산에 의해 세대를 따라 전달되는 유용한 정보.

음이온(anion): 음성으로 하전된 이온(예를 들면, Cl^-).

이당류(disacharide): 2개의 단당류가 결합되어 만들어진 당류.

이온(ion) : 하나 이상의 전자를 잃거나 얻어서 결과적으로 양 또는 음의 전하를 가지는 원자 또는 원자군.

이온 결합(ionic bond): 양전하 이온(양이온)과 음전하 이온(음이온)의 '비공유' 결합.

인지질(phospholipid): 인산기(phosphate)를 가진 극성 머리 부분에 2개의 탄화수소 사슬(일반적으로 지방산)이 연결되어 있음. 이는 세포막의 주성분임.

일(work): 힘이 물체에 작용하여 위치의 변화를 일으키는 것.

자유 에너지 변화(free-energy change, ΔG): 화학 반응의 생성물과 반응물 분자의 자유 에너지의 차이. ΔG가 큰 음수 값을 가지는 것은 반응이 일어나는 경향이 강하다는 것을 나타낸다. 즉, 화학 평형에서 생성물의 농도가 반응물의 농도보다 훨씬 크다는 것을 나타낸다.

작용기(functional group): 유기 화합물에 그 특유의 성질을 부여하는 특이적이고 다양한 화학 그룹.

저장성(hypotonic): 세포 외 용액의 용질 농도가 낮아 '삼투현상'으로 인해 세포 안으로 물이 들어오도록 하는 상태.

전기화학적 구배(electrochemical gradient): 막을 가로지르는 화학 물질 농도와 전위의 차이.

전령 RNA(messenger RNA, mRNA): 유전정보를 전사하여 리보솜으로 전달하는 RNA의 형태.

전사(transcription): DNA 염기로 표현된 유전자 정보가 DNA를 주형으로 사용하여 새롭게 합성된 RNA 사슬로 복사되는 과정.

정상상태(steady state): 시간에 따라 변화하지 않는 안정된 상태 또는 한 방향의 반응이 다른 방향의 반응에 의해 지속적으로 균형이 맞춰지는 상태.

젖당(lactose): 우유에서 주로 발견되는 포도당과 갈락토오스 단위체로 만들어진 이당류.

중성(neutral): 산성도 염기성도 아닌, pH가 7 근방인.

중합반응(polymerization): 단량체로부터 고분자를 만드는 과정.

지질(lipid): 지방산과 스테로이드를 포함하며, 물에 녹지 않는 작은 생체분자.

질소 염기(nitrogenous base): 핵산을 형성하는 뉴클레오티드를 구성하는 질소 함유 염기.

짝산(conjugate acid): 염기에 양성자 (H^+)을 첨가함으로써 형성되는 화학종. $CH_3COOH(aq)$은 $CH_3COO^-(aq)$의 짝산임.

짝염기(conjugate base): 산이 양성자 (H^+)를 잃어 형성되는 화학종. $CH_3COO^-(aq)$은 $CH_3COOH(aq)$의 짝염기임.

촉진 확산(facilitated diffusion): 단백질을 이용하여 수동 확산보다 빠른 속도로 농도 구배를 따라 움직이는 분자의 수송 현상.

축합 반응(condensation): 가수분해 반응의 반대. 2개의 분자가 반응하여 하나의 분자를 만들 때 부산물(일반적으로 물)을 생성하는 반응.

친수성(hydrophilic): 말 그대로 "물을 사랑하는". 수소결합을 형성하는 능력으로 물에 친화성을 갖는 화합물.

탄수화물(carbohydrate): 설탕과 전분 및 셀룰로오스를 포함하여 식품과 생체 조직에서 발견되며, 수소와 산소 분자를 2:1의 비율로 포함하고 분해될 시 에너지를 내놓는 유기 화합물의 큰 그룹.

트리글리세라이드(triglyceride): 지방이 저장되는 형태로, 3개의 지방산에 연결된 글리세롤(glycerol) 분자로 구성된 형태.

티민(thymine): 피리미딘(pyrimidine)의 유도체이며 아데닌과 쌍을 이루는 핵산의 구성물.

펩티드(peptide): 펩티드 결합으로 연결된 일반적으로 30개 미만의 아미노산으로 구성된 작은 고분자.

평형상수(equilibrium constant): 반응의 순방향과 역방향의 속도 상수의 비율. $A + B \rightarrow AB$의 결합반응에서 이것은 결합 상수 K_a와 같다. K_a가 높다는 것은 A와 B 사이의 결합이 강하다는 것을 의미한다. K_a의 역수는 해리 상수 K_D이며, K_D가 높을수록 A와 B 사이의 결합이 약하다.

포도당(glucose): 중요한 에너지원이 되는 간단한 당류. 화학식은 $C_6H_{12}O_6$.

폴리펩티드(polypeptide): 단백질 사슬을 이루기 위한 다수의 아미노산으로 이루어진 선형 유기 중합체.

퓨린(purine): 2개의 접합 이종원자 고리(fused heterocyclic ring)를 포함하는 질소 화합물의 종류. 두 종류의 퓨린, 아데닌과 구아닌은 일반적으로 DNA와 RNA에서 발견됨.

피리미딘(pyrimidine): 1개의 이종원자 고리(heterocyclic ring)를 포함하는 질소 화합물의 종류. 두 종류의 피리미딘, 시토신과 티민은 일반적으로 DNA에서 발견됨. RNA에서는 우라실이 티민을 대체함.

항상성(homeostasis): 안정적인 내부 환경을 유지하려는 생리적 계의 경향.

해리 상수(dissociation constant): 용액에서 복잡한 이온들이 분해될 때의 평형상수. K의 값이 작을수록 물질의 해리가 덜 일어난다. 이 값은 온도, 이온 강도와 용매의 성질에 의존한다.

핵산(nucleic acid): 인을 포함하는 결합으로 연결된 뉴클레오티드의 중합체. DNA와 RNA가 세포 내 존재하는 주요한 핵산.

혼성화(hybridization): 두 개의 DNA 단일 가닥들이 이중 가닥 DNA를 형성하는 과정.

화학 반응 속도론(chemical kinetics): 화학적 계의 변화 속도의 연구.

화학 평형(chemical equilibrium): 정반응과 역반응 반응이 같은 속도로 발생하는 상태.

확산(diffusion): 고농도에서 저농도로 가는 분자의 순 이동.

효소(enzyme): 화학 반응을 촉매하는 단백질.

흡열(endothermic): 열을 흡수하는 화학 반응. 이러한 반응은 엔탈피 변화가 양의 값을 가짐.

1차 반응(first-order reaction): 모든 반응의 반응 속도가 속도 상수에 농도를 곱한 것과 같은 반응.

5탄당(pentose): 5개의 탄소를 가진 당.

pH: 리터당 몰수의 수소 이온 농도를 대수(logarithm)로 표현하고 여기에 음의 부호를 붙인 값($pH = -\log[H^+]$). 산과 염기를 표현하는 척도. 중성은 pH 7에 해당하고 이보다 크면 염기이고 작으면 산성을 의미함.

표기

a, b, c, d	화학양론적 계수	
G	깁스 자유 에너지	J/mole
H	엔탈피	J/mole
K	화학 반응 속도 상수	1/s(1차 반응일 때), L/mole-s(2차 반응일 때) 등
K	평형상수	$(mole/L)^x$, x = (평형 반응식에서 생성물의 분자

		수) − (반응물의 분자수)
K_w	물의 이온곱	$(mole/L)^2$
R	기체상수	J/mole-K
S	엔트로피	J/mole-K

아래첨자

A, B, C, D 등	화학종 A, B, C, D 등에 대한
F	생성 반응
A	결합 반응, 또는 산-염기 평형
D	해리 반응

위첨자

∘ 표준 상태에 관한

설명문제

1. 산과 염기의 특성에 대해 설명하라. 이 책의 범위를 넘어가는 정보에 대해서는 다른 화학 전공서를 참조하면 도움이 될 수 있다.
2. 왜 극성 분자는 친수성이고, 비극성 분자는 소수성인지 설명하라.
3. 수소결합이 공유 결합보다 훨씬 약하다면 왜 수소결합이 생체분자들을 결합시키는 데 사용되는가?
4. 중합반응 시 엔트로피가 증가하는지 감소하는지 말하고, 그 이유를 서술하라.
5. 수동 수송과 능동 수송의 차이점을 설명하라. 또한 몇몇 이온들의 수송에 능동 수송이 필요한 이유를 서술하라.
6. 일반 식염수(질량비로 0.9% NaCl)는 정맥 내 주사제 또는 인공 눈물에 사용된다. 식염수는 체액과 비교했을 때 등장성, 고장성, 저장성 중 어떤 것인가? 그리고 그 이유는 무엇인지 서술하라.
7. 만일 당신이 무인도에 있다고 하면, 해수를 섭취하지 말고 시냇물 또는 우물을 찾아야 하는 이유를 삼투압 이론을 사용하여 설명하라.
8. 과호흡(hyperventilation), 즉 매우 가쁘게 호흡하는 현상이 어떻게 HCO_3^-/H_2CO_3 평

형상태를 방해하는지 설명하라. 또한 이 결과로 나타나는 것이 산성혈증인지, 알칼리혈증인지 추정해보라.

9. 낭포성 섬유증(cystic fibrosis)은 유전적 질병이다. 이 질병을 가진 환자에게 결여되는 것은 무엇이며 이 결핍이 어떤 증상을 일으키는지 서술하라. (도서관이나 인터넷 상의 믿을 만한 정보를 통해 알아보라.)

연습문제

1. 2개의 단당류로부터 이당류, 2개의 아미노산으로부터 디펩티드(dipeptide), 2개의 뉴클레오티드로부터 디뉴클레오티드(dinucleotide)가 합성되는 축합 반응을 각각 적어보라.

2. 다음 화합물을 각각 산 또는 염기로 분류하라.
a) NH_3, b) H_3PO_4, c) LiOH, d) HCOOH(포름산), e) H_2SO_4, f) HF, g) $Ba(OH)_2$.

3. 다음 물질에 대해서, 각각의 화학 구조를 그리고 그 물질이 극성인지 비극성인지 결정하라. 극성이라면, 극성을 가지는 원자에 부분적인 음전하 및 양전하를 표시하라.
a. 이산화탄소(CO_2)
b. 사염화탄소(CCl_4)
c. 염산(HCl)
d. 암모니아(NH_3)
e. 산소(O_2)

4. 타이로신(tyrosine), 세린(serine) 및 트레오닌(threonine)은 인산화(인산기의 첨가)에 의해 변조될 수 있는 아미노산들이다. 뒤에서 보겠지만, 이것은 효소의 작동 여부를 결정하는 중요한 메커니즘이다. (a) 타이로신, 세린, 트레오닌의 화학 구조를 찾아 그려보자. (부록 B, 표 B.I 참조.) 각각의 구조에 대해, (b) 분자 내의 각 작용기를 구분하고, (C) 분자가 수소결합을 할 수 있는지 판단하라. 적절한 원자에 전하를 표시하라.

5. 각 화학 결합에서 산과 그 짝염기를 구분하고 각 산의 pK_A를 계산하라. 가장 강산부터 약산까지 순서대로 나열하라. 25 °C에서 각 반응의 산 이온화 상수(K_A)가 다음과 같다.
a. $HC_2H_3O_2 + H_2O \leftrightarrow H_3O+ + C_2H_3O_2$-아세트산, $K_A = 1.7 \times 10^{-5}$

b. $HC_7H_5O_2 + H_2O \leftrightarrow H_2O+ + C_7H_5O_2$-벤조산, $K_A = 6.3 \times 10^{-5}$

c. $HC_6H_4NO_2 + H_2O \leftrightarrow H_3O+ + C_6H_4NO_2$-니코틴산, $K_A = 1.4 \times 10^{-5}$

6. 위산과 혈액의 수소 이온 농도 $[H^+]$를 계산하라. 둘 중에 어느 쪽의 $[H^+]$가 더 높은가? 또한 $[H^+]$과 pH의 관계에 대해서 어떻게 일반화시킬 수 있는지 서술하라.

7. 0.45 M의 플루오르화 수소산(HF, $K_A = 6.8 \times 10^{-4}$) 용액의 해리 반응식을 써라. 또한 용액의 pH와 이온화 정도를 결정하라.

8. 0.1 M 아세트산 용액의 pH는 2.885이다. 아세트산의 해리 상수는 얼마인지 서술하라.

9. 0.20 M 프로피온산($HC_3H_4O_2$) 용액과 0.1 M 프로피온산 나트륨($NaC_3H_4O_2$)으로 이루어진 완충액의 pH는 얼마인지 계산하라. (프로피온산의 K_A는 1.3×10^{-5})

10. 식품의 탄수화물은 에너지원으로 사용된다. 포도당($C_6H_{12}O_6$)의 연소는 다음과 같다.

$$C_6H_{12}O_6(s) + 6O_2(g) \rightarrow 6CO_2(g) + 6H_2O$$

a. 이 반응의 표준 엔탈피를 계산하라. 힌트: 부록 B, 표 B.2의 생성열을 사용하라.

b. 이 반응은 발열 반응인가 흡열 반응인가? 포도당 1 g당 발생하는 열량(kcal)은 얼마인가?

c. ΔS^o가 212 J/K · mole일 때 37 ℃에서 ΔG^o의 값을 구하라. 반응이 일어나겠는가? [참고: 1 cal = 4.184 J]

11. U자형 튜브(박스 2.6 참고)는 물만 투과하는[염화나트륨(NaCl)은 투과하지 않는] 막으로 분리되어 있다. NaCl(8 g)이 물 0.5 L에 녹은 용액은 U자형 튜브의 반투과성 막 한쪽에 있고, 반대쪽에는 순수한 물이 있다. 이 튜브를 그림으로 나타내라. 또한, 물의 흐름은 어느 쪽으로 이동할지 설명하라. 만일 물의 온도가 25 ℃로 일정하다면 삼투압은 얼마인가? 초기 A와 B 구획의 부피가 같았다면, 평형상태에서의 액체 높이는 어떻게 달라질지에 대해서도 설명하라.

12. 해당과정(glycolysis), 즉 당의 분해 과정에서 첫 번째 단계는 포도당을 포도당-6-인산(glucose-6-phosphate)으로 변환하는 과정이다. 25 ℃에서 반응의 평형상수를 계산하라. 이것은 자발적으로 일어나는가? 만일 아니라면, 아래와 같이 반응을 시키기 위해서는 어떻게 해야 하는가?

$$\text{포도당} + \text{인산} \rightarrow \text{포도당-6-인산} + H_2O$$

$$\Delta G^\circ = 3.3\ \text{kcal/mole}$$

13. 체외 실험은 생리 조건을 모사하기 위해 일반적으로 pH = 7.4에서 수행된다. 인산염 완충 시스템이 종종 사용된다.

$$H_2PO_4^- \rightarrow HPO_4^{2-} + H^+ \ pK_A = 7.2$$

a. HPO_4^{2}와 $H_2PO_4^-$의 농도 비는 얼마인가?

b. 완충 용액 제조 시, 0.10M Na_2HPO_4 (aq) 500.0 mL에 NaH_2PO_4 (aq)를 (질량으로) 얼마나 첨가해야 하는가?

14. 지질 이중층을 통한 스테로이드 확산의 유속(mg/cm²/s)을 추정하라. 지질 이중층 내 스테로이드의 확산 계수는 10^{-6} cm²/s이고 막 외부에서 농도는 1 ng/mL, 안에서는 0이라고 가정하라.

15. 박스 2.5에서 막 두께가 Δx일 때,

a. 정상상태에서 용질의 농도를 x에 대한 함수로 도식화하라.

b. 정상상태에 다다르는 동안의 농도 분포를 추정하라. 즉, 초기 상태에서 막이 C_2의 농도로 용질로 포화되어 있고, 왼쪽 경계($x = 0$)의 농도가 갑자기 C_1으로 증가했다고 가정할 때, 농도 변화가 일어난 직후의 농도 분포와, 시간이 충분히 지났지만 정상상태에 이르지는 못한 시점에서 나타나는 농도 분포를 그려라.

16. 1 M 포도당(glucose) 용액은 0.2 M 과당(fructose) 및 0.7 M 설탕(sucrose) 용액으로부터 선택적 투과성 막에 의해 분리되어 있다. 막은 이들 당 분자들 중 어떤 것에도 투과성을 갖지 않는다. 어느 쪽 용액이 초기에 고장성인지, 또는 저장성인지 나타내고 물이 이동하는 방향을 설명하라.

17. U자형 튜브(박스 2.6 참고)는 물과 포도당은 투과할 수 있지만 수크로오스는 통과할 수 없는 막으로 나누어져 있다. 왼쪽(A)은 2.0 M의 수크로오스와 1.0 M 포도당이 들어 있고, 오른쪽(B)에는 1.0 M의 수크로오스와 2.0 M 포도당이 들어 있다.

a. 평형상태로 변하기까지의 과정에서 어떤 현상을 볼 수 있는지 서술하라.

b. 평형상태로 변하는 과정에서 어떤 분자가 막을 통해 순 이동을 보여줄 것인지 서술하라.

18. 황린 성냥의 한 구성요소인 삼황화사인(P_4S_3)의 연소 반응은 아래와 같다.

$$P_4S_3(s) + 8O_2(g) \rightarrow P_4O_{10}(s) + 3SO_2(g)$$
$$\Delta H_f^\circ(P_4S_3) = -155 \text{ kJ/mole}$$
$$\Delta H_f^\circ(O_2) = 0 \text{ kJ/mole}$$
$$\Delta H_f^\circ(P_4O_{10}) = -2942 \text{ kJ/mole}$$
$$\Delta H_f^\circ(SO_2) = -296.8 \text{ kJ/mole}$$

a. 반응의 표준 엔탈피를 계산하라.

b. 표준 엔탈피 변화를 도식화하라.

c. 이 반응은 발열 반응인가, 흡열 반응인가? 답에 대해 설명하라.

19. 탄산칼슘의 분해 과정이 표준 엔탈피 및 엔트로피 값과 함께 아래에 나와 있다.

a. 반응에 대한 ΔH_f^0를 구하라.

b. 반응에 대한 ΔS를 구하라.

c. 반응에 대한 표준 깁스 자유 에너지 변화는 어떻게 표현할 수 있는가?

d. 다음 반응은 25 ℃에서 자발적인가? 1000 ℃에서 자발적인가? 답변에 대해 설명하라.

e. 25 ℃와 1000 ℃에서 평형상수를 계산하라.

$$CaCO_3(s) \rightarrow CaO(s) + CO_2(g)$$

	$CaCO_3(s)$	$CaO(s)$	$CO_2(g)$
ΔH_f° (kJ/mole)	–1206.9	–635.1	–393.5
ΔS (kJ/mole)	92.9	38.2	213.7

20. 요소(urea)가 NH_3와 CO_2로부터 형성되는 반응은 아래 다음과 같다. 25 ℃에서 표준 자유 에너지 변화 ΔG는 -13.6 kJ/mole이다.

$$2NH_3(g) + CO_2(g) \rightarrow NH_2CONH_2(aq) + H_2O(1)$$

a. 평형상수 K를 반응물과 생성물의 몰 농도로 표현하라.

b. 평형상수 K를 ΔG^o와 온도의 함수로 표현하라.

c. 25 ℃에서 이 반응의 평형상수 K 값을 구하라.

21. 아세트산, CH_3COOH는 전형적인 약산이며 식초의 한 성분이다.

a. 아세트산은 물에서 부분적으로 이온화된다. 이때, 아세트산이 짝염기와 수소 이온으로 해리되는 화학 반응식을 서술하라.

b. 아세트산의 평형상수 식을 써라.

c. 평형상태에서 농도가 각각 $[CH_3COOH]$ = 0.15 M, $[CH_3COOH]$ = 0.15 M, $[CH_3COO\text{-}]$ = 1.63 mM일 경우, 이온화의 평형상수(K_A)를 계산하라.

d. 아세트산의 pK_A를 계산하라.

22. 어떤 용액에 초기 42 mM의 포름산($HCHO_2$, $pK_A = 3.76$)이 포함되어 있었다.

a. 포름산은 약산으로 물에 부분적으로 이온화한다. 해리 과정의 화학 반응식을 써라.

b. 평형상태에서 짝염기 및 H+ 농도를 구하라.

c. 이온화 백분율을 계산하라.

23. 다음 약산의 해리 과정에서, K_A의 정의에서부터 시작하여 헨더슨-하셀바흐 식을 유도하라.

$$HA \Leftrightarrow H^+ + A^-$$

혈액의 중탄산 완충계의 헨더슨-하셀바흐 식은 아래와 같다.

$$pH = 6.1 + \log\frac{[HCO_3^-]}{[H_2CO_3]}$$

a. 혈액 pH가 5.8일 때 $[HCO_3^-]/[H_2CO_3]$의 비율을 계산하라.

b. 이 환자는 산성혈증인가, 알칼리혈증인가? 이유를 설명하라.

c. 혈액 pH를 정상으로 회복시키기 위해 인간의 몸이 어떤 수단을 사용할 수 있는지 설명하라.

3

생체분자 원리: 핵산

학습목표 이 장을 배우고 나면 다음을 할 수 있다.

- 유전자 정보를 세포에 저장하는 디옥시리보핵산(DNA)의 중요성을 이해할 수 있다.
- DNA와 리보핵산(RNA)의 화학 구조와, 그 화학 구조가 이들 생물학적 고분자의 기능과 어떻게 연관되어 있는지를 알 수 있다.
- DNA 복제 메커니즘과 세포 분열에서의 중요성을 이해할 수 있다.
- 분자생물학의 중심 원리(central dogma)와 생물학적 전사와 번역의 개념을 이해할 수 있다.
- RNA가 세포 내에서 여러 가지 형태로 존재하고, 각각의 형태가 전사와 번역의 과정에 어떻게 기여하고 있는지를 이해할 수 있다.
- 유전자 복제(gene cloning)의 중요성과 재조합 DNA 기술이 생물학 및 생체공학에 어떤 혁명적인 역할을 했는지 인식할 수 있다.
- 중합 효소 연쇄 반응(polymerase chain reaction, PCR) 기술과 이를 통해 DNA가 어떻게 증폭되는지를 이해할 수 있다.
- 인간 세포에서 사용되는 일반적인 유전자 전달 벡터들과, 각각의 장단점을 알 수 있다.

3.1 서장

과학사에서 가장 매력적이고 유명한 이야기 중 하나는 DNA 구조의 발견이다. 이 업적은 영국 캠브리지 대학의 캐번디시 연구소에서 일하던 청년 제임스 왓슨(James Watson)과 프랜시스 크릭(Francis Crick)에 의해 1953년에 달성되었다. 왓슨의 자서전인 『이중나선(The Double Helix)』은 그 성과를 이루어냈던 시기에 대해 설명하고 있고, 일반인들이 이해할 수 있을 정도의 일반적인 이야기를 다루기 때문에 아직도 인기가 있다. 이는 모험, 신비, 그리고 명성을 추구하는 젊은이들이 이룬 마법과 같은 과학적인 업적을 현대의 독자들이 읽기 쉽게 기술해두었다. 이러한 방법으로 DNA의 이야기는 그 시초부터 로맨스, 명성, 그리고 권력과 이어져왔다.

DNA는 핵산(nucleic acid)이라는 생물학적 고분자 중에 가장 유명한 것으로, 이러한 유명세에 걸맞은 가치가 있다. 핵산은 생명체의 핵심 정보를 저장하는 분자이다. 유전 정보는 우리 몸속 거의 모든 세포의 핵산에 저장되어 있으며, 세포 사이에, 세대 사이에 전달될 수 있다. 핵산에 대한 연구는 다각적이다. 핵산 고분자의 구조와 기능, 이 분자가 정보를 유지하는 능력, 핵산의 변이에 따른 정보의 변화, 생명 현상에 있어서 핵산의 다양한 역할, 생체공학 분야에 활용할 수 있는 특성에 대한 연구가 이어지고 있다. 과학 기술의 다른 많은 분야와 마찬가지로, 생체공학 분야에서도 핵산(DNA와 RNA)의 응용은 매우 중요한 과제가 되었다. 핵산이라는 생물학적 고분자는 2장에서 소개했다. 이 장에서는 앞선 논의를 확장하여 핵산이 어떻게 유전정보를 저장하고 필요한 생화학적 기능을 수행하는지를 설명하고자 한다.

DNA는 인간의 건강에 밀접하게 관련되어 있다. 많은 질병은 DNA 수준에서의 결함에서 발생한다. 이러한 결함은 유전자 자체(유전성 질환을 일으킨다) 또는 유전자 조절 영역(암을 일으킨다)의 결함에서 발생할 수 있다. 일부 질환은 단일 유전자 결함의 결과이다. 이러한 질병의 대부분은 드물게 발생하지만, 낭포성 섬유증(cystic fibrosis)과 근위축증(muscular dystrophy) 등 비교적 흔한 유전성 질환도 있다(표 3.1). 생체공학자들은 결함이 있는 유전자를 대체할 수 있는 정상 기능을 가진 유전자를 삽입하여 질병을 치료하는 유전자 치료를 보다 안전하고 효과적으로 수행하기 위한 방법을 탐구하고 있다(그림 3.1).

하나 이상의 유전자가 변화하여 발생하는 질병도 많다. 이러한 질환은 다유전자성(polygenic)이라고 하고, 제2형 당뇨병(type II diabetes)과 심장병(heart disease) 등이 이러한 질환에 속한다. 이러한 질환들의 유전적 기원, 그리고 유전자 수준에서의 변화와 질병 자체의 발현과의 관계는 복잡하기에 아직 완전히 이해되지 않고 있다. 다유전자성 질환의 소인은 일반적으로 유전되지만, 질환의 발병은 환경적 또는 행동적 요인에 의존한다. 생체공학자는 이러한 질환을 이해하기 위해 생물학자와 임상의와 협력하고 있으며, 대부분의 경우 컴퓨터 모델을 사용하여 유전자 변이가 세포 기능에 주는 영향을 예측하고 있다. 또한 가까운 장래에 수천 명의 생체공학자를 필요로 할 **시스템 생물학(systems biology)**(그림 3.2) 분야가 30억 개의 염기로 이루어진 인간 유전체를 밝혀내기 위한 인간 게놈 프로젝트(human genome project)를 통해 새로 떠오르기 시작했다. **전체[게놈(genome)]**는 어떤 생물의 염색체 내의 모든 유전 물질을 통틀어서 일컫는 것이다. 시스템 생물학에 종사하는 생체공학자는 인간 게놈의 서열을 분석하기 위한 자동화된 장비의 설계와, 이를 통해 만들어진 수많은 데이터를 분석하기 위한 소프트웨어 도구의

표 3.1 단일 유전자 결함으로 인한 질병들

질병	결함의 위치	발병률	치료
	효소 관련		
레쉬-니한 증후군(Lesch-Nyhan Syndrome)	하이포크산틴-구아닌 포스포리보실기 전달효소 (Hypoxanthine-guanine phosphoribosyltransferase)	100,000-380,000명 중 1명(남성만)	
아데노신 탈아미노효소 결핍증 (Adenosine deaminase deficiency)	아데노신 탈아미노효소		효소 주사, 유전자 치료
고셰병(Gaucher's disease)	리소좀의 글루코세레브로시다제 (Lysosomal glucocerebrosidase)		효소 주사
페닐케톤뇨증(Phenylketonurea)	페닐알라닌 수산화효소 (Phenylalanine hydroxylase)	신생아 10,000-15,000명 중 1명	식이요법
겸형 적혈구 빈혈증(Sickle cell anemia)	헤모글로빈	아프리카계 미국 남성의 0.4%	수혈, 단백질 주사
	막단백질 관련		
낭성 섬유증(cystic fibrosis)	낭성 섬유증 막횡단 전도 수용체 (cystic fibrosis transmembrane conductance receptor, CFTR)	백인 신생아 2000명 중 1명	유전자 치료, 아직 성공적이지 못함
이당류분해효소결손증 (disaccharidase deficiency, 젖당 불내증)	락테이스(lactase)	빈도수 높음	식이요법
듀센형 근디스트로피(Duchenne's muscular dystrophy)	디스트로핀(dystrophin) 유전자 산물	남성 3500명 중 1명	없음
	단백질 관련		
헌팅턴 병(Huntington's disease)	헌팅턴	유럽계 신생아 100,000명 중 3-7명	없음

참고: 이 정보는 참고문헌 (1, 2)에서 발췌했다. 이 질병들은 단일 유전자의 결함으로 인한 효소, 막단백질 또는 다른 유전자 산물의 결핍으로 발생한다.

설계를 도왔다. DNA를 합성하고 복제하는 능력은 또한 수백 개의 샘플에서 유전자 발현 분석을 위한 마이크로어레이(microarray) 칩의 개발로 이어졌다.

1970년대 재조합 DNA 기술이 처음으로 개발된 이후, 우리 사회는 질병을 이해하고 치료하는 도구로써 DNA를 조작하고 사용하는 능력을 빠르게 개발했다. DNA 기술은 또한 우리가 의약품을 제조하는 방법을 바꾸었다. 현재는 인간 유전자를 세균, 효모, 바이러스, 또는 동물 세포에 안전하고 효율적으로 삽입할 수 있다. 이 기술은 치료제로서

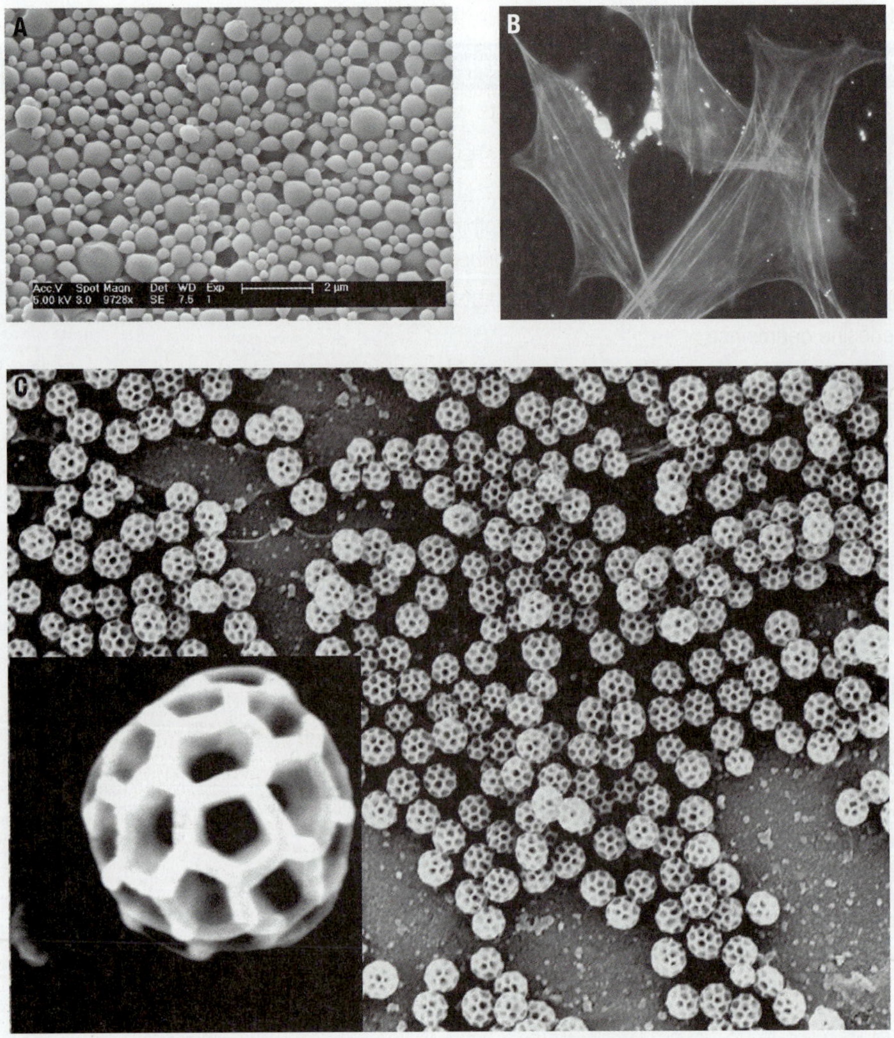

그림 3.1

유전자 치료 벡터와 인위적으로 설계된 디옥시리보핵산(DNA). **A**. 생체공학자는 플라스미드와 결합한 생분해성 입자와 같은 새로운 유전자 치료 벡터의 개발에 노력하고 있다. 또한 이 벡터가 인간 세포와 어떻게 상호 작용을 하는지 이해하고자 한다. 사진 제공: Jeremy Blum. **B**. 배양 세포 내의 액틴 섬유(actin fiber)를 함유하고 있는 폴리오마바이러스(polyomavirus) 유사 입자들(color plate 참조), Macmillan Publishers Ltd의 허가 하에 인용, *Gene Therapy*. 2006;7(24): 2122–2131. **C**. DNA만으로 구축된 버키볼 모양 구조(buckyball-like structure). 사진 제공: Cornell 대학의 Dan Luo.

의 재조합 단백질의 생산으로 이어졌다. 현재 전 세계 당뇨병 환자는 동물 조직에서 채취한 이전의 인슐린 약물보다 안전하고 저렴한 재조합 인간 인슐린을 사용하고 있다. DNA 기술은 법의학, 농업 및 현대 생활의 다른 측면을 변화시키고 있다. 일부 생명공학자는 DNA를 집짓기 블록으로 사용할 수 있는 방법을 익히고, DNA 분자를 마치 분자 수준의 Tinker Toys®처럼 이용하여 작지만 잘 구축된 물체를 만들기도 한다(그림 3.1).

이 장에서 핵산에 대한 논의는 우선 유전학에 대한 소개로 시작하여 DNA가 생체공학에서 사용되는 몇 가지 방법에 대한 설명으로 끝맺는다. 유전학에서 생명공학으로 내용이 전개되는 과정에서, 2장에서 다루었던 핵산의 구조를 더 자세히 설명하고, 분자생물학의 기본 개념에 대해 논의한다. 마지막으로, 생체공학과 이어지는 분자생물학의 응

그림 3.2

시스템 생물학은 생체공학자들이 개척 중인 분야 중 하나이다. **A**. 표면의 각 지점마다 우리가 알고 있는 유전자의 복사본을 고정해놓고 DNA 프로브를 이용하여 형광 신호로 감지하는 기술을 DNA 마이크로어레이(microarray)라고 한다. 연구자들은 이 마이크로어레이를 이용하여 조직 또는 세포의 작은 시료에서 개별 유전자의 존재를 검사할 수 있게 되었다. 사진 제공: Virginia Polytechnic Institute의 M. A. Saghai Maroof 박사. (color plate 참조) **B**. 시토카인 신호 전달 경로의 예. (이미지는 2006 Valerie Reinke의 허가를 받아 사용했다.)

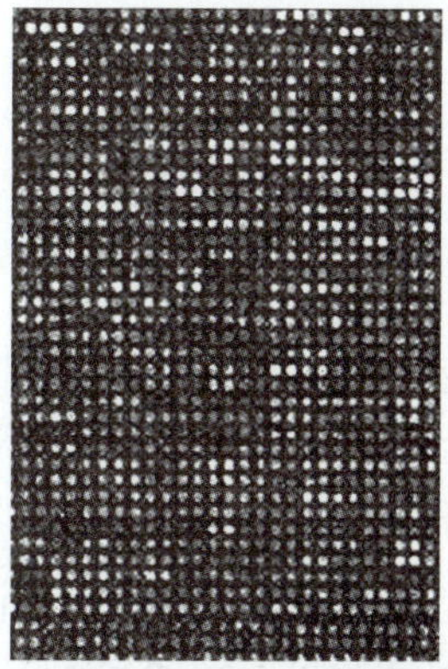

A

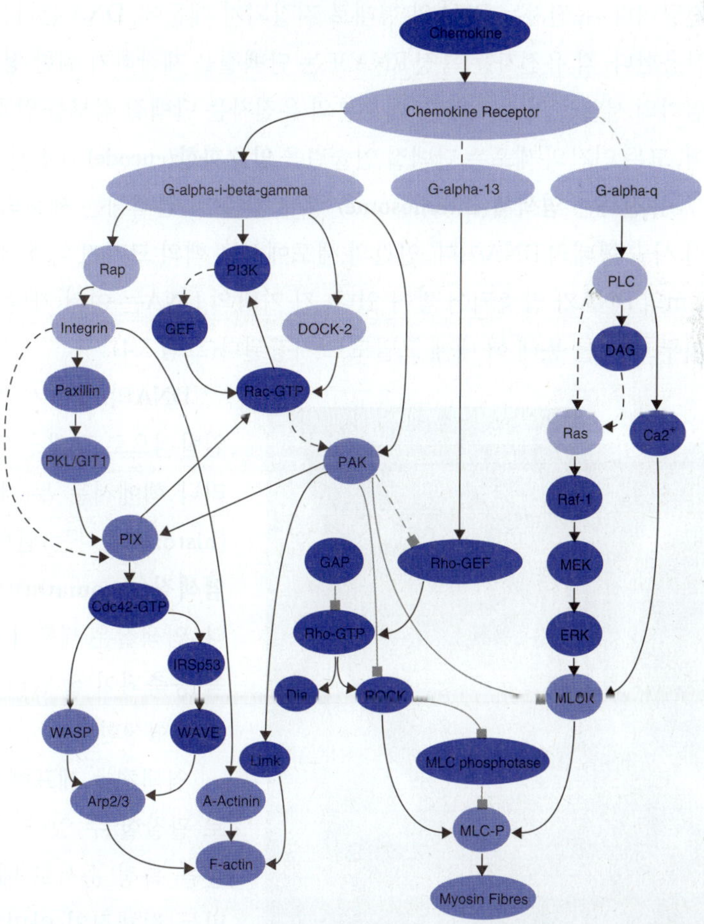

B

용인 재조합 DNA 기술을 소개한다.

3.2 개요: 유전학과 유전

유전학(genetics)은 유전과 유전적 변이에 대한 연구이다. 인간은 개인마다 고유의 독특한 **형질**(traits)들을 가지고 있다. 갈색 눈, 갈라진 턱 또는 머리카락의 모양 등 몇 가지 형질은 쉽게 인식할 수 있다. 혈액형과 당뇨병의 소인 등의 형질들은 앞의 형질들처럼 우리 눈으로 확인하기 어렵다(그림 3.3). **유전**(heredity)은 한 세대에서 다음 세대로의 형질의 전달이다. 유전자는 DNA의 형태로 저장되기 때문에, DNA 분자는 유전의 기본 단위로 작용한다. 각 유전자는 특정 RNA 또는 단백질을 제작하기 위한 정보를 포함하는 독특한 염기의 서열을 가지고 있다. 대부분의 유전자는 단백질 정보를 암호화하고 있다. 예를 들어, 모든 인간의 세포는 단백질 인슐린을 **암호화한**(encode) 유전자를 가지고 있다.

유전자는 **염색체**(chromosome) 상에 있는데, 염색체는 세포의 핵 속에 들어차 있는 긴 사슬 형태의 DNA이다. 인간의 세포에서는 핵의 크기가 약 5–10 μm인데, 그 속에 약 2 m의 DNA가 압축되어 쌓여 있다. 긴 가닥의 DNA는 여러 가닥으로 접혀서 염색체를 이루고, 이를 통해 핵 내에 고밀도로 저장된다(그림 3.4).

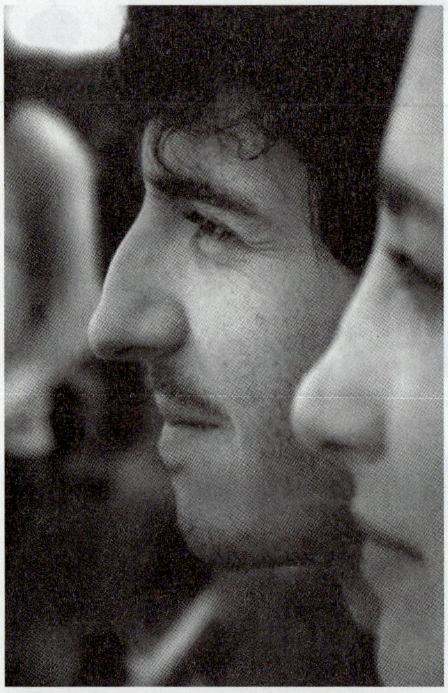

그림 3.3

유전적 다양성에는 많은 예시가 있다. 수혈을 받는 사람은 수혈받는 혈액의 적혈구 단백질의 유전적 특성이 자기의 것과 맞는지 확인해야 한다. 눈 색깔, 턱의 균열, 코의 모양 등의 신체적 특징은 개체 간의 유전적 다양성의 좋은 본보기이다.

DNA의 개별 사슬은 이중 나선 구조로, 일반적으로 길게 늘어진 분자를 이룬다. 그러나 핵에서는 두 가닥의 DNA가 **히스톤**(histone)이라는 단백질과 같이 뒤엉켜서 **염색질**(chromatin)이라는 물질을 형성한다. 염색질은 세포가 분열되는 동안에는 더욱 응축되어 잘 알려진 "X"자형 염색체 구조를 형성한다.

염색체는 세포에서 분리하여 현미경으로 관찰할 수 있다. 이렇게 관찰된 염색체들을 특정 순서로 배열할 수 있고 이렇게 만든 전체적인 이미지를 **핵형**(karyotype)이라고 한다. 전형적인 인간 세포에서 얻은 핵형은 46개의 염색체가 각각 2개씩 짝을 이루어 23쌍으로 배열되어 있다(그림 3.5).

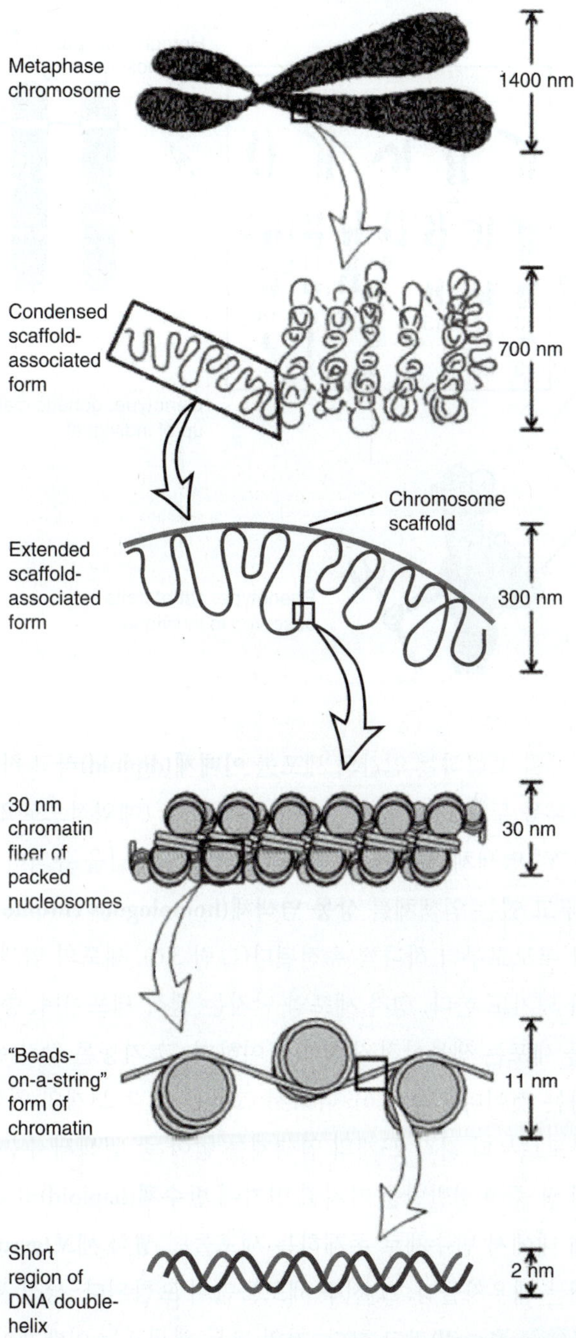

그림 3.4

디옥시리보핵산(DNA) 가닥은 핵 속을 채우고 있다. 음전하를 띠는 DNA의 이중 나선 구조는 히스톤(histone)이라는 염기성 단백질을 둘러싸 뉴클레오솜(nucleosome)을 형성한다. 뉴클레오솜은 더욱 쌓여서 30 nm 염색질 섬유를 형성한다. 여기에서 더욱 충전되면 매우 농축된 염색체 구조를 가지게 된다.

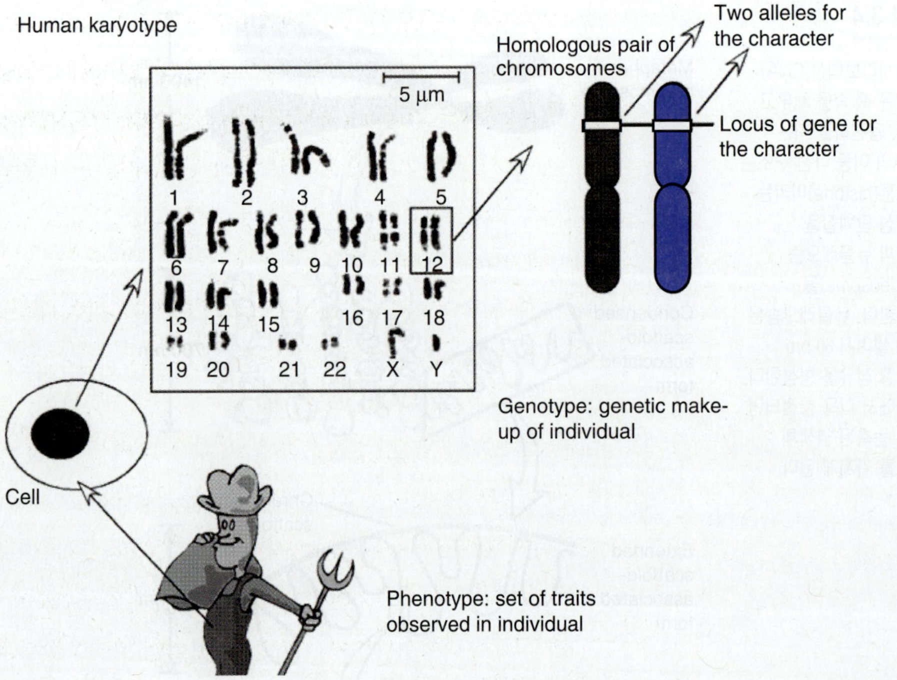

그림 3.5

인간의 핵형(karyotype). 세포에서 분리한 염색체는 23쌍의 상동 염색체의 핵형으로 나타낼 수 있다. 모든 체세포의 핵은 22쌍의 동일한 염색체와 1쌍의 성염색체(여성은 XX, 남성은 XY)를 포함한다. 염색체 이상은 핵형 분석에 의해 검사할 수 있다. 예를 들어, 다운 증후군(Down syndrome)은 21번 염색체가 3개 존재해서 일어난다.

46개의 염색체를 포함하는 인간의 세포를 **이배체(diploid)**라고 하고, 이는 세포가 각 염색체의 복사본을 두 개씩 포함하는 것을 의미한다. (예외적으로 23번째 쌍을 이루는 남성의 "X"와 "Y" 염색체는 실제로는 같은 염색체가 아님을 유의하라.)

쌍을 이루고 있는 염색체를 **상동 염색체(homologous chromosome)**라고 한다. 상동 염색체는 각 부모로부터 하나씩 유전된다(그림 3.6). 세포의 염색체 수는 그 세포의 고유한 특징이 되기도 한다. 정자 세포와 난자는 생식 세포이며, 종종 **배우자(gametes)**라 부른다. 이들 세포는 생물학적 생식에 관여하며, 그 기능은 각각 유전 물질의 절반을 자손에 전달하는 것이다(그림 3.6). 따라서 그들은 각각 23개의 염색체만을 가지고 있고 자손들은 부모로부터 각각 23개의 염색체를 받아 총 염색체 수는 46개가 된다. 배우자들은 염색체 쌍 중에 절반만을 가지고 있기에 **반수체(haploid)**라고도 한다(그림 3.7). 배우자는 생체 내에서 반수체로 존재하는 세포들인 **생식 세포(germ cell)**의 좋은 예이다. 생식 세포에는 배우자들과, 그 전구 세포들만이 포함된다. 생식 세포를 제외한 모든 세포는 **체세포(somatic cell)**라고 한다. 거의 모든 체세포는 이배체이지만 예외도 있다. 적혈구에는 핵이 포함되어 있지 않다. 이러한 세포는 **무핵세포(nulliploid)**라 불린다. 재생 중인 간에서 발견되는 세포와 같은 경우 2개 이상의 염색체 사본을 가질 수 있는데 이를 **배수체(polyploid)** 세포라 한다.

그림 3.6

배우자(gamete)로부터 배아세포(embryo)로의 유전자의 전달. 감수분열(meiosis)은 2회 연속으로 세포 분열을 일으키고, 반수체 세포(남성의 정자와 여성의 난자)를 형성한다. 인간의 정자와 난자는 쌍을 이루지 않은 23개의 염색체를 가진다. 두 세포는 합쳐져서 배아를 형성한다. 배아의 유전적 조성은 그대로 복제되어 그 개체의 모든 체세포로 들어가게 된다.

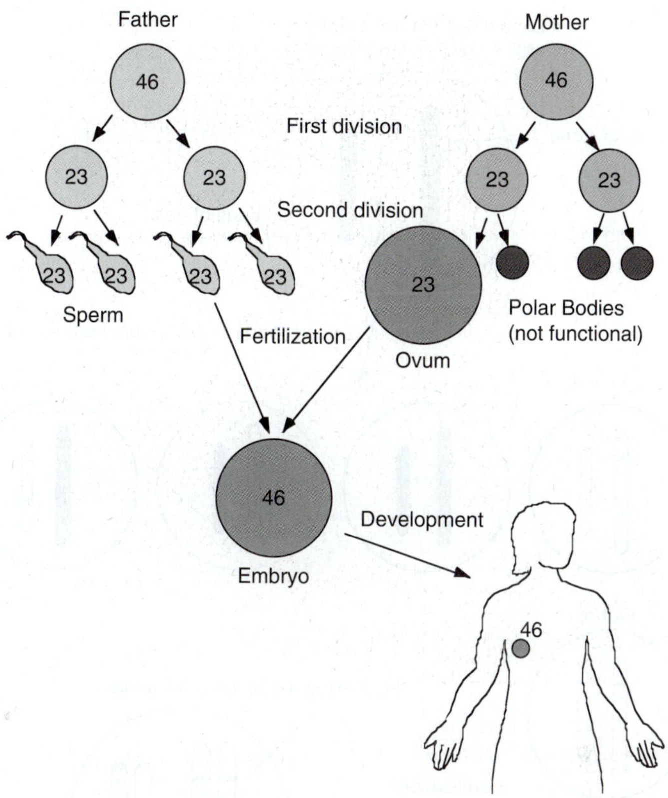

이러한 염색체의 배열과, 정자와 난자에서 온 반수체의 염색체가 합쳐지는 과정이 어떻게 유전자의 유전과 연관이 되는 것일까? 이것을 이해하려면 어떻게 유전자 쌍이 앞서 설명한 형질로 나타나는지를 알아야 한다. 특정 염색체 상의 유전자의 물리적 위치를 **유전자 자리(gene locus)**라고 한다. 눈 색깔 등의 각각의 유전 가능한 특징을 **생물학적 특성(character)**이라고 한다. 파란색 눈 등과 같은 특성의 다양성을 **형질(trait)**이라고 한다. 상동 염색체는 각 부모로부터 받은 한 쌍의 동일한 유전자 세트를 포함하고 있다. 유전자 내의 DNA 서열은 염색체마다 다를 수 있다. 한 유전자에 대한 서로 다른 버전을 **대립유전자(allele)**라고 한다. 따라서 상동 염색체는 동일한 대립유전자 또는 2개의 서로 다른 대립유전자를 가지고 있다. 대립유전자가 동일한 경우, 해당 개인은 해당하는 특징을 제어하는 유전자에 대해 **동형접합성(homozygous)**이라 한다. 대립유전자가 서로 다른 경우 개체는 **이형접합성(heterozygous)**이라 한다. 두 가지 대립유전자(즉 이형접합성)를 갖는 개체에서, 대립유전자 중 하나가 **우성(dominant)**으로 개체에서 완전히 발현되고 다른 하나는 **열성(recessive)**으로 눈에 띄는 효과를 내지 못한다. 한 개의 열성 유전자는 형질 발현에 영향을 미치지 않기에 동형접합성 우성 대립유전자를 갖는 것과 이형접합

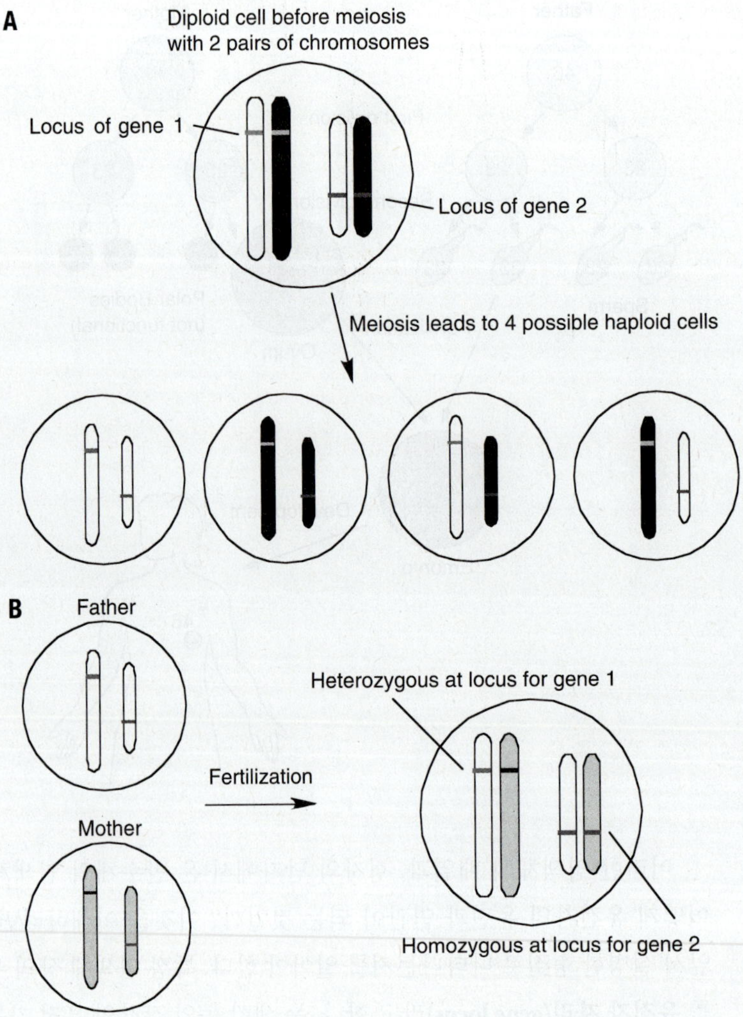

그림 3.7

감수분열(**A**)과
수정(fertilization, **B**).

성 대립유전자를 갖는 것은 **표현형(phenotype)**이 같다. 따라서 개체가 동종 열성 유전자를 갖지 않는 한 개체의 표현형으로부터 **유전자형(genotype)**을 유추하기는 어렵다. 박스 3.1은 집단에서의 형질 유전에 대해 생각하는 몇 가지 방법을 설명하고 있다.

예제 1

박스 3.1의 퓨넷 사각형을 이용하여, 동형접합성 남자(AA)와 이형접합성 여자(Aa)로부터 나올 수 있는 자손의 유전자형의 확률을 계산하라.

정답 50% AA와 50% Aa

박스 3.1 대립유전자와 유전자형의 빈도

2개의 대립유전자 **A**와 **a**를 지닌 유전자를 생각해보자. 정자와 난자의 결합에서 발생할 수 있는 유전자형은 퓨넷 사각형(Punnett square)을 사용하여 시각화할 수 있다. 이것은 오른쪽 그림에 나와 있다. 이 간단한 사각형에서, 각 부모는 이 유전자에 대해 이형접합성이라고 가정되어 있다. 따라서 정자와 난자가 각각 대립유전자 A 또는 a 중 하나를 포함한다. 결과적으로 자손은 AA, Aa 또는 aa의 유전자를 가지게 된다. 자손이 이러한 조합 중 각각을 얻을 확률은 퓨넷 사각형에서 계산할 수 있다. AA와 aa가 발생할 경우의 수는 하나이고, Aa는 두 개의 경우의 수를 가지고 있다. 따라서 이 짝짓기에서는 자손에게 나타날 유전형의 확률은 AA가 25%, aa가 25%, 그리고 Aa가 50%이다.

여러분은 이런 궁금증을 가지고 있을지도 모른다. 갈색 머리의 대립유전자가 금발의 대립유전자보다 우세하다면, 금발의 형질은 어떻게 집단에 남아 있을까? 이 문제는 100년 전에 두 명의 과학자, 즉 영국의 수학자 하디(G.H. Hardy)와 독일의 생물학자이자 의사인 바인베르크(W. Weinberg)에 의해 독립적으로 해결되었다. 그들은 **하디-바인베르크 평형(Hardy-Weinberg equilibrium)**으로 알려지게 된 수학적 모델을 개발했다. 그들의 모델은 형질이 집단에서 안정적으로 존재할 수 있는 조건을 알아내는 것을 가능하게 했다.

	A	a
A	AA	Aa
a	Aa	aa

집단에 두 개의 대립유전자 A와 a가 있고, A의 빈도가 p이고 a의 빈도가 q라고 가정하자. 집단에는 2개의 대립유전자밖에 없기 때문에, 다음이 성립한다.

$$p + q = 1 \qquad \text{(식 1)}$$

집단에서 A와 a의 빈도는 $p = 0.8$와 $q = 0.2$(즉, A가 80%, a가 20%)라고 가정하자. 집단에 대한 퓨넷 사각형이 오른쪽에 표시되어 있다(위의 개체 간의 짝짓기에 대한 퓨넷 사각형과 대조해보자). 이 사각형에서 $p = 0.8$과 $q = 0.2$의 경우, 새로운 세대에서 AA의 확률은 $0.8 \times 0.8 = 0.64$라고 계산할 수 있다. aa의 확률은 $0.2 \times 0.2 = 0.04$이다. Aa의 확률은 $2 \times 0.8 \times 0.2 = 0.32$이다(확률의 총합이 여전히 1임을 주목하라).

	A (p = 0.8)	a (q = 0.2)
A (p = 0.8)	AA (pp)	Aa (pq)
a (q = 0.2)	Aa (pq)	aa (qq)

이러한 과정을 반복해보면 보다 일반적인 경우에 대한 다음의 하디-바인베르크의 원리(Hardy-Weinberg principle)를 깨달을 수 있을 것이다.

$$p^2 + 2pq + q^2 = 1 \qquad \text{(식 2)}$$

이 새로운 세대의 대립유전자의 빈도는? AA의 빈도는 p^2, aa의 빈도는 q^2, Aa의 빈도는 $2pq$이다. 따라서 개별 대립유전자에 대해 새로운 세대는 각각 AA 개체에서 2개의 A 대립유전자를 얻고 각 Aa 개체에서 1개를 얻는다. 새로운 세대에 N개의 개체가 있다고 가정하면, 각 대립유전자의 빈도는 다음과 같다.

$$f_{\mathrm{A}} = \frac{N \times 2 \times p^2 + N \times 2pq}{2N} = p^2 + pq$$
$$f_{\mathrm{a}} = \frac{N \times 2 \times q^2 + N \times 2pq}{2N} = q^2 + pq \quad \text{(식 3)}$$

위의 상황에서, 초기 집단에서의 빈도는 $p = 0.8$, $q = 0.2$이었다. 식 3에 따르면, 다음 세대의 빈도수는 $f_{\mathrm{A}} = 0.64 + 0.16 = 0.8$과 $f_{\mathrm{a}} = 0.04 + 0.16 = 0.2$가 된다. 대립유전자의 빈도는 세대에 걸쳐 일정하게 유지된다! 이것이 **하디-바인베르크의 원리(Hardy-Weinberg principle)**이다. 대립유전자의 빈도는 통계적으로 무작위 교배(random mating)에 따르는 한 (그리고 다른 외력이 없는 한) 세대마다 일정하게 유지된다.

대립유전자의 빈도가 시간에 변화하는 것은 어떤 경우인가? 하디-바인베르크 빈도로부터 벗어나는 거동은 외부 요인이 그 집단에서 유전자의 유전 패턴에 영향을 주고 있음을 의미한다. 몇몇 다른 요인, 즉 유전자 변이, 집단에 대한 유전자 유입, 자연 선택, 하위 집단 간의 선택적인 육종 등도 중요한 영향을 줄 것이다.

유전자형과 표현형과의 관계는 앞에서 논의한 것처럼 항상 단순하지는 않다. 유전자와 형질의 대응이 1 대 1로만 이루어지지는 않기 때문이다. 대부분의 특징은 여러 개의 유전자의 영향을 받는다[**다유전자성(polygenic)**]. 또한 하나의 유전자가 다양한 형질에 영향을 미치는 **다형질 발현(pleiotropy)** 역시 있다. 거기에, 일부 유전자에는 이형접합성의 여러 대립유전자가 존재할 때, 최종적인 표현형이 각 동형접합체의 표현형의 중간에 해당하는 형질로 나타나는 **불완전한 우성(incomplete dominance)**도 있다. 대부분의 유전자는 여러 형태로 존재한다. 즉, 집단에는 두 개 이상의 대립유전자가 존재한다. 예를 들어, 눈 색깔에 영향을 미치는 유전자는 최소 3개 이상의 유전자 자리에 있으며, 여러 종류의 대립유전자를 가지고 있다.

질병의 유전을 이해하는 것은 과학자와 생체공학자가 적절한 진단 검사와 치료 전략을 개발하는 데 도움이 된다. 하나의 유전자의 변화로 생기는 여러 가지 유전적 질환[낭포성 섬유증 또는 헌팅턴 병(Huntington's disease) 등, 표 3.1 참조]이 존재한다. 이러한 단일 유전자로부터 발생한 질환은 결함이 있는 유전자를 복구하기 위한 유전자 치료

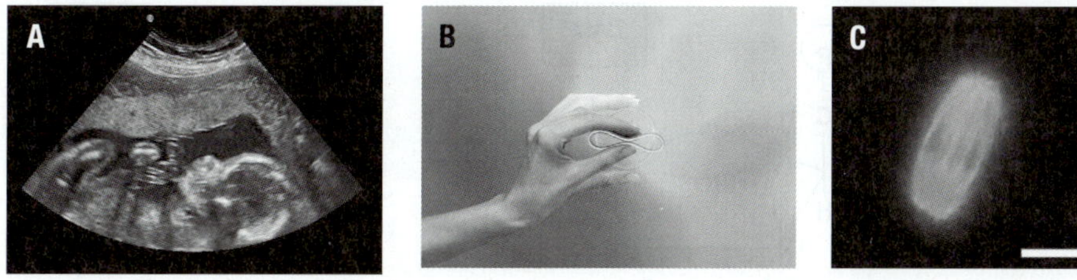

그림 3.8 생체공학자와 생식 건강(reproductive health). **A**. 초음파로 얻은 22주차 태아의 이미지. 사진 제공: Jenica Chung. **B**. NuvaRing® 피임약(contraceptive)은 몇 주 동안 호르몬 피임약을 방출할 수 있는 부드러운 고분자 재질의 질 내 삽입형 링이다. 호르몬을 생식 조직에 직접 방출하기 때문에, 더 적은 용량의 호르몬을 사용할 수 있다. 사진은 허가 하에 사용. **C**. 3차원 조직공학기술로 만들어진 매트릭스(matrix)에서 유지된 난모세포(oocyte)는 유사분열을 일으킬 수 있다. 사진은 Elsevier의 허가로(참고문헌 3)에서 발췌. (color plate 참조)

와 염색체 내의 결함 유전자를 고치기 위한 유전자 편집(gene editing)과 같은 치료법들이 연구되고 있다. 그러나 대부분의 질환은 다유전자성 질환, 즉 여러 유전자의 변화로 인한 것이다. 대부분의 질병은 또한 환경 요인에 영향을 받기도 한다. 따라서 암, 심혈관계 질환 및 제2형 당뇨병의 예방 및 효과적인 치료는 과학자와 생체공학자가 수행해야 할 가장 어려운 목표이다.

일부 생체공학자는 현재 생식건강(reproductive health) 관련 연구에 종사하고 있다(그림 3.8). 이들 중 일부는 진단 도구를 개발하기 위해 노력하고 있다. 생체공학자는 자궁 내 태아의 발달을 알아보기 위해 현재 일상적으로 사용되는 초음파 시스템의 개발에 깊게 관여했다. 가정용 임신 테스트 키트는 생체공학의 도움으로 만들어졌다. 다른 생체공학자는 여성의 건강을 위한 새로운 약물 전달 시스템 개발에 매진하고 있다. NuvaRing® 등의 피임약의 개발에 종사하고 있는 사람이 있는가 하면, 성병을 예방하기 위한 더 좋은 방법을 만들어내는 사람도 있다. 최신 개발된 기술 중 하나로, 생체공학자는 조직공학적 기법을 사용해서 체외에서 난모세포(oocyte, 난자의 전구 세포)를 저장할 수 있다. 초음파 영상 기술의 개발에서 생체공학자의 역할은 12장에서 더 자세하게 다루며, 13장에서는 약물 전달 및 조직공학에 대해 설명한다.

3.3 유전학의 분자적 기초

3.3.1 DNA 구조

핵산(DNA 또는 RNA)은 뉴클레오티드(nucleotide)의 선형 중합체이다(2장 참조). 전형

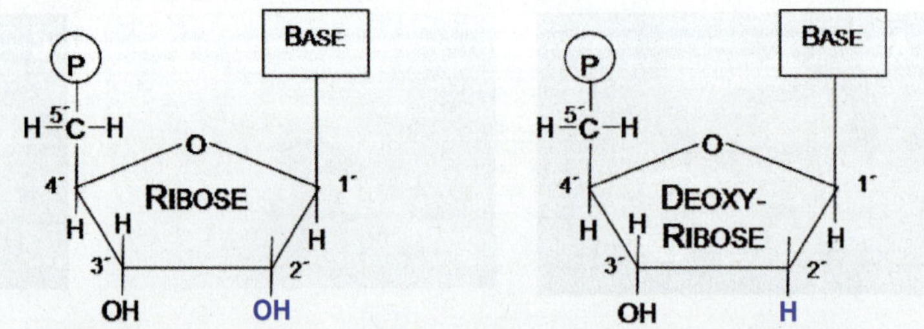

그림 3.9 뉴클레오티드(nucleotides). 뉴클레오티드는 핵산의 단량체이다. 각 뉴클레오티드는 5탄당[리보핵산(RNA)에서는 리보오스, 디옥시리보핵산(DNA)에서는 디옥시리보오스], 인산기 및 질소 함유 염기로 구성된다. 3번 탄소의 수산기와 5번 탄소의 인산기가 뉴클레오티드 간의 공유 결합을 형성하는 데 이용된다.

적인 인간 세포의 DNA에는 **게놈**을 구성하는 30억 개의 뉴클레오티드가 포함되어 있다. **유전자(gene)**는 하나의 폴리펩티드 사슬을 암호화하는 뉴클레오티드의 모임이다.[1] 한 개의 뉴클레오티드는 5탄당(pentose, 5탄소 당), 인산기 및 유기 염기(organic base)의 3가지 성분으로 구성되어 있다. DNA의 5탄당은 디옥시리보오스(deoxyribose)이고, RNA에서는 리보오스(ribose)이다. DNA와 RNA 모두, 5탄당을 구성하는 5개의 탄소에는 1′에서 5′까지 번호가 붙어 있다(그림 3.9는 2장의 그림보다 더 상세한 부분이 그려져 있다). DNA와 RNA는 세포 내에서 완전히 다른 기능을 하며, 둘의 분자 구조의 미묘한 차이를 인식하는 능력은 놀라운 것이다.

DNA와 RNA의 염기의 화학 구조는 그림 3.10에서 볼 수 있다. 티민(thymine, T), 시토신(cytosine, C) 및 우라실(uracil, U)는 피리미딘(pyrimidine, 단일 고리 질소 함유 염기)이고, 아데닌(adenine, A)과 구아닌(guanine, G)는 퓨린(purine, 이중 고리 질소 함유 염기)이다. 5탄당의 구조 차이 이외에, RNA와 DNA는 각각 우라실과 티민을 사용한다는 점에서 다르다. 왓슨과 크릭의 가장 중요한 발견 중 하나는 이중 가닥 DNA를 형성하는 과정에서 염기쌍이 형성되는 규칙이다. DNA에서는 C와 G, A와 T가 쌍을 이루고 RNA에서는 C와 G, A와 U가 쌍을 이룬다. 수소결합은 피리미딘과 퓨린이 결합할 때 가장 많이 형성된다. 이 쌍의 형성은 또한 각각의 염기쌍에서 질소 사이의 거리를 같게 만들어 알파-나선 구조(α-helix)가 일정한 직경을 갖도록 한다. A와 T는 그들 사이에 2개의 수소결합을 형성하고, G와 C는 3개의 수소결합을 형성한다. 이러한 수소결합은 예측이 가능하기 때문에, 한쪽 가닥의 염기서열을 안다면, 거기에 상호 보완적인 핵산 사슬의

1) 단백질은 하나 이상의 폴리펩티드 사슬로 만들어질 수 있다. 예를 들어 인슐린은 두 개의 사슬로 이루어져 있다. 4장에서 이를 더욱 자세하게 다룰 것이다. 이는 몇 가지 메커니즘으로 만들어진다. 하나의 유전자로부터 나온 하나의 긴 폴리펩티드 사슬이 둘로 끊어지거나, 또는 여러 개의 유전자로부터 따로 번역된 폴리펩티드 사슬들을 합쳐서 단백질을 형성할 수도 있다.

그림 3.10

뉴클레오티드 염기와 염기쌍 형성. 염기는 왓슨-크릭 염기쌍 형성 규칙에 따라 예측 가능한 수소결합을 만든다. 디옥시리보핵산(DNA)에서는 아데닌(A)이 티민(T)과 2개의 수소결합을 형성하고, 구아닌(G)은 시토신(C)과 3개의 수소결합을 형성한다. 리보핵산(RNA)에서는 티민(T)이 우라실(U)로 대체된다.

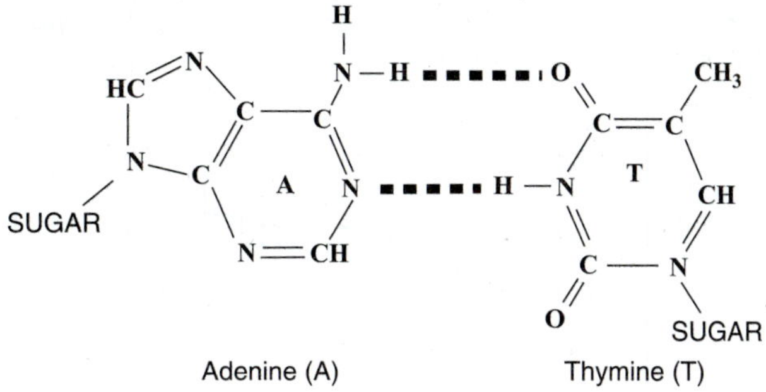

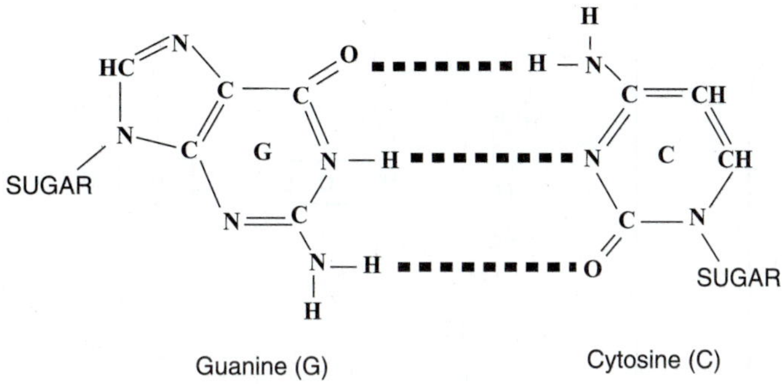

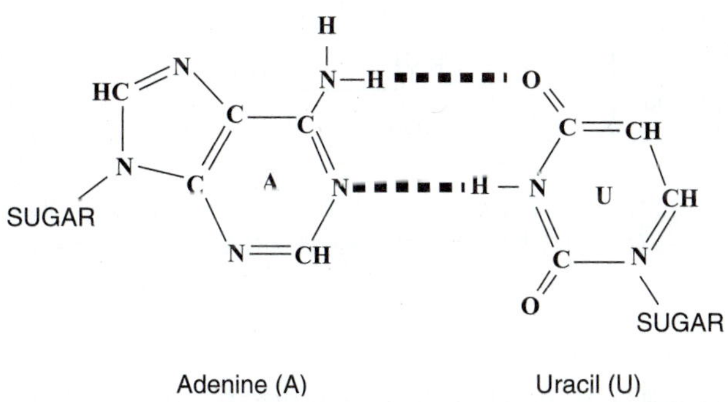

배열은 왓슨과 크릭의 염기쌍 형성 규치에 따라 결정할 수 있다.

이중 가닥 DNA의 분자 간 상호 작용으로 인해, DNA의 구조는 두 가닥 사이의 염기들이 사다리의 발판을 형성하고, 두 가닥의 당-인산이 골격을 형성하는 이중 나선 구조를 이룬다(그림 3.11). 2장에 나타난 바와 같이 이중 나선의 골격을 구성하는 2개의 사슬은 서로 반대 방향을 향하고 있는 것에 유의해야 한다. 각 사슬의 배향은 뉴클레오티드 사이의 인산 결합으로 연결되는 2개의 탄소 원자의 방향을 통해 가리키는 것이 일반적이다. 1개의 뉴클레오티드에서 인산은 5탄당의 3번 탄소에 결합하고 있다. 다른 뉴클레오티드에서 인산은 5번 탄소에 결합하고 있다. 따라서 핵산 사슬의 하나는 5′ 인산기

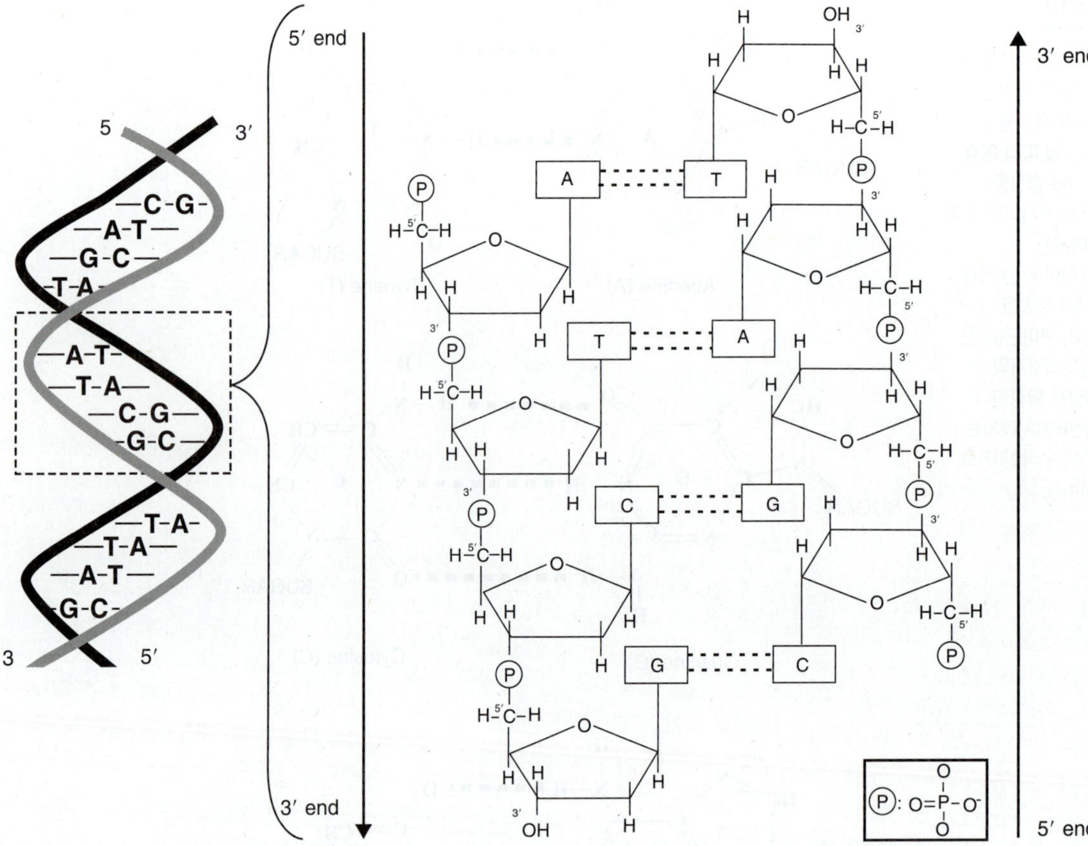

그림 3.11 디옥시리보핵산(DNA) 이중 나선(double helix). DNA의 2개의 사슬은 DNA 내의 염기들이 서로 상호 작용함으로써 이중 나선 구조를 형성한다. 2개의 DNA 상보 사슬은 당-인산의 골격이 왓슨-크릭 염기쌍을 통해 연결되는 형식으로 배열된다.

(phosphate)에서 3′ 수산화기(hydroxyl) 방향으로(5′ → 3′) 다른 하나의 상보적인 사슬은 3′ 수산화기에서 5′ 인산기(3′ → 5′) 방향을 향한다(즉, 그들은 서로 반대 방향으로 정렬한다). 이는 말로는 자세히 설명하기 어렵지만 그림 3.11을 주의 깊게 살펴보면 이해가 될 것이다.

이중 나선을 이루는 DNA의 두 가닥은 수소결합에 의해 결합되어 있다. 수소결합은 뉴클레오티드들이 DNA 단일 가닥을 형성하기 위해 이용하는 공유 결합보다 훨씬 약한 화학 결합이기 때문에, 사슬이 가역적으로 분리될 수 있다(그림 3.12). 수소결합은 열 또는 알칼리성(염기성) 용액에 의해 쉽게 **변성(denature)**되어 파괴될 수 있다. 반면에 온도가 내려가거나 수산화 이온 농도가 감소하면 DNA 가닥은 왓슨과 크릭의 염기쌍 형성 규칙에 따라 **복원(renature)**될 수 있다. 분리되어 있던 상보적인 단일 가닥이 수소결합

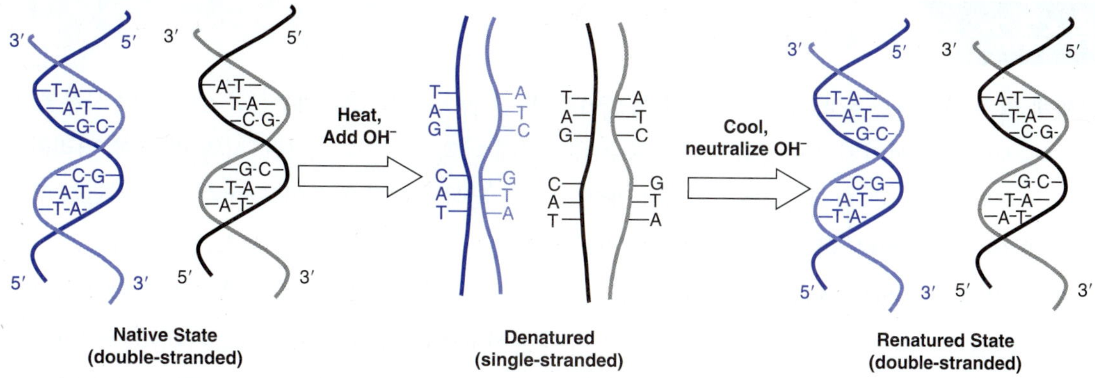

그림 3.12 핵산 혼성화(nucleic acid hybridization). 염기 사이의 수소결합은 열 또는 수산화 이온을 첨가하면 파괴되어 단일 가닥 핵산이 만들어진다. 열이 제거되거나 또는 수산화 이온이 중화되면 2개의 사슬은 다시 혼성화되어 이중 나선의 두 가닥 구조가 된다. 혼성화는 두 개의 디옥시리보핵산(DNA) 사슬 또는 하나의 DNA와 하나의 리보핵산 RNA 사슬 사이에서도 일어날 수 있다.

에 의해서 이중 가닥으로 만들어지는 과정을 **핵산 혼성화(nucleic acid hybridization)**라 한다. DNA가 이중 나선으로 정확하게 혼성화되는 반응은 생명체를 유지하는 데 매우 중요한 생물학적 과정이다. 이를 법의학적으로 응용한 사례를 박스 3.2에 설명한다.

3.3.2 DNA 복제

세포가 분열할 때 세포는 그 내용물을 복제하여 2개의 동일한 딸세포를 만들어낸다. 이러한 일련의 과정을 생식 세포에서는 **감수분열(meiosis)**이라고 하고(그림 3.6 참조) 그 밖의 세포에서는 **유사분열(mitosis)**이라고 한다(5장 참조). 세포 분열은 발생 중인 배아에서 중요하다. 정자와 난자가 결합하여 만든 한 개의 세포는 분열을 반복하여 수조 개의 세포를 가진 신생아가 된다. 세포 분열은 또한 성인에게도 중요하다. 예를 들어, 피부 세포는 죽은 세포로 이루어져 피부에서 계속해서 벗겨지는 피부의 바깥층을 보충하기 위해 끊임없이 분열해야 한다. 혈액의 특수한 면역 세포인 림프구(lymphocyte)는 외래 병원체에 대한 면역반응을 일으키기 위해서 증식한다.

딸세포들이 각각의 부모로부터 정확한 DNA 사본을 받는 것을 보장하는 이중 가닥 DNA의 복제 과정은 어떻게 이루어지는가? DNA 이중 나선 복제의 시작은 **복제 원점(replication origins)**이라는 특별한 염기서열에서 이루어진다. 이 부분으로부터 **복제 분기점(replication fork)**이 생성되어, 두 가닥의 DNA 가닥이 나뉘게 된다. 수많은 단백질이 모여 하나의 작은 생물학적 기계[복제기구(replication machinery)]로서의 역할을 수행한다. 이 복제기구는 먼저 복제 원점을 인식하고, 이 부분을 열어 복제 분기점

박스 3.2 DNA 지문

염색체 내의 염기서열은 개개인의 고유한 특성이다. 또한 몸속의 세포의 대부분은 염색체의 사본을 포함한다. 사람들은 여기저기 이동하면서 음료수 유리병에 타액을 남기거나 브러시와 빗 속에 머리카락과 같은 독특한 증거를 남긴다. DNA 서열은 개체 고유의 것이기 때문에 주인을 알 수 없는 시료를 동정하는 데 사용할 수 있다. 이 기술은 사람들이 범죄 현장에 남기고 가는 지문을 분석하는 것에 비유해서 유명한 "DNA 지문법(DNA fingerprinting)"으로 알려져 있고, 현재 법 집행의 중요한 요소가 되고 있다.

DNA 지문 중 한 방법은 RFLP[제한 단편 길이 다형성(restriction fragment length polymorphism)]이라는 기술을 포함한다. 이 실험을 위해 시료(또는 알려진 사람에서 채취한 소량의 혈액)에서 DNA를 분리한다. RFLP 방법에서는 **제한 효소(restriction enzyme)**라는 특수한 효소를 사용하여 염색체의 긴 DNA 가닥을 작은 조각으로 절단한다. 3.6.1절에 설명된 제한 효소는 스마트하고 신뢰성 높은 분자 가위와 비슷하다. 제한 효소는 DNA 사슬 상에서 특정 염기서열을 포함하는 모든 위치를 잘라낸다. 예를 들면, *Eco*RI라는 제한 효소는 서열 GAATTC을 포함하는 모든 부위에서 이중 가닥 DNA를 절단한다. 이 서열(또는 약 6개 염기 길이의 임의의 서열)은 어떤 사람의 DNA에서 여러 번 생기므로 제한 효소를 사용하여 절단하면 여러 가지 길이의 많은 DNA 조각들을 만들게 된다. 모든 사람의 DNA는 개인의 고유한 특성이기 때문에 효소로 절단하면 사람마다 다른 길이의 조각이 생성된다. 그러나 DNA 지문을 만들기 위해서는 서로 다른 DNA 시료에서 만들어진 조각들의 모음을 시각화하는 방법이 필요하다.

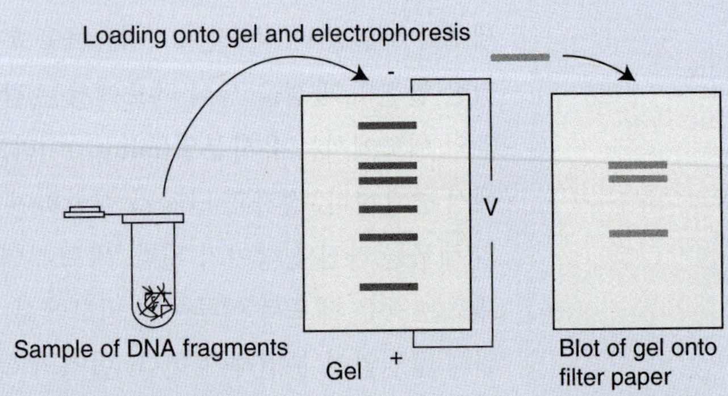

DNA 조각을 시각화하기 위한 첫 걸음은 크기에 따라 조각을 정렬하는 것이다. 이것은 젤 전기영동법(gel electrophoresis)이라는 기술에 의해 달성된다. DNA 단편을 (연질 콘택트렌즈 또는 젤라틴과 같은 연질 재료인) 젤 상단에 넣고 전압을 인가하면 조각을 당기는 힘이 발생하고 이 힘에 의해서 (DNA는 인산기를 가지고 있으며, 따라서 하전된 분자임을 기억하자) 유전자 조각들이 젤을 통과하게 된다. 주어진 시간 동안, 더 작은 조각은 젤의 시작점에서 더 멀리 끌려가게 된다. 이 과정은 겔에 "밴드(band)" 패턴을 생성한다. 각 밴드는 특정 크기의 DNA 조각을 나타낸다. 여러 사람으로부터 받은 각각의 시료들은 서로 다른 유전자 조각의 크기 분포를 가지며, 따라서 서로 다른 밴드 패턴을 가진다.

이 밴드는 젤 안의 DNA 분자인데, 어떻게 볼 수 있을까? 가장 일반적인 방법은 두 가지 단계로 이루어진다. 첫째, 젤을 여과지에 대고 눌러 젤 안의 유전자 조각이 묻은 자국(blot)을 만들어낸다. 둘째, 이렇게 준비된 여과지를 방사성 DNA 프로브(그림에서 회색으로 표시)의 용액에 침지한다. 이 프로브는 시료 DNA 상의 상보적인 서열을 포함한 DNA 단편이다. 여기서, DNA **혼성화**의 신뢰도가 이 방법의 실용화를 이끌었다. 프로브와 상보적인 유전자를 가진 시료 속 유전자는 프로브와 결합하게 되면서 프로브가 가진 방사능으로 표지된다. (위의 그림에서는 모든 밴드가 회색 프로브로 표지되지는 않았다. 왜 그럴까?) 방사성 밴드를 X선 필름으로 촬영하면 DNA 지문을 얻게 된다.

DNA 지문에 대한 이러한 접근 방식은 개념적으로 단순하다. 현실적으로는 이 방법을 개선하기 위해 사용할 수 있는 많은 변수가 있다. 사용하는 제한 효소와 프로브의 특성은 최종적인 패턴에 큰 영향을 준다. 그러나 이 방법은 또한 노동 집약적이며 많은 양의 DNA 시료를 필요로 한다. 일반적으로 사용되는 다른 방법은 유전자 증폭기술(PCR)로 다형성이 있는 것으로 알려져 있는(즉, 많은 종류의 대립유전자가 존재하는) 유전체(genome)의 특정 지점을 증폭하는 것이다. 예를 들어, 1번 염색체에서 번역되지 않는 특정 영역은 짧은 염기서열이 연속으로 반복되는 서열인 VNTR(variable number of tandem repeats, 종열 반복수 변이)라는 다형성을 포함하는 pMCT118라는 서열을 가지고 있다. 이 서열의 양쪽에 상보적인 PCR 프라이머를 이용해서 pMCT118 유전자 자리의 많은 복사본을 시료 DNA로부터 제조할 수 있다. 시료 DNA가 깨끗하다면(즉, 하나의 개체에서 유래했을 경우) 모계와 부계의 두 대립유전자가 증폭된다. 대부분의 개체는 각 부모로부터 물려받은, 서열 반복수에 따라서 서로 다른 길이를 가지는 두 가지 대립유전자를 가지고 있다. 전기영동법을 이용하여 PCR 산물을 분리함으로써 각 부모로부터 물려받은 반복의 길이를 결정할 수 있다. 집단에는 29가지의 pMCT118 대립유전자가 존재하기 때문에, 한 개체가 보이는 2개의 특정 대립유전자는 개인에 따라 특징적이다. 시료에서 다양한 VNTR 유전자 자리를 확인하여 각 개인의 독특한 DNA 패턴을 통계적으로 얻을 수 있다.

과학자나 기술자는 이러한 기본적인 접근 방식을 응용하여 동일한 인물로부터 나오는 시료 간의 독특한 일치를 확인할 수 있는 방법을 개발한다.

을 형성한다(그림 3.13). 복제는 매우 긴 DNA 가닥 위에서 두 개의 분기점이 서로 반대 방향으로 이동하면서 진행된다(인간 염색체는 51–245 백만 개의 염기쌍을 가지고 있으며, 그림 3.13은 DNA 사슬 전체의 극히 일부를 나타낸 것이다). 복제기구는 세포 분열 전에 DNA가 정확하게 복제되었는지 확인하는 기작을 가지고 있으며, 이를 통해 유전자 정보를 두 딸세포에 오류 없이 보낼 수 있다. 각 딸세포는 부모 세포에 있던 원본 DNA 가닥 하나와 새로 합성된 가닥 중 하나를 얻는다. 따라서 DNA 복제는 **반보존적(semiconservative)** 복제라고 흔히 일컫는다(그림 3.14).

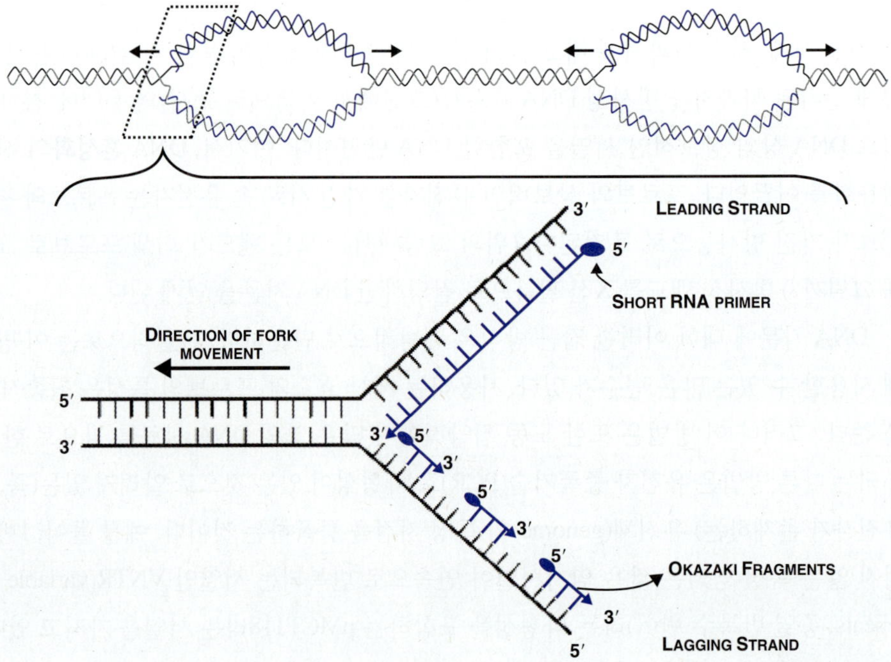

그림 3.13 DNA 복제(replication). DNA 복제는 복제 분기점(replication fork)이라는 부위에서 시작된다. DNA 중합 효소는 중합을 개시하기 위해 프라이머(primer)라 불리는 뉴클레오티드의 짧은 조각을 필요로 한다. 이 프라이머는 RNA 프리메이스(RNA primase)에 의해 만들어진다. DNA 합성은 5′ → 3′의 방향으로만 일어날 수 있으므로 2개의 주형 사슬(template)은 서로 다른 방법으로 복제된다. 선도 가닥(leading strand)은 5′ → 3′의 방향으로 연속적으로 복제할 수 있다. 지체 가닥(lagging strand)은 오카자키 절편(Okazaki fragment)이라 불리는 DNA 조각의 형태로 불연속적인 복제가 일어나며 나중에 이들 절편은 효소에 의해 서로 연결된다.

DNA 복제에 관여하는 단백질 중에는 **DNA 중합 효소(DNA polymerase)**라는 효소가 있다. 이 효소는 합성되는 DNA의 단일 가닥에 새로운 뉴클레오티드를 붙이는 반응을 촉진한다(그림 3.13). 2장에서 논의했던 생화학적 에너지학과 아데노신-5′-삼인산(adenosine-5′-triphosphate, ATP)의 역할에 대해 상기하자. DNA 중합반응은 에너지적으로 일어나기 어렵기에 반응을 진행시키려면 에너지가 필요하다. 이 에너지는 중합반응에 참여하는 뉴클레오티드에 결합된 삼인산(triphosphate)기가 가수분해되는 반응을 중합반응과 짝지음으로써 얻어진다. 염기 A를 포함한 뉴클레오티드는 뉴클레오시드 삼인산(nucleoside triphosphate) 형태로 존재하며, 디옥시리보오스 ATP(deoxyribose ATP, dATP)라고 한다.[2] 같은 방식으로 C, G 및 T는 각각 dCTP, dGTP 및 dTTP의 형태로 존재한다. 삼인산(dATP, dCTP, dGTP 또는 dTTP)은 가수분해를 통해 피로인산

2) dATP는 (그림 2.11의) ATP와 같은 구조를 가지고 있으며, 다만 리보오스 5탄당이 디옥시리보오스로 바뀌었을 뿐이다. 다른 디옥시뉴클레오티드(dCTP, dGTP, dTTP) 역시 비슷한 구조를 가진다.

그림 3.14

세포 분열 동안의 DNA의 복제. DNA 복제는 반보존적(semiconservative)이다. 즉, 새롭게 합성된 DNA 이중 나선은 부모 이중 가닥 중의 한쪽 가닥을 포함한다.

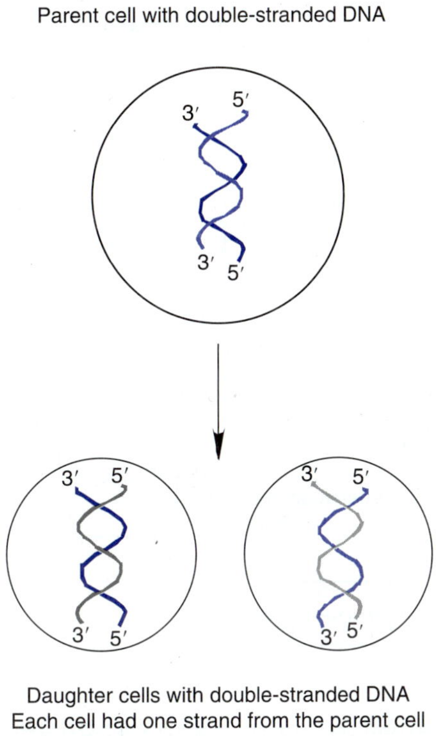

(pyrophosphate, PPi)을 생성하게 된다. 이 반응은 에너지적으로 유리하며 중합 반응을 촉진한다(그림 3.15). 새로운 뉴클레오티드의 5′ 인산기가 앞선 뉴클레오티드의 3′ 수산화기 위치에 결합하여 **인산디에스테르 결합(phosphodiester bond)**을 형성한다. 따라서, DNA 중합반응은 항상 5′에서 3′ 방향으로만 진행한다. 즉, 자라나는 DNA 가닥에서 새로운 뉴클레오티드는 항상 3′ 말단에 결합한다. DNA 중합 효소가 중합반응을 일으키기 위해서는 상보적인 염기쌍을 형성하기 위한 주형 가닥과 함께, 뉴클레오티드 몇 개로 이루어진 짧은 조각[**프라이머(primer)**]을 필요로 한다.

DNA 중합반응은 5′에서 3′ 방향으로만 진행되기 때문에 두 개의 사슬은 다르게 복제된다. 즉, 두 가닥의 복제는 비대칭적으로 이루어진다(그림 3.13). 두 가닥 중, **선도 가닥(leading strand)**이라는 가닥은 자연스럽게 5′에서 3′ 방향으로 연속적으로 복제가 이루어지는 반면 다른 가닥은 진행 방향과 반대로 합성되기 때문에 연속적으로 합성이 이루어질 수 없다. **지체 가닥(lagging strand)**이라고 불리는 이 가닥은 따라서 불연속적으로 합성이 일어난다. 지체 가닥에서 새롭게 합성되는 작은 DNA 조각을 **오카자키 절편(Okazaki fragment)**이라 부르는데, 이는 이 절편을 처음 발견한 일본의 레이지, 츠네코 오카자키(Reiji and Tsuneko Okazaki) 부부의 이름을 따서 명명한 것이다. 이 조각들은 인산 결합을 형성하는 **DNA 연결 효소(DNA ligase)**에 의해 서로 연결된다.

DNA 중합 효소는 잘못 합성된 염기로 되돌아가서 이를 제거하고 수정하는 기능을 가지고 있다(이는 키보드에서 "백스페이스" 키의 기능과 비슷하다). 그럼에도 10^8개의 염기쌍마다 1개 미만의 희박한 확률이지만 여전히 오류는 발생한다. DNA 복제의 자발적인 오류가 돌연변이를 만든다. 자연이 일으키는 자발적인 오류에 인한 돌연변이 외에도, 돌연변이는 자외선(ultraviolet) 및 화학적 **발암 물질(carcinogens**, 암을 일으키는 화학 물질) 등의 외적 요인에 의해서도 유발될 수 있다. 돌연변이가 어디에서 일어나는지에 따라 DNA 수준에서 이러한 오류는 비정상적인 단백질의 생산 또는 단백질 발현 과잉 또는 억제를 가져올 수 있다. 생식 세포의 DNA의 변화는 모든 자손에게 유전된다.

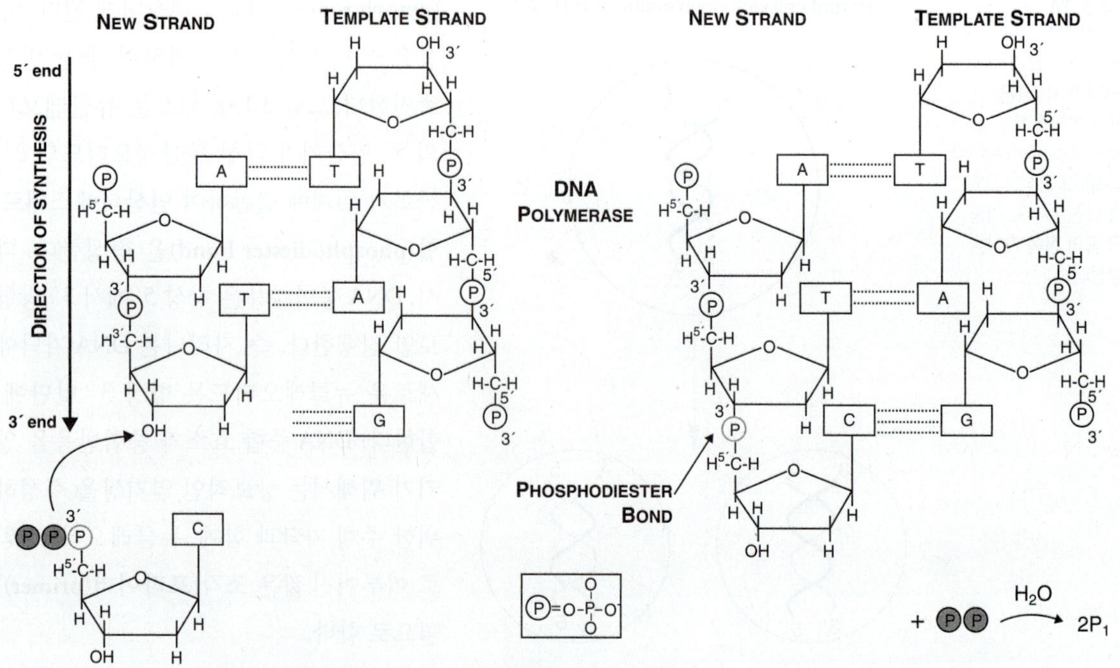

그림 3.15 DNA 중합반응(polymerization). 폴리뉴클레오티드는 5′ 인산기 말단과 3′ 수산화기 말단을 가진다. 성장하는 폴리뉴클레오티드 사슬에 뉴클레오티드를 추가하기 위한 중합 반응은 DNA 중합 효소에 의해 촉매된다. 주형이 되는 가닥에 있는 염기에 상보적인 염기를 갖는 뉴클레오시드 삼인산(nucleoside triphosphate)이 새로운 사슬 3′ 말단에 추가된다. 결합이 이루어져 들어오는 뉴클레오티드의 5′ 삼인산에서 피로인산(pyrophosphate, PPi)이 떨어져 나가는 가수분해 반응은 중합 반응을 구동하는 에너지를 제공한다. 새롭게 형성된 공유 결합을 인산디에스테르 결합(phosphodiester bond)이라 부른다. DNA 중합은 5′ → 3′의 방향에서만 일어날 수 있다. 떨어져 나온 피로인산은 한 번 더 가수분해되어 2개의 무기 인산 분자를 형성할 수 있다.

반면에 체세포 돌연변이는 그 개체에만 영향을 준다. 많은 종류의 암은 체세포 내에서 축적된 돌연변이에 기인한다(16장 참조).

DNA 중합 효소 이외에 DNA 복제기구에는 여러 개의 다른 단백질이 포함되어 있으며 각각은 고유한 기능을 가지고 있다(그림 3.16). **헬리케이스(helicase)**는 DNA 복제 분기점에서 이중 가닥을 푸는 역할을 한다. **DNA 결합 단백질(DNA binding protein)**은 DNA 복제 분기점에서 단일 가닥으로 풀린 DNA에 달라붙어 안정화하고 복제를 돕는다. 그 밖에 특수한 단백질들이 DNA 중합 효소가 DNA 가닥에 잘 달라붙어 가닥에서 벗어나지 않도록 도와준다. **RNA 프리메이스(RNA primase)**는 DNA 중합반응의 개시를 위해서 필요한 프라이머라 불리는 RNA 조각을 합성한다. RNA 프라이머 염기들은 나중에 엑소뉴클레이스(exonuclease)에 의해 제거된다. DNA 연결 효소(DNA ligase)는 지체 가닥의 오카자키 절편들을 이어 붙이는 역할을 한다. 토포이소머레이스

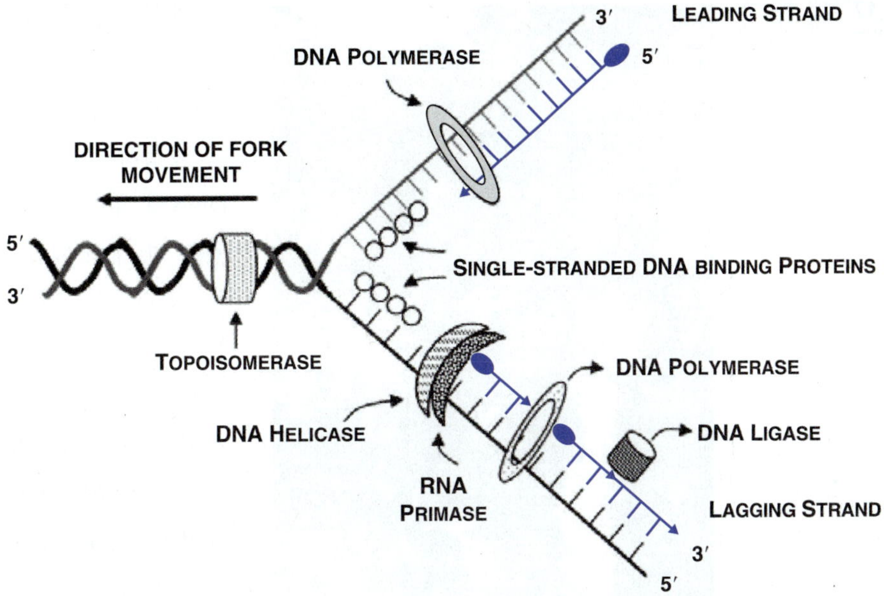

그림 3.16 DNA 복제 기구. 2개의 주형 가닥을 복제하기 위해 몇 가지 효소가 함께 작동한다. DNA 헬리케이스(helicase)는 이중 나선을 풀어내어 양쪽의 가닥이 복제가 될 수 있도록 한다. RNA 프리메이스는 DNA 중합 효소가 합성을 시작하기 위해서 필요로 하는 짧은 올리고뉴클레오티드, 즉 프라이머를 만든다. 단일 가닥 DNA 결합 단백질(single-stranded DNA binding proteins)은 단일 가닥에 결합하여 단일 가닥이 다시 뭉치는 것을 예방한다. DNA 연결 효소(ligase)는 지연 가닥에서 오카자키 절편을 연결하여 사슬의 빈 공간을 메운다. 토포이소머레이스(topoisomerase)는 염색체의 뒤틀림을 방지한다.

(topoisomerase)는 나선 상에 닉(nick, 단일 가닥의 절단)을 만들고 다시 연결함으로써 염색체의 뒤틀림을 방지한다. 복제기구의 각 성분은 DNA 중합 반응을 빠른 속도와 정밀도로 수행하기 위해서 필수적이다.

이러한 효소들의 중요성은 화학 요법에 주로 사용되는 약물인 **캄프토테신(camptothecin)**의 효과로 설명할 수 있다(그림 3.17). 캄프토테신은 세포 내에서 토포이소머레이스 단백질의 작용을 억제하는 약물이다. 토포이소머레이스를 저해함으로써 캄프토테신은 DNA 합성을 방해하고 세포 분열을 정지시킨다. 약물은 이 복잡한 DNA 복제기구에서 단 하나의 효소에 작용하여 분열하는 종양 세포를 파괴할 수 있다.

3.4 중심 원리(central dogma): 전사와 번역

유전자의 뉴클레오티드 염기서열은 어떻게 단백질을 합성하는 데 사용되는가? 단백질은 2장에서 소개한 "분자생물학의 중심 원리"에 설명되어 있는 규칙적이고 순차적

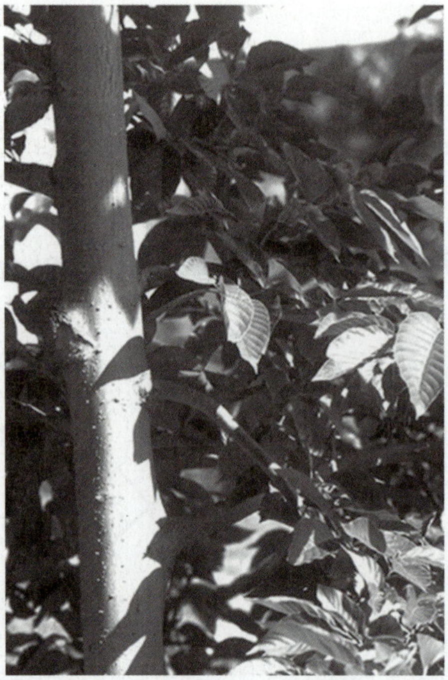

그림 3.17

캄프토테신(camptothecin)은 중국의 식물 *Camptotheca acuminata Decne*에서 유래한다. 사진 제공: 텍사스 A&M 대학 생물학과 James Manhart.

인 과정을 통해 생성된다(그림 3.18). 즉, DNA에 저장된 지시 사항은 먼저 RNA로 전사되고, 이를 바탕으로 폴리펩티드 사슬을 형성하는 아미노산 서열로 번역된다. DNA의 유전정보를 RNA로 변환하는 과정은 한 개의 핵산 서열을 다른 한쪽으로 복사하는 것과 같다. 이는 한 페이지에 있는 문장을 다른 페이지로 복사하는 것과 유사하여 전사(transcription)라고 부르는 것이다. 반면에, RNA에서 단백질로의 변환은 핵산에서 아미노산으로의 변환으로, **유전 암호(genetic code)**라는 "핸드북"을 사용한다. 이 과정은 문서를 한 언어에서 다른 언어로 '번역'하는 것과 유사하다.

세포 내 염색체의 어딘가에 존재하는

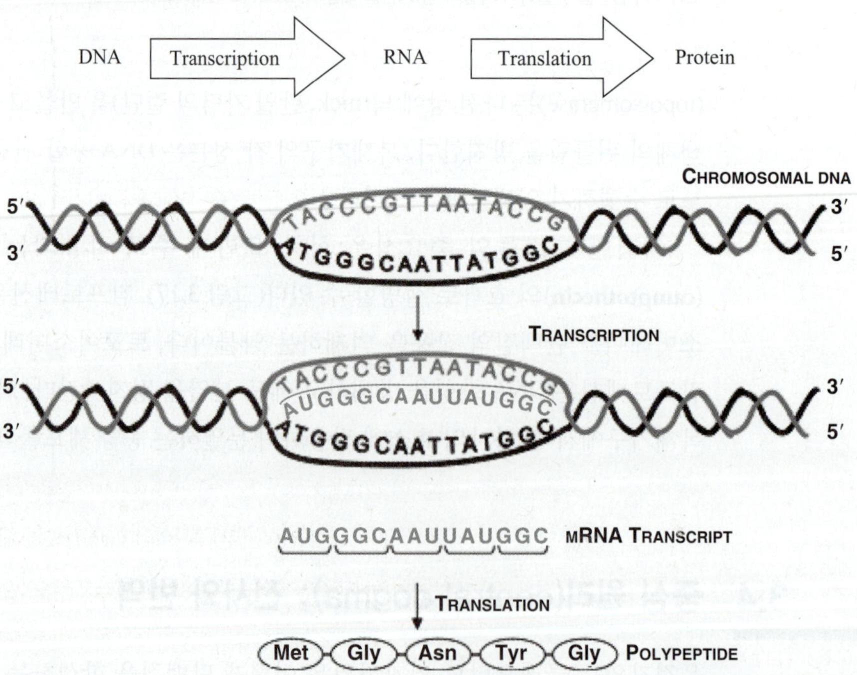

그림 3.18

중심 원리(central dogma). 유전자를 암호화하는 DNA의 일부분은 RNA 중합 효소(RNA polymerase)에 의해 RNA로 전사된다. 얻어진 RNA 전사물(transcript)은 유전 암호(genetic code)에 따라 3개의 문자로 이루어진 코돈을 아미노산에 대응시키는 과정을 통해 폴리펩티드 사슬로 번역된다.

DNA 서열이 단백질로 변환될 때 일어나는 일련의 과정을 **유전자 발현(gene expression)**이라 한다. 세포가 내부 기구를 사용하여 어떤 단백질을 합성할 때 이 세포는 단백질을 "발현"한다고 한다.

3.4.1 유전자 전사: RNA 합성

유전자 발현의 첫 단계는 DNA 서열의 대응하는 RNA 분자로 전사하는 것이다. 따라서, 유전자 전사는 RNA 합성이라고도 부른다. 전사의 결과 **전령 RNA(messenger RNA)** 또는 mRNA라 불리는 특별한 RNA 분자가 합성된다. 유전자 전사는 전체 게놈이 아닌 DNA의 한쪽 가닥의 아주 작은 부분(즉 유전자 하나)만이 복사된다는 것을 제외하고는 DNA 복제 과정과 동일하게 일어난다.

DNA 복제의 경우와 마찬가지로 이 작업은 아주 작은 단백질 기구를 통해 이루어진다. 전사 기구는 **일반 전사 인자(general transcription factors)**라는 몇 가지 단백질과 상보적인 RNA 서열의 합성을 촉매하는 효소인 **RNA 중합 효소(RNA polymerase)**로 이루어진다. RNA 중합 효소는 주형이 될 DNA 가닥을 필요로 한다. 이 주형을 사용하여 한 번에 한 개의 염기씩 성장하는 RNA 사슬에 어떤 상보적 염기를 추가할 것인지를 결정한다. DNA 합성과 마찬가지로 RNA 합성도 5′에서 3′ 방향으로만 진행한다. 그러나 DNA 중합 효소와 달리 RNA 중합 효소는 RNA 합성을 시작하는 프라이머를 필요로 하지 않는다.

RNA 중합 효소는 전사되는 유전자의 시작 부위 바로 위쪽(그림 3.19의 왼쪽)에 위치한 **프로모터(promoter)** 영역이라는 DNA 주형의 영역에 결합한다. DNA 나선이 풀리고 DNA 주형 가닥이 노출된다. RNA 중합 효소에 의해 촉매되는 반응은 성장하는 RNA 전사물(transcript)의 3′ 수산기 말단에 뉴클레오티드가 추가되는 방식으로, DNA 중합 효소 반응과 유사하다(그림 3.15에서 보여준 인산디에스테르 결합을 형성하는 반응과 유사한 반응). 상보적인 뉴클레오티드는 염기쌍 형성 규칙(C → G, G → C, T → A 및 A → U)에 따라 RNA 사슬을 합성한다. DNA 합성과 RNA의 염기쌍 형성에는 한 가지 차이가 있다. 티민은 RNA의 합성에서 우라실로 대체된다. 전사는 **종결 코돈(termination codon**, 3.4.3절 참조)이라는 특별한 서열이 나타날 때까지 유전자를 따라 진행된다.

3.4.2 RNA 가공(RNA processing)

전형적인 진핵생물의 유전자 구조를 살펴보면 단순히 폴리펩티드를 합성하기 위해 필

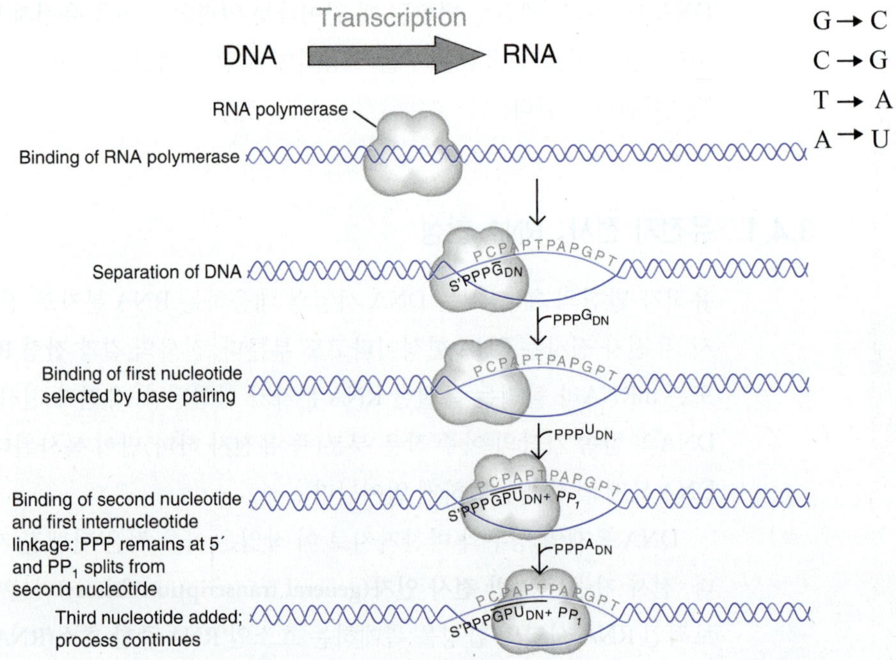

그림 3.19

전사에 의한 RNA 사슬의 생산. DNA, 디옥시리보핵산.

요한 염기서열 이상으로 많은 정보가 포함되어 있는 것을 알 수 있다(그림 3.20). 물론 유전자에는 단백질을 암호화하는 염기서열이 존재한다. 이러한 서열은 **엑손(exon)**이라고 부른다. 그리고 (아래의 **프로모터**와 같이) 조절에 관여하는 서열이 있는가 하면, 번역되지 않는(uncoding) 유전자 서열도 있다. 이를 **인트론(intron)**이라 한다. 인간 세

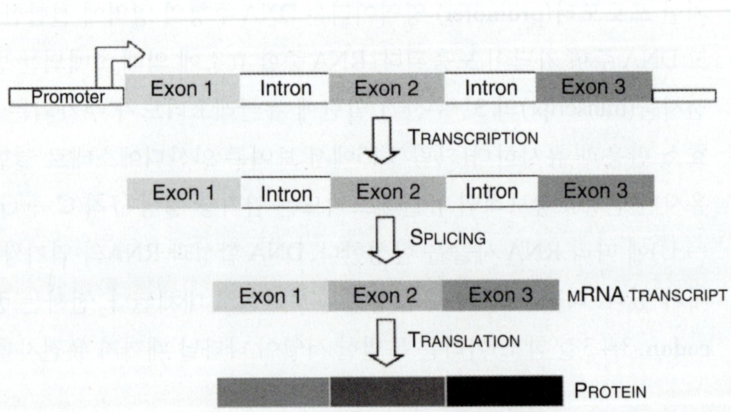

그림 3.20

진핵생물의 유전자 구조. 전형적인 진핵생물 유전자는 일반적인 전사 효소들과 다른 전사 인자들이 결합하는 부위를 가지고 있는 일명 상류 프로모터 영역(upstream promotor region)을 가지고 있다. 암호화 영역[엑손(exon)]은 비암호화 영역[인트론(intron)]에 의해 분리되어 있다. 인트론은 스플라이스(splice)되어 엑손만으로 이루어진 RNA인 전령 RNA(mRNA) 전사물이 얻어진다. 이어서, 얻어진 mRNA를 바탕으로 단백질이 합성된다.

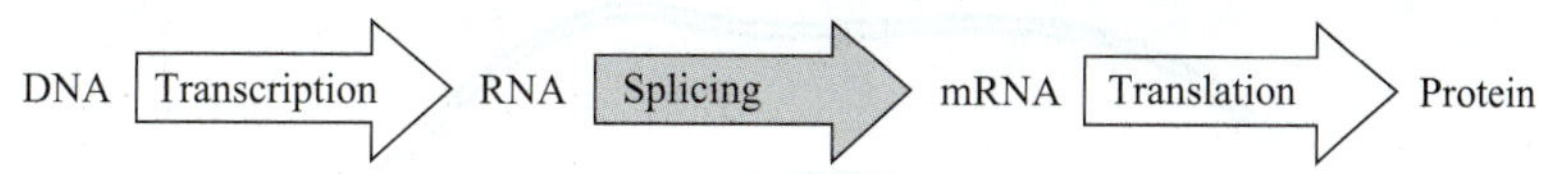

그림 3.21 수정된 중심 원리. DNA, 디옥시리보핵산, RNA, 리보핵산, mRNA, 전령 RNA.

포(그리고 진핵생물 유래의 모든 세포들)는 **스플라이싱(splicing)**이라는 분자적 기작을 이용하여 단백질로 번역되지 않는 인트론을 제거하여 일차적인 RNA 전사물(RNA transcript)을 만들어낸다. 몇 가지 인트론은 유전자 발현과 RNA 스플라이싱 과정을 제어하는 것으로 보이지만, 인트론의 기능은 아직 알려지지 않았다.

엑손과 인트론은 모두 전사되지만, 실질적으로 단백질 생산에 관여하는 mRNA가 만들어지기 위해서는 인트론이 제거되어야 한다. 성숙한 mRNA 형성을 위해서는 전사 후 가공 과정(post-transcriptional processing)이 필요하다. 완전한 mRNA는 1) 엑손만으로 구성되어야 하고 2) 5′ 말단이 막혀 있어야 하고("cap") 3) 3′ 말단에는 200여 개의 아데닌 염기 꼬리(poly-A tail)가 붙어 있어야 한다. 5′ 말단의 막힘을 리보솜(ribosome)이 인식하여 번역이 시작되며, 3′ 말단의 아데닌 꼬리는 mRNA를 안정화시키게 된다. 원핵생물이라는 단순한 생물[예를 들면, 대장균(*Escherichia coli*)]은 인트론을 포함하지 않기에 RNA 합성 후 스플라이싱이 필요하지 않다. 따라서 인간과 다른 진핵생물에서는 RNA 스플라이싱 단계를 포함하는 개정된 "중심 원리"가 더 적절하다(그림 3.21).

3.4.3 mRNA 번역: 단백질 합성

위에서 언급한 일련의 과정, 즉 전사와 RNA 가공 과정은 모든 진핵세포의 핵에서 일어나는 현상이다.[3] 새로 합성된 mRNA는 핵에서 세포질로 이동하여 폴리펩티드 사슬을 합성하는 데 사용된다(그림 3.22). mRNA의 번역은 단백질 합성의 최종 단계이며, 단순히 단백질 합성이라 부르기도 한다. 단백질 합성은 **리보솜(ribosome)**이라는 특수한 세포 소기관(organelle)에서 이루어진다. 리보솜은 단백질과 **리보솜 RNA(ribosomal RNA, rRNA)**이라는 특별한 핵산 구성체로 이루어진 작은 분자 기계이다.

단백질 합성의 목표는 직선적인 뉴클레오티드 서열(mRNA)을 직선적인 아미노산 서열(폴리펩티드)로 변환하는 것이다. 이전 단계와 마찬가지로 세포는 이 문제를 규칙

3) 원핵생물에서, 전사와 번역은 모두 세포질에서 일어나며, 전사가 끝나기 전에 리보솜이 새로 합성되고 있는 mRNA에 결합한다. 따라서, 원핵생물에서 전사와 번역은 함께 일어난다고 한다.

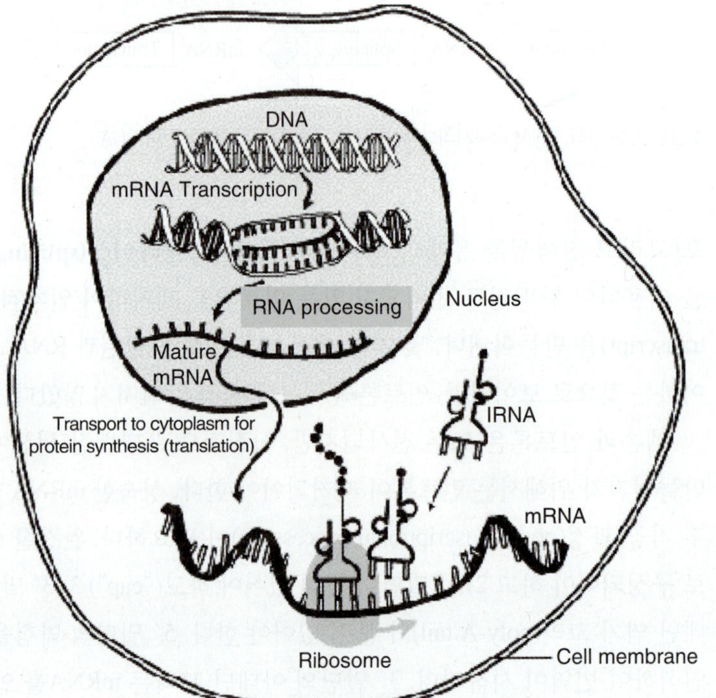

그림 3.22

단백질 생산의 개요. DNA, 디옥시리보핵산, RNA, 리보핵산, mRNA, 전령 RNA.

에 따라 해결한다. 리보솜은 mRNA 염기서열을 5′ 말단에서부터 읽어 나가면서, 이에 대응하는 폴리펩티드 사슬을 합성한다. 단백질 합성을 위한 암호의 해독은 한 번에 3개의 염기씩 이루어진다. mRNA 사슬에 연이은 3개의 염기가[트리플렛(triplet)] 한 개의 요소(element), 언어로 치면 하나의 단어를 이룬다. mRNA의 염기서열에서 3개의 염기가 연달아 있는 것을 **코돈(codon)**이라고 부른다. 각 코돈은 특정한 아미노산으로 번역된다. 코돈을 아미노산으로 변환하는 규칙은 유전 암호(genetic code)에 의해 주어진다(표 3.2). 유전 암호는 3개의 종결 코돈(stop codon, 또는 위에서 언급한 종결 신호)과 20개의 아미노산을 암호화한 61개의 코돈으로 구성된다. 메티오닌(methionine)을 암호화하는 개시 코돈(start codon), AUG는 진핵세포와 원핵세포의 거의 모든 폴리펩티드 사슬의 합성을 시작한다.[4] 하나의 아미노산에 여러 개의 코돈이 배정되기 때문에[표 3.2에서 보는 바와 같이 UGU와 UGC는 모두 아미노산 시스테인(cysteine)을 번역한다], 유전 암호는 흔히 **축퇴적(degenerate)**이라고 한다. 각 mRNA 가닥은 단 하나의 폴리펩티드 서열로 번역되지만, 하나의 폴리펩티드로 번역되는 mRNA 서열은 여러 가지가 있을 수 있다.

---

4) 사실 원핵세포에서는 포르밀메티오닌(formylmethionine)이 사용되며, 이는 재조합 포유류 단백질의 발현에서 문제가 되기도 한다.

표 3.2 유전 암호

SECOND LETTER

FIRST LETTER	U	C	A	G	THIRD LETTER
U	UUU, UUC: Phe UUA, UUG: Leu	UCU, UCC, UCA, UCG: Ser	UAU, UAC: Tyr UAA: Stop UAG: Stop	UGU, UGC: Cys UGA: Stop UGG: Trp	U C A G
C	CUU, CUC, CUA, CUG: Leu	CCU, CCC, CCA, CCG: Pro	CAU, CAC: His CAA, CAG: Gln	CGU, CGC, CGA, CGG: Pro	U C A G
A	AUU, AUC, AUA: Ile AUG: Met	ACU, ACC, ACA, ACG: Thr	AAU, AAC: Asn AAA, AAG: Lys	AGU, AGC: Ser AGA, AGG: Arg	U C A G
G	GUU, GUC, GUA, GUG: Val	GCU, GCC, GCA, GCG: Ala	GAU, GAC: Asp GAA, GAG: Glu	GGU, GGC, GGA, GGG: Gly	U C A G

참고: 전령 RNA(mRNA)의 염기들은 세 개가 한 쌍으로 코돈을 이루며, 각각의 코돈은 20개의 아미노산 중 하나와 연결된다. 또한 세 개의 코돈(UAA, UAG, UGA)은 종결 신호를 나타낸다. 메티오닌을 암호화하는 AUG 코돈은 개시 코돈으로도 작용한다. 총 61개의 코돈이 20개의 아미노산을 암호화하기 때문에, 하나의 아미노산을 암호화하는 여러 개의 코돈이 있을 수 있으며, 따라서 유전자 암호는 축퇴적(degenerate)이라 한다.

단백질 합성을 위한 번역 작업은 **운반 RNA(transfer RNA, tRNA)**라는 혼성 분자에 의해 이루어진다. 운반 RNA는 아미노산과 어댑터 역할을 하는 짧은 조각의 RNA 분자의 혼성 복합체이다. tRNA는 코돈을 인식하고 적절한 아미노산을 가지고 합성하고자 하는 폴리펩티드 사슬에 붙여나간다(그림 3.23). 각 tRNA의 말단에는 mRNA 서열 상의 코돈에 상보적인 안티코돈(anticodon)이 있다. tRNA의 다른 말단에는 폴리펩티드를 합성하기 위한 아미노산이 붙어 있다. 새로운 아미노산은 펩티드 결합(peptide bond)을 통해 이전 아미노산의 카르복실 말단(carboxyl end)에 결합한다.

폴리펩티드 사슬이 합성된 후 그들은 접힘(folding) 및 여러 가공 반응을 거쳐 생물학적 기능을 수행할 수 있는 단백질로 만들어진다. 이에 대해서는 4장에서 자세히 설명한다. 앞서 언급했듯이, 많은 단백질은 한 개 이상의 폴리펩티드 사슬로 구성되어 있다. 진핵세포에서는 새로 합성된 폴리펩티드는 사슬의 절단(**proteolysis, 단백질 분해**), 탄수화물의 결합(**glycosylation, 당화**), 지방산(**N-myristoylation, 미리스토일화**) 또는 지질의 결합(**prenylation, 프레닐화**) 등의 번역 후 변형 과정(post-translational modification)을 거치게 된다. 이러한 변형은 단백질이 생물학적 기능을 수행하는 데 매우 중요하다.

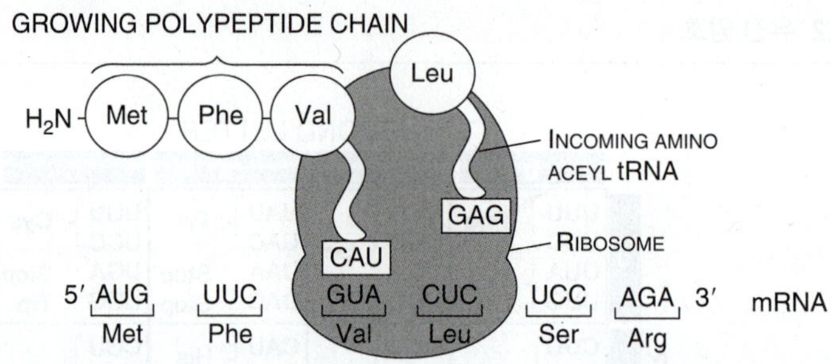

그림 3.23 폴리펩티드 합성. 어댑터 분자(adapter molecules)로 작동하는 운반 RNA(transfer RNA, tRNA)에 의해 아미노산이 연속적으로 추가되어 폴리펩티드 사슬을 만든다. 각 tRNA는 한쪽 말단에 안티코돈(anticodon)이 있고 다른 쪽 말단에는 대응하는 아미노산이 연결되어 있다. 새로 들어오는 tRNA는 코돈이라고 하는 mRNA 염기 3개로 이루어진 서열을 한 번에 읽어나간다. tRNA의 안티코돈이 mRNA 내에 코돈에 상보적으로 결합하면 그 tRNA에 붙어 있는 아미노산이 폴리펩티드 사슬에 합성된다.

원핵세포는 번역 후 변형 과정을 수행할 수 없다. 이러한 차이는 세균 세포 내에서 인간 단백질을 만들고 싶어 하는 기술자에게는 잠재적인 난관이다. 이 문제는 세균 세포에서 인슐린을 생산하는 방법을 배운 생물학자와 기술자가 그랬던 것처럼(박스 3.3) 해결이 되는 경우도 있다. 그러나 보통의 경우, 올바르게 변형된 단백질을 만들기 위해서 유전자 조작된 단백질은 진핵세포 내에서 만들어진다. 이는 진핵세포의 경우 단백질 합성 후에 변형 과정을 위한 도구들을 가지고 있기 때문이다(3.6.2절 참조).

3.5 유전자 발현의 제어

인체의 세포(적혈구 제외)는 모두 동일한 유전정보를 포함하고 있지만, 특정 세포에서는 특정한 유전자들만 발현한다. 예를 들어, 비록 모든 세포들이 인슐린 유전자를 가지고 있지만 췌장의 특정 세포만이 인슐린을 생산한다. 뇌, 간, 피부 및 심장 세포는 각각 다른 유전자 세트를 발현하여 자신의 특성을 가지게 된다(그림 3.24). 근육세포와 피부세포는 동일한 유전정보를 포함하고 있기 때문에 신체의 모든 단백질을 만드는 능력을 가지고 있지만 각각은 서로 다른 유전자를 발현한다.

유전자 발현은 DNA를 단백질로 변환하는 경로의 각 단계에서 조절할 수 있다(그림 3.25). DNA 수준에서의 조절은 유전자의 프로모터 부위에 특이적 단백질인 **전사 인자(transcription factors)**가 결합해서 유전자의 전사를 촉진 또는 저해하여 이루어진다. 스테로이드 호르몬 수용체(steroid hormone receptor)들이 전사 인자의 예시이다. 그들은

박스 3.3 박테리아에서의 인간 인슐린의 생산

인간의 질병 중에 당뇨병(diabetes mellitus, diabetes)은 오래전부터 알려져왔다. 단백질 호르몬 인슐린(insulin)은 혈당치 조절에 중요한데, 당뇨병에서는 체내에서 이러한 호르몬이 충분히 분비되지 않는다(6장 참조). 당뇨병 환자는 대량의 포도당이 함유된 소변을 배출하며, 당뇨병이라는 이름도 말 그대로 "꿀이 흐르는 것"을 의미한다. 수백 년 동안 당뇨병은 소변으로부터 단맛을 느끼는 데 특화된 "물 감별사(water taster)"가 직접 진단했다.

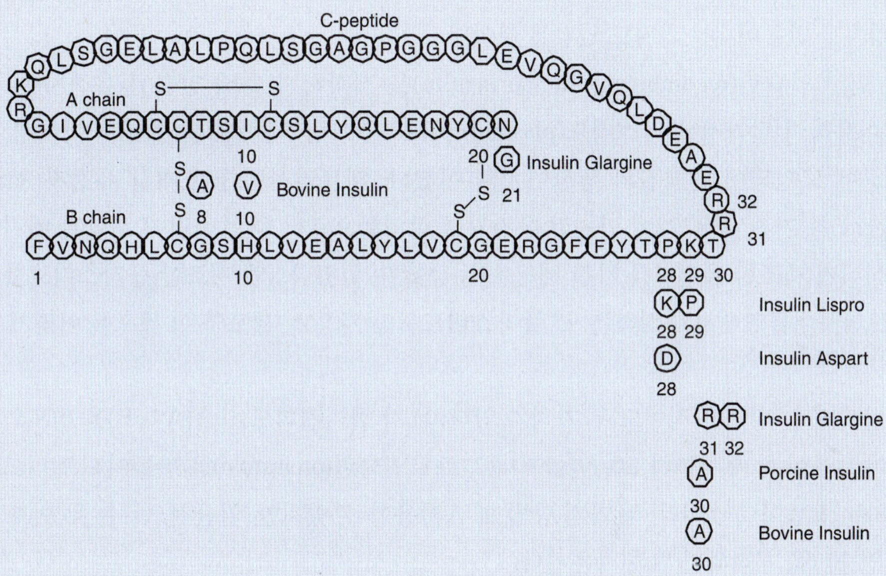

이집트 의사 헤시라(Hesy-Ra)는 기원전 1552년에 이 질병의 증상을 확립했다. 오랫동안, 당뇨병의 치료법들 중 유효한 것은 식단 조절뿐이었다. 결국 일련의 실험적 연구를 통해서 췌장이 당뇨병과 연관되어 있다는 사실을 알게 되었다. 1921년 캐나다의 외과의사 프레더릭 밴팅(Frederick Banting)은 1921년에 당뇨에 관계가 있는 물질을 분리하기 위한 실험을 하기 위한 공간과 동물을 얻기 위해서 토론토 대학 생리학과의 새로운 학장인 존 매클라우드(John MacLeod) 교수를 설득했다. 조수 찰스 베스트(Charles Best)와 협력하여 밴팅은 한쪽 개의 췌장 추출물이 다른 개의 혈당을 낮출 수 있다는 것을 보여주었다. 1922년 그들은 당뇨병을 앓고 있던 14세의 캐나다 소년 레너드 톰슨(Leonard Thompson)에게 이 방법을 테스트했다. 밴팅과 매클라우드는 1923년에 이 발견으로 노벨상을 수상했다(그리고 베스트와 다른 연구진들과 상금을 나누어 가졌다). 다음 수십 년 사이, 이 추출물의 유효 성분은 인슐린으로 확인되었다. 인간의 질병의 치료를 위해 동물에서 인슐린을 제조하기 위한 안전하고 신뢰할 수 있는 방법이 개발되었다.

DNA 기술의 시대가 되기 전에 당뇨병을 치료하는 데 사용된 인슐린은 주로 소와 돼지와 같은 동물에서 추출했다. 소(bovine)와 돼지(porcine) 인슐린은 인간 인슐린과 유사하지만 동일하지는 않다. 그림에서 볼 수 있듯이 소 인슐린은 3개의 아미노산(A 사슬의 8번 위치와 10번 위치 그리고 B 사슬의 30번 위치)에서 인간 인슐린과 차이를 보이고, 돼지 인슐린은 1개의 아미노산(B 사슬의 30번 위치)이 다르다. 이러한 차이 때문에 동물 인슐린의 생물학적 활성은 인간 인슐린의 생물학적 활성과 동일하지 않다. 더 중요한 것은 이것이 외래 단백질이기 때문에(즉 인간의 인슐린과 다르기 때문에) 인슐린 작용을 중화하는 항체를 만들어내는 환자도 있다는 것이다.

재조합 인간 인슐린(recombinant human insulin)을 제작하기 위해 인슐린 유전자를 제한 효소 *Bam*HI을 이용하여 잘라서 플라스미드(plasmid) pBR322(그림 3.30)에 삽입했다. 이어서, 플라스미드는 대장균에 도입되어 단백질의 생산이 이루어졌다. 테트라사이클린 내성 유전자(tetracycline-resistance gene)를 가진 pBR322에 인슐린 유전자를 삽입함으로써 항생 물질이 포함된 배지에서 박테리아를 증식시켜 재조합 유전자를 가진 세균을 동정할 수 있었다. (왜 재조합 플라스미드를 포함하는 세포는 테트라사이클린에서 증식하는가? 플라스미드를 받지 않는 세포와 이 세포를 어떻게 구분할 수 있는가?)

인슐린을 만드는 방법은 적어도 두 가지가 있다. 1) 각 폴리펩티드 사슬(A와 B)을 별도의 세균에서 만들고 이어 그들이 함께 결합하도록 만들거나 2) 프로인슐린(proinsulin)을 만들어 C 펩티드를 화학적으로 절단하는 방법이 그것이다. 두 가지 방법 모두 사용할 수 있지만, 일반적으로는 두 번째 방법을 재조합 인간 인슐린을 제작하기 위해 사용된다.

호르몬의 존재에 반응하여 표적 유전자의 전사를 증가시키도록 작용한다(이에 대해서는 6.4.3절에서 더 자세히 설명한다.) RNA 처리 과정에서는 또 다른 수준의 제어가 일어난다. RNA 전사물은 경우에 따라 다른 방식으로 스플라이싱되어 다른 mRNA를 만들어낼 수 있다. mRNA 전사물의 안정성(즉, mRNA가 발생한 후 세포질에서 얼마나 지속되는가)은 mRNA 농도를 제어하는 중요한 요소이며, 따라서 단백질 농도를 제어하는 수단이다. mRNA가 번역된 후 생산된 단백질은 필요할 때까지 불활성화(inactivation) 또는 구획화(compartmentalization)되어 있을 수 있다.

과학자와 기술자는 특정 유전자의 발현을 차단하기 위해 다양한 방법을 사용한다. 연구실에서는 특정 유전자 및 그 산물의 기능을 연구하기 위해 종종 이 방법을 사용한다. 또한 이 방법은 질병의 새로운 치료법 개발을 위해서도 사용할 수 있다. 유전자 발현을 차단하기 위해서는 몇 가지 방법을 사용할 수 있다. 한 가지 방법은 DNA 또는 RNA의 상보적인 염기쌍에 결합하는 **안티센스 올리고뉴클레오티드(antisense oligonucleotide)**를 이용하여 전사 또는 번역을 각각 차단하는 것이다(그림 3.26). 그러

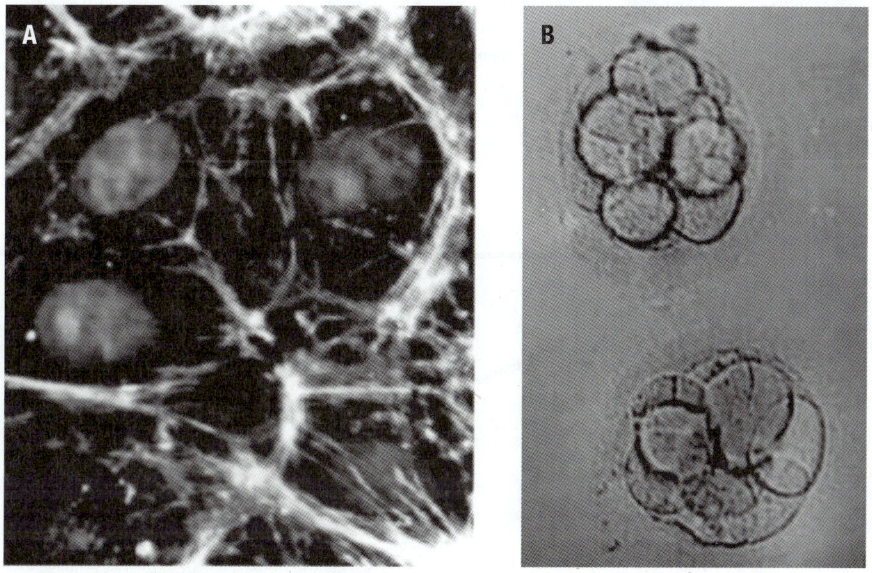

그림 3.24

서로 다른 유형의 세포 사진. **A**. 이 형광 이미지는 내피세포(endothelial cells), 즉 심장 혈관의 내벽을 형성하는 세포를 보여준다. 형광 이미지는 세포의 핵과 세포 골격을 보여준다. (참고문헌 4, 2001년 미국 국립 과학 아카데미) **B**. 12-세포 단계의 배아. 사진 제공: Dianne G.

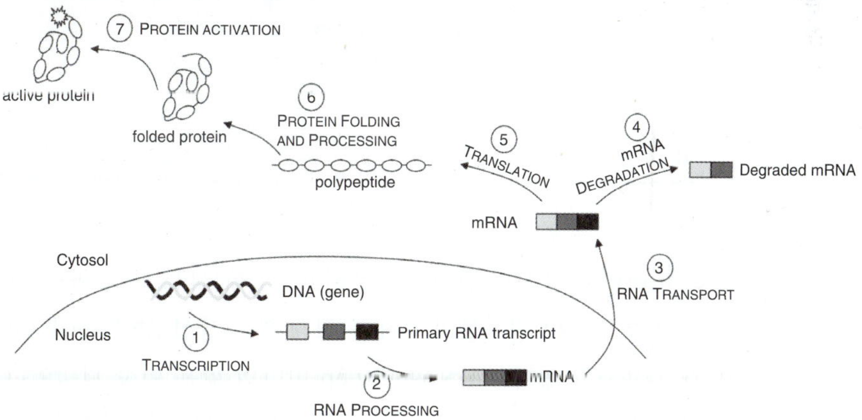

그림 3.25

유전자 발현의 제어. 특정 유전자의 발현은 여러 단계에 걸쳐 제어할 수 있다. (1) 전사의 시작은 코드 영역의 외부 조절 서열에 결합하는 전사 인자(transcription factor)에 의해 증강 또는 저해될 수 있다. (2) 일차 전사물이 제작되면 이후에 선택적 스플라이싱(alternative splicing) 등의 처리 과정을 통해 다양한 종류의 mRNA를 만들어낼 수 있다. (3) 전사물은 핵에서 단백질을 합성할 수 있는 효소 등의 기구가 있는 세포질로 이동한다. (4) 세포질의 mRNA의 존재는 분해(degradation)라는 기작에 의해 제어될 수 있다. (5) 번역의 속도 역시 변경할 수 있다. (6) 폴리펩티드의 형성 후, 단백질이 발현되는 장소(즉, 세포질, 세포막 또는 분비)에 영향을 미칠 수 있는 번역 후 변형(post-translational modification) 과정을 거치게 된다. (7) 신호 전달 체계에서 단백질을 활성화시킬 때까지 단백질은 불활성 상태로 존재할 수 있다.

그림 3.26

안티센스(antisense)와 짧은 간섭 리보핵산(small interfering RNA, siRNA). **A**. mRNA에 결합하여 단백질 합성을 방해하는 안티센스 DNA 또는 RNA의 작용(참고문헌 5). **B**. siRNA는 mRNA 분해를 촉진한다(참고문헌 5). dsRNA, 이중 가닥 RNA(double-stranded RNA), RISC, RNA 유도 사일렌싱 복합체(RNA-induced silencing complex).

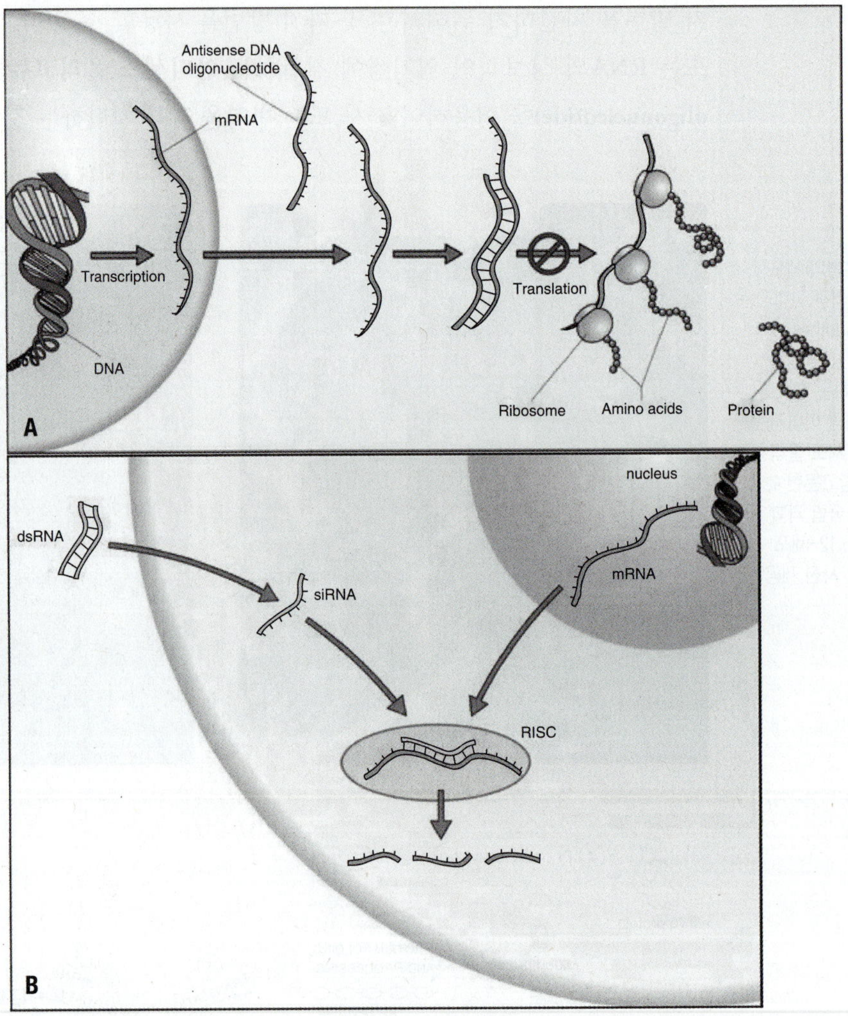

나 이러한 단일 가닥 안티센스 올리고뉴클레오티드는 일반적으로 수명이 짧다. 최근에는 특정 mRNA 전사물의 분해를 위해 **짧은 간섭 RNA(small interfering RNA, siRNA)**가 사용되고 있다. siRNA는 30 bp 미만의 짧은 이중 가닥이다. 이중 가닥 siRNA가 RISC(RNA-induced silencing complex, RNA 유도 사일렌싱 복합체)라는 세포 내 복합구조물과 결합되면 2개의 siRNA 가닥이 분리된다. 이 중에 가이드 가닥(guide strand)이라고 불리는 RNA 조각이 표적 mRNA에 상보적으로 결합하여 RNA 전사물을 분해하게 된다. 특정 단백질의 발현을 선택적으로 막는 이 방법은 세포 배양 실험이나 동물 실험 등에 활용되고 있다. 중요한 연구로, 2010년에 생체공학자 그룹에 의해 발표된 한 연구에서는 siRNA-유도 유전자 사일렌싱이 인간에게도 적용 가능함을 보였다(참고문헌 6).

안티센스와 siRNA 모두 치료법으로서의 큰 잠재력을 가지고 있지만, 중요한 문제는 이들이 세포막의 인지질 이중막을 통과하여 세포질에 도달할 수 있느냐는 것이다. 생체공학자의 중요한 역할은 siRNA뿐만 아니라 유전자 치료를 위해서도 핵산의 효율성과 수명을 향상시킬 수 있는 보다 나은 전달 시스템을 설계하는 것이다. 이러한 방법 중 일부는 13장에서 설명한다.

3.6 재조합 DNA 기술

이전 장에서는 세포 내에서 유전자를 복제하고 그로부터 단백질을 합성하는 일련의 분자적 기작을 설명했다. 왓슨과 크릭이 DNA 이중 나선 구조를 발견한 1953년부터 지금까지 비교적 짧은 기간 동안 인간은 유전자를 조작하고 효율적으로 복제하며, 세포 간, 생물 간에 유전자를 전달하고 그 발현을 제어하는 방법을 배웠다. **재조합 DNA 기술(recombinant DNA technology)**은 과학자가 한 생물로부터 다른 생물로 유전정보를 옮기는 일련의 기술을 말한다. 이것은 과거 100년의 과학사에서 가장 중요한 기술적 성과 중의 하나이다.

이 절에서는 재조합 DNA 기술의 기초가 되는 기본적인 개념 몇 가지를 검토한다. 이 기술은 기초 과학에서 상업적이고 의료적인 응용에까지 퍼져 있다(표 3.3). 20세기 전반부의 물리학적 발견이 전기와 기계공학자들에게 더 많은 일을 제공한 것과 마찬가지로,

표 3.3 재조합 단백질이 인간의 치료에 사용되는 예시

단백질	사용 예
에리트로포에틴(erythropoietin)	빈혈 치료
여포자극호르몬(follicle-stimulating hormone)	불임 치료
과립구집락자극인자(granulocyte colony stimulating factor)	혈액 질병 치료
인간 성장 호르몬	성장 촉진
B형 간염 표면 항원	B형 간염 백신
인슐린	혈당 수치 강하(당뇨 치료)
인터페론(interferons)	항바이러스, 항암 치료제
신경 성장 인자	신경 손상의 복구를 촉진
조직 플라스미노겐 활성 인자(tissue plasmonigen activator)	혈전 용해제

참고: 몇몇 인간 단백질은 재조합 DNA 기술을 이용하여 제조되어 다양한 질병의 치료를 위한 약물로 이용되고 있다.

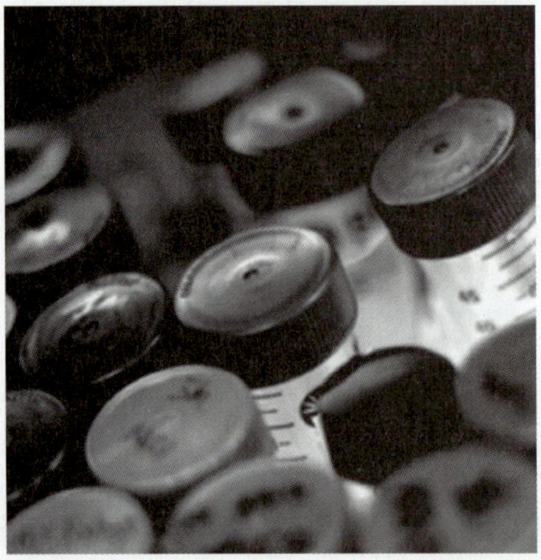

그림 3.27

생체분자공학은 분자생물학의 기초 과학을 통해 인간의 건강에 대한 새로운 접근법을 찾고자 한다. 공학자는 줄기세포, 유전공학, 분자 상호 작용에 기초한 접근 방식을 사용하여 질환의 치료를 위한 새로운 접근 방식을 설계하고 있다.

분자생물학의 이러한 새로운 발견은 생체공학자들에게 특별한 기회를 제공했다.

생체공학의 주요 세부 연구 분야의 하나인 생체분자공학(biomolecular engineering)은 기초 과학에서 새로운 기술을 탄생시키는 것이다(그림 3.27). 오늘날의 생체분자공학자는 스마트 생체재료, 분자영상 조영제, 유전자 치료 시스템 및 줄기세포에 대한 연구에 매진하고 있다(13–16장 참조).

3.6.1 분자 클로닝(molecular cloning)

클로닝(cloning, 복제)이라는 용어는 현대 영어 회화에서 자주 사용되고 있다. 그 어원은 잔가지를 뜻하는 그리스어의 'klon'에서 왔다. 복제의 생물학적 영향력 때문에 클론이라는 단어와 그것이 가리키는 개념은 이미 생물학을 넘어서는 영향력을 가지고 우리의 문화에 들어와 있다(그림 3.28). 클로닝 기술이 처음 고안되었을 때 예측했던 것에 비해서도, 실제로 기술이 생물학 분야에 준 영향은 훨씬 심오하다.

분자 클로닝은 무엇인가?

분자 수준에서의 복제는 재조합 DNA 기술의 핵심이다. 표 3.3에 제시되어 있는 활용법은 모두 분자 클로닝 기술을 필요로 한다. 복제 기술은 유전자를 연구하려는 생물학에서의 수요에서 태어났다. 특정 유전자를 연구하려면 그 유전자를 대량으로 생산해야 한다. 유전자는 DNA 중합체이며, 모든 유전자는 동일한 네 종류의 단량체들이 다른 순서로 결합된 것이므로 거의 동일한 화학적 성질을 가지고 있다. 크기에 따라 유전자를 분리할 수는 있지만(예시로는 박스 3.2 참조) 대략적으로 같은 크기를 가지는 수천 가지의

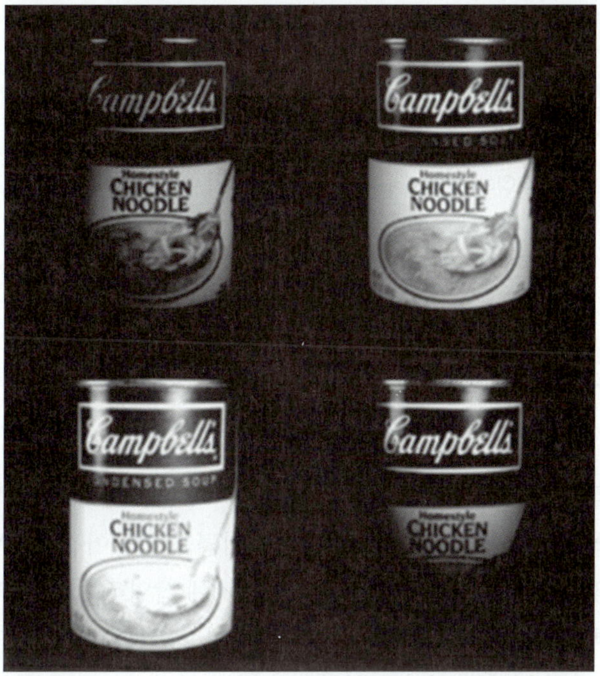

그림 3.28

20세기에는 복제는 중요한 문화적 개념이 되었다.

서로 다른 유전자의 혼합물에서 원하는 유전자를 어떻게 분리해낼 수 있을까? 분리에 대한 대안으로, 생물학자들은 관심 있는 유전자의 사본을 수백만 개 만들면 된다는 것을 깨달았다. 원하는 유전자의 복사본을 많이 만들면, 비슷한 분자의 혼합물에서 매우 적은 양의 유전자를 분리하는 문제를 해결할 수 있다.

복제는 동일한 복사본을 만드는 것을 의미한다. 분자생물학에서 복제는 일반적으로 유전자에 대한 것이다. 따라서 유전자를 복제하는 것은 특정 길이의 DNA와 동일한 사본을 다량 제작하는 것을 의미한다. 유전자가 복제되는 것은 그 유전자가 증폭(amplified)된 것이라고도 할 수 있다. 세포와 생물들도 마찬가지로 복제할 수 있다. 세포가 복제되는 것은 새로운 세포들이 모든 단일 세포의 후손이며, 따라서 서로 동일하다는 것이다. 이 주제는 5장에서 더 자세히 검토할 것이다. 복제된 생물은 부모와 유선석으로 동일하며, 이에 대해서는 이 장의 뒷부분에서 설명하도록 하겠다.

유전자는 어떻게 증폭 또는 클로닝되는 것일까?

분자 클로닝은 특정 부위에서 DNA를 절단하는 **제한 효소(restriction enzyme)** 또는 **제한 엔도뉴클레이스(restriction endonuclease)**라고 불리는 특수한 효소로부터 시작된다. 이 효소는 박스 3.2에서 DNA 지문법(DNA fingerprinting)에 어떻게 활용되는지를 중심

그림 3.29

이중 가닥 DNA에 대한 제한 효소의 작용. 이 그림은 *Eco*RI라는 특정 효소의 작용을 보여준다.

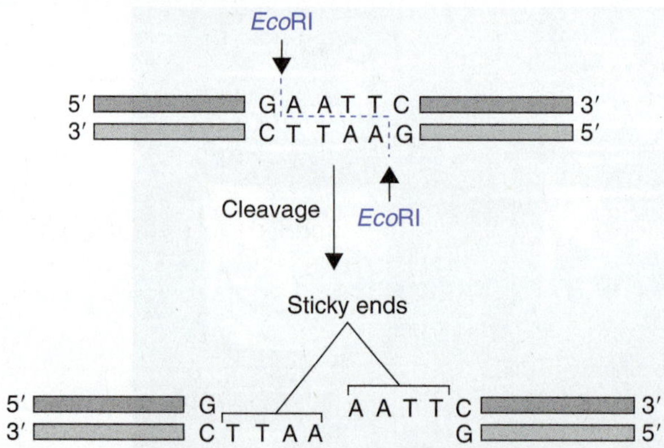

으로 소개되었다. 제한 효소는 많은 경우 염기쌍을 이루지 않는 말단 또는 "점착성 말단(sticky end)"을 만들어낸다(그림 3.29). 이렇게 만들어진 DNA 단편을 [**플라스미드(plasmid)**와 같은] **클로닝 벡터(cloning vector)**에 삽입하여, 벡터의 상보적인 점착성 말단과 결합하게 된다(그림 3.30). 이 염기쌍의 형성은 DNA 혼성화의 중요성을 다시 한번 보여준다. 이 유전자는 염기쌍 형성으로 인해 플라스미드의 정확한 위치에 삽입된다. DNA 연결 효소는 외래 DNA를 플라스미드 DNA와 공유 결합시키는 역할을 한다. 1972년 스탠퍼드 대학의 폴 버그(Paul Berg) 교수는 재조합 DNA를 만들기 위해서, 즉 두 종의 서로 다른 생물에서 유래한 DNA를 포함하는 DNA 분자를 생산하기 위해 처음으로 제한 효소와 연결 효소를 사용했다. 버그 교수는 그 발견으로 노벨 화학상을 수상했다.

플라스미드에서 유전자를 클로닝하기 위해서는 그 복제를 위한 숙주가 될 수 있는 생물체에 재조합 벡터(recombinant vector)를 삽입해야 한다. 스탠퍼드 대학의 스탠리 코언(Stanley Cohen)과 캘리포니아 대학 샌프란시스코 캠퍼스의 허버트 보이어(Herbert Boyer)는 1973년에 처음으로 분자 클로닝 기술을 발표했다. 이 기술은 앞서 설명한 단순한 복제 기술을 아득히 뛰어넘는 영향을 가져왔다. DNA는 모든 세포에서 화학적으로 동일하기 때문에 이 방법을 사용하여 유전자를 어떤 생물로부터 다른 생물로 이동시킬 수 있다. 1976년 보이어와 로버트 스완슨(Robert Swanson)에 의해 설립된 제넨테크(Genentech)는 거대 바이오산업을 대표하고 있다. 이 기업의 사업은 대체 생물에서 인간 단백질을 발현시킨다는 개념을 기반으로 한다. 예를 들어, 재조합 인간 인슐린은 인간 인슐린 유전자를 포함하는 대장균 세포에서 생산된다(박스 3.3 참조). 제넨테크는 재조합 인간 인슐린의 기술을 만들어 일라이 릴리(Eli Lilly)라는 제약 회사에 라이센싱했고, 이는 1983년에 인간 당뇨병 치료에 사용이 승인되었다. 다른 많은 재조합 단백질은 현재 인간의 질병 치료에 사용할 수 있다(표 3.3).

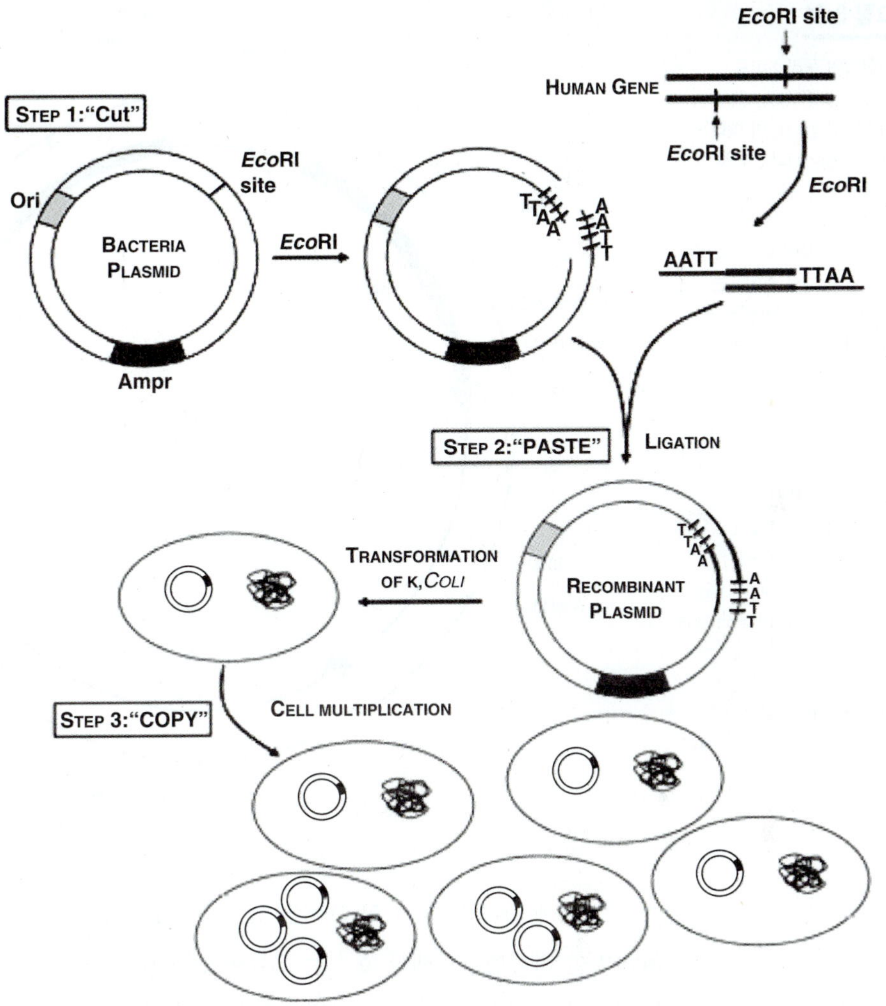

그림 3.30

플라스미드를 이용한 DNA 복제. 박테리아는 외래 DNA 조각을 복제하는 데 사용할 수 있다. 첫째, 복제 플라스미드와 관심 있는 유전자를 동일한 제한 효소로 절단하여 점착성 말단(sticky end)을 형성해야 한다. 유전자 조각의 말단 염기는 새로 절단된 플라스미드에서 노출된 염기들에 상보적으로 결합한다. 다음으로 '붙여 넣기(paste)' 공정을 위해, DNA 연결 효소(ligase)는 2개의 뉴클레오티드 사이의 인산디에스테르 결합의 형성을 촉매하고 빈틈을 이어 붙인다. 새로운 유전자 조각을 포함한 재조합 플라스미드를 이용하여 세균의 형질을 전환할 수 있다. 세균은 영양분과 항생제를 함유하는 한천 플레이트에서 증식시킨다. 플라스미드에는 항생제 내성 유전자가 있기 때문에, 형질 전환된 세균은 항생제가 포함된 배지에서 생존할 것이다. 마지막으로, 형질 전환된 세균 세포는 세포 분열 동안 플라스미드 DNA의 복사본을 만든다.

특정 유전자가 다량으로 복제되기 위해서는 숙주 세포 내에서 작동하는 특정한 운송체(vehicle), 즉 벡터가 있어야 한다. **플라스미드**는 유전자 복제를 위한 일반적인 벡터이다. 플라스미드는 세균 내에서 염색체 DNA와는 독립적으로 복제되는 작은 원형 DNA 분자이다. 플라스미드와 제한 효소는 박테리아와 같은 미생물 내에 자연적으로 존재한다. 플라스미드는 자연적으로는 개별 미생물 사이에서 유전자를 전달하는 기능을 한다. 제한 효소는 미생물의 자연 방어 기작의 일부이며, 세포질에 침입하는 침입자의 유전자를 잘라 파괴하는 작용을 한다.

가장 일반적으로 사용되는 복제 플라스미드는 복제 원점, 제한 효소에 의해 절단되는 부위 그리고 적어도 하나의 항생제 내성 유전자를 포함한다. pBR322라는 전형적인 플라스미드의 유전자 지도가 그림 3.31에 있다. 제한 효소에 의한 절단 부위는 플라

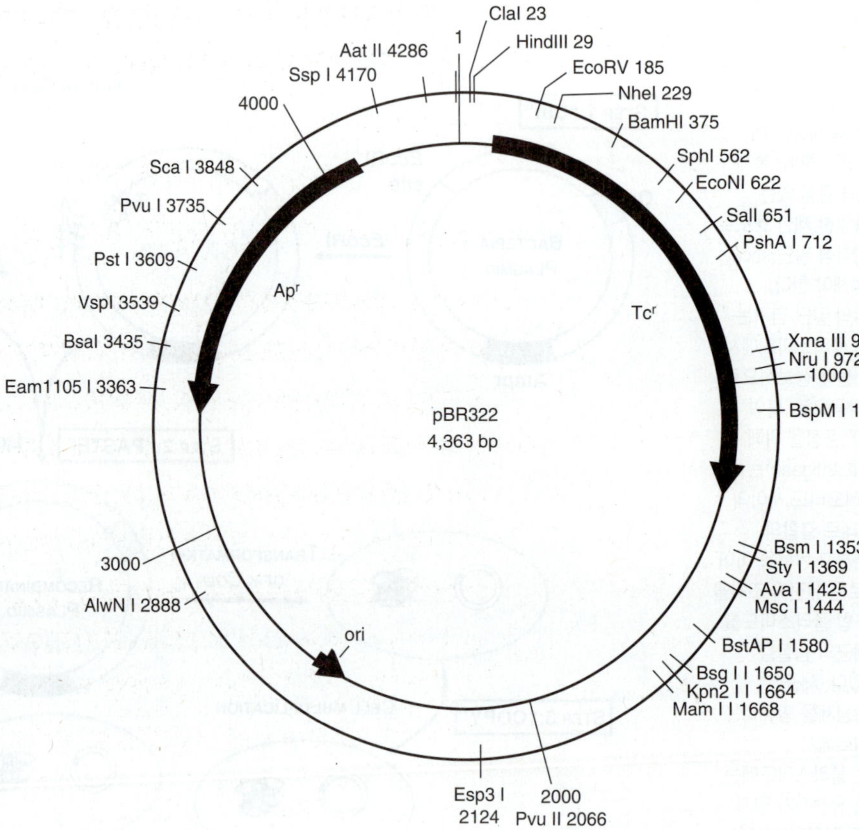

그림 3.31

전형적인 플라스미드 pBR322(Invitrogen에서 시판되고 있다). 이 벡터는 복제 원점(ori)과 2개의 항생제 내성 유전자, Ap(암피실린 내성)와 Tc(테트라사이클린 내성)를 포함한다. 플라스미드는 β-lactamase(AmpR) 유전자 내의 3개의 제한 효소 절단 부위와 TetR 유전자의 8개의 절단 부위를 포함한다. DH10B™ 대장균(*Escherichia coli*)에서 정제된 플라스미드는 14개의 고유한 제한 효소 인식 부위가 있다. *Hind*III와 *Cla*I의 절단 부위는 테트라사이클린 내성 유전자의 프로모터에서만 발견된다. 이 두 부위 중 하나에 DNA를 삽입하면 일반적으로 테트라사이클린 내성을 잃는다.

스미드 위에 각 제한 효소의 약어로 표시된다(*Eco*RV 185는 185 위치에 작용하는 효소 *Eco*RV를 의미한다). 제한 효소는 그들이 발견된 생물의 이름을 따서 명명한다. 따라서 *Eco*R은 *E.coli*의 균주 R이며 로마숫자 V는 그 균주에서 발견된 5번째 제한 효소임을 나타낸다.

대부분의 제한 효소는 4, 5 또는 6개 염기쌍 길이의 대칭서열(symmetric sequence)을 인식한다. 대칭서열은 각각 3′에서 5′ 방향으로 읽을 때 이중 가닥 DNA의 두 가닥이 동일한 서열을 의미한다. DNA의 상보성 때문에, 이중 가닥 상에서는 이 부분이 거울상처럼 보인다. 예를 들어, 효소 *Sal*I는 서열 GTCGAC을 인식한다. 몇 가지 제한 효소는 더 긴 서열을 인식하고, 일부는 약간 비대칭적인 서열을 인식하지만, 이러한 제한 효소는 많지 않다. 효소는 일반적으로 대칭적인 위치를 자르고, 3′ 말단 또는 5′ 말단에 단일 가닥 꼬리를 남긴다. 이들을 "점착성 말단(sticky ends)"이라고 부르는데, 이는 위에서 설명했듯이 원하는 유전자를 플라스미드에 삽입하고 이를 접합하는 데 유용하다.

예제 2 *Sal*I 절단 부위가 대칭서열임을 보여라.

정답 단일 가닥 – GTCGAC, 상보적인 가닥 – CAGCTG, 이는 단일 가닥의 역순이다.

위에서 논한 제한 효소는 원하는 유전자를 플라스미드의 알고 있는 위치에 넣기 위해 사용된다. 복제를 위한 플라스미드(cloning plasmid)는 일반적으로 숙주 내에서 발현되는 암피실린(ampicillin) 또는 테트라사이클린(tetracycline) 등의 항생제에 대한 내성을 가진 유전자를 포함한다. 이 유전자는 플라스미드를 포함하는 세포를 쉽게 찾을 수 있게 한다. 만약 세포가 암피실린(ampicillin)이 포함된 배지에서 증식한다면, 이 세포들은 암피실린에 대한 내성을 가지고 있는 것이고, 세포질에 존재하는 기능성 플라스미드로부터 그 내성을 획득한 것으로 볼 수 있다.

외래 유전자를 플라스미드에서 발현시키기 위해서는 플라스미드를 숙주 세포에 넣어야 한다. 세균 또는 포유동물 세포에 각각 사용할 수 있는 플라스미드가 있으며, 숙주에 맞는 플라스미드를 선택하는 것이 중요하다. 플라스미드를 박테리아 세포에 삽입하는 과정을 **형질 전환(transformation)**이라고 한다. 플라스미드는 큰 분자이기 때문에 쉽게 세포에 들어가지 않는다. 따라서 형질 전환을 하기 위해서는 세균을 화학물질에 노출시켜 일시적으로 막을 파손시키거나 물리적으로 막을 뚫는 미세주입법(microinjection) 또는 (세포를 고전압 전기 펄스에 노출시켜 구멍을 내는) 전기천공법(electroporation)을 사용해야 한다. 동물 세포에서, 플라스미드를 세포에 삽입하는 것을 **형질 주입(transfection)**이라고 한다. 여기에서도 플라스미드는 세포에 자연스럽게 들어가지는 못하지만, 화학적 또는 기계적 수단으로 삽입할 수 있다. 물론 이러한 화학적, 물리적 처리로 타깃이 되는 세포가 죽는 경우가 많다. 따라서, 많은 생체공학자들은 세포에 대한 독성이 적은 형질 주입 방법을 연구해왔다(참고문헌 7).

바이러스를 통해서도 유전자를 동물 세포에 삽입할 수 있다. 이 과정은 박스 3.4에서 설명한다. 바이러스를 사용해서 유전자를 세포에 삽입하는 경우, 이를 **형질 도입(transduction)**이라고 한다. 따라서 세균의 경우에는 형질 전환되었다고 하고 동물 세포는 형질 주입 또는 형질 도입되었다고 한다.

그림 3.30은 세균 세포의 형질 전환에 의한 복제의 과정을 보여준다. DNA 클론을 제작하기 위해 외래 DNA 단편을 포함하는 플라스미드를 이용하여 세균을 형질 전환한다. 세균 세포는 항생제를 함유하는 한천 배지(agar plate)에서 증식시킨다. 항생제가 있는 배지에서는 항생제 내성 유전자를 갖는 세균만이 자라게 되기 때문에 플라스미드가 삽입되어 형질 전환된 세포만이 보이게 된다. 이 방법은 항생제를 통해 원하는 세포(선

박스 3.4 유전자 치료(gene therapy)와 바이러스 벡터(viral vectors)

유전자 치료(gene therapy)는 일반적으로 결함이 있는 유전자를 수정할 수 있는 외인성(exogenous) 야생형(wild-type) 유전자의 도입을 의미한다. 이 유형의 치료는 단일 유전자 변이 질환에 한정된다(표 3.1). 유전자 치료의 다른 응용으로는 1) 종양 세포를 죽이는 독성 유전자의 도입, 2) 인슐린 또는 성장 인자 등의 치료용 단백질을 암호화하는 유전자의 도입 등이 있다.

현재 유전자 치료는 생식 세포(난자와 정자)가 아닌 체세포에서 이루어진다. 따라서 체세포 유전자 치료의 효과는 후손에게 물려줄 수 없다. 체세포 유전자 치료에 있어서 큰 장애물은 원하는 유전자를 이용한 원하는 세포로의 형질 주입(transfection)의 효율성이다. 아무 처리도 되지 않은 DNA를 전달하는 것은 비효율적이기 때문에 유전자 전달 벡터를 이용하여 DNA를 포함하는 벡터가 세포 내로 들어가는 것을 돕는다. 이 벡터는 체외에서 세포를 감염시킨 후, 수정된 세포를 환자에게 되돌리는 것을 포함하는 체외(ex vivo) 유전자 치료에도 사용될 수 있다.

바이러스는 무엇이며, 어떻게 발현 벡터로 사용할 수 있는가? 아래 그림의 **레트로바이러스(retrovirus)**의 생애주기를 자세히 살펴보자. 레트로바이러스는 동물 세포를 감염시켜 숙주 동물 세포가 가지고 있는 전사와 번역 기구를 이용하여 바이러스 단백질을 생산하는 단일 가닥 RNA 바이러스(single-stranded RNA virus)이다. 인간 면역 결핍 바이러스(human immunodeficiency virus, HIV)는 보조 T 세포(helper T cell)라는 면역 세포를 특이적으로 공격하는 레트로바이러스의 예시이다. 레트로바이러스는 원형질막에 있는 분자에 결합하여 바이러스 외피와 세포막의 융합에 의해 숙주 세포에 들어간다. 숙주 세포의 내부에서 바이러스의 **캡시드(capsid)**가 분해되고 바이러스가 가지고 온 역전사 효소(reverse transcriptase)는 바이러스 RNA의 DNA 복사본을 합성한다. 두 번째 가닥의 DNA도 합성되

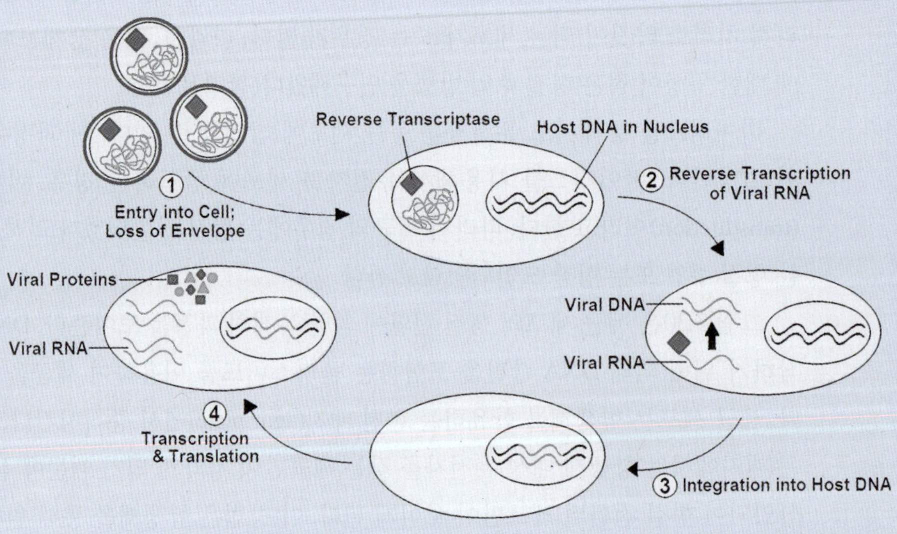

어 이중 가닥 DNA 분자를 완성한다. 이 이중 가닥 바이러스 DNA는 숙주의 유전체에 무작위적으로 끼어든다. 따라서 바이러스 유전자는 숙주의 기구를 이용하여 전사되고 발현된다. 바이러스 유전자는 캡시드와 외피의 성분, 역전사 효소와 같은 바이러스성 단백질의 생산을 직접 지시한다. 이들 성분은 조립되어 원래의 바이러스 RNA 서열의 복사본을 모두 포함한 새로운 바이러스 입자를 형성한다. 세포를 떠나기 위해 원형질막은 바이러스 캡시드 주위를 둘러싸는 돌기(bud)를 형성하고 새로운 바이러스 입자가 완성된다. 레트로바이러스의 종류에 따라 감염은 숙주 세포에 병리적으로 영향을 주지 않을 수도 있지만, HIV와 같이 감염 세포를 손상시킬 수도 있다.

레트로바이러스의 생활사

복제가 일어나지 않도록 처리한 레트로바이러스는 유전자 치료에서 유전자 전달 벡터로 사용할 수 있다. 이 경우 바이러스 단백질을 암호화하는 유전자를 치료용 단백질(또는 원하는 다른 단백질)을 암호화하는 상보적 DNA로 치환한다. 레트로 바이러스 게놈은 숙주 게놈에 통합되기 때문에 치료 유전자는 안정적으로 발현된다. 그러나 숙주 게놈에 삽입되는 부위는 무작위적이기 때문에 돌연변이가 발생할 수 있다(즉, 중요한 유전자 상에 삽입되어 유전자가 파괴될 가능성이 있다). 레트로바이러스는 분열하는 세포에 대한 형질 도입에서만 사용할 수 있다. 그 이유는 유전자를 숙주 유전자에 삽입하기 위해서는 세포 분열이 필요하기 때문이다. 레트로바이러스 벡터의 또 하나의 단점은 ~7 kb 이하의 작은 유전자밖에 전달할 수 없다는 점이다.

아데노바이러스(adenovirus)와 같은 다른 바이러스를 유전자 전달에 사용할 수도 있다. 아데노바이러스를 통해서 전달되는 유전자는 에피솜(episome)이라는 염색체 외(extrachromosomal) DNA 상태로 존재할 수 있고 일시적으로 발현도 할 수 있다. 아데노바이러스는 자연적으로 호흡기관에 존재하는 상피세포에 감염된다. 따라서 낭포성 섬유증(cystic fibrosis)의 유전자 치료를 위해서 비강 스프레이(nose spray)를 통해 야생형 CFTR 유전자를 가진 준비된 아데노바이러스를 전달하기도 한다. 정상적인 CFTR 유전자는 Cl^-와 다른 이온들을 내보내기 위해서 이온 채널을 합성한다. 불행히도, DNA가 표적 유전자의 염색체에 영구적으로 통합되지 않기 때문에, 형질 도입된 세포에서 단백질은 일시적으로만 발현된다. 발현은 약 2-3주간 지속되기 때문에 유전자의 안정적인 발현을 유지하기 위해서는 반복적인 형질 도입이 필요하다. 아데노바이러스 벡터는 분열을 하지 않는 세포에게도 형질 도입이 가능하며, 성인 세포의 대부분은 분열을 하지 않는 휴지기에 있기 때문에 보다 유리하다.

현재까지, 사용되고 있는 벡터들은 (바이러스성이든 비바이러스성이든) 이상적인 유전자 전달 벡터의 특징을 모두 가지지는 못한다. 1) 큰 유전자를 넣을 수 있는 능력, 2) 면역원성(immunogenicity)이 없음, 3) 특정 세포만을 표적으로 하는 능력, 4) 높은 형질 도입 효율, 5) 유전자 발현을 켰다 껐다 할 수 있는 능력, 그리고 6) 외인성 또는 내인성 호르몬 신호에 응답하여 유전자 발현을 조절하는 능력이 이상적인 벡터의 조건이다.

13장에서는 비바이러스 계열 또는 인공 시스템을 이용한 유전자 치료의 대안에 대해 설명한다.

택된 세포)만이 증식하는 환경을 만들기 때문에 **항생제 선발(antibiotic selection)**이라고 한다. 이 항생제 선발 공정 후, 형질 전환된 박테리아를 배양접시에서 회수하여 배양 플라스크에 넣고 장시간 배양하여 많은 수의 복사본을 만든다. 형질 전환된 박테리아가 적절한 양이 생산되면 플라스미드 DNA를 세균 세포로부터 정제할 수 있다. 얻어진 재조합 DNA의 복사본들은 제한 효소를 사용하여 플라스미드에서 분리하여 분석에 사용할 수 있다.

RNA는 어떻게 복제되는가?

RNA의 복제 역시 가능하다. mRNA는 먼저 **역전사 효소(reverse transcriptase)**라는 특수한 효소에 의해 **상보적 DNA(complementary DNA, cDNA)**로 변환된다(그림 3.32 참조). cDNA는 mRNA에서 유래된 것이기 때문에 엑손과 같은 암호화 서열만을 가지고 있다[이를 종종 **구조적 유전자(structural gene)**라고도 한다]. 따라서 이 염기서열을 가지고 원래 단백질의 아미노산 서열을 추정할 수 있다.

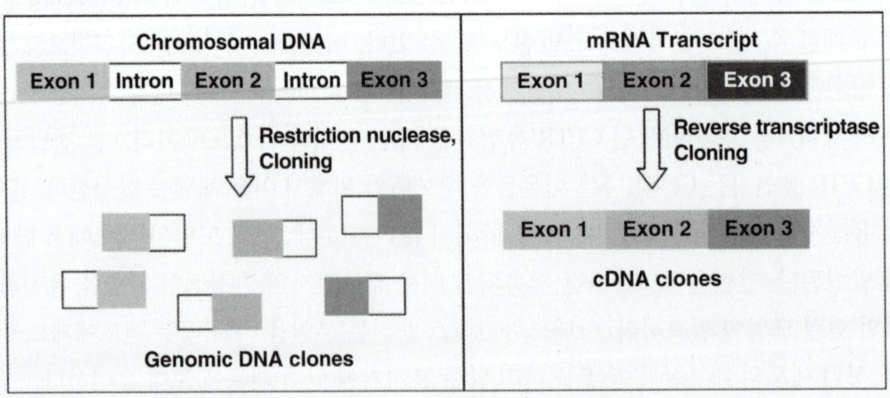

그림 3.32 게놈 복제와 상보적 DNA(complementary DNA, cDNA) 복제의 비교. 유전체 클론은 염색체 DNA로 만들어지며, 따라서 인트론과 엑손이 모두 존재한다. cDNA 클론은 인트론이 제거되어 만들어진 mRNA 전사물에서 만들어진다. 따라서 cDNA 클론은 엑손을 암호화하는 유전자만을 포함한다. 세포 내의 mRNA의 양은 합성된 cDNA의 상대적인 양을 결정한다. 따라서 cDNA 클론에서는 특정 전사물의 양에 따라 cDNA의 양이 달라지지만, 유전체 DNA의 복제는 조직에서의 발현과는 관계없이 모든 유전자가 동일한 양만큼 일어난다.

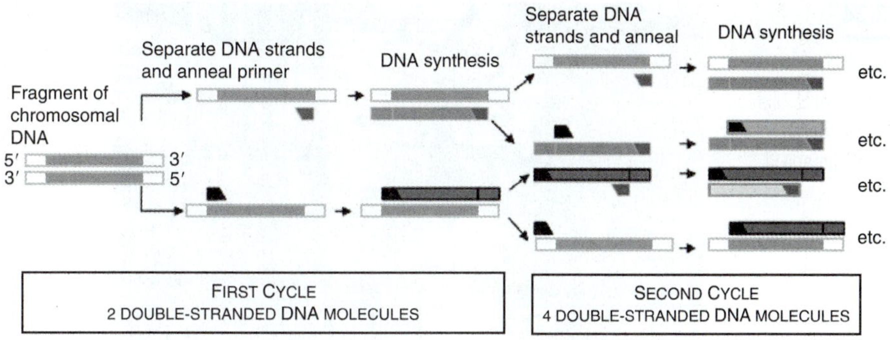

그림 3.33

중합 효소 연쇄 반응(polymerase chain reaction, PCR). 본문에 언급한 바와 같이 PCR은 연쇄적인 분리, 프라이머 접합(annealing), 증폭 과정에 의해 작동한다. DNA, 디옥시리보핵산.

PCR을 통한 복제

작은 DNA 조각(2,000개 미만의 염기쌍)은 다른 방법으로 복제가 가능하다. **PCR**은 2개의 프라이머 **올리고뉴클레오티드(oligonucleotides)** 사이에 존재하는 DNA 서열을 증폭한다(그림 3.33). DNA 중합 효소는 주형과 프라이머를 모두 필요로 하는 것을 상기하자. 이 경우 프라이머는 화학적으로 합성된 것으로, 증폭하려는 유전자를 둘러싸고 있는 서열에 상보적으로 결합한다. 주형은 보통 세포에서 분리된 유전체 DNA이다. 이 경우, 얻어진 PCR 복제물은 유전자의 돌연변이 분석(유전자 검사) 또는 2개의 시료 사이의 패턴 분석(친자확인 또는 법의학적 검사)에 사용할 수 있다. 또한 세포에서 분리되어 역전사 효소를 통해 cDNA로 변환된 RNA를 주형으로 사용할 수도 있다. 이 경우, 얻어진 PCR 산물은 세포 시료 내에 존재하는 mRNA 분자와 연관되어 있다. PCR은 연구 및 임상 진단에서 강력한 도구가 되었다. 연구에서는 PCR을 이용하여 유전자의 놀연변이를 식별한다. 또한 단일 염기 부정합(mismatch)을 갖는 프라이머를 사용하여 임의로 특정 유전자의 돌연변이를 일으킬 수도 있다. 단일 염기 부정합을 갖는 프라이머도 프라이머로서의 역할을 할 수 있으며, 이를 이용하여 PCR 산물 내에서 돌연변이를 갖는 유전자가 점점 늘어나게 된다. 진단에서 PCR은 감염성 인자의 존재를 식별하기 위해 샘플에서 소량의 세균 또는 바이러스 DNA의 존재를 감지하는 데 사용할 수 있다.

3.6.2 재조합 DNA 기술의 응용

재조합 DNA 기술의 중요한 응용 분야 중 많은 분야를 이전 절에서 소개하고 있다. 법의학에서의 DNA 기술의 사용은 박스 3.2에 설명되어 있다. 유사한 기술은 유전병의 진단에도 사용한다. 이 응용 분야들은 몇 가지 일반적인 기술을 공유한다. 특히 유전자를 자르기 위해서 제한 효소를 사용한다거나, 잘린 조각과 혼성화하여 조각 내의 특정 서열

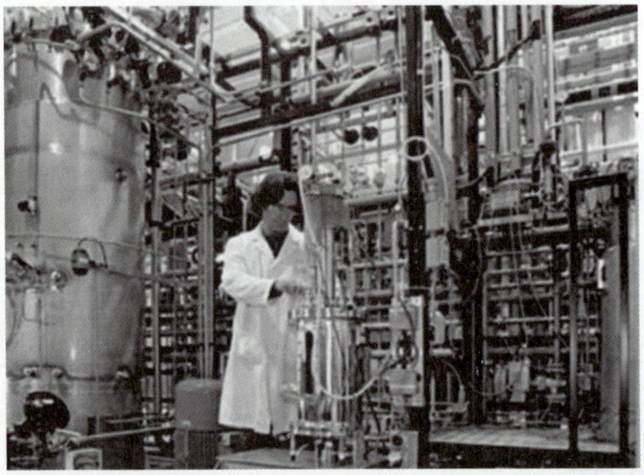

그림 3.34

단백질을 생산하기 위한 생물 반응기. 사진 제공: National Research Council of Canada의 Harry Turner.

을 인식할 수 있는 프로브(probe)를 사용하는 기술이 공통적으로 사용된다. 단백질을 발현하기 위한 DNA 기술은 박스 3.3에서 인간 인슐린을 예를 들어 설명한다. 인간 유전자 치료에 사용되는 DNA 기술은 박스 3.4에 설명하고 있다. 이러한 모든 응용 분야에서, 생체공학자는 DNA 기술을 안전하고 효율적으로 적용하는 방법을 알아내기 위해 노력하고 있다.

생체공학자들의 일은 이러한 기술을 실험실 벤치에서 그치지 않고 상용화가 가능하도록 대규모로 변환시키는 것이다(그림 3.34). 예를 들어, 1980년대부터 생체공학자들은 제넨테크에 있는 생물학자들과 공동으로 새롭게 발현된 단백질을 상용제품으로 발전시키기 위한 노력을 했다. 다음 절에서는 재조합 DNA 기술의 다른 용도에 대해 간략하게 설명한다(표 3.4).

표 3.4 재조합 DNA 기술의 응용

응용	예시
법과학	DNA 지문법(박스 3.2)
치료용 단백질의 생산	박테리아 세포에서의 인간 인슐린 생산(박스 3.3)
유전자 조작 기술	비타민 A와 철분을 포함하는 쌀, 서리에 강한 과일
인간 유전자 치료	아데노신 탈아미노화효소(ADA 결핍증)(박스 3.4)
유전자 검사	친자 확인, 유전성 질병 진단

유전자 변형 생물

유전자 변형 생물(genetically modified organisms)은 재조합 DNA 기술을 통해서 동물이나 식물 등의 복잡한 생물을 변형시킴으로써 만들어진다. 유전자 조작은 종종 곤충의

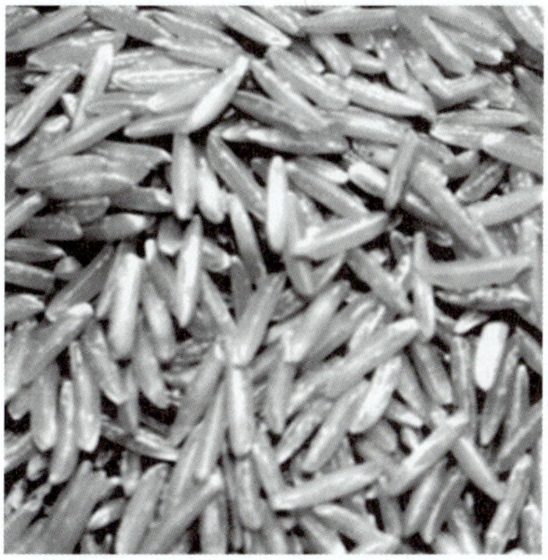

그림 3.35

황금 쌀(golden rice). 이 이미지는 보통의 쌀을 보여준다. "황금 쌀"은 이것과 비슷하게 생겼지만, 베타카로틴(beta-carotene)이 존재하여 특이한 노란색을 띤다. 당근이나 다른 채소에 풍부하게 존재하는 베타카로틴의 유전자는 당근보다 쌀의 재배가 쉬운 지역의 사람들의 건강을 지키고 있다. 베타카로틴은 비타민 A의 전구체이며 체내에서 여러 기능을 가지고 있지만 가장 잘 알려진 것이 시각에 관한 효능이다.

해충이나 바이러스 감염에 대한 저항력 향상, 환경적 손상에 대한 내성 및 특정 영양소의 생산 등과 같이 인간이 원하는 형질을 부여하기 위해 시도된다.

낟알 속에 프로비타민 A(provitamin A)와 철(iron)을 포함하는 유전자 변형 벼가 개발되어 있다(그림 3.35). 이 '황금 쌀'은 개발도상국에서 비타민 A 결핍이나 빈혈을 완화하는 데 도움이 되고 있다. 재조합 DNA 방법을 이용하면 과거의 노동 집약적 교배 없이 작물 및 동물의 유전체를 직접 변조할 수 있다.

향후 농업 생명공학의 발전은 유전자 재조합 식물과 동물을 사용하여 의약품 및 단백질 의약품을 생산하는 기술로 확장될 것이다. 예를 들어, 치료용 단백질은 이미 유전자 변형 동물에서 얻은 양젖 또는 우유에서 발현되어 생산, 정제할 수 있다. 또한 옥수수와 감자 등의 식용 식물에서 단백질과 백신을 생산하는 것도 가능하다. 이러한 기술 중 다수가 실험실 수준에서 가능해졌으며, 또한 생물공학자들은 그 규모를 키울 수 있지만, 이러한 방법들의 장기적인 안전성에 대한 우려는 기술이 널리 퍼지기에 앞서 해결해야 할 문제이다.

인간 질환의 동물 모델

설치류(mouse와 rat) 및 다른 동물의 게놈을 재조합 DNA 기술을 통해 변경하여, 인간의 질병을 모방하는 표현형을 나타낼 수 있다. **유전자 이식(transgenic)** 동물은 배아 단계에서 미세주입법을 통해 게놈 상에 외래 DNA를 삽입하여 만든다(그림 3.36). 또한 특정 유전자를 파괴하여 해당 유전자가 영구적으로 삭제된 동물인 **유전자 파괴(knockout)** 동물을 만들 수도 있다. 인간의 질병과 유사한 표현형을 가지도록 하는 이러한 조작은 잠재적인 치료제의 효능을 환자에게 시험해보기에 앞서 확인하기 위한 방법으로 사용될 수 있다. 유전자 이식 및 파괴 생물은 모두 아직 기능이 밝혀지지 않은 단백질의 역할을 연구하는 데 사용될 수도 있다. 또한, 대상 유전자를 조직 특이적으로 삭제 또는 과잉 발현하여 유전자 기능에 대한 새로운 관점을 제공하는 데 매우 유용할 수 있다.

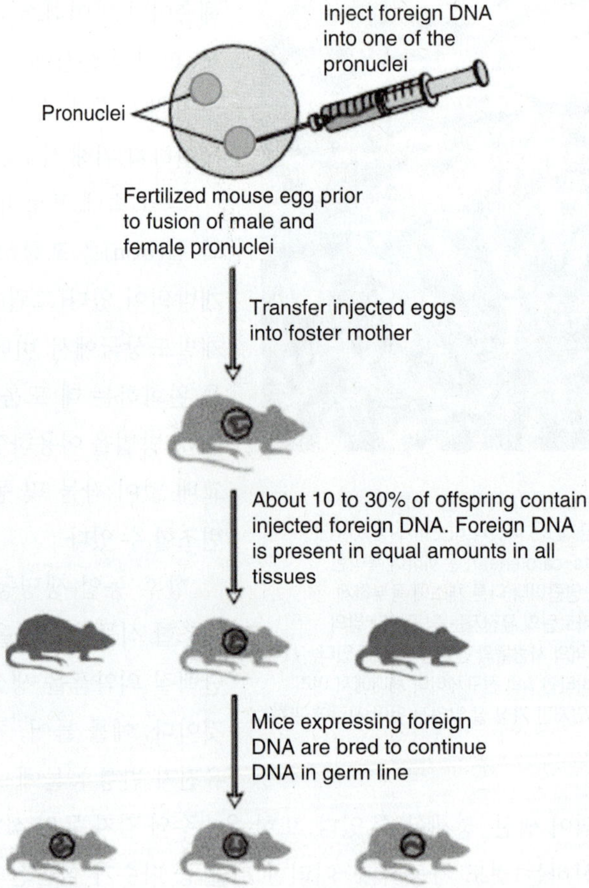

그림 3.36

유전자 이식 생쥐(transgenic mice). 유전자 이식 생쥐는 외래 DNA를 새롭게 수정된 난자의 전핵(pronuclei)에 도입하고, 이 난자를 암컷 생쥐에 주입하여 만들어진다. 이 난자들 중 일부는 생쥐에서 발생 단계를 거쳐 외래 DNA를 발현한다.

분자생물학 연구의 도구

단백질의 기능에 대한 인간의 지식 중 많은 부분은 재조합 DNA 기술의 도구들을 사용하면서 알려지게 되었다. 예를 들어, 유전학적 연구를 통해 알려진 특정 질환에 관련된 유전자는 복제에 의해 발현시킬 수 있으며, 이를 통해 이 유전자가 암호화하는 단백질의 기능을 결정할 수 있게 된다. 아미노산 서열은 cDNA 클론의 염기서열 분석을 통해 추정할 수 있다. 미지의 단백질의 아미노산 서열은 데이터베이스에서 다른 알려진 단백질과 비교하여 그 기능을 예측할 수 있다. 또한 cDNA를 발현 벡터에 삽입하여 생화학적 및 기능적 시험 또는 분석을 위해 충분한 양의 단백질을 생산할 수 있다.

반대로, 기능이 알려지지 않은 단백질을 암호화하는 유전자의 DNA 염기서열을 결정할 수도 있다. 유전자 파괴 동물과 마찬가지로, 유전자 중의 서열을 수정하여 특별한 기능을 갖는 **돌연변이(mutant)** 단백질을 생산할 수 있다. 돌연변이 단백질의 표현형을 평가함으로써 정상적인 단백질의 기능을 유추할 수 있다.

유전자 염기서열 결정법(Gene sequencing)

재조합 DNA 기술은 병원체, 식물과 동물의 전체 게놈에 대한 염기서열 분석(sequencing)을 가능하게 했다. 이러한 염기서열 지도는 영양 및 치료 목적으로 이러한 식물 및 동물을 유전자 조작하는 데 이용할 수 있다. 현재는 인간 유전체 내에 약 30억 개의 염기쌍이 20,000에서 25,000개 사이의 유전자를 암호화하고 있다고 추정된다. 단백질을 발현시키는 유전자는 인간 게놈에서 1.5% 정도로 아주 작은 부분만을 차지한다. 생물학자들은 단백질로 발현되는 데 쓰이지 않는 염기서열에 대해서 연구하고 있다. 단백질로 발현되지 않는 염기서열의 일부는 생물학적 활성을 가진 RNA 분자들, 즉 rRNA, tRNA 및 조절 RNA(마이크로 RNA와 siRNA) 등을 만든다. 생물정보학(bioinformatics) 분야에서 일하는 생체공학자들은 유전체학(genomics)과 단백질체학(proteomics)의 발전을 위한 도구들을 개발하는 데 노력하고 있다(16장).

유전자 검사

다양한 실험 방법을 이용하여 유전자의 특정 돌연변이를 검사하거나 유전자의 동일성 또는 친자 확인을 할 수 있다. 유전자 검사(genetic test)에 사용되는 방법은 서던 블롯법(southern blot), DNA 지문법(DNA fingerprinting) 또는 제한 단편 길이 다형성(restriction fragment length polymorphism, RFLP) 분석이 포함된다. 이 유형의 검사는 이미 일부 질환에 사용되고 있다. 부모가 유전 질환에 대한 열성 대립유전자를 가지고 있는지를 조사하기 위해 예비부모들을 대상으로 테스트를 할 수 있다(그림 3.37). 또한 태아 또는 신생아의 유전자 검사를 통해 돌연변이 대립유전자의 존재를 확인하고 이에 따라 적절한 치료를 진행할 수 있다.

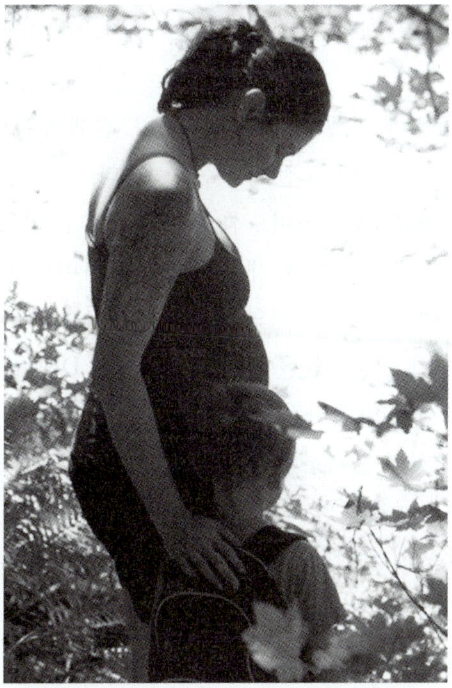

그림 3.37 태아 유전자 검사(prenatal genetic testing). 사진 제공: Sean Dreilinger/durak.org.

요약

- 핵산은 뉴클레오티드라는 단량체 단위로 이루어진 선형 고분자이다. 각 뉴클레오티드는 5탄당, 인산기와 질소 염기로 구성된다. DNA 뉴클레오티드에는 디옥시리보오스 당이 포함되고, RNA 뉴클레오티드는 리보오스 당을 포함한다.
- DNA는 세포의 주요 정보 저장 분자이다. 정보는 뉴클레오티드 염기서열의 형태로 저장된다. 유전자는 RNA 또는 폴리펩티드 사슬을 암호화한 DNA 염기서열이다.
- DNA는 두 개의 당-인산기 골격과 두 개의 사슬을 연결하는 뉴클레오티드 염기를 갖는 이중 나선 구조이다.
- 염기쌍 형성은 퓨린(purine)과 피리미딘(pyrimidine) 사이의 수소결합에 의해 만들어진다. 왓슨-크릭 염기쌍 형성 규칙은 DNA 중의 염기가 A-T 및 C-G로 쌍을 짓도록 만든다. RNA에서는 티민(thymine)이 우라실(uracil)로 바뀌며, 따라서 RNA의 염기쌍은 A-U와 C-G이다.
- DNA 복제는 세포가 분열할 때마다 일어난다. DNA 복제는 반보존적으로, 각 딸세포는 부모로부터 받은 사슬 한 가닥과 새로 합성된 한 가닥씩을 가지고 있다. DNA 중합은 5′에서 3′ 방향으로만 일어난다.
- 복제하는 과정이나 환경적 요인에서 오는 오류는 유전자의 돌연변이를 일으킬 수 있다.
- 분자생물학의 중심 원리는 DNA가 먼저 RNA로 전사되며, RNA가 단백질로 번역되는 것을 의미한다.
- 유전자는 RNA 중합 효소에 의해 RNA에 전사된다. 진핵세포에서 전사된 RNA는 가공 과정을 거쳐 최종적으로 mRNA 전사물을 형성한다.
- 유전 암호를 이용하여 mRNA가 아미노산으로 번역된다. 리보솜과 tRNA는 코돈을 아미노산으로 번역하는 데 관여한다. 새롭게 합성된 아미노산의 중합체는 폴리펩티드 사슬을 구성한다. 단백질은 여러 개의 폴리펩티드 사슬로 구성되기도 한다.
- 재조합 DNA 기술을 통해 연구자들은 다양한 목적으로 DNA를 조작할 수 있다. 이를 통해 유전자를 다른 종에서 발현시킬 수도 있다.
- PCR은 DNA의 짧은 조각을 증폭하는 데 사용된다.
- 플라스미드 및 바이러스는 클로닝 벡터 및 발현 벡터로 사용된다.
- 외래 유전자를 진핵세포에 삽입하기 위해서는 비바이러스성 방법 및 바이러스성 방법의 두 가지 방법을 이용할 수 있다.

참고문헌

1. Sege-Peterson K, Nyhan WL, Page T. Lesch-Nyhan disease and HPRT deficiency. In: Rosenberg RN, Prusiner SB, Dimauro S, Barchi RL, Kunkel LM, eds. *The Molecular and Genetic Basis of Neurological Disease*. Boston: Butterworth-Heinemann; 1993:241–259.
2. Devlin TM, ed. *Textbook of Biochemistry with Clinical Correlations*. New York: Wiley-Liss; 1997.
3. Kreeger PK, Deck JW, Woodruff TK, Shea LD. The in vitro regulation of ovarian follicle development using alginate-extracellular matrix gels. *Biomaterials*. 2006;**27**:714–723.
4. García-Cardeña G, Commander J, Anderson KR, Blackman BR, Gimbrone MA Jr. Biomechanical activation of vascular endothelium as a determinant of its functional phenotype. *Proc Natl Acad Sci U S A*. 2001;**98**(8):4478–4485.
5. Robinson R. RNAi therapeutics: How likely, how soon. *PLoS Biol*. 2004;**2**(1):18–20.
6. Davis ME, Zuckerman JE, Choi CHJ, Seligson D, Tolcher A, Alabi CA, Yen Y, Heidel JD, and Ribas A. Evidence of RNAi in humans from systemically administered siRNA via targeted nanoparticles. *Nature* 2010;**464**:1067–1070.
7. Luo D, Saltzman WM. Synthetic DNA delivery systems. *Nat Biotechnol*. 2000;**18**:33–39.

더 읽어보기

Alberts B, Johnson A, Lewis J, Raff M, Roberts K, and Walter P. *Molecular Biology of the Cell*, 5th ed. (Garland Science, 2007).

Glick BR, Pasternak JJ. *Molecular Biotechnology*. Washington DC: ASM Press; 1994.

Lodish H, Berk A, Kaiser CA, Krieger M, Bretscher A, Ploegh H, Amon A, Scott MP. *Molecular Cell Biology*, 7th ed. New York: W. H. Freeman; 2012

Watson J. *The Double Helix, a personal account of the discovery of the structure of DNA*. New York: Touchstone; 2001.

유용한 인터넷 사이트

http://www.ncbi.nlm.nih.gov/

미 국립생물공학정보센터.

http://www.kumc.edu/gec/

유전학 교육 센터, 캔자스 대학 의료 센터, 유전학과 인간 게놈 프로젝트에 관련된 웹사이트 목록이 소개되어 있다.

http://www.accessexcellence.org/AE/AEPC/NIH/

유전자 검사의 이해 책자 – 국립 암 연구소, 미 국립보건원, 미 보건복지부.

http://www.ornl.gov/sci/techresources/Human_Genome/

http://www.ornl.gov/sci/techresources/Human_Genome/posters/chromosome/chooser.shtml

인간 게놈 프로젝트 정보.

http://www.genome.gov/

국립 인간 게놈 연구소(National Human Genome Research Institute).

핵심 개념 및 정의

감수분열(meiosis): 생식 세포의 이배체 전구 세포가 2번의 연속적인 세포 분열을 하는 과정. 감수분열을 통해서는 2개가 아닌 4개의 딸세포가 만들어지며, 각각의 딸세포는 반수체이다.

게놈, 유전체(genome): 생물의 염색체에 존재하는 유전자 또는 유전 물질의 완전한 세트.

구조적 유전자(structural gene): 제어 단백질 이외의 단백질의 아미노산 서열을 암호화하는 유전자.

다유전자성(polygenic): 특성이 하나 이상의 유전자에 따라 결정되는 것.

다형질 발현(pleiotropy): 한 유전자가 질병의 여러 증상과 같은 여러 가지 신체적 특징을 일으키는 것.

단백질 분해(proteolysis): 효소의 작용에 의한 단백질 또는 펩티드의 분해 과정.

단일 염기 다형성(single nucleotide polymorphism, SNP): 게놈 서열 중 단일 염기(A, T, C 또는 G)가 변경될 때 발생하는 DNA 서열의 변이.

당화(glycosylation): 단백질에 탄수화물을 결합하는 것.

대립유전자(allele): 상동 염색체의 한 부위(유전자 자리)에 위치하는 유전자의 두 종류 이상의 대립하는 형태 중 하나. 다른 대립유전자는 머리 색깔이나 혈액형과 같은 유전 형질의 변화를 만들어낸다. 하나의 개체에서, 대립유전자 중 하나의 형태(우성)가 다른 형태(열성)보다 많이 발현될 수 있다.

돌연변이 유발(mutagenesis): 돌연변이의 발생(DNA 염기의 변화).

돌연변이(mutation): DNA 염기의 변화.

돌연변이체(mutant): 돌연변이로 인해 발생한 새로운 유전적 특징, 생명체, 개체.

동형접합성(homozygous): 이배체 세포 또는 생물이 특정 유전자에 대해 두 개의 동일한 대립유전자를 갖는 것.

디옥시리보핵산(deoxyribonucleic acid, DNA): 유전정보를 가지는, 4종류의 디옥시리보오스 뉴클레오티드로 이루어진 긴 선형 고분자. 자연 상태에서는 DNA는 퓨린 염기와 피리미딘 염기가 수소결합에 의해 상보적으로 결합하여 2가닥의 역평행 이중 나선 구조를 가진다.

딸세포(daughter cells): 단일 모세포의 분열에서 발생하는 2개의 세포.

레트로바이러스(retrovirus): RNA를 유전 물질로 가지는 바이러스의 일종. 바이러스의 RNA는 DNA로 번역되어 스스로 숙주 세포의 DNA에 끼어들어 간다. 레트로바이러스는 몇 종류의 암과 HIV를 포함하여 많은 질병을 일으킨다.

리보솜(ribosome): 살아 있는 세포의 세포질 내에 존재하며 RNA와 관련된 단백질을 포함한 작은 분자 덩어리. mRNA와 tRNA에 결합하여 단백질 합성에 관여함.

리보솜 RNA(ribosomal RNA): 세포의 인(nucleolus)에서 합성된 RNA의 다성분계(multicomponent system). 리보솜의 핵심 구성요소이다.

리보핵산(ribonucleic acid, RNA): DNA 단일 가닥과 유사한 화학 물질. RNA에서는 염기 우라실(U)이 티민(T)을 대체한다. RNA는 DNA의 유전정보를 세포의 세포질에 전달하여 단백질을 만든다.

리포솜(liposome): 내부가 수용액으로 채워진 구형 인지질 이중층 구조이며, 체외에서 인지질(phospholipid)로 만들 수 있으며 단백질을 넣을 수 있다.

무핵성(nulliploid): 핵이 없는.

미리스토일화(N-myristoylation): 단백질에 지방산을 결합하는 것.

반보존적(semiconservative): 딸세포에 새롭게 형성된 DNA는 원래 부모로부터 받은 한 가닥과 새로 합성된 한 가닥으로 이루어져 있음을 표현하는 용어.

반수체(haploid): 동물의 난자와 정자 세포, 달걀, 그리고 식물의 꽃가루 세포에 존재하는 염색체의 단일 세트(유전 물질의 완전한 세트의 절반). 인간의 경우 생식 세포에 23개의 염색체를 가지고 있다.

발암 물질(carcinogen): 생체 조직에 암을 일으키는 물질.

발현 벡터(expression vector): 적절한 숙주 세포에 유전자나 cDNA를 옮길 수 있고, 거기서 암호화된 단백질의 합성을 지시할 수 있는 변형된 플라스미드나 바이러스. 발현 벡터는 유전자의 DNA 라이브러리 속에서 원하는 유전자를 찾아내기 위해, 또는 복제된 유전자에서 대량의 단백질을 생산하기 위해 사용된다.

배수체(polyploid): 비정상적인(부분 3배체, 4배체 등) 또는 계획적인(예를 들어, 일부 식물과 특정 인체 세포는 자연적으로 배수체이다) 유전적 변형에 의해 다중의 염색체 쌍을 가지는 것.

배우자(gamete): 염색체의 반수체(haploid, 인간의 경우 23개)를 가진 성숙한 수컷 또는 암컷의 생식 세포(정자 또는 난자).

번역 후 변형(post-translational modification): 번역 후에 폴리펩티드의 화학적 변형.

번역(translation): mRNA에 의해 운반된 유전자 암호가 아미노산을 이용하여 단백질을 합성하는 과정.

변성(denaturation): 가열 또는 특정 화학 물질에 노출로 인한 다양한 비공유 결합의 파괴. 이로 인해 단백질 또는 핵산의 입체 구조가 파괴되고 결과적으로 생물학적 기능을 상실하게 된다.

복원(renaturation): 단백질의 3차원 구조나 핵산의 상보적 사슬이 그 본래의 형태를 다시 형성하는 과정.

복제 분기점(replication fork): 복제를 위해서 2개의 부모 DNA 가닥이 분리되는 부분.

복제 원점(replication origin): DNA 복제의 시작 부위.

복제, 클론(clone): DNA 조각(유전자 또는 다른 부위), 세포 전체, 또는 완전한 개체 등의 생물학적 물질에 대해 완전한 복사본을 만드는 것.

불완전 우성(incomplete dominance): 이형접합체에 존재하는 여러 대립유전자가 동형접합제의 중간 단계에서 보이는 형질을 발현시키는 현상.

상동(homologous): 구조 또는 기능이 서로 유사하거나 일치하는 것.

상보적 DNA(complementary DNA, cDNA): 전령 RNA(mRNA)를 주형으로 실험실에서 합성된 DNA.

생물정보학(bioinformatics): 고급 컴퓨팅 기술을 사용하여 생물학적 데이터를 관리하고 분석하는 과학. 유전체 연구 데이터의 분석에 특히 중요함.

생물학적 환경정화(bioremediation): 지역에서 유해 물질을 제거하기 위해서 식물이나 미생물 등의 생물을 이용하는 것.

생식 세포(germ cells): 정자와 난자 세포 및 그 전구체. 생식 세포는 반수체(haploid)이며, 1세트의 염색체(23종류)만 가지고 있는 반면, 인간의 다른 세포 대부분은 이배체(diploid)이다.

서던 블롯(Southern blotting): 전기영동 젤에서 분리된 DNA 단편을 막 필터에 흡착시킨 후 방사능 표지된 상보적인 유전자서열에 결합시켜 특정 염기서열을 검출하는 방법.

선도 가닥(leading strand): 이중 가닥 DNA 분자의 3′에서 5′ 방향으로 코드하는 지체 가닥의 반대쪽의 DNA 주형.

스플라이스(splice): RNA 전사물 중에 인트론을 제거하는 과정.

시스템 생물학(systems biology): 생물학적 시스템의 구성요소 간 상호 작용 연구와 이러한 상호 작용이 시스템의 기능과 동작을 어떻게 일으키는지를 연구하는 학문분야.

아데노바이러스(adenovirus): 일반적인 감기를 포함한 호흡기 질환을 일으키는 DNA 함유 바이러스 그룹. 아데노바이러스는 유전적으로 변형시켜 낭포성 섬유증, 암 및 다른 질환을 치료하기 위해 유전자 치료에 사용할 수 있다.

안티센스 RNA(antisense RNA): 특정 RNA 전사물 또는 mRNA에 상보적인 서열을 가지고 있으며, 이에 결합하여 전사물의 가공 과정 또는 mRNA의 번역을 방해하는 RNA.

암호화(encode): 일반적으로는 암호로 만드는 것, 유전학에서는 특정한 유전 암호를 만드는 것.

엑손(exon): 유전자에서 단백질에 대한 정보를 가지고 있는 DNA 서열.

역전사 효소(reverse transcriptase): RNA로부터 상보적인 DNA(cDNA) 서열을 형성하는 레트로바이러스에 의해 사용되는 효소. 만들어진 DNA는 숙주 세포의 염색체에 삽입된다.

역평행(antiparellel): 서로 반대방향으로 평행하게 배치된.

열성 유전자(recessive gene): 두 개의 동일한 사본이 존재하는 경우에만 발현되는 유전자, 또는 수컷의 경우에는 한 개의 유전자가 X 염색체에 존재하는 경우에 발현되는 유전자.

염색질(chromatin): DNA와 히스톤(histone) 단백질의 복합체.

염색체(chromosome): 뉴클레오티드 서열 속에 유전자의 선형 서열이 포함되는 세포 DNA와 같이, 세포 내에서 자가 복제 가능한 유전체 구조. 원핵생물에서 염색제 DNA는 원형이며, 전체 게놈은 하나의 염색체에 보관된다. 진핵생물의 게놈은 여러 개의 염색체에 나뉘어 있으며, 각각의 DNA는 여러 종류의 단백질과 결합하고 있다.

오카자키 절편(Okazaki fragments): DNA의 지체 가닥을 형성하는 짧은 DNA 조각.

올리고뉴클레오티드(oligonucleotide): 보통 25개 이하의 뉴클레오티드로 이루어진 분자. DNA 합성을 위한 프라이머로 사용된다.

우성(dominant): 유전자가 하나만 존재해도 항상 발현하는 대립유전자.

운반 RNA(transfer RNA, tRNA): mRNA의 삼중 뉴클레오티드 코드 서열에 상보적으로 결합하는 삼중 뉴클레오티드 서열을 갖는 구조를 갖는 RNA의 한 종류. 단백질 합성에 있어서 tRNA의 역할은 아미노산과 결합하여 유전 암호에 따라 단백질을 합성하기 위한 리보솜의 mRNA으로 아미노산을 운반하는 것이다.

유사분열(mitosis): 모세포로부터 유전적으로 동일하며, 서로 간에도 유전적으로 동일한 딸세포들을 만드는 세포의 핵분열 과정.

유전 암호(genetic code): 살아 있는 조직에서 유전정보를 가지고 있는 DNA와 RNA 분자의 뉴클레오티드 트리플렛(triplet).

유전(heredity): 부모로부터 자식에게 특징이 유전적으로 전달되는 것.

유전자(gene): 유전의 기본적인 물리적 및 기능적 단위. 유전자는 특정한 기능적 산물(즉, 단백질 또는 RNA 분자)을 암호화하는 특정 염색체 상의 특정 위치에 있는 정렬된 뉴클레오티드 서열을 의미한다.

유전자 발현(genetic expression): DNA 서열이 단백질로 변환되는 모든 과정.

유전자 이식(transgenic): 다른 종 또는 다른 품종 유래의 유전자 이입에 의해 게놈이 변경된 생물.

유전자 자리(locus): 염색체 상에서의 유전자의 특정 부위. 특정 유전자에 대한 대립유전자들은 모두 같은 유전자 자리를 차지한다.

유전자 제거(knockout): 특정 유전자의 불활성화. 연구자들이 특정 질환의 연구를 위해서 유전자를 제거한 생쥐나 효모 등을 만들어 질병의 모델로 사용함.

유전자 조작 생물(genetically modified organism): 재조합 DNA 기술을 이용하여 변조된 식물 또는 동물.

유전학(genetics): 특정 형질이 유전되는 패턴에 대한 연구.

유전형(genotype): 개별 세포 또는 생물의 유전자 전체 구성.

이배체(diploid): 각각의 부모로부터 물려받은 염색체가 모여 만들어진 한 쌍의 염색체의 완성된 한 세트. 배우자(gamete)를 제외하고 모든 체세포는 이배체이다. 이배체 인간 게놈은 46개의 염색체를 가진다.

이형접합성(heterozygous): 이배체 세포 또는 생물이 특정 유전자에 대해 두 개의 서로 다른 대립유전자를 갖는 것.

인산디에스테르 결합(phosphodiester bond): 하나의 뉴클레오티드 5′-인산기와 다른 뉴클레오티드의 3′-수산기 사이의 결합.

인트론(intron): 유전자 안에서 단백질을 암호화한 서열에 끼어 있는 DNA 서열. 인트론은 RNA로 전사되지만 단백질이 합성되기 전에 잘려 나간다.

재조합 DNA 기술(recombinant DNA technology): 세포가 없는 상태에서(세포 또는 유기체의 외부 환경에서) DNA 조각을 함께 결합하는 데 사용되는 유전공학적 기술. 적절한 조건 하에서 재조합 DNA 분자는 세포에 들어가 자율적으로 또는 세포 염색체에 삽입된 후에 거기에서 복제될 수 있다.

전령 RNA(messenger RNA, mRNA): 단백질 합성의 주형으로 사용되는 RNA.

전사(transcription): DNA의 서열(유전자)에서 RNA 사본을 합성하는 것. 유전자 발현의 첫 단계.

전사 인자(transcription factor): 조절 영역에 결합하여 유전자 발현을 제어하는 단백질.

접합(anneal): 혼성화와 유사하게, 핵산의 상보 사슬들이 서로 결합하는 반응.

제한 효소(restriction endonuclease): DNA의 특정 서열을 인식하여 절단하는 효소.

종결 코돈(termination codon): 아미노산을 암호화하지 않으며 단백질 합성의 끝을 나타내는 3개의 mRNA 서열(UGA, UAG, UAA) 중 하나.

중합 효소 연쇄 반응(polymerase chain reaction, PCR): 시험관 내에서 DNA의 반복적인 복제를 통해 DNA의 한 영역을 증폭하는 방법.

지체 가닥(lagging strand): 이중 가닥 DNA 분자의 5′에서 3′ 방향으로 코드하는 선도 가닥의 반대쪽의 DNA 주형.

짧은 간섭 RNA(small interfering RNA, siRNA): RNA 간섭을 포함한 생물학에서 많은 역할을 수행하는 20개에서 25개의 뉴클레오티드 길이의 RNA 분자.

체세포(somatic cell): 체내의 배우자(gamete)와 그 전구체를 제외한 세포.

캄프토테신(camptothecin): 토포이소머레이스(topoisomerase)의 작용을 방해하여 단백질 합성을 억제할 수 있는 화학 약제.

코돈(codon): 단백질을 합성하는 동안 특정 아미노산을 결정하는 DNA 또는 mRNA의 3개의 뉴클레오티드로 이루어진 서열(트리플렛, triplet). 64개의 가능한 코돈 중 3개는 종결 코돈(stop codon)이며 특정한 아미노산을 가리키지 않는다.

클로닝 벡터(cloning vector): 바이러스, 플라스미드, 또는 다른 고등 생물로부터 유래하여, 적절한 크기의 다른 DNA 조각을 도입해도 벡터의 복제 능력을 잃지 않는 DNA 분자. 벡터는 외래 DNA를 숙주 세포에 도입하여 DNA가 대량으로 복제될 수 있도록 한다.

토포이소머레이스(topoisomerase): DNA 가닥의 가역적 절단과 재결합을 촉매하는 효소.

특성(character): 부모로부터 자손에게 전달 가능한 특징.

표현형(phenotype): 유전적이거나 유전적이지 않은 생명체의 물리적 특성 또는 질병의 발생.

프라이머(primer): 짧은 폴리뉴클레오티드 사슬로, DNA 중합 효소를 통해 새로운 디옥시리보뉴클레오티드가 뒤에 결합할 수 있다.

프레닐화(prenylation): 단백질에 지질을 추가하는 반응.

프로모터(promotor): RNA 중합 효소가 결합하여 전사를 시작하는 DNA의 한 부위.

플라스미드(plasmid): 정상적인 세균 게놈과는 달리 비선택적인 조건에서는 세포 생존에 필수적이지 않은 자율적으로 복제되는 염색체 외(extrachromosomal) 원형 DNA 분자. 일부 플라스미드는 숙주 게놈에 삽입될 수도 있다. 인공적으로 구축된 여러 플라스미드가 클로닝 벡터로 사용된다.

항생제 선발(antibiotic selection): 특정 플라스미드가 세균 세포의 DNA 서열에 잘 삽입되었는지 여부를 확인하기 위해 사용되는 방법.

핵산 혼성화(nucleic acid hybridization): DNA의 두 상보적 사슬 또는 DNA와 RNA가 결합하여 이중 가닥 분자를 형성하는 과정.

핵형(karyotype): 한 개체에서 얻어진 염색체의 현미경 사진으로, 각 염색체 유형의 수, 크기 및 형상을 나타내는 표준적인 방식으로 배열되어 있다. 전반적인 염색체의 이상과 특정 질환의 상관관계를 나타내기 위한 저해상도의 물리적 도표로 사용된다.

헬리케이스(helicase): ATP 가수분해를 통해 얻어진 에너지를 이용하여 이중 나선 구조를 풀어 헤치는 효소. DNA의 전사와 복제에 필요하다.

형질(trait): 특성이 가질 수 있는 변종.

형질 도입(transduction): 바이러스를 이용하여 세포에 유전 물질을 도입하는 것.

형질 전환(transform): (세균에서) 외래 DNA의 획득과 발현에 의한 세포의 유전적 변형.

형질 주입(transfection): 진핵세포 내로 유전 물질을 도입하는 것.

히스톤(histone): DNA와 함께 뭉쳐서 유전자 조절에서 중요한 역할을 하는 염색질을 형성하는 단백질.

DNA 결합 단백질(DNA binding protein): DNA가 복제되는 동안 단일 가닥 DNA를 안정화하는 것을 돕는 단백질 분자.

DNA 연결 효소(DNA ligase): 한쪽 DNA 사슬의 3′ 말단을 다른 사슬의 5′ 말단에 연결하여 하나의 사슬로 만드는 효소.

DNA 중합 효소(DNA polymerase): DNA 단일 가닥을 주형 사슬로 하여 상보적 사슬을 만들고 새로운 이중 가닥 DNA 분자를 형성하는 효소. 모든 DNA 중합 효소는 5′에서 3′ 방향으로 한 번에 하나씩 디옥시리보뉴클레오티드를 DNA 또는 RNA의 짧은 프라이머 사슬에 추가한다.

RNA 간섭(RNA interference, RNAi): mRNA에 상보적인 짧은 RNA 서열. 번역을 방해할 수 있다.

RNA 중합 효소(RNA polymerase): RNA의 합성을 촉매하는 효소.

RNA 프리메이스(RNA primase): RNA의 합성을 촉매하는 효소.

표기

A, a, C, c	대립유전자 A, a, C, c 등
f_A, f_a	대립유전자 A와 a의 빈도수
N	한 세대에 있는 전체 개체수
P, q	대립유전자의 빈도수

설명문제

1. DNA와 RNA 합성이 5′ → 3′의 방향으로만 일어나는 이유를 설명하라.
2. 플라스미드 벡터의 정의를 서술하고 또한 그 중요성에 대해 설명하라.
3. 다음의 배열은 DNA인가, RNA인가? 그 이유를 설명하라.
   a. ... CGCAGAAGGCAA...(sequence 1)
   b. ... CGCTCTTCG...(sequence 2)
4. 설명문제 3에 있는 각 서열은 각기 몇 개의 아미노산(개수만, 정의할 필요 없음)을 갖고 있는가?
5. 다음의 배열은 DNA의 전사된 사슬의 염기서열이다. 전사되지 않은 사슬의 서열은 무엇인가?
   ... GGGGATGCGAAA...
6. 젤 전기영동 방법에 대해 설명하라. 또한 이 방법을 이용하여 어떻게 DNA를 분리하는지 설명하라.
7. 인간 유전제의 유전지 맵을 만드는 것이 왜 흥미로운가? 또한 이것이 만들어진다면 어떻게 사용될 수 있는가?
8. (특정 상황에서) 어떻게 동일 유전자가 다르게 스플라이싱될 수 있는지 설명하라. 또한 선택적 스플라이싱(alternative splicing)의 이점에 대해 설명하라.
9. DNA 복제는 어떤 방향으로 일어나는가? 오카자키 절편이 무엇이며 왜 그것이 형성되고, 또한 이를 교정하는 방법이 무엇인지 기술하라.

연습문제

1. (*) 부분의 빈칸을 채워라.

DNA 전사되지 않는 서열	T	G	T	*	*	*	*	G	T
DNA 전사되는 서열	*	*	A	C	*	*	G	*	*
mRNA	*	*	*	C	A	*	*	*	

2. 다음의 유전자로 만들어지는 특정 아미노산 서열은 무엇인가?

3′ C A G G T A C T T G C C A A A T C G G T A C A T C 5′

3. 주어진 DNA 가닥이 복제 오류로 인해 돌연변이를 일으켰다. 주어진 DNA 가닥(변이 이전)은 다음과 같다.

3′ –C-T-T-A-C-A-T-G-C-G-A-T-G-T-C-C-G-G-G-T-A-C-T-G-5′

돌연변이로 인해 3′ 말단으로부터 8번째 염기인 G 뉴클레오티드가 결손되어, 다음과 같은 서열을 만든다.

3′ –C-T-T-A-C-A-T-G-C-G-A-T-G-T-C-C-G-G-T-A-C-T-G-5′

정상 서열과 돌연변이 염기서열 모두에 대해 전사로 형성된 mRNA와 이에 상응하는 아미노산 서열을 쓰고 이러한 돌연변이에서 오는 서열의 변화를 명시하라.

4. DNA 샘플을 적절하게 분석하기 위해서는 적어도 1 μg의 DNA가 있어야 한다. *가정*: PCR은 30 cycles로 실행된다. DNA의 뉴클레오티드당 분자량은 약 660 g/mol/bp(단일 가닥 DNA 또는 RNA의 경우 330 g/mol/bp)이다. bp = 염기쌍.

a. 원래 샘플의 DNA를 증폭하기 위해 PCR을 사용할 수 있고 증폭하려는 단편의 크기가 10,000개의 뉴클레오티드인 경우, 샘플을 분석하는 데 필요한 최소량을 얻기 위해 필요한 DNA 분자의 수를 계산하라.

b. 민감성을 높이는 방법을 제안하라. 다시 말해, 더 적은 수의 주형 DNA 분자에서 시작하여 DNA를 증폭할 방법을 제안하라.

5. 인간은 효모나 박테리아와 비교하여 많은 양의 암호화되지 않은 DNA를 갖고 있다. 인간 게놈에는 약 30억 개의 DNA 염기가 들어 있다. 이것은 전형적인 박테리아의 300만 개의 염기보다 훨씬 더 많다. 효모 세포(가장 단순한 진핵생물)의 게놈의 염기 수는 약 1400만 개이다. 다음 표를 사용하여 각각의 경우 게놈의 단위 길이당 유전자의 밀도를 계산하라. 또한, 각 세포 유형에 대해, 단백질을 암호화하는 데 사용되는(즉, 유전정보를 포함하는) 게놈의 분율을 기술하라. 고등 생물에서 암호화된

게놈의 백분율뿐만 아니라 단백질의 복잡성이 변화하는 이유에 대해 논평하라.

	인간	효모	박테리아
유전자의 개수	100,000	6000	3500
유전자의 크기	3 kb	1.2 kb	1.1 kb

6. 다음의 서열에 대해서,

5′–G-C-A-U-G-G-A-C-C-C-C-G-U-U-A-U-U-A-A-A-C-A-C-A-C-3′

a. 이 구간의 mRNA에 의해 암호화된 펩티드의 아미노산 서열은 무엇인가?

b. 이 mRNA 서열을 생성하는 DNA 사슬의 염기서열을 제시하라.

7. 전형적인 염색체가 1억 염기 길이이고, 각 복제 분기점이 초당 200 염기씩 움직인다면 8시간 안에 염색체를 복제하기 위해 복제 원점이 몇 개나 필요한가? (힌트: 주의하라! 복제 도중 어떤 일이 일어나는지 정확하게 생각하라.)

8. 페닐알라닌(phenylalanine)의 tRNA 안티코돈은 AAA이다. 페닐알라닌을 암호화하는 mRNA는 무엇인가?

9. 전사되지 않는 사슬의 트리플렛이 CAT인 경우, 상응하는 tRNA의 안티코돈은 무엇인가?

10. 모든 염기가 mRNA의 번역에 사용되는 것은 아니다. 유전 암호를 사용하여 다음 DNA 서열에 의해 특정된 폴리펩티드의 아미노산 조성을 결정하라. [AUG는 메티오닌 코돈일 뿐만 아니라 개시 코돈(start codon)이기도 하다는 것을 기억하라.]

__TGCTACGTGGATATTGGG___

11. 원형 이중 가닥 DNA 염색체를 가진 바이러스에는 약 10,000 bp가 포함되어 있다. 여러분은 *Eco*RI, *Hind*III 및 *Bam*HI의 세 가지 제한 효소 절단 부위의 지도를 작성하여 이 염색체의 특성을 분석하기를 원한다. 제한 효소의 반응이 완전히 끝날 수 있는 조건 하에서 바이러스 DNA를 분해한 다음, 소화된 DNA를 한천 상에서 전기영동으로 처리하여 각 반응에서 생성된 제한 조각의 길이를 결정한다. 아래의 결과 데이터를 바탕으로 이러한 제한 효소에 대한 절단 부위의 상대적 위치를 나타내는 바이러스 염색체의 지도를 그려라.

엔도뉴클레이스	조각의 길이(kb)
*Eco*RI	6.9, 3.1
*Hind*III	5.1, 4.4, 0.5
*Bam*HI	10.0
*Eco*RI + *Hind*III	3.6, 3.3, 1.5, 1.1, 0.5
*Eco*RI + *Bam*HI	5.1, 3.1, 1.8
*Hind*III + *Bam*HI	4.4, 3.3, 1.8, 0.5
*Eco*RI + *Hind*III + *Bam*HI	3.3, 1.8, 1.5, 1.1, 0.5

12. 원형 DNA 조각(예: 플라스미드)을 세 가지 다른 제한 효소를 사용하여 절단했다. DNA 단편의 크기는 젤 전기영동에 의해 검출되었다. 제한 효소로 처리한 결과는 아래에 표시되어 있다(1 kb = 1000 염기쌍이다).

엔도뉴클레이스	DNA 조각의 크기
*Eco*RI	13 kb, 2 kb
*Bam*HI	15 kb
*Hind*III	8 kb, 7 kb
*Eco*RI + *Bam*HI	8 kb, 5 kb, 2 kb
*Eco*RI + *Hind*III	7 kb, 5 kb, 2 kb, 1 kb
*Bam*HI + *Hind*III	8 kb, 4 kb, 3 kb

a. 원형 DNA의 길이(kb)는 얼마인가?

b. (*Hind*III, *Eco*RI, *Bam*HI에 의한 절단 부위를 포함하는) 원형 DNA의 지도를 그리고, 원형 DNA에 있는 모든 제한 사이트 사이의 거리(kb)를 결정하라.

13. 집단에서 혈액형을 연구하는 연구원은 표본 추출된 사람들에 대해 다음과 같은 유전형 분포를 발견했다: 1050 MM, 1423 MN, 502 NN.

a. M과 N의 대립유전자 빈도를 계산하라.

b. 무작위적 교배를 가정할 때 세 가지 유전형의 빈도를 결정하라.

14. 1700명의 미국 백인 신생아 중 한 명은 낭포성 섬유증을 앓고 있다. 정상인 대립 형질 C는 낭포성 섬유증을 일으키는 대립유전자 c에 대해 우성이다.

a. 인구 중 몇 퍼센트가 낭포성 섬유증을 앓고 있는가?

b. 이 유전자의 퓨넷 사각형을 그려라.

c. (a)의 답에서, 인구가 하디–바인베르크 평형에 있다고 가정하고 모든 유전자형의

예상 빈도를 결정하라. 힌트: 먼저 q를 계산하라.

d. 1700명 중 몇 명이 동형접합성 정상인가?

e. 1700명 중 몇 명이 낭포성 섬유증 유전자의 운반자(즉, 이형접합성)인가?

15. 하디-바인베르크 평형에 있는 1000명의 개체군에는 열성표현형을 나타내는 250명의 개체가 있다. A(우성), a(열성) 양쪽 대립유전자의 빈도수를 결정하라.

16. 다음 그림은, 여러분이 관심을 가지는 배열을 포함하는 이중 가닥 DNA의 일부를 보여준다. 이중 가닥 DNA에 상보적인 두 개의 프라이머(하나는 정방향, 하나는 역방향)를 설계하였다고 하자. 각 프라이머들은 DNA 서열의 가장자리에 결합하는 올리고뉴클레오티드이다. (현실에서 프라이머는 통상적으로 18–22 염기의 길이를 가지나 아래 그림에서는 편의상 4개의 염기로 표시된다.) 그림 3.33에 따르면, PCR은 일련의 사이클을 반복한다. 각 사이클에서, 1) DNA 사슬이 변성(denature)되고, 2) 프라이머가 결합하고, 3) 열에 안정한 중합 효소를 이용하여 DNA 합성이 일어난다.

a. 프라이머가 대상 서열의 3′ 말단에 결합하도록 설계된 이유를 설명하라.

b. DNA 분자가 주변 서열 없이 대상 서열(파란색 부분)만을 포함하게 될 때까지 몇 번의 사이클이 필요한가?

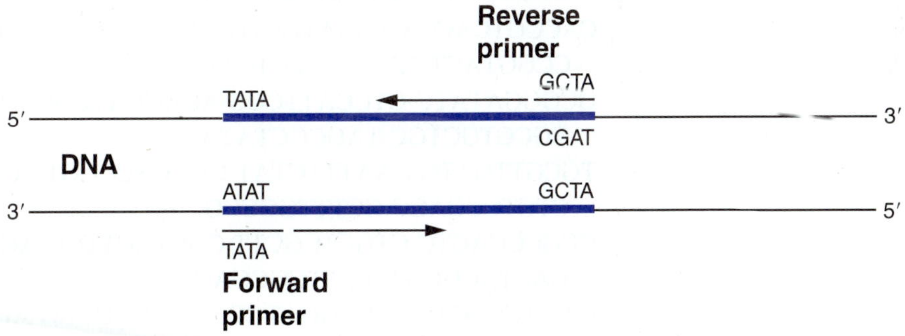

c. DNA 복제가 시작되기 전(즉, 사이클 1 이전)에 한 개의 DNA가 있다고 하자. 10 사이클이 진행된 후에는 표적 서열이 몇 개로 복제되었는가? 주변 서열을 포함하고 있는 DNA는 몇 개가 있는가?

d. DNA 복제가 1000개의 복사본으로 시작된다고 가정하자. 문제 C의 답이 어떻게 달라지는가?

e. DNA 복사본의 개수는 D로 정의하고 주변 서열을 포함하는 DNA의 개수는 X, 전체 사이클의 수는 n으로 할 때, 이 세 변수를 연관 짓는 식을 만들어라.

17. 그림 3.31은 Invitrogen에서 상용화된 플라스미드 pBR322를 나타내고 있다. 이 플라스미드는 4363 염기의 크기를 가지며 염기들의 순서는 아래 제시된 표와 같다. 이 장의 정보만을 이용하여 다음의 질문에 답하라.

a. 제한 효소 *Hind*III은 플라스미드 상에서 29번 단 한 곳만을 절단한다. *Hind*III이 인식하는 염기서열은 어떤 것인가?

b. 다음 조건에 맞는 제한 효소를 식별하라. 제한 효소는 플라스미드의 1개 위치만을 절단하고, 테트라사이클린 저항성(Tc^r) 유전자는 절단하지만 암피실린 저항성(Ap^r) 유전자는 절단하지 않는다. 이러한 효소를 인식하는 서열은 무엇인가? 복제를 위해 이 제한 효소를 사용하는 것은 어떠한 가치가 있는가?

c. 그림 3.31과 아래 서열을 사용하여, Tc^r 단백질의 아미노산 서열을 작성하라. 플라스미드 지도에서 유전자의 일반적인 위치를 참고하라. 더불어 폴리펩티드 서열은 개시 코돈(AUG)에서 시작하고 종결 코돈(UAA, UGA, or UAG)에서 끝나는 점에 유의하라.

```
TTCTCATGTT TGACAGCTTA TCATCGATAA GCTTTAATGC        60
  GGTAGTTTAT CACAGTTAAA
TTGCTAACGC AGTCAGGCAC CGTGTATGAA ATCTAACAAT       120
  GCGCTCATCG TCATCCTCGG
CACCGTCACC CTGGATGCTG TAGGCATAGG CTTGGTTATG       180
  CCGGTACTGC CGGGCCTCTT
GCGGGATATC GTCCATTCCG ACAGCATCGC CAGTCACTAT       240
  GGCGTGCTGC TAGCGCTATA
TGCGTTGATG CAATTTCTAT GCGCACCCGT TCTCGGAGCA       300
  CTGTCCGACC GCTTTGGCCG
CCGCCCAGTC CTGCTCGCTT CGCTACTTGG AGCCACTATC       360
  GACTACGCGA TCATGGCGAC
CACACCCGTC CTGTGGATCC TCTACGCCGG ACGCATCGTG       420
  GCCGGCATCA CCGGCGCCAC
AGGTGCGGTT GCTGGCGCCT ATATCGCCGA CATCACCGAT       480
  GGGGAAGATC GGGCTCGCCA
CTTCGGGCTC ATGAGCGCTT GTTTCGGCGT GGGTATGGTG       540
  GCAGGCCCCG TGGCCGGGGG
ACTGTTGGGC GCCATCTCCT TGCATGCACC ATTCCTTGCG       600
  GCGGCGGTGC TCAACGGCCT
CAACCTACTA CTGGGCTGCT TCCTAATGCA GGAGTCGCAT       660
  AAGGGAGAGC GTCGACCGAT
GCCCTTGAGA GCCTTCAACC CAGTCAGCTC CTTCCGGTGG       720
  GCGCGGGGCA TGACTATCGT
CGCCGCACTT ATGACTGTCT TCTTTATCAT GCAACTCGTA       780
```

GGACAGGTGC CGGCAGCGCT
CTGGGTCATT TTCGGCGAGG ACCGCTTTCG CTGGAGCGCG 840
ACGATGATCG GCCTGTCGCT
TGCGGTATTC GGAATCTTGC ACGCCCTCGC TCAAGCCTTC 900
GTCACTGGTC CCGCCACCAA
ACGTTTCGGC GAGAAGCAGG CCATTATCGC CGGCATGGCG 960
GCCGACGCGC TGGGCTACGT
CTTGCTGGCG TTCGCGACGC GAGGCTGGAT GGCCTTCCCC 1020
ATTATGATTC TTCTCGCTTC
CGGCGGCATC GGGATGCCCG CGTTGCAGGC CATGCTGTCC 1080
AGGCAGGTAG ATGACGACCA
TCAGGGACAG CTTCAAGGAT CGCTCGCGGC TCTTACCAGC 1140
CTAACTTCGA TCACTGGACC
GCTGATCGTC ACGGCGATTT ATGCCGCCTC GGCGAGCACA 1200
TGGAACGGGT TGGCATGGAT
TGTAGGCGCC GCCCTATACC TTGTCTGCCT CCCCGCGTTG 1260
CGTCGCGGTG CATGGAGCCG
GGCCACCTCG ACCTGAATGG AAGCCGGCGG CACCTCGCTA 1320
ACGGATTCAC CACTCCAAGA
ATTGGAGCCA ATCAATTCTT GCGGAGAACT GTGAATGCGC 1380
AAACCAACCC TTGGCAGAAC
ATATCCATCG CGTCCGCCAT CTCCAGCAGC CGCACGCGGC 1440
GCATCTCGGG CAGCGTTGGG
TCCTGGCCAC GGGTGCGCAT GATCGTGCTC CTGTCGTTGA 1500
GGACCCGGCT AGGCTGGCGG
GGTTGCCTTA CTGGTTAGCA GAATGAATCA CCGATACGCG 1560
AGCGAACGTG AAGCGACTGC
TGCTGCAAAA CGTCTGCGAC CTGAGCAACA ACATGAATGG 1620
TCTTCGGTTT CCGTGTTTCG
TAAAGTCTGG AAACGCGGAA GTCAGCGCCC TGCACCATTA 1680
TGTTCCGGAT CTGCATCGCA
GGATGCTGCT GGCTACCCTG TGGAACACCT ACATCTGTAT 1740
TAACGAAGCG CTGGCATTGA
CCCTGAGTGA TTTTTCTCTG GTCCCGCCGC ATCCATACCG 1800
CCAGTTGTTT ACCCTCACAA
CGTTCCAGTA ACCGGGCATG TTCATCATCA GTAACCCGTA 1860
TCGTGAGCAT CCTCTCTCGT
TTCATCGGTA TCATTACCCC CATGAACAGA AATTCCCCCT 1920
TACACGGAGG CATCAAGTGA
CCAAACAGGA AAAAACCGCC CTTAACATGG CCCGCTTTAT 1980
CAGAAGCCAG ACATTAACGC
TTCTGGAGAA ACTCAACGAG CTGGACGCGG ATGAACAGGC 2040
AGACATCTGT GAATCGCTTC
ACGACCACGC TGATGAGCTT TACCGCAGCT GCCTCGCGCG 2100

TTTCGGTGAT GACGGTGAAA
ACCTCTGACA CATGCAGCTC CCGGAGACGG TCACAGCTTG 2160
TCTGTAAGCG GATGCCGGGA
GCAGACAAGC CCGTCAGGGC GCGTCAGCGG GTGTTGGCGG 2220
GTGTCGGGGC GCAGCCATGA
CCCAGTCACG TAGCGATAGC GGAGTGTATA CTGGCTTAAC 2280
TATGCGGCAT CAGAGCAGAT
TGTACTGAGA GTGCACCATA TGCGGTGTGA AATACCGCAC 2340
AGATGCGTAA GGAGAAAATA
CCGCATCAGG CGCTCTTCCG CTTCCTCGCT CACTGACTCG 2400
CTGCGCTCGG TCGTTCGGCT
GCGGCGAGCG GTATCAGCTC ACTCAAAGGC GGTAATACGG 2460
TTATCCACAG AATCAGGGGA
TAACGCAGGA AAGAACATGT GAGCAAAAGG CCAGCAAAAG 2520
GCCAGGAACC GTAAAAAGGC
CGCGTTGCTG GCGTTTTTCC ATAGGCTCCG CCCCCCTGAC 2580
GAGCATCACA AAAATCGACG
CTCAAGTCAG AGGTGGCGAA ACCCGACAGG ACTATAAAGA 2640
TACCAGGCGT TTCCCCCTGG
AAGCTCCCTC GTGCGCTCTC CTGTTCCGAC CCTGCCGCTT 2700
ACCGGATACC TGTCCGCCTT
TCTCCCTTCG GGAAGCGTGG CGCTTTCTCA TAGCTCACGC 2760
TGTAGGTATC TCAGTTCGGT
GTAGGTCGTT CGCTCCAAGC TGGGCTGTGT GCACGAACCC 2820
CCCGTTCAGC CCGACCGCTG
CGCCTTATCC GGTAACTATC GTCTTGAGTC CAACCCGGTA 2880
AGACACGACT TATCGCCACT
GGCAGCAGCC ACTGGTAACA GGATTAGCAG AGCGAGGTAT 2940
GTAGGCGGTG CTACAGAGTT
CTTGAAGTGG TGGCCTAACT ACGGCTACAC TAGAAGGACA 3000
GTATTTGGTA TCTGCGCTCT
GCTGAAGCCA GTTACCTTCG GAAAAAGAGT TGGTAGCTCT 3060
TGATCCGGCA AACAAACCAC
CGCTGGTAGC GGTGGTTTTT TTGTTTGCAA GCAGCAGATT 3120
ACGCGCAGAA AAAAAGGATC
TCAAGAAGAT CCTTTGATCT TTTCTACGGG GTCTGACGCT 3180
CAGTGGAACG AAAACTCACG
TTAAGGGATT TTGGTCATGA GATTATCAAA AAGGATCTTC 3240
ACCTAGATCC TTTTAAATTA
AAAATGAAGT TTTAAATCAA TCTAAAGTAT ATATGAGTAA 3300
ACTTGGTCTG ACAGTTACCA
ATGCTTAATC AGTGAGGCAC CTATCTCAGC GATCTGTCTA 3360
TTTCGTTCAT CCATAGTTGC
CTGACTCCCC GTCGTGTAGA TAACTACGAT ACGGGAGGGC 3420

TTACCATCTG GCCCCAGTGC
TGCAATGATA CCGCGAGACC CACGCTCACC GGCTCCAGAT 3480
TTATCAGCAA TAAACCAGCC
AGCCGGAAGG GCCGAGCGCA GAAGTGGTCC TGCAACTTTA 3540
TCCGCCTCCA TCCAGTCTAT
TAATTGTTGC CGGGAAGCTA GAGTAAGTAG TTCGCCAGTT 3600
AATAGTTTGC GCAACGTTGT
TGCCATTGCT GCAGGCATCG TGGTGTCACG CTCGTCGTTT 3660
GGTATGGCTT CATTCAGCTC
CGGTTCCCAA CGATCAAGGC GAGTTACATG ATCCCCCATG 3720
TTGTGCAAAA AAGCGGTTAG
CTCCTTCGGT CCTCCGATCG TTGTCAGAAG TAAGTTGGCC 3780
GCAGTGTTAT CACTCATGGT
TATGGCAGCA CTGCATAATT CTCTTACTGT CATGCCATCC 3840
GTAAGATGCT TTTCTGTGAC
TGGTGAGTAC TCAACCAAGT CATTCTGAGA ATAGTGTATG 3900
CGGCGACCGA GTTGCTCTTG
CCCGGCGTCA ACACGGGATA ATACCGCGCC ACATAGCAGA 3960
ACTTTAAAAG TGCTCATCAT
TGGAAAACGT TCTTCGGGGC GAAAACTCTC AAGGATCTTA 4020
CCGCTGTTGA GATCCAGTTC
GATGTAACCC ACTCGTGCAC CCAACTGATC TTCAGCATCT 4080
TTTACTTTCA CCAGCGTTTC
TGGGTGAGCA AAAACAGGAA GGCAAAATGC CGCAAAAAAG 4140
GGAATAAGGG CGACACGGAA
ATGTTGAATA CTCATACTCT TCCTTTTTCA ATATTATTGA 4200
AGCATTTATC AGGGTTATTG
TCTCATGAGC GGATACATAT TTGAATGTAT TTAGAAAAAT 4260
AAACAAATAG GGGTTCCGCG
CACATTTCCC CGAAAAGTGC CACCTGACGT CTAAGAAACC 4320
ATTATTATCA TGACATTAAC
CTATAAAAAT AGGCGTATCA CGAGGCCCTT TCGTCTTCAA 4363
GAA

4

생체분자 원리: 단백질

학습목표 이 장을 배우고 나면 다음을 할 수 있다.

- 단백질의 1차, 2차, 3차 및 4차 구조의 개념을 이해할 수 있다.
- 단백질의 구조에 있어서 아미노산 이온화의 중요성을 이해할 수 있다.
- 단백질 구조의 안정화에 있어서 이황화 결합(disulfide bond)의 역할을 이해할 수 있다.
- 단백질의 구조를 결정하는 데 사용되는 방법 몇 가지를 익힐 수 있다.
- 당화(glycosylation)와 미리스토일화(myristoylation) 등과 같은 번역 후 변형(post-translational modification)이 어떻게 단백질의 구조와 기능에 영향을 주는지 이해할 수 있다.
- 효소 작용의 역학을 이해할 수 있다.

4.1 서장

단백질은 세포의 일꾼이다(그림 4.1). 단백질은 세포 골격의 구조적인 지지를 제공하고, 수용체로 작용하여 다른 세포와의 소통을 촉진하고, 외래 병원체를 무력화하고, 근육을 수축시키고, 여러 중요한 화학 반응을 촉매한다. 단백질은 달걀과 같은 생물계에 풍부하게 존재한다(그림 4.2). 단백질은 인간의 주요 다량 영양소(macronutrient)의 한 가지이다(그림 4.3).

일부 재조합 단백질은 현재 질환의 치료 또는 예방을 위한 치료제로 사용된다. 생체공학자는 또한 성장 인자(growth factors)와 같은 재조합 단백질(recombinant proteins)을 사용하여 인공 조직에서 세포의 증식 및 분화를 촉진한다. 일부 생체공학자는 조직공학, 약물 전달 시스템 또는 다른 의료 용도에 사용하기 위한 새로운 생체 재료를 설계하기 위해 단백질 공학기술을 사용해왔다. 시스템 생물학의 영역에서 활동하는 생체공학자는 세포 내 신호 전달 네트워크의 기능에 대한 모델을 개발하고 있다. 이러한 신호 전

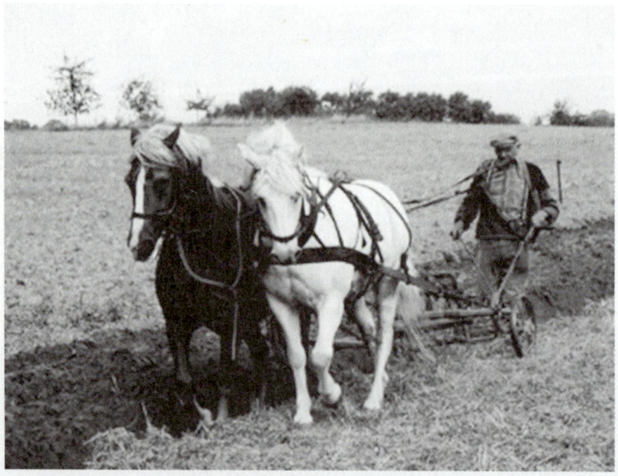

그림 4.1

단백질은 종종 세포와 몸의 일 말(workhorse)로 묘사된다. 일 말은 21세기에 미국에서는 더 이상 자주 볼 수는 없지만 많은 초기의 사회에서는 중요한 역할을 수행했다. 사진 제공: Ralf Roletschek.

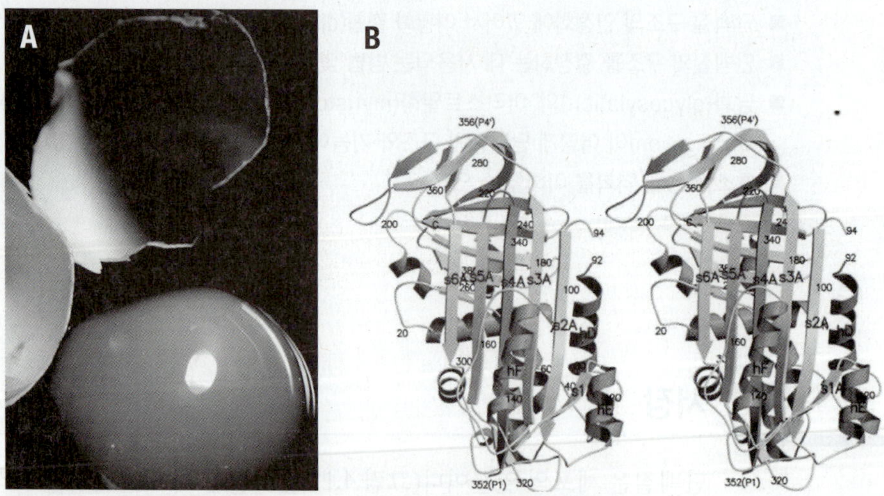

그림 4.2

달걀과 달걀 단백질. **A**. 달걀은 인간의 식단 중에서 중요한 단백질원이다. **B**. 난백 알부민(ovalbumin)은 달걀에 있는 가장 풍부한 단백질 가운데 하나이다. 난백 알부민의 3차원 구조가 표현되어 있다.

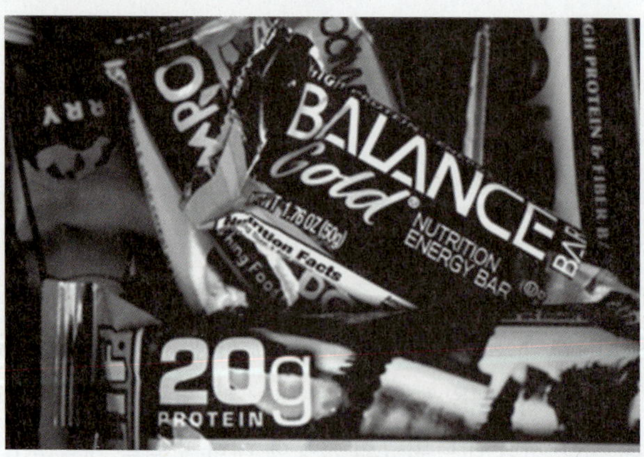

그림 4.3

음식으로서의 단백질. 전형적인 미국인의 식사에는 단백질이 풍부하지만, 체중을 줄이기 위해서 "고단백질"의 식단을 추구하기도 한다. 결과적으로 단백질 바(bar) 같은 많은 종류의 가공된 단백질 식품들이 있다.

달 네트워크는 세포 내에서 일어나고 주로 세포 내 단백질에 의해 제어되는 생화학 반응들이 연결된 세트이다.

이 장에서는 단백질의 구조와 기능에 대해 설명하고, 단백질 구조를 밝히기 위해서 주로 사용되는 핵자기공명(nuclear magnetic resonance, NMR)과 X선 결정학(x-ray crystallography)에 대해서 간략하게 소개한다. 제약 업계의 연구자들은 구조 기반 약물 설계(structure-guided drug design)를 위해 단백질 구조를 연구한다. 단백질 기능을 방해하는 화학 물질은 오랫동안 약물로 사용되어왔지만, 전통적으로 이러한 화학물질-단백질 상호 작용은 경험적으로 (또는 우연히) 발견되고 있다. 현재의 화학 약제는 단백질의 구조에 대한 상세한 지식을 바탕으로, 효소 또는 수용체와 상호 작용하여 그 기능을 강화하거나 억제할 수 있도록 합리적으로 설계되고 있다. 단백질의 구조가 그 기능을 결정하고 단백질의 특정 구조와 상호 작용하는 화학 약물은 의약품으로 유용하기에 생체공학자와 컴퓨터 과학자들은 단백질의 1차 구조, 즉 아미노산 서열로부터 3차원 구조를 예측하여 밝힐 수 있는 컴퓨터 프로그램을 개발하고 있다.

유전체 DNA(genomic DNA)는 세포의 염색체 내에 존재하는 유전물질이다. 인간 게놈 프로젝트의 목표는 이러한 유전자들 모두를 포함하는 유전자 지도를 만드는 것이다. 이 프로젝트로 인간에는 약 2만 개의 단백질을 암호화하는 유전자가 있다는 것을 밝혔다. 생물정보학(bioinformatics)의 도구를 사용함으로써 과학자들은 미지의 아미노산 서열을 알려진 단백질의 서열 데이터베이스와 비교하여 그 구조를 추론, 예측할 수 있었다. 이러한 접근법은 서열 상동성(sequence homology)으로 알려져 있다.

유전체에 대한 이해가 더 깊어졌기 때문에, 논리적으로 다음 단계는 어느 시점에서 세포 내에 존재하는 모든 단백질 세트, 즉 **단백질체(proteome)**를 밝히는 것이다. 이러한 요구를 만족시키는 연구를 **단백질체학(proteomics)**이라고 한다. 신체 모든 부위에서 평생 거의 변하지 않는 유전체와는 달리, 세포의 단백질체는 시간 및 환경 조건에 따라 변화한다. 더 중요한 것은, 같은 생물체 내에서도 서로 다른 세포들에서의 단백질체는 완전히 다를 수 있다는 점이다. 뇌 세포에 존재하는 단백질의 세트는 신장 세포에 존재하는 단백질의 세트와는 다르다. 이러한 복잡성의 증가로, 단백질체 연구에는 매우 소량의 시료로부터 수많은 단백질의 존재를 검출하기 위한 새로운 도구와, 이렇게 생성, 축적된 방대한 양의 데이터를 체계화하고 이해하기 위한 새로운 방법이 필요하다. 연구자들은 이러한 도구를 개발하고, 정상 세포와 질병 세포 및 다른 환경 조건에 노출된 세포에서 단백질 발현 패턴의 차이에 대한 정보를 수집하기 위해 이러한 도구를 사용하고 있다.

4.2 단백질의 구조

단백질은 하나 이상의 폴리펩티드 사슬로 구성된다. 2장 및 3장에서는 아미노산의 선형 고분자인 폴리펩티드의 일반적인 구조를 설명했다. 단백질 합성 중 아미노산의 카르복실기(carboxyl group)는 다음 아미노산의 아미노기(amino group)에 공유 결합하여 펩티드 결합을 형성한다(그림 4.4). 펩티드 결합의 형성은 축합 반응(condensation reaction)의 일례이다(2.6.1절). 선형적으로 합성된 폴리펩티드 사슬이 자신의 기능을 수행하기 위해서는 정확한 입체 형상으로 접혀야 한다. 각 폴리펩티드 사슬의 아미노산 서열은 단백질 분자의 입체 구조의 가장 중요한 결정 요인이며, 따라서 그 단백질의 기능까지 결정하는 것이 알려져 있다.

4.2.1 1차, 2차, 3차, 4차 구조

단백질은 다양한 수준의 구조를 가지고 있으며, 이는 그림 4.5과 그림 4.6에 그려져 있다. 폴리펩티드의 아미노산 서열은 1차 구조(primary structure)라고 부른다. 선형적인 아미노산 서열은 방향성을 가지고 있다. 자유 아미노기를 갖는 폴리펩티드 사슬의 말단을 아미노 말단(amino terminus)이라 하고 카르복실기(carboxyl group)를 갖는 말단을 카르복실 말단(carboxyl terminus)이라 한다. 1차 구조를 설명할 때 아미노산의 순서는 일반적으로 아미노 말단에서 카르복실 말단의 순서로 나열한다.

2차 구조(secondary structure)는 α-나선(α-helix) 또는 β-병풍(β-sheet) 구조 등의 반복적인 모티프(motif)로 접히는 폴리펩티드 사슬의 국소 영역의 구조를 가리킨다. 이러한 2차

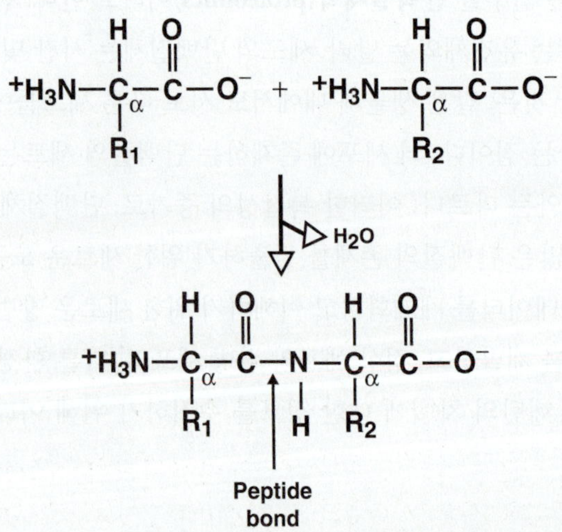

그림 4.4
펩티드 결합. 아미노산의 아미노 말단(amino terminus) 부위는 다른 아미노산의 카르복실 말단(carboxyl terminus)에 공유 결합의 형태로 결합한다. 축합 반응의 결과로 물이 생성된다. 폴리펩티드의 합성은 아미노기 말단에서 카르복실기 말단 방향으로 이루어진다.

구조는 인접한 아미노산의 펩티드 결합의 N-H기와 C = O기 사이의 수소결합의 결과로 형성된다(그림 4.5)(수소결합은 2.2.2절에서 설명한 바 있다). α-나선은 하나의 나선형 막대와

그림 4.5

단백질의 2차 구조의 예. α-나선 구조(α-helix)와 β-병풍 구조(β-sheet)는 단백질에서 발견되는 2차 구조의 예들이다. 두 구조는 폴리펩티드의 특정 구역들에서 발견되며 아미노산 사이에 일어나는 수소결합에 의해 안정화된다.

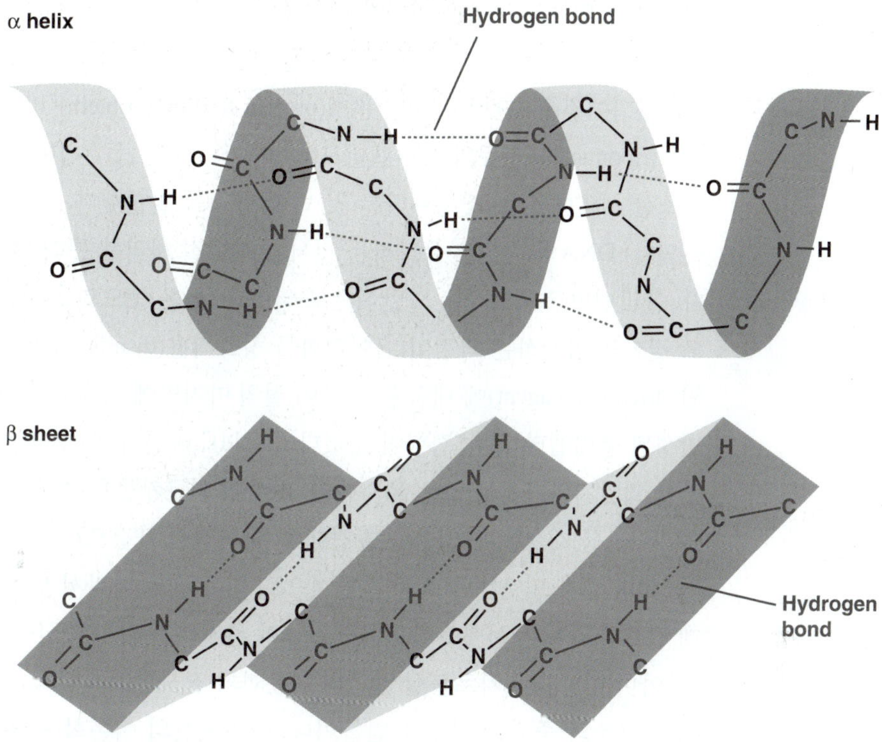

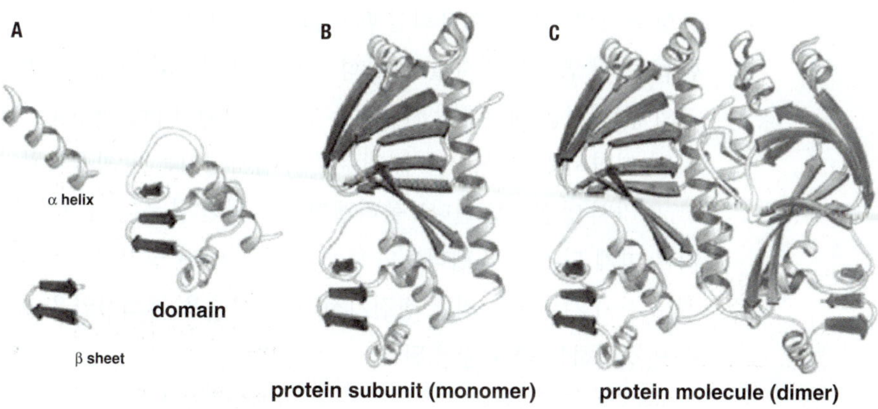

그림 4.6

단백질의 2차, 3차, 4차 구조. **A**. 2차 구조는 많은 폴리펩티드에서 발견되는 α-나선 구조와 β-병풍 구조로 이루어져 있다. **B**. 3차 구조는 이러한 2차 구조들과 그 사이 단계인 도메인(domain)들이 서로 얽히고 뭉쳐서 만들어진다. 여러 폴리펩티드로 구성된 단백질에서는 이를 구성하는 한 개의 폴리펩티드를 소단위(subunit)라고도 한다. **C**. 4차 구조는 여러 개의 폴리펩티드들이 모여서 이루어진다.

같은 모양을 하고 있으며, 4번째 아미노산마다 수소결합을 형성하여 만들어진다. β-병풍은 서로 인접한 폴리펩티드 사슬의 두 구간 사이에서 발생하는 수소결합으로 만들어진다.

폴리펩티드의 3차 구조(tertiary structure)는 폴리펩티드의 전반적인 형태, 즉 분자의 완전한 입체적 구조를 의미한다. 지난 수십 년에 걸친 현대 생물학의 가장 중요한 과제 중하나는 그 아미노산 서열로부터 폴리펩티드의 전체적인 입체 구조를 추정하는 것이었다. [이것은 "단백질 접힘 문제(protein-folding problem)"라고도 한다.] 리보뉴클레이스(ribonuclease) 등의 폴리펩티드를 연구하는 학자들은 1950년대에 입체 구조가 아미노산 서열에 의해 결정된다는 첫 번째 단서를 발견했다. 폴리펩티드는 (3.3.1절에서 논의한) DNA의 변성을 유도하는 것처럼 화학적 처리를 통해 변성(denature)시킬 수 있다. 폴리펩티드의 변성은 일반적으로 열 또는 높은 농도의 요소를 가해 분자의 비-펩티드 결합을 파괴하는 과정이다[이황화물 상호작용(disulfide interactions)을 파괴하는 환원제(reducing agent)에 대한 논의는 이 절의 마지막에 기재되어 있다]. 이 처리의 결과로 변성된 폴리펩티드는 "접힘이 풀렸다(unfold)"고 한다. 이 폴리펩티드는 2차 및 3차 구조를 잃었지만, 1차 구조는 유지한다. 초기의 연구자들은 변성되어 접힘이 풀린 리보뉴클레이스를 재생할 수 있음을 발견했다. 자연적인 환경으로 되돌려놓으면, 이 단백질은 정상적인 2차 및 3차 구조를 자발적으로 회복한다. 따라서 입체 구조를 "암호화"하는데 필요한 정보는 선형적인 1차 구조 내에 존재하는 것이 확실하다.

아미노 말단과 카르복실 말단의 이온화와 곁사슬(side chain)의 염기성 및 산성은 단백질 구조의 중요한 결정 요인들이다. 아미노산의 이온화는 헨더슨-하셀바흐 방정식(Henderson-Hasselbalch equation)을 이용하여 결정할 수 있다(박스 2.4 참조). pK_A는 약산성 분자의 절반이 이온화할 때의 pH와 동일하다는 것을 떠올려보자. 그림 4.7는 다양한 pH에서 염기성 곁사슬 및 산성 곁사슬의 이온화 상태를 나타낸다. 생리적 pH(7.4 부근의 값)에서는 대부분의 산성기는 탈양성자화(deprotonated)가 되고(즉, 양성자가 하나 적고, 따라서 음전하를 띤다) 대부분의 염기성기는 양성자화된다(즉, 양성자가 하나 많고, 따라서 양전하를 띤다). 폴리펩티드의 어떤 부분은 양전하를 띠고 다른 부분은 음전하를 띠게 되어, 폴리펩티드의 다른 부분 사이에 정전기적인 상호 작용이 일어난다. 하전된 잔기 사이의 이러한 정전기적 상호 작용은 국소적인 2차 구조 및 도메인(domain)을 안정화하는 데 도움이 된다.

예제 1 그림 4.7에 나타낸 아미노산들 중에 어느 것이 pH 7에서 양전하를 띠는가?

정답 라이신(lysine)과 아르기닌(arginine)

그림 4.7

아미노산의 이온화 상태. 많은 아미노산은 약산성인 곁사슬(side group)을 가지고 있으며, 이들은 높은 pH에서 이온화될 수 있다. 어떤 아미노산이 이온화될 때의 pH를 pK라고 한다. 여기서는 대표적인 아미노산의 곁사슬의 pK를 그림으로 표시했다.

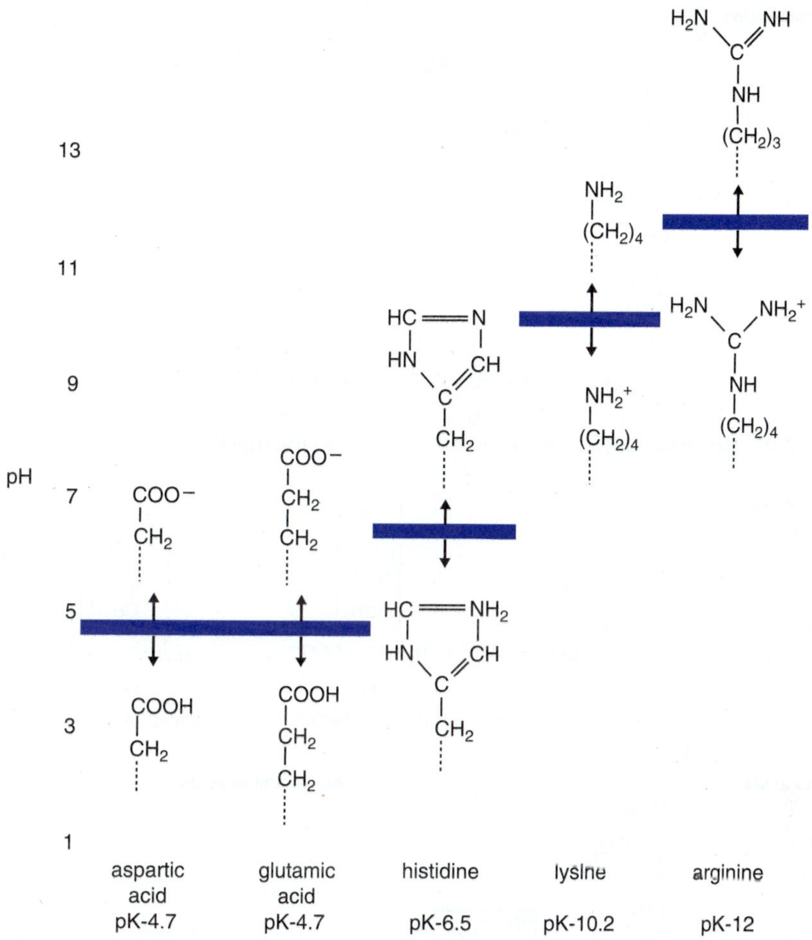

어떻게 폴리펩티드의 선형적 아미노산 서열에서 3차원 구조가 만들어지는가? 선형 서열에서부터 3차원 구조를 예측하는 방법은 개발할 수 있을까? 이러한 질문에 대한 대답은 아직 완전하지 않다. 정전기적 힘 이외에 (2장에서 소개한) 수소결합과 반데르발스 상호 작용(van der Waals interactions)과 같은 분자 간 힘은 폴리펩티드의 부분 사이의 상호 작용을 일으킨다. 이러한 상호 작용은 그에 관여하는 아미노산의 화학 구조를 검사하여 예측할 수 있다. 곁사슬(side chain)은 20개의 아미노산 각각의 특이적인 화학적 성질을 부여한다. 곁사슬은 산-염기 특성 이외에도 비극성 또는 극성으로 나눌 수도 있다(그림 4.8). 수용액 상에서 물 분자와 아미노산의 화학적 상호 작용도 3차 구조의 형성에 기여한다. 폴리펩티드는 전체적인 자유 에너지를 감소시키기 위해 안정된 구조로 접혀나간다. 따라서, 폴리펩티드 사슬의 입체 구조 형성 기작은 에너지적으로 유리한 과정($\Delta G < 0$)이고, 이론적으로는 열역학적 모델링에 의해 설명할 수 있음이 분명하지만,

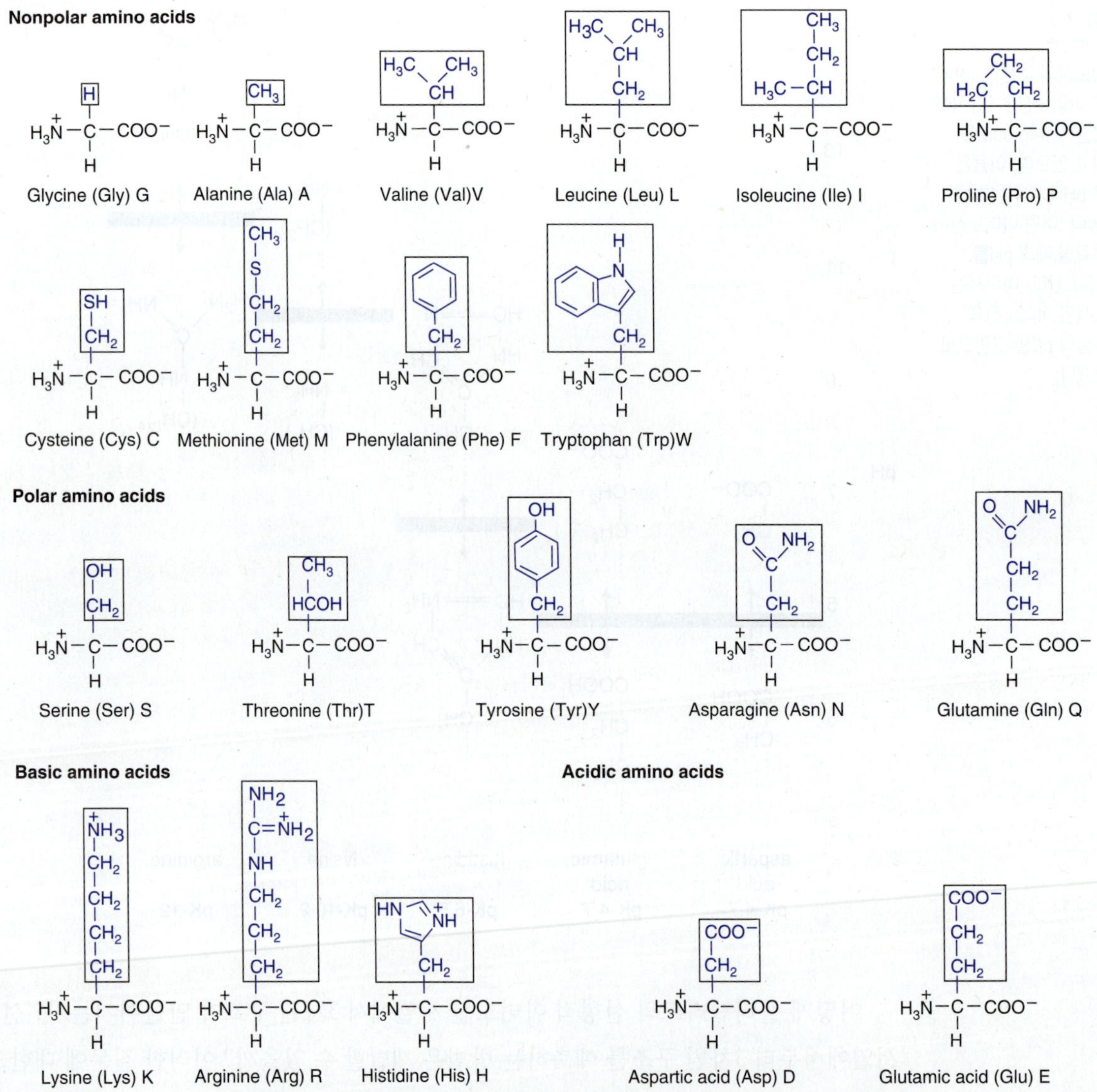

그림 4.8 아미노산의 구조. 인간의 단백질을 구성하는 가장 일반적인 20개의 아미노산의 구조가 소개되어 있다. 아미노산은 그 화학적 성질에 따라 분류된다. 무극성 아미노산은 물에 녹지 않는 곁사슬을 가지는 반면 극성 아미노산은 물과 결합하는 곁사슬을 갖는다. 염기성 아미노산은 염기성 범위($pK > 7$)의 pK 값을 갖고 산성 아미노산은 산성 범위($pK < 7$)의 pK 값을 갖는다.

실제로는 복잡한 문제가 있다. 폴리펩티드는 상호 작용하는 다수의 단위체를 가지고 있고, 여러 가지 3차원적 배열을 가질 수 있는 크고 유연한 분자이다. 따라서 특정한 조건에서 가장 안정적인 구조를 결정하기는 어렵다. 이러한 상호 작용에 대한 분자 모델을 통해 현재 간단한 폴리펩티드의 입체 구조를 그 1차 서열에서 예측할 수 있다. 더 정교한 모델을 활용하여 향후 더 복잡한 단백질의 구조 역시 예측할 수 있을 것이다.

일부 폴리펩티드의 경우 1차 구조만으로는 제대로 접혀 기능하는 3차원 분자를 형성하기에 부족할 수 있다. 단백질이 접히는 과정은 분자 샤프론(molecular chaperon)에 의하여 도움을 받는 경우가 많다. 분자 샤프론은 **신생 단백질(nascent proteins)**을 올바른 입체 구조로 접는 것을 돕는 단백질이다. (신생 단백질은 아직 기능이 있는 3차원적인 최종 구조로 접히지 못한 단백질이다.) 단백질의 입체 구조는 주로 비공유 결합에 의해 결정되지만, 고려해야 할 중요한 공유 결합이 한 가지 있다. 곁사슬에 -SH기(메르캅토기, sulfhydryl group)를 포함하는 아미노산 시스테인(cysteine, 그림 4.8)은 폴리펩티드 사슬 중의 다른 시스테인과 반응하여 폴리펩티드의 두 부분 사이에 **이황화 결합(disulfide bonds,** −S−S−)을 형성할 수 있다. 이황화 결합은 주로 세포 외 단백질에서 발견되며, 그 구조를 안정화시키는 역할을 한다. 이황화 결합에 의해 안정화된 단백질을 변성시키기 위해서는 환원제(reducing agent)를 사용하여 공유 이황화 결합을 끊어야 한다.

2개 이상의 폴리펩티드 사슬이 결합하여 단백질을 형성하는 경우, 4차 구조(quaternary structure)가 형성된다. 비공유 결합(수소결합 등)은 더 큰 단백질의 **소단위(subunits)**라고 부르는 폴리펩티드 사슬들을 묶어준다. 4차 구조는 2개의 동일한 폴리펩티드가 결합하여 두 가닥 단백질[이합체(dimer)라고 불린다. 그림 4.6c 참조]을 형성하는 경우와 같이 몇 개의 폴리펩티드로 구성될 수 있다. 또는, 수많은 폴리펩티드 소단위가 결합하여 단백질 복합체를 형성하기도 한다[예를 들어, 단백질 분해 효소 코어 복합체(protease core complex), 또는 RNA 유도 사일렌싱 복합체(RNA-induced silencing complex, RISC)].

예제 2 인슐린의 구조와, 프로인슐린(proinsulin)이 인슐린으로 합성되는 과정은 박스 3.3에 기술되어 있다. 인슐린은 4차 구조를 가지고 있는가?

정답 아니오. 4차 구조는 각각의 3차 구조를 갖는 소단위들이 비공유 결합으로 모여 만들어진다. 인슐린은 시스틴 결합(cystine bond)으로 공유 결합된 다중사슬 단백질이다.

4.2.2 단백질 구조의 결정

단백질의 3차원 구조는 그 기능에 필수적이다. 따라서 단백질의 3차원 구조의 결정은 새로 발견된 단백질의 기능에 대한 중요한 단서를 제공한다. 또한, 단백질의 3차 구조를 통해 단백질의 주요 기능을 하는 영역에 결합하거나 방해하는 작은 분자를 찾아내어 약물 설계의 기초로 사용할 수 있다. 이러한 이유로, 단백질의 3차원 구조의 결정은 분자생물학의 가장 중요한 목표 중 하나이다.

NMR 분광법(NMR spectroscopy)과 X선 결정학(x-ray crystallography)은 단백질 구조를 실험적으로 결정하는 데 사용되는 두 가지 중요한 방법이다. NMR 분광법은 용액 속에 존재하는 작은 단백질의 구조를 찾기 위해 자주 사용된다. 반면에 X선 결정학은 타깃이 되는 단백질을 먼저 결정화시켜야 한다. 결정(crystal)은 모든 분자가 일정한 반복 패턴으로 배열된 고체이다. 단백질은 일반적으로 규칙적인 배열을 이루기 어렵지만, 여러 가지 단백질(심지어는 단백질-단백질 복합체에서도)의 결정을 만드는 방법들이 알려져 있다. 각각의 분자의 구조를 밝히기 위해서는 결정에 X선을 조사해야 한다. X선을 사용하는 것은 그 파장이 원자 사이의 거리와 비슷하기 때문이다.[1] 구조의 크기와 파장이 적절하게 일치하기 때문에 결정 내의 원자들은 **회절격자(diffraction grating)**로 작용한다. 회절격자는 물리학에서는 빛을 특성화하는 데 사용하는 도구이다. 회절격자는 일정한 크기의 일련의 밴드 또는 홈을 가지는 물질이다. 이 밴드는 서로 다른 광파 전달 특성을 가지므로, 격자에 부딪히는 빛은 분산된다. 격자의 특성(밴드의 크기 등)을 알고 있을 때, 여기에 조사된 빛의 거동을 관찰하여 빛의 특성을 알 수 있다. 반대로, 격자의 특성은 이미 특성을 알고 있는 빛을 조사하여 얻은 분산 패턴에서 추측할 수 있다.

분자 구조를 완전히 결정하기 위해서 결정을 여러 각도에서 X선에 노출시킨다. 각 각도에서 회절 패턴이 생성되고 이를 전자밀도에 대한 지도로 변환할 수 있다. 컴퓨터 알고리즘을 사용하여 서로 다른 각도에서의 지도를 비교하여, 결과적으로 분자 전체의 3차원 공간 좌표를 생성할 수 있다.

막 단백질과 같은 결정화가 어려운 큰 단백질의 구조를 결정하기 위해서는 저온 전자 현미경법(cryo-electron microscopy) 등의 다른 방법이 유용하다. 분자구조를 결정하는 이러한 실험적 방법을 보완하기 위해 생물정보학(bioinformatics) 분야에 종사하는 생체공학자와 과학자들은 단백질의 1차 구조에서 3차원 구조를 예측할 수 있는, 앞서 설명한 컴퓨터 모델을 사용한다.

---

1) 12장에서는 전자기 스펙트럼과, 방사선 파장과 물체와의 상호 작용 간의 관계에 대해 더 자세하게 다루고 있다.

4.2.3 단백질의 다양성과 그 기능

단백질은 매우 풍부한 화학적 다양성을 가진다. 총 20종의 아미노산을 사용하기 때문에, 30개의 아미노산으로 이루어진 짧은 폴리펩티드의 경우만 해도 무려 20^{30}(또는 10^{39} 가지!)의 가능한 1차 배열이 존재한다. 300개의 아미노산을 가지는 적당한 크기의 단백질은 셀 수도 없는 숫자(20^{300})의 서열이 존재할 수 있다. 또한, 이러한 단백질들 각각은 아미노산의 배열에 따라 수많은 크기와 모양을 가질 수 있다(그림 4.9).

아미노산 잔기의 평균 분자량(molecular weight, MW)은 약 110 돌턴(dalton)이다. 따라서 300개의 아미노산을 갖는 단백질은 약 33,000 돌턴[또는 33 킬로돌턴(kd)]의 분자량을 가진다. 단백질의 질량은 일반적으로 킬로돌턴(kilodalton)으로 표시된다. 1 돌턴은 1 원자 질량 단위와 같다.

단백질은 기능적으로도 다양하다. 세포와 조직의 구조적 구성요소, 생물학적 분자를 운반하는 도관, 통신 시스템의 요소, 감염 방어에서 외부 침입자를 인식하는 요소, 화학 촉매 등에 서로 다른 단백질이 사용된다. 이러한 단백질 기능의 대부분은 이 책의 다른 부분에서 설명하고 있다. 구조적 단백질은 세포 골격(그림 2.27 참조)과, 조직의 세포를 둘러싸고 있는 단백질이 풍부한 젤[이러한 젤을 **세포 외 기질(extracelluar matrix)**이라 한다]에서 발견된다. **이온 채널(ion channel)**은 원래는 비투과성인 이온을 통과시킬 수 있도록 도와주는 막 관통 단백질(transmembrane protein)이다(6.2.1절). **수용체(receptors)**도 마찬가지로 막을 관통하는 단백질로, **리간드(ligand)**라는 분자에 결합하는 세포 외 도메인(extracelluar domain)을 갖는 단백질이다(6.1절). 세포 외 도메인에

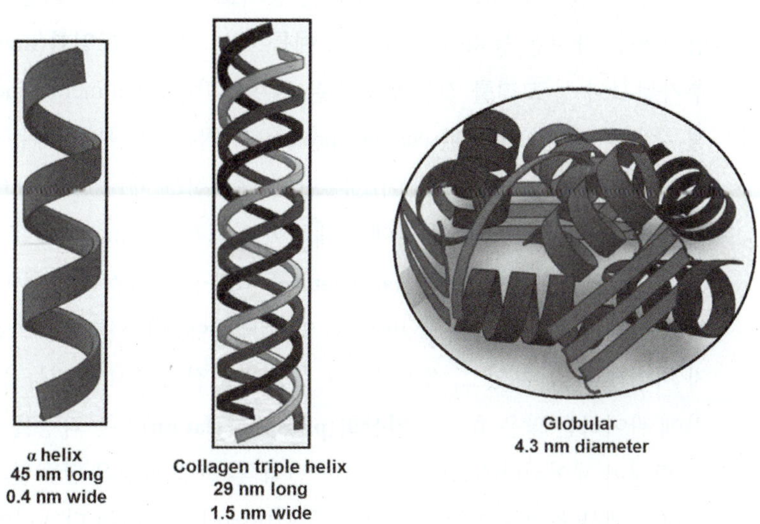

그림 4.9

300개의 아미노산으로 이루어진 단백질의 3차원 구조 상의 모양과 크기의 다양성을 보여주는 예시.

결합하는 리간드는 세포에 전달되는 신호를 전달하는 데 중요하다. **항체(antibody)**는 외부에서 침입한 병원체를 무력화하고 파괴하기 위해 그들을 표지하여, 감염과 싸우는 데 사용되는 특수한 면역 단백질이다(6.5절). 항체는 또한 생체분자공학(molecular engineering) 분야에서 일하는 공학자와 과학자들에게 중요한 도구가 되었다. 단백질의 가장 중요한 기능 중 하나는 생화학적 촉매로 작용하여 생화학 반응을 촉진하는 것이다. **효소** 기능에 대한 자세한 내용은 이 장의 뒷부분에서 설명한다. 근육 수축에 관여하는 단백질은 그 기능을 위해 고도로 진화된 구조를 가지고 있다. 이러한 단백질은 기계적인 작업을 수행하는 작은 기계처럼 작동한다(박스 4.1).

유전자의 클로닝과 암호화된 단백질의 일차 구조 결정은 알려지지 않은 유전자의 구조 또는 기능에 대한 중요한 정보를 제공할 수 있다. 유사한 기능을 갖는 단백질은 유사한(homologous) 아미노산 서열의 영역을 공유한다. 따라서 미지의 단백질의 기능에 대한 단서는 미지 단백질의 1차 아미노산 서열을 알려진 단백질 데이터베이스와 비교하여 일치하는지 여부를 판정하여 얻을 수 있다. 이러한 유형의 분석을 **서열 상동성 분석(sequence homology analysis)**이라고 한다.

4.3 폴리펩티드의 변형(modification)과 가공(processing)

대부분의 폴리펩티드 사슬은 선형적인 아미노산 서열의 합성이 완료된 후 세포 내에서 화학적 변형을 겪는다. **번역 후 변형(post-translational modification)**이라는 용어는 이러한 화학적 변형(표 4.1 참조)을 뜻하는 용어로 사용된다. 이러한 변형은 단백질의 기능 향상 또는 새로운 능력을 부여한다. 예를 들어, **미리스토일화(myristoylation)**를 통해서 추가된 소수성 꼬리를 갖는 단백질은 원형질막(plasma membrane)에 안정적으로 고정될 수 있다. 분비 단백질(secretary protein)과 일부 막 단백질에는 **당화(glycosylation)**에 의해 탄수화물이 결합하고, 이것은 단백질을 접을 때나 조직 내에서 단백질의 안정성을 높일 때 도움이 된다. 핵 안에 존재하여 염색질(chromatin) 구조를 안정화하는 **히스톤(histone)** 단백질은 **아세틸화(acetylation)**의 과정을 거쳐서 변형이 된다. 히스톤의 아세틸화 상태가 염색질 구조를 바꿀 수 있기 때문에, 이를 통해 히스톤에서 노출되는 유전자 자리를 바꿀 수 있고, 결과적으로 유전자 조절에 중요한 기능을 제공한다. 세포 간 연락에 관여하는 많은 효소는 **인산화(phosphorylation)**라는 과정을 통한 인산기의 결합으로 활성이 제어된다(6.2.1절). 이러한 번역 후 변형 과정은 단백질의 화학적 구조에 대한 보다 미세한 조절을 가능하게 하여 세포 내에서 작동하는 단백질에 다양성을 부여한다.

박스 4.1 근육 단백질의 역학

근육세포에는 단백질이 풍부하다. 근육세포 내의 특수 단백질은 근육의 주요 기능인 수축과 운동의 생성에 필수적이다. 근육세포는 **근원섬유(myofibrils)**라는 형태의 매우 큰 다핵 세포이다. 근원섬유는 밝게 또는 어둡게 염색되는 영역을 포함하며, 이것은 **근절(sarcomere)**이라고 한다(그림의 패널 A). 이러한 영역은 세포의 축을 따라 (즉, 수축 방향에 쌓인) 고정된 패턴으로 반복된다. 초기의 근육 관련 연구를 하는 과학자들은 이러한 영역을 **A 밴드**와 **I 밴드**[편광 하에서 나타나는 모양에 따라 비등방성(anisotropic)과 등방성(isotropic)에서 따왔다]라고 불렀다. 근절을 절반으로 나누는 선은 **M 선**이라고 부르고 인접한 근절의 사이에 있는 선을 **Z 선**이라고 불렀다. 이러한 초기의 연구들을 통해 근육이 수축하는 동안에 I 밴드는 줄어들지만, A 밴드는 줄어들지 않는 것을 알아내었다.

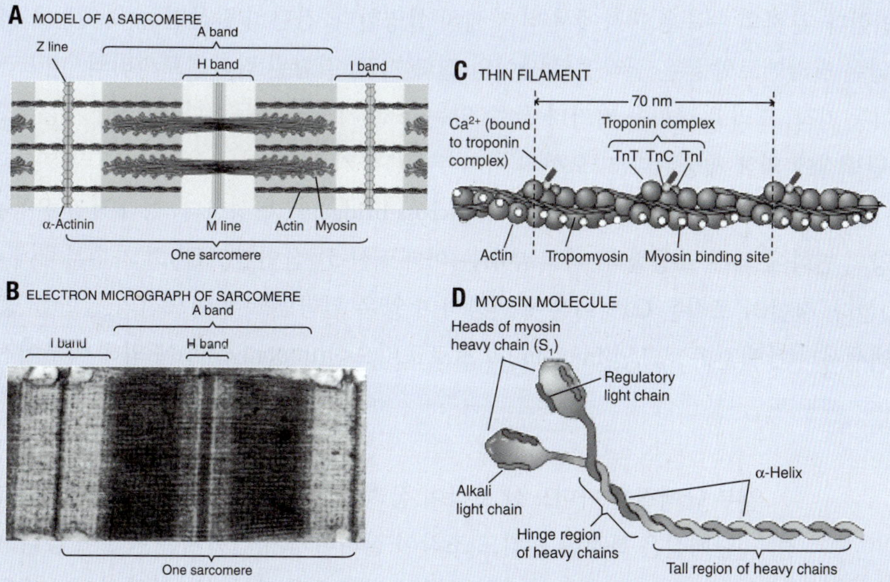

그림 박스 4.1 근육의 액틴(actin)과 미오신(myosin) 단백질. **A**. 근육세포(근원섬유)의 기능적 단위체는 근절이다. **B**. 근절은 현미경 상에서 어둡고 밝게 염색된 형태로 구분할 수 있다. 이 영역은 현재는 두꺼운(미오신이 풍부한) 섬유와 얇은(액틴이 풍부한) 섬유로 이루어져 있음이 알려져 있다. **C**. 얇은 필라멘트는 액틴으로 이루어져 있다. **D**. 두꺼운 필라멘트는 미오신으로 이루어져 있다. 액틴과 미오신은 고유의 형태와 각각의 기계적 성질을 가지고 있다.

이후 진행된 추가 연구에서는 근절이 **얇은 필라멘트(thin filament)**와 **굵은 필라멘트(thick filament)**라는 조직화된 단백질 복합체로 구성되어 있는 것이 밝혀졌다(그림의 패널 B). 얇은 필라멘트 단백질은 액틴(actin)이 풍부하고 굵은 필라멘트 단백질은 미오신(myosin)이 풍부하다. 이러한 단백질의 구조와 다중 단백질 복합체를 형성하는 능력은 근육 기능의 기초를 이룬다. 얇은 필라멘트는 액틴이 길게 연결된 '고분자'이다. 개별 액틴 단백질은 일정한 패턴으로 쌓여 직경 12-18 nm, 길이 1.6 μm의 나선형의 가늘고 긴 필라멘트를 형성한다. 이러한 얇은 필라멘트는 근절의 경계를 형성하는 Z 선에 결합되어 있다. 이와는 대조적으로, 두꺼운 필라멘트는 미오신 단백질의 묶음이며, 근절의 한가운데인 M 선에 연결되어 있다. 미오신은 흥미로운 구조를 가지고 있다. 미오신은 6개의 폴리펩티드 사슬로 구성되는데(4개의 작고 가벼운 사슬과 2개의 크고 무거운 사슬), 서로 비공유 결합으로 묶여서 긴 하키 채 모양의 분자를 형성한다. 이러한 필라멘트는 나란히 배열되어 현미경으로 볼 수 있는 A 밴드와 I 밴드 패턴을 이룬다. 더 어둡게 염색되는 A 밴드는 (중앙에 굵은 필라멘트만이 있는 H 밴드를 제외하고) 얇은 필라멘트와 굵은 필라멘트를 모두 포함한다. 반면에 밝게 염색되는 I 밴드는 얇은 필라멘트만을 포함한다(패널 A).

근절이 짧아질 때 근육의 수축이 일어난다. 근절의 수축은 얇은 필라멘트와 굵은 필라멘트의 상호작용에 기인한다. 분자의 수축은 10장에서 더 자세히 설명한다. 간단히 말하면, 수축에는 3가지 요소가 필요하다. 얇은 필라멘트와 굵은 필라멘트 사이의 결합 기작, 결합된 필라멘트끼리의 "미끄러짐" 또는 상대적인 이동 기작, 그리고 결합을 켜거나 끌 수 있는 조절 기작이 이들이다. 이러한 기능은 모든 액틴과 미오신 단백질에 의해 제공된다. 미오신의 머리 부분("하키 채"에서 공을 치는 머리 부분과 같은 모양)은 얇은 필라멘트의 액틴에 결합하여 **연결다리(cross-bridge)**를 형성한다. 상대적인 운동은 미오신 분자의 모양의 변화에 의해 발생한다. 머리 부위는 아데노신-5′-삼인산(ATP)의 가수분해에 따라서 축이동(pivot)한다. 결합의 조절은 Ca^{++} 이온에 민감하며 얇은 필라멘트에 미오신의 결합을 방해하거나 허용하는 액세서리 단백질 트로포닌(troponin)과 트로포미오신(tropomyosin)에 의해 이루어진다.

일부 단백질은 아미노산 조각이 잘려나가는 번역 후 변형 과정을 거치게 된다. 많은 경우, 단백질은 특정한 펩티드 조각이 잘려나가기 전까지는 활성이 없다. 예를 들어, 많은 소화 효소는 소화관으로 분비되어 절단되기 전까지는 불활성이기 때문에 소화기관의 세포에 안전하게 저장될 수 있다. 폴리펩티드 사슬의 절단은 일반적으로 특수한 효소에 의해 진행된다. 이 효소의 기능은 단백질을 분해하는 것이기 때문에 이러한 효소를 단백질 분해 효소 즉 **프로테이스(protease)**라고 한다. 바이러스는 이러한 프로테이스를 이용하여 전구체(precursor)에서 활성 단백질을 만들기도 한다. 예를 들어 HIV 프로테이스는 다중 도메인(multidomain) 형태인 전구체(precursor) 단백질을 활성을 가진 단위체로 변환한다(그림 4.10). 이 프로테이스의 억제를 통해 바이러스의 감염을 막을 수 있다. 따라서 **프로테이스 억제제(protease inhibitors)** 약물은 현재 HIV 감염과 후천성 면역 결핍 증후군(AIDS)의 치료에 중요하다.

표 4.1 번역 후 변형의 예시

인산화(phosphorylation)	주로 세린, 타이로신, 트레오닌, 히스티딘 잔기에 인산기를 첨가하는 과정.
아세틸화(acetylation)	주로 폴리펩티드의 아민 말단에 아세틸기(-$COCH_3$)를 첨가하는 과정.
알킬화(alkylation)	알킬기(메틸기, 에틸기 등)를 첨가하는 반응. 메틸화 반응은 주로 라이신이나 아르기닌 잔기에 일어남.
이소프레닐화 (isoprenylation)	지질 분자의 일종인 이소프레노이드(isoprenoid)기를 첨가하는 과정. 이 반응을 통해 폴리펩티드와 막의 상호 작용이 향상된다.
당화(glycosylation)	아스파라긴, 하이드록시라이신(hydroxylysine). 세린, 트레오닌 잔기에 글리코실기(glycosyl group)을 첨가하는 과정.
유비퀴틴화 (ubiquitination)	단백질에 단백질의 일종인 유비퀴틴(ubiquitin)을 결합시키며, 주로 단백질의 분해를 유도하는 과정.
미리스토일화 (myristoylation)	미리스토일기, CH_3-$(CH_2)_{12}$-를 폴리펩티드의 N-말단 글리신 잔기에 첨가하는 과정.

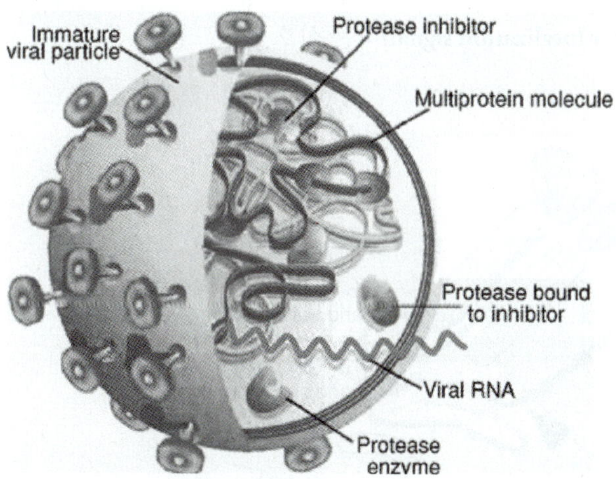

그림 4.10 단백질 분해 효소(protease)는 인간 면역 결핍 바이러스(human immunodeficiency virus, HIV)를 성숙시키는 데 필수적이다. HIV 입자들은 폴리펩티드를 작은 조각의 단위로 만들기 위해서 단백질 분해 효소를 가지고 있다. 이러한 작은 조각의 단위는 바이러스가 성숙하고 활성을 갖도록 하는 데 필요하다. 단백질 분해 효소 억제제는 바이러스의 성숙을 방해한다. Macmillan Publishers Ltd의 허가 하에 발췌: *Nature Medicine* 9(7), 867-873 (2003).

번역 후 변환은 또한 몇 가지 단백질 합성의 중요한 단계가 될 수 있다. 인슐린은 mRNA로부터 번역 과정을 통해 프로인슐린(proinsulin)이라는 긴 단일 폴리펩티드 사슬의 형태로 합성된다. 활성 인슐린 단백질은 프로인슐린 폴리펩티드의 가운데 큰 조각이 절단되고, 남은 A 사슬과 B 사슬이 이황화 결합(disulfide coupled)으로 연결되어 정확한 3차원 구조를 이루면서 만들어진다(그림 4.11과 그림 4.12).

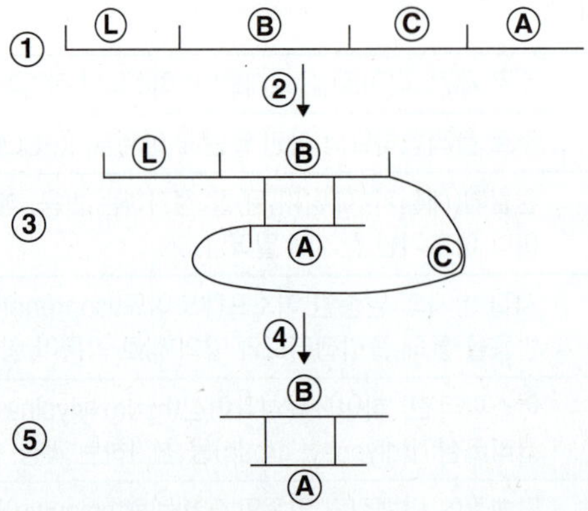

그림 4.11

인슐린의 합성. 프리프로인슐린(preproinsulin) 분자(1)는 자발적으로 접히고(2) 2개의 이황화 결합(disulfide linkage)에 의해서 안정화된다(3). 선도서열(leader sequence), 단백질 C(protein C)의 절단으로 활성 인슐린(active insulin)이 만들어진다(4).

일부 단백질은 아미노 말단에 신호 펩티드(signal peptide)가 붙어 있다. 수용성, 막 결합 또는 분비 단백질은 **신호 펩티드**를 통해서 **소포체(endoplasmic reticulum)**라는 세포 소기관 내에서 적재적소에 배치된다. 핵 내에서 기능을 수행하는 단백질은 **핵 내 삽입 신호(nuclear localization signal)**라는 신호 펩티드를 가진다.

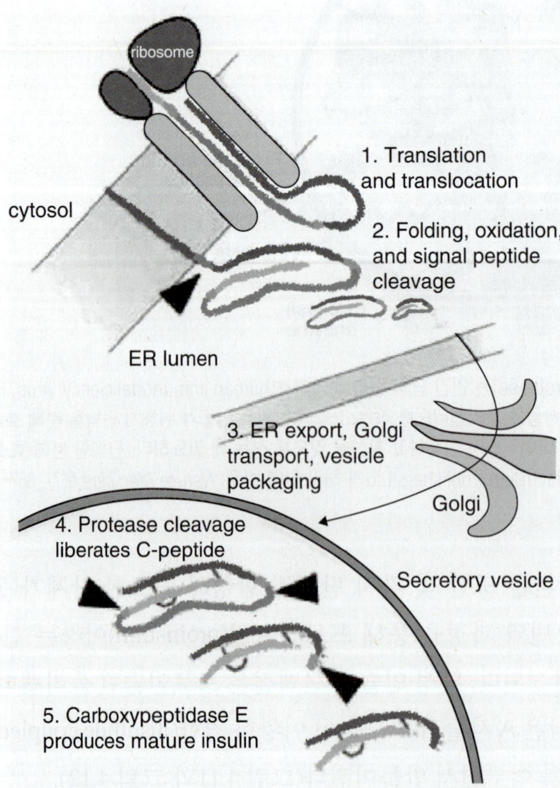

그림 4.12

인슐린의 번역 후 변형. 프로인슐린 폴리펩티드는 번역에 의해서 생성되고 소포체와 골지체(Golgi apparatus)를 통해서 분비소포(secretory vesicle)에 들어간다. 분비소포 내에서 프로인슐린은 단백질 분해 효소에 의해서 인슐린으로 가공된다.

4.4 효소(enzymes)

효소는 세포 내에서 일어나는 수천 가지의 반응을 촉매한다. 촉매는 화학 반응을 촉진하지만 반응 중에 소비되거나 생성되지 않는 물질이다. DNA와 RNA 중합 반응, 단백질 합성에 필요한 각종 효소, 재조합 DNA의 제조에 사용되는 제한 효소 등을 3장에서 소개했다. 효소를 사용하는 반응은 효소를 사용하지 않는 반응보다 수백만 배 이상(10^6–10^{12}배) 빠르게 진행된다. 효소가 없이는 수천 년이 걸릴 반응에 적절한 효소를 사용하게 되면 불과 몇 초 또는 몇 분 안에 반응을 완료할 수 있다.

효소는 또한 특정 반응에만 관여하는 매우 뛰어난 특이성(specificity)을 가진다. 그들은 특정한 **기질(substrate)**(촉매 반응에서의 반응물)만을 인식하고, 다른 잠재적인 기질은 인식하지 못하는 특이성을 가지고 있다. 기질에 결합하는 효소의 영역을 **활성 부위(active site)**라고 한다. '자물쇠-열쇠 모형(lock-and-key model)'은 기질에 결합하는 효소의 특이성을 설명하는 데 사용된 초기 모델이다(그림 4.13). 활성 부위(active site)의 입체 구조와 화학적 성질은 단 하나의 기질(혹은 기질의 작은 부위)에 딱 맞게 결합한다. 그러나 현재는 '유도적합 모델(induced fit model)'이 더 정확한 것으로 알려져 있다. 이 모델은 효소와 기질 모두가 구조적인 변화를 겪는다. 기질의 구조 변화는 반응 생성물을 생성하기 위한 변환의 첫 단계이다.

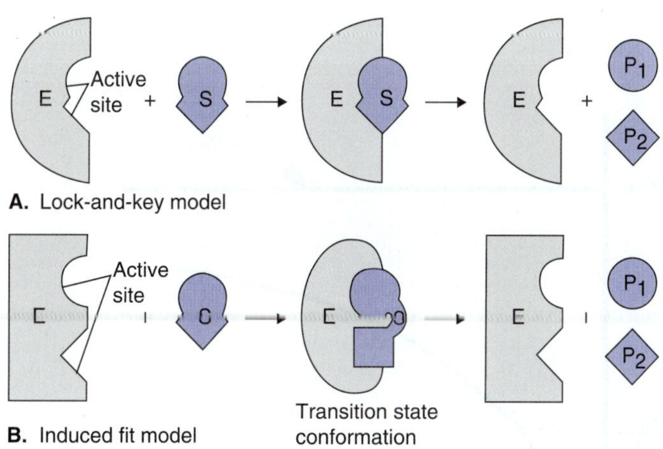

그림 4.13

효소 반응의 기작에 대한 모델. 효소는 일단 기질과 물리적으로 결합함으로서 작용한다. 물리적인 상호 작용은 기질이 생성물로 변화하는 데 필요한 에너지 장벽을 낮추도록 기질의 화학적 환경을 변화시킨다[박스 2.2의 에너지 장벽과 전이 상태(transition state)에 대한 논의를 상기하자]. **A.** 이전에는 효소-기질 상호 작용의 기작은 자물쇠와 열쇠의 관계와 유사하게 설명했다. 즉 효소의 물리적인 구조는 정확하게 기질과 맞는 모양과 크기를 가지고 있다고 설명했다. **B.** 현재는 유도적합 모델(induced fit model)이 더 옳은 것으로 받아들여진다. 여기서는 효소가 기질과 정확하게 결합하기 위해서 효소의 모양이 어느 정도 변형된다.

효소(E)가 기질(S)과 반응하여 생성물(P)을 만드는 촉매 반응은 다음과 같다.

$$E + S \leftrightarrow ES \rightarrow E + P \tag{4.1}$$

효소는 반응의 **전이 상태(transition state**, ES)를 안정화시킨다. 전이 상태는 가장 높은 자유 에너지를 갖는다. 따라서 전이 상태의 형성은 식 4.1의 전체 반응의 속도 결정 단계이다. 기질에서 전이 상태로 갈 때 깁스 자유 에너지(Gibbs free energy)의 변화를 **활성화 에너지(activation energy**, $\Delta G^{\ddagger}$)라고 부른다. 효소는 반응의 활성화 에너지를 낮추고, 따라서 반응을 촉진할 수 있다(그림 4.14). 효소는 반응의 깁스 자유 에너지의 변화(ΔG)에는 영향을 주지 않는다. 따라서, 효소는 이미 에너지적으로 유리한 반응($\Delta G < 0$, 2장 박스 2.2 참조)만을 촉매할 수 있다. 효소 자체는 반응에서 소모되어 없어지지 않기 때문에 많은 기질 분자를 전환할 수 있다(그림 4.13).

많은 효소의 동력학적 특성은 미카엘리스-멘텐 방정식(Michaelis-Menten equation)을 이용하여 설명할 수 있다.

그림 4.14

전이 상태(transition state)에서 에너지를 감소시키는 효소의 작용 모식도.

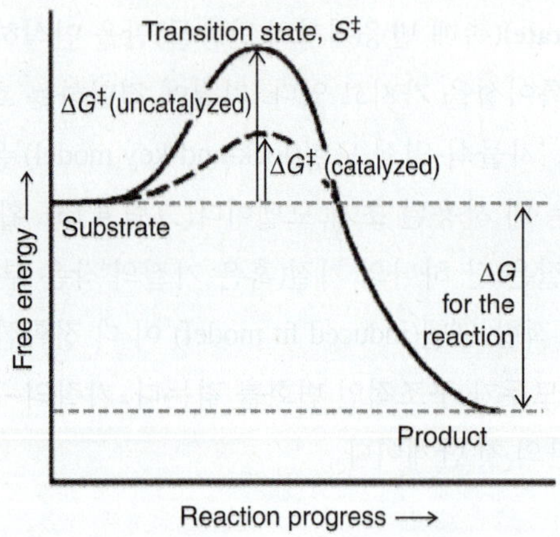

그림 4.15

전형적인 효소-촉매 반응의 속도론. 곡선은 식 4.2를 나타낸다. 미카엘리스-멘텐 식은 기질의 농도가 낮을 때는 1차 함수에 가깝다.

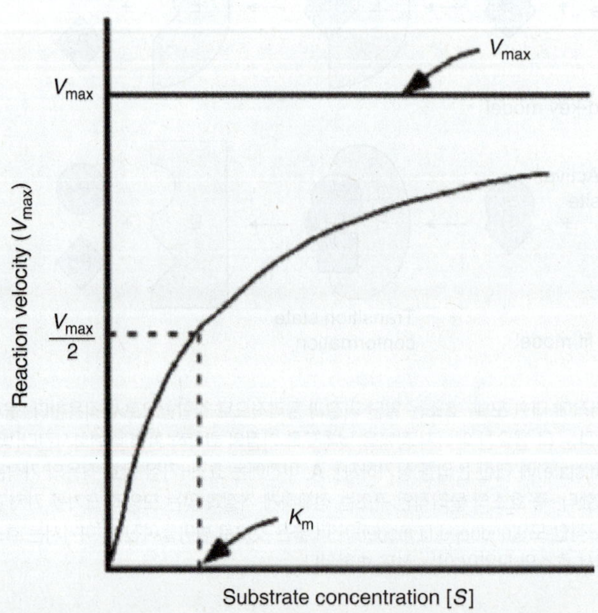

$$[E] = \frac{(k_{-1} + k_{\text{cat}})[ES]}{k_1[S]} \qquad \text{(식 6)}$$

미카엘리스 상수(Michaelis constant)라는 상수 K_m를 정의하여 위의 식을 단순화할 수 있다.

$$K_m = \frac{k_{-1} + k_{\text{cat}}}{k_1} \qquad \text{(식 7)}$$

식 6에서 K_m의 정의를 사용하면 다음과 같다

$$[E] = \frac{K_m[ES]}{[S]} \qquad \text{(식 8)}$$

식 5를 다시 정리하면 다음과 같다.

$$[E_{\text{TOT}}] = K_m \frac{[ES]}{[S]} + [ES] \qquad \text{(식 9)}$$

식 9은 $[ES]$에 대해 풀 수 있으며 이 결과를 식 3에 대입하여 최종적인 식은 다음과 같다.

$$V_0 = \frac{k_{\text{cat}}[E_{\text{TOT}}][S]}{[S] + K_m} \qquad \text{(식 10)}$$

$[S]$가 K_m보다 훨씬 크고, 모든 촉매 부위가 기질로 포화되어 있는 경우 식 10은 다음과 같이 단순화할 수 있다.

$$V_{\max} = k_{\text{cat}}[E_{\text{TOT}}] \qquad \text{(식 11)}$$

식 11을 식 10에 대입하면, **미카엘리스-멘텐 방정식(Michaelis-Menten equation)**을 얻을 수 있다.

$$V_0 = \frac{V_{\max}[S]}{[S] + K_m} \qquad \text{(식 12)}$$

이 수식에 대해서는 그림 4.15에 설명되어 있다. 실험 데이터로부터 $V_{\max}$와 K_m 값을 결정하기 위해 **라인웨버-버크 도표[Lineweaver-Burke plot**, 또는 이중역수 도표(double-reciprocal plot)]를 사용하는 경우가 종종 있다. 양변에 역수를 취하면 $1/V_0$ 대 $1/[S]$의 선형 식을 얻을 수 있다.

$$\frac{1}{V_0} = \left(\frac{K_m}{V_{\max}}\right)\left(\frac{1}{[S]}\right) + \frac{1}{V_{\max}} \qquad \text{(식 13)}$$

$K_m/V_{\max}$와 $V_{\max}$는 그림과 같이 이중역수 도표를 통해서 도식적으로 결정할 수 있다.

반응 시간은 전환수의 역수이다. 표 4.2는 각종 효소의 전환수와 반응 시간을 나타내고 있다. (보통 세포에서 발견되는 비포화 조건에서) 효소와 기질의 촉매 효율을 비교하기 위한 다른 유용한 기준은 k_{cat}와 K_m의 비율 즉, k_{cat}/K_m이다.

예제 3 효소의 전환수 k_{cat}은 실험적으로 어떻게 결정되는가?

정답 전환수는 최대 반응 속도 V_{max}를 측정하여 계산된다. 이 최대 반응 속도는 기질 농도 $[S]$를 점점 증가시켜가면서 반응 속도를 측정하여, 기질의 농도 증가가 더 이상 반응 속도에 영향을 주지 못하는 시점에서의 반응 속도이다. 전환수는 V_{max}를 (상수인) 효소 농도로 나누어 구할 수 있다.

요약

- 폴리펩티드 사슬은 선형으로 이루어진 아미노산 고분자이다. 단백질은 하나 이상의 폴리펩티드 사슬로 구성되어 있다.
- 20 종류의 아미노산은 각각의 곁사슬에 의해 주어진 독특한 화학적 성질을 가지고 있다. 아미노산은 극성, 비극성, 산성 및 염기성의 넓은 카테고리로 분류할 수 있다.
- 단백질에는 4단계의 구조가 있다. 아미노산 서열은 1차 구조이며, 국소적인 도메인은 2차 구조이며, 전체적인 입체 형상은 3차 구조이며, 다른 폴리펩티드 사슬과의 복합체 형성은 4차 구조이다.
- 단백질이 3차 구조로 제대로 접히는 데 필요한 모든 정보는 1차 아미노산 서열에 포함되어 있다.
- 수소결합 또는 소수성/친수성 상호 작용과 같은 비공유 결합 상호 작용은 단백질을 그 본래의 형태로 유지시키는 데 필수적인 요소이다. 이 구조는 또한 단백질의 다른 영역에 위치하는 2개의 시스테인(cysteine) 아미노산 사이에 형성되는 공유 이황화 결합(disulfide bond)에 의해 안정화될 수 있다.
- 단백질의 입체 구조는 NMR 분광법 또는 X선 결정학을 이용하여 실험적으로 결정할 수 있다.
- 단백질은 합성된 후 (즉, 번역된 후) 화학적 결합에 의한 변형 과정을 거치게 된다.
- 단백질은 또한 폴리펩티드 사슬의 단백질 분해로 절단 처리될 수도 있다.
- 단백질은 세포 구조의 유지, 작은 분자의 수송, 세포 간 소통의 촉진, 외래 침입으로

부터의 보호, 화학 반응의 촉매 작용 등의 다양한 기능을 가지고 있다.

- 효소는 반응의 활성화 에너지를 낮추는 방법으로 화학 반응을 촉매한다.

더 읽어보기

이 책에서 생화학의 전반적인 원리에 대해서 소개하고 있지만, 이 분야에서의 생소한 주제에 대해서는 다른 읽을거리를 통해 찾아볼 것을 권장한다. 이 분야에 대한 입문서로 좋은 자료들이 여러 개 있으며, 아래의 두 책을 특히 추천한다.

Berg JM, Tymoczko JL, Stryer L. *Biochemistry*. 7th ed. New York: W. H. Freeman; 2010.

Lodish H, Berk A, Kaiser CA, Krieger M, Bretscher A, Ploegh H, Amon A, Scott MP. *Molecular Cell Biology*, 7th ed. New York: W. H. Freeman; 2012.

유용한 인터넷 사이트

http://expasy.org

ExPASy (단백질 분석 전문가 시스템), 스위스 생물정보학 연구소의 단백질체학 서버.

http://www.rcsb.org/pdb/home/home.do

RCSB 단백질 데이터뱅크 — 생물학적 거대 분자의 구조에 대한 정보 색인 사이트.

http://www.hprd.org

인간 단백질 관련 문헌 데이터베이스.

핵심 개념 및 정의

기질(substrate): 효소와 결합하여 생성물을 만들 수 있는 분자.

단백질 분해(proteolysis): 폴리펩티드 사슬의 분해.

단백질 분해 효소(protease): 트립신 등과 같이 펩티드 결합을 가수분해하는 효소 단백질.

단백질 분해 효소 억제제(protease inhibitor): 단백질 분해 효소의 기능을 억제하는 물질.

단백질체(proteome): 세포 내에 존재하는 단백질의 완전한 집합체.

단백질체학(proteomics): 단백질체의 결정에 관한 분자생물학의 한 분야.

당화(glycosylation): 단백질 또는 지질 분자에 하나 이상의 당을 추가하는 반응.

라인웨버-버크 도표(Lineweaver-Burke plot): 최대 반응 속도, V_{max}와 미카엘리스 상수 K_m를 결정하는 데 사용되는 그래프 모델. 이 선형 그래프는 미카엘리스-멘텐 방정식의 양변에 역수를 취하여 얻을 수 있다.

리간드(ligand): 거대 분자에 특이적으로 결합하여 거대 분자-리간드의 복합체를 형성하는 효소의 기질을 제외한 분자.

미리스토일화(myristoylation): 폴리펩티드 사슬의 N-말단 글리신(glycine) 잔기에 미리스틱산(myristic acid, 14탄소 지방산)을 추가하는 것.

미카엘리스 상수[Michaelis constant (K_m)]: 효소 반응이 최대 속도의 절반으로 진행될 때의 기질 농도와 동일한 값.

미카엘리스-멘텐 방정식(Michaelis-Menten equation): 효소-기질 동력학의 간략화된 모델에서 얻은 반응의 속도를 설명하는 방정식.

번역 후 변형(post-translational modification): 단백질이 합성된 후에 일어나는 효소를 기반으로 한 변형.

베타(β) 병풍 구조(beta sheet): 두 개의 다른 폴리펩티드 사슬 또는 접혀 있는 하나의 긴 사슬에서 골격 상의 원자 간 수소결합에 의해 형성된 단백질의 평면적 2차 구조. 폴리펩티드의 서로 다른 영역에 위치하는 아미노산 사이의 수소결합에 의해 만들어진 폴리펩티드 사슬의 병풍 구조이다.

서열 상동성 분석(sequence homology analysis): 미지의 아미노산의 기능적인 성질을 확인하기 위해 미지의 1차 아미노산 서열과 이미 알려진 1차 아미노산 서열 데이터베이스를 비교 분석하는 것.

소수성 효과(hydrophobic effect): 비극성기가 서로 뭉쳐서 물이 있는 환경과의 접촉을 막으려는 경향.

수용체 막 관통 단백질(receptor transmembrane protein): 리간드라는 분자에 결합하는 세포 외 도메인을 가진 막 관통 단백질.

신생 단백질(nascent proteins): 아직 기능을 가진 형태로 접히지 않은 단백질.

아세틸화(acetylation): 하나 이상의 아세틸기가 단백질에 추가되는 반응. 아세틸 유도체의 형성.

아실화(acylation): 단백질에 하나 이상의 아실기를 추가하는 것.

알파(α) 나선 구조(alpha helix): 단백질 골격의 카르복실기와 아미드기 사이의 수소결합으로 인해 아미노산의 선형 배열이 오른쪽 나선 형태로 접히는 단백질의 일반적인 2차 구조. 폴리펩티드의 이러한 꼬임 구조는 4개의 잔기를 사이에 둔 아미노산끼리의 수소결합에 의해 형성된다.

이온 채널(ion channel): 세포를 통과할 수 없는 이온을 수송하기 위한 막 단백질.

이합체(dimer): 더 간단한 2개의 분자에 의해 형성되는 화합물. 2분자의 단량체로부터 형성된 중합체.

이황화 결합(disulfide bond, −S−S−): 시스테인(cysteine)의 두 개의 메르캅토(sulfhydryl)기 사이에 형성되는 공유 결합. 세포 외 단백질에서는 일반적으로 이황화 결합을 통해 2개의 단백질을 함께 연결하거나 같은 단백질의 다른 부분을 연결한다. 이황화 결합은 일반적으로 진핵세포의 소포체에서 형성된다.

인산화(phosphorylation): 인산기가 다른 분자와 공유 결합하는 반응.

전이 상태(transition state): 화학 반응의 과정에서 일시적으로 형성되는 중간체 중 가장 높은 자유 에너지를 갖는 구조. 전이 상태의 형성 반응은 반응속도를 결정하는 단계이다.

전환수(turnover number, kcat): 매 초 효소 분자 하나당 처리되는 기질 분자의 수와 동일한 속도 상수.

촉매(catalyst): 자신은 화학적 변화를 거치지 않고 반응 속도를 증가시키는 물질.

친화도(affinity): 어떤 물질이 다른 물질에 결합하는 경향이 어느 정도인지를 나타내는 척도.

펩티드 결합(peptide bond): 단백질 중 인접한 아미노산 잔기를 연결하는 공유 결합. 하나의 아미노산의 아미노기와 다른 아미노산의 카르복실기의 축합 반응에 의해 물 분자가 방출되는 반응.

항체(antibody): 병원체를 무력화하고 파괴하기 위해 그들을 표지하여 감염과 싸우는 것을 돕는 특수 면역 단백질.

핵자기공명 분광법[nuclear magnetic resonance (NMR) spectroscopy]: 원자의 자기적인 핵이 외부 자기장에 대해 정렬하고 자기장 펄스를 사용하여 이 정렬을 교란하는 기술. 이 교란에 대한 반응을 해석하여 화합물의 물리적, 화학적, 전자적, 구조적 정보를 얻을 수 있다.

활성 부위(active site): 기질과 결합하여 효소 반응을 촉매하는 효소의 영역.

활성화 에너지(activation energy): 화학 반응을 시작하기 위해(에너지 장벽을 극복하기 위해) 들어가야 하는 에너지. 효소는 활성화 에너지를 낮춰서 반응의 속도를 증가시킨다.

효소(enzyme): 생화학 반응의 속도를 증가시키기 위해서 생물에 의해 생산되는 물질,

X선 결정학(X-ray crystallography): 정제된 분자의 결정에 X선을 조사하여 단백질의 3차원 구조를 결정하는 방법. 불연속적인 회절 패턴을 분석하여 거대 분자(특히 단백질 및 핵산)의 입체 구조를 결정하는 기술. X선 회절 패턴을 이용하여 분자의 각 원자의 위치를 결정하는 방법.

표기

E_{TOT}	총 효소 농도	mole/L
k	반응 속도 상수	1/s
k_{cat}	전환수	1/s
K_M	미카엘리스 상수	
pK_A	산 해리 상수의 음의 로그 값	
V_0	반응 속도	mole/L-s
V_{max}	최대 반응 속도	mole/L-s

아래첨자

1, 2, 3 등	효소 촉매 반응의 정반응 각 단계
−1 등	반응 1의 역반응 과정

설명문제

1. 다양한 레벨의 단백질 구조에 대해 기술하라. 과학자들은 어떻게 단백질 구조를 실험적으로 결정하는가?
2. 단백질의 번역 후 변형에서 주목할 만한 점은 무엇인가?
3. 소수성 효과에 대해 설명하고, 이 효과가 어떻게 단백질의 접힘 반응에 에너지적으로 유리하게 기여하는지에 대해 기술하라.
4. 자물쇠-열쇠 모델과 유도적합 모델 사이의 차이점을 기술하고, 유도적합 모델이 효소의 메커니즘을 설명하는 데 좀 더 적합한 이유에 대해 설명하라.
5. 약물이 효소 억제제로 작용하는 몇 가지 방법에 대해 기술하라.
6. 생화학 교재 또는 온라인 자료를 이용하여 다음의 단백질 중 어떤 단백질이 4차 구조를 갖는지 찾아보자. α-키모트립신(α-chymotrypsin), 헤모글로빈, 인슐린, 미오글로빈(myoglobin), 트립신.

연습문제

1. 세포에는 트리펩티드 RGD(Arg-Gly-Asp)를 인식하고 결합할 수 있는 표면 수용체가 있다. 조직공학자들은 때때로 세포를 유인하는 합성 생체물질들을 만들기 위해 이 접착성 펩타이드를 사용한다.
   a. RGD 펩타이드의 화학 구조를 그려라.
   b. 각각의 이온화 가능한 그룹에 대한 산 해리 화학식을 작성하라. pH 7.4에서 이온화 가능한 각 그룹의 이온화 상태를 결정하기 위해 헨더슨-하셀바흐 방정식을 사용하라. 이온화 가능한 그룹을 모두 고려하라. α-COOH(pK_A = 2.0), α-NH_2 (pK_A = 9.0), Arg-NH (pK_A = 12.5), Asp-COOH(pK_A = 3.9).
   c. RGD 펩티드의 총 전하는 생리적 pH에서 어떻게 되는가?

2. DNA 복제와 관련된 효소 중 하나를 선택하라(2장 참조).
   a. 효소의 기능을 기술하라.
   b. National Center for Biotechnology Information (NCBI) STRUCTURE 데이터베이스에서 이 단백질의 3차원 구조를 검색하라. 효소 구조의 복사본을 인쇄하고 과제에 첨부하라(http://www.ncbi.nlm.nih.gov/Structure/).
   c. 이 효소의 구조가 어떻게 기능을 촉진한다고 생각하는가?
   d. 참고: 파일을 인쇄하려면 Cn3D에서 구조 파일을 열고 저장하려고 하는 그림을 선택한다. "Filc/Export PNG"를 선택하면 저장할 파일 이름과 폴더 위치를 묻는 메시지가 나타날 것이다. 파일이 저장되면 저장된 폴더로 이동하여 파일 이름을 더블 클릭하면 기본 이미지 뷰어에서 그림이 열릴 것이다. 그림이 표시되면 <오른쪽 클릭>하고 "인쇄"를 선택한다.

3. 생성물의 농도 P는 자외선-가시광선 분광법(ultraviolet-visible spectroscopy, UV-VIS)을 통해 시간에 대한 함수로 측정되었다. 데이터는 아래 표로 주어진다. 초기 반응 속도, V_0을 추정하라.

Time (h)	[P] (mole/L)
0	0
1	0.24
2	0.47
3	0.70
4	0.91

4. 페니실린은 일부 내성균에 존재하는 효소인 페니실린 분해 효소(penicillinase, 또는 β-lactamase라고도 함)에 의해 가수분해되어 불활성화된다. *Staphylococcus aureus* 에서 이 효소의 질량은 29.6 kd이다. 10^{-9} g의 정제된 페니실린 분해 효소를 함유하는 10 mL 용액에서 1분 동안 가수분해된 페니실린의 양을 페니실린의 농도의 함수로서 측정했다. 페니실린의 농도가 분석 중에 크게 변하지 않는다고 가정하자. (킬로돌턴은 생물학적 분자에 대한 분자량의 단위이다. 돌턴은 원자 질량 단위를 의미한다. 예를 들어, 15 kd의 질량을 갖는 단백질은 MW가 15,000 g/mol임을 의미한다.)

[Penicillin] (micromolar)	Amount hydrolyzed (nanomoles)
1	0.11
3	0.25
5	0.34
10	0.45
30	0.58
50	0.61

a. 위 표의 값을 이용하여 V_0 대 [S] 그래프를 그려라. 페니실린은 미카엘리스-멘텐 속도식을 따르는가? 그렇다면 K_m 값을 구하라.

b. V_{max} 값을 구하라. 그래프에 K_m과 V_{max}를 어떻게 결정했는지 나타내라.

c. 미카엘리스-멘텐 식을 쓰고 이로부터 라인웨버-버크 식을 유도하라.

d. $1/V_0$ 대 1/[S]의 그래프를 그려라.

e. 라인웨버-버크 도표를 사용하여 K_m 및 V_{max}를 결정하라. 그래프 상에 K_m과 V_{max}를 어떻게 결정했는지 나타내라.

f. 효소 분자 활성 부위가 하나 있다고 가정한다. 이 실험 조건 하에서 페니실린 분해 효소의 전환수를 구하라.

g. 페니실린 분해 효소가 하나의 페니실린 분자를 가수분해하는 데 걸리는 시간을 구하라.

5. 글루탐산은 그림 4.7과 4.8에 나타낸 바와 같이 곁사슬로 카르복실기(COOH, pK_A = 4.3)를 갖는다.

a. 곁사슬 카르복실기의 해리 과정의 화학 반응식을 써라. 약산과 짝염기를 표시하라.

b. 헨더슨-하셀바흐 방정식을 이용해 약산의 이온화 상태를 정할 수 있다. ($pH = pK_A + \log\frac{[base]}{[acid]}$) 헨더슨-하셀바흐 방정식을 사용하여 글루탐산의 곁사슬 카르복실기가 생리적 pH에서 양성자화되는지 아니면 탈양성자화되는지를 결정하라.

6. 효소는 생화학 반응에서 촉매 역할을 한다.

a. 효소는 어떻게 반응 속도를 높이는지 설명하라.

b. 효소의 존재가 반응의 깁스 자유 에너지에 영향을 주는가? 설명하라.

7. 미카엘리스-멘텐 방정식(식 4.2)은 효소의 동역학에 대한 정보를 제공한다.

a. 특정 효소-기질 쌍에 대한 미카엘리스-멘텐 방정식의 그래프를 그려라. x축과 y축의 축 제목을 정하고 V_{max}와 K_m 값을 그래프 위에 표기하라.

b. 이 그래프에, a의 기질보다 낮은 친화도를 갖는 기질에 대한 효소와 기질의 그래프(V_0 대 [S])를 그려라.

c. 이 그래프에서, 효소의 농도가 a보다 두 배 높아졌다고 가정할 때의 곡선을 그래프 상에 그려라.

8. 아래에는 세 효소에 대한 K_m 값이 나타나 있다. 어떤 효소가 그 기질에 대해 가장 높은 친화도를 가지며, 그렇게 생각하는 이유는 무엇인가?

효소	K_m (M)
키모트립신	0.0150
펩신	0.0003
리보뉴클레이스	0.0079

9. 탄산 무수화 효소(carbonic anhydrase)는 CO_2의 조절에 중요한 효소이다. 대략 혈액 내 CO_2의 11%는 헤모글로빈에 의해 이송된다. 적혈구에 들어간 대부분의 CO_2는 세포질(세포 내액)에 녹아 있다. 그리고 이는 물 분자와 결합하여 탄산을 형성하고 즉시 수소 이온과 중탄산 이온으로 분리된다. 이 반응은 적혈구 내에 있는 탄산 무수화 효소(K_m = 1,000 μM)에 의해 250배 가속된다. 대부분의 CO_2는 적혈구로 들어가자마자 중탄산 이온으로 바뀌므로 세포 내의 CO_2 농도는 간질액의 이산화탄소 농도보다 낮게 유지된다. 이렇듯 낮은 세포 내 농도는 간질액과 주변의 조직 간 조직으로부터 빠르게 CO_2를 제거할 수 있도록 CO_2의 확산 효과를 증가시키는 농도 구배를 유지시키는 데 중요하다. (신체 조건을 모사하는) 반응기에서, 탄산 무수화 효소의 존재 하에 초기 0.840993 M CO_2 중 5%가 2초 후에 전환된다는 것을 발견

했다. 10, 30, 60초 후에 얼마나 많은 CO_2가 전환되는가? 문제를 단순화시키기 위한 가정을 기술하라.

5
세포 개론

학습목표 이 장을 배우고 나면 다음을 할 수 있다.

- 진핵세포의 기본적인 구성요소와, 진핵세포와 원핵세포의 차이점을 이해할 수 있다.
- 세포의 기능에 필요한 세포 골격, 리보솜, 소포체(endoplasmic reticulum, ER), 골지체, 미토콘드리아, 리소좀, 유전체 DNA의 기본적인 역할을 이해할 수 있다.
- 세포 외 기질(extracellular matrix, ECM)의 구조와 조직 기능을 위한 역할을 이해할 수 있다.
- 세포막 간의 수송과 세포 부착을 조절하는 막 단백질의 역할을 이해할 수 있다.
- 세포 주기와 유사분열(mitosis)과 감수분열(meiosis)에 의한 세포 분열을 이해할 수 있다.
- 줄기세포와 세포 분화에 대한 기본 원리를 이해할 수 있다.
- 세포 배양의 기본 요소와 이것이 현대 의과학 및 생체공학에서 가지는 중요성을 이해할 수 있다.

5.1 서장

세포는 신체의 기본적인 기능성 단위이다. 인간의 몸은 200가지 이상의 종류의 세포들로 이루어져 있다(그림 5.1). 한 생물을 이루고 있는 각각의 세포는 모두 동일한 유전적 정보를 가지고 있으나, 각각의 세포는 그 종류에 따라 크기, 모양, 그리고 구성하는 분자에서 차이를 가지며(그림 5.2) 그로 인해 다양한 성질을 가지게 된다. 예를 들어, 간세포는 화학 성분 해독작용에 필요한 효소를 많이 가지고 있는 반면에 적혈구 세포는 산소 운반을 위한 헤모글로빈을 많이 가지고 있다. 이러한 차이점들은 각 세포가 위치하고 있는 장기에서 세포가 자기 기능을 수행하기 위해서 중요하다.

인체에는 수조 개의 세포가 있다. 평균적인 추정치는 약 10조에서 200조 개로 다양하지만, 한 연구진이 이러한 추정치를 모두 정리한 결과 약 37조 개가 가장 정확한 값이라고 한다(참고문헌 1). 세포의 구성과 기능의 다양성에도 불구하고, 각 개인이 가진 수

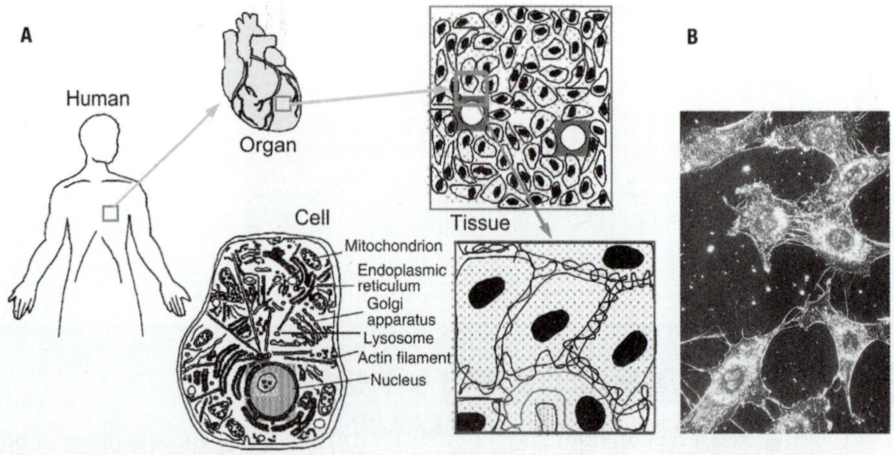

그림 5.1 세포는 인체의 기본적인 기능적 단위이다. **A**. 세포는 특정 기능을 수행하기 위한 비슷한 세포들의 집합체인 조직을 형성한다. 장기는 둘 이상의 일차 조직의 집합체이다. 예를 들어, 심장은 근육, 신경, 그리고 결합 조직으로 이루어져 있다. **B**. 배양되고 있는 인간의 결합 조직 세포. 사진 제공: Dr. Cecil Fox, National Cancer Institute.

그림 5.2 인간 세포의 모양의 차이. 핵이 없는 적혈구, 결합 조직 세포인 섬유아세포(fibroblast) 및 신경세포의 모양들로 세포들의 모양의 차이를 뚜렷하게 알 수 있다.

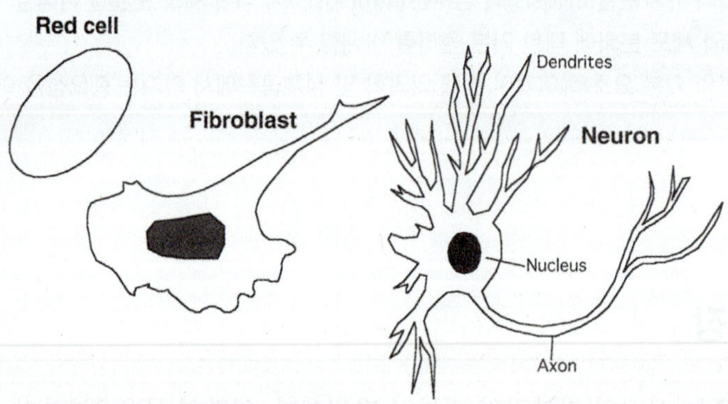

조 개의 세포는 공통적인 성질을 가지고 있다. 신체의 대부분의 세포들은 동일한 유전적 물질뿐만 아니라 동일한 구조 또한 가진다. 인간의 세포들은 지질 이중층 막에 싸여 있으며 많은 동일한 구조적 특징을 갖고 있다. 그렇기 때문에, 생물학자들은 세포의 활동에 대한 일반적인 개론을 논할 수 있다. 물론, 특정한 종류의 세포들은 독특한 행동과 특징을 갖고 있다.

세포에 관해 알려진 많은 정보들은 배양된 세포를 통해 얻어졌다. **세포 배양(cell culture)**, 혹은 체외에서 세포의 유지와 성장은 20세기 초반에 발견되었고 현재까지도 일상적으로 이루어지고 있다. 세포를 제어 및 재현 가능한 상태로 유지하고 연구하는 기술은 과학자들로 하여금 인간 세포의 수많은 기능을 분석하고 분류할 수 있게 했다.

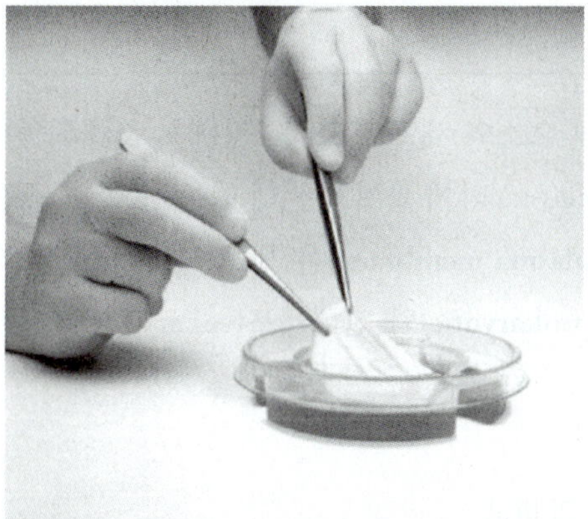

그림 5.3

세포는 조직공학에 이용될 수 있다. Apligraf®(Organogenesis Inc)는 살아 있는 세포가 포함된 대체 피부이다. 대체 피부는 인간 진피 세포(dermal cell)를 콜라겐 단백질로 이루어진 젤 속에 배양하는 것으로 만들어진다. 6일 동안 배양하면, 콜라겐/진피 세포 젤 위에 한 층의 표피 세포가 자라난다. 이렇게 층을 갖춘 구조체는 당뇨병 환자에게서 볼 수 있는 피부 궤양 등 고치기 어려운 피부 상처를 치료할 때에 이용될 수 있다. 사진은 허가 하에 사용. (color plate 참조)

세포 배양에 관련된 실험들은 주로 생체 외(in vitro) 실험이라고 부르는데("유리 속의"라는 의미를 가진 라틴어에서 따왔다) 이는 실험이 살아 있는 생명체가 아닌 인공의 환경에서 이루어지기 때문이다. 가끔은 생체 외 실험에서 관찰한 것들이 실제 생체 내(in vivo, "생명의"라는 라틴어에서 따왔다) 세포들에게도 적용되는지 확신하기 어렵다. 이러한 어려움으로 인해, 주로 세포 배양 연구는 다른 종에서 가져온 세포들을 이용하는데, 이는 실험을 수행하기 더 쉽게 만들어주고, 서로 다른 종에서 유래한 세포들 간의 기능적인 차이점들에 대한 귀중한 정보를 얻을 수 있지만, 동시에 인간 생물학에 대한 연결고리를 불확실하게 만든다. 그렇지만 이런 어려움에도 불구하고, 세포 배양의 편의성은 인간의 생물학적 특성에 대한 지식의 극적인 성장을 가져왔다.

이 장에서는 기본적인 세포 구조와 기능, 그리고 세포 증식, 분화, 사멸 등 세포 주기의 여러 측면을 다룬다. 생체공학자들은 배양된 세포를 실험 모델로 사용하여 세포의 이동이나 부착 등 기본적인 생물학적 기능을 연구하고, 또한 새로운 치료법을 위한 예비 선발을 할 수 있다. 예를 들어, 생체공학자들은 주로 새로운 생체물질을 만들 때 재료의 세포 독성을 보기 위해 세포 배양을 첫 단계로 사용한다. 조직공학 분야에서 일하는 생체공학자들은 현재 세포들을 인공 피부, 연골 대체품, 그리고 혈관으로 사용하고 있다(그림 5.3). 이 모든 발전은 유전공학적으로 세포를 다루어 특정 유전자의 발현을 자극시키거나 억제시키는 능력에 의해 더 한층 진보했다. 예를 들어, 조직공학자들은 현재 유전학적으로 세포들을 변조하여 세포들의 체내 생존성을 향상시키거나 면역체계와의 반응을 피하게 할 수 있다.

5.2 세포 구조와 기능

세포의 몇 가지 기본적인 요소와 세포 구조가 2장에서 소개되었다. 예를 들어, 모든 세포는 지질 이중층(lipid bilayer) 막에 싸여 있는데 이는 세포 내 공간과 세포 외 공간을 분리해준다. 이 **원형질막(plasma membrane)**은 세포 안과 밖의 물과 이온의 교환을 제한한다. 세포는 **원핵세포(prokaryotic)**와 **진핵세포(eukaryotic)**의 두 가지로 분류될 수 있다(표 5.1과 그림 5.4).

표 5.1 원핵세포와 진핵세포의 비교

특징	원핵세포	진핵세포
핵	없음	있음
세포의 지름	1 μm	10–100 μm
세포 골격	없음	있음
세포질 내 세포 소기관	없음	있음
DNA 함유량(염기서열 수)	1×10^6에서 5×10^6	1.5×10^7에서 5×10^9
염색체	단일의 원형 DNA 분자	여러 개의 선형 DNA 분자들

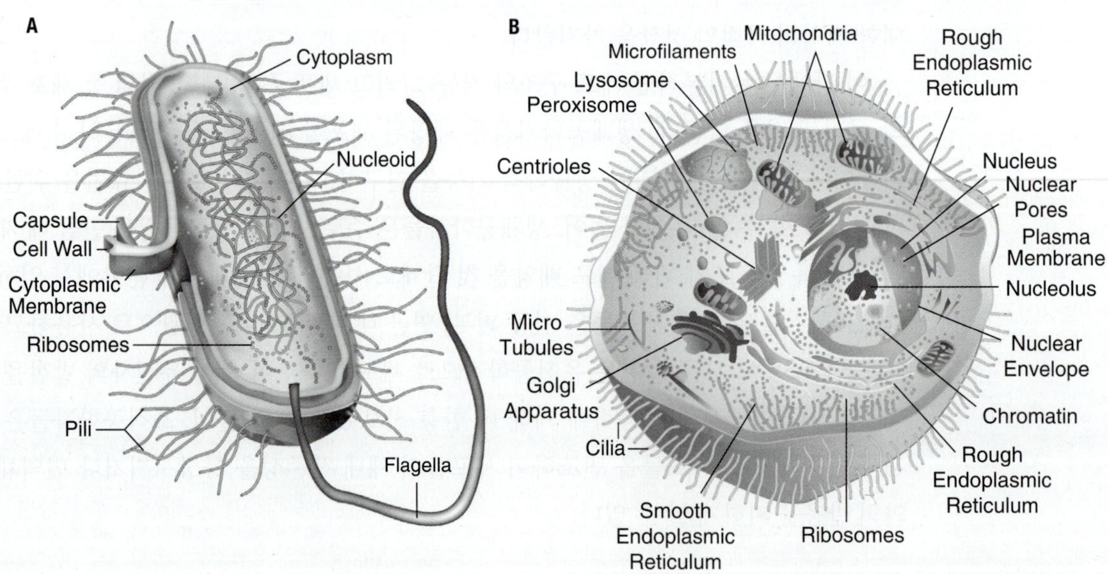

그림 5.4 원핵세포와 진핵세포의 구조. **A**. 원핵세포는 일반적으로 작고(약 1 μm) 모양을 갖추게 해주는 단단한 세포벽을 갖고 있다. DNA 염색체와 다른 세포 구성요소들이 조직화되어 있지 않은 형태로 세포질 안에서 완전히 섞여 있다. **B**. 진핵세포는 보다 크고(약 10 μm) 세포벽을 갖고 있지 않다. 세포의 형태는 세포 골격(cytoskeleton)이라는 단단한 단백질의 내부 구조로 유지된다. 세포 내부 공간은 핵, 미토콘드리아 및 리소좀 등 세포 소기관으로 조직화되어 있다.

원핵세포[박테리아, 시아노박테리아(cyanobacteria), 고세균(archaebacteria)]는 핵, 세포질 내 소기관, 세포 골격이 없기 때문에 단순하다. 이 세포들은 단단한 **세포벽(cell wall)**에 의해 모양을 유지할 수 있다. 박테리아에서는 세포벽이 다당류 고분자가 아미노산 가교 결합(cross-link)을 통해 안정화된 **펩티도글리칸(peptidoglycan)**이라는 구조로 구성되어 있다. 세포벽 구조에 따라 박테리아는 두 종류로 나뉜다. 그람양성균(Gram-positive bacteria)은 주로 펩티도글리칸 세포벽을 갖고 있는 반면, 그람음성균(Gram-negative bacteria)은 펩티도글리칸으로 이루어져 있는 얇은 안쪽 세포벽과 **지질다당류(lipopolysaccharide)**로 이루어져 있는 바깥쪽 세포벽, 총 두 개의 세포벽을 갖고 있다.

원핵세포는 크기도 작고(<2 μm) 단순하지만 생화학적으로는 다양하다. 원핵세포는 빠른 분열 속도를 가지고 있는데, 어떤 세포들은 개체수가 두 배로 증가하는 데 30분밖에 걸리지 않으며, 이는 이들 세포의 빠른 증식과 환경 변화에 대한 빠른 적응에 도움을 준다. 박테리아 중에서는 거의 모든 유기 분자들(당류, 아미노산, 지질, 폴리펩티드, 다당류, 탄화수소)을 에너지원으로 사용할 수 있는 종도 있다. 이들의 빠른 성장 속도로 인해, 2장에서 설명한 바와 같이 생체공학자들은 재조합 단백질 생산에 박테리아 세포들을 주로 사용한다.

진핵세포(진균류, 조류, 원생동물, 식물, 동물 세포)는 구조적으로 더 복잡하다. 세포의 겉 표면인 세포막은 변형이 가능한 유동성 막으로 세포의 내용물인 세포질(cytoplasm)을 완전히 감싼다. 식물 세포는 세포벽이 세포 구조를 유지하지만, 동물 세포에는 모양이나 구조를 제공할 수 있는 단단한 세포벽이 없다.

세포 내부가 완전히 균일한 액체라면(즉, 세포가 물로 가득 찬 주머니라면), 그리고 세포막이 장력(tension)을 받고 있는 상태라면(즉, 주머니가 풍선처럼 탄력이 있다면), 세포의 전체적인 모양은 구형일 것이다. 반면에, 같은 막으로 둘러싸인 액체 주머니에 다수의 비압축성 막대기를 넣을 경우, 그 전체 모양은 막의 장력과 막대기의 강성 모두에 의존한다(그림 5.5a). 이 가상의 세포의 형태는 막의 특성(예를 들어, 장력 및 변형성) 및 내부 막대기의 특성(예를 들어, 그 크기, 수, 위치 및 물리적 특성)에 의존한다.

세포는 막대기로 채워진 풍선보다는 훨씬 더 복잡하지만, 몇 가지 일반적인 특징을 공유하고 있다. 막의 탄성 및 유체 특성에 대해서는 앞서 언급하였고, 세포질에는 분자적인 버팀목 역할을 하는 다양한 종류의 분자들도 포함되어 있다(그림 5.5b). **미세섬유(microfilaments)**, **미세소관(microtubules)** 및 **중간섬유(intermediate filaments)**는 세포질 전체에 퍼져 있는 나노미터 규모의 섬유들로, 서로 연결되고 얽혀 네트워크를 형성한다. 이러한 단백질 섬유들은 다 함께 **세포 골격(cytoskeleton)**을 형성한다. 세포 골격은 세포의 형태를 이루고 세포 분열 및 세포 운동을 조정하는 내부 골격이다. 일부 세포 골

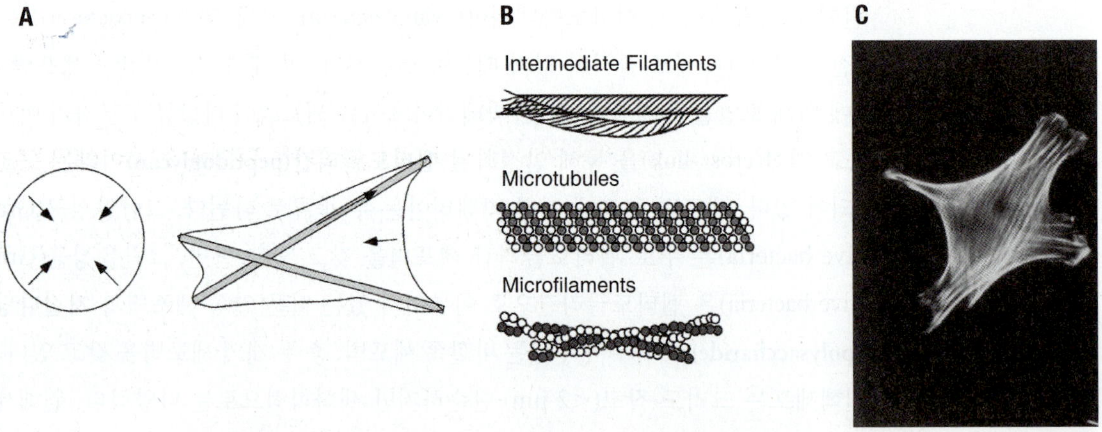

그림 5.5 세포 골격. **A**. 세포막의 장력은 세포막을 안으로 당겨서 세포의 형태를 구형으로 만든다. 만약 세포 내부를 지지할 수 있는 단단한 네트워크가 존재한다면 그 지지체의 정렬로 인해 세포 모양이 결정지어질 것이다. **B**. 중간섬유(intermediate filaments), 미세소관(microtubules) 및 미세섬유(microfilaments)는 세포마다 각자 다른 양으로 존재한다. **C**. 배양 중인 섬유아세포의 사진으로, 액틴(actin)이 풍부한 미세섬유가 형광 염색되어 있다. (Oxford University Press, Inc.의 허가 하에 Saltzman WM. *Tissue Engineering*, New York: Oxford University Press, 2004에서 발췌)

격 단백질은 하나의 세포 소기관에서 다른 세포 소기관으로 물질을 수송하는 데 쓰이는 궤도의 역할을 하기도 한다. 이 마지막 특성은 특히 신경세포에서 중요하게 작용하는데, 1 m 이상의 길이를 가지기도 하는 신경세포에서는 먼 거리에 걸쳐 물질을 빠르게 수송할 수 있는 시스템이 필요하기 때문이다.

세포 소기관(organelles)은 세포 내에 있지만 막으로 따로 둘러싸인 특수한 구획이다. 그림 5.4b는 진핵세포의 주요 세포 소기관을 나타낸다. 각 세포 소기관에는 특수한 기능이 있으며, 이는 표 5.2로 정리되어 있다. **핵(nucleus)**은 대부분의 세포에서 가장 큰 세포 소기관이며, 염색체를 갖고 있다. 유전체 DNA(genomic DNA)는 핵 안에 포함되어 있다. DNA는 핵에서 전사가 되고, 이렇게 전사된 전령 RNA(messenger ribonucleic acid, mRNA)는 핵에서 **리보솜(ribosomes)**으로 이동하여 폴리펩티드 사슬로 번역된다. **조면소포체(rough ER, rER)**에 결합된 리보솜은 세포의 막에 포함되거나 밖으로 분비되는 단백질을 합성한다. 조면소포체는 새롭게 합성된 폴리펩티드 사슬이 적절히 접히도록 돕는 샤프론 단백질(chaperone)과, 단백질의 번역 후 변형(4장 4.3절 참조)을 보조하는 효소들을 포함하고 있다. 막 단백질 또는 분비되는 단백질은 추가적인 처리 및 분류를 위해 조면소포체에서 **골지체(Golgi apparatus)**로 소포 수송이 된다. **활면소포체(smooth ER)**는 리보솜이 붙어 있지 않고, (2장에서 언급한 인지질과 같은) 지질 합성이 일어나는 장소이다. **미토콘드리아(mitochondria)**는 탄수화물과 지방산의 분해를 통해 나오는 에너지를 이용하여 아데노신-5′-삼인산(adenosine-5′-triphosphate)의 형태로 에너지를 생산하며, 이 때문에 세포의 “발전소”라고 일컬어진다. **페르옥시솜(peroxisomes)**은 해독에 관여하는 다양한 반응에 필요한 약 50가지 종류의 효소[카탈라제(catalase) 및 기타 산화효소 등]를 포함한다. **리소좀(lysosomes)**은 프로테이스(protease), 라이페이스(lipase), 뉴클레이스(nuclease), 카르보하이드레이스(carbohydrase) 등의 단백질 및 다른 세포 성분을 분해하는 소화 효소를 포함한다.

표 5.2 진핵세포의 주요 세포 기관의 기능

세포 기관	기능
핵	세포의 대사 및 증식의 제어. 유전 물질의 저장소
리보솜	단백질 합성
소포체(계면 및 활면)	단백질 및 지질 수송
골지체	단백질 포장 및 번역 후 변형
리소좀	음식 조각, 노화된 세포 기관, 침입 물질의 소화
세포(원형질) 막	세포 안과 밖으로 물질의 출입을 제어하고, 세포 항상성을 조절
미토콘드리아	모든 진핵세포 상에서 호흡, 즉 포도당과 산소를 이용해서 아데노신삼인산(ATP) 에너지로 변환시키는 현상을 일으킨다. 세포의 생사를 유지시키는 역할을 한다.

인간은 진핵세포의 집합체이다. 체내에서 비슷한 유형의 세포 집단을 **조직(tissuc)**이라고 부른다. 조직에는 일반적으로 근육, 신경, 상피 및 결합 조직의 네 가지 유형이 있다. **근육 조직(muscle tissue)**은 운동에 특화되어 있으며, 근육 조직의 세포에는 세포를 수축시키는 특수한 단백질(박스 4.1 참조)이 풍부하다. **신경 조직(nervous tissue)**은 신호를 시작하고 이를 세포에서 세포로 협동하여 전달할 수 있다. **상피 조직(epithelial tissue)**은 신체 표면을 덮는 층을 이루고 있다. 상피 조직은 신체를 주변 환경(피부 및 상 상피)에서 분리시키고 특수한 물질을 분비하기 위한 분비샌을 포함한다. **결합 조직(connective tissue)**에는 기계적 강도를 제공하고 인접한 조직을 고정하는 세포 외 물질이 풍부하다. 신체를 순환하는 모든 혈액 세포는 특수한 형태의 결합 조직으로 간주되고 있다. **장기(organ)**는 기능적인 단위로 편성된 두 개 이상의 일차 조직의 집합체이다. 일부 장기는 네 가지 조직 유형을 모두를 포함한다. 예를 들어, 위(stomach)는 위 상피 내층, 위 내용물의 혼합을 위한 근육 층, 근육 작용의 협동을 위한 신경 조직 및 다른 조직들을 하나의 단위로 결합하는 결합 조직이 있다.

5.3 세포 외 기질(extracellular matrix, ECM)

세포들이 조직을 형성하도록 한데 묶어주는 것은 무엇인가? 조직 내 세포들 사이의 공간인 세포 외 공간(extracellular space)에는 3차원적으로 배열된 단백질 섬유들이 수화된 탄수화물 고분자 젤 안에 박혀 있다(그림 5.6). 이러한 구성물을 통틀어 세포 외 기질이라 한다. 세포 외 기질의 성분은 세포에 의해 생산된다. 특수한 구조적 분자는 세포에 의해 국소적으로 분비되어 세포의 부착, 뻗음, 증식, 이동 및 분화를 보조하는 지지체를 형성한다. 세포들은 세포 외 기질에 분자들을 직접 분비하는 방식으로 세포 외 기질의 화학적 특성에 영향을 주기도 하지만, 젤 매트릭스를 분해하거나 안정화시킬 수 있는 효소들을 국소적으로 분비하거나, 물리적인 힘을 가해서 젤 구성요소를 재배열시키는 등 세포 외 기질의 물리적 특성에도 영향을 줄 수 있다.

세포 외 기질의 거대 분자의 조성과 결합은 조직의 구조 및 물리적 특성을 결정짓는다. 다양한 유형의 세포 외 기질의 예로는 코와 귀에서 발견되는 연골, 장 상피세포 아래의 기저판(basal lamina sheet)과 근육을 뼈로 부착시켜주는 힘줄(tendon)이 포함된다. 뼈에는 무기물이 풍부한 세포 외 기질이 포함되어 있다.

세포 외 기질은 단백질, **글리코사미노글리칸(glycosaminoglycans, GAGs)**, **프로테오글리칸(proteoglycans)** 등 세 가지 분자들로 주로 이루어져 있다. 세포 외 공간을 채우는 젤은 가지가 없는 다당류 사슬인 GAG으로 구성된다. 대부분의 GAG는 단백질 코어에 공유 결합하여 프로테오글리칸을 형성한다. 세포 외 기질에 존재하는 단백질은 크게 구조 단백질과 접착 단백질의 두 종류로 나뉜다. 구조 단백질에는 **콜라겐(collagen)**과 **엘라스틴(elastin)**이 있다. 콜라겐은 강도(strength)를 제공하며, 엘라스틴은 탄성(elasticity)을 제공한다. 콜라겐은 인체 내에서 가장 풍부한 단백질이며, 거의 모든 조직에서 다양한 형태로 발견된다. 다양한 종류의 콜라겐들은 서로 다른 화학적 및 물리적 특성을 가지는데, 어떤 종류(타입 I)는 강한 섬유를 형성하며, 다른 종류(타입 IV)는 그물 형태의 네트워크를 형성한다. 엘라스틴은 기능상으로 신축 및 복원이 중요한 대동맥의 혈관 등의 조직에 특히 풍부하다.

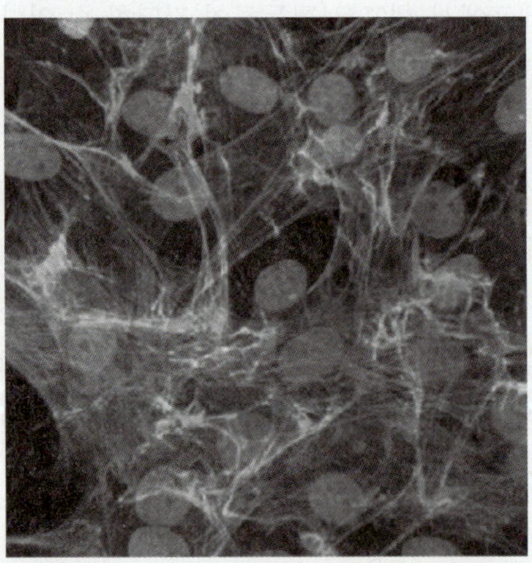

그림 5.6
섬유아세포가 세포 외 기질로 둘러싸여 있다. Laboratory of Cell Biophysics, Ecole Polytechnique Fédérale de Lausanne, Lausanne, Switzerland의 Dr. Boris Hinz의 사진. (color plate 참조)

피브로넥틴(fibronectin) 및 **라미닌(laminin)** 등 접착 단백질은 다른 매트릭스 성분들이 결합하는 것을 돕고 세포 외 기질

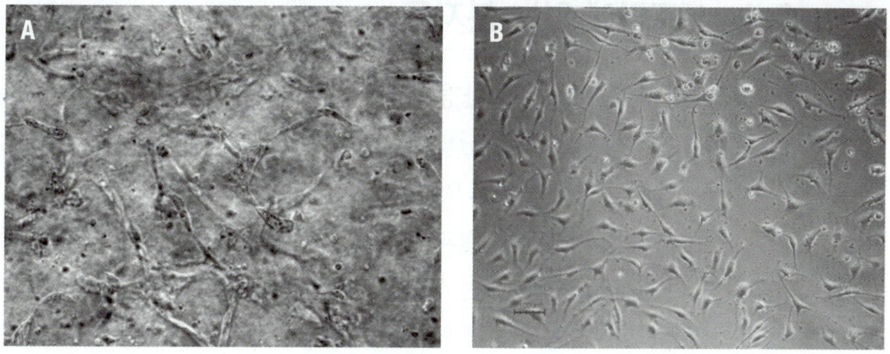

그림 5.7

생체공학에서 사용하는 세포 외 기질. **A**. 인간 내피세포(endothelial cell)를 콜라겐 젤 안에 분산시켜, 세포로 성장 인자가 전달되는 과정의 효율성을 확인하고 있다. 사진 제공: Steven Jay. **B**. 섬유아세포가 조직공학에서 유용할 수 있는 펩티드 기반 하이드로젤에서 배양되고 있다. Salick DA, Kretsinger JK, Pochan DJ와 Schneider JP의 허가 하에 Inherent antibacterial activity of a peptide-based b-hairpin hydrogel. *JACS* 2007; 129:14793-14799. Copyright 2007, American Chemical Society에서 발췌.

에 세포 부착을 용이하게 한다. 피브로넥틴은 주로 결합 조직에서 발견되는 당단백질이며, 콜라겐과 GAG 모두에 결합함으로써 세포 외 기질의 가교제 또는 중간체로서 작용한다. 또한 피브로넥틴에는 세포의 표면에서 발견되는 접착 수용체에 대한 결합 부위가 있으며, 세포는 이 접착 수용체를 통해 세포 외 기질에 결합할 수 있다. 라미닌 또한 신경 돌기(neurite)의 부착을 위한 결합 부위와 신장을 촉진하는 결합부위를 가지고 있다. 라미닌 및 타입 IV 콜라겐은 상피세포에 의해 분비되는 **기저판(basal lamina)**이라는 특수한 세포 외 기질의 주요 성분이다.

생체공학자들은 이러한 많은 생물학적 원리를 사용하여 세포 외 기질의 특이적인 성질을 모방하는 인공 지지체를 제작하고 있다. 예를 들어, 피브로넥틴에 세포가 부착되는 성질을 이용하여, 합성 조직공학 지지체들은 주로 피브로넥틴 또는 짧은 단백질 서열 Arg-Gly-Asp (또는 RGD) 상에 고정된다. RGD는 세포 외 기질 성분으로의 결합을 매개하는 인테그린(integrin)이라는 세포막 단백질에 결합함으로써 작용한다. 이 RGD 펩티드는 피브로넥틴 분자 전체보다 훨씬 더 안정적이고 취급이 용이하지만, 이 작은 배열은 천연 피브로넥틴 단백질(및 기타 접착 단백질)에 존재하기 때문에, 단백질 전체가 주는 효과를 모방하기 위해서 사용될 수 있다.

5.4 세포막에 있는 분자들

세포의 내부를 외부 환경으로부터 분리하는 원형질막(plasma membrane)은 인지질 이중층으로, 다양한 막 단백질들이 박혀 있거나 결합되어 있다(2.7.1절 및 2.7.2절 참조). 막 관련 단백질은 세포 인식 및 신호 전달 등 다양한 기능을 제공한다. 이 절에서는 분자의 수송 및 세포 외 기질과의 접착과 관련된 막 단백질의 역할을 설명한다.

인체의 모든 세포는 세포 내외에 분자의 수송을 촉진하고 제어하기 위해 단백질을 필요로 한다. 실제로 세포는 수송 단백질의 기능이 없으면 살 수 없다. 대부분의 세포에서 주요 연료로 사용되는 포도당은 지질 이중층을 투과할 수 없고, 세포는 뒤에 언급할 특수한 수송체를 통해 막을 통과한 포도당만을 사용할 수 있다. 막 수송 단백질은 소화계와 신장의 생리 작용에도 크게 기여하고 있다. 인류는 특수한 수송체 없이는 음식에서 영양분을 흡수하거나 체액 내 소듐과 포타슘 이온의 농도를 조절할 수 없다(6장 참조). 생체공학자들은 이러한 분자 인식과 선택적 수송의 생물학적 특성을 이용하는 바이오센서(참고문헌 2) 등의 장치를 개발하였다(11장 참조).

5.4.1 수송을 조절하는 막 단백질

많은 분자는 지질 이중층을 통해서 확산되지 못한다. 당류, 이온, 대부분의 아미노산 등의 극성 분자들은 지질이 풍부한 이중층의 내부 공간에 쉽게 용해될 수 없다(그림 2.32 및 2.33 참조). 막에 포함된 분자의 가장 중요한 기능 중 하나는 지질 이중층을 자유롭게 통과하지 못하는 분자의 수송을 조절하는 것이다. 다음 절에서 설명할 몇 가지 종류의 분자들이 막 수송에 관여하고 있다.

수송체를 이용한 촉진 운반(facilitated transport)

세포 밖의 포도당 농도는 일반적으로 세포 내 농도보다 높지만, 지질 이중층의 포도당에 대한 낮은 투과율은 신진대사에 필요한 포도당 분자의 수동 수송(passive transport)을 막는다. 세포막에 있는 포도당 수송 단백질은 소수성인 지질 이중층을 통과하여 포도당을 수송할 수 있는 친수성 통로를 형성하여 이러한 문제를 해결한다. 포도당 수송체는 주기적인 구조 변화를 통해 포도당 투과를 촉진한다. 첫 번째 구조는 포도당 결합 부위가 세포 표면에 노출되어 있는 반면, 다른 구조에서는 결합 부위가 세포 안쪽으로 노출되어 있다(그림 5.8). 이러한 형태 변환은 막의 자연적인 열적 유동(thermal fluctuation) 현상으로 인해 일어나며, 따라서 포도당 결합 부위의 점유 여부에 관계없이 일어난다.

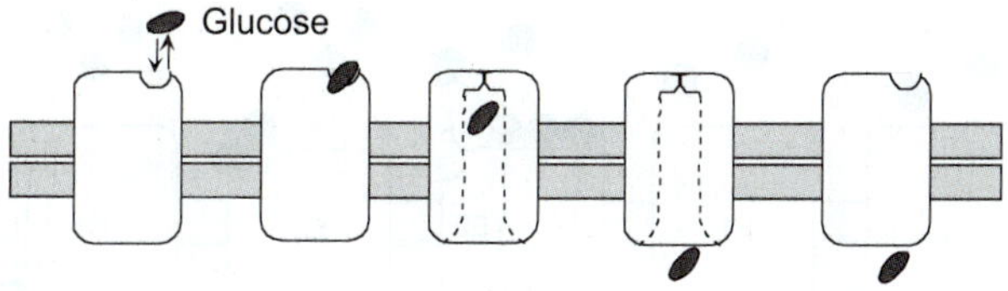

그림 5.8 포도당 수송 단백질의 메커니즘. 포도당은 형태 변환이 가능한 포도당 수송 단백질의 세포 바깥 부분에 결합한다. 단백질의 형태 변화로 포도당이 막을 통과할 수 있는 통로가 열린다.

주기적인 구조 변화의 결과로, 수송 단백질은 에너지의 투입 없이 포도당(또는 수송체 결합 부위에 결합할 수 있는 다른 분자)을 통과시킨다. 포도당 분자는 이중층을 가로질러 어느 방향으로도 이동할 수 있으며, 순 흐름은 고농도 영역에서 저농도 영역으로 발생할 것이다.

포도당 수송체와 같은 촉진 운반 단백질은 세포막에 한정된 수만이 존재한다. 외부 막 표면에 용질의 농도가 증가함에 따라 수송체의 결합 부위가 포화되고 막을 통과하는 용질의 수송 속도 또한 최댓값에 근접한다. 촉진 운반 및 단순 확산은 모두 농도 기울기에 의존하며, 순 용질 수송은 항상 고농도에서 저농도 방향으로 진행된다. 확산과는 달리 촉진 운반 시스템은 수송 단백질의 결합 부위와 용질과의 결합에 의존하기 때문이 특이적이다. 예를 들어, D-포도당 수송체는 L-포도당의 수송에 있어 매우 비효율적이지만, D-만노오스(mannose) 및 D-갈락토오스(galactose)는 수송할 수 있다.

능동 수송(active transport)

능동 수송 시스템은 특정 용질에 결합하는 막 관통 단백질이 관여한다는 점에서 촉진 운반 시스템과 유사하다. 그러나 능동 수송의 경우 용질 운반에 필요한 수송체의 형태 변화를 위해 에너지가 제공되어야 하는데, 이러한 에너지는 주로 ATP의 가수분해를 통해 제공된다.

소듐-포타슘 펌프(Na-K pump)는 그 성질이 가장 잘 알려져 있는 능동 수송 시스템이다(그림 5.9). 펌프는 세포질 표면에 세 개의 소듐 이온 결합 부위, 세포 바깥쪽 표면에 두 개의 포타슘 이온 결합 부위, 그리고 세포질 표면에 ATP 효소(ATPase) 활성 영역을 갖는 막 단백질의 집합체이다. 펌프의 한 주기에서 한 개의 ATP분자가 아데노신이인산(adenosine diphosphate, ADP)으로 변환될 때 생기는 에너지를 이용하여 세 개의 소듐 이온을 세포 내부에서 외부로 내보내고, 두 개의 포타슘 이온을 세포 내부로 운반한다. 두 이온 모두 저농도 영역에서 고농도 영역으로 농도 기울기를 "거슬러" 이동한다. 여러 개의 소듐-포타슘 펌프를 갖는 세포는 포타슘 이온이 많고, 소듐 이온이 적은 세포 내 공

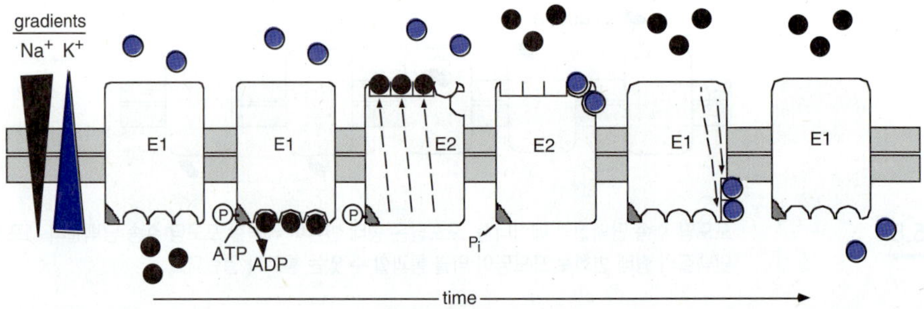

그림 5.9 소듐-포타슘 펌프(Na-K pump)는 원형질막을 통과해 이온을 이동시킨다. Na^+/K^+교환 ATP 분해 효소(ATPase) 등 아데노신삼인산(adenosine triphosphate, ATP)에 의해 구동되는 에너지-의존적 이온 펌프는 분자들을 농도 기울기를 거슬러 수송한다. 그림에서 소듐 이온은 검정색 원으로 표시되었고 포타슘 이온은 색칠된 원으로 표현되었다. 농도 기울기는 삼각형으로 묘사되었으며 농도는 삼각형의 너비로 표현되었다. ATP 분해 효소 활성이 단백질의 아스파르트(aspartate) 잔기를 인산화시키면, 형태의 변화가 일어난다. 고 에너지 인산 결합의 형성으로 인해 E1에서 E2로의 단백질의 형태 변화가 일어나며, 이는 인산기가 떨어져 나오면서 다시 원래대로 돌아간다. 소듐 이온과 포타슘 이온의 결합 부위는 형태 변환에 따라 (반원 형태로 표시된) 높은 친화력 상태와 (직사각형 형태로 표시된) 낮은 친화력 상태를 순환한다.

간을 유지할 수 있다.

이차 능동 수송(secondary active transport)

소듐-포타슘 펌프는 **일차 능동 수송(primary active transport) 시스템**의 일례이다. 이는 화학 반응에서 얻은 에너지를 그 농도 기울기에 반하여 분자를 움직이는 데에 사용한다. **이차 능동 수송 시스템** 또한 용질을 농도 기울기를 "거슬러" 이동시키지만, 이에 필요한 에너지원을 다른 에너지원으로부터 얻는다는 차이점이 있다. 이차 능동 수송에서는 자발적으로 농도 기울기를 "따라" 움직이는 분자의 수송이 농도 기울기를 "거슬러" 움직이는 다른 분자의 수송과 짝을 지어 일어난다.

이차 능동 수송 시스템은 두 용질의 상대적인 이동 방향에 따라 분류된다(그림 5.10). 일차 용질(primary solute)은 농도 기울기를 따라서 이동한다. 일차 용질의 움직임은 자발적이다. 분자는 농도 기울기에 저장된 에너지에 의해 움직이는데, 이는 모든 확산 과정을 유도하는 에너지와 동일하다. **공동수송체(cotransporter)**에서 일차 용질의 자발적인 수송은 이차 용질(secondary solute)의 수송과 같은 방향으로 짝지어 일어난다. 예시로는 소듐-포도당 공동수송체(Na/glucose cotransporter)가 있는데, 이는 많은 세포에 존재하지만, 신장 근위 세뇨관(proximal tubule)의 상피세포에서 소변으로 손실될 수 있는 포도당을 회수하는 역할을 하여 특히 중요하다(이는 9장에서 자세히 다룰 예정이다. 그림 9.15 참조). 공동수송체는 창자에서 영양분을 섭취하는 데에도 필수적이다(7장

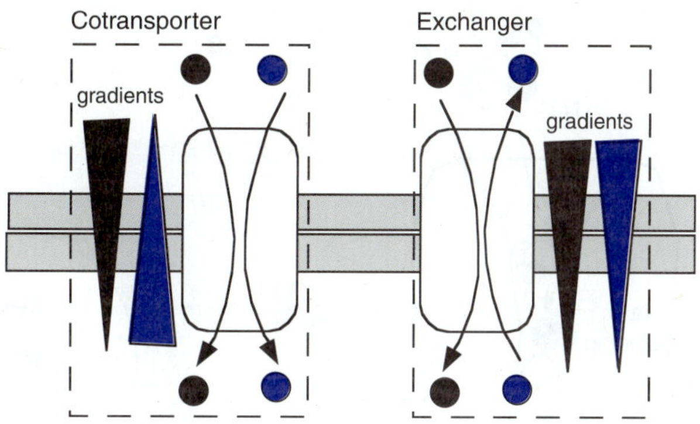

그림 5.10 이차 능동 수송 시스템. 교환수송체(exchanger)와 공동수송체(cotransporter)는 한 용질(검정색 원으로 표현)의 농도 기울기에 저장되어 있는 에너지를 이용해서 다른 용질(색칠된 원)을 농도 기울기의 반대 방향으로 운송한다. 공동수송체에서, 검정색 용질의 움직임은 색칠된 용질과 짝지어져서 색칠된 용질이 같은 방향으로, 즉 색칠된 용질의 농도 기울기 반대 방향으로 이동하도록 한다. 교환수송체의 경우, 이차 용질(색칠된 것)은 일차 용질(검정색)과 반대 방향으로 이동한다.

참조). **교환수송체(exchanger)**에서는 일차 및 이차 용질이 반대 방향으로 이동한다. 일례는 (세포 외에서 높고 세포 내에서 낮은) 소듐 농도 기울기에 저장된 에너지를 이용하는 소듐-칼슘 교환수송체(Na-Ca exchanger)이다. 소듐-칼슘 교환수송체는 체내의 세포에서 흔히 볼 수 있는데, 이는 세포 내 칼슘 농도를 낮게 유지하는 역할을 한다.

이차 능동 수송 시스템은 종종 일차 능동 수송체의 작용에서 에너지를 얻는다. 여기에 설명된 소듐-포도당 공동수송체 및 소듐-칼슘 교환수송체의 두 예시에서 수송을 유도하는 소듐 기울기는 소듐-포타슘 펌프에 의해 생성된다.

이온 수송, 막전위(membrane potentials), 활동전위(action potential)

지질 이중층은 이온 및 다른 하전된 물질에 대해 불투과성을 갖지만, Na^+ 이온과 K^+ 이온은 세포 내외 환경 모두에 풍부한 상태로 발견된다. 능동 수송 단백질은 농도 기울기를 거스르면서까지 이온들이 막을 가로지르게 할 수 있다. 세포 및 미생물은 이온 환경 변화에 매우 민감하기 때문에 생리학적으로 막을 가로지르는 이온의 움직임은 매우 중요하다.

막을 가로지르는 이온의 움직임은 이온 통로(ion channel)라는 특수한 막 단백질에 의해 조절된다(그림 5.11). 일부 이온 통로는 Na^+ 이온, K^+ 이온, 또는 Cl^- 이온과 같은 특정 이온만을 선택적으로 투과한다. 이러한 선택성은 특정 크기의 이온만을 선택하는 분자 여과기(molecular sieving) 같은 성질과 단백질 표면에 결합하는 성질, 그리고 수화되지 않은 이온을 안정화시키는 성질과 같은 통로의 특성들의 조합으로 결정된다. 일부

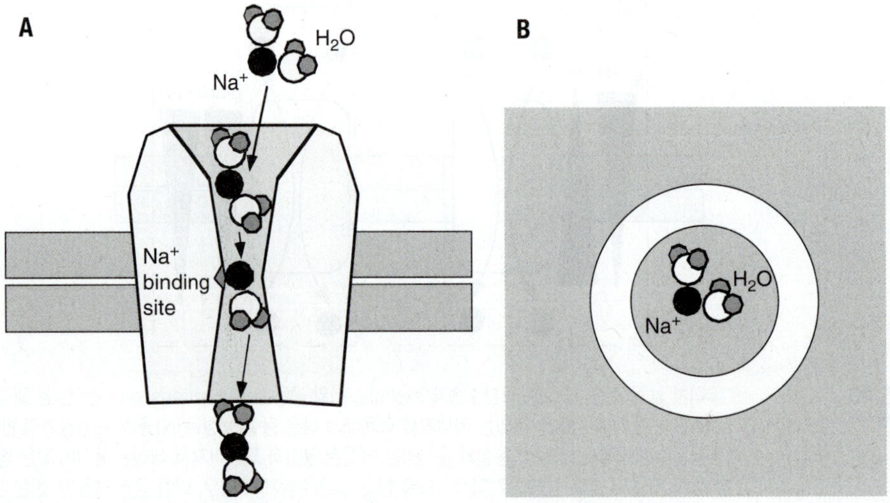

그림 5.11

이온 통로. **A**. 소듐 통로의 선택성의 기작에 대한 가설을 보여주는 단면도. 통로 벽면과의 미약한 결합 상호 작용으로 인해 수화된 이온에서 일시적으로 물이 떨어진다. **B**. 동일한 구조의 평면도.

통로는 개폐형이며, 개폐형 통로(gated channel)는 세포막을 가로지르는 이온의 이동을 허용하거나 억제하는 형태로 변화한다. 개방 상태에서는 이온에 대한 전도성(또는 투과성)이 급격히 상승한다. 이온 통로의 개폐 상태는 세포 외부 및 내부 조건에 의해 조절된다. 통로는 전압, 화학적 리간드와의 결합 또는 막의 물리적인 신축에 의해 제어된다.

촉진 운반 시스템과 능동 수송 메커니즘은 둘 다 포화될 수 있고 수송 속도도 비슷하다. 추가적으로, 운반체에 의해 조절되는 두 수송 시스템은 통로 매개 수송이나 단순 확산보다 더 적은 수송 능력을 가진다. 즉, 능동 또는 촉진 수송보다 이온 통로를 통해 분당 더 많은 분자가 이동할 수 있다.

수용체 매개 내포작용(endocytosis)과 신호 전달

수동적 확산, 촉진 운반과 능동 수송, 그리고 통로를 통한 확산은 막을 가로지르는 분자 수송의 대부분을 담당하지만, 수용체 매개 내포작용이라는 과정 또한 세포의 생존에 있어 중요한 과정이다. 수용체 매개 내포작용을 통해 세포 내로 분자 또는 나노 입자를 받아들일 수 있기 때문에, 생체공학자들은 이 메커니즘에 특별한 관심을 가지고 있다(13장 참조).

막 수용체 단백질 상에 **리간드**라 불리는 몇 가지 단백질 분자가 결합하면, 내포작용을 통해 리간드와 막 단백질 모두 빠르게 세포 내부로 흡수된다(그림 5.12). 이 과정은 저밀도 지방단백질(low density lipoprotein, LDL), 트랜스페린(transferrin) 및 상피세포 성장 인자(epidermal growth factor, EGF) 등 다양한 시스템에서 광범위하게 연구되고 있다. 내포작용을 통해 리간드의 분해를 일으키는 리소좀(lysosome)을 포함한 세포 내 여

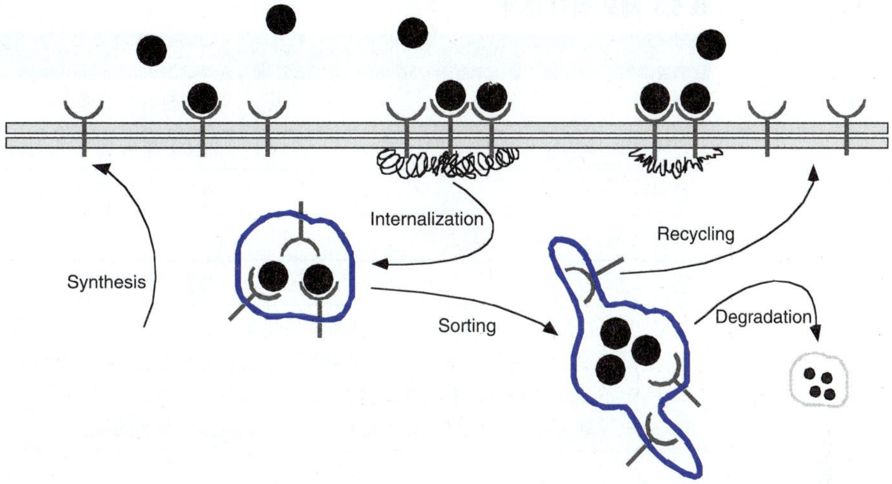

그림 5.12

수용체 매개 내포작용(endocytosis). 내포작용 경로의 주요 단계를 나타낸 개략도이다. 세포 표면에서 리간드가 수용체와 결합하면, 리간드 수용체 복합체가 막의 특정 부위에서 모이도록 한다. 내포된 소포(색칠된 곳)는 이 부위에서 형성된다. 엔도솜이 성숙해지면서 리간드와 수용체가 분리된다. 분리된 수용체는 세포 표면으로 전달되어 재사용될 수 있고 남아 있는 물질은 리소좀에 의해 분해된다.

러 소포체에 리간드가 축적된다. 리간드-수용체 복합체는 내포작용 이후 각각 다른 방식으로 처리된다. LDL과 LDL 수용체의 경우, LDL은 엔도솜(endosome) 내에서 LDL 수용체와 분리되고, LDL 수용체는 세포 표면으로 전달되어 재사용된다. LDL 수용체는 이 과정에서 보존되고, 운송 단백질의 소모 없이 필수 영양소를 세포 안으로 들여온다. 철 수송 혈청 단백질인 트랜스페린은 엔도솜 안에서 결합된 철을 방출하고, 철이 없는 형태의 단백질인 아포트랜스페린(apotransferrin)이 된다. 트랜스페린-수용체 복합체는 세포 표면으로 되돌아가며, 이후 트랜스페린은 다시 세포 바깥으로 방출된다. 이 과정에서는 단백질과 수용체 모두 보존된다. EGF 및 EGF 수용체는 모두 리소좀에서 분해된다. 내포작용의 결과 수용체가 분해되기 때문에 EGF의 결합은 결국 표면에 존재하는 EGF 수용체 수이 감소로 이어지며 따라서 이 과정은 수용체이 하향 조절(down-regulation)로 불린다.

5.4.2 세포 부착을 조절하는 막 단백질

원형질막 상에는 다양한 종류의 단백질이 세포 외 공간으로 노출되어 있다(그림 2.10 참조). 이러한 단백질의 일부는 세포 외 기질 또는 다른 세포의 표면에서 뻗어 나온 분자와 강한 비공유 결합을 형성한다. 이러한 막 단백질을 **접착 분자(adhesion molecule)**라고

표 5.3 세포 접착 분자

세포와 세포 간의 부착	결합의 종류
카데린	동종친화적 결합
면역 글로불린 Ig 그룹(N-CAM 등)	동종친화적 및 이종친화적 결합
셀렉틴	이종친화적 결합
세포와 세포 외 기질 간의 접착	
인테그린	이종친화적 결합

참고: 동종친화적(homophilic) 결합이란 수용체가 동종의 다른 수용체에 결합한다는 것이다(예를 들어, 한 세포의 카데린과 다른 세포의 카데린). 이종친화적 결합(heterophilic)이란 수용체가 다른 종류의 분자에 결합한다는 것이다(예를 들어, 어떤 인테그린은 세포외 기질 단백질인 피브로넥틴에 결합한다). N-CAM, 신경 세포 접착 분자(neural cell adhesion molecule).

한다. 표 5.3에 세포 접착 분자의 종류들이 열거되어 있다.

인테그린은 세포 외 기질 구성 물질에 세포를 접착시키는 주요 접착 분자이지만, 다른 세포 표면의 접착 분자와도 결합할 수 있다(그림 5.13). 인테그린은 인테그린이 아닌 다른 종류의 분자에 결합하기 때문에, 이러한 인테그린 상호 작용은 이종친화적(heterophilic)이다. 또한 인테그린은 일종의 수용체로 작용하여, 세포가 그 주위 환경과 신호를 주고받게 하는 역할도 수행한다. 인테그린이 세포 외 기질 성분에 결합하면 세포 내 신호 캐스케이드(signaling cascade)를 일으켜 세포 내로 신호를 전달한다. 6장에서는 다양한 유형의 수용체와 그 신호 전달 경로에 대한 자세한 설명을 제공한다. 다양한 인테그린 수용체에 결합하는 리간드는 모양, 움직임 및 분화를 포함한 세포의 거동에 영향을 미칠 수 있는 유전자의 활성화를 유도한다.

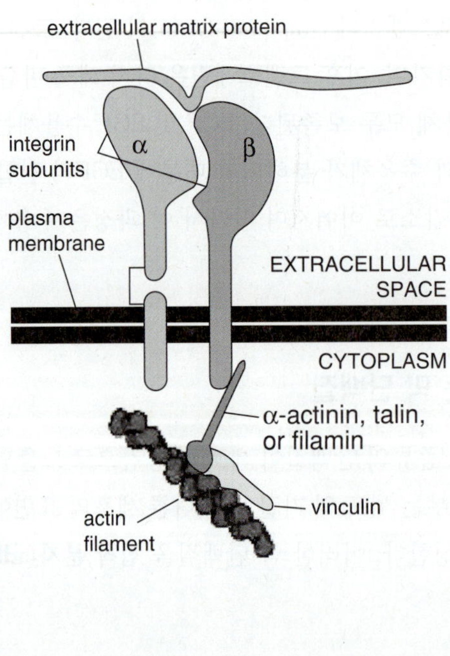

그림 5.13

세포 부착을 위한 막 단백질. 일부 막 단백질은 세포 외 공간으로 뻗어 나와서 세포 외 기질의 분자들과 결합할 수 있다.

셀렉틴(selectin)은 다른 세포 표면에 있는 당단백질의 탄수화물 그룹을 인식한다. 이 상호 작용은 백혈구를 국소적인 염증 부위로 불러들이기 위한 중요한 단계이다. 백혈구의 표면에 있는 셀렉틴은 혈관을 감싸고 있는 내피세포(endothelial cell) 표면의 탄수화물 그룹과 결합한다(그림 5.14). 이러한 상호 작용을 통해 백혈구의 속도를 늦추고, 백혈구가 혈관 벽을 따라 천천히 굴

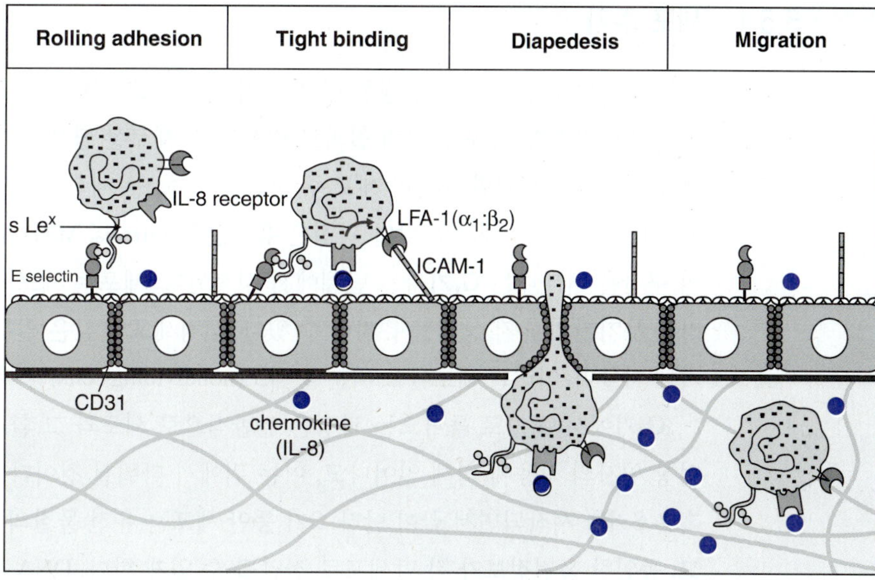

그림 5.14

셀렉틴(selectins). 셀렉틴이라는 세포 부착 단백질은 백혈구와 혈관 벽의 부착에 관련되어 있다. 염증 반응에서 혈구 세포가 혈관 주변의 조직 내부로 이동하기 위해서는 첫 단계로 혈구 세포의 부착이 일어나야 한다. 세포 간 접착 분자-1(intercellular adhesion molecule, ICAM-1), 림프구기능항원-1(lymphocyte function-associated antigen-1, LFA-1), 시아릴 루이스 X 항원(sialyl Lewis x antigen, sLe^x), 인터루킨-8(Interleukin 8, IL-8).

러 이동하게 한다. 표면을 따라 천천히 구르는 것은 백혈구의 인테그린이 내피세포의 표면에 있는 세포 간 접착 분자들(intercellular adhesion molecules, ICAMs)에 결합할 수 있게 한다. 인테그린을 통한 하향 신호 전달(downstream signaling)을 통해 백혈구의 모양이 변화하여 내피세포들 사이로 움직여 염증 부위에 도달할 수 있게 된다. 다른 유형의 세포 간 접착 분자에는 **카데린(cadherin)**이 있다. 카데린의 상호 작용은 동종친화적(hemophilic)으로, 인접한 세포의 카데린에 결합한다. 예를 들어, E-카데린은 상피세포 간의 선택적 부착을 촉진한다.

5.5 세포 증식

세포가 분열하는 능력, 즉 세포 자신을 복제하는 능력은 배아 발달 과정뿐만 아니라 평생에 걸쳐 중요하다. 단일 세포인 수정란은 약 200 × 10^{9}개의 세포를 가진 신생아로 발달하는 과정에서 수많은 세포 분열 과정을 거쳐야 한다. 성인에게도 부상으로 인해 사멸하거나 망가진 세포를 보충하거나, 조직 기능의 정상적인 결과로 인해 손실된 세포를 대체하기 위해, 또한 외래 병원체에 대한 반응으로 면역 세포의 수를 증가시키기 위해 세포 증식은 필요하다.

5.5.1 세포 주기

동물 세포의 분열 과정은 일정한 단계를 거치지만, 그 진행 속도는 세포의 유형에 따라 상당히 달라진다. 세포 분열의 결과로 형성된 각 새로운 딸세포가 발생하고, 그 DNA를 복제하고 결국 분열함에 따라 세포 주기(그림 5.15a)는 계속해서 반복된다.

새롭게 생겨난 세포의 발달 과정은 **유사분열(mitosis, M기)**과 **DNA 합성(S기)** 사이의 구간을 나타내는 **G_1기**라는 단계에서 시작된다. 세포는 세포 주기를 벗어나서 **G_0기**라는 무기한의 휴지 상태를 유지할 수 있다. 신경세포와 같은 일부 세포는 일생 동안 G_0기에 머물며, 이러한 세포들을 비분열 세포(nondividing cells)라 부른다.

G_0기에서 G_1기로 돌아오는 과정은 일반적으로 세포와 그 환경과의 상호 작용 또는 성장 인자의 작용에 의해 일어나고, 이는 뒤에서 다뤄질 것이다. G_1기는 DNA의 복제, 혹은 S기가 시작되면서 끝이 난다. S기 동안 세포는 유전 물질의 정확한 복사본을 만들고, 동일한 유전정보가 각 딸세포로 전달될 수 있게 한다. DNA 복제는 세포의 분열 이

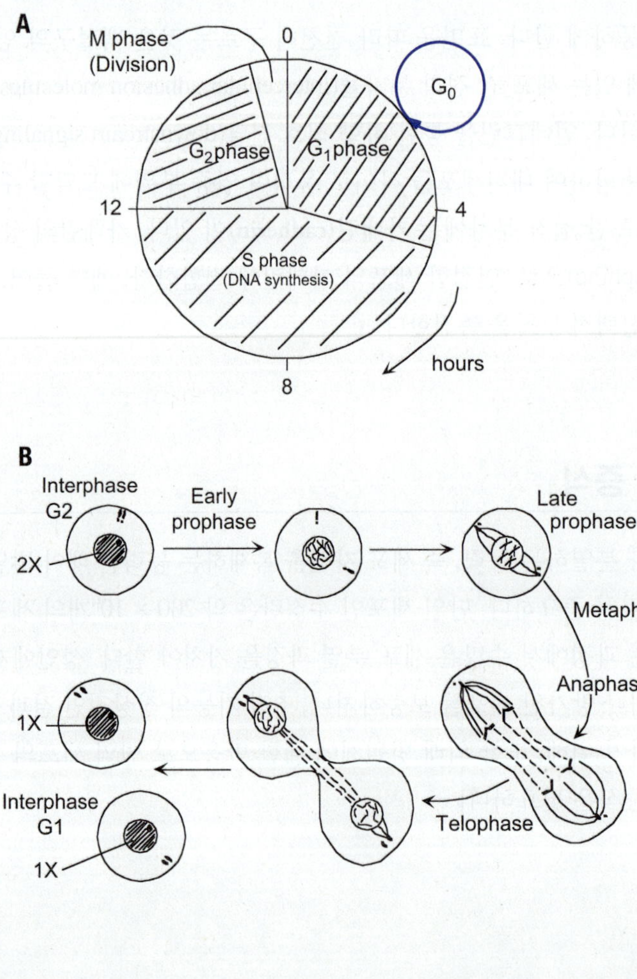

그림 5.15

세포 주기. 세포는 규칙적인 일련의 단계를 거쳐 분열을 한다. **A**. 세포의 DNA는 세포 주기의 S기에 복제된다. S기의 전후에는 간극기(G 또는 gap phase)라는 시간의 지연이 있다. 유사분열, 혹은 세포 분열은 M기 때 일어난다. **B**. M기는 여러 단계로 일어난다.

전에 일어나기 때문에, 세포 안에 정상적인 양의 두 배의 DNA 양을 가지는 시기가 있다. 대부분의 세포에서, G_2기는 세포 부피의 상당한 증가를 동반한다. 세포는 각각의 새로운 세포가 가져가기에 충분한 양의 세포질을 만들어 세포 분열을 준비한다. 각 유사분열 사이의 기간을 통틀어 **간기(interphase)**라고 부른다. 세포가 G_1, S 및 G_2기에 머무르는 기간은 세포마다 매우 다양하다. 예를 들어, 초기 배아의 분열 동안 G기는 본질적으로 존재하지 않는다. **할구(blastomere)**에서는 시간 지연이나 세포 부피의 증가가 없이 DNA가 합성되고 즉시 분열이 일어난다.

세포의 형태 및 구조의 가장 극적인 변화는 세포 분열에 필요한 물리적 변형이 일어나는 유사분열, 혹은 M기 때 일어난다. 간기가 끝났을 때, 세포는 이미 DNA를 복제한 상태이며, 분열의 준비가 되어 있다. 유사분열은 일반적으로 **전기(prophase)**, **전중기(prometaphase)**, **중기(metaphase)**, **후기(anaphase)**, **말기(telophase)** 및 **세포질 분열(cytokinesis)**의 단계들로 나눌 수 있다(그림 5.15b). 첫 단계인 전기에는 세포 골격 물질이 이동하여 **방추체(mitotic spindle)**를 형성하고, 핵 DNA가 응축되어 염색체를 형성한다. 전중기는 **핵막(nuclear membrane)**의 분해로 시작되며, 핵 영역에 방추사가 합성되는 것으로 이어진다. 방추사는 **중심립(centromere)**이라는 특정 DNA 서열을 가진 염색체의 특정 구역에 형성되는 **동원체(kinetochore)**라는 단백질 복합체를 통해 염색체에 연결된다. 중기에는 염색체가 양극에 위치한 방추체의 가운데 평면 상에 정렬된다. 이 시점에서, 각 딸세포에 들어갈 복제된 DNA인 **염색 분체(chromatid)** 두 개는 염색체-동원체 복합체를 통해 연결되어 있다. 후기는 각 염색체 복합체가 두 개의 염색 분체(이것은 딸세포의 염색체가 된다)로 분리되는 것으로 시작된다. 각 염색 분체는 분당 약 1 μm의 속도로 각각의 방추체 극을 향해 움직인다. 새로운 염색체가 극에 도달하면 각 딸세포에 다시 핵막이 형성되기 시작한다. 핵막이 형성되고 방추사가 분해되는 단계를 말기라고 한다. 마지막으로 세포의 중간부분의 원형질막이 수축하여, 세포의 적도 부근이 좁아지기 시작한다. 이렇게 좁아진 부위를 **분열구(cleavage furrow)**라고 부르며, 막이 수축됨에 따라 분열구는 분해되고 있는 방추사가 있는 세포 중앙까지 확장된다. 이 위치에서 계속해서 수축이 일어나면서 세포막이 끊어지고, 끊어진 세포막이 다시 봉해져서 두 개의 분리된 세포를 형성함에 따라 이 과정은 마무리된다. 이제 G_1기에 도달한 각각의 딸세포는 완전한 염색체 세트와 거의 같은 양의 세포질을 갖고 있다. 염색체의 응축이 풀리면서, 간기의 핵 구조가 다시 만들어진다.

위에서 설명한 유사분열은 체내 세포의 대부분을 차지하는 체세포에서 일어난다. 생식 세포, 즉 정세포와 난세포는 **감수분열(meiosis)**이라는 다른 과정을 거쳐 형성된다(그림 5.16). 유사분열에서는 세포의 유전체가 복제된 후 세포는 한 번 분열한다. 감수분

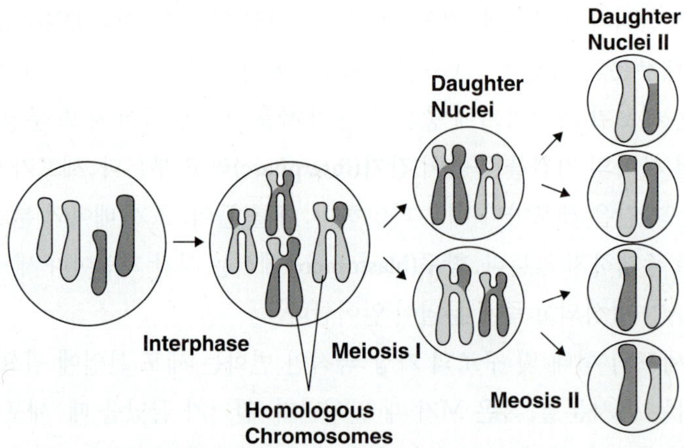

그림 5.16 감수분열. 염색체는 쌍을 이루고 있다(각 부모에서 온 것을 나타내기 위해 명도가 다른 회색으로 나타냄). 염색체는 감수분열 전에 복제된다. 부모로부터 온 두 염색체의 교차(crossing over)는 감수분열의 몇 가지 단계에서 일어난다. 감수분열의 결과로 네 개의 생식 세포가 생성된다. 각 생식 세포가 가지고 있는 염색체는 두 부모로부터 온 유전자의 혼합물이며, 서로 동일하지 않다.

열에서는 한 번의 유전체 복제 이후 두 번의 세포 분열이 일어나며, 따라서 하나의 부모 세포에서 네 개의 반수체(haploid cell)가 생성된다. 감수분열은 **감수분열 I**과 **감수분열 II**의 두 가지 주요 단계로 이루어진다. 감수분열 I에서는 각 부모로부터 받은 상동 염색체 쌍이 두 딸세포로 분리되어 들어간다. 이어서 각각의 1세대 딸세포들이 분열하면서 염색 분체가 분리되어 2세대의 딸세포로 나뉜다. 감수분열 I에서, 염색체의 무작위적인 배열과 염색체 교차(chromosomal crossover)가 일어나고, 반수체 딸세포의 염색체는 아버지와 어머니로부터 온 유전적 정보가 섞인 상태로 형성된다(그림 5.16). 한 개의 생식 계열 세포는 네 개의 딸세포[배우자(gametes)라고도 함]를 생산한다.

5.5.2 세포 주기의 조절

세포 주기의 체크포인트 기능 이상은 제어되지 않는 세포의 증식과 종양의 형성, 그로 인한 여러 종류의 암을 유발한다. 세포는 어떻게 DNA의 합성과 유사분열의 시작 시기를 알 수 있을까? 어떻게 성장을 멈춰야 할 시기를 알 수 있을까? 이를 결정해주는 몇 가지 요소들은 세포의 안에 존재한다. 예를 들어, 특정한 세포 단백질들은 시간에 따른 세포의 사멸에 대한 내부 프로그램을 담고 있는 일종의 생물학적 시계의 역할을 하는 것으로 알려져 있다. 흥미롭게도, 배양 시 섬유아세포(fibroblast)가 분열할 수 있는 횟수는 세포가 기원한 생명체의 수명과 연관이 되어 있는데, 이는 세포의 수명과 동물의 노화

사이의 연관성을 암시한다. 또한 단백질은 세포 주기를 촉진 또는 저해하기도 하는데, 이러한 단백질의 축적 또는 손실은 세포가 분열하는 능력에 영향을 미친다. 예를 들어, 사이클린(cyclin)은 세포 주기 제어에 있어서 중요한 역할을 제공하는 세포 내 단백질이며, 세포 내에서 주기적으로 생산되고 분해된다. 세포의 외부 환경으로부터 오는 신호 또한 세포 주기를 결정짓는 과정에 있어 중요하다고 알려져 있다. EGF 또는 혈관표피 성장 인자(vascular endothelial cell growth factor, VEGF) 등의 확산성의 단백질 **성장 인자(growth factor)**는 세포막 수용체에 결합하여 세포 내에서 신호 캐스케이드를 유발하고 궁극적으로 성장 촉진 유전자의 발현 증가를 유도한다.

텔로미어(telomere)는 염색체의 말단에 나타나는 반복적인 DNA 서열로, DNA 끝 부분의 서열의 정확한 복제를 보장하는 기능을 가진다. 텔로미어의 손실은 배양 세포에서 자주 관찰되는데, 한 번의 세포 분열 시 약 50 염기쌍 길이의 반복 서열이 손실된다. 텔로미어의 단축은 세포 예정사(programmed cell death) 또는 노화의 생물학적 메커니즘이 될 수 있다. 수명과 텔로미어의 관계에 관한 이러한 추측이 옳다면, 줄기세포에서 발견되고 텔로미어의 길이를 보존하는 효소인 텔로머레이스(telomerase)는 세포가 더욱 오랫동안 분열할 수 있는 능력을 유지하도록 할 수 있을 것이다.

5.6 세포 분화(differentiation)와 줄기세포

배아의 발생 과정에서 세포 분열을 통해 수정란이 다세포의 생물로 발달하면서, 세포에는 몇 가지 변화가 일어난다. 세포 분열로 인해 세포의 수가 증가한다. 발생 과정 중에 세포는 생물 내에서 움직이는데, 이는 특정 세포들을 배아의 특정 영역에 모이게 한다. 배엽형성(gastrulation) 중에 배아의 세포들은 총 세 층의 배엽으로 재배열되는데, 이는 각각 표피와 피부[외배엽(ectoderm)], 근육 및 뼈와 혈액[중배엽(mesoderm)], 그리고 소화기 및 호흡기[내배엽(endoderm)]이 된다. 발생이 진행되면서 세포는 **분화(differentiation)**라는 과정을 통해 각각의 특수한 기능을 가지게 된다. 우리 몸의 모든 세포는 하나의 수정된 세포에서 파생되어 같은 DNA를 가지고 있지만, 서로 다른 기관에 있는 세포들은 모양, 크기, 기능이 매우 다르다. 분화는 같은 유전 물질을 가진 세포 집단에서 각 세포의 다양성을 가져다 주는 복잡한 과정이다.

줄기세포(stem cells)는 미분화된 전구 세포로, 보다 특수화된 세포 유형으로 분화할 수 있는 능력을 가지고 있다. 줄기세포는 자기 재생 기능과 특화된 세포로 분화하는 기능 모두를 가지고 있다. 무제한으로 자기 재생하는 특징과 여러 종류의 세포로 분화되는 특징은 조혈계(hematopoietic system)에 있는 전구 세포(즉, 골수에 위치한 혈액 세포의 전구 세포)에서 처음 발견되었다. 줄기세포의 세 번째 주목할 만한 특징은 줄기세포를 이식받은 수혜자 체내에서 기능적인 세포들을 갖춘 조직을 형성할 수 있는 능력이다.

줄기세포는 그들이 떨어져 나왔을 때의 나이와 관련되어 분류된다. 가장 분화성이 높은 줄기세포는 배아에서 분리된 **배아 줄기세포(embryonic stem cells)**이다. **성체 줄기세포(adult stem cells)**는 말초 혈액(peripheral blood), 골수, 신경계, 근육, 간, 장, 피부 및 성체 생물의 다른 조직에서 분리된다. 이러한 세포들은 자기 재생 능력, 분화의 다능성 및 이식받은 수혜자의 체내에서 조직으로의 재증식 능력을 시험하여 "줄기세포"로 분류된다. 줄기세포는 정상적인 생리 기능에 중요한 역할을 갖고 있다. 그들은 성인의 모든 장기의 조직에 소량 존재하며 분화된 조직 세포의 영구적인 원천으로서 작동한다. 또한, 과학자들은 이들의 재증식 및 조직 재생 능력이 가진 가능성에 주목하고 있다.

한 가지 종류의 **전구 세포(progenitor)**만으로 분화되는 줄기세포는 **단일분화성(unipotent) 줄기세포**라고 한다(그림 5.17). 단일분화성 줄기세포는 **비대칭 분열(asymmetrical division)**을 거친다. 이는 줄기세포가 분열하여 새로 재생된 줄기세포 하나와 특정 경로를 거쳐 분화가 일어날 전구 세포 하나를 만들어내는 과정이다. 전구 세포는 몇 단계의 분열 및 분화 과정을 거칠 수 있지만, 결국 비가역적으로 분화된 세포로 변화한다.

조혈 작용(hematopoiesis)은 한 줄기세포가 여러 세포 계열을 형성하는 **만능성(pluripotent)** 줄기세포 분화의 일례이다(그림 5.18). 줄기세포로부터 완전히 분화된 세포로 발달하는 과정에서 점점 많은 종류의 세포가 형성된다. 또한 각 단계에서 세포 증식을 통해 줄기세포가 재생된다. 이 새로운 줄기세포들 중 일부는 해당 줄기세포가 분화할 수 있는 전구 세포들 중 하나로 분화된다. 추가적인 증식과 분화 과정에서 세포는 그보다 하위의 세포 계열들 중 하나로 분화할 수 있다. 각 단계마다 세포는 분열과 분화를 통해 증식한다. 이 과정은 특정한 조절 단백질에 의해 제어된다.

줄기세포가 어떤 세포가 될지는 무엇이 결정하는가? 분화 경로는 딸세포의 세포 내 물질의 비대칭적 분포 및 환경의 수용성 및 불용성 신호 전달 분자와의 상호 작용 등 다양한 요인에 의존한다. 분비성 인자는 조혈 과정의 조절에 있어 필수적인데, 이들 단백질은 특정 세포의 생존을 촉진하기도 한다. 과립구집락자극인자(granulocyte colony-stimulating factor, GCSF), 과립구대식세포집락자극인자(granulocyte macrophage colony-stimulating factor, GM-CSF), 인터루킨-2(interleukin-2, IL-2) 및 에리트로포에틴(erythropoietin) 같은 인자들이 이러한 선택에 관여한다. 이러한 인자들은 전구 세포의 집단에서 무작위로 생성된 특정 세포의 사멸을 방지한다. 다른 조직에서 분비된 인자는

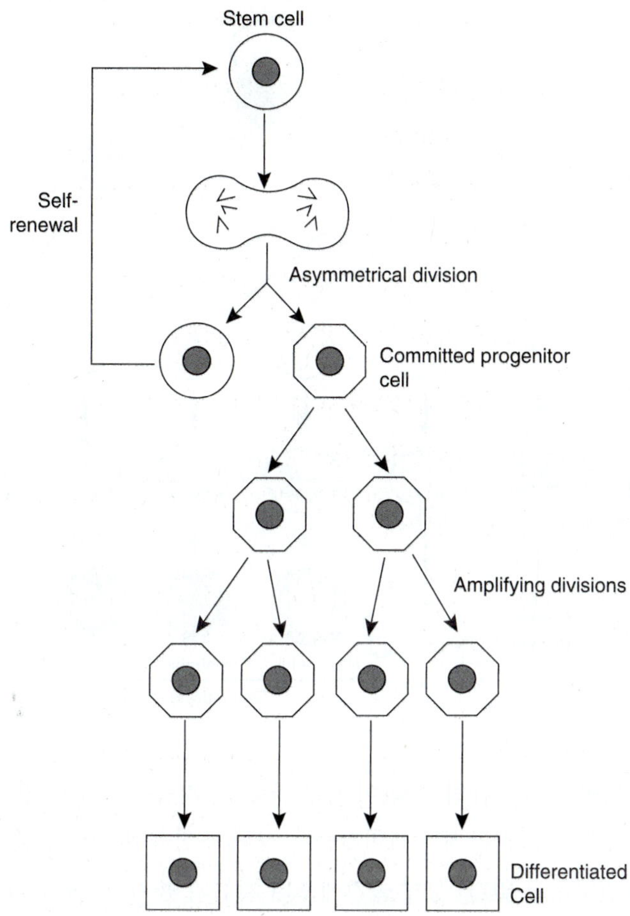

그림 5.17

단일분화성(unipotent) 줄기세포 계열의 예시. 줄기세포는 비대칭적으로 분열하는 것이 특징이다. 또한 줄기세포는 자기 재생 능력을 가지고 있다.

줄기세포가 특정한 세포 계열로 분화하도록 하는 유도 메커니즘으로 작용한다.

줄기세포는 여러 질환의 치료에 이용되는 대체 세포와 인공 조직을 구성하는 근원 세포의 잠재적인 공급원이다. 배아줄기세포는 격렬한 논쟁의 대상이지만, 그만큼 다재다능하고 유용하다. 배아의 세포는 체내의 수백 종류의 세포 유형을 만드는 초기 전구 세포이기 때문에 거대한 분화 가능성을 내포하고 있다. 일부 과학자들은 이러한 초기 세포가 조직 특이적 줄기세포로 분화하도록 조절하는 방법을 연구하고 있다. 인간 성체 및 생쥐 조혈모세포(hematopoietic stem cell, HSC)는 모두 세포 표면의 항체 마커를 이용하여 기증자의 조직에서 분리할 수 있다. 이러한 조혈모세포가 방사선 치료 및 화학 요법에 의해 골수가 제거된 환자에게 이식되면 이 세포는 골수를 다시 증식시켜 호중구, 혈소판 및 다른 혈액 세포 생산을 시작할 수 있을 것이다. 또한 조혈모세포는 세포 배양을 통해 유지할 수도 있고, 새로운 조혈모세포를 형성(자기 재생)하거나, 성숙한 기능적 세포로 분화될 수 있다. 체외에서의 조혈 작용의 제어는 조직공학의 중요한 예시

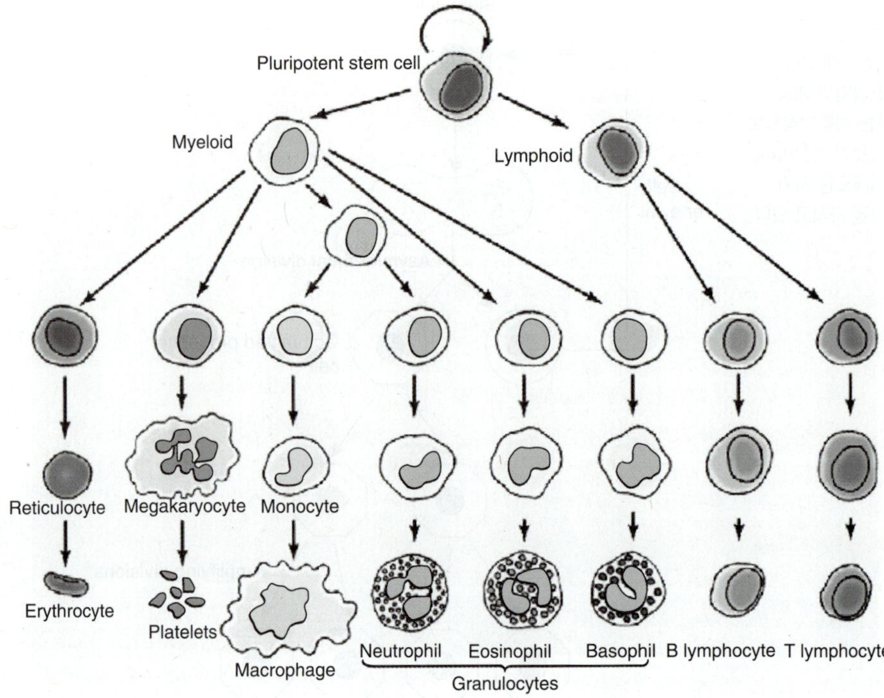

그림 5.18

만능성(pluripotent) 줄기세포. 만능성 줄기세포는 여러 성숙 세포로 분화될 수 있다. 이 그림에서 골수의 줄기세포가 여러 차례의 분열을 통해 여러 성인 혈액 세포로 분화하는 것을 볼 수 있다. 그림의 제일 위에 있는 고리 모양 화살표는 자기 재생을 의미한다.

이다. 조직공학은 인간의 조직(이 경우 골수)의 기능을 세포 배양 기술을 통해 모방하는 것이기 때문이다. 최근에는 과학자들은 성체 조직에 존재하는 줄기세포 집단의 분화능에 대해 연구하고 있다. 성체 줄기세포의 채취의 용이성, 자기 재생 능력, 분화 능력 및 이식 후 생착(engraftment) 능력은 현재로서는 확실하지 않다. 초기 연구들을 통해 성체 줄기세포 중 일부를 줄기세포의 원래 계열과는 다른 세포 종류로 분화하게끔 유도할 수 있다고 하는데 이를 **교차분화(transdiffentiation)**라고 한다.

세포 치료 또는 조직공학과 같은 생체공학적 응용을 위한 가장 이상적인 세포의 원천은 높은 자기 재생 능력과 만능성을 가지는 배아줄기세포의 특성을 가지는 동시에, 어느 잠재적인 수혜자에게나 제공될 수 있어야 한다. **역분화 줄기세포(Induced pluripotent stem cells,** iPS 세포)는 2006년 야마나카 신야에 의해 처음으로 발견되었다. iPS 세포는 성체 세포를 미분화 줄기세포의 특성을 가지도록 "재프로그램"하여 생성된다. 이는 성체 세포에 특정한 전사 인자를 도입하여 이루어진다. 원래의 연구에서는 바이러스 벡터를 이용하여 네 개의 인자(Oct4, Sox2, cMyc 및 Klf4)를 세포에 도입하였다(박스 3.4 참조). 더 최근의 연구는 전사 인자가 플라스미드 벡터를 이용하여 세포에 도입되거나 단백질 전사 인자를 수정하여서 세포 내로 직접 투입될 수 있음을 보여준다.

iPS 세포를 치료에 사용하는 예시로, 성인 기증자의 피부에서 유래한 섬유아세포를 재프로그램하여 기증자와 같은 유전자를 가지는, 즉 면역거부가 없는 iPS 세포를 생산할 수 있다. 이어서 iPS 세포를 생체 외에서 신경세포, 췌장 베타 세포 또는 간세포와 같은 목적에 맞는 세포 유형으로 분화할 수 있다면, 얻어지는 세포는 피부 세포 기증자의 치료에 유용하게 사용할 수 있다. iPS 세포를 인간의 치료에 사용하는 데 가장 큰 문제가 되는 것은 재프로그램에 사용하는 전사 인자가 암과도 연관이 있다는 점이다. iPS 세포를 동물에 재도입할 때 자주 보고되는 문제 중 하나가 종양 형성이다. iPS 세포 치료의 안전성을 높이기 위한 하나의 방법은 바이러스 벡터를 이용하지 않고, 전사 인자의 효과를 모방하는 작은 분자들을 사용하는 것이다.

5.7 세포 사멸(cell death)

세포 사멸은 배아 발생의 중요한 요소이며, 많은 성체 조직의 건강 유지에 있어서도 중요한 부분이다. 예를 들어, 발생 초기에 뮐러관(Müllerian duct, 생식기관의 상부로 발달되는 배아 조직 영역)에서 일어나는 선택적인 세포 사멸은 배아가 남성 혹은 여성으로 발달하는 과정에 있어서 중요한 단계이다. 발달 중인 고환에서 분비되는 인자로 인해 남성 배아에서는 이 부위의 세포 사멸이 일어난다. 조직의 유지를 위해서는 세포 증식 및 세포 사멸의 균형이 필요하다. 예를 들어, 피부는 효과적인 보호벽으로서의 특성을 유지하기 위해 계속해서 재생된다. 사멸된 세포는 인간의 피부의 최상층에서 연속적으로 떨어져 나가고 새로운 세포는 더 깊은 층의 줄기세포 군락에서 생겨난다. 전체적으로 봤을 때, 매일 평균 500억에서 700억 개의 세포가 사멸하는 것으로 추정되고 있다.

세포 사멸에는 **괴사(necrosis)**와 **자멸(apoptosis)**의 두 가지 방식이 있다(그림 5.19). 조직 손상으로 인해 죽는 세포는 괴사를 한다. 세포는 팽창하여 파열하고 내용물을 방출해서 종종 염증 반응을 수반한다. 반대로, 세포 자멸은 **세포 예정사(programmed cell death)**라고도 하며, 이는 염색질(chromatin)의 응축, 세포의 수축 및 원형질막이 줄어들어 사멸체(apoptotic body)를 형성하는 일련의 과정을 거친다. 사멸체는 대식세포(macrophage)라는 면역계의 특수한 세포에 의해 식세포작용을 통해 먹힌다. 세포 내용물은 세포 사멸 도중에도 계속 세포막으로 둘러싸여 있는 상태이기 때문에 인접 세포에 염증 반응을 일으키지 않는다. 따라서 세포 자멸은 세포 자살(cell suicide)로도 알려져 있다. 일부 세포는 다른 세포에서 세포 사멸을 유도하여 그 세포를 죽일 수도 있다. 예를 들어, T 세포가 감염된 숙주 세포의 죽음을 유도하는 것은 면역계에서의 중요한 방어 메커니즘이다(6장 참조).

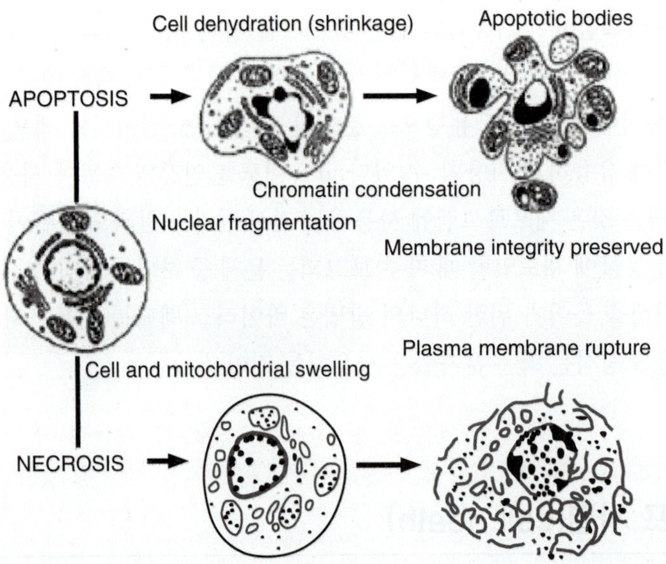

그림 5.19

세포 사멸에서 괴사(necrosis)와 자멸(apoptosis)의 차이점. 괴사에서는 세포와 미토콘드리아가 팽창하는 과정을 거쳐 원형질막이 터지고 세포가 분해된다. 자멸에서는 세포는 세포 수축 및 염색질의 응축 등을 거쳐 사멸체로 변화한다.

5.8 세포 배양 기술

이 장의 서두에서 세포 배양 기술을 소개했다. 세포 배양 기술은 20세기에 인간의 건강에 관한 과학 기술의 발달에 다른 어떤 기술보다도 크게 기여한 기술일 것이다. 인간과 동물의 세포는 생물학적 물질을 만들기 위해 원래의 생물체 밖, 세포 배양액 속에서 증식시킬 수 있다. 배양 기술을 이용해서 더 많은 세포를 생산하거나, 또는 단백질, DNA, 바이러스 등 세포와 연관된 물질들을 생산할 수 있다. 생명기술 산업은 세포 배양을 기반으로 한다.

5.8.1 배양된 세포의 유래

포유류 세포 배양은 동물의 조직에서 일반적으로 1) 체외 추출(explantation) 또는 2) 효소 분해(enzymatic degradation)의 두 가지 방법 중 하나로 얻어진다(그림 5.20). 이 기술은 일반적으로 설치류(배아 또는 성체) 또는 인간 생검 샘플에서 세포를 분리 및 증식시키는 데 사용된다. 원래의 조직에서 처음으로 분리된 세포를 배양하는 것은 일차 세포 배양(primary culture)이라고 한다. 대부분의 포유류 세포는 복합적인 **배지(medium)**가 필요하다. 즉, 세포가 살아서 증식하기 위해서는 다양한 비타민, 필수 아미노산, 포도당, 여러 종류의 염이 액체 배지에 있어야 한다. 대부분의 세포에서는 최소 필수 영양소

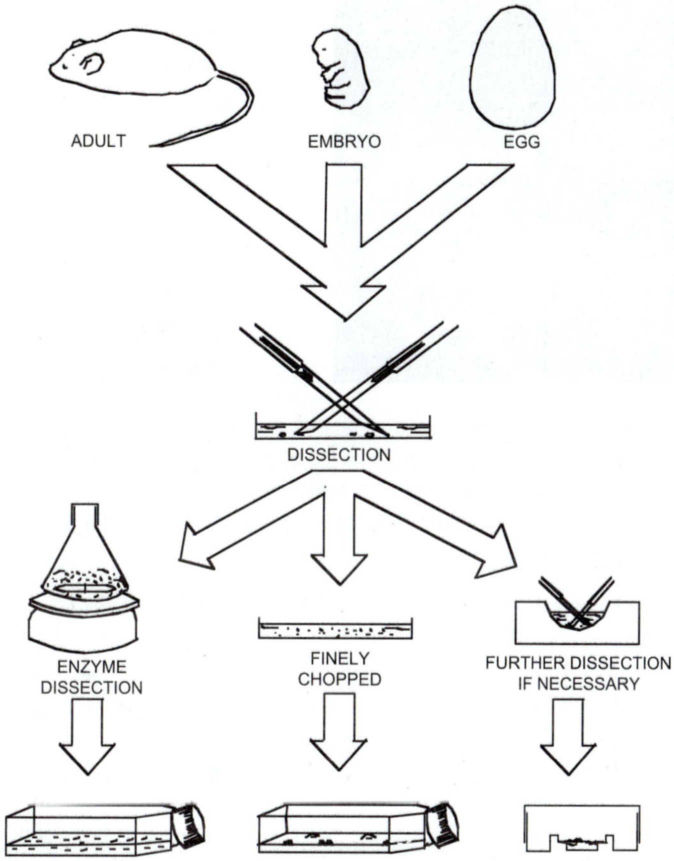

그림 5.20

다세포 생물과 조직에서 세포를 분리하는 방법. 배양 세포는 성체 동물, 배아 또는 인간 생검 샘플에서 얻어진다. 조직은 작은 조각으로 잘리고 바로 배양으로 들어가거나[장기 배양(organ culture)] 더 작은 조각으로 자르거나[체외 추출 배양(explant culture)] 또는 세포 외 기질과 세포 부착 단백질을 분해해서 단일 세포만 남게 하는 효소 처리를 한다[세포 배양(cell culture)].

는 알려져 있지 않다. 그렇기 때문에 [인슐린, 트랜스페린(transferrin), IL-2 등의 호르몬과 성장 인자를 포함하는] 동물의 혈청을 세포의 생존 및 성장을 촉진하기 위한 보조제로 배지에 첨가하는 경우가 많다.

보통 이 세포들은 유리나 특수 처리된 폴리스티렌 등의 고체 표면에 부착된 후 증식한다(박스 5.1 참조). 많은 경우 세포는 증식하여 표면에 단일 층을 형성하며, 표면 밀도의 한계에 다르면 세포는 증식을 멈춘다. 이러한 세포를 더욱 증식시키기 위해서는 효소 처리 또는 화학 처리를 하여 세포를 분리하고 새로운 용기에서 새로운 배양을 시작하는 계대 배양(subculture)이 필요하다(그림 5.21). 계대 배양된 세포는 세포 증식을 거쳐 다시 계대 배양될 수 있다. 이론적으로는 이 과정을 무한히 반복하여 무수히 많은 딸세포를 얻을 수 있다.

반복적인 계대 배양 및 증식을 통해 단일 조직에서 기원한 다수의 세포를 생산할 수 있다(그림 5.22). 그러나 배양 중인 세포의 특성은 계대 배양 및 증식 과정이 계속됨에

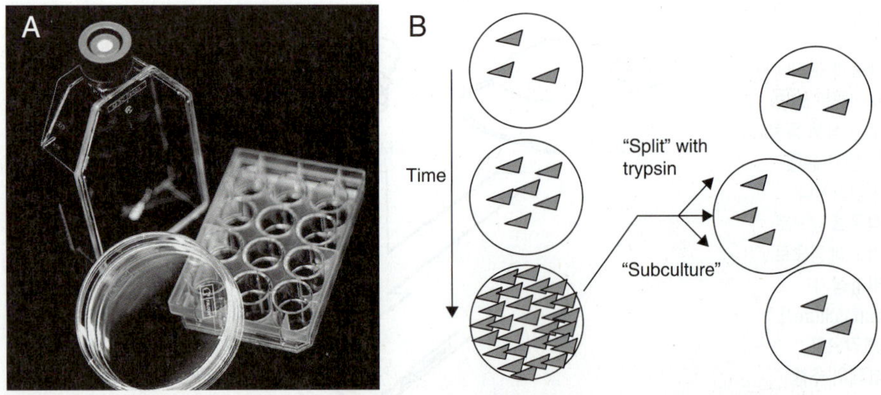

그림 5.21 계대 배양을 통한 세포 배양. **A**. 특별 처리된 폴리스티렌 용기와 플라스크는 포유류 세포 배양에 주로 많이 쓰인다. 표면 처리를 통해 대부분의 세포들에 필요한 부착할 수 있는 장소를 만들어준다. **B**. 세포는 주로 일정 수준의 세포 수에 도달하기 전까지 한 배양 환경에 유지되고, 그 이후에는 세포들이 계대 배양(subculture)을 통해 새로운 배양 용기에 희석하여 키워져야 한다. 계대 배양은 세포를 배양 용기 표면에서 떼어내기 위해 트립신과 같은 효소 처리한 후, 떼어낸 세포를 희석하여 재접종하는 방식으로 이루어진다.

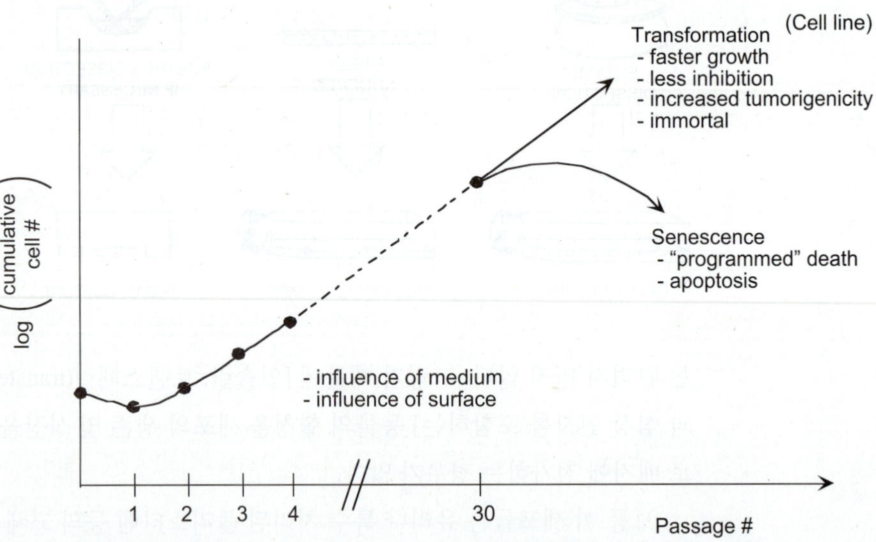

그림 5.22 배양되는 세포의 확산. 초기 세포에서 얻어진 세포의 총 개수는 시간에 따라 증가한다. x축의 숫자는 계대 배양한 횟수, 혹은 "계대(passage)" 숫자를 뜻한다. 배양되는 세포가 생존하고 분열하는 거동은 배양 조건에 따라 변하며, 배양 표면이나 배지 조성을 바꿔가면서 조절할 수 있다. 세포는 약 30회의 계대 이후에 영구적인 세포주가 되거나 노화 후 사멸하는 등의 위기(crisis)를 겪는다.

따라 바뀐다. 배양 환경에 가장 잘 맞는 특성을 가진 세포가 우세해진다. 이러한 선택에 기여하는 중요한 요소들에는 트립신(또는 다른 박리제)에 대한 감수성, 영양소나 호르몬, 기질의 제한, 상대적인 성장 속도, 세포 밀도가 개별 세포에 주는 영향 등이 있다. 성

박스 5.1 세포 증식의 모델

세포 배양은 생물 과학자들과 공학자들이 쓰는 가장 중요한 실험 방법 중 하나이다. 활발하게 분열하는 세포들이 성장 저해 없이 계속 동일한 환경에서 유지된다면 세포의 성장 속도는 세포의 개수와 비례한다.

$$\frac{dX}{dt} = \mu X \quad \text{(식 1)}$$

X는 총 세포 수이고 μ는 세포 증식의 속도 상수를 나타낸다. 식 1의 해는 시간에 따라 세포의 개수가 지수적으로 증가한다는 것을 나타낸다.

$$X = X_0 e^{\mu t} \quad \text{(식 2)}$$

X_0는 초기의 세포 수(즉 $t = 0$일 때 세포의 개수)이다. 속도 상수는 세포 개수가 두 배가 되기까지 걸리는 시간 t_D과 다음과 같은 관계에 있다.

$$t_D = \frac{\ln 2}{\mu} \quad \text{(식 3)}$$

동물에서 유래한 대부분의 세포는 부착 의존성(anchorage-dependence)을 가진다. 세포가 단단한 표면에 부착되어 뻗어 나가는 것이 증식과 기능에 필수적이다. 또한, 표면이 세포로 인해 가득 차게 될수록 세포의 증식 속도는 줄어든다. 즉, 세포 분열의 속도는 세포의 밀도에 의존한다. 이 현상은 밀도 의존성(density-dependent) 세포 성장이라고 부른다.

현실에서, 세포 증식은 여러 가지 환경적인 요인에 의해 억제된다. 세포 밀도, 영양소의 공급, 노폐물의 축적 모두가 세포 증식의 전체적인 속도에 영향을 미친다. 부착 의존적인 세포의 세포 증식 및 사멸 속도는 세포가 표면에 뻗는 것과 연관이 있다. 세포와 표면 사이의 화학적 상호 작용의 영향과 세포의 뻗음의 영향을 분리해서 생각하는 것은 어렵지만, 세포의 뻗음만으로 특정 세포에서 관찰되는 세포 사멸 및 DNA 합성의 변화를 설명할 수 있다. 마이크로전자 산업에서 채택되었고, 생체공학에서도 쓰이고 있는 미세 가공(microfabrication) 기술은 세포 배양의 문제들의 일부를 해결하는 데에 유용하다(Chen C, Mrksich M, Huang S, Whitesides GM, Ingber DE. Geometric control of cell life and death. *Science*, 1997; 276:1425-1428 참조).

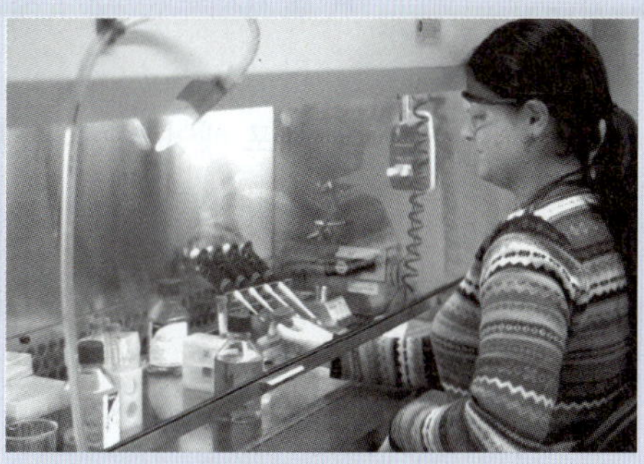

장의 어느 시점에서 세포주는 "**위기(crisis)**"를 만나게 된다. 위기 시에는 세포는 완전히 "형질 전환(transform)", 즉 배양 환경에 적응[영구 세포주(permanent cell line)가 된다]을 하거나 또는 사멸하게 된다. 형질 전환된 세포는 형질 전환되지 않은 세포주에서 볼 수 없는 다양하고 두드러지는 특징[불멸성, 부착 비의존성, 접촉 저해(contact inhibition)의 상실, 혈청 의존성 상실, 보다 빠른 증식, 종양 형성성]을 가진다.

요약

- 진핵세포는 세포질과 세포 소기관 등의 세포 내 구성물을 바깥 환경과 분리하는 지질 이중층 구조의 세포막에 싸여 있다.
- 모든 세포들은 비슷한 요소들을 가지고 있다. 세포 골격은 세포의 형태를 결정한다. 리보솜과 조면소포체, 골지체는 단백질 합성에 필수적이다. 미토콘드리아는 에너지의 생산에 관여한다. 리소좀은 원하지 않는 물질을 소화하기 위해 중요하다. 유전정보는 핵 안의 염색체 DNA에 저장되어 있다.
- 세포 외 기질(ECM)은 조직 구조를 유지하고, 세포들을 조직 내의 위치에 고정하고, 세포 기능을 돕는 물리적, 화학적 기반을 제공한다는 점에서 중요하다.
- 일부 막 단백질들은 세포 안팎의 분자 수송을 조절한다. 다른 막 단백질들은 세포를 다른 세포나 ECM에 고정하는 역할을 하며, 또 다른 막 단백질들은 리간드와 호르몬의 수용체로 작용한다.
- 세포 주기는 세포의 탄생부터 분열까지의 생애 동안 반복해서 일어나는 규칙적인 현상들로, 치명적인 세포의 형질 변환을 조절하는 체크포인트로 조절된다. 세포 주기의 각 단계는 세포의 활동을 설명하는 데 유용하다.
- 줄기세포는 자기 재생과 다른 성숙한 세포로의 분화 능력을 가진 미분화된 세포들이다.
- 세포 배양은 현대 생물학에서 가장 중요한 기술 중 하나이다. 세포 배양은 또한 생체공학자들에 의해 중요한 생체 물질의 생산 기술로 발전되었다.

참고문헌

1. Bianconi E, Piovesan A, Facchin F, Beraudi A, Casadei R, Frabetti F, Vitale L, Pelleri MC, Tassani S, Piva F, Perez-Amodio S, Strippoli P, Canaider S. An estimation of the number of cells in the human body. *Ann Human Biol*. 2013;**40**:463–471.
2. Steller L, Kreir M, and Salzer R. Natural and artificial ion channels for biosensing platforms. *Anal Bioanal Chem*. 2012;**402**:209–230.

더 읽어보기

세포의 구조와 그 기능에 대해서는 다음 책의 2장을 참고하라.

Caplan MJ. Functional organization of the cell. In: Boron WF, Boulpaep EL, eds. *Medical Physiology*. 2e Updated Edition. Philadelphia, PA: Saunders; 2011: 9–47.

또한 다음 책의 1장부터 6장까지의 내용도 도움이 될 것이다.

Lodish H, Berk A, Kaiser CA, Krieger M, Bretscher A, Ploegh H, Amon A, Scott MP. *Molecular Cell Biology*, 7th ed. New York: W. H. Freeman; 2012.

유용한 인터넷 사이트

http://www.cellsalive.com/

세포가 살아 있다! 웹사이트.

http://users.rcn.com/jkimball.ma.ultranet/BiologyPages/W/Welcome.html

Kimball의 생물학 교재 – 무료 온라인판.

http://www.accessexcellence.org/AB/GG

그림 자료 갤러리.

핵심 개념 및 정의

간기(interphase): 핵분열 사이, 염색체가 풀려서 기능적으로 활성을 가지는 세포 주기의 특정 시기. 이 시기에는 세포는 유사분열 또는 감수분열을 일으키지 않는다.

감수분열 I(meiosis I): 배우자(gamete) 세포의 세포 주기의 첫 단계로, 상동 염색체가 복제 없이 서로 다른 딸세포로 분리되어 들어가는 단계. 감수분열 II로 이어진다.

감수분열 II(meiosis II): 배우자 세포의 세포 주기의 두 번째 단계로, 감수분열 I에서 형성된 딸세포가 유사분열과 같은 과정을 절반의 염색체만으로 수행하는 단계.

골지체(Golgi apparatus): 세포 내 막 구조가 여러 층 쌓여 있는 형태의 소기관으로, 단백질의 변형과 함께, 분비 단백질과 막 단백질을 소낭에 넣는 역할을 한다.

공동수송체(cotransporter): 1차 용질과 2차 용질이 막을 가로질러 같은 방향으로 이동하도록 하는 2차 능동 수송 시스템.

교차분화(transdifferentiation): 한 종류의 조직에서 얻은 줄기세포가 환경의 변화에 따라 다른 조직으로 분화하는 것을 나타내는 이론적 개념.

교환수송체(exchanger): 1차 용질과 2차 용질이 막을 가로질러 서로 반대 방향으로 이동하도록 하는 2차 능동 수송 시스템.

글리코사미노글리칸(glycosaminoglycans, GAGs): 곁가지 없는 긴 사슬 형태의 다당류 분자로, 세포막에서 발견되며, 조직이 필요한 구조를 가지도록 돕는 역할을 한다.

단일분화성(unipotent): 세포가 단 한 종류의 세포 또는 조직으로만 발달할 수 있는 세포의 특성.

동원체(kinetochore): 전간기(prometaphase)에서 딸 염색 분체 상의 중심립(centromere)과 방추사가 결합하는 지점.

리보솜(ribosome): 다양한 단백질과 리보솜 RNA(ribosomal RNA)로 구성되어 전령 RNA(messenger RNA)를 아미노산 서열로 번역하는 과정을 촉매하는 세포 소기관.

리소좀(lysosome): 진핵세포의 세포질에서 세포 구성물과 단백질을 분해하기 위한 가수분해 효소들을 포함하고 있는 막으로 둘러싸인 소낭.

만능성(pluripotent): 줄기세포가 두 종류 이상의 분화된 세포를 형성할 수 있는 능력.

말기(telophase): 염색체가 다시 풀리고, 방추체가 분해되며, 세포질 분열이 일어나고, 핵이 다시 생성되는 감수분열 또는 유사분열의 마지막 단계.

미토콘드리아(mitochondria): 산화적 인산화와 크렙스 회로(Krebs cycle), 전자 전달 반응을 통해 ATP를 합성하는 진핵세포 내 세포 소기관.

방추체(mitotic spindle): 유사분열 과정에서 형성되는 미세소관 기반의 구조로, 유전자가 여기에 결합하여 세포의 양 극으로 분리된다.

배지(medium): 배양되는 세포가 자라도록 하는 모든 물질. 일반적으로, 원하는 방향으로의 배양을 달성하기 위해서 배지에는 다양한 영양소와 다른 구성물이 포함되어 있다.

벡터(vector): DNA 클로닝 과정에서, 복제된 DNA 조각을 세포 내로 운반하기 위해 이용되는 플라스미드 또는 바이러스 유전자.

분열구(cleavage furrow): 세포 분열 후기에 세포의 적도 지역에서부터 발생하는 세포막의 수축으로, 동물 세포의 세포질 분열의 시작을 알린다. 분열구가 깊게 형성됨에 따라, 세포가 둘로 분열하게 된다.

분화(differentiation): 세포 형태와 생리적 특성의 변화로 특정 기관 또는 조직에 맞도록 세포가 성숙하는 과정.

불변성 비대칭 분열(invariant asymmetric division): 줄기세포가 분열하는 과정에서 일정한 양의 줄기세포와 함께 분화된 전구 세포를 만드는 메커니즘.

비대칭 분열(asymmetric division): 단일분화성(unipotent) 줄기세포의 분열 과정에서, 한쪽은 줄기세포가 되고, 다른 쪽은 분화를 거쳐 특정한 세포로 변하는 방식의 분열.

산화적 인산화(oxidative phosphorylation): 미토콘드리아에서 탄수화물과 지방산의 분해를 통해 ATP를 얻는 과정, 4장 참조.

생체 외(in vitro): 생물의 몸속이 아닌, 주로 시험관에서 실시하는 생물학적, 화학적 작업.

성장 인자(growth factors): 해당하는 세포 표면 수용체에 결합해서 세포의 분열을 유도하는 혈장 단백질.

세포 골격(cytoskeleton): 단백질 필라멘트로 구성되어 세포의 형태를 지지하며, 세포의 분열, 운동, 형성을 돕는 구조. 세포 골격을 이루는 단백질은 또한 세포 내에서의 물질 수송을 담당하는 궤도 역할을 수행하기도 한다.

세포 소기관(organelle): 적절한 세포 기능을 유지하기 위해 특화된 세포 내 하위 구조.

세포 외 기질(extracellular matrix, ECM): 세포에서 만들어져 세포 밖으로 분비되는 모든 물질로, 주로 단백질과 필라멘트 섬유로 구성된 젤 형태의 3차원 골격으로 묘사된다.

세포 자멸(apoptosis): 손상되었거나, 필요 없는 세포를 제거하기 위한 세포 예정사(programmed cell death)의 과정.

세포질 분열(cytokinesis): 세포질이 분열하여 두 개의 딸세포로 나뉘는 과정.

셀렉틴(selectins): 다른 세포 당단백질(glycoprotein)을 인지하고 소통하는 접착 분자의 한 그룹.

역분화 줄기세포(induced pluripotent stem (iPS) cells): 피부의 섬유아세포와 같이 이미 분화된 성체 조직에서 전사 인자를 도입하는 "재프로그램" 과정을 거쳐 배아줄기세포와 같은 특성을 가지도록 만들어진 세포.

염색 분체(chromatids): 유사분열 또는 감수분열 과정에서 만들어지는 한 쌍의 복제된 염색체. 감수분열 II 또는 유사분열의 후기에 서로 분리되어 각 딸세포의 유전자가 된다.

원핵세포(prokaryotic): 박테리아와 같이 세포질 내 소기관이나 세포 골격, 핵막이 없고,

눈에 띄는 핵을 형성하지 않는 원시적인 세포.

위기(crisis): 조직의 배양 과정에서 세포가 배양 환경에 적응하거나 죽게 되는 임계 시점.

유사분열(mitosis, M기): 3장의 핵심 개념 및 정의 참조.

인테그린(integrins): 비인테그린(non-integrin) 분자와 결합하여, 세포 간, 세포와 ECM 간, 또는 세포와 병원체 간의 상호 작용을 매개하는 접착 분자들 중 가장 큰 부분을 차지하는 단백질 그룹.

전구 세포(progenitor): 줄기세포의 분열로 생성되는 두 세포 중 하나로, 특정한 기능을 가진 세포로 분화되는 세포.

전기(prophase): 염색체가 응축되어 핵 내에서 보이고, 세포 골격이 방추체를 형성하는 세포 분열의 첫 단계.

전중기(prometaphase): 세포 주기 중 핵막이 분해되고 염색체의 중심립 부위에 형성된 동원체에 방추사가 결합하는 단계.

접착 분자(adhesion molecules): 세포 간, 또는 세포와 기질 간의 접착과 인식, 활성화, 전이 등에 관여하는 세포 외 또는 세포 표면 당단백질 그룹.

조면소포체(rough endoplasmonic reticulum, rER): 핵막 겉면의 연장으로, 리보솜이 붙어 있어 거친 외형, 즉 조면으로 이루어진 막성(membraneous) 네트워크.

조혈모세포(hematopoietic stem cells): 골수에 분포하고, 다양한 종류의 혈액 세포들로 분열, 분화할 수 있는 미분화된 세포.

줄기세포(stem cell): 수정 초기에 만들어지는 미분화된 세포로, 무한한 자기 재생 능력과 다양한 세포 계열로의 세포 분화능을 특징으로 한다.

중기(metaphase): 감수분열 또는 유사분열 과정에서, 방추사가 결합된 염색체들이 세포의 적도면(equatorial plane) 상에 정렬하는 단계.

중심립(centromere): 세포 분열 과정에서 단백질이 부착되어 동원체(kinetochore)를 형성하며, 방추사가 결합하는 염색체의 특정 부위.

진핵세포(eukaryotic): 뚜렷한 세포 소기관들과 세포 골격, 핵을 가지고 있는 진균류, 원생동물, 식물 및 동물과 같은 세포.

텔로미어(telomere): 염색체의 끝에 위치하며, 염색체의 복제 과정에서의 안정성을 위해 필요한 염색체의 반복 서열.

페르옥시솜(peroxisome): 세포 내 과산화수소를 분해 또는 생성하기 위한 효소를 포함한 소기관.

할구(blastomere): 수정란에서 G기가 없는 빠른 분열 과정을 거쳐 만들어지는 세포로,

이후 포배(blastula)를 형성.

핵(nucleus): 진핵세포에서 유전 물질 전체, 즉 유전체(genome)를 포함하고 있는, 막으로 둘러싸인 소기관.

핵막(nuclear membrane): 핵피막(nuclear envelope)과 동의어. 진핵세포의 핵을 둘러싸고 있는 막. 핵막에는 기공이 있어 유전 물질과 유체, 다른 중요한 물질들이 통과할 수 있다.

활면소포체(smooth ER): 소포체(ER)의 연장으로, 지방 합성에 관여하는 소기관.

후기(anaphase): 유사분열 또는 감수분열 과정에서 염색 분체(chromatid) 쌍이 방추사에 의해 분리되는 단계. 각 염색 분체는 분열 중인 세포의 반대쪽 극으로 끌려가고, 핵막이 재생성되고, 분열구(cleavage furrow)가 형성된다.

1차 능동 수송(primary active transport): 화학 반응, 주로 ATP의 가수분해를 동력으로 하여 생물학적 막을 가로질러 분자를 수송하는 과정.

2차 능동 수송(secondary active transport): 한 분자의 자발적인 운동을 동력으로 하여 다른 분자를 생물학적 막을 가로질러 수송하는 과정.

DNA 합성(DNA synthesis): 세포 분열에 앞서 이중 가닥 DNA를 복제하여 두 개의 같은 DNA 가닥으로 만드는 과정.

G_0기(G_0 phase): 세포가 세포 주기를 완전히 벗어나 있는 시기.

G_1기(G_1 phase): 유사분열(M기)에서부터 DNA 합성(S기)의 사이에 해당하는 시기.

S기(S phase): DNA 합성 참조.

표기

μ	세포 증식의 속도 상수	1/s
t	시간	s
t_D	세포의 배증 시간(doubling time)	s
X	세포의 총 개수	
X_0	초기 세포 수	

설명문제

1. 세포 배양 중인 플라스크를 현미경으로 확인했을 때, 5.1b와 같은 형태를 얻었다고 하자. 플라스크 내 총 세포 수를 어떻게 추정할 수 있을까?

2. 중탄산 소듐(sodium bicarbonate)은 세포 배양액에서 주로 완충 용도로 사용되는 물질이다. 왜 이것이 자주 사용될까? pH를 7.4 근처로 맞추기 위해서는 중탄산 이온을 어떻게 사용할까?

3. 세포 배양은 인간의 세포 기능과 기작을 조사하기 위해 자주 사용되는 방법이다. 이러한 관행은 어떤 점이 문제가 될 수 있을까?

4. 원핵세포의 구조는 동물 세포, 즉 진핵세포와 매우 다르다. 둘의 구조적 차이를 설명하라.

5. 유사분열과 감수분열의 주요한 차이점을 설명하라.

6. 여러분의 몸속 세포들은 끊임없이 증식한다. 이것이 생물의 성장과, 조직의 재생에 어떻게 중요한 역할을 하는가?

7. 촉진 확산과 능동 수송은 분자를 세포 안팎으로 수송하는 두 가지 서로 다른 기작이다. 두 수송 과정의 공통점과 차이점을 설명하라.

8. 모든 세포들은 똑같은 유전정보를 가지고 있다. 왜 줄기세포가 아닌 세포들은 다양한 조직으로 분화할 수 없는가?

9. 어떤 학생이 실험을 위해 표피 세포(epithelial cell)를 배양하고 있다. 이 학생은 여러 차례 세포를 계대 배양하면서 적절한 배지를 이용했다. 최근 실험에서, 이 학생은 세포가 이전에 관찰했던 것과 다른 거동을 보인다는 점을 발견했다. 세포가 이전과 다르게 행동하는 이유를 몇 가지 댈 수 있는가?

연습문제

1. 직경 10 μm의 구형 세포가 20 mg/mL의 단백질 농도를 가지고 있다. 단백질의 분자량이 50,000 돌턴(Dalton, g/mol)일 때, 세포 내의 단백질의 분자 수를 구하라. 아보가드로수가 6.0221367×10^{23} 분자/mol임을 기억하라.

2. 5.7절에서 한 사람의 체내에서는 하루 평균 500억에서 700억 개의 세포가 사멸한다고 서술한 바 있다. 이것이 사실이라면, 만약 세포 분열을 통해 이 손실을 메우지 않았을 때, 1년 동안 몇 %의 체중을 잃게 되는가? 계산에 사용한 가정을 설명하라.

3. Bianconi *et al.*(참고문헌 1)에서 설명한 두 가지 방식을 이용하여 인체에 포함된 세포의 수를 추정하라. 사용한 가정을 설명하라.
   a. 인간 세포의 무게를 1 ng이라 가정하자. 70 kg의 사람에는 몇 개의 세포가 있는가?
   b. 세포의 부피가 4×10^{-9} cm^3 또는 4 pL라 가정하자. 70 kg의 사람에는 몇 개의 세포가 있는가?
   c. 두 추정치 중 어느 쪽이 더 합리적으로 보이는가?

4. 다음 조건 하에서 세포의 농도를 시간에 따른 그래프로 나타내라.
   a. $\mu = 0.10\ h^{-1}, X_0 = 1{,}000{,}000$ cells
   b. $t_D = 24$ h, $X_0 = 10$ cells
   c. $\mu = 0.00001\ h^{-1}, X_0 = 1{,}000{,}000$ cells
   d. 인간의 조직 내에서 세포의 분열 속도와 회전율(turnover)에 대한 여러분의 지식으로 판단했을 때, a, b, c 각 조건에 가장 잘 부합하는 인간의 조직은 각각 무엇인가?

5. 구, 원통, 직육면체는 살아 있는 세포를 설명하기 위한 모델로 가장 자주 사용되는 형태들이다(그림 5.23). 구, 원통, 평행육면체(rectangular parallelepiped) 형태의 세포가 각각 있다고 하자. 각 세포는 모두 같은 부피(1 μm^3)를 가지고 있고, 구의 반지름과 원동의 윗면 반지름, 평행육면체의 윗면 한 번의 길이는 모두 같다고 가정하자.
   a. 각 도형의 표면적/부피 비는 얼마인가?
   b. 어떤 형태가 세포에게 가장 좋은 형태인가? 이유는?
   c. 같은 무게일 때, 다수의 작은 세포가 소수의 큰 세포보다 대사적으로 더 활발한 이유는 무엇인가? (양자의 밀도는 같다고 가정하라.)
   d. 같은 무게가 아니라 같은 수의 세포를 비교했을 때, 위 c의 답은 바뀌는가?

6. 어떤 세포가 배양 3시간 후 400/mL의 세포 농도가 되었다. 배양 10시간 후에는 이 농도가 2000/mL로 증가했다. 초기의 세포 농도를 구하라. 계산을 위해 사용한 가정

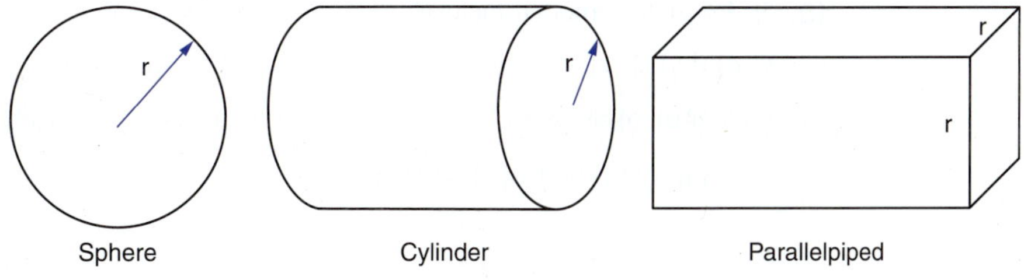

그림 5.23
연습문제 5번에서 쓰이는 도형들.

을 설명하라.

7. 같은 수의 섬유아세포와 내피세포를 하나의 배양액에 넣고 함께 배양했다.
   a. 내피세포는 40시간마다 두 배로 증가하고, 섬유아세포는 20시간마다 두 배로 증가한다고 할 때, 배양액 내 세포들 중 섬유아세포의 비율을 시간에 따른 그래프로 나타내라.
   b. 섬유아세포가 전체 세포의 90%를 차지할 때까지 걸리는 시간은 얼마인가? 이를 구하기 위한 수식을 쓰고, 이를 시간에 대해 풀어보라.

8. 초기 100개의 박테리아 세포를 이용해서 세포 배양을 시작했다. 1시간 후, 박테리아의 수는 초기의 1.5배가 되었다.
   a. 박테리아의 생장 속도가 박테리아의 수에 비례한다고 가정할 때, 박테리아가 세 배로 증가하는 시간을 계산하라.
   b. 만약 초기 1×10^6개의 박테리아가 있었다고 한다면, 이때 박테리아가 세 배로 증가하는 데 걸리는 시간은 얼마인가? 답에 대해 설명하라.
   c. b에서 얻은 답이 유효하지 않게 되는 조건은 무엇인가?

9. PC12 세포는 도파민을 생산하며, (도파민이 나오지 않는) 파킨슨병 환자들의 치료에 유용하게 사용될 수 있다. 이러한 치료법이 될 수 있는 방법 중 하나는 PC12 세포를 구형 캡슐(외경 400 μm, 벽 두께 25 μm)에 넣어 뇌에 이식하는 것이다. 캡슐은 피이식자의 뇌에서 세포를 보호하는 역할을 한다. 캡슐 안의 초기 세포 밀도가 1×10^6 cells/mL이고, 세포가 캡슐을 가득 채울 때까지 체외 배양 과정을 거친다고 하자. 50개의 캡슐이 생쥐의 하루 필요한 도파민 양을 공급할 수 있을 정도까지 세포를 성장시킨다면, 체외 배양 시간이 총 얼마가 걸리는지 계산해보라. PC12 세포의 배증 시간은 8시간이다. 필요한 데이터; 생쥐의 체중: 250 g, 생쥐의 머리 부분이 전체 체중에서 차지하는 비율: 1/10, 생쥐의 뇌가 머리 부분의 무게에서 차지하는 비율: 1/5, 체외에서 도파민의 분비량: 1 g/10^7 cells/day, 초기 세포의 밀도: 1×10^6 PC12 cells/mL, 1일 도파민 필요량: 0.1 g/kg brain mass/day.

10. 혈구계산판(hemocytometer)이라는 장치는 배양 환경 내 세포의 수를 추산하기 위해 이용된다. 세포는 액체 배지 안에 떠 있다. 배양액을 소량 따서 (그림 5.24의) 특수한 챔버 안에 넣는다. 그림 5.24의 정자 세포의 경우, 배양액 내 세포의 농도는 (cells/mL 단위로) 얼마가 되겠는가?

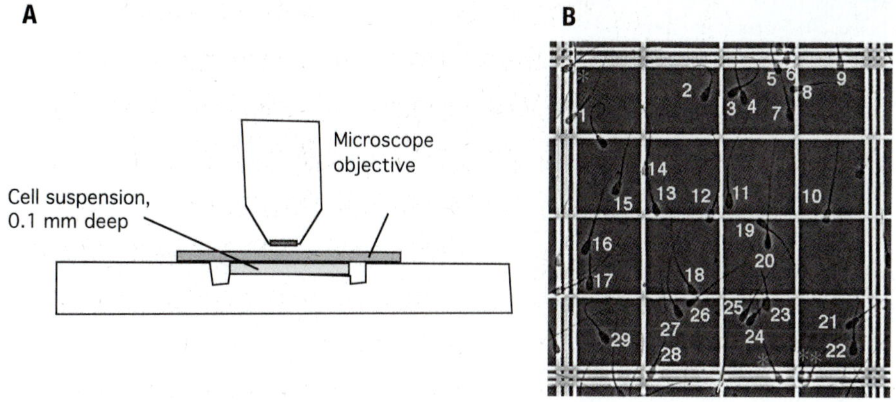

그림 5.24

연습문제 10번에 이용하는 그림. **A**. 혈구계산판(hemocytometer)의 측면도 **B**. 현미경을 통해 본 모습. 각 격자는 0.25 mm의 간격을 가진다. 사진 제공: Dr. John Parrish.

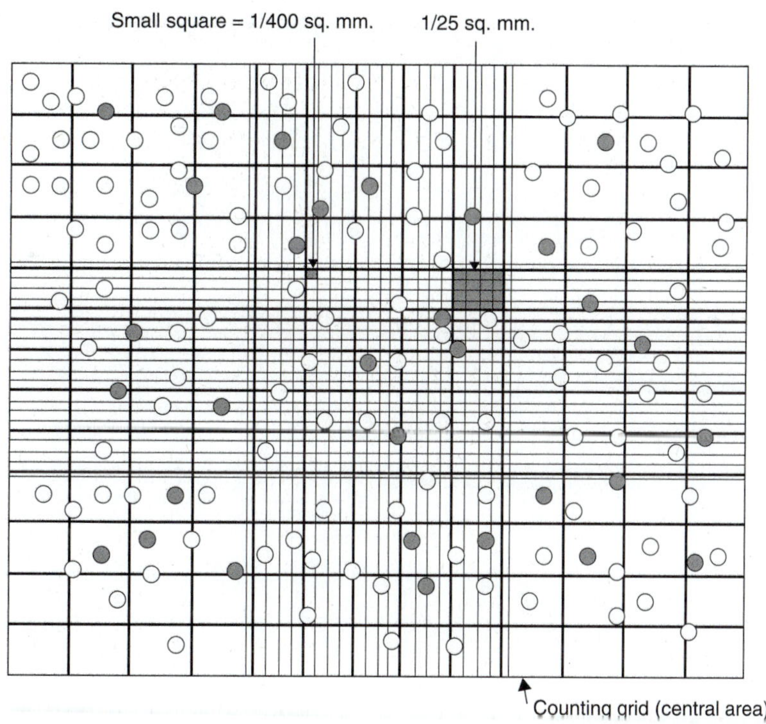

그림 5.25

11번 문제에서 이용되는 혈구계산판의 그림.

11. 생물체에서 갓 분리한 세포를 두 개의 배양접시(표면적 = 10 cm^2)에 채우려고 한다. 첫 번째 배양접시에는 50,000 cells/cm^2, 두 번째 배양접시에는 750,000 cells/cm^2의 초기 농도로 배양을 시작하려고 한다. 처음에 얻은 세포 현탁액(suspension)을 (초기 농도에 비해) 10배 희석해서 혈구계산판 상에서 세포 수를 측정했다(그림 5.25). 위에서 언급한 세포 농도를 달성하기 위해서 각 배양접시에 접종해야 하는 세포 현탁액의 부피는 얼마인가?

Part 2

생리학적 원리

6
체내의 신호 체계

학습목표 **이 장을 배우고 나면 다음을 할 수 있다.**

- 리간드와 그에 연관된 수용체 간의 친화도(affinity)의 개념을 이해할 수 있다.
- 신호 전달의 원리와 수용체에 대한 리간드 결합에 의해 신호가 활성화되는 원리를 이해할 수 있다.
- 신경계 내의 신호 전달에서 활동전위(action potential)의 역할을 이해할 수 있다.
- 단백질과 스테로이드 호르몬이 내분비계에서 순환 통신 신호를 제공하는 원리를 이해할 수 있다.
- 면역계에서 신호 전달의 다양한 역할들에 대해 이해할 수 있다.

6.1 서장

대부분의 세포들은 완전히 독립적인 생명을 가진 개체들이고, 스스로 영양분을 섭취하고 성장하며 기능을 수행할 수 있다(5장 참조). 신체는 수조 개의 세포들의 집합이고, 이러한 구성단위들은 놀라울 정도로 조직화된 방식으로 행동하므로, 사람들은 (보통 벽에 부딪히지 않고) 걸을 수 있고, (의식적으로 하려 하지 않아도) 숨을 쉴 수 있고, 침투한 병원체를 (있다는 것조차 모른 채로도) 죽일 수 있다. 어떻게 이 많은 세포들의 기능이 조율되는 것일까? 이 장에서는 어떻게 세포들 간에 직접적으로 신호를 전달하는지, 그리고 어떻게 신호 전달 분자들을 통해 세포 밖에서 안으로 신호를 연계하는지 살펴볼 것이다(그림 6.1)

세포들은 **리간드(ligand)**라 불리는 분자들을 통해 직접적으로 또는 간접적으로 서로 통신한다. 직접적인 세포 간 연락에서는 신호를 보내는 세포 표면에 고정된 리간드가 관여한다. 그리고 용해성과 확산성이 있는 리간드는 세포로부터 분비되어 물리적으로 연결되지 않은 표적세포와의 간접적인 통신에 사용된다. 용해성의 리간드는 근처나 멀리 떨어져 있는 표적과의 통신에 사용된다. 표적세포는 **수용체(receptor)**라 불리는 특

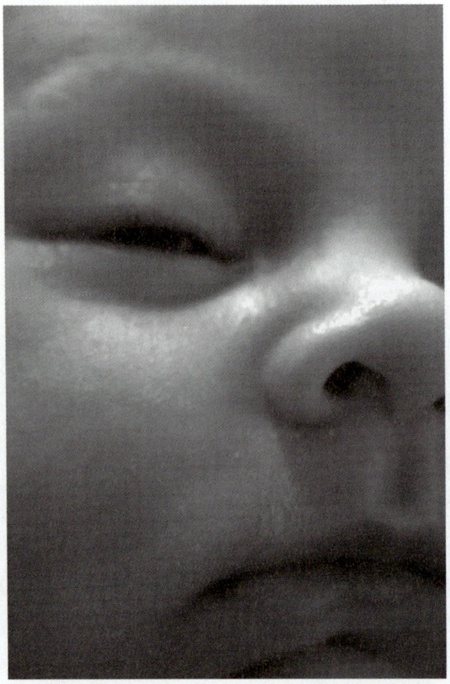

그림 6.1

체내에서 일어나는 소통. 외부 세계와의 소통을 위한 감각들이 침묵하고 있는 상태에서도, 몸속의 세포들은 계속해서 신호를 주고받고 있다. 이러한 신호들은 다른 세포들에 의해 발생된 것들이다.

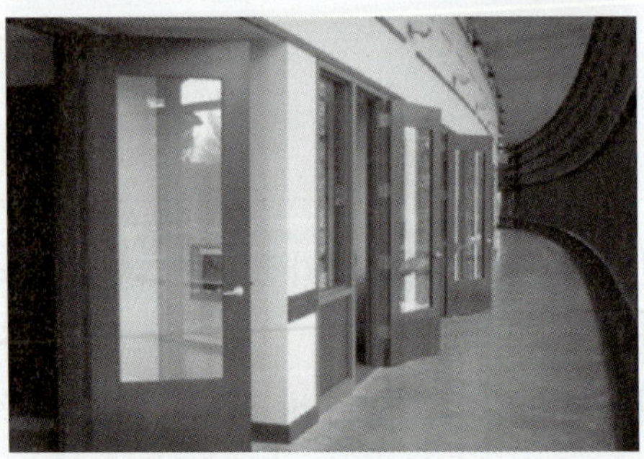

그림 6.2

통로. 수용체와 리간드의 결합은 신호 전달 경로라고 불리는 보통 일련의 화학 반응의 활성화로 이어진다. 물리적 통로는 우리 경험상 흔한데, 사람들은 어떤 장소에서 다른 장소로 가기 위해 물리적 경로를 따라간다. 신호 전달 경로는 일련의 선택지들(이 문을 지나갈 것인가?)을 포함하고 있다는 점, 그리고 이러한 선택들이 결과(원하는 곳으로 가고 있는가?)에 영향을 준다는 점에서 이러한 물리적 경로와 유사하다.

화된 단백질을 가지고 있는데, 그것은 보통 표적세포의 표면 막에 부착되어 있다. 스테로이드 호르몬 수용체와 같은 몇몇 수용체는 표적세포 내에 위치하므로, 그 리간드는 수용체에 결합하기 위해서 반드시 세포막을 통과할 수 있어야 한다. 모든 수용체는 두 가지 성질을 갖고 있는데, 1) 특정한 리간드에 특이적으로 결합하는 성질과 2) 세포 내부로 보내는 신호를 만드는 성질이다. 리간드가 수용체와 결합하는 것은 효소와 기질 간의 "자물쇠-열쇠(lock-and-key)" 결합과 비슷하다(4장 참조). 차이점은 결합 부위가 촉매 활성을 가지지 않으므로, 리간드가 결합 이후에 화학적으로 변하지 않는다는 것이다. 어떤 수용체들은 다른 부위에 내재된 촉매 활성을 가지며, 이는 리간드의 결합에 의해 활성화될 수 있다. 리간드가 그 수용체에 얼마나 강하게 결합하는지를 나타내는 것을 **친화도(affinity)**라고 부르고 이는 박스 6.1에 기술되어 있는 대로 정의할 수 있다.

한 리간드가 수용체에 결합할 때, 수용체에 구조적, 화학적인 변화가 일어난다. 이 첫 번째 신호, 즉 수용체에 결합한 리간드는 마치 도미노를 넘어뜨리는 것처럼 하나의 반응이 다른 반응으로 이어지는 일련의 화학 반응을 촉발한다(그림 6.2). 이렇게 리간드가 수용체에 결합한 후에 일어나는 일련의 반응을 **신호 전달 경로(signal transduction pathway)**라고 한다. 그림 6.3a는 신호 전달 경로의 단계들을 설명하고, 그림 6.3b는 전형적인 세포의 몇몇 신호 전달 경로를 보여주고 있다. 실제의 신호 전달 경로는 관여하는 수용체의 종류에 따라 다르

박스 6.1 수용체 리간드 결합의 기초

리간드에 대한 수용체의 결합은 다음의 반응으로 모델링할 수 있다.

$$R + L \underset{k_r}{\overset{k_f}{\rightleftarrows}} RL$$

여기서 [R]은 결합되지 않은 수용체의 농도를 나타내고, [L]은 자유 리간드 농도이고, [RL]은 리간드와 결합된 수용체의 농도를 나타내고, 정반응에 대한 속도 상수는 k_f, 그리고 역반응에 대한 속도 상수는 k_r이다. **평형 해리 상수(equilibrium dissociation constant, K_D)**는 결합된 리간드에 대한 수용체의 **친화도(affinity)**이다.

$$K_D = \frac{[R][L]}{[RL]} = \frac{k_r}{k_f} \quad \text{(식 1)}$$

낮은 K_D 값은 높은 친화도를 나타낸다(K_D가 감소할수록 [RL]이 증가하기 때문이다). **평형 결합 상수(equilibrium association constant, K_A)**도 정의될 수 있다.

$$K_A = \frac{1}{K_D} \quad \text{(식 2)}$$

K_D 값은 보통 평형 투석(equilibrium dialysis)이라고 불리는 실험을 통해 결정할 수 있다. 이 실험에서는, 양을 알고 있는 수용체를 반투과성의 (작은 리간드는 투과할 수 있지만, 수용체는 투과할 수 없는) 주머니에 넣는다. 그 주머니를 표지가 된 리간드가 들어 있는 용액이 담긴 비커에 넣고, 그 둘이 평형에 도달할 때까지 둔다. 표지된 리간드는 양을 검출할 수 있으므로, 주머니 밖에 있는 자유 리간드의 농도 [L]와 주머니 안에 있는 결합된 리간드의 농도 [RL]를 각각 측정할 수 있다. 수용체의 총 농도 $[R]_T$는 알고 있기 때문에, 결합되지 않은 수용체의 농도 [R]는 $[R]_T = [R] + [RL]$로 결정할 수 있다. 서로 다른 리간드 농도에 대해 실험을 반복하면 K_D를 결정할 수 있다. 그 과정은 다음과 같다.

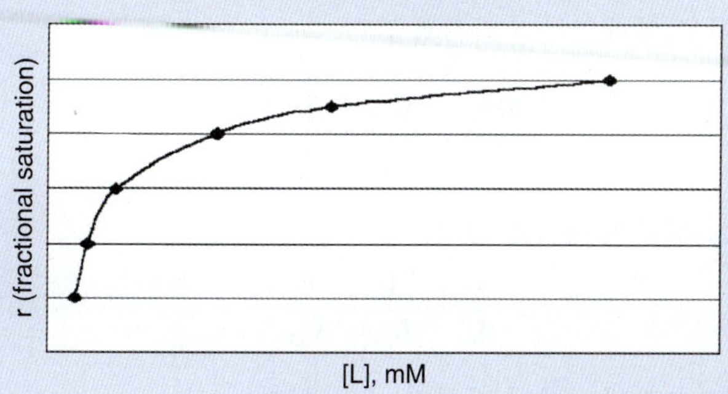

우선, 포화 분율(fractional saturation), 또는 리간드에 결합된 수용체의 분율 r을 아래와 같이 정의한다.

$$r = \frac{[RL]}{[R]_T} = \frac{[RL]}{[R]+[RL]} \quad (\text{식 } 3)$$

이를 해리 상수 K_D의 정의로 치환해주면 다음과 같다.

$$r = \frac{[L]}{K_D + [L]} \quad (\text{식 } 4)$$

r 대 [L]에 대한 도표인 포화 곡선은 이전 페이지에 나와 있다.

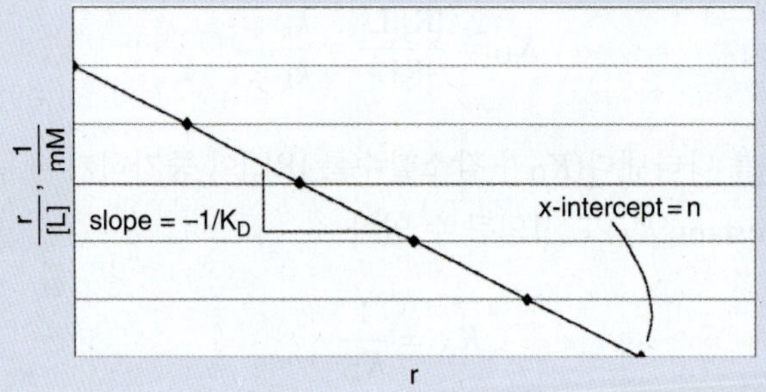

보통 식 4는 선형화된 형태로 표현되는데, 이런 접근법을 스캐차드 분석(Scatchard analysis)이라고 부른다. 우선, 식 1은 아래와 같이 바꾸어 쓸 수 있다.

$$[RL] = \frac{[R][L]}{K_D} \quad (\text{식 } 5)$$

수용체의 총 개수 $[R]_T$는 상수이며, 그 수용체는 자유 형태와 결합된 형태인 두 가지의 형태로 존재한다. 이를 수식으로 표현하면 다음과 같다.

$$[R]_T = [R] + [RL] \quad (\text{식 } 6)$$

식 6을 식 5의 [R]로 치환하고, 재배열하면 다음과 같다.

$$\frac{[RL]}{[R]} = \frac{[R]_T}{K_D} - \frac{[RL]}{K_D} \quad (\text{식 } 7)$$

이를 총 수용체 수 $[R]_T$로 나눠주면 다음과 같다.

$$\frac{r}{[L]} = \frac{1}{K_D} - \frac{r}{K_D} \quad (\text{식 } 8)$$

여기서 선의 기울기는 위의 그림에 나타난 것처럼 $-1/K_D$이다.

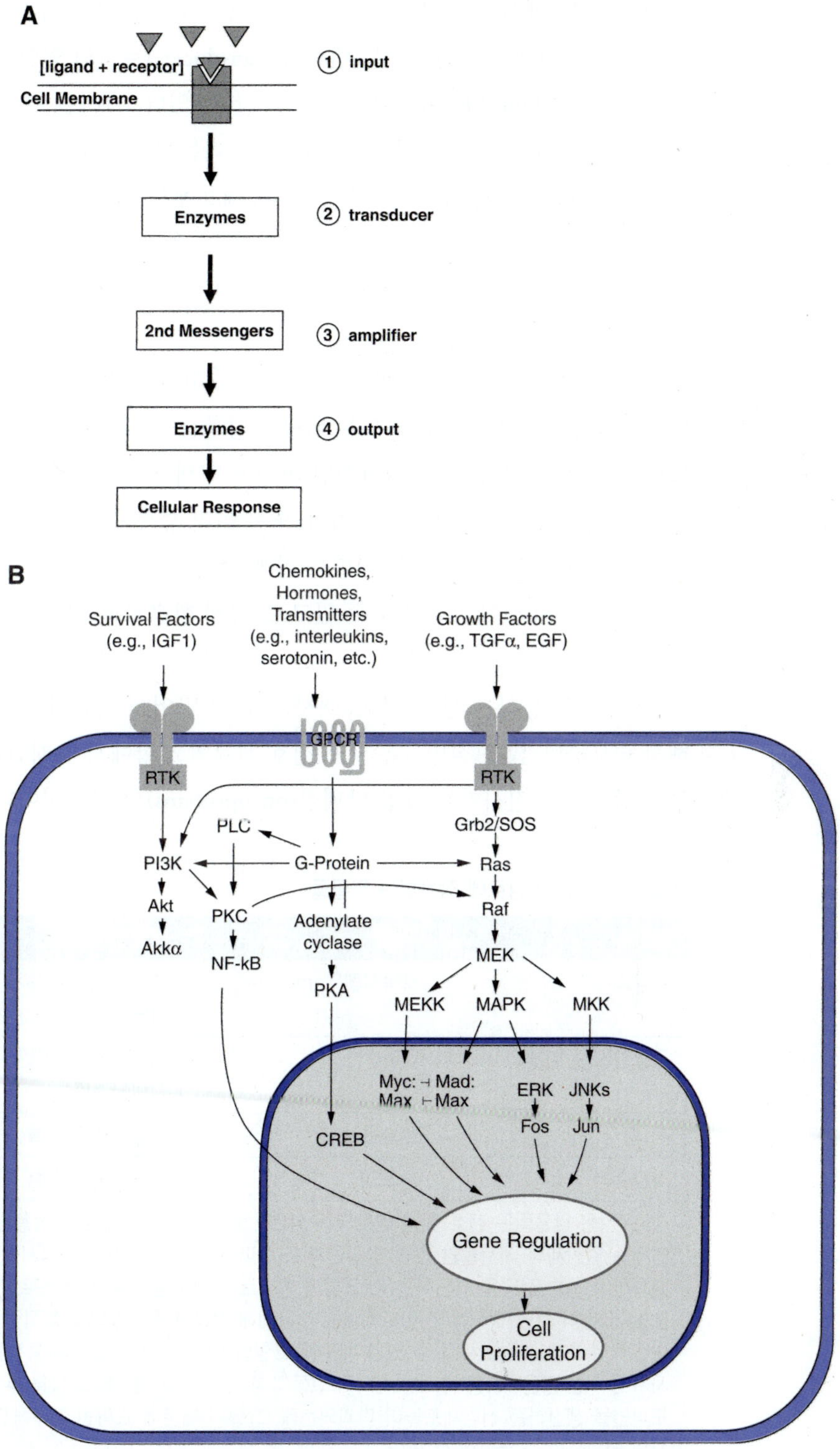

그림 6.3

신호 전달의 개요. **A**. 신호 전달 경로는 악기부터 스피커까지의 음악의 변환, 증폭, 전파와 비교할 수 있다. 리간드라 불리는 신호 전달 물질은 세포막(또는 세포핵 내)에 있는 수용체에 결합한다. 마이크가 소리를 전기 신호로 변환하는 것과 유사하게 세포 내의 효소는 결합 사건을 (효소의 활성화와 같은) 다른 종류의 신호로 변환한다. 보통 신호는 이차전령이라 불리는 분자들을 사용하여 증폭된다. 이러한 이차전령들은 효소 또는 효소 캐스케이드를 활성화시키는 것을 통해 차례대로 신호를 중개하여, 결과적으로 반응을 야기한다. **B**. 세포 내에서 유전자 발현, 세포 성장, 세포 자살을 조절하기 위해 가동하는 신호 전달 경로의 예시.

고, 이는 6.2절에서 다루고 있다. 모든 경로에는 효소들이 관여하는데, 이것들은 원래의 신호를 다른 형태로 전환시키는 **변환기(transducers)**로서의 역할과 신호의 크기를 증가시키는 **증폭기(amplifiers)**로서의 역할을 할 수 있다. 이러한 경로의 최종 결과는 수용체-의존적이고, 막에 있는 한 이온 통로가 열리는 것에서부터 특정 유전자의 전사가 활성화되는 것까지 다양한 결과를 가져온다. 세포에서 신호 전달을 위한 일반적인 기작은 아래와 같다.

$$[\text{리간드} + \text{수용체}] \rightarrow \text{변환기} \rightarrow \text{증폭기} \rightarrow \text{반응}$$

이러한 일반적인 기작을 통한 분자의 활성화(즉, 수용체에 대한 리간드의 결합 이후의 신호 전달)는 세포나 조직, 또는 혈당을 낮추는 것과 같은 신체 수준의 생물학적 반응으로 이어질 수 있다. 위의 일반적인 과정에 대해 많은 변동 사항이 있을 수 있다. 증폭 단계 전후로 다수의 변환기가 있거나, 또는 여러 증폭 단계가 있을 수도 있다. 몇몇 단백질은 증폭기와 변환기로서의 역할을 함께 수행한다. 또한 한 리간드가 다수의 신호 전달 경로를 동시에 활성화시킬 수 있고, 그렇게 함으로써 여러 생물학적 반응을 일으킬 수 있다.

세포 간의 통신은 성장, 분화, 대사, 그리고 방어에 사용하는 모든 기능의 수행을 위해서 필요하다. 많은 질병들은 세포 신호 체계의 결함에서 유래한다. 예를 들어, 암은 세포의 증식을 촉진시키는 **발암 단백질(oncoproteins)**의 과발현이나 종양 발생을 억제하

표 6.1 신호 전달 경로에 작용하는 약물들

질병	약물	약물의 작용
유방암	타목시펜(Tamoxifen)	에스트로겐 수용체에 결합하여 신호 전달을 차단
고혈압 또는 심부전	베타 차단제	베타-아드레날린 수용체에 결합하여 신호 전달을 차단
제1형 당뇨병	인슐린	결핍된 리간드를 공급
파킨슨병	L-도파	결핍된 리간드를 공급

참고: 많은 약물들은 신호 전달 경로의 구성요소들에 영향을 줌으로써 작용한다. 타목시펜과 베타 차단제는 길항제의 예시들인 반면 인슐린과 L-도파는 작용물질이다. 타목시펜은 에스트로겐 수용체에 결합하여 신호 전달을 차단하는데, 그렇게 함으로써 유방암 세포의 에스트로겐-매개 세포 성장을 억제한다. 베타 차단제는 베타-아드레날린 수용체에 결합하여 그들의 정상적인 기능을 억제함으로써 심박수와 수축성을 감소시킬 수 있기 때문에 고혈압 및 심부전에 대한 공통적인 치료제이다. 인슐린의 자가 주사는 많은 제1형 당뇨병 환자가 그들의 혈당을 조절하는 데 도움을 주고 있다. 파킨슨병에서는 도파민을 생산하는 신경세포들이 파괴되는데, 그렇기 때문에 도파민 전구체인 L-도파를 이용해서 환자의 몇몇 기능을 복구할 수 있다.

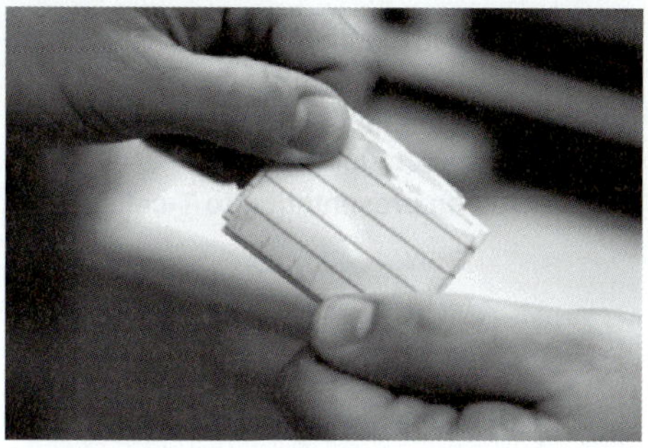

그림 6.4

신호 전달 방식. 사람들은 일상생활에서 여러 가지 신호 전달 방식들을 사용한다.

는 기능을 가지는 **종양 억제 단백질(tumor suppressor proteins)**의 발현 억제가 원인이 되기도 한다. 또한, 많은 종류의 약품은 신호 전달 경로의 단계를 강화 또는 억제하는 작용을 한다(표 6.1). 수용체는 신호 전달의 관문이기 때문에, 그것은 많은 약들의 표적이 된다. **작용물질(agonists)**은 자연적 리간드처럼 작용하여 신호를 강화하는데, 그 예로 파킨슨병의 치료를 위해 사용되는 도파민 전구체인 L-도파(L-Dopa)를 들 수 있다. **길항제(antagonist)**는 수용체 결합 부위에 경쟁적으로 결합하지만 신호 전달을 활성화시키지 않는다. 길항제는 자연적 리간드가 결합하여 정상적인 신호 활성화를 막기 때문에 억제제로서 작용한다. 예를 들면, 타목시펜(tamoxifen)은 에스트로겐 수용체에 대한 길항제의 하나이다.

생체공학자들은 수용체나 그것의 하부 신호 전달 효과에 대한 방대한 지식을 다양한 방식으로 활용한다. 많은 잠재적인 약물은 신호 전달 경로의 구성요소들을 표적으로 한다. 또한 생체공학자들은 원하는 기능을 얻기 위해 리간드나 수용체의 짧은 단편을 이용해오기도 했다. 예를 들면, 리간드들은 약물 전달체에 결합하여 특정한 종류의 세포 표면에서만 발견되는 수용체로 약물을 유도할 수 있다(13장). 같은 리간드를 이용하여 약물 대신 종양 세포를 영상화하는 것을 도와주는 조영제를 전달할 수도 있다(12장). 또한 수용체 그 자체가 바이오센서의 설계에 사용될 수 있다(11장). 세포 외 기질 구성요소에 결합하는 몇몇 수용체들은 조직공학 구조물에 세포를 더 강하게 고정하기 위해 사용되기도 한다(13장). 또한, 리간드의 일종인 성장 인자를 국소적으로 전달하여 피이식자 세포의 증식과 세포 분화를 일으킬 수 있다. 수용체-리간드 상호 작용은 체내의 기계적인 힘에 의해서 달라질 수 있는데, 그러한 힘을 측정하고 이해하는 것이 바로 세포 생체역학(biomechanics)이 다루고 있는 영역이다(10장).

6.2 신호 전달의 원리

신호 전달 현상은 세포가 직간접적으로 다른 세포와 소통할 수 있게 한다(그림 6.5). 직접적인 세포 간 연락이 사용되는 예로 심근세포가 수축하는 동안 간극 연접(gap junction)을 통해 분자들을 전달하는 것과 면역계에서 세포들 간에 신호를 전달하는

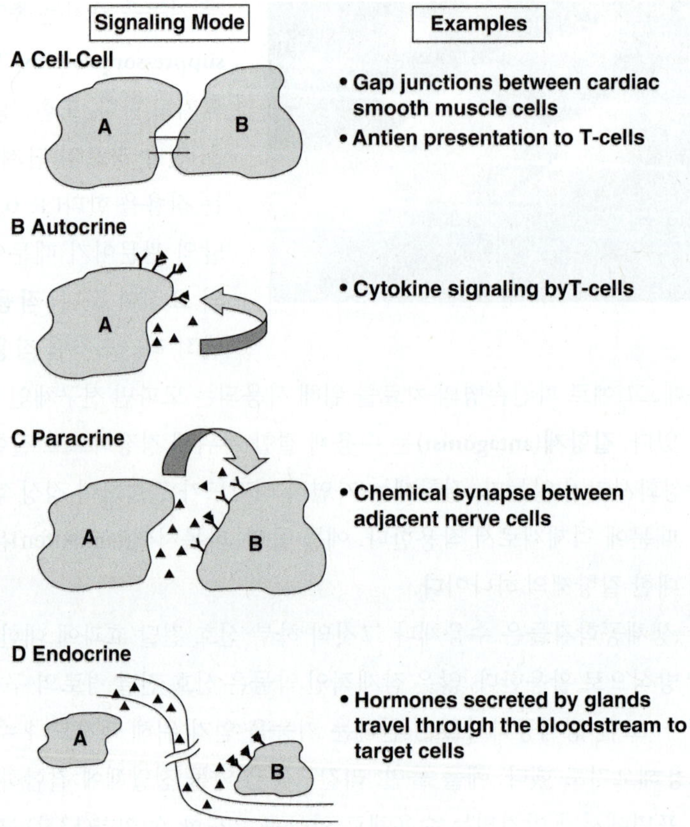

그림 6.5

세포 신호 전달 방식. 세포는 간극 연접이나 세포 표면 수용체를 통한 직접적인 세포 간 접촉을 통해 서로 소통할 수 있다(**A**). 세포는 또한 신호 전달 물질(삼각형)을 분비함으로써 신호를 전달할 수 있다. 이러한 분자 또는 리간드는 (**B**) 세포 자신의 표면이나 (**C**) 근처의 세포 또는 (**D**) 멀리 떨어진 세포에 위치한 수용체(Y)에 결합할 수 있다.

것을 들 수 있다. 분비된 신호 전달 분자들은 흔히 근원세포에 대한 표적세포의 위치에 따라서 자가분비, 근거리 분비, 내분비로 분류된다. **자가분비 신호 전달(autocrine signaling)** 분자는 분비한 세포 스스로에게 작용한다. 신경세포 신호 전달에 사용되는 것과 같은 **근거리 분비 신호 전달(paracrine signaling)** 분자들은 분비 장소 인근에 있는 표적 세포들에 작용한다. 인슐린 호르몬과 같은 **내분비 신호 전달(endocrine signaling)** 분자들은 분비 장소로부터 멀리 떨어져 있는 표적 세포들에 작용한다. 이러한 신호 전달 방식은 사람들이 서로 간에 소통하는 다른 방식들과 비슷하다. 예를 들면, 잭은 질에게 오늘 저녁에 카페에서 만나자는 메시지를 보내려고 한다. 잭은 스스로 확인 메모를 적는다(자가분비). 그는 질에게 세부 사항에 대해 이메일을 보낸다(내분비). 그는 그녀에게 시간 변동에 대한 메모를 적어서 그것을 수업 중인 그녀에게 전달한다(근거리 분비). 수업을 마친 뒤, 그들은 만나서 어떻게 카페에 갈 것인지에 대한 계획을 서로 이야기한다(세포 간 직접 통신).

이번 장에서는 체내의 중요한 세 가지 통신 체계(신경계, 내분비계, 면역계)에 관여하는 신호 전달 리간드와 수용체, 그리고 세포 내 화학 반응의 유형에 대해 설명한다. 이러한 체계들은 (체내와 체외를 막론하고) 국지적인 환경적 조건의 상태를 감지하고 적절한 세포 반응을 일으켜 적절한 체내 환경을 유지하는 기능을 한다. 다음 절에서는 세포의 통신에 관여하는 신호 전달 경로에 포함되는 화학 반응의 유형에 대해 설명한다. 독자는 신호의 전달에 일조하는 각 단백질의 정확한 이름보다는 그것의 기능을 포함해서 반응의 전반적인 과정에 대해 이해하는 것에 집중해야 한다. 여기에서는 신호 전달망의 기능을 소개하고, 우리가 각각의 신호 전달망을 분자 수준에서 얼마나 이해하고 있는지를 설명한다.

6.2.1 세포 표면 수용체

모든 세포 표면 수용체는 다음과 같은 네 가지의 일반적인 종류로 분류된다. 리간드 개폐형 이온 통로(ligand-gated ion channels), G 단백질 공역 수용체(G-protein-coupled receptors, GPCRs), 수용체 타이로신 인산화 효소(receptor tyrosine kinases, RTKs), 그리고 효소 결합 수용체(enzyme-linked receptors)가 있다(표 6.2). 리간드 개폐형 이온 통로는 연관된 세포 내 신호 전달 경로가 없기 때문에, 가장 단순한 방식의 표면 수용체이다. 리간드의 결합으로 이온 통로가 열리거나 닫혀서 세포막을 통한 이온의 흐름을 허용 또는 제한한다. 리간드 개폐형 통로는 신경세포와 다른 신경세포 간의 통신이나 신경세포와 근육세포 간의 통신에 사용된다(6.3.2절 참조). 나머지 세 가지 종류의 수용체들은 신호 전달 경로의 시작점으로서 작용한다.

리간드가 GPCR에 결합하면, 수용체와 연관된 G 단백질(G-protein)이 켜지고, 이어서 G 단백질은 어떤 효소를 활성화시키거나 억제한다. GPCR의 예로는 베타아드레날린 수용체(beta-adrenergic receptor)를 들 수 있는데, 이것은 흔히 아드레날린으로 알려진 에피네프린(epinephrine) 호르몬에 대해 반응한다. 베타아드레날린 수용체는 베타차단제(beta blocker)라고 불리는 약에 의해 억제된다(표 6.1). 이번 장에서 다뤄지는 다른 GPCR으로는 간접 개폐형 이온 통로(indirectly gated ion channel, 6.3.2절)와 글루카곤 수용체(6.4.2절)가 있다. 다른 종류의 수용체인 RTK는 세포질 내에 위치한 꼬리에 자체적인 효소 활성을 가지고 있다. **인산화 효소(kinases)**는 단백질에 인산기를 더해주는 [**인산화(phosphorylation)**] 촉매 작용을 하는 효소이다. 그 이름이 말해주듯, RTK는 그 기질의 타이로신 잔기의 인산화를 촉매한다. 인슐린 수용체는 RTK의 한 예이다(6.4.2절). 또 다른 RTK 단백질군에는 상피세포 성장 인자(epidermal growth factor), 혈관 표피 성장 인자(vascular endothelial growth factor), 그리고 섬유아세포 성장 인자(fibroblast

표 6.2 세포 표면 수용체

표면 수용체 종류	리간드 결합 시	예시
(a) 리간드 개폐형 이온 통로	통로가 열리거나 닫힌다.	- 아세틸콜린 수용체 - 글리신 수용체 - GABA 수용체
(b) G 단백질 공역 수용체 (G-protein-coupled receptor, GPCR)	G 단백질이 $G\alpha$와 $G\beta\gamma$로 분리되며, 이렇게 활성화된 소단위는 세포 내 다른 효소들을 활성화 또는 억제한다.	- 베타-아드레날린 수용체 - 간접 개폐형 이온 통로 - 글루카곤 수용체
(c) 수용체 타이로신 인산화 효소(Receptor tyrosine kinases, RTK)	수용체가 이합체화하고 세포질 꼬리들은 서로의 타이로신 잔기를 인산화시킨다.	- 인슐린 수용체 - 다양한 성장 인자 수용체[내피세포 성장 인자(EGF), 혈관 내피 성장 인자(VEGF), 섬유아세포 성장 인자(FGF) 등]
(d) 효소 결합 수용체	수용체가 이합체화하고 효소 활성을 갖는 단백질(인산화 효소 또는 인산분해 효소)과 결합한다.	- 시토카인 수용체

참고: 세포 표면 수용체는 몇몇 범주들로 분류될 수 있다. (a) 리간드 개폐형 이온 통로는 열리고 닫히는 것을 통해 이온이 세포 안팎으로 흐를 수 있게 한다. (b) G 단백질 공역 수용체(G-protein-coupled receptor, GPCR)는 막을 일곱 차례 통과하기 때문에 7-막관통 또는 뱀 모양(serpentine) 수용체로도 불린다. G 단백질은 세 가지 소단위(α, β, γ)로 이루어져 있으며, 비활성화 상태에서는 일반적으로 구아노신-5′-2인산(guanosine-5′-diphosphate, GDP)과 결합한다. GPCR에 대한 리간드의 결합은 G 단백질에 구조적 변화를 일으켜 구아노신-5′-2인산이 떨어져 나가게 한다. 그 뒤에 $G\alpha$ 소단위는 자유로워져서 구아노신-5′-3인산(guanosine-5′-triphosphate, GTP)과 결합하여 $G\beta\gamma$ 소단위로부터 분리된다. 그 뒤에 $G\alpha$-GTP 복합체는 이차전령인 고리형 아데노신일인산(cyclic adenosine monophosphate, cAMP)을 생산하는 반응을 촉매 작용하는 아데닐 고리화 효소와 같은 효소를 활성화시킨다. 몇몇 G 단백질들은 그 하부 작동인자들에 대한 억제 작용을 한다. (c) 모든 수용체 타이로신 인산화 효소(receptor tyrosine kinases, RTKs)는 리간드가 결합하면 이합체화(두 폴리펩티드 사슬을 합침)한다. 이합체화는 두 수용체의 세포질 꼬리를 서로 인접하게 한다. 이러한 수용체들은 그들의 꼬리에 인산화 효소 활성을 갖기 때문에, 그들의 상대편 꼬리의 타이로신 잔기를 서로 인산화시킬 수 있다. 이러한 인산타이로신(phosphotyrosine) 잔기는 다양한 연결 단백질이나 효소에 대한 결합 부위가 된다. (d) 효소 결합 수용체에 리간드가 결합하면 유사한 이합체화 단계가 일어나지만, 이러한 수용체들은 자체적인 촉매 활성을 가지고 있지 않고, 리간드 결합으로 이합체화한 후 효소와 결합한다. 이러한 수용체에 연결된 효소들은 보통 인산화 효소지만, 인산분해 효소일 수도 있다.

growth factor)에 대한 수용체 등이 있다. 이러한 리간드들은 배아 발생이나 성인의 조직 재생 과정에서 세포의 성장에 중요하다. (이러한 성장 인자들은 생체공학자들에 의해 조직공학에서 세포 성장과 분화를 촉진하는 데 사용되며 이는 13장에서 다룬다.) 마지막으로, 네 번째 수용체 종류인 효소 결합 수용체는 스스로가 효소 활성을 가지지는 않지만 리간드가 결합한 뒤 효소와 결합할 수 있다. 세포 외 기질 구성요소들과 결합하는 인테그린 수용체는 효소 결합 수용체이다(3장). 면역계의 시토카인 수용체도 효소 결합 수용체의 또 다른 예이다(6.5.3절). 스테로이드 호르몬 수용체는 표면 결합이 아니고 세포 기질이나 핵에 위치하는 것이기 때문에(6.4.3절), 표 6.2에 나와 있지 않음을 유념하라. 또한 하나의 세포의 수용체가 또 다른 세포의 표면에 결합된 리간드와 상호 작용하는 세포 간 연락의 한 예로서 적응 면역에서의 중요한 현상인 **항원 제시 세포(antigen-presenting cell, APC)**의 T 세포 인식에 대한 내용을 다룬다(6.5.2절).

6.2.2 이차전령(second messengers)

이차전령은 초기 신호를 신호 전달을 돕는 다른 단백질로 전달하는 분자 변환기의 역할을 한다. 또한, 이들 이차전령 분자들 중 대다수는 하나의 효소에서 다량 생성될 수 있기 때문에, 신호 증폭의 역할 역시 수행할 수 있다. 두 가지 일반적인 이차전령들[고리형 아데노신일인산(cyclic adenosine monophosphate, cAMP)과 이노시톨 지질(inositol lipid)]이 그림 6.6에 나와 있다. 화학 반응에 의해서 생성되는 cAMP, 1,2-디아실글리세롤(1,2-diacylglycerol, DAG), 포스파티딜이노시톨(1,4,5)-3인산(phosphatidylinositol (1,4,5)-triphosphate, PIP3), 칼슘 이온 등의 이차전령들은 신호를 세포 내부에서 반응을 실제로 수행하는 **작동인자(effector)** 효소들로 전달하는 것을 도와준다.

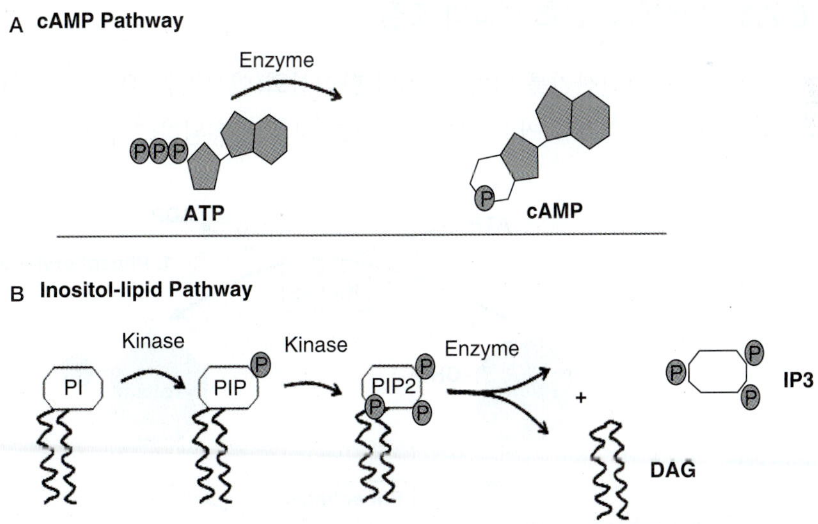

그림 6.6 이차전령을 생산하는 일반적인 두 가지 경로. 이러한 반응에 대해 촉매 작용을 하는 효소는 상부 변환기에 의해 활성화된다. **A.** 고리형 아데노신일인산(cyclic adenosine monophosphate, cAMP) 경로에서는 아데노신삼인산(adenosine triphosphate, ATP)이 아데닐 고리화 효소(adenylate cyclase)에 의해서 고리형 아데노신일인산으로 전환된다. **B.** 이노시톨 지질 경로에서는 막 인지질인 포스파티딜이노시톨(phosphatidylinositol, PI)이 포스파티딜이노시톨(4,5)-2인산[phosphatidylinositol(4,5)-bisphosphate, PIP2]을 만들기 위해 두 번의 인산화 단계를 거친다. 포스포라이페이스 C라고 불리는 효소는 포스파티딜이노시톨 2인산을 가수분해하여 (1,2)-디아실글리세롤[(1,2)-diacylglycerol, DAG]과 이노시톨(3,4,5)-3인산[inositol(3,4,5)-triphosphate, IP3]을 만드는 반응에 대한 촉매 작용을 한다. 합성된 이차전령들(cAMP, DAG, PIP3)은 신호를 증폭하고 하부 신호 전달 과정에 참여할 수 있다. (표시되지 않은) 칼슘 이온은 때때로 이차전령으로서의 역할을 한다.

이차전령들은 매우 효과적인 생리학적 도구로 이용된다. 예를 들면, GPCR를 통한 신호 전달은 아데닐 고리화 효소(adenylate cyclase)의 활성화로 이어지고(그림 6.3B), 이는 이차전령인 cAMP의 증가로 이어진다(그림 6.6A). cAMP의 농도는 대부분의 경우 세밀하게 조절되는데, 아데닐 고리화 효소의 활성화는 cAMP 농도의 상당한 증가로 이어진다. 그러므로, GPCR에 의한 아데닐 고리화 효소의 활성화로 인한 cAMP의 생성은 초기 신호의 증폭을 일으킬 수 있고, 이를 통해 다른 분자의 활성화를 촉발시킨다. 그 예로, 단백질 인산화 효소 A(protein kinase A, PKA, 그림 6.3B)는 바닥상태 농도 이상으로 cAMP가 증가함에 따라 활성화된다.

이차전령은 세포 신호 전달에 있어 유용한 도구이다. 제한된 수의 이차전령 분자들이 다양한 수용체로부터 오는 메시지로부터 촉발되기 때문에, 이차전령은 서로 다른 신호 전달 경로를 수렴하여 서로 협력 작용하게 한다. 또한 하나의 리간드가 서로 다른 세포에서 다른 이차전령들을 활성화시킬 수도 있기 때문에, 이차전령은 세포들의 기능의 다양성에 일조하기도 한다.

6.2.3 인산화와 신호 전달의 조절

인산화(인산기를 더하는 것)와 탈인산화(인산기를 제거하는 것) 반응은 신호 전달 경로에서 효소를 켜고 끄는 방법으로 자주 사용된다(그림 6.7). 단백질의 인산화는 세포

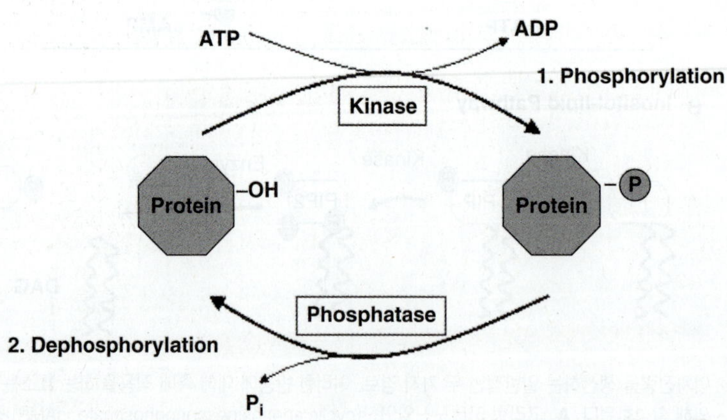

그림 6.7 인산화와 탈인산화 반응. 인산화와 탈인산화는 신호의 전달에 있어 중요한 기작이다. 인산화 효소와 인산분해 효소는 신호 전달 경로 내의 효소를 켜거나 끌 수 있다. 자유 수산기(hydroxyl group)를 가지는 특정 아미노산 잔기들(세린, 트레오닌, 타이로신)은 인산화 효소(kinase)에 의해 인산화될 수 있다. 인산화 효소는 아데노신 3인산(adenosine triphosphate, ATP)을 인산기 공급원으로 이용하여 인산화 반응(1)에 대해 촉매 작용을 한다. 아데노신 2인산(adenosine diphosphate, ADP)은 인산화 반응 부산물의 하나이다. 그 역반응인 탈인산화(2)는 무기 인산을 만들어내는데, 이는 인산-단백질 결합을 자르는 인산분해 효소(phosphatase)에 의해서 발생한다.

가 수용체에서 발생한 신호를 최종 작동인자 효소까지 전달하는 과정을 돕는 중요한 과정이다. 인산화 효소는 단백질의 특정 아미노산 잔기에 인산기를 더하는 반응을 촉매한다. 예를 들면, (위에서 언급한 바와 같이 cAMP에 의해서 활성화되는) PKA는 (그림 6.3B에 나와 있는 세포와 같은) 특정 세포에서 활성화될 경우, 세포핵으로 이동하여 cAMP 반응 요소 결합 단백질(cAMP response element binding protein, CREB)을 활성화시키고, 이는 다시 특정한 유전자 발현을 활성화시킨다.

많은 신호 전달 경로는 일련의 인산화 효소 반응, 또는 인산화 효소 캐스캐이드를 사용한다. "인산화 효소 캐스캐이드(kinase cascade)"는 하나의 단백질이 다른 단백질을 인산화하고, 그것이 또 다른 것을 차례대로 인산화하는 일련의 인산화 반응이다(예를 들어, 인산화 효소 A가 인산화 효소 B를 인산화하고, 인산화된 인산화 효소 B가 다시 인산화 효소 C 등을 인산화시킬 수 있게 된다).

6.3 신경계

신경계는 내분비계와 함께 항상성을 유지하기 위해 기능한다. 개개인의 미각, 시각, 청각 그리고 후각과 같은 익숙한 감각들은 뇌로 직접 신호를 보내는 감각 신경세포에서 비롯한다. 촉각은 두 종류의 신경세포를 사용하는데, 하나는 우리 외부의 환경을 감지하는 것(예를 들어, 피부에 있는 통각 센서)이고 다른 하나는 내부 환경을 감지하는 것(예를 들어, 내부 장기에 있는 센서)이다. 모든 감각 정보는 중추신경계(central nervous system, CNS)의 주요 기관들인 뇌와 척수에서 통합된다. 중추신경계에서 발생한 적절한 반응은 신호의 형태로 운동 신경세포를 통해 근육과 분비선에 전달된다. 촉각 신경세포와 모든 운동 신경세포는 말초신경계(peripheral nervous system, PNS)를 이루고 있다. 신경계는 체내의 주요한 근육 운동과 내장 민무늬근 운동(visceral smooth muscle activity), 그리고 외분비선과 내분비선의 분비를 조절한다.

6.3.1 신경세포 구조와 활동전위

모든 신경세포는 특유의 인상적인 형태를 가지고 있지만, 5장에서 살펴보았던 기초적인 세포 구조와 익숙한 세포 구성요소들을 가지고 있다(그림 6.8). 전형적인 신경세포는 간단한 모형으로 묘사될 수 있다(그림 6.9). **수상돌기(dendrites)**는 다른 세포들(대개 다른 신경세포들)로부터의 입력 신호를 받기 위한 안테나의 역할을 하는 신경세포의 연장

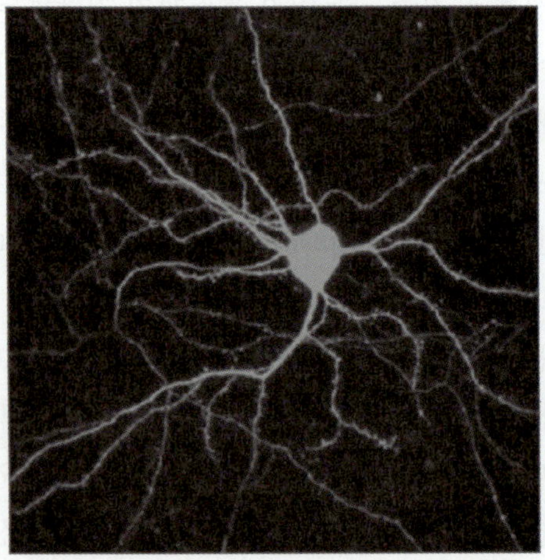

그림 6.8

신경세포. 신경세포는 다른 세포에 연결되어 정보를 수집하기 위해 뻗어 나온 긴 돌기가 특징이다. 수상돌기로 불리는 돌기의 성장은 이 신경세포 인근의 생분해성 고분자로부터 뇌-유래 신경 영양 인자(brain-derived neurotrophic factor, BDNF)의 방출에 의해 촉진되었다. 사진 제공: Melissa Mahoney. (color plate 참고)

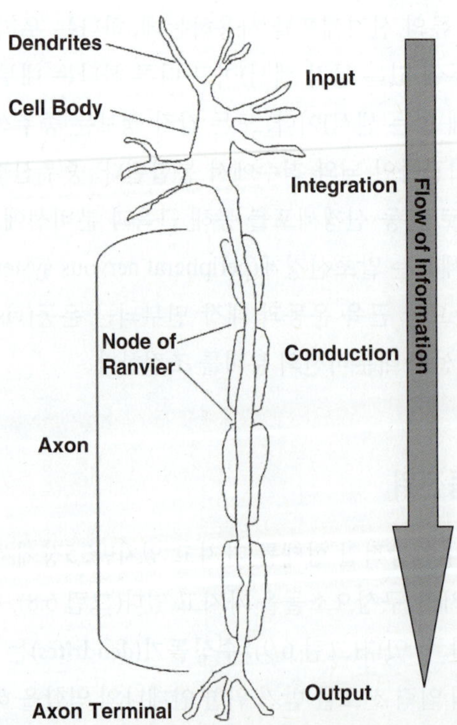

그림 6.9

신경세포의 구조와 기능. 수상돌기는 입력 신호들을 받고, 그것은 신경세포에 의해 통합되고 축삭돌기에 의해 출력 말단으로 전도된다. 랑비에 결절은 몇몇 신경세포에서 활동전위의 빠른 전도를 가능하게 한다. 정보의 흐름은 수상돌기에서 축삭돌기 방향이다.

된 부분이다. 모든 신경세포들은 다수의 수상돌기를 가지고 있다. 세포체(cell body)에는 세포를 유지하는 세포 소기관들이 있다. 각각의 신경세포들은 하나의 **축삭돌기(axon)**를 가지고 있고, 축삭돌기는 통합된 신호를 세포체에서부터 출력 신호를 전송하는 축삭 말단으로 보낸다. 출력되는 신호는 그것을 전송하는 신경세포의 종류에 따라 다르지만, 대부분 **신경 전달 물질(neurotransmitters)**이라고 불리는 특수한 리간드의 방출을 수반한다. 이렇게 방출된 신경 전달 물질은 인근의 세포들(주로 다른 신경세포나 근육세포)에 작용할 수 있다.

신경의 신호는 축삭돌기를 따라 **활동전위(action potentials)** 또는 신경 충동(nerve impulses)의 형태로 전파된다. 세포막은 평소 휴지기에도 전기적 극성을 가지는데, 이는 몇 종류의 이온에 대한 투과성으로 인한 것이다(박스 6.2). 일반적인 세포의 휴지 막전위는 원형질막을 사이에 둔 전하 분리로 인해 약 -70 mV로 유지되며, 세포의 안쪽 표면이 바깥 표면보다 더 음전하를 갖는다. 막을 가로지르는 전위차는 소량의 이온이 막의 안에서 밖으로, 또는 그 반대로 움직임에 따라 변화할 수 있다. 이온은 지질 이중층에 대한 낮은 용해도로 인해 수동적으로 막을 통과할 수 없기 때문에, **이온 통로(ion channels)**라고 불리는 구멍을 통해 확산되어야 한다. 몇몇 이온 통로들은 항상 열려 있어서, 지속적으로 높은 농도에서 낮은 농도 쪽으로 이온이 이동, 또는 누출된다. 실제로, 음의 휴지 막전위는 주로 세포 내의 K^+ 이온이 열려 있는 포타슘 이온 통로를 통해서 세포 밖으로 빠져나가고, 세포 내에 잉여 음전하가 남는 것에 기인한다. 따라서, 많은 세포들의 휴지 막전위는 K^+ 이온의 **네른스트 전위(Nernst potential)**와 가까운 값을 갖는다(박스 6.2).

어떤 통로들은 특정한 자극에 대한 반응으로만 열리게 되는데, 그 자극에는 국지적인 막전위의 변화[이것은 전압 개폐형 통로(voltage-gated channels)라고 불린다]나 특정한 리간드의 결합[이것은 리간드 개폐형 통로(ligand-gated channels)라고 불린다] 같은 것이 있다. 활동전위(또는 활성화된 신경세포의 한쪽 끝으로부터 다른 쪽으로 전파되는 전기 신호)는 신경세포의 몇몇 특정 위치에 있는 전압 개폐형 소듐 이온 통로(voltage-gated Na^+ channels)가 열리는 것으로 시작한다(그림 6.10).

전압 개폐형 소듐 이온 통로의 순차적인 개방은 Na^+ 이온을 내부로 흘러 들어오게 하고, 이로 인해 세포 안쪽이 바깥에 비해 양극을 띠게 된다. 이런 양전하의 증가는 원형질막의 한 부분의 **탈분극(depolarization)**을 일으킨다. 전압 개폐형 소듐 이온 통로가 열린 후에, 전압 개폐형 포타슘 이온 통로(voltage-gated K^+ channels)가 열리고, 이로 인해

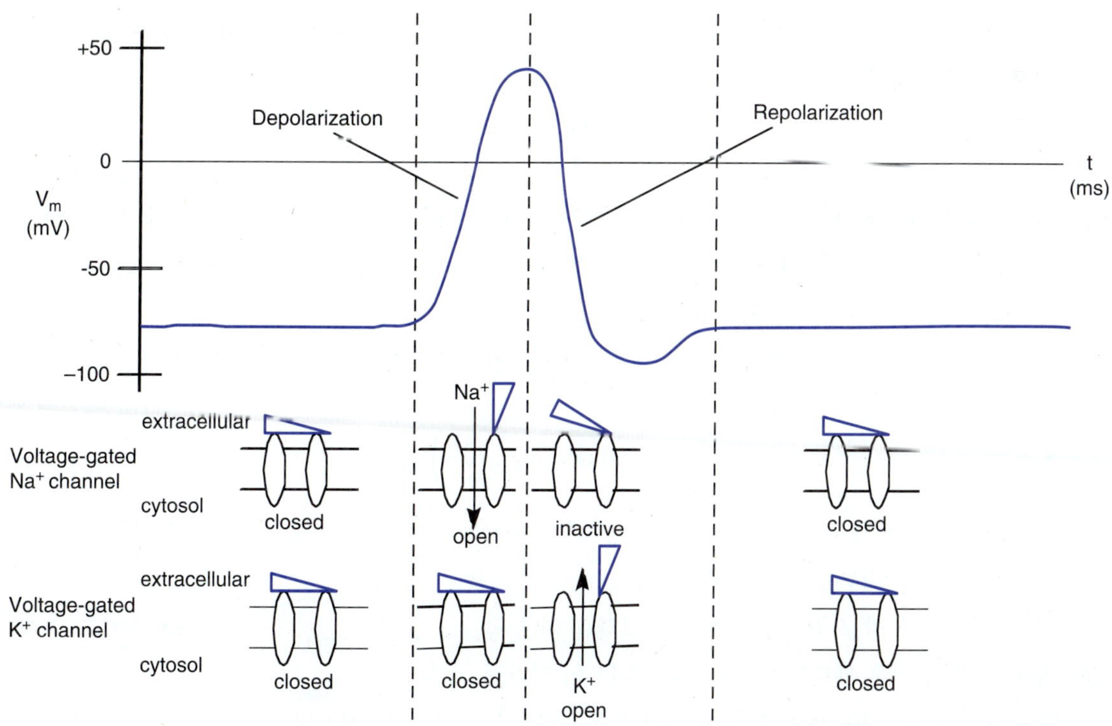

그림 6.10 활동전위 동안의 이온 통로의 개폐. 활동전위는 전압 개폐형 소듐 이온 통로가 열렸을 때 원형질막의 탈분극에 의해 발생한다. 휴지 막전위로 되돌아가는 재분극은 전압 개폐형 포타슘 이온 통로가 열리면서 발생한다.

박스 6.2 네른스트 전위

세포질(cytosol, 세포의 내부)과 세포 외액 사이의 이온의 이동은 농도 기울기와 전압 기울기라는 두 가지의 추진력에 의해 이루어진다. 세포를 아래 그림처럼 K^+ 이온에 대해 투과성을 갖는 막으로 분리된 비커로 단순화해 생각해보자. 즉, 세포막이 일반적으로 항상 열려 있는 포타슘 이온 통로를 가지고 있는 셈이다. A 측을 세포의 내부, B 측을 세포 외액이라고 가정하자. 시간이 0일 때, 세포 내 K^+ 이온의 농도가 세포 외 K^+ 이온의 농도보다 높기 때문에, K^+ 이온의 이동을 일으키는 농도 차에 의한 추진력이 존재한다. 즉, K^+ 이온은 농도 기울기를 따라 세포 밖으로 확산되어 나갈 것이다. K^+ 이온이 세포에서 나가면, 세포의 내부는 약간 더 음성이 될 것이고 외부는 약간 더 양성이 될 것이다. 농도 기울기에 따른 K^+ 이온의 이동에 의해 생성된 전압 기울기는 반대 방향으로의 이차적인 추진력을 생성한다. 즉, 전위차가 포타슘 이온을 세포 내부로 다시 끌어들이게 된다.

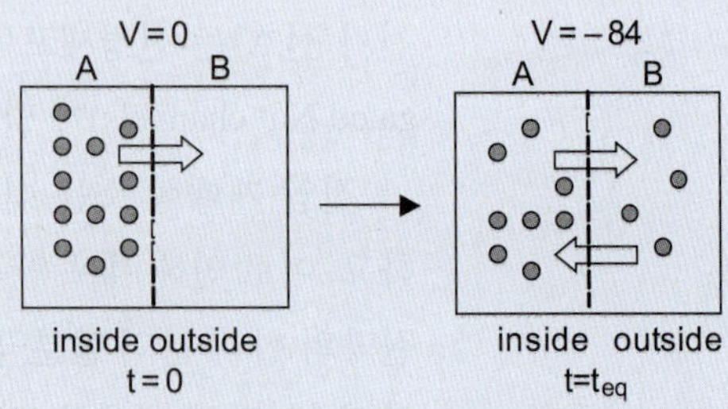

두 추진력이 균형을 이룰 때 평형이 이뤄진다. 즉, 농도 기울기와 전압 기울기가 서로를 상쇄하면 세포막을 가로지르는 이온 분포는 시간에 따라 더 이상 변하지 않는다. 이러한 평형 전위는 어떤 이온에 대한 네른스트 전위(Nernst Potential, V)로 알려져 있고, 아래 나타난 것과 같이 계산될 수 있다.

$$V = \frac{RT}{zF}\ln\left(\frac{c_0}{c_i}\right) \tag{식 1}$$

여기서 R(1.987 cal/K-mol or 8.314 J/K-mol)은 보편 기체 상수이고, T는 캘빈 단위의 절대 온도, z는 이온의 원자가 또는 전하량, F(23,062 cal/mol-V or 96,000 C/mol)는 패러데이 상수(Faraday's constant), c_o와 c_i는 각각 세포의 외부와 내부의 이온 농도이다.

실험이 상온(20 ℃)에서 수행되었다면, 1가 이온에 대한 네른스트 방정식은 다음과 같이 간소화될 수 있다.

$$V = (58\text{ mV})\log_{10}\left(\frac{c_0}{c_i}\right) \tag{식 2}$$

대부분의 세포에서는 세포 내 포타슘 이온의 농도는 140 mM이고 세포 외 농도는 5 mM이므로, 포타슘에 대한 네른스트 전위(V_{K+})는 −84 mV이다.

활동전위에 의한 탈분극이 발생할 때는 포타슘 이온 통로는 닫히고 소듐 이온 통로는 열린다. 세포 내부의 일반적인 Na^+ 이온의 농도는 10 mM이고 세포 외액의 Na^+ 이온 농도는 약 150 mM이다. Na^+ 이온에 대한 네른스트 전위를 계산해보라.

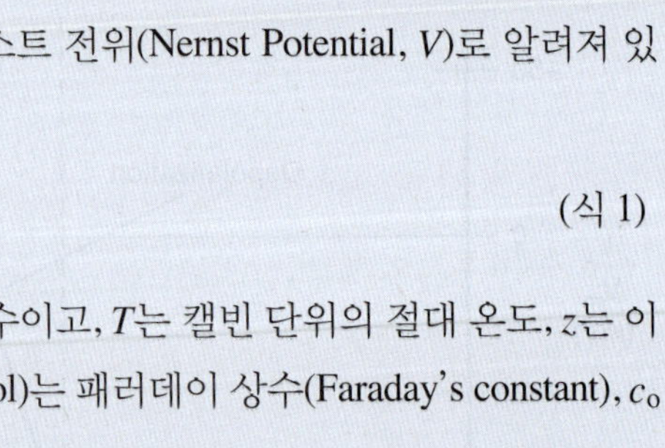

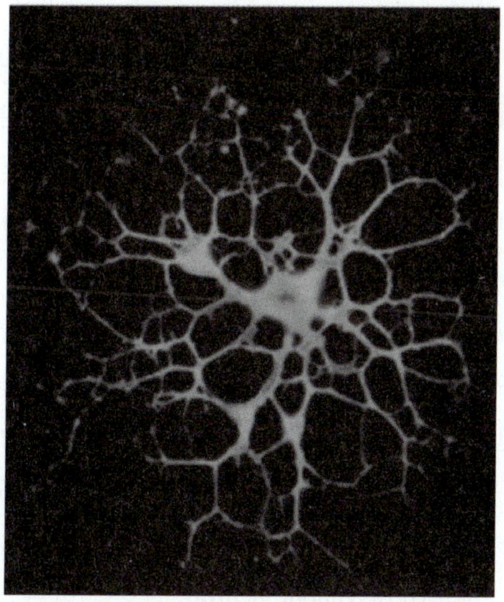

그림 6.11

희돌기교세포. 뇌에 있는 세포의 90 퍼센트는 신경아교세포이고, 이들은 신경세포의 기능을 지원한다. 이 희돌기교세포 같은 세포들은 신경 돌기에 미엘린 막을 제공하여 활동전위의 효율적인 전파를 가능하게 한다. Uniformed Services University of the Health Sciences의 Dr. Regina Armstrong이 제공한 사진. (color plate 참조)

외부로 K^+ 이온이 흐르게 되어 세포 내의 전위가 외부의 전위에 대하여 음의 값으로 되돌아오는 **재분극(repolarization)**이 일어난다. 포타슘 이온 통로가 열려 있는 동안, 소듐 이온 통로는 닫히고 비활성화되어, **불응기(refractory period)**라고 불리는 짧은 시간 동안 재활성화될 수 없게 된다. 이런 불응기의 존재로 인해 활동전위는 세포체로부터 축삭 말단의 한 방향으로만 전도된다. 또한, 활동전위의 크기는 축삭돌기를 타고 내려가는 동안 줄어들지 않는다(자세한 내용은 더 읽어보기 목록에 있는 Boron and Boulpaep의 7장 참조).

신경세포만이 신경계를 이루고 있는 세포인 것은 아니다. 신경세포체와 축삭돌기들은 **신경아교세포(glial cells)**라고 불리는 지지세포로 둘러싸여 있다. 이 세포들은 신경세포를 지지하고 보호하고 절연하며, 신경세포에 영양분을 공급한다. 이들 신경아교세포는 체내의 신경세포에 비해 10배에서 50배 정도 더 많이 존재한다. 특수한 신경아교세포인 중추신경계의 **희돌기교세포(oligodendrocytes**, 그림 6.11)와 말초신경계의 **슈반세포(Schwann cells)**는 축삭돌기를 감싸며 **미엘린(myelin)** 막을 형성한다. 미엘린 사이의 공간들을 **랑비에 결절(nodes of Ranvier)**이라고 부른다(그림 6.9). 이러한 결절 부위는 절연되어 있지 않아서 활동전위가 결절에서 결절로 이동하게 한다. 이런 식의 결절에서 결절로의 도약 또는 **도약전도(saltatory conduction)**는 전도의 속도를 증가시켜서 활동전위가 유수 신경(myelinated neurons)을 따라 긴 거리를 단시간에 이동할 수 있게 한다. 단속적인 절연체로서 미엘린의 중요성은 미엘린 단백질의 파괴로 인해 시각 손상과 근육 약화와 같은 증상이 일어나는 다발성 경화증(multiple sclerosis, MS)을 보면 알 수 있다.

6.3.2 신경 전달 물질 신호 전달

어떻게 전기 신호는 한 신경세포에서 다른 세포로 전달되는 것일까? 활동전위가 축삭 말단에 도달하면, 그것은 근처의 세포, 주로 신경세포나 근육세포의 수상돌기로 전달된다. 신경세포들은 신호 전달을 하기 위해 **시냅스(synapse)**라고 불리는 다양한 종류의 특수한 연접을 이용한다.

전기 시냅스는 두 세포가 공유하고 있는 간극 연접을 통해 활동전위가 직접 전달될 수 있게 한다. **간극 연접(gap junctions)**은 **코넥신(connexins)**이라 불리는 통로 형성 단백질들로 이루어져 있는데, 이를 통해 이온들이 자유롭게 이동할 수 있다. 간극 연접은 중추신경계에서는 드물지만, 내장 민무늬근(visceral smooth muscle) 섬유들이나 심근세포들 사이의 신호 전달에서 중요한 역할을 한다(8장 참조).

중추신경계에서의 모든 신호 전달은 화학 시냅스를 통해 이뤄진다. 화학 시냅스에서는 시냅스 전 신경세포(presynaptic neuron, 신호를 보내는 신경세포)의 축삭 말단에 도달한 활동전위가 시냅스 전 세포의 소낭에서 두 신경세포 사이의 세포 외 공간으로 신경 전달 물질 분자를 방출시킨다(그림 6.12). 폭 20–40 nm 정도의 이 공간을 **시냅스 간극(synaptic cleft)**이라 부른다. 신경 전달 물질은 시냅스 간극을 건너 시냅스 전 신경세포에서 시냅스 후 신경세포(postsynaptic neuron, 신호를 받는 신경세포)로 신호를 전달하는 '친수성'의 화학적 전령이다. 신경 전달 물질 분자들은 **근거리 분비 신호 전달**

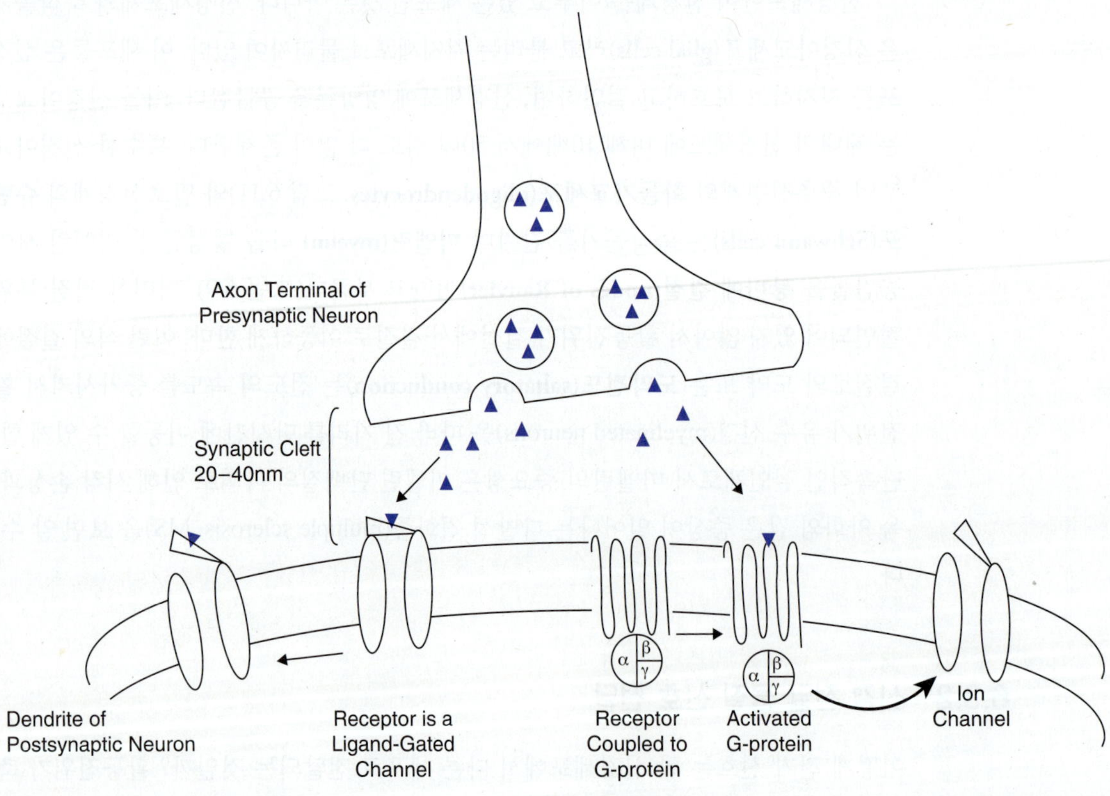

그림 6.12 시냅스. 신경 전달 물질은 시냅스 전 말단의 소포로부터 방출된다. 신경 전달 물질은 시냅스 간극을 가로질러 확산되어 시냅스 후 말단에 있는 직접 개폐형 또는 간접 개폐형 수용체에 결합할 수 있고, 이는 이온 통로를 열리거나 닫히게 한다.

(paracrine signaling) 분자의 경우처럼, 시냅스 간극을 가로질러 확산되어 시냅스 후 세포막의 수용체에 결합한다. 화학 시냅스에서 신호는 시냅스 전 신경세포에서 시냅스 후 신경세포의 한쪽 방향으로만 전달된다.

신경 전달 물질(리간드)은 시냅스 후 세포막의 수용체와 결합하여 이온 통로의 개폐를 유발한다(그림 6.10). 신경 전달 물질 수용체에는 두 종류가 있는데, 수용체 자체가 문의 역할을 하는 것[직접 개폐형(directly gated)]과 전령의 역할을 하여 다른 이온 통로 단백질에 신호를 전하는 것[간접 개폐형(indirectly gated)]이다. 직접 개폐형 수용체는 그 자체가 리간드의 결합에 의해 열리고 닫히는 리간드 개폐형 이온 통로이다. 간접 개폐형 수용체는 GPCR로, 인접한 이온 통로가 열리고 닫히는 것을 도와주는 G 단백질을 통해 신호를 전달한다. 직접 개폐형 수용체는 빠른 시냅스 전달을 필요로 하는 신경세포에서 발견되는 반면, 간접 개폐형 수용체는 신호를 전달하는 데 오래 걸리며, 느린 시냅스 전달에 관련된 신경세포의 표면에서 발견된다. 신경 전달 물질은 직접 그리고 간접 개폐형 통로에 모두 결합할 수 있다. 하나의 신경 전달 물질에 대해 어떤 종류의 통로가 열리는가에 따라 시냅스 후 신경세포를 억제할 수도 있고 흥분시킬 수도 있다. Na^+ 이온 통로가 열리면 신경세포의 탈분극과 활동전위의 전달이 일어난다. 반대로, K^+ 이온이나 Cl^- 이온 통로가 열리면 **과분극(hyperpolarization)**과 활동전위의 억제가 일어난다. 단일 신경세포는 (흥분성 또는 억제성의) 많은 시냅스 신호들을 동시에 받기도 하고, 그러한 탈분극과 과분극들의 합에 의해 활동전위가 발생될지가 결정된다. 활동전위는 이러한 합이 역치 전위를 넘을 때에만 유도된다. 역치에 도달했을 때에만 완전한 활동전위의 활성화가 일어나는 현상을 때때로 "실무율적(all-or-none)" 반응이라 일컫는다.

직접 개폐형 수용체를 통한 신호 전달

시냅스 구조와 기능에 관한 몇 가지 정보는 니코틴성 아세틸콜린(nicotinic acetylcholine, ACh) 수용체라고 불리는 흔한 종류의 수용체를 자세히 살펴봄으로써 더 명확하게 알 수 있다. 니코틴성 ACh 수용체는 리간드 개폐형 이온 통로의 한 예이다. 이 직접 개폐형 수용체는 운동 뉴런과 골격근 세포 사이의 시냅스인 신경근접합부(neuromuscular junction)에 있는 근육세포의 막에 위치해 있다(그림 6.13). ACh 수용체는 다섯 개의 단백질 소단위가 원통 모양으로 배열되어, 원형질막에 구멍 또는 통로를 형성한다. ACh 수용체는 양이온 통로로, 양극을 띠는 이온들만 통과해 흐를 수 있게 한다. 아세틸콜린이 이 수용체에 결합하면 소단위의 형태적 또는 구조적 변화를 유발하여 구멍이 열리게 되고, Na^+과 K^+ 이온이 통과할 수 있게 되어 흥분성 신호가 전달되게 한다. 근육

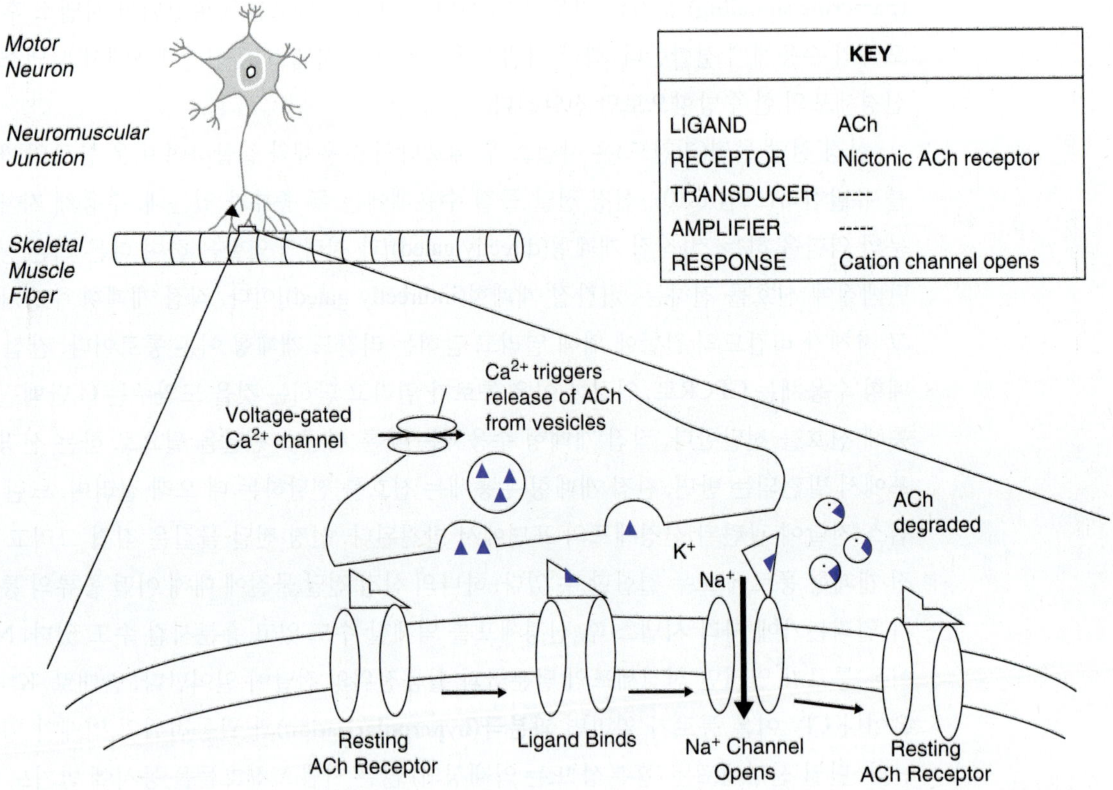

그림 6.13 니코틴성 아세틸콜린[nicotinic acetylcholine (ACh)] 수용체는 리간드 개폐형 이온 통로의 일종이다. 니코틴성 ACh 수용체는 근육세포막의 표면에 발현된다. 운동 신경세포 축삭 말단에서 세포 내 칼슘 이온의 증가는 저장 소포로부터 ACh의 방출을 촉발시킨다. ACh는 시냅스를 가로질러 확산되어 수용체에 결합한다. 결합은 소듐 이온과 포타슘 이온이 세포 내로 유입될 수 있게 하는 양이온 통로를 열리게 한다. ACh는 시냅스 간극에서 효소에 의해 분해되고, 그 수용체는 휴지(닫힘) 상태로 되돌아간다.

세포에서 이러한 양이온의 유입은 막의 탈분극을 일으켜서, 세포 내 저장소로부터 세포 기질로 Ca^{2+} 이온이 방출되도록 만든다. 세포질 내 칼슘 이온 농도 상승은 근육세포의 수축을 자극한다. 시냅스 후(근육세포) 막을 휴지 막전위로 회복시키기 위해서는 반드시 신경 전달 물질이 제거되어야 한다. 시냅스 간극에 위치한 아세틸콜린에스테라제(acetylcholinesterase)라 불리는 아세틸콜린 분해 효소가 신경 전달 물질을 제거하는 역할을 한다. 다른 수용체가 있는 시냅스에서는 신경 전달 물질이 확산되거나 시냅스 전 신경세포로 흡수되어 시냅스로부터 제거되기도 한다.

간접 개폐형 수용체를 통한 신호 전달

느리게 작동하는 시냅스에서 (간접 개폐형) 신경 전달 물질 수용체는 G 단백질에 연결

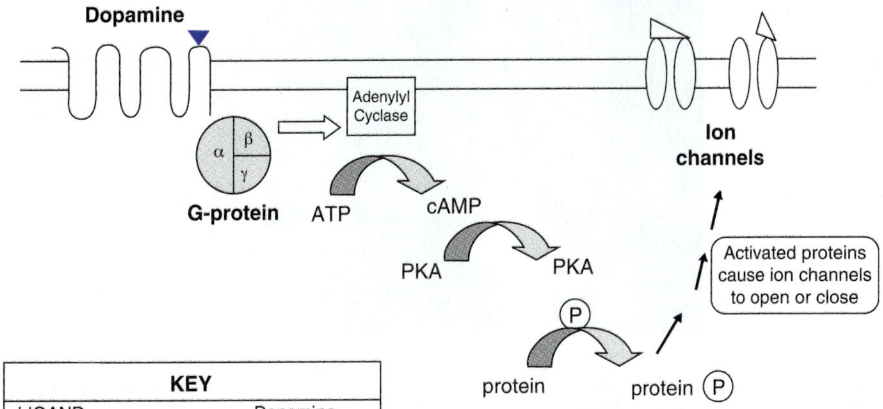

KEY	
LIGAND	Dopamine
RECEPTOR	DI Receptor
TRANSDUCER/AMPLIFIER	G-protein
TRANSDUCER/AMPLIFIER	cAMP
TRANSDUCER	PKA
TRANSDUCER	Other proteins
RESPONSE	Open or close ion channel

그림 6.14 D1-도파민 수용체는 간접 개폐형 이온 통로의 일종이다. 7-막관통 수용체(7-transmembrane receptor)에 도파민이 결합하면 연결된 G 단백질이 활성화된다. 활성화된 Gα 소단위는 아데닐 고리화 효소에 결합하여 활성화시킨다. 활성화된 아데닐 고리화 효소는 ATP를 이차전령인 cAMP로 변환하는 반응에 대한 촉매 작용을 한다. cAMP 이차전령은 단백질 인산화 효소 A(protein kinase A, PKA)라고 불리는 인산화 효소를 활성화시킨다. 하나의 리간드-수용체 복합체에서 수백 개의 G 단백질이 활성화될 수 있고, 하나의 활성화된 아데닐 고리화 효소는 cAMP 여러 분자를 생산할 수 있기 때문에 초기 신호는 크게 증폭된다. 그 이후 활성화된 PKA는 인산화 효소 캐스케이드 과정을 통해 결과적으로 이온 통로를 열리거나 닫히게 한다.

되어 있으며, 따라서 GPCR 단백질군에 속한다. 예를 들어, 도파민 D1 수용체의 경우, 도파민의 결합이 GPCR을 활성화시키고, 궁극적으로 이온 통로의 열림 또는 닫힘을 초래한다(그림 6.14).

6.4 내분비계

내분비계는 신경계와 협력하여 체내의 항상성을 유지하기 위해 작용한다. **호르몬(hormone)**은 내분비계의 화학적 전령이다. 특정한 요구가 있을 때, 내분비선은 혈액으로 호르몬을 분비하여 몸 전체로 확산시켜서 그 호르몬에 대한 수용체를 가진 세포를 포함하는 표적 기관의 반응을 자극한다. 예를 들면, "투쟁-도피(fight or flight)" 상황에서는(그림 6.15), 아드레날린이라고도 불리는 에피네프린 호르몬이 근육세포에 있는 베타

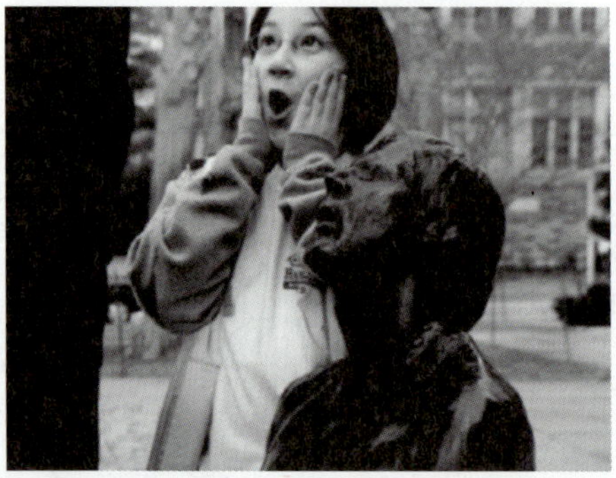

그림 6.15 호르몬은 신진대사와 행동에 영향을 준다. 몇몇 호르몬은 여러 날, 주, 달에 걸쳐 일어나는 여성의 월경 주기나 사춘기 동안의 성장과 같은 반응을 조절한다. 다른 것들은 위험이 감지될 때의 "투쟁-도피(fight-or-flight)" 반응을 위한 신체의 준비와 같은 더 빠른 현상들을 조절한다.

아드레날린 수용체를 활성화하여 글리코겐 분해를 촉진하고 대사 연료를 쉽게 이용할 수 있게 한다. 또한 에피네프린은 심장, 눈, 혈관에 있는 표적 세포와도 결합하여 심박수 증가, 동공 확장, 특정 조직에서의 혈관 수축을 일으킨다. 이 모든 작용은 신체가 급격한 활동을 할 수 있도록 대비하기 위한 것이다. 베타아드레날린 수용체를 통한 신호 전달은 G 단백질과 아데닐 고리화 효소의 활성화와 연결된다.

내분비계는 주로 세포 내 화학 반응의 속도나 막을 통한 물질의 수송과 같은 신체의 대사 기능을 조절한다. 일반적으로, 내분비계는 신경계보다 천천히 반응하고 오래 지속되는 효과를 일으킨다. 내분비계의 호르몬 분비의 공통적인 특징은 음성 피드백(negative feedback)에 의한 조절 기작이다(박스 6.3). 음성 피드백에서, 신호는 호르몬을 분비한 기관으로 되돌아오는데, 그 신호는 음성으로 작용하여 그 기관의 호르몬 분비를 감소시킨다. 이런 음성 신호는 호르몬 작용이 무기한으로 지속되지 않아야 한다는 점에서 중요한데, 음성 피드백은 더 이상 필요하지 않은 신호를 끄는 기작을 제공한다.

6.4.1 호르몬

호르몬은 세포와 조직의 성장, 분화, 대사 작용을 조절하는 화학적 전령이다(그림 6.15). 분비된 호르몬은 표적 조직의 세포 표면에 위치한 수용체와 결합하는데, 표적은 분비 장소로부터 2미터나 떨어져 있는 경우도 있다. 세포 표면 수용체에 결합하는 호르몬은 대부분 표 6.3에 나와 있는 것과 같이 단백질이나 펩티드들이다. 반면, 스테로이드 호르몬은 소수성이고 세포막을 통과하여 세포 내에 위치한 수용체와 결합할 수 있다.

6.4.2 단백질 호르몬 신호 전달

펩티드 호르몬인 **인슐린(insulin)**과 **글루카곤(glucagon)**의 분비와 신호 전달을 통해 내분비계가 탄수화물 항상성을 유지하기 위해 어떻게 작용하는지 알아보자(그림 6.16).

박스 6.3 음성 피드백 조절

내분비계에 의한 호르몬 분비와 많은 다른 생리학적 기능들은 음성 피드백에 의해 조절된다. 예를 들면, 혈압의 조절은 복잡하게 조직화된 일련의 행동으로 이루어지는데, 이러한 조절 체계를 단순화시켜 그림으로 나타내었다. 아래 블록선도에서는 혈압 강하가 압력 감시 세포를 자극하고, 그것은 (신경세포 경로의 작용을 통해) 심장과 혈관을 자극하여 혈압을 높이기 위한 행동을 취하도록 한다. 혈압 증가는 혈압 감시 세포에 음성 또는 억제 신호를 주고, 이것은 혈압이 적정 수준으로 높아지면 반응을 정지하는 역할을 한다.

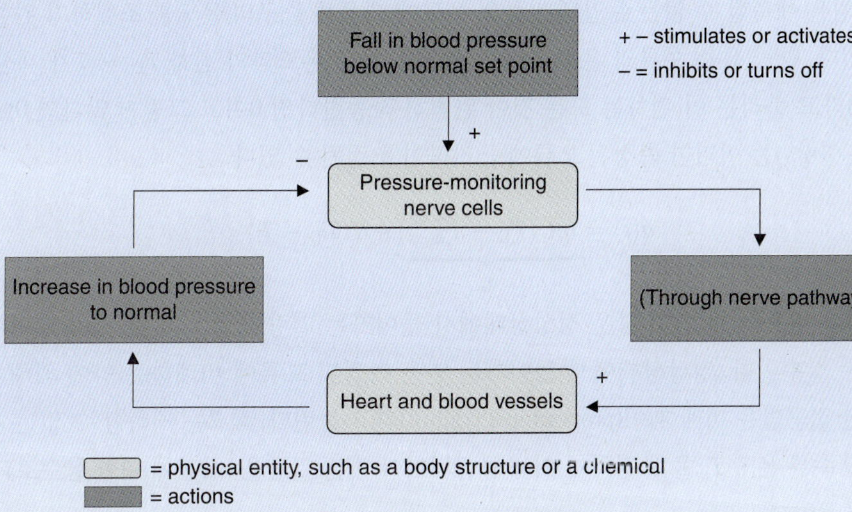

공학자들은 조절 체계에 대한 모형을 개발하여 교란이 발생했을 때 계의 반응을 예측하는 도구로 사용한다. 공급되는 물을 목표 온도 T_D까지 가열하는 단순한 예시에 대해 생각해보자(이 이상적인 계와 체온이 소실되는 방식 간에는 몇몇 유사점들이 있다). 물은 가열 장치를 갖춘 용기 내에서 완전히 섞이고, 이를 통해 열은 q의 속도로 가해진다.

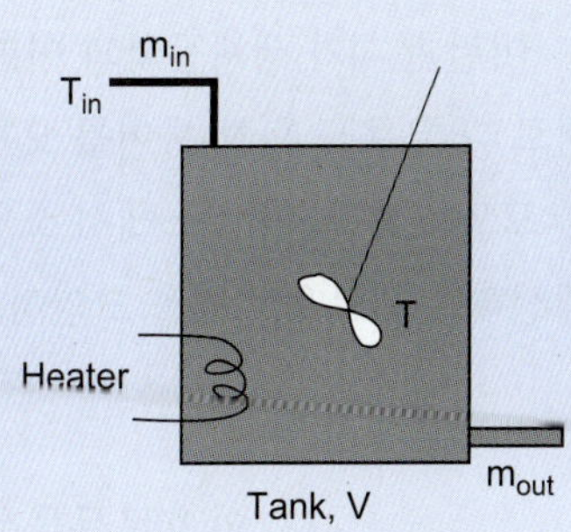

우선, 기구에 유입 또는 유출되는 물에 흐름에 대해 고려해보자. 정상상태에서는 $m_{in} = m_{out}$이다. (왜 이것이 참일까?) 단순화를 위해 $m = m_{in} = m_{out}$라고 정의하자.

만약 모든 것이 완벽히 작동하고 유입되는 물의 온도가 항상 정확히 T_{in}라면, 탱크로부터의 유출 수류가 목표 온도에 도달하기 위해 공급해주어야 하는 열의 양은 다음과 같다.

$$q_{ss} = mC(T_{ss} - T_{in,ss}) \qquad \text{(식 1)}$$

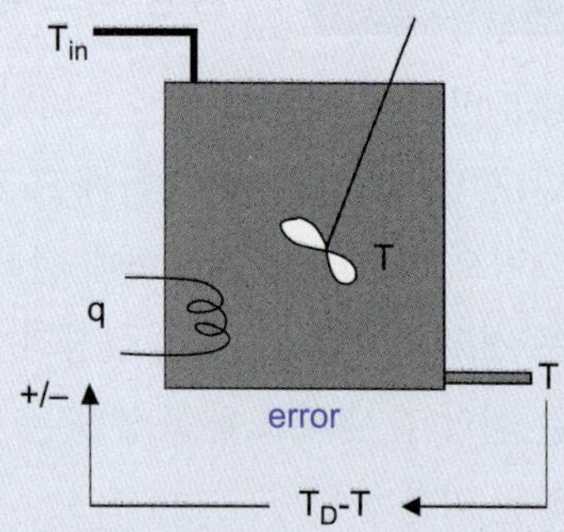

여기서 q는 공급되는 열의 양이고, C는 물의 비열, 첨자 ss는 정상 상태의 가동 조건을 나타낸다. 이 방정식은 정상상태가 유지되기만 하면(즉, 시간에 따른 계의 변화에 대한 변수가 없다면), 기구의 거동에 대한 완벽한 설명을 할 수 있다. 그러나 유입 수류의 온도가 아주 약간이라도 변한다면 어떻게 될까? 유입 수류의 온도가 완벽히 한결같지 않다면 어떻게 이 체계는 일정한 유출 수류의 온도를 유지할 수 있을까?

두 번째 그림은 예측할 수 없는 유입되는 물의 온도에 대응해 출구의 온도를 조절하기 위한 한 방법을 보여주고 있다. 만약 유출 수류의 온도가 측정된다면, 목표 온도와의 편차 $T_D - T$가 계산될 수 있다. **오류(error)**라고 불리는 이 편차는 모든 것이 완벽히 작동한다면 0이고 그렇지 않다면 0이 아니다. 이때 유입되는 열량 q는 이러한 측정된 오류에 근거하여 조정될 수 있다.

$$q(t) = \underbrace{mC(T_D - T_{in,ss})}_{q_{ss}} + K(T_D - T) \qquad \text{(식 2)}$$

여기서 방정식의 우측의 첫 번째 항은 정상상태에서 들어가는 열량과 같고, K는 계를 제어하기 위해 조절될 수 있는 상수이다. 정상상태에서 들어가는 열은 측정된 오류에 비례하는 양에 의해 조절되기 때문에, 이러한 접근법은 비례 제어(proportional control)라고 불린다. 식 2는 예측할 수 없는 시간에 대한 함수인 유입 수류 온도 T_{in}을 보정하기 위해 공급되어야 하는 열량을 (시간에 대한 함수로) 예측하기 위한 방법을 제공한다.

이런 문제가 생체공학과 어떤 관계가 있을까? 인체는 (하루에도 몇 번씩, 예측할 수도 없는 시점에) 서로 다른 온도 환경 사이를 오가면서도 자신의 체온을 유지하기 위한 기작을 가지고 있다. 비록 단순한 모델이지만, 이 박스에서 소개된 모델은 우리의 일반적인 신체 기능에 대해 이해하고, 조절 방식을 개선하는 새로운 방법을 고안하는 데 유용하다.

이 호르몬들은 췌장에 있는 특수한 세포에 의해 분비되고, 혈당 수준을 일정한 범위(80–90 mg/dL) 내로 조절하기 위해 상반되게 작용한다. 포도당을 감지하는 췌장 베타 세포는 높아진 혈당 농도[**고혈당증(hyperglycemia)**]에 대응하여 인슐린을 분비한다. 반대로, 췌장 알파 세포에서의 글루카곤 분비는 혈당 농도의 감소[**저혈당증(hypoglycemia)**]에 의해 촉진된다. 이와 같이, 인슐린은 "식후 상태"에 대응하여 분비되고, 반면 글루카곤은 "굶주린 상태"에 대응하여 분비된다. 글루카곤은 GPCR을 통한 신호 전달을 통해 작용하는데, 이는 아데닐 고리화 효소에서 이차전령인 cAMP의 생산을 활성화한다. 하부 인

표 6.3 내분비계의 분비선에서 분비되는 일반적인 호르몬들

종류	성질	예시
단백질 호르몬	- 친수성 - 표면 수용체에 결합	- 인슐린 - 글루카곤 - 성장 호르몬
스테로이드 호르몬	- 소수성 - 세포 내 수용체에 결합	- 테스토스테론 - 에스트로겐 - 프로게스테론 - 코르티코스테로이드

참고: 두 가지 일반적인 종류의 호르몬이 있다. 이를테면, 단백질(또는 펩티드) 호르몬은 세포 표면 수용체에 결합할 수 있고, 스테로이드 호르몬은 친유성이기 때문에 세포막을 통과하여 세포질이나 핵에 있는 수용체와 결합할 수 있다.

산화 효소들은 간이 글리코겐을 분해하여 혈액에 방출되는 포도당을 생산하는 효소를 활성화한다. 반대로, 인슐린은 근육이나 지방 세포로 포도당이 흡수되는 것을 촉진하고 포도당의 중합체인 글리코겐의 합성을 증가시킨다. 인슐린과 글루카곤 작용의 개략도(그림 6.16)는 박스 6.3에 있는 혈압 조절을 위한 제어 과정의 흐름도와 유사한데, 두 체계 모두 음성 피드백의 작용을 보여준다. 췌장에서의 인슐린 분비는 음성 피드백을 통해 조절된다. 이를테면, 혈당이 높을 때엔 인슐린 방출이 촉진되고, 혈당이 낮을 때엔 글

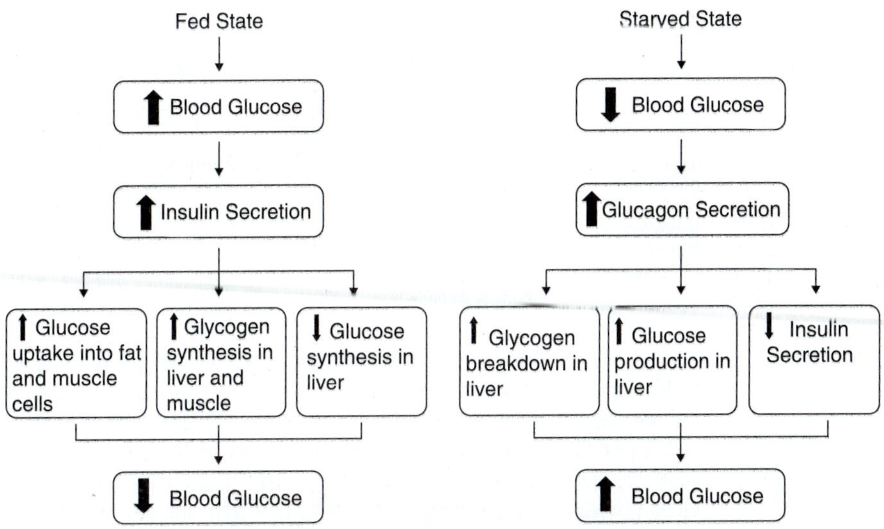

그림 6.16 포도당 항상성 유지에 있어 인슐린과 글루카곤의 역할. 식후 상태와 굶주린 상태에서 호르몬 분비는 혈당 수준의 항상성을 유지시킨다. 식후 상태에는 높은 혈당 농도가 췌장으로부터의 인슐린 분비를 촉진한다. 인슐린은 다양한 표적 세포에 작용하여 혈당 수준을 정상 범위로 낮춘다. 반대로, 혈당 수준이 낮을 때(굶주린 상태)는, 글루카곤 분비가 촉진된다. 글루카곤은 표적 세포에 작용하여 혈당을 높인다.

루카곤의 작용을 통해 인슐린 방출이 억제된다.

인슐린 수용체는 RTK 단백질군의 한 종류이다(그림 6.17). 인슐린 수용체를 통한 신호 전달은 복잡하며, 실제로는 인슐린의 결합에 의해 다수의 경로들이 활성화될 수 있지만, 여기서는 단 하나의 경로만을 설명할 것이다. 수용체에 대한 인슐린 결합은 수용체의 구조 변화로 이어진다. 이러한 형태적 변화는 세포질 쪽에 있는 두 꼬리를 서로 가깝게 만들고, 이로 인해 두 꼬리들은 서로를 인산화시킨다. 이러한 자기인산화(autophosphorylation) 과정으로 수용체는 인산화 효소로서 활성화된다. 활성화된 수용체는 이제 하부 효소들의 타이로신 잔기들을 인산화할 수 있게 된다. 일련의 반응들의 마지막에는 세포 내에 떠다니는 포도당 수용체가 원형질막으로 자리를 옮기는 것을 촉진하는 효소가 활성화된다. 이렇게 하여, 막을 통한 수송의 증가로 인해 표적 세포(지방과 근육세포)로의 포도당 흡수가 증가된다. 세포가 더 많은 포도당을 흡수할 수 있기 때문에, 혈액 내의 포도당의 농도는 감소된다. 인슐린 신호 전달에 대한 다른 세포 반응들은 그림 6.16에 나타나 있다.

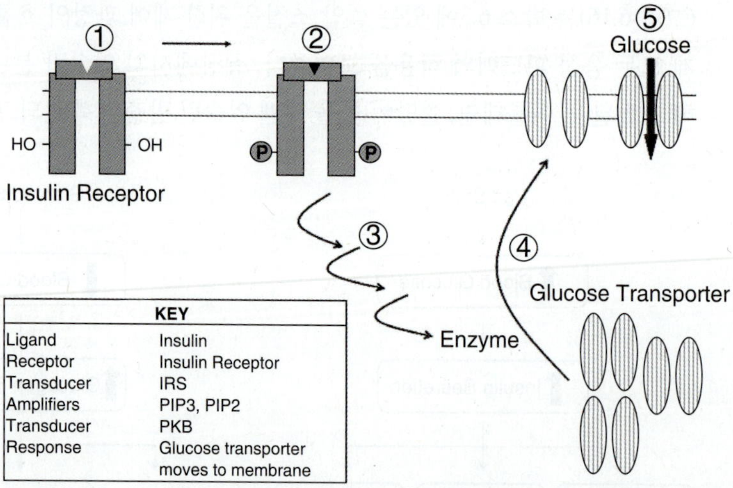

그림 6.17 인슐린은 지방과 근육세포의 포도당 흡수를 촉진한다. 인슐린 수용체는 그것의 세포질 쪽 꼬리에 인산화 효소 활성을 포함하는 수용체 타이로신 인산화 효소(receptor tyrosine kinase, RTK)의 일종이다. 인슐린이 인슐린 수용체에 결합하면, 구조적 변화가 일어나서 두 꼬리가 서로 가깝게 위치하게 되어 그들이 서로를 인산화시킬 수 있게 된다. 인슐린 수용체 기질(insulin receptor substrate, IRS)이 그 자리에 결합하여 인산화된다. 활성화된 IRS에 있는 인산타이로신(phosphotyrosine) 잔기는 연결기(adapter)나 변환기 단백질 영역에 결합하는 부위이다. 이러한 단백질들은 추가적인 단백질을 막으로 모으거나(연결기), 하부 신호 전달 경로를 전파한다(증폭기, 변환기). 포스파티딜이노시톨(phosphatidylinositol, PI)-3 인산화 효소는 활성화된 IRS에 결합하여 증폭기의 역할을 하는 이차전령 포스포이노시티드(PIP3, PIP2)을 생산한다. 이러한 포스포이노시티드(phosphoinositide)들은 PIP3-의존성 인산화 효소에 의한 인산화를 통해 활성화되는 단백질 인산화 효소 B(protein kinase B, PKB)를 모은다. PKB는 포도당 수송체(glucose transporter, GLUT4)의 세포질에서 세포막으로 이동시키는 다른 효소들을 활성화시킨다. GLUT4는 세포 내부로의 포도당 진입을 촉진한다.

6.4.3 스테로이드 호르몬 신호 전달

스테로이드 호르몬은 생식 기관과 성적 특징의 발달을 촉진하는 것(에스트로겐, 테스토스테론)에서부터, 포도당 생성을 촉진하고 염증을 줄이는 것[코티솔(cortisol)]까지 다양한 기능을 가지고 있다. 몇몇 운동선수들이 섭취하는 스테로이드는 안드로겐(androgen) 수용체의 작용물질이고, 안드로겐 수용체를 통한 신호 전달은 순수 근육량의 증가를 유발한다. 스테로이드 호르몬은 콜레스테롤로부터 합성된 소수성 분자이므로, 원형질막을 통해 확산되어 세포질이나 핵 내에 위치한 수용체에 결합할 수 있다. 핵 호르몬 수용체는 경첩 부위에 의해 DNA 결합 부위와 분리된 리간드 결합 부위를 가진 단일 폴리펩티드 사슬이다. 어떤 리간드가 핵 호르몬 수용체를 활성화시키면, 수용체-리간드 복합체는 유전자의 상부에 위치한 조절 DNA 서열인 호르몬 반응 요소(hormone response elements, HREs)와 결합한다(그림 6.18). 수용체의 종류에 따라, 활성화된 수용체는 호르몬 반응 요소에 **단량체(monomers)**나 **동형이합체(homodimers)** 또는 **이형이합체(heterodimers)**의 형태로 결합할 수 있다. 갑상선 호르몬, 비타민 D, 비타민 A의 활성형[레티노이드(retinoids)] 역시 핵 호르몬 수용체에 결합한다. 이것들은 표적 유전자의 전사를 강화 또는 억제하여, 각각 보조 활성 인자(coactivators) 또는 보조 억제 인자

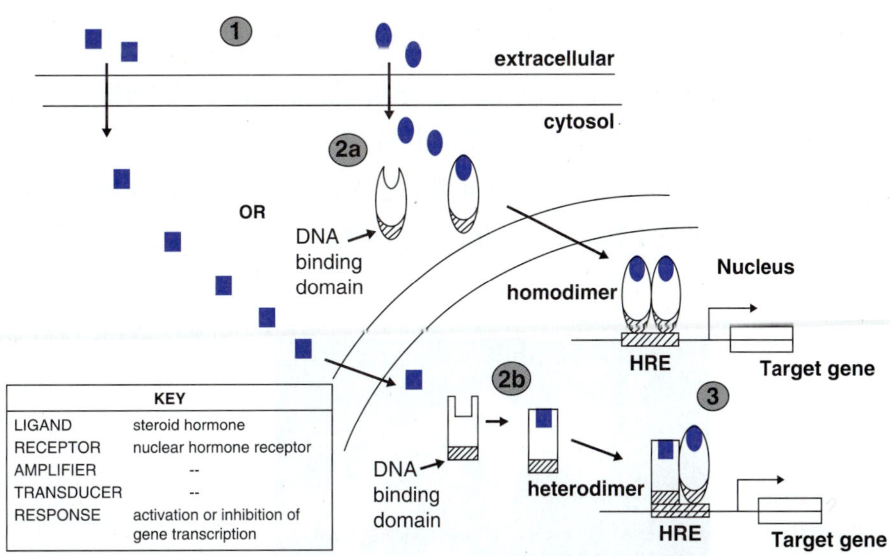

그림 6.18 스테로이드 호르몬 수용체에 의한 신호 전달 경로. (1) 스테로이드 호르몬은 친유성이므로 막을 통과하여 수용체에 결합할 수 있다. 스테로이드 호르몬 수용체는 세포질(2a) 또는 핵(2b)에 위치할 수 있다. (3) 리간드가 결합한 이후, 활성화된 스테로이드 호르몬 수용체는 동형이합체 또는 이형이합체를 형성하여 그것의 표적 유전자의 상부에 위치한 스테로이드 반응 요소(steroid-responsive element)에 결합할 수 있다. 디옥시리보핵산(deoxyribonucleic acid, DNA) 결합 부위에 대한 스테로이드 호르몬 수용체의 결합은 스테로이드 반응성 유전자의 전사를 활성화시킨다.

(corepressors)라고 불리는 다른 단백질들을 모집하는 전사 인자의 기능을 한다. 예를 들면, 에스트로겐 반응 요소에 에스트로겐이 결합하면 세포의 증식을 촉진하는 것에 관여하는 단백질을 암호화하는 유전자의 전사를 유도한다.

6.5 적응 면역계(adaptive immune system)

6.5.1 개요

면역계는 외래 침입자나 문제가 있는 세포가 존재하는지 내부와 외부의 환경을 감시하고 그것들을 신체로부터 제거하기 위한 "공격 계획"을 실행한다(그림 6.19). 면역계의 세포들은 자기(개체에 속한 세포들)와 비자기(침입한 미생물이나 이식된 장기의 세포 같이 자기에 속하지 않은 세포들)를 구별할 수 있다. 보통의 면역반응에서는 오직 비자기나 외래 세포들만 파괴되고, 자기 세포는 온전히 남아 있다. 면역계와 다른 세포 종류 간의 소통은 자기의 인식, 감시, 방어, 외래 침입자의 제거에 매우 중요하다. 이들의 신호 전달 기작은 자가분비와 근거리 분비 신호 전달뿐만 아니라 직접적인 세포 간 신호 전달도 포함한다. 면역반응에서 일어나는 일들은 매우 복잡하므로, 여기에서는 선천성 면역과 적응 면역의 간단한 개요만을 소개할 것이다. 세포 통신에 관한 이번 장의 맥락에 맞춰, 이 절에서는 적응 면역반응에서 일어나는 세포성 면역의 활성화에 연관된 몇몇 주요 현상들에 대해 설명하는 것에 중점을 둘 것이다.

어떤 사람들은 면역계를 한 작은 나라의 국방부에 비유하기도 한다. 방어되고 있는 국가가 인간의 신체라고 하면, 국방부의 구성요소에는 지휘 본부(1차 림프 기관-골수와 흉선), 현장지휘소(2차 림프 기관-림프절과 비장) 그리고 다른 훈련과 보직을 받은 군인들(대식세포, 자연 살해 세포, 호중구, B 세포, 수상돌기 세포, T 세포) 등이 있다.

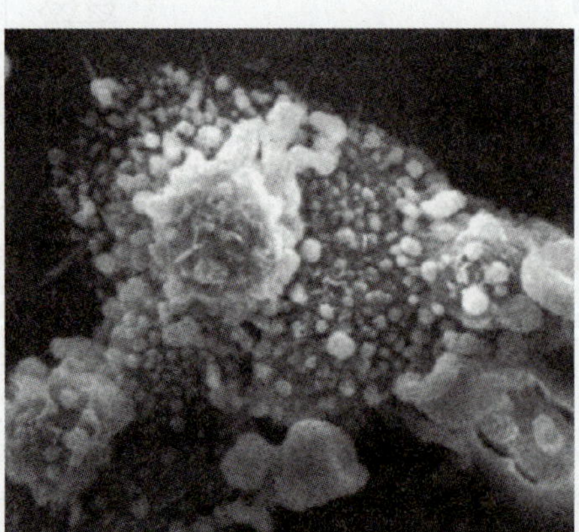

그림 6.19

면역계는 외래 물질로부터 생물체를 보호한다. 이 사진은 침투한 암세포(대식세포 아래의 크고 길쭉한 세포)를 죽이고 있는 대식세포(작은 구형의 세포)를 보여주고 있다. 사진 제공: Susan Arnold.

일차 방어선은(즉, 면역반응의 초기 단계) 선천성 면역계의 구성요소를 포함하는데, 이는 보병부대처럼 행동하여 (수용체를 통해) 신체에 접촉해온 병원균의 공통적인 특징을 조사하고 인식한다. 이러한 선천성 면역계의 반응은 비특이적인데, 바꿔

말하면 이 반응은 병원균의 공통적인 분자적 요소들을 인식하여 촉발된다는 것이다. 피부는 선천성 면역계의 주요 구성요소 중 하나이다. 이를테면, 피부는 병원균의 침투를 막는 강력한 물리적 장벽을 제공한다. 게다가 대식세포나 호중구와 같은 면역계의 세포들은 인간 세포에서는 발견되지 않지만 미생물 표면에서 흔히 보이는 지질다당류(lipopolysaccharides)와 같은 특정한 표면 특징을 감지할 수 있는 수용체를 가지고 있다. 선천성 면역반응은 염증 반응과 보체계의 활성화와 같은 기작을 이용하여 면역 세포들이 감염 부위에 빠르게 도달하게 하고, 숙주 세포가 감염되기 이전에 병원균을 파괴하도록 돕는다. **보체계(complement system)**는 **단백질 가수분해(proteolytic)** 또는 절단 반응과, 보체 단백질이라 부르는 혈장 단백질의 활성화 반응의 캐스케이드 과정을 포함한다. **옵소닌작용(opsonization)**이라고 불리는 과정에서는, 보체 단백질이 병원균을 표지하여 다른 세포에 의한 파괴를 유도할 수 있다. 그러나 선천성 면역은 병원균을 몸에서 몰아내는 데 항상 효과적인 것은 아니다. 몇몇 병원균들은 선천성 면역계에 의한 감지를 회피하기 위한 방법들을 발달시켜왔다. 게다가 선천성 면역계는 감염이 일어나기 이전에 병원균을 제거할 수 있을 만큼 효과적으로 작동하지 못할 수 있다.

만약 병원균이 체내에서 계속 존재한다면, 적응 면역계, 혹은 후천성 면역계의 "특수부대"가 동원된다. 후천성 면역계에는 항원 제시 세포(antigen-presenting cell, APC), B 세포, T 세포 등이 포함된다. 적응 면역계는 **체액성(humoral)** 반응과 **세포성(cell-mediated)** 반응이라는 두 가지 반응을 보이는데, 이 두 반응은 병원균들을 공격하기 위해 서로 의존하고 협력한다. B 세포와 T 세포는 모두 특정한 병원균을 특유의 방법으로 인식할 수 있다. 적응 면역반응의 또 다른 특징은 "기억"을 가진다는 것인데, 이로 인해 이전에 몸에 들어왔었던 병원균에 의한 재감염에 대한 보호가 가능하다. 결과적으로, 같은 병원균이 다시 침입했을 때에는 이들을 더 신속하고 효과적으로 처리할 수 있다. 적응 면역계에 의해 실행되는 반응들은 병원균의 종류에 달려 있다. 표 6.4는 대표적인 병원균들에 대응하여 흔히 일어나는 반응과 주요 작동인자를 요약하고 있다. 적응 면역반응의 역할은 선천성 반응에 병원균 특이성을 더해주는 것이다. 이를테면, 병원균에 대한 항체의 결합은 대식세포에 의한 병원균의 파괴를 촉진하고, 활성화된 T 세포는 호중구나 대식세포를 필요한 곳으로 유인하고 이들을 활성화시키는 시토카인을 분비한다.

세포 외 병원균은 체액성 면역반응을 자극하여 결과적으로 그 항원에 특이적인 항체를 분비할 수 있는 B 세포의 생산을 촉진한다. 항원(antigen)은 항체나 T 세포의 수용체에 결합하여 면역반응을 유도하는 분자이다. 자기 자신의 세포에서 유래한 분자를 포함해서 모든 분자가 잠재적으로 항원으로 작용할 수 있지만, 보통의 항원은 외래 병원균으로부터 유래한다. 항체의 분비가 시작되기 위해서는 B 세포가 반드시 활성화되어

표 6.4 면역반응의 종류와 핵심 요소

면역반응	병원균 종류	주요 작동 세포	주요 용해성 분자
선천성	세포 외(예, 세균)	대식세포, 호중구, NK세포	보체 시토카인
적응성 체액성	세포 외(예, 세균) - 소포성(vesicular) 항원 - 항원 제시 세포에 의해 식균된 병원균(예, 세균 단백질) - MHC 클래스 II에 제시된 것	B 세포 $CD4^+$ 양성 보조 T_h 세포	항체 보체 시토카인, 케모카인
적응성 세포성	- 세포질성(cytosolic) 항원 - 숙주 세포에 의해 생성된 내인 단백질(예, 바이러스 단백질) - MHC 클래스 I에 제시된 것	$CD8^+$ 양성 세포 독성 T_c 세포	

참고: 선천성 면역반응은 감염의 초기 단계에 활발하여 세포 외 병원균의 일반적인 특징들을 인식한다. 만약 병원균이 계속하여 존재한다면, 적응 면역반응이 체액성 반응 또는 세포성 반응을 통해 특이적으로 항원을 인식할 수 있다. 체액성 면역은 항원 특이적 항체를 분비하는 B 세포를 포함한다. 병원균의 종류에 따라 두 종류의 세포성 반응(보조 T 세포 또는 세포 독성 T 세포) (T_h, T_c)으로 나뉜다. 소포성 항원은 주조직적합성 복합체(major histocompatibility complex) 클래스 II 분자에 제시되어 표면에 CD4를 발현하는 보조 T 세포에 의해 인식된다. 세포 기질성 항원은 MHC 클래스 I 분자에 제시되어 표면에 CD8을 발현하는 세포 독성 T 세포에 의해 인식된다.

야 한다. B 세포의 활성화는 같은 항원에 접촉해서 스스로 활성화된 **보조 T 세포(helper T cells, T_h cells)**에서의 신호를 필요로 한다.

B 세포에 의해 분비된 항체는 신체가 병원균을 제거하는 것을 돕는다. 항체에 대한 항원의 결합은 여러 효과를 일으킬 수 있다. 항체는 미생물을 무력화시켜 미생물이 숙주 세포에 피해를 입히는 것을 막을 수 있다. 또한 항체는 항원에 표지를 붙일 수 있어서 포식세포가 항원을 에워싸는 것을 촉진하거나(옵소닌작용), 미생물의 **용해(lysis)**로 이어지는 보체계를 활성화시킬 수 있다. 14장에서는 체액성 면역반응에 대한 더욱 자세한 설명과 함께 여러 종류의 항체, 그리고 이러한 기작을 응용하여 백신으로 전염병을 근절하거나 약화시키는 방법에 대해 다루고 있다.

몇몇 병원균은 세포성 면역반응을 유도한다. 선천성 면역계를 회피한 병원균은 숙주 세포를 감염시키거나 전문적인 항원 제시 세포에 의해 **식균된다(phagocytose)**(그림 6.20). 두 경우 모두, 병원균으로부터 온 외래 단백질이 분해되고, 그 결과로 생성된 펩티드 조각은 가공되어 감염된 세포나 항원 제시 세포의 표면에 제시된다. 항원성 펩티드는 주조직적합성 복합체(major histocompatibility complexes, MHCs)라 불리는 특수한 수용체 분자에 실어진다. 외래 펩티드를 실은 MHC 분자는 항원 제시 세포의 표면에 배치되어 원형질막 고정 리간드를 형성한다(그림 6.21). MHC 분자-펩티드 복합체가 표면으로 배치되는 것을 종종 펩티드의 "전시(display)" 또는 "제시(presentation)"라고 부른

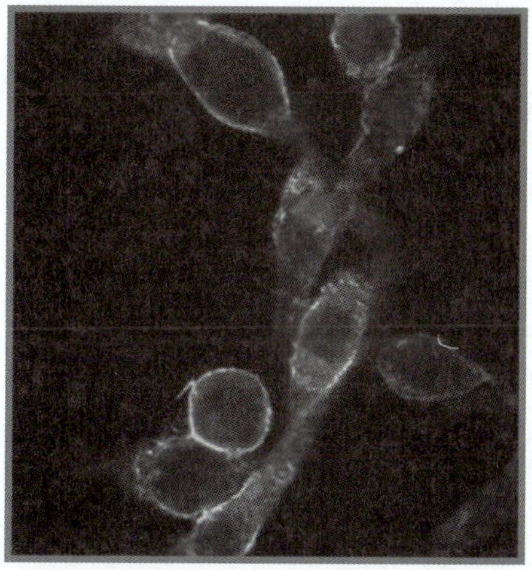

그림 6.20

항원 제시 세포에 의한 식세포작용(phagocytosis). 신체의 많은 세포들은 식세포작용(또는 미립자 물질의 섭취)을 할 수 있지만, 수상돌기 세포(dendritic cell)와 같은 항원 제시 세포는 특히 훌륭한 포식자이다. 이러한 세포들은 세포를 둘러싼 환경에 있는 작은 고분자 입자들(빨강)을 섭취할 수 있다. 사진 제공: Yale University의 Stacey Demento, Dr. Tarek, M. Fahmy. (color plate 참조)

다.

MHC 분자는 두 종류로 분류되는데, 이들은 서로 다른 세포에서 유래하며, 각 세포에 따라 고유한 구조를 가진다. 항원성의 펩티드를 전시하는 데 사용되는 MHC 분자의 종류는 단백질의 유래에 따라 다르다(그림 6.21). 예를 들어, 숙주 세포를 감염시키는 바이러스로부터 온 단백질과 같이 내부에서 합성된 단백질은 가공되고 **MHC 클래스 I 분자(MHC class Ⅰ molecules)**와 결합하여 제시된다. MHC 클래스 I 분자는 세포 종류에 따라 그 발현량이 다르지만, 기본적으로 신체의 모든 유핵 세포에 의해 발현된다. 세포 밖에 있는 병원균이 항원 제시 세포에 의해서 식균된 후, 그들의 외인성 단백질은 (5장에서 다룬 리소좀과 같은) 산성의 소포성 구획에서 분해되고, 그 결과 생성된 펩티드는 가공되어 **MHC 클래스 II 분자(MHC class Ⅱ molecules)**와 결합하여 제시된다. 대식세포와 수상돌기 세포는 MHC 클래스 II 분자를 발현하므로, 전문적인 항원 제시 세포의 역할을 할 수 있다. 또한 B 세포도 MHC 클래스 II 분자를 발현하지만, 식균 기능은 없다. 대신에 세포 외 항원은 (표면 결합 항체인) B 세포 수용체와 결합한 다음에 MHC 클래스 II에 제시된다.

세포의 표면에 전시된 펩티드-MHC 리간드는 T 세포에 대한 신호의 역할을 한다(그림 6.21과 6.22). 펩티드-MHC 복합체의 다른 요소를 인식하여, T 세포는 침입자의 근원(침입자가 유발한 것이 MHC 클래스 I인가, II인가?)과, 병원균의 화학적 성질(펩티드 구조가 어떠한가?)을 결정할 수 있다. T 세포의 수용체는 펩티드-MHC 표면 리간드에 결합하여 하부 신호 전달 경로를 활성화시킬 수 있으며, 이 T 세포에는 두 종류가 있다. MHC 클래스 I과 연결된 펩티드는 **세포 독성 T 세포(cytotoxic T cells, T_c)**에 의해 인식되는 반면 MHC 클래스 II와 연결된 것은 보조 T 세포에 의해 인식된다. 두 종류의 T 세포는 펩티드-MHC 복합체의 결합에 대한 반응뿐만 아니라 그들이 발현하는 표면 수용체에 의해서도 구별할 수 있다(그림 6.21). **CD8**이라고 불리는 공수용체(coreceptor) 분자는 세포 독성 T 세포에 나타나는 반면, **CD4**라고 불리는 공수용체는 보조 T 세포에 나타

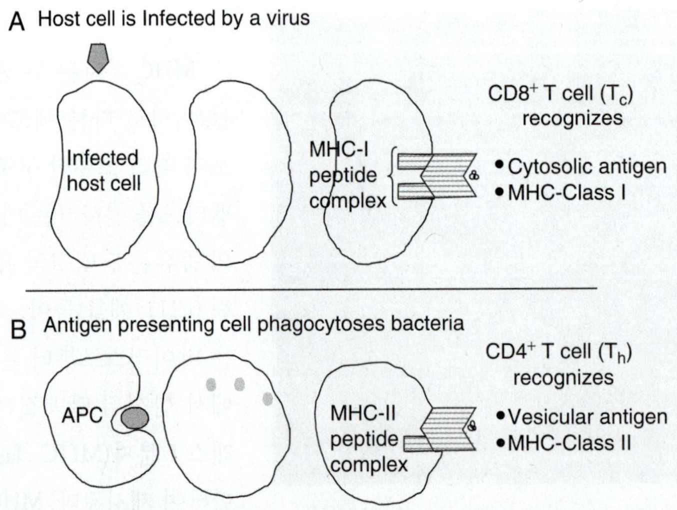

그림 6.21 항원의 처리와 펩티드 전시. **A.** 숙주 세포가 바이러스나 몇몇 세균에 의해 감염되었을 때, 외래 단백질은 숙주 세포에 의해 합성되고 세포질 내에 머물게 된다. 이러한 단백질들은 펩티드로 쪼개지고, 그 뒤에 주조직적합성 복합체(major histocompatibility complex, MHC) 클래스 I 분자에 의해 감염된 세포의 표면에 전시 또는 제시된다. 그 MHC 클래스 I-펩티드 복합체는 감염된 숙주 세포를 용해시키는 세포 독성 T 세포(T_c)에 의해 인식된다. **B.** 병원균은 전문화된 항원 제시 세포(antigen-presenting cells, APC)에 의해 직접 식균된다. 외래 단백질은 펩티드로 쪼개지고, MHC 클래스 II 분자를 지닌 항원 제시 세포의 표면에 제시된다. MHC 클래스 II-펩티드 복합체는 보조 T 세포(T_h)에 의해 인식되고, 그 뒤에 B 세포나 대식세포와 같은 다른 면역 세포의 증식을 촉발시키는 시토카인을 분비한다.

난다. 이러한 공수용체는 생물에 보편적으로 존재하기 때문에, 세포 독성 T 세포는 CD8 양성 T 세포($CD8^+$ T cells)라고도 불리고, 보조 T 세포는 CD4 양성 T 세포($CD4^+$ T cells)라고도 불린다.

6.5.2 T 세포 수용체 신호 전달

항원 인식 과정에서 세포 간 연락은 T 세포에 있는 수용체(T 세포 수용체 복합체, TCR 복합체)에 결합하고 있는 항원 제시 세포 표면에 있는 리간드(펩티드-MHC 복합체)에 의해 매개된다. 신체에는 아주 다양한 T 세포 수용체를 가지고 있는 T 세포의 라이브러리가 있는데, 각각의 T 세포 수용체는 하나의 항원을 인식할 수 있으므로 T 세포들이 들어 있는 집합은 이론적으로 어떤 항원이든 인식할 수 있다. (각 개인이 어떤 식으로 이러한 라이브러리를 구축할 수 있는지는 또한 흥미로운 이야기이지만, 이번 장의 범위를 벗어난다. 관심 있는 독자는 더 읽어보기 목록에 나와 있는 면역학 교과서를 참고하라.) 각각의 T 세포는 하나의 특정한 항원에 대해 특이적인 한 종류의 T 세포 수용체만을 발현한다. 하나의 항원에 대해 특이적인 수용체를 가진 수백만 개의 T 세포는 제시된 펩티

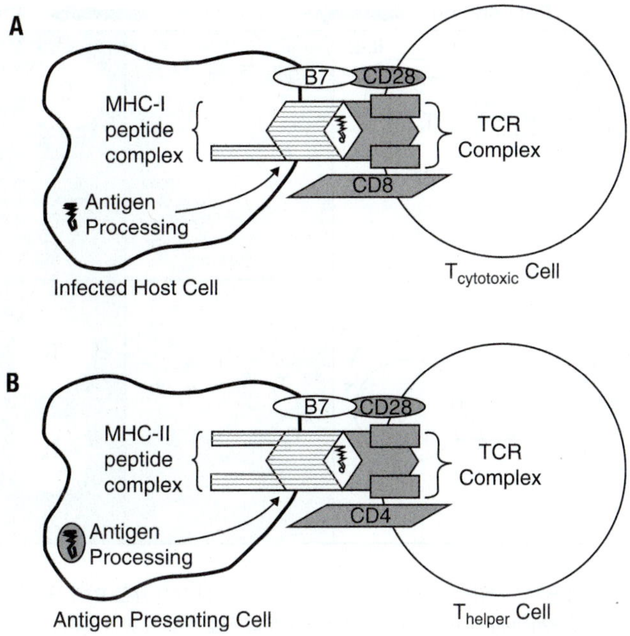

그림 6.22 항원성 펩티드의 T 세포 인식에서의 수용체 상호 작용. T 세포 수용체(T cell receptor, TCR) 복합체는 MHC 분자에 존재하는 항원을 인식한다. **A**. MHC 클래스 I에 결합된 항원들은 세포 독성 T 세포(T_c)에 의해 인식된다. **B**. MHC 클래스 II에 결합된 항원들은 보조 T 세포(T_h)에 의해 인식된다. 양성 식별이 일어나면, T 세포 수용체와 공수용체인 (보조 T 세포에 있는) CD4 또는 (세포 독성 T 세포에 있는) CD8이 펩티드/MHC 리간드와 중간 정도의 친화도로 결합하고, T 세포 수용체의 다른 소단위들(즉, CD3과 ξ-chain)은 신호 전달 경로를 활성화시킨다. 완전한 활성화를 위해서는 항원 제시 세포에 있는 B7이라고 불리는 상호자극성 리간드가 반드시 수용체인 CD28에 결합해야만 한다. 이러한 상호자극성 리간드는 펩티드/MHC 리간드와의 T 세포 수용체 상호 작용을 강화시킨다.

드가 가지고 있는 수용체 결합 부위와 일치하는지 보기 위해 계속해서 항원 제시 세포의 표면을 탐색한다. 이러한 스캐닝 과정은 순환하는 항원 제시 세포와 T 세포가 만나는 배수 림프절(draining lymph node)에서 일어난다. T 세포는 항원 제시 세포의 표면에 있는 펩티드-MHC 복합체에 잠시 결합한다. [이 과정은 간단한 일치 확인 과정이 아니며 다양한 신호를 필요로 하는데, 예를 들어 T 세포가 완전히 활성화하기 위해서는 상호자극성(costimulatory) 분자인 B7과 CD28이 서로 결합해야만 한다.] 일치가 확인되면 신호 전달 경로가 활성화된다. 즉, 특이적인 항원 인식 신호가 T 세포로 전달되기 위해서는 다중의 수용체-리간드 상호 작용이 동시에 발생해야만 한다(그림 6.22).

T 세포가 자신과 맞는 항원을 인식하는 인식 단계 이후에, 그림 6.23처럼 활성화와 작동 단계가 뒤따른다. 활성화 단계 동안에 T 세포는 성장 인자의 하나인 인터루킨-2(interleukin-2, IL-2)라고 불리는 시토카인의 자가분비 신호 전달에 의한 항원 특이적 클론의 증식 또는 **클론 확장(clonal expansion)**을 하며, 이를 통해 항원 특이적 T 세포

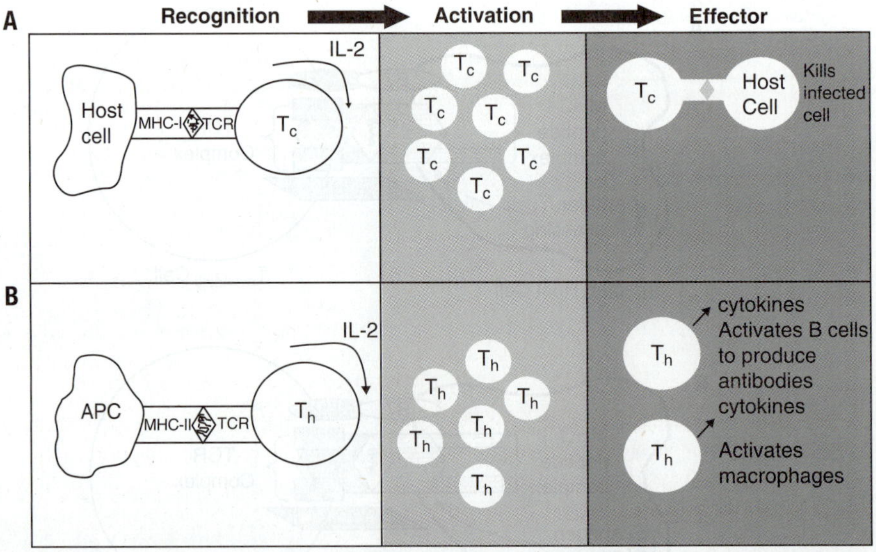

그림 6.23 세포성 면역반응의 단계. T 세포가 감염된 숙주 세포(**A**) 또는 항원 제시 세포(**B**)의 표면에 있는 펩티드/MHC 리간드를 인식하면, 인터루킨-2(interleukin-2, IL-2)를 통한 자가분비 신호 전달이 항원 특이적 T 세포의 증식을 촉진하는 활성화 단계를 거치게 된다. 작동 단계에서는 T 세포가 완전히 정상 작동하게 되어 감염된 세포를 죽이거나(세포 독성 T 세포), 면역계의 다른 세포들의 활성화를 돕는다(보조 T 세포).

가 대량으로 복제된다. 작동 단계에서 세포 독성 T 세포와 보조 T 세포는 각각의 역할에 맞게 서로 다른 작용을 한다.

만약 T_c 세포가 펩티드-MHC 클래스 I 리간드에 대한 결합을 통해 활성화되면, T_c 세포는 표적 세포를 죽인다. 암살자처럼 행동하는 활성화된 T_c 세포는 표적 세포의 막에 구멍을 형성하는 과립(granule)을 분비한다. 구멍의 형성은 표적 세포의 세포사멸을 유도하는 효소의 유입을 촉진한다. **세포 자멸(Apoptosis)**은 세포 예정사 또는 세포 자살을 의미하는데(5장 참고), 세포 자멸로 죽는 세포는 주변의 세포에 해를 끼치지 않는다. 결과적으로, 바이러스에 감염된 세포는 파괴되고, 더 이상 새로운 바이러스 입자가 합성되지 않게 되므로 다른 숙주 세포에 대한 추가적인 감염을 막을 수 있다.

T_h 세포와 그에 맞는 펩티드-MHC 클래스 II 리간드가 결합하면 다양한 결과가 발생한다. T_h 세포와 항원 제시 세포의 상호 작용은 세포 주기에 관여하는 시토카인, 시토카인 수용체, 작동인자 분자와 세포 주기 관련 단백질을 암호화하고 있는 유전자들의 전사를 증가시키는 전사 인자의 활성화로 이어진다. T_h 세포의 "보조" 기능은 주로 대식세포나 B 세포와의 세포 간 연락에 의해 매개되는데, 이는 근거리 분비 신호 전달에 의해 이뤄진다. T 세포는 시토카인 리간드를 분비하고, 시토카인은 근처의 대식세포 또는 B 세포에 있는 수용체에 결합하여 이들을 활성화시킨다. 활성화된 대식세포는 식균된 항

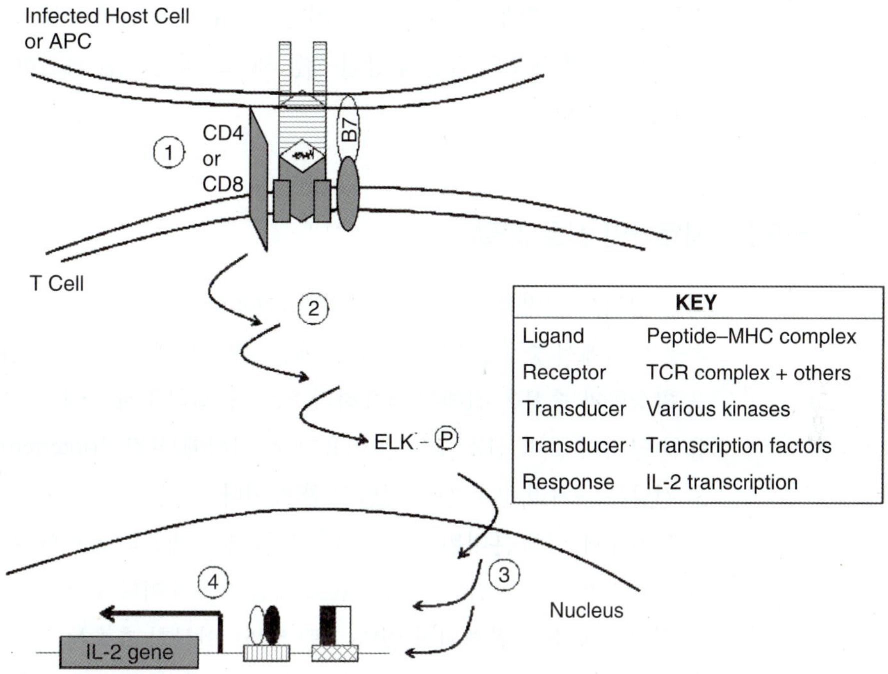

그림 6.24 활성화된 T 세포에 의한 IL-2 전사의 촉진. (1) T 세포 수용체(T cell receptor, TCR) 복합체와 공수용체인 CD4 또는 CD8은 감염된 숙주 세포 또는 항원 제시 세포에 있는 펩티드/MHC를 인식한다. 이러한 상호 작용은 여러 T 세포 수용체가 표면에서 합쳐지게 하고(군집화), 이는 인산화 효소가 인접한 단백질에 있는 타이로신 잔기를 인산화시키게 한다, (2) 일련의 연결 단백질들이 세포막으로 모이게 되고, Ras 단백질이라고 불리는 구아노신-5′-3인산(guanosine-5′-triphosphate, GTP) 결합 단백질이 활성화되는데, 이는 미토겐 활성화 단백질(mitogen-activated protein, MAP) 인산화 캐스케이드를 촉발시킨다. (3) 어떤 전사 인자(ELK)가 인산화되고, 핵으로 이동되어 또 다른 전사 인자들의 전사를 촉진한다. (4) 새로 합성된 전사 인자들은 IL-2 유전자의 전사를 활성화시킨다. 이렇게 하여, TCR 복합체에 대한 펩티드-MHC의 결합은 복잡한 신호 전달 경로를 통해 IL-2의 전사와 그 이후의 분비를 유도한다.

원을 죽이고, 활성화된 B 세포는 항원 특이적 항체를 생산하여 항원을 무력화시키거나 제거한다.

T 세포 수용체는 효소 결합 수용체의 한 예이다. 6.2.2절에 설명된 것처럼, 이는 수용체 그 자체가 효소 활성을 지닌 것이 아니라 효소 활성을 갖는 다른 단백질과 연계된다는 것을 의미한다. T 세포 수용체와 펩티드-MHC 리간드의 결합은 어떻게 시토카인 분비를 촉진할까? IL-2의 전사를 예시로 살펴보자. T 세포 수용체가 항원 제시 세포나 감염된 숙주 세포에 있는 자신과 맞는 짝의 펩티드-MHC 리간드에 결합하면, 공수용체(CD4 또는 CD8) 또한 MHC의 일부와 결합한다(그림 6.24). 공수용체의 결합에 의해 다수의 병렬적 신호 전달 경로가 활성화되는데, 이는 IL-2 유전자 상부의 프로모터 부위에 결합하는 다양한 전사 인자의 합성을 일으킨다. 이러한 전사 인자들은 IL-2의 전사를 촉

진한다. 그림 6.23에 나타나 있는 것처럼, IL-2는 미발달한 T 세포의 증식과, 세포 독성 T 세포나 보조 T 세포와 같은 무장된 작동 세포로의 분화를 촉진하는 자가분비 신호 전달 분자들 중 하나이다.

6.5.3 시토카인 신호 전달

이전 절에서 설명한 것처럼, **시토카인(cytokine)**과 같은 용해성이 있는 매개 분자들은 적응 면역에서 중요한 역할을 한다. 예를 들면, IL-2를 통한 자가분비 신호 전달은 T 세포 활성화와 증식을 위해서 필요하다. 작동 단계의 T 세포에서는 시토카인의 분비를 이용한 근거리 분비 신호 전달을 이용한다. 인터페론-감마(interferon-γ, IFN-γ)에 의한 신호 전달은 근거리 분비 신호 전달의 한 예이다.

T 세포에 의해 분비된 시토카인은 항원 제시 세포의 표면에 위치한 수용체와 결합한다. 대다수의 시토카인 수용체는 효소 결합 수용체이다. IFN-γ의 경우, 인터페론 수용체는 인산화 효소에 연결되어 있다(그림 6.25). 인산화 효소는 인터페론 수용체의 세포질 쪽 영역에 결합되어 있다. IFN-γ가 인터페론 수용체에 결합하면, 두 단량체가 이합체화되어 연결된 인산화 효소가 서로 더 가까이 근접하게 된다. 활성화된 인산화 효소는 신호 변환 및 전사 활성 인자(Signal Transducers and Activators of Transcription, STAT) 단백질이라는 전사 인자를 인산화시킨다. 활성화된 STAT 단백질은 이합체화되어 핵으로 위치가 옮겨지고, 그곳에서 IFN-γ-반응 유전자 상부의 부위에 결합하여 전사를 활성화시킨다. 이 유전자는 인터페론 수용체가 발현된 세포에서 다양한 효과를 일으킬 수 있다. MHC 발현과 항원 제시의 증가, 대식세포 활성화, 항균 작용의 향상과 B 세포에서의 옵소닌 항체 형성의 증가가 이러한 효과에 포함된다.

6.6 생체공학으로의 연결

이번 장은 세포 통신과 신체 기능의 조율에 관련된 생물학적인 개념을 소개했다. 이러한 개념들은 아마도 대부분의 독자들에게 익숙하지 않을 것이고, 몇몇 개념들은 어휘가 특수하기 때문에 이해하기 어려웠을 것이다. 이런 어려움은 상당수의 전문용어와 모호한 약어로 가득 차 있는 면역계에 대해서 배울 때 특히 두드러진다.

왜 생체공학자들은 공학자들에게 있어 중요하지 않았던 면역학이나 내분비학과 같은 생물학 영역에 대해 신경을 써야 하는가? 세포 통신의 과학은 생체공학을 위한 중요

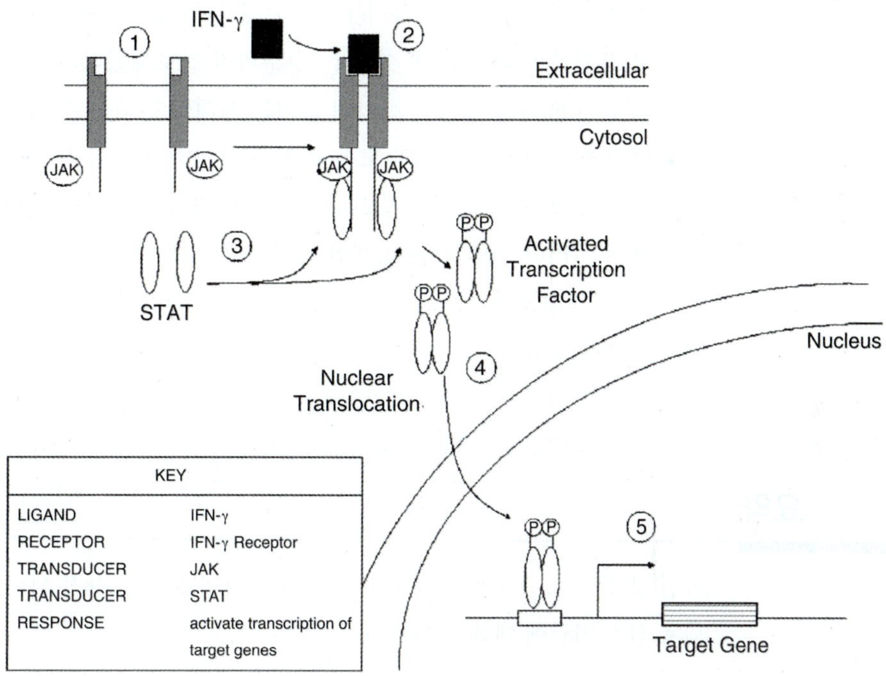

그림 6.25 인터페론 수용체 신호 전달은 표적 유전자의 전사 활성화를 일으킨다. (1) 비활성화된 인터페론 수용체는 단량체로 존재하고 야누스 인산화 효소(Janus kinase, JAK)라고 불리는 효소와 연결되어 있다. (2) 인터페론-감마(interferon-γ, IFN-γ)의 결합은 수용체가 또 다른 동일한 수용체와 결합(또는 이합체화)하게 하여, JAK를 아주 근접하게 위치시켜 그들이 인터페론 수용체 꼬리에 있는 타이로신 잔기를 인산화시킬 수 있게 한다. (3) 인산화된 잔기들은 STAT 단백질이라 불리는 전사 인자에 대한 결합 부위를 만들어낸다. STAT 단백질은 JAK에 의해 인산화되어 이합체화한다. (4) STAT 단백질 이합체는 이후 핵으로 이동되고 (5) 그들의 표적 유전자 상부의 조절 DNA 서열에 결합하여 그들의 전사를 활성화시킨다.

한 미개척 영역의 하나이고, 곧 모든 생체공학자들은 세포와 분자생물학에 깊은 연관을 가지게 될 것이다. 이런 미래 전망에 대한 많은 예시들은 다음의 장들에서 소개할 것이다.

- 생체공학자들은 신경계의 세포와 조직에 직접적으로 상호 작용할 수 있는 장비를 만드는 법을 연구하기 시작했다. 이러한 새로운 장비는 뇌의 시각 경로와 직접 연결할 수 있는 인공 망막 또는 신체가 마비된 사람들이 생각만으로 로봇 팔과 컴퓨터를 조종할 수 있게 하는 뇌-기계 인터페이스의 개발로 이어질 수 있다. 근 수십 년 동안, 생체공학자들은 당뇨를 치료하기 위해 (인슐린이나 글루카곤과 같은) 정상적인 호르몬을 분비하거나 그에 반응하는 인공 장기를 설계하는 법에 대해 연구하고 있다.
- 분자생물학의 도구들은 현재 공학자들이 인공 장기 기능을 개선하고(15장) 암의

진단과 치료법을 고안하기(16장) 위해 일상적으로 세포나 조직의 중요한 신호 전달 유전자를 더하고 뺄 수 있는 수준까지 진보해왔다. 이러한 공학적인 조작은 신호 전달에 대한 생물학적 이해 없이는 제대로 행해질 수 없다.

- 면역계는 생리학의 거의 모든 측면에 관여하여 이식용 전자장치, 인공 관절, 영상 조영제, 인공 장기 등을 만드는 생체공학자들의 시도를 방해한다. 이 책의 모든 장에서 이러한 면역 기능에 대한 내용을 찾아볼 수 있을 것이다. 14장에서 살펴보겠지만, 생체공학자들은 면역계의 기능을 조절하고 이용하는 데 있어 굉장한 진보를 이룩하고 있다.

요약

이번 장에서는, 신경계와 내분비계 그리고 면역계의 세 가지 생리학적 체계의 맥락에서 세포 신호 전달에 대해 소개했다.

- 신경계와 내분비계는 항상성을 유지하는 것을 도와주는 신체의 주요 조절 체계이다.
- 면역계는 외래 침입자의 존재를 감시하고 이들을 우리 몸에서 제거하기 위한 조치를 취한다.
- 세포는 복잡한 신호 전달 경로를 통해 내부와 외부의 환경 변화에 대해 제어된 반응을 수행한다.
- 세포는 표적 세포의 내부나 표면에 위치한 수용체와 상호 작용하는 신호 전달 리간드를 통해 서로 소통한다.
- 수용체-리간드 결합은 리간드의 종류, 수용체의 화학적 성질, 수용체를 가지고 있는 표적 세포의 성질에 따라 다른 신호 전달 경로를 활성화시킬 수 있다.
- 신호 전달 경로와 반응은 다를지라도, 모든 세포 통신은 캐스케이드 방식으로 진행된다. 즉, 수용체에 리간드가 결합하면 효소와 이차전령이 세포 내부의 신호를 변환하고 증폭시켜 세포는 신호에 대응한다.
- 신호 전달 경로에 따른 결과(또는 세포의 반응)는 이온 통로의 개폐부터 표적 유전자의 전사 활성화에 이르기까지 다양하다.

많은 질병은 신호 전달의 실패나 변화의 결과이다. 신호 전달 경로의 모든 요소가 영향을 줄 수 있다. 이러한 경로에 대한 이해가 생물학적 반응을 억제 또는 향상시킬 수 있는 치료제의 개발로 이어지기도 한다. 생체공학자들은 수용체-리간드 상호 작용에 대한 지식을 새로운 치료제, 약물 투여 효과를 향상하기 위한 전달 체계, 진단 방법, 바이오센서를 고안하는 데 이용한다.

더 읽어보기

세포 신호 전달

Boron WF, Boulpaep EL, eds. Medical Physiology. 2e Updated Edition. Philadelphia, PA:Saunders; 2011.

Berg JM, Tymoczko JL, Stryer L. Biochemistry. 7th ed. New York: W. H. Freeman; 2010.

Lauffenburger DA, Linderman JJ. *Receptors: Models for Binding, Trafficking, and Signaling*. New York: Oxford University Press; 1993.

Lodish H, Berk A, Kaiser CA, Krieger M, Bretscher A, Ploegh H, Amon A, Scott MP. *Molecular Cell Biology,* 7th ed. New York: W. H. Freeman; 2012.

신경계

Kandel ER, Schwartz JH, Jessell TM, Siegelbaum SA, and Hudspeth AJ, eds. *Principles of Neural Science*, 5th ed. McGraw-Hill Professional; 2012.

내분비계

Aranda A, Pascual A. Nuclear hormone receptors and gene expression. *Physiol Rev*. 2001;81(3):1269–1304.

Katzenellenbogen BS, Choi I, Delage-Mourroux R, Ediger TR, Martini PG, Montano M, *et al*. Molecular mechanisms of estrogen action: Selective ligands and receptor pharmacology. *J Steroid Biochem Mol Biol*. 2000;74(5):279–285.

Nussey SS, Whitehead SA. *Endocrinology: An Integrated Approach*. Oxford, UK: BIOS Scientific Publishers, Ltd.; 2001.

Nystrom FH, Quon MJ. Insulin signaling: Metabolic pathways and mechanisms for specificity. *Cell Signal*. 1999;11(8):563–574.

면역계

Abbas AK, Lichtman AH, Pillai S. *Cellular and Molecular Immunology*, 7th ed. Philadelphia: W.B. Saunders; 2011.

Murphy K. *Janeway's Immunobiology*, 8th ed. New York and London: Garland Publishing; 2011.

Paul WE. *Fundamental Immunology*, 7th ed. Philadelphia: Lippincott Williams & Wilkins; 2012.

유용한 인터넷 사이트

http://www.physiologyeducation.org/

생리학 교육 연구 컨소시엄.

핵심 개념 및 정의

간극 연접(gap junction): 코넥신을 통해 두 세포 사이의 간극을 연결하여 이온과 같은 작은 분자들이 한 세포에서 다른 세포로 직접 건너갈 수 있게 하는 두 세포의 막 간의 전기적 연결 부위.

고혈당증(hyperglycemia): 혈액 내 비정상적으로 높은 농도의 포도당이 존재하는 것.

과분극(hyperpolarization): 막전위가 휴지 상태보다 더 큰 음의 값을 가지도록 변화하는 것.

근거리 분비 신호 전달(paracrine signaling): 신호 전달의 한 종류로 한 세포에 의해 분비된 분자가 근처의 표적 세포에 작용하는 방식.

글루카곤(glucagon): 인슐린의 작용과 반대로 혈당량의 증가를 일으키는 췌장에서 생산되는 호르몬.

길항제(antagonist): 리간드과 경쟁하여 수용체의 활성화를 억제하는 분자.

내분비 신호 전달(endocrine signaling): 신호 전달의 한 종류로 세포가 분비한 분자가 순환을 통해 멀리 떨어진 표적 세포로 전달되는 방식.

네른스트 전위(Nernst potential): 막의 양쪽 이온의 농도 차이에 의해 생기는 반투과성 막을 가로지르는 전위. 네른스트 전위는 농도 기울기와 전압 기울기가 같을 때 발생한다.

단량체(monomer): 하나의 폴리펩티드 사슬로 이루어진 단백질.

단백질 가수분해(proteolysis): 펩티드 결합을 끊어서 단백질을 펩티드와 아미노산으로 가수분해하는 반응.

도약전도(saltatory conduction): 미엘린으로 둘러싸인 신경세포에 의한 빠르고 효율적인 활동전위의 전파.

동형이합체(homodimer): 두 개의 같은 폴리펩티드 사슬로 이루어진 단백질.

랑비에 결절(nodes of Ranvier): 축삭돌기에서 미엘린으로 싸여 있지 않아서 세포 외 공간에 노출되어 있는 부분으로, 활동전위의 전도를 위한 소듐 이온 통로를 포함하고 있는 부위.

리간드(ligand): 단백질과 같은 고분자에 강하게 그리고 특이적으로 결합하여 고분자-리간드 복합체를 형성하는 효소기질 외의 분자.

미엘린(myelin): 축삭돌기의 일부를 절연하는 신경아교세포로부터 생산된 단백질과 지질 물질.

발암 단백질(oncoprotein): 증식과 같은 암세포의 특징을 하나 또는 그 이상 유발하는 발암 유전자의 산물.

변환기(transducer): 신호를 한 형태에서 다른 형태로 변환시켜주는 장치.

보조 T 세포(helper T cell): CD4 수용체로 MHC 클래스 II 단백질에 있는 펩티드 단편을 인식했을 때 다른 림프구들을 자극하는 T 세포의 한 종류.

보체계(complement system): 선천성 면역계에 의해 활성화되어 병원균의 흡수와 파괴를 촉진하는 단백질들의 집합.

불응기(refractory period): 신경세포가 발화한 후 자극에 의해 반응이 일어나지 않는 기간.

세포 독성 T 세포(cytotoxic T cell): CD8 수용체로 MHC 클래스 I 단백질에 있는 펩티드 단편을 인식하여 다른 세포들을 죽이는 T 세포의 한 종류.

세포성 면역(cell-mediated immunity): 항원 특이적 T 세포가 주요한 역할을 하는 적응 면역반응.

세포 자멸(apoptosis): 염색체 DNA의 분열, 염색질의 응축 그리고 핵과 세포 모두의 분열을 특징으로 하는 예정세포사의 능동적인 과정이며, 세포 자살로도 일컬어진다.

소수성(hydrophobic): 물에 녹지 않는 무극성 분자(2장).

수상돌기(dendrite): 신경세포의 세포체로부터 뻗어 나온 부분으로 상대적으로 짧고 일반적으로 가지가 있으며 다른 신경세포의 축삭돌기로부터 온 신호를 수용한다.

수용체(receptor): 세포 표면에서 세포막에 고정되어 있으며 특정한 리간드와 결합하여 적절한 신호를 전달하는 단백질.

슈반세포(Schwann cell): 말초 신경계에서 미엘린을 생산하는 신경아교세포의 한 종류.

시냅스(synapse): 두 신경세포가 화학적 또는 전기적 신호를 통해 소통할 수 있게 해주는 특수한 연극.

시냅스 간극(synaptic cleft): 시냅스 전 세포가 신경 전달 물질을 방출하는 두 인접한 신경세포 사이의 세포 외 공간.

시토카인(cytokine): 어떤 세포에 있는 세포 표면 수용체에 결합하여 분화 또는 증식을 촉발시키는 다량 분비되는 작은 단백질들(예, 인터페론, 인터루킨).

식세포작용(phagocytosis): 세포에 의한 큰 입자의 흡수로, 입자는 리소좀과 융합하는 소낭으로 흡수됨.

신경 전달 물질(neurotransmitter): 자극된 신경으로부터 시냅스의 표적 세포로 신호를 전달하는 작은 친수성 분자.

신경아교세포(glial cell): 신경세포를 지지하지만 시냅스 상호 작용이나 전기 신호에는 직접적으로 관여하지 않는 세포.

신호 전달 경로(signal transduction pathway): 수용체에 대한 리간드의 결합으로 개시되어, 한 세포가 다른 세포나 세포 외 환경과 소통하고 대응하게 해주는 일련의 현상들.

옵소닌작용(opsonization): 보체계의 특수한 단백질이나 항체가 병원균과 결합하여 대식세포나 호중구의 식균 작용을 촉진하는 과정.

용해(lysis): 세포막의 파괴로 인한 세포의 죽음.

이온 통로(ion channels): 대전된 이온이 막을 가로질러 통과할 수 있게 하는 수성 구멍을 형성하는 막 단백질.

이합체화(dimerization): 두개의 폴리펩티드 사슬이 서로 결합하는 과정.

이형이합체(heterodimer): 두 개의 다른 폴리펩티드 사슬로 이루어진 단백질.

인산분해 효소(phosphatase): 단백질로부터 인산기를 제거하는 반응에 대한 촉매 작용을 하는 효소.

인산화(phosphorylation): 단백질에 인산기가 공유 결합으로 추가되는 반응.

인산화 효소(kinase): 아데노신삼인산(ATP)을 인산기 공급원으로 사용하여 특정 분자의 인산화 반응에 대한 촉매 작용을 하는 효소.

인슐린(insulin): 몸 전체의 탄수화물 및 지방 대사를 조절하는 데 중요한 역할을 하는 췌장의 베타 세포에 의해 분비되는 단백질 호르몬으로 혈당 수준을 낮추며 포도당의 저장을 촉진하는 데 특히 중요.

자가분비 신호 전달(autocrine signaling): 세포 신호 전달의 한 종류로 세포가 반응하는 분자를 스스로가 분비하는 방식.

작동인자(effector): 수용체에 대한 리간드 결합에 의한 신호에 대한 반응을 수행하는 세포 내에 위치한 단백질.

작용물질(agonist): 수용체에 결합하여 수용체를 활성화시킬 수 있는 분자.

재분극(repolarization): 세포 내부를 더 음성인 상태로 만들어 막전위를 휴지 막전위로 되돌리는 음의 방향으로의 막전위의 변화.

저혈당증(hypoglycemia): 혈액 내 비정상적으로 낮은 농도의 포도당이 존재하는 것.

전달 함수(transfer function): 어떤 계의 입력 신호와 출력 신호 간의 관계에 대한 수학적 표현.

종양 억제 단백질(tumor suppressor proteins): 평소에 종양을 억제하는 기능을 하는 종양 억제 유전자의 산물로, 몇 가지 암에서는 이들이 비활성화되어 종양이 유발된다.

증폭기(amplifier): 입력 신호의 크기를 증가시킬 수 있는 장치.

체액성 면역(humoral immunity): B 세포에 의해서 생성된 항체가 세포 외 미생물의 파괴를 일으키고 세포 내 감염의 확산을 막는 적응 면역반응.

축삭돌기(axon): 신경세포(뉴런)의 세포체(cell body)로부터 뻗어 나온 긴 부분으로 신경세포로부터 전기 자극(활동전위)을 전도.

친수성(hydrophilic): 물에 쉽게 녹는 극성 또는 하전된 분자(2장).

친화도(affinity): 한 분자가 다른 분자의 단일 부위에 결합하는 강도.

코넥신(connexins): 간극 연접의 막 사이 통로를 형성하는 상동 단백질들의 그룹.

클론 확장(clonal expansion): 항원자극에 대응하기 위해 항원 특이적 림프구가 증식하는 적응 면역의 중요한 단계.

탈분극(depolarization): 막전위가 평소의 음의 값에서 양의 값으로 변화하는 것.

평형 결합 상수(equilibrium association constant, K_A): 결합된 수용체의 농도 [*RL*]에 대한 결합되지 않은 수용체의 농도 [*R*]와 리간드의 농도 [*L*]의 비로, 평형 해리 상수의 역수. 평형 결합 상수가 클수록 수용체와 리간드 간의 결합이 강하다.

평형 해리 상수(equilibrium dissociation constant K_D): 둘 이상의 생체분자들의 복합체가 그것의 구성요소들로 해리되는 과정의 평형상수로, 결합되지 않은 수용체의 농도 [*R*]와 리간드의 농도 [*L*]에 대한 결합된 수용체 농도 [*RL*]의 농도 비(2장).

항상성(homeostasis): 외부 환경의 변화나 내부 기능 이상에 대응하여 안정적인 내부 환경을 유지하는 신체의 능력.

항원 제시 세포(antigen-presenting cells): 항원에서 얻은 펩티드 단편을 T 세포의 활성화를 위해 필요한 다른 분자들과 함께 표면에 내보일 수 있는 세포.

호르몬(hormone): 특히 내분비계에서 표적 세포에 특정한 반응을 유도하는 리간드로, 다양한 세포, 조직, 기관의 성장, 분화, 대사 활동을 조절.

활동전위(action potential): 전기 신호 또는 신경 충동(nerve impulse).

희돌기교세포(oligodendrocyte): 중추신경계에서 미엘린을 생산하는 신경아교세포의 한 종류.

CD4: MHC 클래스 II 분자에 결합된 항원을 인식하는 보조 T 세포에 있는 공수용체(coreceptor) 단백질.

CD8: MHC 클래스 I 분자에 결합된 항원을 인식하는 세포 독성 T 세포에 있는 공수용체 단백질.

MAP 인산화 효소(MAP kinases): 다양한 성장 인자나 다른 신호 전달 분자들에 대응하여 활성화되는 미토겐-활성화(mitogen-activated) 단백질 인산화 효소. MAP 인산화 효소는 기질의 세린 또는 트레오닌 잔기를 인산화한다.

MHC 클래스 I 분자(MHC class I molecules): 세포질에서 만들어 낸 펩티드를 CD8 세

포 독성 T 세포에 제시해주는 수용체.

MHC 클래스 II 분자(MHC class II molecule): 세포 내 소낭에서 분해된 펩티드를 CD4 보조 T 세포에 제시해주는 수용체.

표기

c	이온 농도	M
C	비열	J/mol-K
F	패러데이 상수	cal/mol-V
K_D	평형 해리 상수	M
K_A	평형 결합 상수	M^{-1}
k	속도 상수	다양한 단위
k_f	정반응 속도 상수	다양한 단위
k_r	역반응 속도 상수	다양한 단위
[L]	자유 리간드 농도	M
m	유속	mol/s
q	열	J/s
R	보편 기체 상수	cal/K-mol 또는 J/K-mol
[R]	비결합 수용체 농도	M
r	포화 분율	단위 없음
[RL]	리간드 결합 수용체 농도	M
t	시간	s
T	절대 온도	K
V	네른스트 전위	V
z	원자가 또는 이온 전하	V

아래첨자

bound	결합 단백질
D	목표 값
eq	평형상태
f	정반응
i	내부

in	계의 내부 방향
r	역반응
o	외부
out	계의 외부 방향
ss	정상상태 조건
total	총

설명문제

1. 아래의 질병들 각각에 대해 설명하라. 신경계의 어떤 요소가 영향을 받는가? 이러한 이상은 어떻게 기능 장애를 일으키는가?
   a. 뇌전증
   b. 조현병
   c. 알츠하이머병
   d. 파킨슨병
   e. 다발성 경화증(Multiple Sclerosis, MS)
   f. 근위축성 측색 경화증, 또는 루게릭병(Amyotrophic Lateral Sclerosis, ALS or Lou Gehrig's Disease)
   g. 헌팅턴 병(Huntington's disease)
   h. 중증 근무력증
   i. 뇌졸중

2. 활동전위는 한 방향으로만 전파된다. 활동전위가 수상돌기에서 축삭 말단 방향으로만 전달되는 이유는 무엇인가? 또한 시냅스의 어떤 구조적 특징이 시냅스 전 신경세포에서 시냅스 후 신경세포 쪽으로의 일방향 정보 전달을 일으키는가?

3. K^+ 이온과 Na^+ 이온은 둘 다 양이온이며, 이온 선택적 통로를 통해 이동할 수 있다. 포타슘 통로와 소듐 통로는 모두 양이온을 이동시키는데, 하나는 세포 내부를 음성으로 만들고 다른 것은 양성으로 만드는 반대의 효과를 발생시키는 이유는 무엇인가?

4. 제1형 당뇨병은 자가면역 질환의 하나이다. 이것이 의미하는 것은 무엇이며, 어떻게 이것은 높은 혈당 농도로 이어지는가?

5. 인간 면역 결핍 바이러스(Human immunodeficiency virus, HIV)는 CD4를 발현

하는 T 세포를 감염시킨다. 이러한 감염은 어떻게 후천성 면역 결핍증(acquired immunodeficiency syndrome, AIDS)으로 이어지는가?

6. 라스(Ras) 단백질은 많은 성장 인자 신호 전달 캐스케이드에 있는 변환기의 하나이다. (몇몇 종류의 암에서 발견되는) 라스 단백질의 돌연변이는 어떻게 정상세포를 종양세포로 변형시키는 데 기여하는가?

7. MAP 인산화 효소 캐스케이드(그림 6.3B)를 이용하는 수용체를 찾아보라. 그 캐스케이드에 관여하는 단백질과 효소를 보여주는 도식을 그리고 각 단계를 설명하라.

8. 골수나 장기 이식 이전에 개인의 MHC 종류를 감별하는 것이 중요한 이유는 무엇인가?

9. 시클로스포린 A(cyclosporin A)나 타크로리무스(tacrolimus)와 같은 면역억제제는 장기 이식 환자에게 사용된다. 이러한 약들이 면역억제를 일으키는 작용 기작은 무엇인가? 면역억제 약물을 복용하여 발생하는 부작용에는 어떠한 것들이 있는가?

10. 첨부된 그래프에서 나타난 것과 같이 반응하는 수용체-리간드 쌍의 평형 해리 상수(K_D)는 얼마인가?

    a. 100 μM

    b. 10 μM

    c. 1 μM

    d. 0.1 μM

    e. 결정될 수 없음.

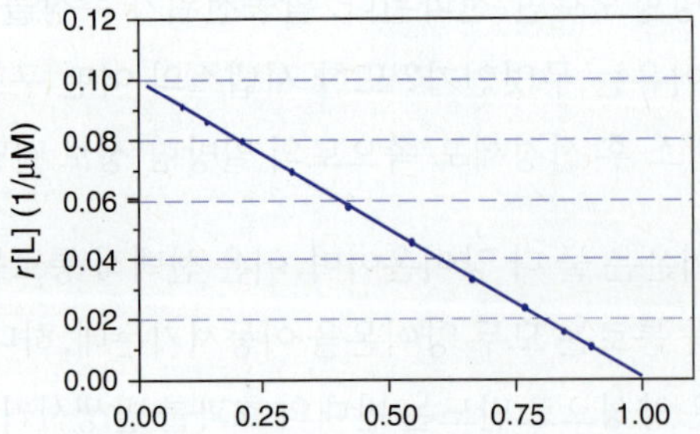

연습문제

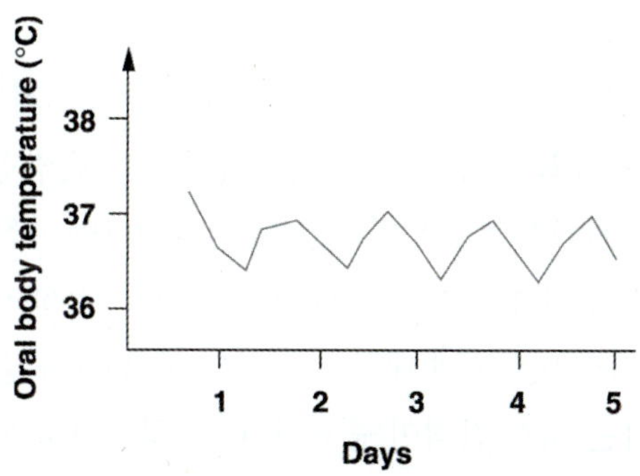

1. 여러분의 체온은 (위의) 도표에서 나타난 것처럼 일정한 범위 내로 유지되고 있다.
   a. 여러분의 체온을 올리기 위한 온도 증가 기작이 무엇인지에 대해 순서도를 사용해서 설명하라. 순서도는 여러 가지 갈래를 포함할 수 있다.
   b. 여러분의 체온을 내리기 위한 온도 감소 기작이 무엇인지에 대해 순서도를 사용해서 설명하라. 순서도는 여러 가지 갈래를 포함할 수 있다.

2. 세포 외 Cl^- 이온의 농도가 약 120 mM로 주어졌을 때, Cl^-에 대한 네른스트 전위가 39 mV라면 세포 내 농도는 얼마인가?

3. 양성자 통로가 닫힌 상태에서, 만약 세포 외 pH가 7.4, 세포 내 pH가 6.9이고 휴지 전위가 −90 mV라면, 통로가 열릴 때 양성자는 어느 방향으로 흐를 것인가?

4. (다음 페이지) 그림에 나타난 실험 장치는 소듐 이온과 포타슘 이온 모두가 투과할 수 있는 막을 사이에 두고 맞닿아 있는 두 수용액으로 이루어져 있다. 막의 왼편 용액에는 10 mM KCl과 1 mM NaCl이 들어 있다(용액 1). 막의 오른편 용액에는 1 mM KCl과 10 mM NaCl이 들어 있다(용액 2). 또한 실험 장치에 전자장치가 부착되어 있어서 관찰자가 막을 가로지르는 전위차를 가할 수 있다.
   a. 박스 2.5에서 막을 가로지르는 분자의 수동적 확산에 의한 흐름은 다음과 같이 나타낼 수 있음을 보여주고 있다.

$$J_x = K(C_1 - C_2)$$

여기서 J_x는 막을 통한 흐름(mol/s-cm²)이고, K는 투과 상수(cm/s, 확산 계수를 막의 두께로 나눈 것, D/Δx와 같은 값)이고, C_1과 C_2는 양 측의 유체의 농도(mol/L)

이다. 만약 막의 단면적이 1 cm^2이고, 각 용액의 부피는 1 mL이고, K는 10^{-5} cm/s일 때, 포타슘 이온의 농도가 1%까지 감소하는 데 1000초(17분) 이상이 걸린다는 것을 보여라.

b. 막을 가로지는 K^+ 이온과 Na^+ 이온에 대한 네른스트 전위는 얼마인가?

c. 다음의 조건 하에 K^+ 이온과 Na^+ 이온의 흐름의 순방향은 어느 쪽인가? 전압이 가해지지 않을 때; (용액 2에 비교했을 때) 용액 1에 −58 mV만큼 전압이 가해질 때; −28 mV만큼 가해질 때; 58 mV만큼 가해질 때; 68 mV만큼 가해질 때.

d. 이 실험 장치에서 만약 c에 대한 여러분의 예측이 사실인지 확인하길 원한다면, 흐름을 측정하는 시간 간격이 중요한가? 그렇다면 혹은 그렇지 않다면, 그 이유에 대해 설명하라.

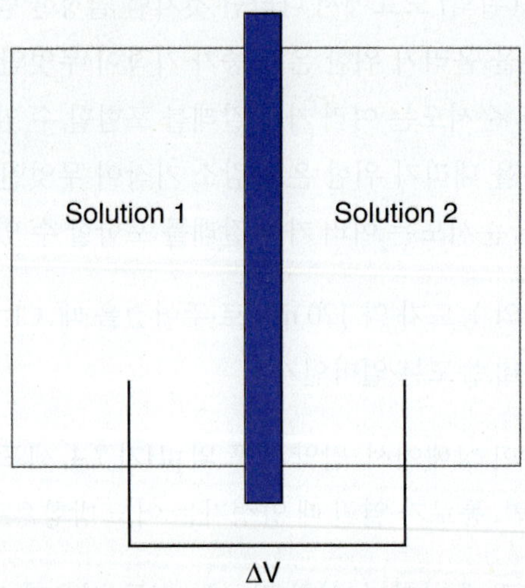

5. 마그네슘 이온은 아데노신이인산(ADP)과 1 대 1 복합체를 형성한다. ADP의 총 농도를 80 μM로 일정하게 유지한 채로 결합 실험이 수행되었다. 실험 결과는 표에 나타낸 것과 같다. Mg^{2+} 이온과 ADP의 결합에 대한 평형 해리 상수를 구하라.

총 Mg^{2+} 이온(μM)	ADP에 결합된 마그네슘 이온(μM)
20	11.6
50	26.0
100	42.7
150	52.8
200	59.0
400	69.5

6. GAD65라는 항원에 대한 쥐 면역 글로불린 G(IgG) 또는 인간 IgG의 결합 친화도를 확인하기 위해 평형 투석 실험이 수행되었다. 단일 클론 쥐 IgG에 대한 결합 상수는 $4.75 \times 10^8\ M^{-1}$이고 인간 IgG에 대해서는 $1.3 \times 10^{10}\ M^{-1}$이다.
   a. 각 항체에 대한 해리 상수를 계산하라. 어떤 항체가 GAD65에 대한 더 높은 결합 친화도를 갖는가? 이에 대해 설명하라.
   b. 0.7 nM 농도의 GAD65에 대해서 각 항체의 자유 항체(Ab) 부위의 비율을 계산하라.

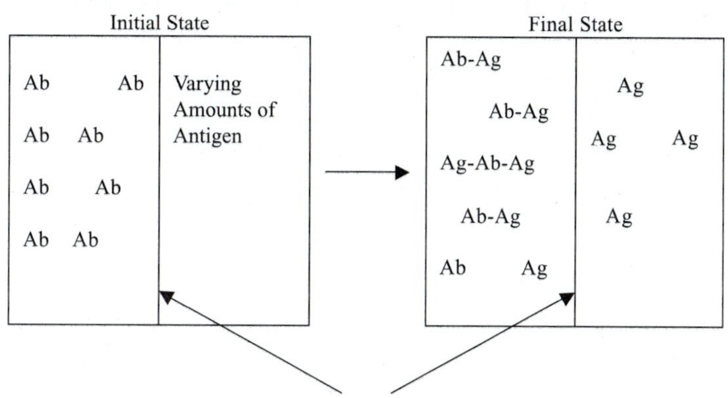

7. 인슐린 수용체는 그것의 리긴드인 인슐린 호르몬과 결합한다. 진화도 상수는 1.5×10^{-9} M이다. 이 수용체-리간드 상호 작용에 대한 스캐차드(Scatchard) 도면을 그려라.

8. 그림 6.16은 혈당 수준의 조절에 있어 글루카곤과 인슐린의 역할을 보여준다. 이 그림을 박스 6.3의 혈압 조절에 대한 흐름도와 같은 제어 흐름도로 변환하라. 흐름도에는 현상 간의 구분을 위해 촉진 혹은 억제 부호(+ 또는 −)와 박스의 모양(작용은 네모, 물리적 실체는 동그라미)을 사용하라. 흐름도에 6.4.2절에서 나온 정보를 가능한 한 많이 포함시켜라.

9. 흐르는 물을 가열하기 위한 비례 제어 계획이 박스 6.3에 설명되어 있다. 그 박스의 정보를 이용하여 아래의 문제에 답하라.
   a. 유입되는 물이 20 ℃의 온도에서 10 L/min 속도로 이 장치에 흘러 들어오고 있고, 여러분은 이 물을 체온(37 ℃)까지 가열하길 원한다고 가정하자. 정상상태에서 이 장치로 공급되어야 하는 열량은 얼마인가?
   b. t = 0인 어느 때에 유입되는 물의 온도가 갑자기 25 ℃로 변화한다고 가정하자.

만약 그 장치에 공급되는 열량이 변하지 않는다면, 새로운 정상상태 온도에 도달할 때 유출되는 물의 온도는 얼마인가? 이 새로운 정상상태 온도에 도달하기까지 얼마나 오래 걸릴 것이라고 생각하는가?

c. 유입되는 물의 온도가 시간에 대한 함수라고 생각했을 때, 이를 바탕으로 유출되는 물의 온도를 37 ℃의 설정 온도로 조절하기 위한 전략에 대해 설명하라. 여러분의 장치에 대한 제어 흐름도를 그려라. 어떻게 이것을 실행할 것인가? 만약 여러분의 새로운 장치가 가동 중인 상태에서 b에서 설명한 급작스러운 온도 상승이 일어날 경우, 관찰될 온도의 변화를 시간에 따른 도표로 그려보라.

7

공학적 수지: 호흡과 소화

학습목표 **이 장을 배우고 나면 다음을 할 수 있다.**

- 계, 계의 경계, 열린계와 닫힌계의 차이를 공학적 관점에서 이해할 수 있다.
- 항상성과 정상상태(steady state)의 개념을 익히고 평형상태(equilibrium)와 정상상태를 구별할 수 있다.
- 외호흡과 내호흡의 개념을 이해할 수 있다.
- 폐 내의 공기 부피와 유량의 개념에 익숙해진다.
- 혈액의 산소 수송 방법과 산소농도를 정량적 관계식을 통해 이해할 수 있다.
- 체액의 이산화탄소, 중탄산이온, pH의 관계를 이해할 수 있다.
- 폐의 확산능을 이해하고 호흡 막의 특성과 어떠한 관련이 있는지 이해할 수 있다.
- 소화기관(위, 소장, 대장, 이자, 간)의 구조가 각각의 소화기능과 어떠한 관련이 있는지 이해할 수 있다.
- 소화에서 효소가 하는 역할을 이해하고, 효소의 분비 후 활성화의 중요성을 알 수 있다.
- 영양분의 소화와 흡수를 이해하는 데에 있어 반응기 모델이 하는 역할을 이해한다.

7.1 서장

사람들은 식사와 호흡을 통해 인체의 성장, 유지, 생존을 위한 에너지 생성에 필요한 원료를 공급한다. 7장에서는 생체공학적 관점에서 영양의 섭취와 호흡을 전반적으로 설명한다. 사람의 몸은 끊임없이 작동하기 위해 지속적인 영양분과 원료의 투입이 필요한 정교한 기계와 같다. 영양분과 원료 물질은 어떠한 과정을 통해서 인체에 투입되는가? 흡입하거나 섭취한 원료는 어떠한 방식으로 영양소 분자들로 분해되는가? 이러한 과정은 어떻게 제어되는가?

사람의 몸은 활동을 지속하기 위해 음식과 물을 필요로 한다. 하지만, 음식 섭취와 신체 건강의 관계는 복잡하고 난해하다. 그럼에도 몇 가지 확실한 사항이 있다. 우리가 섭취하는 모든 음식은 아미노산 및 당과 같은 성분으로 분해되고 이러한 성분들은 새로운 단백질 합성과 에너지 생성 및 저장 과정에 사용된다. 이러한 대사 과정의 몇 가지 요소들에 대해서는 2장에서 다뤘다. 단백질 합성, 에너지 생성 및 대사 과정은 인체의 모든 세포에서 일어나며, 이 과정들은 8장에서 다루는 체내 분자들의 순환과 연관이 있다. 이 장에서는 호흡과 소화의 전반적인 과정을 살펴보고 우리 몸에 투입되는 성분의 양과 조성에 대한 일반론을 설명한다.

음식 섭취, 영양 및 건강은 미국에서 점차 중요한 주제로 부각되고 있다. 미 질병통제예방센터(The Centers for Disease Control and Prevention, CDC)의 발표문에 따르면 1985년에서 2005년 사이에 미국인의 비만율이 급격하게 증가했다. 또한 독소나 오염물질과 같은 유해한 환경에 기인하는 질병이 만연하고 이러한 질병을 앓는 환자의 수는 지속적으로 증가하는 추세이다. 예를 들어, 소아 천식 발병률이 급속히 증가하여 미국 내 소아과 응급실 내원 환자의 1/6을 차지할 정도이다(그림 7.2).

비만이나 천식 등의 공중 보건 문제를 해결하는 데 생체공학자가 어떻게 기여할 수 있을까? 공학의 주된 관심분야 중 하나는 내부 작동 방식이 알려지지 않은 복잡한 계에서 메커니즘을 분석하고 해석하는 것이다. 음식, 공기, 물을 에너지와 체질량으로 전환시키는 인체의 작동 방식은 매우 복잡한 것임은 분명하다. 생체공학자는 영양분, 공기, 약물, 독소 등을 포함하는 성분들의 섭취와 인체의 건강상태의 관계를 해석하는 데에 기여할 수 있다. 이 장에서 다루듯이 생체공학적 분석은 폐와 신장의 작동 원리를 이해하는 데 중요한 관점을 제공했다.

7장에서는 주어진 계를 분석하기 위해 필수적인 개념인 계(system)와 계의 수지(balance)에 대하여 소개한다. 그다음으로 이 두 가지 개념이 호흡계, 소화계, 그리고 신장의 생리현상에 적용되는 모습을 보이려고 한다. 이 개념들은 매우 일반적인 개념들이기 때문에, 이 책의 다른 장에서도 지속적으로 언급될 것이다.

7.2 물질 수지에 대한 기초

이 책의 주된 목표는 생체공학적 문제의 풀이법을 제시하는 것이다. 생체공학자는 인체 건강과 관련된 문제를 공학적 도구에 기초하여 해결해야 한다. 이러한 문제 해결 기법은 이 책의 초반부터 소개되고 있다. 예를 들어, 1장의 박스 1.2에는 공학적 문제를 풀기 위해 식을 세우는 방법과 그 풀이법이 제시되었다. 2장의 박스 2.1에는 계의 개념 등 공학적 분석에 있어 필수적인 요소들을 정의했다.

이 장에서는 공학적 분석에서 빈번하게 사용되는 물질 수지에 대하여 소개한다. **물**

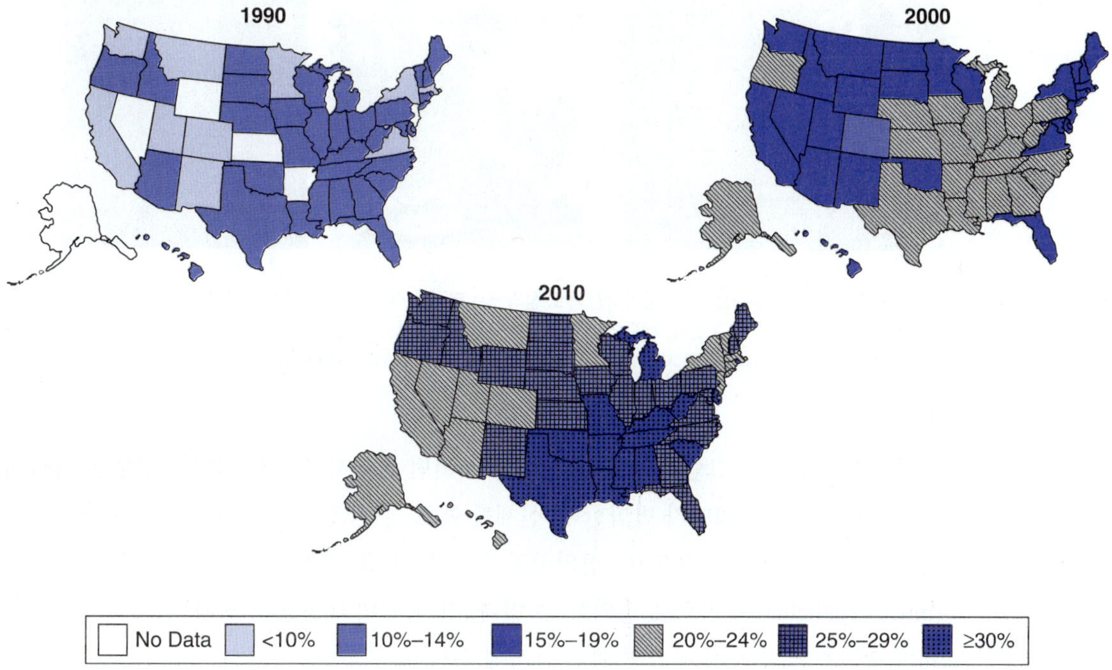

그림 7.1 미국 성인의 비만증 추세. 체질량지수(body mass index, BMI) > 30에 해당하는 성인 인구의 백분율이 1990, 2000, 2010년도별로 지도에 표시되어 있다. 체질량지수는 체중을 신장(m^2)으로 나누어 계산한다. BMI > 30은 키가 5.3 ft인 사람이 30 lb 과체중인 것에 부합한다. 미국 질병통제예방센터(CDC) 허락 아래 게재함. http://apps.nccd.cdc.gov/brfss/

그림 7.2 천식 치료를 위해 네뷸라이저(nebulizer)를 사용하고 있는 아이. 700만 명의 어린이를 포함한 대략 2500만 명의 미국인이 천식으로 인해 고통받고 있다. 매년 110억 달러가 넘는 직접적인 의료비용이 발생한다.

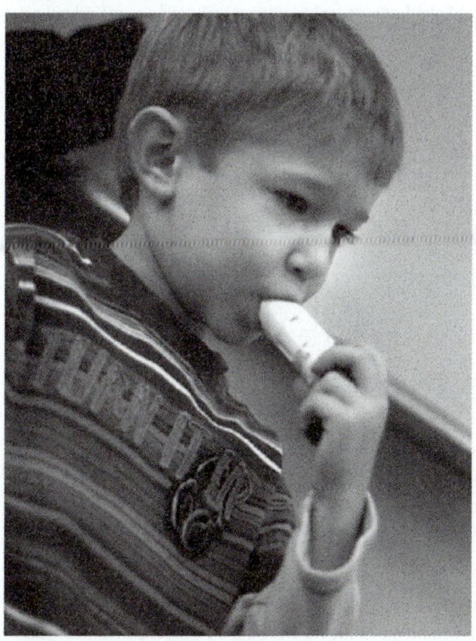

질 수지(mass balance)는 단순히 "물질은 새로이 만들어지거나 사라지지 않는다"는 잘 알려진 물리적 원리를 적용하는 체계적인 접근법이다. 물질 수지를 설명하기에 앞서 **계(system)**의 개념에 대하여 먼저 소개하려고 한다.

공학적 분석은 언제나 계를 정의하는 것으로 시작된다. 다리를 지탱하는 기둥, 집적회로기판의 부품들, 인체, 세포 혹은 장기처럼 모든 것이 계가 될 수 있다. 계를 규정할 때는 **계의 경계(system boundaries)**에 매우 주의를 기울여야 하는데, 이는 탐구하고자 하는 계와 그 밖의 모든 것들을 나누는

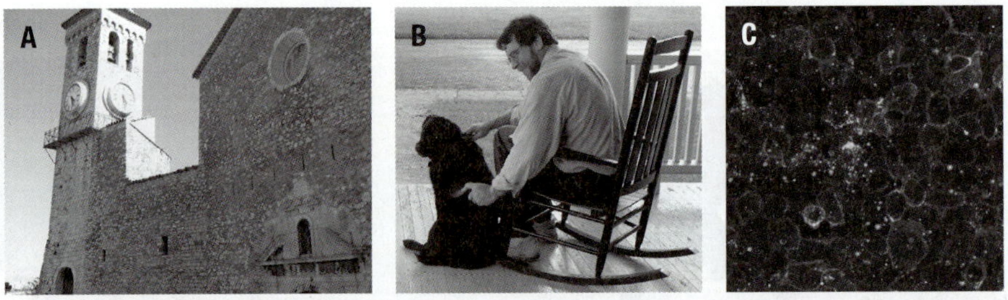

그림 7.3 공학적인 계의 예. 대부분 모든 것을 공학적인 계로 정의해서 분석할 수 있다. 공학적인 계의 몇 가지 예로 건물(**A**), 사람 또는 동물(**B**), 세포(**C**)가 있다. 세포의 윤곽은 초록색 염료로 표시되어 있고, 붉은색 약물 전달 입자가 세포 내에 포함되어 있다. (color plate 참조) 사진 제공: 캐런 해브스테드(Karen Haabestad).

물리적인 지점이다(그림 7.3). 대부분의 경우 어떤 계에서 경계를 정하는 방법은 다양한데, 이에 따라 계의 의미가 변화한다. 신체를 예로 들면, 경계면을 피부와 인체가 환경과 접하는 개구부(입, 코, 요도)로 정의하거나, 피부와 장, 호흡계, 생식 기관의 점액 상피(mucus epithelial) 표면으로 정의할 수 있다. 장과 폐의 내용물은 전자의 정의에 따르면 계에 속하지만, 후자에 따르면 외부 환경에 속한다.

계를 정의하고 나면, 열, 물질, 전하의 이동에 의한 계 내부의 변화를 탐구할 수 있다. 수지는 보존이 되는 수많은 물리량에 대해 세울 수 있지만, 이 절에서는 특히 질량 보존에 대해 다루도록 하겠다.

닫힌계의 경우, 경계면을 통한 물질의 이동은 없다. 반대로 열린계에서는 경계면을 통한 물질 전달이 가능하다. 물질 수지는 열린계 혹은 닫힌계에서 물질의 변화량을 분석하기에 유용한 방법이다. 열린계에서 물질 수지는 다음과 같이 정의된다.

$$ACC = IN - OUT + (GEN - CONS) \tag{7.1}$$

여기에서 ACC는 계 내의 물질 축적 속도(kg/s 등의 단위로 표기)를 의미하며, IN은 계 내부로 물질이 유입되는 속도, OUT은 계 외부로 물질이 배출되는 속도, GEN은 계 내에서 물질이 생성되는 속도, $CONS$는 물질의 소모되는 속도로 $GEN - CONS$는 계 내의 총 물질 생성 속도를 의미한다.

7.2.1 체내 물의 물질 평형: 가정, 예측 그리고 모델

인체를 계로 설정하고, 사람의 피부와 바깥쪽 개구부(입, 콧구멍 등)를 계의 경계로 설정했을 때 물에 대한 간단한 물질 수지식을 생각해보자. 식 7.1을 시간에 따른 계 내부의

A

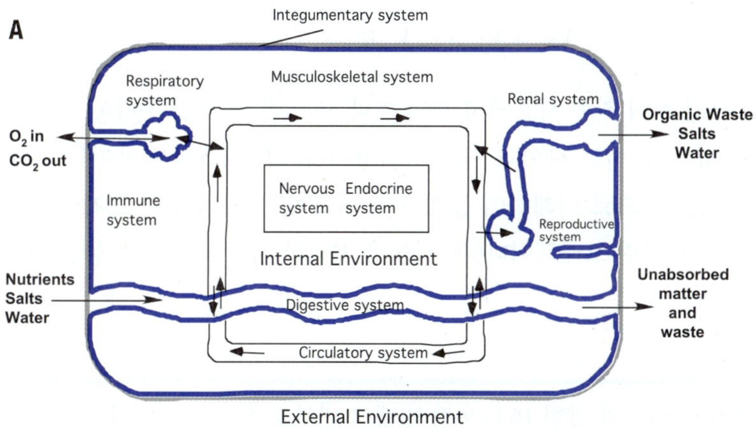

B

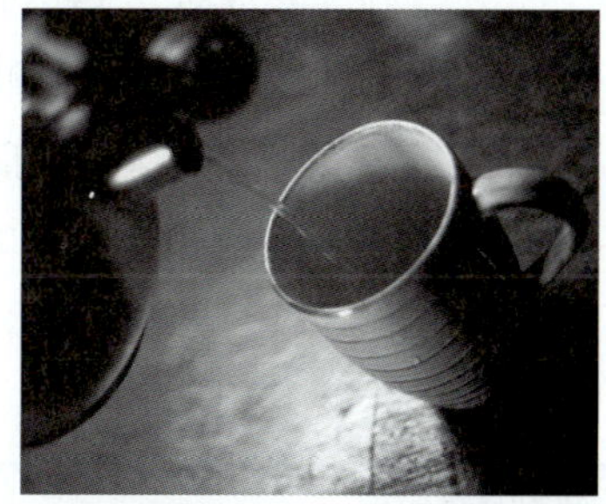

그림 7.4

공학적인 계. **A**. 인체 계의 개략도. 박스 2.1에서 논의한 것을 상기시켜 계를 정의하는 2가지 방법이 있음을 기억하라. 색칠된 경계 부분은 장, 생식, 비뇨계의 내부를 포함하지 않지만 회색 경계 부분은 이들을 포함한다. 화살표는 계의 경계를 통과하는 물질의 이동을 나타낸다. **B**. 용기 내 물의 부피는 용기의 부피를 계로 정의하여 분석할 수 있다. 용기의 예로는 머그잔, 위, 개수대가 있다. 자세한 내용은 박스 7.1 참조.

물의 수지식을 나타내기 위해 사용한다. 계와 경계면이 설정되었고, 보존되는 물리량을 정의한 이후에는 적절한 **가정(assumption)**을 세울 차례이다.

공학 문제를 풀기 위한 접근법에 대한 박스 1.2를 떠올려보자. 문제를 풀기 위해서는 일련의 가정을 세우는 것이 중요하다. 예를 들어 특정한 가정을 실정했을 때 식 7.1은 아래와 같이 정리된다.

$$\frac{dV}{dt} = \dot{V} \tag{7.2}$$

위 식은 어떠한 가정 하에서 전개되었을까? 다음과 같은 상황이 가정되었다. 1) 물의 유입이 없고, 2) 계 내부에서 물이 생성되지 않으며, 3) 계 내부에서 물이 소모되지도 않는다. (이 가정은 우리가 잘 알듯이 틀린 가정이지만, 여기서는 설명을 위해 옳다고 가정하자.) 가정을 세우는 것은 식 7.1과 같이 글로 서술된 현상을 식 7.2와 같이 수식으로 전환하는 것을 돕는다. 수식으로 표현된 문제는 수학적인 계산 방법으로 풀 수 있지만, 이렇게 얻은 답은 (수학적으로 옳은 답이라고 해도) 가정이 옳을 경우에만 옳은 답이라고 할 수 있다.

식 7.2에서 시간에 대한 미분항 dV/dt는 계 내부에 물이 축적되는 속도를 의미하며, $\dot{V}$은 계 내부로 흘러오는 물의 부피 유량을 의미한다(liters/day). 유량이 시간에 따라 일정한 값이라면, 위 식은 다음과 같이 전개된다.

$$V_N = V_{N-1} + \dot{V}\,\Delta t \tag{7.3}$$

V_N은 어떤 시간 구간 Δt의 최종 시점에서 계의 부피, V_{N-1}은 이 시간 구간이 시작 시점에서의 부피이며, Δt는 두 시점 사이의 시간 변화량이다. 그림 7.5에서 보이듯이, 물의 총 부피는 시간에 선형적으로 비례하여 증가한다. 이 그림은 계 내부의 초기상태 부피를 10 리터로 가정하여 그린 그래프이다(즉, 관찰을 시작한 시점을 V_{N-1}로 놓은 것이다).

예제 1

물이 1.5 L/min의 속도로 출구가 막힌 16 L 용적의 탱크 내부로 흘러가고 있다. 오후 7시 34분에 수조에 5 L의 물이 담겨 있을 경우, 식 7.3을 이용하여 언제 물이 넘치기 시작할지 계산하라.

정답 오후 7시 41분

그림 7.5는 간단한 공학적 분석의 예시를 보여준다. 이 분석은 물질 수지를 기반으로 하는 것으로, 다른 수지식을 기반으로 하는 예시가 책의 곳곳에 소개될 것이다. 계의 내부가 어떻게 작동하고 있는지는 알려지지 않았지만, 일련의 가정을 세워 상황을 대변하는 모델을 정의했다. 적합한 가정은 계가 어떻게 변하게 될지 예측할 수 있게 한다. 위의 예시에서, 물의 총 부피는 시간에 선형적으로 비례하여 증가될 것이라 예측되었다. **예**

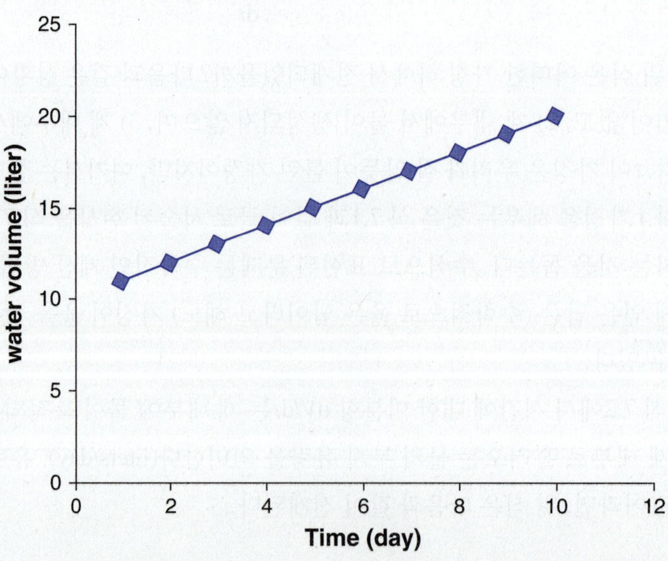

그림 7.5

시간에 따른 체내 물의 양 예측. 본문에 명시되어 있듯이, (식 7.3으로부터 얻은) 이 예측은 물의 부피가 시간에 따른 함수이고 배출이 없으며 일정한 투입만 존재한다고 가정한다.

측(prediction)된 계의 거동(이론값)은 계의 **관찰(observation)**된 거동(실험값)과 비교될 수 있다.

예측된 값(이론값)과 실제 값(실험값)은 일치하는가? 만약 일치한다면, 이 모델은 계가 어떻게 변하게 될지 예측하는 도구로 사용될 수 있다. 또한 이 모델은 계의 내부에서 일어나는 일에 대한 설명을 제시한다. 즉, 정확한 예측값은 여러분의 가정이 참임을 암시한다(그러나 가정을 증명해주지는 않는다). 이와 같이, 계의 내용을 수식을 이용하여 예측한 분석을 **수학적 모델(mathematical model)**이라고 부른다.

물론, 그림 7.5에서 볼 수 있듯이 예측값과 실험값이 항상 동일하지는 않을 것이다. 하루 종일 물을 섭취한다고 해도, 인체의 부피가 선형적으로 증가하지는 않는다. 가정이 옳지 않았기 때문에, 모델을 통한 예측값과 실제 거동이 다른 것이다. 인체에 대한 모델임을 감안할 때, 앞서 세웠던 가정은 아래와 같은 이유로 인해 참이 될 수 없다.

1. 인체에서는 물은 지속적으로 계의 경계를 넘어서 계를 빠져나간다. 예를 들어, 소변, 땀, 눈물, 대변 등으로 수분의 손실이 일어난다.
2. 물은 신체에서의 화학 반응을 통해 생성되기도 하고 소비되기도 한다. 2장에서 물이 축합 및 가수분해 반응에 관여하는 다양한 방법을 서술했다. 예를 들면, 아미노산 간의 펩티드 결합 생성에 대한 설명이 있다.

식 7.1을 체내 수분의 질량 수지에 관한 문제에 적용할 때, 위의 같은 요소를 어떠한 방식으로 적용시킬 수 있을까? 박스 7.1에서는 위의 요소들 중 일부를 감안한 접근법을 소개하고 있는데, 이 접근법은 계를 입구와 출구를 각각 하나씩 가지는 개수대에서의 물의 수위로 단순화해 분석하는 방식이다. 박스 7.1의 과정을 통해 개수대에 차오른 물의 부피를 효과적으로 예측할 수 있는 모델을 세울 수 있다.

새로운 정보를 도입하여 분석을 확대해보자. 신장은 체액의 Na^+, Cl^-, K^+ 등의 이온의 농도를 일정하게 유지하는 중요한 장기다(신장에서 이를 수행하는 사세한 과정은 9장에서 다룰 것이다). 물의 질량 수지를 맞추기 위해서 신장에서 물이 어느 정도 배출되어야 할까? 물의 질량 수지는 시간이 지나도 인체의 물의 양이 유지됨을 의미하며, 이는 물의 축적 속도가 0이라는 것을 의미한다. 계 내부 어떤 변수의 양이 시간에 따라 변화하지 않을 때 그 변수의 축적 속도를 0으로 설정하는 일반론은 많은 분석에 유용하게 사용된다. 시간에 따라 변화하지 않는 어떤 변수에 대해 그 변수의 축적되는 속도는 0이다.

ACC 값이 0이면 식 7.1은 다음과 같이 전개된다.

박스 7.1 입구와 출구를 각각 한 개씩 가진 개수대의 수위 예측

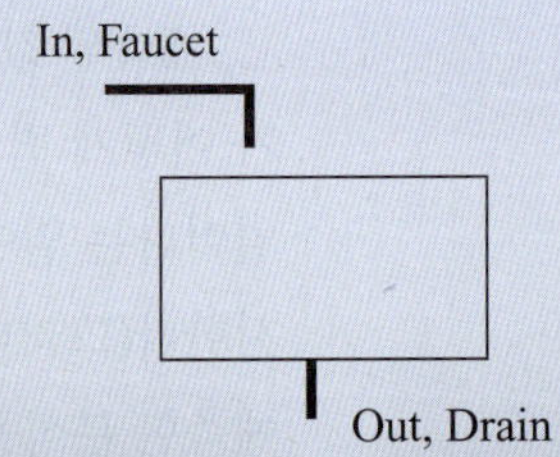

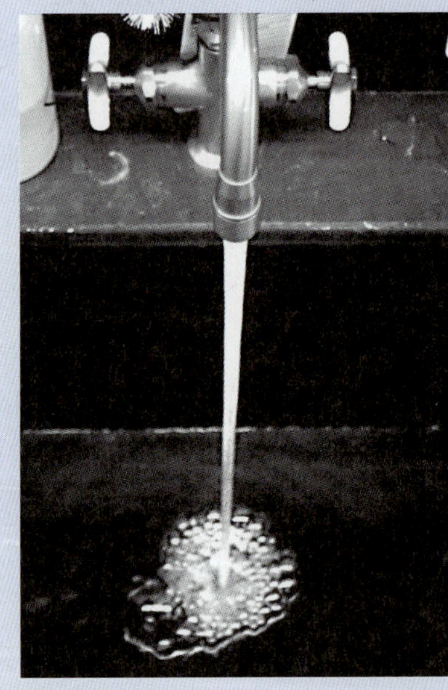

화장실에 있는 평범한 세면대를 생각해보자. 세면대에는 유량을 조절하며 물을 원하는 속도로 흘려 넣을 수 있는 수도꼭지와 물을 원하는 속도로 내보낼 수 있는 배수구가 있다.

세면대를 계로 설정한다면, 물이 계로 들어가거나 나가는 방법은 두 가지뿐이다. 즉, 물은 입구(수도꼭지)를 통해 들어오고 출구(배수구)를 통해 나간다. 계에서는 물이 생성되거나 소모되지 않기에, 식 7.1은 다음과 같이 변형된다.

$$\frac{\mathrm{d}M}{\mathrm{d}t} = \dot{M}_{\mathrm{in}} - \dot{M}_{\mathrm{out}} \qquad \text{(식 1)}$$

M은 계에 있는 물의 총 질량(단위: g), M_{in}은 계로 유입되는 물의 질량 유량(단위: g/min)이며, M_{out}은 계에서 배출되는 물의 질량 유량(g/min)이다. 유량이 시간에 따라 일정하다는 가정 하에, 위 미분방정식은 다음의 해를 갖는다.

$$M = (\dot{M}_{\mathrm{in}} - \dot{M}_{\mathrm{out}})\, t + B \qquad \text{(식 2)}$$

B는 미정계수이다. (식 2를 미분방정식인 식 1에 대입하여 성립되는지 확인해보자.)

개수대에 차오른 물의 질량을 시간에 대한 함수로 전개하기 위해서는 상수 B의 값을 결정해야 한다. 어떤 시간 t에서의 M의 값을 알고 있으면, 알려진 t와 M을 식 2에 대입하여 B를 계산할 수 있다. 예를 들어, 초기에 100 g의 물이 개수대에 존재한다면, $t = 0$일 때 $M = 100$ g이므로 B는 100 g으로 계산된다.

현실적으로, 물의 양은 질량보다는 부피로 측정되는 경우가 많다. 물의 온도가 계 전체에 걸쳐 일정할 때 물의 밀도(ρ) 또한 일정하므로, 물의 밀도를 양 변에 곱하면 질량에 관한 식을 부피에 관한 식으로 변환할 수 있다.

$$\rho M = (\rho\dot{M}_{\mathrm{in}} - \rho\dot{M}_{\mathrm{out}})t + B\rho \qquad \text{(식 3)}$$

위 식을 부피에 관한 식으로 변환하면 아래와 같다.

$$V = (\dot{V}_{\mathrm{in}} - \dot{V}_{\mathrm{out}})t + B^{*} \qquad \text{(식 4)}$$

계의 총 부피와 유량은 이제 부피 단위(mL과 mL/min)로 표현되며, B^*는 새로운 상수이다.

투입되는 물의 부피 유량이 $\dot{V}$, 배출되는 물의 부피 유량이 0이고, 경과된 시간이 0일 때(초기조건) 차오른 물의 부피를 V_{N-1}이라 하면 식 4는 식 7.3으로 변환될 수 있다.

$$0 = IN - OUT + (GEN - CONS) \tag{7.4}$$

물이 신장 혹은 다른 장기로부터 배출될 수 있다고 가정하면 물의 총 배출량(OUT)은 신장으로부터의 배출량(OUT_{kidney})과 다른 장기로부터의 배출량(OUT_{other})의 합이 된다.

$$OUT_{\text{kidney}} = IN - OUT_{\text{other}} + (GEN - CONS) \tag{7.5}$$

예제 2

피실험자가 24시간 동안 섭취한 물의 양, 소변으로 배출한 물의 양, 땀과 호흡 등으로 배출한 물의 양이 각각 관찰되었다. 관찰된 시간 동안 피실험자의 체내 반응을 통해 얼마만큼의 물이 생성되었는가?

24시간 동안 측정된 값은 다음과 같다.

IN = 식음을 통해 섭취된 물 2.1 L

OUT_{kidney} = 소변을 통해 배출된 물 1.4 L

OUT_{other} = 땀을 통해 배출된 물 0.10 L, 호흡을 통해 배출된 물 0.35 L, 기타 작용을 통해 배출된 물 0.45 L

정답 $GEN - CONS = 0.2$ L로 계산되므로, 하루 동안 피실험자의 GEN은 $CONS$보다 0.2 L 더 많다.

7.2.2 체내 추적자(tracer)의 물질 수지

물은 체내에서 많은 양을 차지하는 반면, 어떠한 물질들은 훨씬 적은 양을 차지한다. 인체에 존재하는 양과는 상관없이, 어떤 물질이라도 질량 수지를 세워 탐구할 수 있다(물질의 농도를 실제로 정확히 '측정'하기는 어렵다는 현실적인 문제가 있지만, 일단 이 문제는 고려하지 않는다).

체내 물질 수지에 대한 다른 예시를 들어보자. 음식 상태로 섭취되어 그대로 소변으로 배출되는 어떠한 **추적자(tracer)**의 물질 수지를 생각해보자. 이 추적자는 체내에서 생성되거나 소모되지 않아서, 원래의 상태를 그대로 유지한다고 가정하자. M을 임의의 시간에 체내 추적자의 총 질량으로 정의하면, 식 7.1은 다음과 같이 전개된다.

$$\frac{\mathrm{d}M}{\mathrm{d}t} = 0 - kM + (0 + 0) \tag{7.6}$$

이 식은 체내 추적자의 축적 속도에 관한 것이다. 추적자의 축적 속도는 추적자의 총량의 시간에 대한 1차 미분 값으로 표현된다. 매개변수 k는 **속도 상수(rate constant)**이다. 이 식에서 k는 1차 속도 상수로, 이는 추적자의 배출이 1차 속도식을 따른다는 것을 의미한다. 여기에서 1차 속도식이라는 것은 추적자의 배출 속도가 체내에 존재하는 양에 비례한다는 것을 의미한다(박스 2.3의 반응 속도 상수에 대한 정의를 상기해보자).

이 예시에서, 식 7.1의 IN이 0이라는 점을 주목하자. 이는 측정하는 동안 추가 추적자의 투입이 없다는 가정이다. 수학적으로, 이 상황은 음식이나 추적자를 섭취한 시간 이후($t > 0$)에 적용 가능하다. 즉, 추적자는 $t = 0$인 시점에 순간적으로 투입되었으며, 이후 체내에 존재하는 추적자의 양을 식 7.6으로 정의하는 것이다.

식 7.6은 1차 상미분방정식의 일종으로, 이러한 미분방정식은 공학적 분석에서 빈번히 다루어진다. 식 7.6의 일반해는 다음과 같다.

$$M = Be^{-kt} \tag{7.7}$$

B는 식 7.6이 적분되었을 때의 적분 상수이다. $t = 0$에서 M_0만큼의 추적자가 투입되었다면, B의 값은 다음과 같은 "초기 조건"에 의해 결정된다.

$$\text{at } t = 0; \quad M = M_0 \tag{7.8}$$

B를 식 7.7에 대입하면 다음과 같은 해를 얻을 수 있다.

$$M = M_0 e^{-kt} \tag{7.9}$$

예제 3

물에 담긴 티백에서 색소가 1차 속도식을 따라 우러난다. 티백을 넣은 후 어떤 시점에서 티백에 5 단위만큼의 색소가 존재하였는데 10분이 지나자 2.5 단위가 남았다. 티백 안에 색소가 1 단위만큼 남으려면 시간이 몇 분 경과해야 할까?

정답 5 단위만큼의 양이 남아 있던 시점부터 23.3분이 지나야 함.

체내에서 물질이 제거될 때, 식 7.9를 이용하여 물질의 반감기를 계산할 수 있다. 반감기를 $t_{1/2}$라 할 때 다음과 같은 식이 정의된다.

$$\frac{M_0}{2} = M_0 e^{-kt_{1/2}} \tag{7.10}$$

이 식은 다음과 같은 해를 갖는다.

$$t_{1/2} = \frac{\ln(2)}{k} \tag{7.11}$$

위 식에 따르면, 체내에 존재하는 물질의 반감기는 물질이 제거될 때의 속도 상수와 관련이 있다. 체내에 잔존하는 추적자의 질량은 아래와 같이 시간에 따른 식으로 표현될 수 있다.

$$M = M_0 e^{-\ln(2)\left({}^{t}/_{t_{1/2}}\right)} \tag{7.12}$$

추적자의 반감기가 물질의 제거 동력학에 미치는 영향이 그림 7.6에 표현되어 있다.

7.2.3 항상성, 정상상태와 평형상태

항상성(homeostasis)은 체내에서 생존에 필요한 조건들을 일정하게 유지하는 것이다. 인체 내에서는 세포와 장기가 정상적으로 작동하기 위해 요구되는 많은 구성 물질의 농

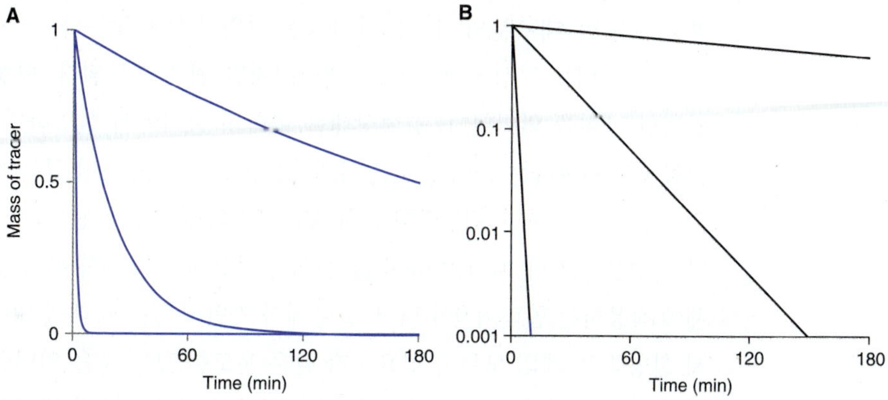

그림 7.6 시간에 따른 추적자의 농도. 추적자의 농도는 시간에 대해 식 7.12와 같은 관계를 가지며, 반감기는 각각 1, 15, 180분이다. **A**. 일반 그래프를 통해 나타낸 시간별 추적자 농도와 **B**. 세미로그(semi-log) 그래프를 통해 나타낸 농도(*y*축을 로그 단위로 표시함).

도와(Na^+ 농도 등) 물리적 변수(혈압과 온도 등)가 일정한 범위 내에서 유지되고 있다. 항상성은 생물의 모든 단위에서 유지된다. 예를 들어 체내 수분량과 같은 변수는 생물체 전체에서 일정하게 유지된다. 또한 개별 세포 단위에서도 항상성을 유지하기 위한 메커니즘이 있는데, 예를 들어 신경세포는 전기적 흥분성(electrical excitability)을 유지하기 위해 세포질과 세포 외액의 나트륨과 칼륨의 농도를 세밀하게 조절한다(박스 6.2 참조).

음성 피드백(negative feedback)은 인체의 항상성을 유지하기 위한 중요한 작용 중 하나이다. 음성 피드백의 원리는 박스 6.3의 체온 조절을 예시로 소개되었다. 체내의 모든 세포, 장기와 조직은 무수히 많은 피드백 과정을 통해 생존성과 기능을 유지한다. 각각의 피드백 메커니즘을 따로 구분하여 분석할 수도 있지만, 모든 피드백은 몸의 **정상상태(steady-state)**를 유지하기 위해 동시다발적으로 이루어진다.

정상상태의 개념은 박스 2.3에서 막을 통한 확산 현상에 대해 다루면서 소개했는데, 이는 더욱 폭넓게 적용될 수 있다. 몸의 관점에서 정상상태란, 질량, 부피, 온도, 체내 조성 등 몸을 구성하고 있는 변수가 시간에 따라 변화하지 않는 상태이다. 예시로 사람의 체중을 생각해보자. 어떤 사람이 하루에 필요한 열량(약 2,000 칼로리)을 보충하기 위해 470 g(~1 lb)의 단백질, 탄수화물, 지방과 2.1 L(~4.7 lb)의 물을 섭취한다(표 7.1). 그러나 그 사람의 체중이 섭취한 만큼 증가하지는 않는다. 사람들은 탄수화물과 지방을 분해하여 에너지를 얻고 물과 부산물을 배출한다. 표 7.1에서 보이듯, 사람은 하루에 많은 종류의 물질을 섭취하지만, 체중이 비교적 일정하게 유지되는, 일종의 정상상태를 보인다. 수십에서 수백 개의 피드백 과정은 각각 신진대사, 허기, 갈증 상태 또는 배뇨를 조절하여 정상상태를 유지하는 데 기여한다. 정상상태를 유지하도록 하는 체내 신호를 충실하게 따르는 한, 대부분의 사람들의 체중은 거의 변하지 않는다.

평형상태는 정상상태와 다른 개념이지만 쉽게 혼동된다. **평형상태(equilibrium)**는 완벽한 균형을 의미한다. 평형상태를 화학적 관점에서 설명하면, 계 내부에서 물질이 이동하고 변화하는 등의 현상을 야기하는 요인이 상쇄되어 없는 상태이다. 계의 미시적인 부분을 관찰하면, 평형상태일지라도 분자의 움직임은 관찰되지만, 계 자체의 조성이나 특성은 시간에 따라 변하지 않는다. 평형상태를 물리적 관점에서 설명하면, 어떤 물체에 작용하는 합력이 0이 되어 그 물체가 가만히 있는 상태를 의미한다. 에너지 관점에서 설명하면, 계의 모든 구성요소가 같은 온도를 갖는 것을 의미한다. 만약 평형상태가 아닌 균형이 깨진 상태에 있다면, 계는 시간이 지남에 따라 변한다. 물질들은 반응으로 인해 확산되거나 축적되며, 중력에 의해 움직이고, 온도 기울기에 따라 열에너지가 이동한다. 반대로 계가 평형상태에 있다면, 계에 추가로 다른 힘이 작용되거나 유입되지

표 7.1 2,000 칼로리 식단의 권장 섭취량

총 지방	65 g 미만	585 칼로리
포화지방	20 g 미만	
콜레스테롤	300 mg 미만	
염분(Sodium)	2,400 mg 미만	
총 탄수화물	300 g	1,200 칼로리
식이섬유	25 g	
단백질	50 g	200 칼로리
비타민 A	5,000 IU	
비타민 C	60 mg	
칼슘	1,000 mg	
철분	18 mg	
비타민 D	400 IU	
비타민 E	30 IU	
비타민 K	80 μg	
티아민	1.5 mg	
리보플라빈	1.7 mg	
나이아신	20 mg	
비타민 B-6	2.0 mg	
비타민 B-12	6.0 μg	
엽산	400 μg	
바이오틴	300 μg	
판토텐산	10 mg	
인	1,000 mg	
요오드	150 μg	
마그네슘	400 mg	
아연	15 mg	
셀레늄	70 μg	
구리	2.0 mg	
망간	2.0 mg	
크롬	120 μg	
몰리브데넘	75 μg	
염소	3,400 mg	
칼륨	3,500 mg	

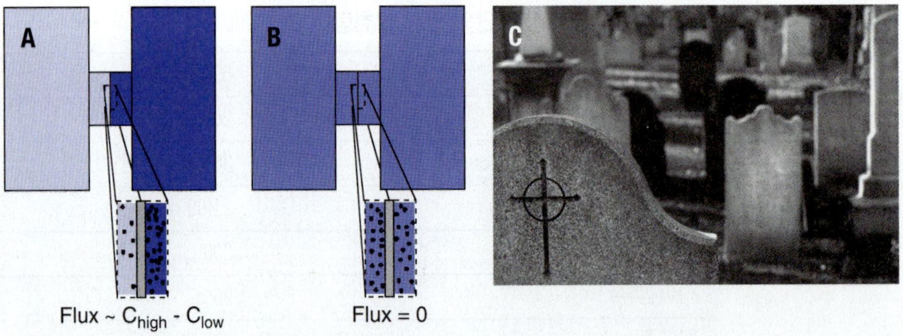

그림 7.7 평형상태. **A**. 정상상태이지만 평형상태는 아닌 계. 이 계는 막을 경계로 하는 영역이 큰 저장소와 연결되어 농도가 일정하게 유지되기 때문에 정상상태이다. 분자들이 끊임없이 높은 농도 영역(어두운 색 상자)에서 낮은 농도 영역(밝은색 상자)으로 이동할지라도, 각 상자 안의 농도는 일정하게 유지된다. 저장소 내의 분자들은 막을 통과하는 분자들보다 상대적으로 빠르게 유입, 유출되기 때문에, 막 근처 영역의 농도는 거의 일정하게 유지된다. **B**. 같은 계가 평형상태에 도달했을 때. **C**. 생물학적 평형(미국 코네티컷 주 글로브 스트리트 묘지).

않는 한 계는 영원히 같은 상태를 유지한다.

생물학적 계에서, 살아 있는 생물체에서는 평형상태가 성립하지 않는다. 생명체는 음식을 섭취하고 에너지를 생성하거나 사용하여 화학적 불균형을 만들어낸다. 박스 6.2는 살아 있는 세포의 세포막 내외 이온 농도 차이로 인해 발생하는 전위(electrical potential)인 네른스트 전위(Nernst potential)를 설명하고 있다. 이러한 화학적인 불균형은 에너지의 지속적인 투입을 통해 발생하는데, 이 에너지는 세포 내의 소듐 농도를 낮게, 포타슘 농도를 높게 유지하도록 하는 일종의 모터를 작동시키는 데 사용된다. 모터가 작동하는 한 세포막 내외의 평형상태는 성립되지 않는다. 생물학적 계에서 평형상태는 생명체가 죽어 땅속에 묻힌 이후로도 오랜 시간이 지나고 나서야 성립된다.

어떤 과정은 정상상태일 수는 있지만 아직 평형상태에 도달하지는 못하였을 수 있는데, 이는 정상상태가 '어떠한 특정 시간 구간'에서 계에 변화가 발생하지 않는 것을 의미하기 때문이다. 이 개념을 설명하는 예시가 그림 7.7에 나타나 있다. A에서 투과성 막으로 나눠진 조그마한 회색과 녹색 박스는 정상상태에 있다. 거시적 관점에서는 물질이 상대적으로 농도가 높은 어두운 색 박스에서 상대적으로 농도가 낮은 밝은색 박스로 이동하고 있지만, 막 근처 미세한 회색과 녹색 박스 내부의 농도는 일정하게 유지된다. 이는 막 근처 미세한 영역은 크기가 큰 저장소와 연결되어 있기 때문에 물질이 빠르게 보충(또는 흡수)되기 때문이다. 관찰하고 있는 시간 동안, 저장소 내부의 농도는 눈에 띄게 변화하지 않는다.

정상상태는 열의 이동 현상(고온에서 저온으로 열에너지가 이동하는 현상)을 통해서도 볼 수 있다. 추운 날 집 안에선 난방 장치가 작동하여 집안 온도가 바깥보다 높은

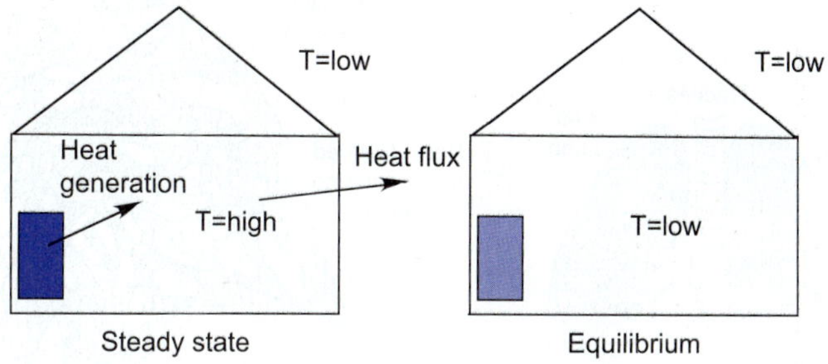

그림 7.8 정상상태와 평형상태의 비교(왼쪽 그림). 정상상태에서 집 안의 온도는 일정하게 유지된다. 집 안에서 열이 발생하기 때문에, 집 안의 온도는 바깥보다 높다. 정상상태는 집 안의 열의 생성 속도와 온도 기울기로 인해 열이 집 밖으로 나가는 속도와 정확히 일치할 때 성립한다(오른쪽 그림). 반면, 난로가 작동하고 있지 않아 집 안에서 열이 생성되지 않는다면, 집 안과 밖은 열적 평형상태에 도달하게 된다.

온도로 꾸준히 유지되고 있으며, 집(고온)에서 바깥(저온)으로 열이 일정한 속도로 이동하는 정상상태를 생각해보자. 바깥 온도와 집안 온도가 변하지 않는다면 따뜻한 집 내부에서 추운 바깥으로 열이 일정한 속도로 이동함을 알 수 있다(그림 7.8의 왼쪽). 현실적으로 이러한 정상상태는 영원히 지속될 수 없다. 바깥의 온도가 변하거나, 난방 장치를 가동시키는 연료가 다 소모되거나(그림 7.8의 오른쪽), 집에서 흘러 나간 열에너지가 바깥 온도에 영향을 주게 되는 경우가 그러하다.

체내의 대부분의 장기와 조직은 다양한 기전을 통해 몸 전체의 항상성을 유지한다. 예를 들어, 순환계는 체내 조직에 산소를 공급하고 조직에서 이산화탄소를 제거한다(8장 참조). 이 장의 뒤에서 언급할 소화계는 영양분을 공급한다. 특히, 신장과 간은 항상성 유지에 중요한 역할을 한다. 간과 신장 모두 체액에 존재하는 대사산물과 노폐물 등을 제거한다(9장 참조). 또한, 신장은 체액의 부피를 조절하는 중요한 역할을 하는데 그 방법의 첫째는 체액 구성요소의 농도(특히 소듐의 농도)를 조절하는 것이고, 둘째는 체내의 물을 제거하는 것이다.

이 장의 남은 부분에서는 물질 수지의 원리를 이용하여 호흡과 소화의 생리 현상을 분석해보도록 하자.

7.3 호흡의 생리학

여러 가지 측면에서 볼 때, 호흡은 생명의 필수 요소이다. 호흡에는 크게 두 가지가 있다(그림 7.9). 첫째는 **내호흡(internal respiration)**으로, 음식 속의 유기물로부터 에너지를

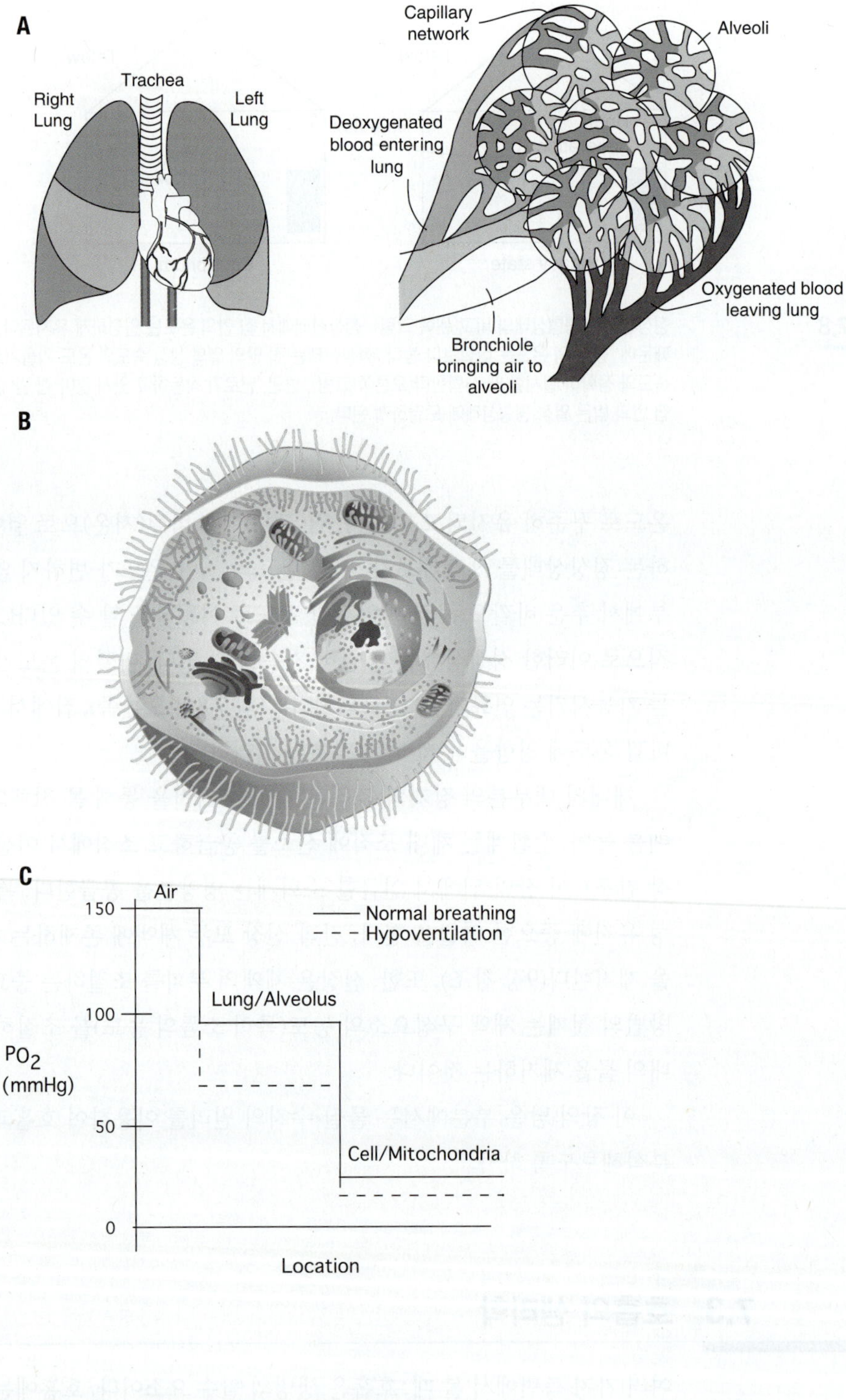

그림 7.9

내호흡과 외호흡은 순환계를 통해 연결된다. **A**. 외호흡을 통해 산소를 폐로 흡입하고, 조그마한 주머니(폐포)에 산소를 채운다. 산소는 폐포를 둘러싼 모세혈관으로 확산된다. **B**. 순환계는 체내 모든 세포로 산소를 운반한다. 세포 내의 미토콘드리아는 산소를 사용하여 생존에 필요한 에너지를 생산한다. **C**. 주변 대기에서 산소의 농도는 분압 단위로 측정되며 대개 150 mmHg 정도이다. 폐포 내에서 산소의 분압은 대기에서의 분압보다 낮은데, 이는 폐포 주변의 모세혈관 혈류로 산소가 이동하기 때문이다. 세포 내의 산소 농도는 더 낮은데, 이는 세포 내에서 산소가 소모되어 에너지를 생산하는 일련의 화학 반응이 이루어지기 때문이다.

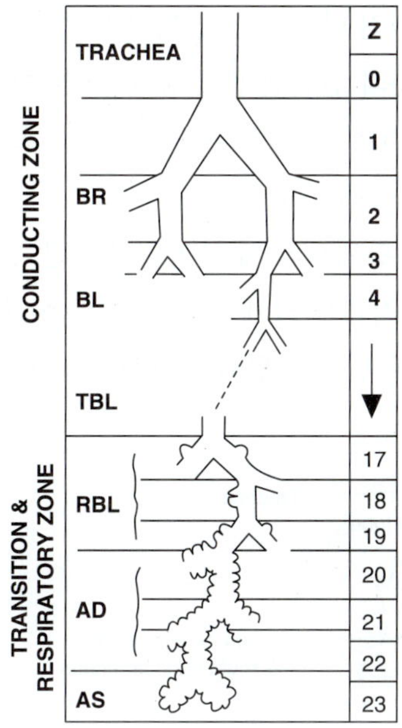

그림 7.10

폐 내부 공기 흐름상의 분지 구조(branching patterns) BR: 기관지(bronchus), BL: 세(細)기관지(bronchiole), TBL: 종말 세기관지(terminal bronchiole), RBL: 호흡 세기관지(respiratory bronchiole), AD: 폐포관(alveolar duct), AS: 폐포(alveolar sac 혹은 alveolus). 참고문헌 1.

얻는 대사 과정이다. 내호흡 과정은 체내 세포에서 발생한다. 내호흡이 발생하면, 세포는 산소를 소비하고 부산물로 이산화탄소를 생성한다. 따라서 내호흡을 통해 정상적으로 작동하는 모든 세포는 많은 양의 산소를 필요로 하며, 많은 양의 이산화탄소를 배출해야 한다. 폐는 필요한 양의 산소를 받아들이고 발생하는 이산화탄소를 배출하는 역할을 하는데, 이 과정을 **외호흡(external respiration)**이라 한다. 외호흡과 내호흡은 순환계를 통해 서로 연결되어 있는데, 순환계의 주된 기능이 폐로부터 산소가 풍부한 혈액을 받아 온몸의 세포로 전달하고, 세포로부터 이산화탄소를 거두고 기체 교환(산소를 흡입, 이산화탄소를 배출)을 위해 폐로 운반하는 것이다. 외호흡의 상세한 과정은 이 부분에서 다시 다루며, 2장에서 간단히 소개한 내호흡은 이번 장의 뒷부분에서 더욱 상세히 다룰 것이다.

외호흡(external respiration)은 인체 내 정교한 공학적 시스템인 폐에서 이루어진다. 산소와 이산화탄소의 교환은 혈류와 폐포 내의 기체가 물리적으로 분리하는 막을 통해 확산하면서 이루어진다(박스 2.3을 참조). **폐포(alveolus)**는 3억 개의 작은 주머니 모양의 폐 단위체로, **기도(trachea)**에서 시작되어 두 갈래로 나뉘어 마치 나뭇가지처럼 점점 얇아지는 **기관지(bronchi)**의 끝과 연결되어 있다(그림 7.10). 폐포 주변을 빽빽하게 둘러싼 모세혈관(그림 7.9)은 산소 농도가 적은 혈액을 폐포 주변으로 운반하고 산소가 풍부한 혈액을 거두어 간다.

공기는 상대적으로 넓은 관인 기도를 통해 폐로 들어가고, 기도는 좌우 두 갈래로 나뉘어 기관지로 이어지며, 기관지는 더 얇은 기관지인 세기관지(bronchiole)로 이어진다. 이와 같은 **분지 구조(branching pattern)**는 수차례 반복되며 폐포와 연결된 종말 세기관지(terminal bronchiole)까지 이어진다(그림 7.10). 폐포는 직경 300 μm 정도의 작은 주머니이며, 그 안에 기체를 채운다. 기도에서 이어진 16번째까지의 분지 구조를 통틀어 전도 영역(conducting airway)이라고 부르며, 이 구간은 대기 중의 공기를 폐의 깊숙한 곳까지 전달하는 관의 역할을 한다. 전도 영역의 부피는 사람마다 차이가 있지만, 평균적으로 150 mL 정도이다. 폐의 대부분은 폐포로 구성되는데, 폐포는 대략 3,000 mL의 기체를 채울 수 있다.

폐의 부피는 **폐활량계(spirometer)**라는 기구를 통해 측정할 수 있다. 폐활량계는 물이 일부 채워진 통 안에 거꾸로 세워진 다른 통이 들어 있는 간단한 장치이다. 피실험자는 물이 일부 채워진 통의 공기 부분과 연결된 관을 통해 숨을 들이마시거나 내쉰다. 시간에 따라 거꾸로 세운 통 안의 공기 부피의 변화를 기록하여 호흡하는 동안 이루어지는 폐의 부피 변화를 예상할 수 있다(그림 7.11).

폐활량계를 이용하여 다양한 상황에서의 폐 부피를 측정할 수 있다. 피실험자는 평소 상태로 호흡을 하고, 다음으로 최대한 크게 호흡을 하도록 요구받는다. 이를 통해 평소 정상 호흡 상태에서 폐의 부피 변화인 **일회 호흡량(tidal volume)**과, 강제 흡기량

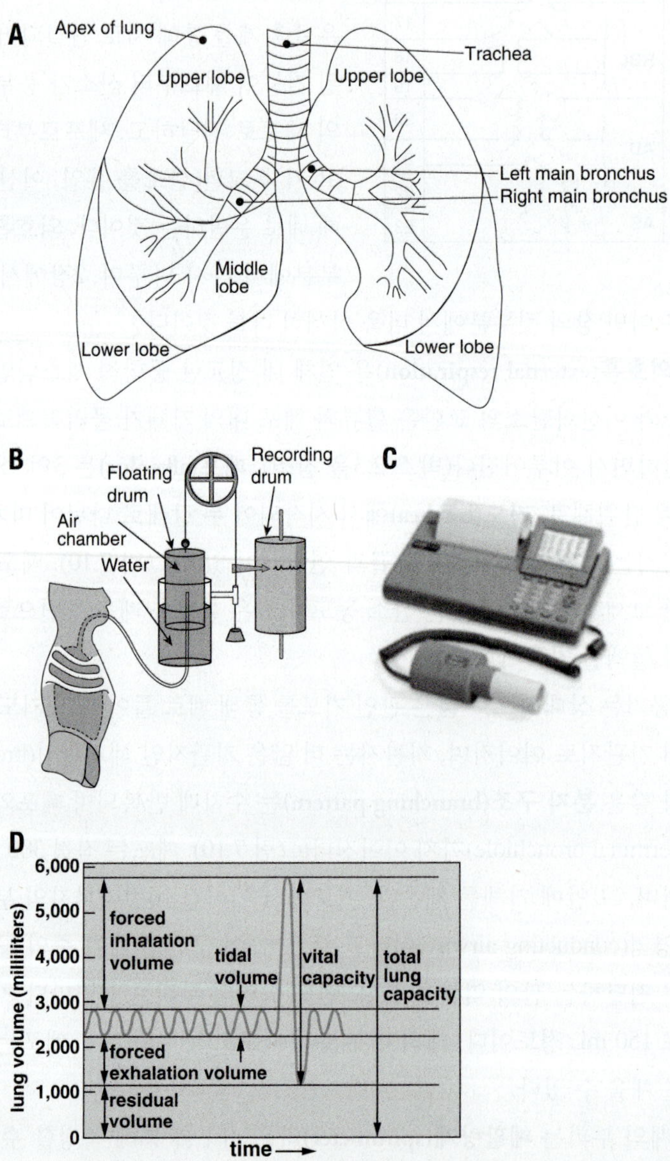

그림 7.11

기관지 분지 구조의 일부. **A**. 폐와 기관지의 형태. **B**. 폐활량계의 작동 모식도. **C**. 현대의 폐활량계. **D**. 폐활량계를 이용하여 측정한 폐의 부피 변화량.

(forced inhalation volume), 강제 호기량(forced exhalation volume)을 측정할 수 있다. **폐활량(capacity)**은 이 부피들의 합으로 정의할 수 있다. 예를 들어, 폐활량의 일종인 **기능적 잔기량(functional residual capacity)**은 정상적인 호기 후 폐에 남은 공기의 양이다. 잔기량(residual capacity)은 숨을 최대한 내뱉은 후 폐에 남은 공기의 양인데, 보통 2 L 정도이며, 폐활량계를 이용하여 측정할 수 없다.

예제 4

폐 안에 직경이 300 μm인 폐포가 3억 개 존재한다면, 산소 교환이 이루어지는 폐 내부 총 표면적은 얼마인가? 또한 폐의 총 부피량은 얼마인가?

정답 표면적 ~80 m^2, 부피 ~4 L

폐포와 대기 간의 기체 교환을 **환기(ventilation)**라고 한다. 환기 과정은 두 단계로 나뉜다. 공기는 **흡기(inspiration)** 동안 폐 안으로 흡입되며, **호기(expiration)** 동안에 폐에서 배출된다. 폐는 그 아래에 흉곽과 복강을 나누는 근육막인 횡격막(diaphragm)과, 근육층으로 된 흉벽(chest wall)으로 둘러싸여 있다. 흉벽과 횡격막의 근육의 운동은 이 흉곽의 부피를 변화시키며, 이를 통해 호흡을 돕는다. 여기에서, 부피의 흐름으로 정의되는 부피 유량($\dot{V}$, 박스 7.1 참조)이 압력 강하 ΔP에 선형적으로 비례한다고 가정하면, ΔP는 다음과 같이 표현된다.

$$\Delta P = \dot{V} R \tag{7.13}$$

R은 흐름에 대한 **저항(resistance)**이고 ΔP는 대기와 폐포 내 공기 사이의 압력 강하이다. 부피유량 $\dot{V}$은 압력이 감소하는 방향으로 흐를 때 양의 값을 갖는다.

압력과 흐름의 수학적 관계(식 7.13)는 전압과 전류의 관계($\Delta E = IR$)와 유사하다(ΔE: 전위차, I: 전류, R: 저항). 기본적인 전기회로에서, 전위차는 전하가 흐르도록 하는 추진력(driving force)이다. 전하의 유량인 전류는 회로 내 저항의 영향을 받는다. 이와 유사하게, 압력 강하는 유체의 흐름을 일으키는 추진력이며, 유량은 유체가 흐르는 관의 저항에 영향을 받는다. 8장에서는 압력 강하와 관에서 유체의 흐름 간의 관계에 대해 자세히 설명한다. 7장에서는 흐름에 대한 개략적인 식인 7.13이 호흡계에서의 압력과 흐름에 대한 관계를 설명할 수 있다고 이해하면 충분하다.

예제 5

일회 호흡에 걸리는 시간을 스스로 측정해보고, 그림 7.11에 나타난 일회 호흡량을 기반으로 숨을 들이쉴 때 폐 안으로 들어오는 공기의 부피유량($\dot{V}$)을 계산하라.

정답 $\dot{V}$ = 대략 12 L/min

호흡 과정에서의 압력 강하 ΔP는 대기 압력(P_{atm})과 폐포 내 기체 압력(P_{alv})의 차이다.

$$\dot{V} = (P_{atm} - P_{alv})/R \tag{7.14}$$

호흡과 호흡 사이에 공기의 흐름이 없는 시점에서는 P_{alv}과 P_{atm}은 같은 값이기 때문에 압력 강하가 0이다. 실제 측정 시, 식 7.14의 압력 항은 P_{atm}에 대한 상대값으로, 즉 P_{atm}을 0으로 하여 측정된다. 이러한 계산법은 8장에서 언급할 순환 문제에서도 동일하게 적용될 것이다. P_{atm}을 0으로 가정하였을 때, 식 7.14에서 P_{alv}는 흡기에 음의 값을, 호기에 양의 값을 갖는다. 환기는 P_{alv}의 변화를 통해 유도되며, 호흡계 내 근육의 주된 역할은 P_{alv}를 변화시켜 공기가 흐를 수 있게 하는 것이다.

예제 6 예제 5에서 계산한 부피유량을 이용하여, 숨을 들이쉴 때의 압력 강하가 5 mmHg(또는 호흡 생리학에서 빈번히 사용하는 단위로 변환하면 7 cm H_2O)일 경우, 흡기 시 공기 흐름에 대한 저항 값을 계산하라.

정답 R = 0.4 mmHg-min/L (또는 0.6 cm H_2O-min/L)

위에서 설명했듯이, 환기는 폐의 정적, 동적 역학을 기반으로 이루어진다. 폐는 신축성이 있어 항상 수축하려는 힘이 작용한다, 따라서 이를 지지해주는 흉벽이 없으면 지속적으로 수축하여 망가질 것이다. 신축성 있는 조직인 흉벽에는 이를 몸 바깥 방향으로 약하게 당겨주는 근육이 있어 항상 팽창하려는 힘이 작용한다. 10장에서는 폐 기능의 역학적인 특징을 자세히 설명할 것이다.

7.3.1 환기율(Ventilation rate)

폐로 들어온 일회 호흡분의 공기가 모두 폐포로 들어가는 것은 아니다. 폐는 호기와 흡기를 반복하기 때문에, 흡기 과정에서 폐 안에 들어온 가장 마지막 공기는 그다음 호기 과정에서 가장 먼저 폐 밖으로 배출된다(그림 7.12). 이와 같이, 마지막으로 들어온 공기는 폐포에 채워지지 않기 때문에 기체 교환에 사용될 수 없다(기체 교환에 대해서는

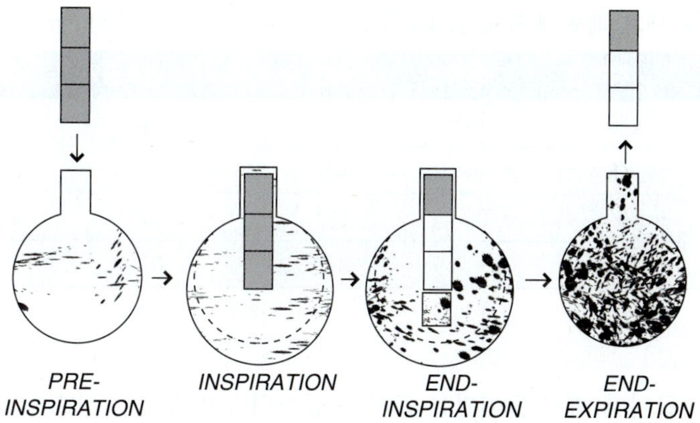

그림 7.12

폐의 무용 공간. 기체 교환에 관여하지 않는 전도 영역의 부피를 무용 공간이라고 한다. 호기에 날숨의 일부가 이 공간에 갇히며, 여기 갇힌 공기는 흡기에 가장 먼저 폐포로 돌아온다.

다음 절에서 상세히 설명할 것이다). 사실상, 전도 영역(기도에서부터 16번째까지의 분지 구조, 그림 7.10 참조)에서는 기체 교환이 이루어지지 않는다. 전도 영역의 부피는 약 150 mL로 이 공간에 존재하는 산소는 기체 교환에 사용되지 않기 때문에 이 공간을 **무용 공간(dead space)** 또는 무용 부피(dead volume)라 부른다. 매 호흡 과정에서 이 공간 또한 채워지고 비워진다.

무용 부피를 알 수 있다면, 들이마신 공기 중에 어느 정도가 무용 부피에 채워지고 어느 정도가 폐포에 채워지는지 설명할 수 있다. 총 환기율(total ventilation rate, $\dot{V}_T$)은 분당 호흡수에 일회 호흡당 들이오는 공기의 부피를 곱하여 계산된다. 일회 호흡량이 500 mL, 분당 호흡수가 15회, 총 환기율이 7.5 L/min일 때를 가정하자. 일회 호흡량 중 150 mL가 무용 부피에 포함된다면 350 mL가 폐포로 들어가므로, 폐포 환기율(alveolar ventilation, $\dot{V}_\mathrm{A}$)은 5.3 L/min이 된다.

더 빨리 호흡하면 폐포에 더 많은 산소를 공급할 수 있다. 물질 수지를 이용하여 폐포 환기율과 폐포 내 산소 농도 간의 관계식을 정의할 수 있다. 폐포 전체를 계로 설정하고 식 7.1의 ACC, IN, OUT, $CONS$, GEN에 적절한 변수를 대입하면 폐포 내 산소의 물질 수지식을 세울 수 있다.

$$0 = \dot{V}_A\left(\frac{P_{O_2}}{P_T}\right)_{\mathrm{atm}} - \dot{V}_A\left(\frac{P_{O_2}}{P_T}\right)_{\mathrm{alv}} - \dot{V}_{O_2} + (0 - 0) \tag{7.15}$$

정상상태를 가정하여 ACC 항을 0으로 설정하고, 폐포 안에서 산소의 생성 혹은 소비가 없다고 가정하여 GEN과 $CONS$ 항 또한 0으로 설정하자. 그 결과, 식 7.15는 하나의 IN 항과 두 개의 OUT 항으로 구성된다. 숨을 들이쉬는 동안 산소가 폐포 안으로 들어오고, 산소가 대기 중에서 들어오는 부피유량(IN 항)은 폐포 환기율과 산소의 공기 중 부피 분

표 7.2 대기, 폐포 내 기체, 동맥혈과 정맥혈에 존재하는 기체 조성(mmHg 단위)

	정맥혈	동맥혈	폐포 내 기체	건조공기	대기	날숨
P_{O_2}	40	100	100	160	159	120
P_{CO_2}	46	40	40	0.3	0.3	27
P_{N_2}	0	0	559	600	597	466
P_{H_2O}	–	–	47	0	3.7	47

율의 곱이다. 폐로 들어가는 공기 중 산소의 부피 분율은 산소의 분압(partial pressure)을 총 공기압으로 나눈 값과 같다(분압의 개념에 대해서는 다음 절에서 더 자세히 설명한다). 이와 비슷하게, 산소는 호기에 폐포 바깥으로 배출되는데, 그 부피 유량은 환기율과 폐포 내 기체 중 산소 분율을 곱하여 계산하고, 이것이 첫 번째 *OUT* 항이다. 폐포 내 산소의 분압이 들숨의 분압보다 작은 이유는 산소가 혈액 속으로 확산되어 폐포를 나가서 세포로 전달되기 때문이다. 두 번째 *OUT* 항은 혈액을 통해 산소가 폐포에서 빠져나가는 것을 의미하고, 이 속도는 체내에서의 산소 소비율과 같다. 이를 $\dot{V}_{O_2}$로 나타낸다.

식 7.15을 풀면 폐포 내 산소 분압을 다른 변수들로 표현된 함수를 도출할 수 있다.

$$(P_{O_2})_{alv} = (P_{O_2})_{atm} - \left(\frac{P_T}{\dot{V}_A}\right)_{alv} \dot{V}_{O_2} \tag{7.16}$$

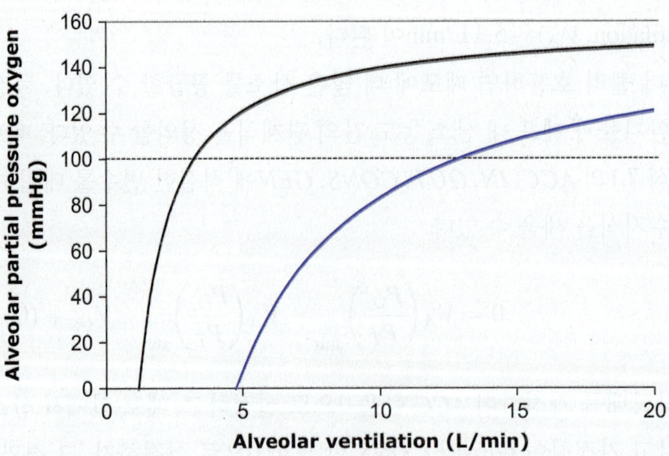

그림 7.13 폐포 내 산소분압과 폐포 환기율의 관계. 그래프는 식 7.16을 이용하여 도시화되었다. 산소 소비율이 250 mL/min(검은색) 혹은 1,000 mL/min(파란색)일 경우 각각의 환기율 그래프를 도시화했다. 위쪽 점선은 폐포 내 산소 농도가 최대일 때의 분압(160 mmHg)이고, 아래쪽 점선은 평상시의 폐포 내 산소 농도 분압(100 mmHg)을 나타낸다.

그림 7.13은 산소 소비 속도 $\dot{V}_{O_2}$가 각각 250과 1000 mL/min일 때 폐포 내 산소 분압과 폐포 환기율의 관계를 그래프로 나타낸 것이다. 그림 7.13의 검은색 선은 평상시의 산소 소비 속도(250 mL/min)를, 파란색 선은 운동과 같은 육체 활동 시 높아진 산소 소비 속도(1000 mL/min)를 나타낸다. 대기 중 산소 분압은 표 7.2에 명시된 값을 사용했다.

사람이 의자에 앉아 휴식하는 상태에서의 $\dot{V}_{O_2}$는 250 mL/min, $\dot{V}_A$가 5 L/min이라고 가정하자. 이 사람의 폐포 내 산소 분압은 약 130 mmHg이다(그림 7.13 참조). 만일 이 사람이 어느 순간 일어나 달리기 시작하여 $\dot{V}_{O_2}$가 1000 mL/min으로 증가하였는데 폐포 환기 속도 ($\dot{V}_A$)가 변하지 않는다면 무슨 일이 발생할 것인가? 폐포 내 산소 분압은 빠르게 감소하여 0에 수렴할 것이다. 폐포 내 산소 분압이 매우 낮은 상태에선 산소가 혈액으로 제대로 확산되지 못하기 때문에, 이러한 상황은 계속 유지될 수 없다. 이 사람이 이 높은 산소 소모량을 유지하기 위해서는 환기율을 높여야만 한다.

예제 7

표 7.2는 일반적인 상황에서 기체 내의 산소, 이산화탄소, 질소, 물의 분압을 나타낸다. 폐포 내 산소 분압이 날숨의 산소 분압과 다른 값을 갖는 이유를 설명하라.

정답 대기와 같은 조성을 갖는 무용 부피 내 공기가 날숨에 포함되어 배출되기 때문이다.

7.3.2 혈액 내 산소 운반

앞에서 설명하였듯이, 산소와 이산화탄소는 규칙적인 호흡을 통해 폐포로 공급되거나 폐포에서 배출된다. 그림 7.13에서 산소의 경우와 같이, 폐포 내 산소와 이산화탄소의 양은 호흡 속도를 변화시켜 조절할 수 있다. 두 기체는 혈액 내 용해된 상태로 존재하기도 한다. 폐의 주된 기능은 혈액으로 산소를 공급해주며 혈액에서 이산화탄소를 제거하는 것이다. 산소는 세포 내 미토콘드리아를 통해 에너지 생성에 사용되고, 에너지 생성 대사 과정에서 이산화탄소가 부산물로 생성된다. 폐는 흡기에 산소를 몸속으로 공급하고, 호기에 이산화탄소를 제거한다.

혈액 내 산소 혹은 이산화탄소의 농도와 호흡 간의 관계를 알아보기 전에, 대기 중의 기체 농도와 혈액 내 기체 농도를 연관시키는 방법이 필요하다. 기체 내 산소의 농도는 흔히 **분압(partial pressure)**으로 나타낸다. 산소의 분압(P_{O_2})은 혼합 기체 내에서 산소 분자가 발생시키는 압력이다(박스 7.2에서는 분압을 수학적으로 정의하고 있다). 산소 분

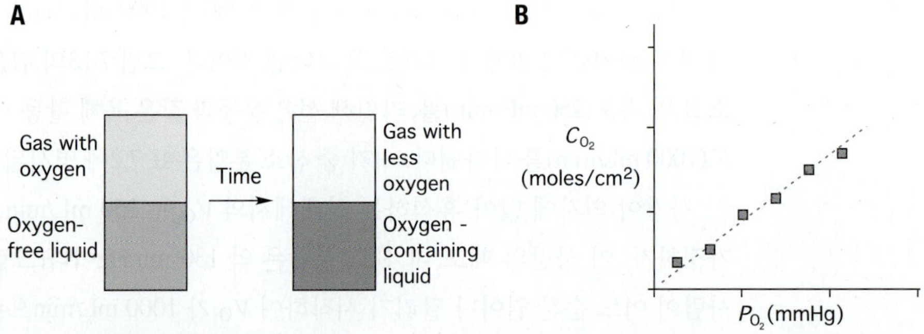

그림 7.14 기체와 액체의 산소 농도의 평형 관계식. **A**. 산소를 포함하지 않는 액체와 산소를 포함하는 기체가 밀폐된 용기에 공존하는 상황을 고려하자. 시간이 흐른 뒤, 산소는 액체에 용해되고, 이로 인해 기체의 산소 농도가 감소하는 반면 액체의 산소 농도는 증가할 것이다. 오랜 시간이 지나면 각 상의 산소 농도가 일정하게 유지되는 평형이 성립될 것이다. **B**. 물과 같은 액체 내의 산소 평형 관계(산소의 분압에 대한 용존 산소 농도).

압은 바로 앞 절에서 폐포 내 기체 중의 산소량을 계산하기 위해 사용된 적이 있다. 반대로, 액체 내 산소 농도는 주로 몰 농도(액체의 단위 부피당 산소의 몰 수) 단위로 나타낸다. 기체의 조성과 액체 내 기체 분자의 농도를 어떻게 연관시킬 수 있을까?

대기 중 산소 농도와 액체 내 용존 산소 농도 간의 관계를 실험적으로 측정하는 방법을 알아둘 필요가 있다. 산소가 용해되어 있지 않은 액체 1 L와 산소가 포함되어 있는 기체 1 L가 밀폐된 용기에 공존하는 상황을 고려하자(그림 7.14a). 산소가 액체 내에 용해됨에 따라 기체의 산소 분자 수는 감소하는 반면 액체 내 용해된 산소 분자 수는 증가할 것이다. 충분한 시간이 흐르면 계는 평형상태를 이룰 것이고 기체와 액체상의 산소 분자 수는 일정하게 유지될 것이다. 초기 기체상의 산소 농도를 변화시키며 비슷한 실험을 반복한다고 생각해보자. 각각의 실험에서, 각각의 상에서의 평형상태의 산소 농도를 측정하여 그림 7.14b와 같이 도식화할 수 있다. 액체의 농도와 분압의 관계는 특정한 조건에서 선형 관계를 나타내어, 특정 농도 범위 내에서는 간단한 식으로 표현할 수 있다(박스 7.2의 식 1 참조).

예제 8

농도는 몰 농도(단위 부피당 몰 수) 단위로 표현할 수 있다. 액체에 용존하는 기체 농도의 경우(액체 단위 부피당 표준 온도 및 압력 조건에서 동량의 이상기체의 부피)로 표현할 수 있다. 물에 용해된 기체의 농도가 1 L당 1몰(1 mol/L)일 경우, 표준 온도 및 압력(섭씨 0도, 1 기압) 하에서 이상기체 1몰의 부피는 얼마인가?

정답 22.4 L, 따라서 농도는 22.4 L gas/L이다.

박스 7.2 물과 혈액의 산소 운반량

산소는 사람의 생존에 필수적인 성분이며, 인체는 대부분 물로 구성되어 있다. 따라서 산소가 인체의 대부분을 구성하는 물에 거의 용해되지 않는다는 것은 흥미로운 점이다. 기체상에서 어떠한 성분의 농도는 0 ℃의 온도와 1.013×10^5 Pa(1 기압)의 압력을 의미하는 표준 온도와 압력 조건(Standard Temparture and Pressure, STP)을 기준으로 측정된다. 순수한 물에 대한 산소의 용해도(solubility)는 다음의 식으로 표현된다.

$$C_{O_2} = HP_{O_2} \quad \text{(식 1)}$$

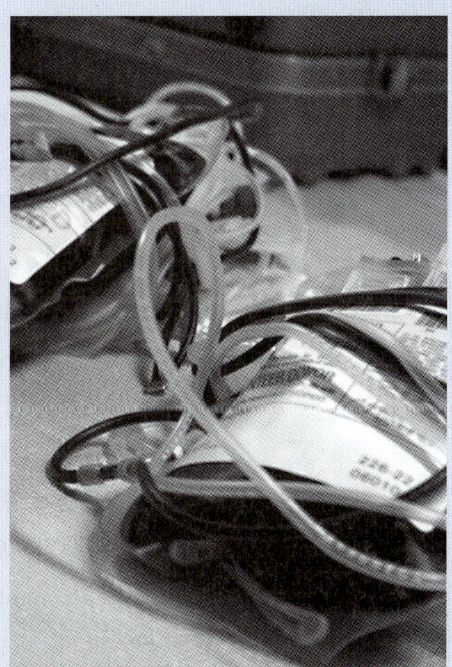

C_{O2}는 물에 용해된 산소의 농도이며 P_{O_2}는 산소의 분압이다. STP에서, 용해도를 나타내는 상수 H는 1.005×10^{-11} mole/cm^3·Pa이다. 위 식에 따르면, 산소로만 구성된 기체와 물이 공존할 때 STP 하에서 산소는 물에 1.02×10^{-6} mol (O_2)/cm^3(water) 정도로 용해될 수 있음을 알 수 있다.

이 값은 물에 용해된 산소 기체의 부피로도 표현할 수 있다. STP에서 1 mole의 기체는 약 22,400 cm^{3}의 부피를 가지므로, 물에 용해된 산소의 농도 C_{O_2}는 2.28×10^{-2} cm^3 (O_2)/cm^3(water)로 계산된다.

식 1을 통해 용존 산소 농도와 대기 중 산소 분압의 관계를 알 수 있으며, 이 식을 변형하여 용존 산소 농도를 산소의 대기 중 분압의 형태로 나타낼 수도 있다. 물리학과 생리학 분야에서는 산소 분압을 **oxygen tension**이라고 명명하기도 하는데, 이후로는 혼란을 방지하기 위해 산소 분압(oxygen partial pressure)이라는 용어로 동일하겠다.

산소는 대기 중 21%를 차지하며, 산소의 분압은 아래의 식과 같이 표현된다.

$$P_{O_2} = y_{O_2}P \quad \text{(식 2)}$$

y_{O_2}는 대기 중 산소의 몰 분율(산소의 몰수/전체 기체의 몰수)이며 P는 대기압이다. 수분이 함유되지 않은 습도 0% 건조대기의 압력은 760 mmHg이며 이때의 산소 분압은 160 mmHg이다. 폐 내부의 기체는 수분을 다량 함유하고 있기 때문에, 산소의 분압은 100 mmHg으로 건조대기 상태에서의 분압보다 낮은 값을 갖는다. 폐의 기체와 평형상태를 이루고 있는 혈장의 산소 농도는 (폐의 기체와 평형을 이루

고 있는 물이라고 가정했을 때) 산소 분압에 H 상수를 곱하여 1.34×10^{-7} mol (O_2)/cm^3(water) 혹은 3×10^{-3} mol (O_2)/cm^3(water) 정도이다.

일반적인 심박출량(cardiac output)은 5 L/min이다. 만약 혈액이 체세포에 산소를 전달하는 유일한 방법이 혈장에 용존된 산소를 운반하는 방법뿐이라면, 최대 산소 운반량은 3×10^{-3} cm^3 (O_2)/cm^3(5,000 cm^3/min), 15 cm^3 (O_2)/min 정도로, 이는 몸의 산소 수요량인 250 cm^3/min과 비교하여 매우 작은 값이다.

혈액의 산소 운반 능력은 적혈구 세포질에 다량 존재하는 헤모글로빈이라는 단백질로 인해 향상된다. 한 개의 헤모글로빈은 네 개의 산소 분자와 결합하며 그 주변의 포화 용액에서 산소 분자를 가져오기 때문에, 피가 물에 비해 더 많은 산소를 운반할 수 있게 한다. 그림 7.15에서 보듯이, 산소의 분압이 100 mmHg일 때 혈액은 물보다 70배 많은 산소(0.2 cm^3(O_2)/cm^3)를 운반할 수 있다. 일반적인 심박출량을 이용하여 다시 계산해보면, 포화 상태 혈액의 산소 운반량은 0.2 cm^3 (O_2)/cm^3 × (5,000 cm^3/min), 즉 1,000 cm^3(O_2)/min으로, 산소 수요량을 훨씬 능가하는 값을 가진다.

혈액에는 다량의 헤모글로빈이 포함되어 있으며, 헤모글로빈 한 분자에는 네 개의 산소 분자가 결합되어 운반될 수 있기 때문에, 혈액은 물보다 훨씬 효율적으로 산소를 운반할 수 있다. 체내의 산소분압 범위(0−150 mmHg, 그림 7.9C 참조) 내에서, 혈액 농도와 분압의 관계는 선형적이지 않고 S 형태(sigmoidal)의 관계를 나타낸다(그림 7.15). 산소는 주로 헤모글로빈에 결합한 상태로 운반되며, 헤모글로빈에 산소가 결합할 수 있는 자리가 모두 채워지면 혈액은 **포화 상태(saturated)**에 도달한다. 폐포로부터 받은 산소를 포함하여 150 mmHg 정도의 산소 분압을 갖는 동맥혈은 거의 산소로 포화되어 있어 97.5%(20 mL/dL 또는 0.2 mL/mL)의 산소 포화도를 갖는다. 이와 같이 높은 산소 농도를 갖는 동맥혈을 통해 시간당 1,000 mL (O_2)/min에 상응하는 산소를 운반할 수 있다.

예제 9 정맥혈의 산소 분압이 20 mmHg라면, 헤모글로빈의 산소 포화도는 어느 정도인가?

정답 약 20%의 포화도(그림 7.15).

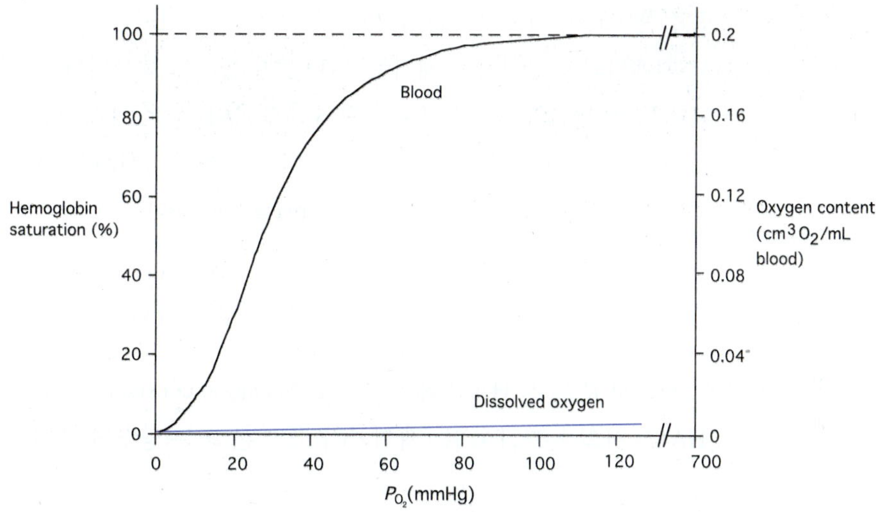

그림 7.15

혈액(검은 곡선)과 물(파란 곡선)에서의 산소 평형 곡선. 적혈구를 포함하지 않는 혈장(plasma)은 물과 같은 그래프를 나타낼 것이다. 점선은 헤모글로빈의 100% 포화 상태를 나타낸다.

7.3.3 혈액 내 이산화탄소 운반과 산–염기 평형

체내의 세포는 대사의 부산물로 이산화탄소를 생성한다. 각 조직은 시간당 약 200 mL/min의 속도로 이산화탄소를 생성한다. 이는 모세혈관으로 모이고, 폐로 운반된 후 체내에서 제거된다.

이산화탄소는 산소보다 물에 잘 용해되지만, 10% 정도만 혈장에 용해된 상태로 운반된다. 나머지 30%는 헤모글로빈 등의 단백질과 결합된 상태로 운반되고, 나머지 60% 정도는 중탄산 이온(bicarbonate, HCO_3^-)으로 전환된다.

$$CO_2 + H_2O \rightleftarrows H_2CO_3 \rightleftarrows H^+ + HCO_3^- \tag{7.17}$$

위에서 이산화탄소와 물이 반응하여 탄산을 생성하는 앞부분의 반응은 2장에서 설명하였다(박스 2.2 참조). 이는 수용액 상태에서는 천천히 일어나지만, 적혈구 내부에 존재하는 **탄산 무수화 효소(carbonic anhydrase)**가 반응을 촉진하여 빠르게 진행된다(탄산 무수화 효소의 역할은 4장에서 설명했다). 이산화탄소가 혈액에 축적되면 적혈구 내부로 확산되어 탄산을 거쳐 중탄산 이온으로 전환된다. 전환된 중탄산 이온은 다시 교환수송체 단백질에 의해 염화 이온과 교환되어 적혈구에서 혈장으로 방출되며, 이는 이산화탄소가 혈액에서 운반되는 주된 형태이다. 폐의 모세혈관에서는 반응이 역방향으로 진행된다. 이산화탄소가 폐포의 기체로 확산되어 빠져나가면, 식 7.17의 반응이 왼쪽 방향으로 진행된다. 이산화탄소 농도가 감소함에 따라 중탄산 이온이 다시 이산화탄소로 전환되고, 이산화탄소는 폐포로 확산되어 제거된다.

폐에서의 이산화탄소 제거는 또 다른 이유로도 중요하다. 조직 내의 이산화탄소 농도가 체내의 pH와 직접적으로 연관되기 때문이다. 2장에서 설명한 산-염기 평형의 개념을 다시 보자. 박스 2.4에서 유도된 헨더슨-하셀바흐(Henderson-Hasselbalch) 방정식은 약산과 그 짝염기가 들어 있는 용액의 pH를 나타낸다.

$$pH = pK_a + \log\frac{[A^-]}{[HA]} \tag{7.18}$$

이 식에서 K_a는 산 HA의 해리 상수(dissociation constant)를 나타내며, pK_a는 $-\log(K_a)$, [HA]는 산의 농도, $[A^-]$는 짝염기(수소 이온 또는 양성자를 잃은 산)의 농도를 의미한다.

박스 2.2에서는 체내 주요 완충 시스템(buffering system)에서의 이산화탄소의 역할 역시 언급했다. **완충제(buffer)**는 용액 내에 존재하는 수소 이온(H^+)을 흡수한다. 따라서 수소 이온이 추가되어도 pH가 쉽게 변화하지 않는다(즉, pH의 변화를 저항, 또는 "완충"한다). 혈액 내에 상당량 존재하는 중탄산 이온은 대사 과정에서 생성된 산성 물질이 혈액의 pH를 변화시키는 것을 방지한다.

중탄산 이온에 대한 헨더슨-하셀바흐 방정식은 다음과 같이 전개된다(2장 참조).

$$pH = 6.1 + \log\frac{[HCO_3^-]}{0.03P_{CO_2}} \tag{7.19}$$

위 식에는 pH, $[HCO_3^-]$, P_{CO_2}의 3개의 변수가 존재한다. 정상 호흡 시 P_{CO_2} 값은 40 mmHg이다. 그림 7.16은 3개의 다른 P_{CO_2} 값에서의 헨더슨-하셀바흐 식에 따른 그래프를 나타낸다. 정상적인 P_{CO_2}와 pH(pH 7.4) 조건에서 중탄산염 농도는 24 mmol/L(mM)이다. 호흡이 느려져 P_{CO_2}가 80 mmHg까지 증가하면 pH는 감소된다. 반면 호흡이 빨라져 P_{CO_2}가 20 mmHg까지 감소하면 pH는 증가한다.

중탄산 이온은 혈액에 존재하는 유일한 완충제가 아니다. 헤모글로빈을 포함한 많은 단백질 또한 완충제 역할을 한다. 따라서 호흡으로 인해 pH는 그림 7.16와 같이 급변하지는 않는다. 용액의 완충능(buffering power)은 pH를 변화시키기 위해 필요한 수산화 이온의 양으로 정해진다. 정량적으로는 다음과 같이 정의된다.

$$\beta = \frac{\Delta[OH^-]_{add}}{\Delta(pH)} \tag{7.20}$$

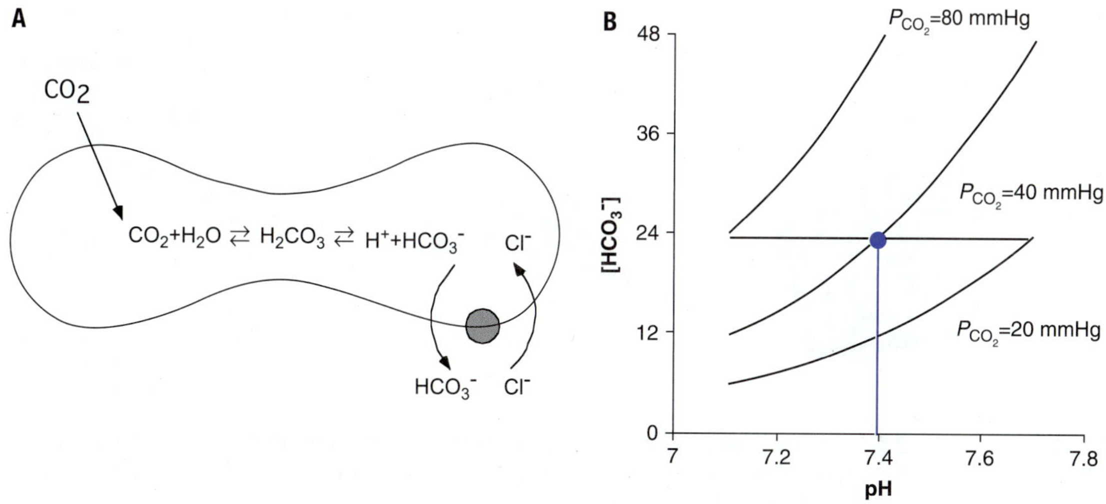

그림 7.16 혈액 내의 이산화탄소. **A**. 이산화탄소가 중탄산염으로 전환되어 혈액 내로 수송된다. 적혈구는 세포 내에서 이산화탄소를 탄산으로 전환하는 속도를 높여주는 탄산 무수화 효소를 포함한다. 중탄산 이온은 중탄산 이온과 염화 이온을 교환하는 수송단백질을 통해 세포 밖으로 이동하여 혈장으로 들어간다. 헤모글로빈과 반응하는 형태를 포함한 이산화탄소의 다른 형태는 다루지 않았다. **B**. 혈액 내에서 P_{CO_2}가 pH에 미치는 영향. 각각의 선은 식 7.11에 고정된 P_{CO_2}를 대입하여 도식화했다. 파란 점은 세 개의 변수에 대한 일상적인 상황에서의 값을 나타내고, 검정색 수평선은 호흡의 감소나 증가에 따른 혈액의 pH 변화를 나타낸다(혈액 내 다른 완충 작용이 없다고 가정할 때).

혈액 내 비중탄산염(nonbicarbonate) 완충능은 pH 1 단위당 25 mM이다.

예제 10 만약 정맥혈이 52 mL CO_2/dL의 이산화탄소를 포함하고 동맥혈이 48 mL CO_2/dL을 포함하고 있다면, 체내에서 생성되는 CO_2의 총량은 얼마인가?

정답 200 mL/min

혈액은 어떻게 체내에서 생성된 이산화탄소를 운반할 수 있는가? 이산화탄소는 세포막을 쉽게 통과하여 혈액으로 들어간다. 이 중 일부는 물과 결합하여 중탄산 이온을 생성한다. 이 중탄산 이온은 간질액(interstitial fluid) 내 CO_2 양의 11%를 차지한다. 나머지 89%의 이산화탄소는 적혈구로 들어간다. 적혈구 내의 이산화탄소는 다시 3가지 형태로 운반된다. 4%는 그대로 용해되고, 21%는 헤모글로빈 등과 같은 다른 분자와 결합하고, 나머지 64%는 물과 결합하여 탄산을 거쳐 중탄산 이온으로 전환된다.

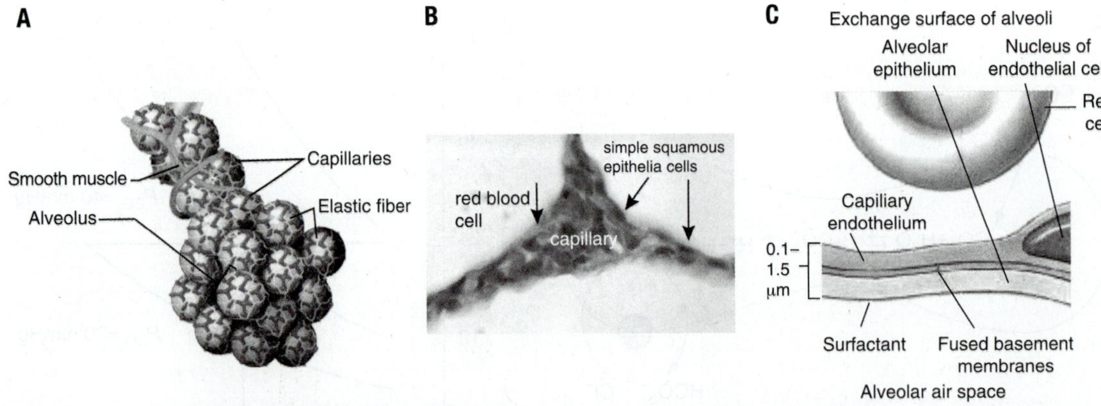

그림 7.17 호흡 막을 통한 확산. **A**. 각각의 폐포는 밀집된 모세혈관으로 둘러싸여 있어서 (**B**)에서 보이듯 혈액이 끊임없이 폐포막 표면에서 흐른다. (**C**)에서 보이듯 이러한 구조로 인해 폐포 기체가 혈액에 근접할 수 있다. 가운데 사진 제공: 로즈 슈트(Rose. M. Chute). (color plate 참조)

7.3.4 확산

지금까지 산소를 체내로 들여보내고 불필요한 이산화탄소를 배출하는 폐의 가장 중요한 기능에 대해 소개했다. 환기를 통해 폐포 내부로 대기가 들어오고 폐포 안에 이미 존재하는 기체와 섞여 혈액으로 확산할 수 있는 산소를 공급한다. 대기 중의 이산화탄소 농도는 낮아서, 체내에서 이산화탄소가 지속적으로 확산되어 나갈 수 있게 한다. 앞의 두 절은 기체 분압과 혈액 내 농도의 관계를 설명한 내용이다. 그렇다면 실제로는 어떻게 이 기체들이 폐포에서 빠져나와 혈액 내로 들어갈 수 있는가? 그림 7.17은 폐의 모세혈관과 폐포의 밀접한 관계에 관한 그림이다. 각각의 폐포는 빽빽한 모세혈관의 망으로 둘러싸여 있다. 이 구조에서 확산을 방해하는 요소는 무엇인가? 산소와 이산화탄소는 얼마나 빠르게 이 방해요소를 통과할 수 있는가? 환자의 폐에서는 어떻게 기체 확산의 양상이 변하는가? 이 질문들은 공학적 분석을 통해 설명할 수 있다.

산소와 이산화탄소가 폐포 기체로부터 혈액으로 (또는 반대로) 이동하는 현상은 수학적 모델을 사용하여 이해할 수 있다. 모델을 세우기 위해서는 우선 구조를 이해하는 것이 중요하다. 각각의 폐포는 공기가 채워진 주머니이고 모세혈관으로 둘러싸여 있다(그림 7.17A). 폐포 주머니는 폐포 상피세포의 연속 단층 구조로 되어 있다. 모세혈관은 혈액 내에서 산소 운반체 역할을 하는 적혈구로 차 있다. 폐 조직을 얇은 구간으로 절단하여 관찰하면 모세혈관과 폐포 공기층의 밀접한 관계를 볼 수 있다(그림 7.17B). 이 관찰 결과를 간단한 그림으로 나타내면 그림 7.17C와 같다. 여기서 세포로 이루어진

벽과 세포 사이 간극은 0.1–1.5 μm 두께의 연속적인 단층으로 취급되며, 이를 **호흡 막(respiratory membrane)**이라고 한다.

박스 7.3에서는 호흡 막에서 발생하는 확산의 수학적 모델을 설명한다. 막을 통한 기체 확산의 순속도(net rate)는 픽의 법칙(Fick's law)이라 불리는 다음의 식으로 정의된다.

$$\dot{V}_{net} = D_L(P_{alv} - P_{cap}) \tag{7.21}$$

$\dot{V}_{net}$은 막을 통해 확산하는 기체의 순속도이고, P_{alv}는 폐포 내 기체의 분압, P_{cap}은 모세혈관 내 기체의 분압이며, D_L은 해당 기체에 대한 막의 확산능(diffusing capacity)이다. 확산능은 호흡 막의 기본적인 물성과 관련지을 수 있다.

$$D_L = \frac{AK_{gas}D_{gas}}{\delta} \tag{7.22}$$

A는 기체가 확산 가능한 총 표면적이고, K_{gas}는 막에서의 기체의 상대적인 용해도(relative solubility), D_{gas}는 막에서의 기체 확산 계수(확산 계수는 박스 2.3에서 설명되었다), δ는 호흡 막의 두께이다. 이 관계식을 통해, 혈액에서 폐포 방향으로의 기체의 이동속도는 표면적과, 분자의 확산 계수와 용해도가 증가하면 증가하지만, 막의 두께가 증가하면 감소하는 것을 보여준다. **픽의 확산 법칙(Fick's law of diffusion)**은 독일의 생리학자, 수학자 그리고 발명가인 아돌프 픽(Adolph Fick)의 이름을 따서 만들어졌다. 아돌프 픽은 생체공학자이기도 했는데, 그의 업적 중에는 1855년 발표한 확산에 관한 법칙이 있으며, 또한 1887년에 첫 번째 콘택트렌즈를 발명하기도 하였다(표 1.1 참조).

식 7.21은 체내의 확산능(D_L)을 예측하기 위해 쓰인다. 이것을 측정하기 위해 일산화탄소가 자주 사용되는데 이는 일산화탄소가 혈액에 거의 용해되지 않아 그 분압은 무시할 수 있기 때문이다($P_{cap} \sim 0$). 따라서 확산능을 다음과 같이 정의할 수 있다.

$$D_L = \left(\frac{\dot{V}_{net}}{P_{alv}}\right)_{\text{carbon monoxide}} \tag{7.23}$$

이 식을 사용하여 어떻게 D_L을 구할 수 있을까? 우선, 호흡 막에서의 순 이동속도는 체내의 총 소비속도와 같다는 것을 알고 있어야 한다. 따라서 일산화탄소의 소비속도와 폐포 기체 내 분압을 측정하여 D_L을 구할 수 있다. 소량의 일산화탄소가 들어 있는 기체를 들이마신 뒤 10초간 숨을 참은 상태에서 폐포 내 일산화탄소의 분압을 측정하는 방법인 1회 호흡법(single-breath method)을 통해 이를 구할 수 있다.

박스 7.3 호흡 막에서 발생하는 확산

박스 2.5에서는 분자가 높은 농도에서 낮은 농도로 이동하는 수동적 확산의 기본적인 물리학에 대해 설명했다. 박스 2.5에 제시된 최종식은 정상상태에서의 픽의 법칙을 나타낸 것이다.

$$J_{\mathrm{x}} = -D\frac{\mathrm{d}c}{\mathrm{d}x} = \mathrm{constant} \quad \text{(식 1)}$$

이 식에서 농도 c는 호흡 막 안에서의 기체 농도를 뜻한다. 앞에서 설명한 호흡 막의 기하학적 모델을 여기서 그림으로 나타냈다. 유속(flux)이 정상상태임을 가정하면 막을 통과하는 플럭스(J_{x}) 또한 하나의 상수라고 할 수 있다.

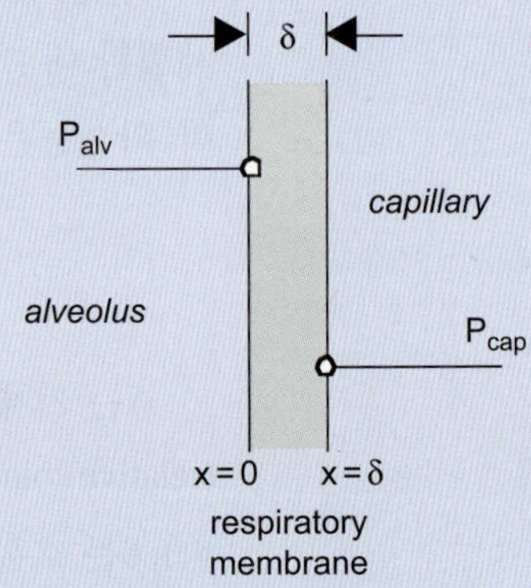

플럭스가 상수이기 때문에, 확산 계수 D와 도함수 $\mathrm{d}c/\mathrm{d}x$ 또한 상수여야 한다. 따라서 도함수는 다음과 같이 쓸 수 있다.

$$\frac{\mathrm{d}c}{\mathrm{d}x} = \frac{(c_{\mathrm{cap}} - c_{\mathrm{alv}})}{\delta} \quad \text{(식 2)}$$

박스 7.2에서, 계수 H를 이용해서 평형상태에서 액체에 녹아 있는 기체의 농도를 그에 맞닿아 있는 기체 분압으로 변환했다.

$$C_{\mathrm{O_2}} = HP_{\mathrm{O_2}} \quad \text{(식 3)}$$

위 관계식은 **헨리의 법칙(Henry's law)**이라고도 한다. 호흡 막 모델에서 비슷한 식을 이용하여 호흡 막에 용해된 기체의 농도와 기체 분압의 관계를 나타내었다.

$$C_{\mathrm{O_2}} = KP_{\mathrm{O_2}} \quad \text{(식 4)}$$

$$J_x = -D\,K\frac{P_{\mathrm{cap}} - P_{\mathrm{alv}}}{\delta} \quad \text{(식 5)}$$

막을 통과하는 부피 유량은 유속과 총 표면적 A를 곱한 값과 같다.

$$\dot{V}_{\mathrm{net}} = \frac{DKA}{\delta}(P_{\mathrm{alv}} - P_{\mathrm{cap}}) \quad \text{(식 6)}$$

이는 식 7.21과 같고, 확산능(D_{L})은 앞에서 정의되었다.

	K_{gas} (mL gas/mL-atm)	$\frac{D_{gas}K_{gas}}{D_{O_2}K_{O_2}}$
O_2	0.024	1
CO_2	0.570	20
CO	0.018	0.81
N_2	0.012	0.53
He	0.008	0.93

이 표는 여러 가지 호흡기체의 용해도 계수 값을 나타낸다. D_L 값 중 어느 하나를 알면, 이 표를 사용하여 다른 성분의 D_L 값을 계산할 수 있다. 어떻게 계산할 수 있을까?

7.4 소화와 대사

사람이 섭취하는 음식은 복잡하게 구성되어 있다. 이는 특히 가공식품을 많이 섭취하는 미국과 같은 선진국에서 두드러진다. 가공식품에 들어가는 재료는 대부분 사람들에게 친숙하지 않은 화학성분을 포함한다(표 7.3). 물론 이 재료들에는 물, 단백질, 탄수화물, 지방과 같은 건강에 필수적인 성분도 포함된다.

에너지를 생성하기 위해 많은 양을 필요로 하는 산소는 폐의 작용을 통해 체내로 들어온다. 다른 물질들은 대부분 체내로 음식을 흡수하기 위해 작용하는 장기들로 이루어진 소화계를 통해 체내로 들어온다. 소화를 할 때, 고형식(solid food)은 기계적인 작용을 통해 작은 조각으로 쪼개진 후 더욱 분해되어 분자가 된다. 단백질과 다당류와 같은 큰 분자들은 단량체로 쪼개져 체내에서 흡수할 수 있게 된다.

소화계는 공학자에게 친숙한 저장, 비우기(emptying), 혼합(mixing), 분비, 소화, 흡수 등을 조절하는 기능을 가진다. 간단하게 표현하면, 소화계는 입부터 항문까지 연결된 8 m의 관이다. 흥미롭게도 관 내부는 몸 깊숙이 존재함에도 불구하고 실제로는 외부환경에 속한다. 즉, 사람이 쇠구슬을 삼키면 이는 몸속으로 들어가지 않은 채로 소화계를 빠져나간다. 소화계 통로에 들어온 유해한 물질이 체내로 유입되면 위험할 수 있기 때문에 소화계 통로가 외부환경인 것은 중요하다. 소화계의 가장 중요한 기능 중 하나는 소화를 시키는 것인데 이는 체내 조직을 손상시키지 않고 음식을 분자단위로 쪼개는 과정이다. 쪼개진 분자가 체내로 들어가려면 소화계 관 내벽을 통과하여야 한다.

표 7.3 몇 가지 음식의 재료들

Twinkie(빵 과자)	통밀빵
강화 밀가루-농축된 황산철(철분), 비타민 B(나이아신, B1, 리보플라빈[B12], 엽산)	통 밀가루
설탕	물
옥수수 시럽	밀 글루텐
물	액상 과당
액상 과당	콩 기름
식물성/동물성 지방-콩, 면실유, 카놀라유, 쇠고기 포화 지방	소금
포도당	당밀
달걀	효모
유전자 조작된 옥수수 전분	모노글리세리드(monoglyceride), 디글리세리드(diglyceride)
셀룰로오스 검	에톡실화 모노글리세리드/디글리세리드
유청	스테아릴 젖산나트륨
효모(산성피로인산나트륨, 베이킹 소다, 인산이수소칼슘)	요오드산 칼슘
소금	이산화칼슘
옥수수 전분	데이텀(Datem)
옥수수 분말	황산 칼슘
옥수수 시럽 고형	식초
모노글리세리드(monoglyceride), 디글리세리드(diglyceride)	효모 영양분(황산 암모늄)
레시틴 분말	맥아 보리, 옥수수 농축액
폴리소르베이트 60	인산이칼슘
덱스트린	디암모늄포스페이트
카세인 칼슘	프로피온산 칼슘
스테아릴 젖산나트륨	
밀 글루텐	
황산 칼슘	
천연향료, 인공 향료	
캐러멜 색소	
소르빈산(신선도 유지)	
인공 색소(황색 5호, 적색 40호)	

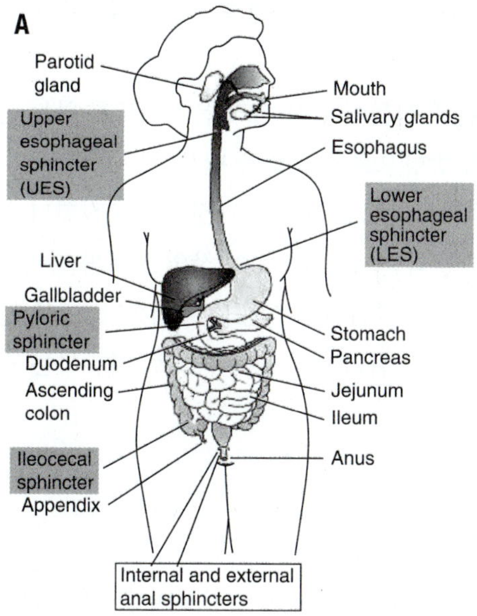

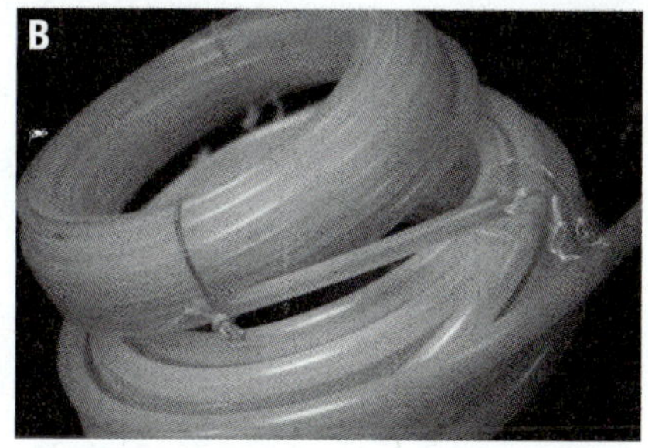

그림 7.18

소화계의 통로구조. **A**. 통합적으로 기능하는 여러 장기가 포함된 소화계 통로구조. **B**. 8 미터(30 feet) 길이의 관.

장의 벽은 민무늬근 세포로 이루어진 두 개의 층상 구조로 이루어져 있다(그림 7.19). 이 층상 구조는 장의 길이 방향을 따라 세포가 배열되어 있는 바깥층과 장의 둘레 방향을 따라 세포가 배열되어 있는 안쪽 층으로 구성되며, 장을 둘러싼 이 근육이 장의 운동을 유발한다. 근육 운동은 장의 내용물이 혼합되어 장을 따라 움직일 수 있게 한다.

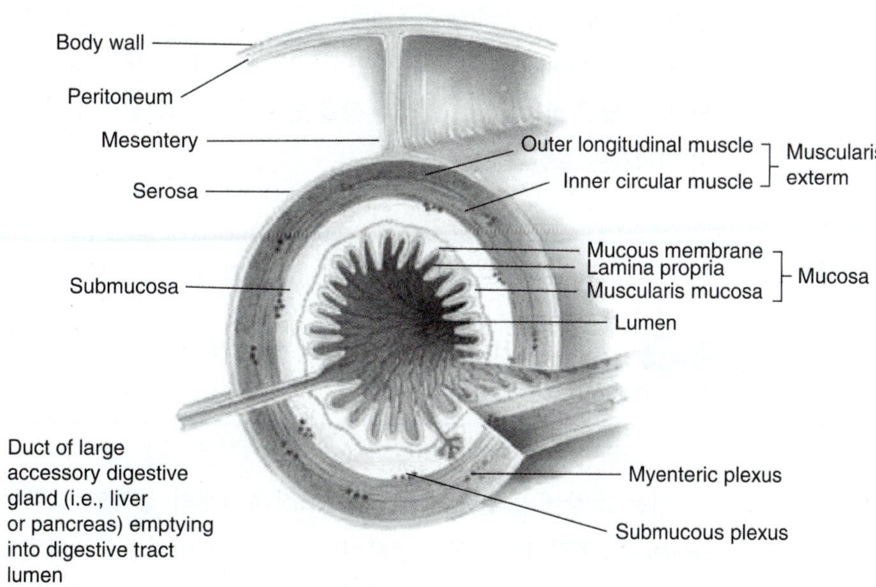

그림 7.19

장벽의 해부학적 구조. 장벽의 미세 구조는 식도, 위, 소장, 대장에서 각각 차이가 있지만, 주요 특징은 동일하다. 외벽에서부터 내강(lumen)까지의 층은 장막(serosa), 세로근육층(longitudinal muscle layer), 환형근육층(circular muscle layer), 점막하층(submucosa), 점막(mucosa)으로 이루어져 있다. 중추신경계와 장신경계의 두 개의 신경계가 장벽의 운동을 조절한다. (color plate 참조)

장의 다른 구역은 다른 속도로 수축한다. 예를 들면, 위는 분당 3회 수축하고 십이지장은 분당 8에서 10회씩 수축한다.

연동운동(peristalsis)은 음식물이 장을 따라 움직이도록 하는 근육 운동이다. 이는 항문 방향으로의 이완과 입 방향으로의 수축을 반복하는 형태로 발생한다(그림 7.20). 우선 연동운동은 대부분 무의식적으로 삼키는 과정으로 시작한다. 민무늬근 중 특수한 역할을 하는 판막(valves)과 괄약근(sphincters)이 장의 통로를 따라서 위치한다. 이들은 장의 내용물이 움직이는 속도와 비워지는 작용을 제어한다. 예를 들어, 하부 식도 괄약근(lower esophageal sphincter)은 위의 내용물이 식도로 역류하는 것을 방지하는 3 cm 두께의 민무늬근이다.

7.4.1 소화계의 장기와 기능

삼킨 음식은 직선 형태의 근육 관으로 이루어진 식도를 따라 위로 내려간다. 위는 크기가 늘어날 수 있는 기관으로, 최대 1 L의 내용물을 담을 수 있다. 위는 기계적인 혼합, 분쇄와 화학적 소화로 고형물을 작은 조각으로 만들고 음식의 단면적을 넓혀 영양분의 흡수를 가능하게 하는 중요한 공학적 기능을 가진다. 위벽의 세포는 위 내강 안으로 많은 양의 위액을 분비한다. 분비된 위액은 강한 산성을 띠어 위 내용물의 pH가 1까지 감소하게 한다. 위의 낮은 pH에서는 대부분의 박테리아가 생존할 수 없기 때문에 위는 음식의 박테리아로부터 인체를 보호한다. 이는 위의 효소 작용에도 중요하다. 효소인 펩신(pepsin)은 단백질 소화를 개시하는 역할을 한다. 펩신은 낮은 pH 환경에서만 전구체인 펩시노겐(pepsinogen)으로부터 형성되며, 단백질 분해 활성 또한 낮은 pH에서 최대가 된다. 이 낮은 pH에서 위 벽의 손상을 방지하기 위해 점막층을 포함한 여러 가지 구조들이 위벽을 보호한다.

예제 11 위 내용물의 pH가 1일 때, 혈액과 위 내용물의 H^+ 농도 차이는 얼마인가?

정답 혈액의 pH는 7.4이다. pH가 $-\log[H^+]$이므로 $[H^+]_{\text{stomach}}/[H^+]_{\text{blood}}$ 비율은 약 1,000,000 (10^6)이다.

위는 소장에 연결되어 있는데, 소장은 3개의 영역인 십이지장(duodenum), 공장(jejunum), 회장(ileum)으로 구분된다. 위에서 십이지장으로의 물질 이동은 유문 괄약근(pyloric sphincter)으로 조절된다. 음식물은 위에 머무르는 동안 펩신과 위산에 의해 1차

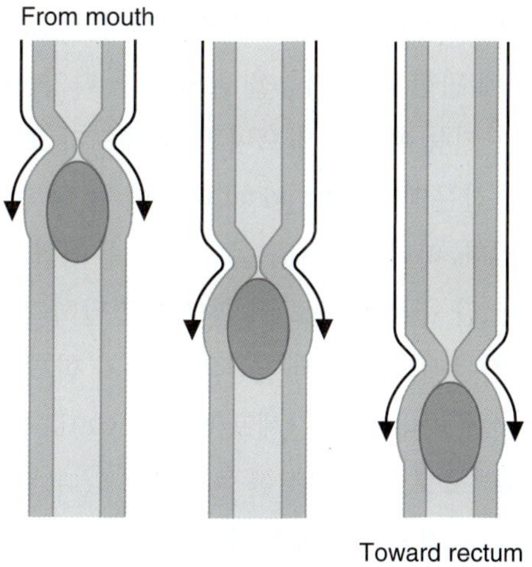

그림 7.20

연동운동. 장은 근육 조직으로 둘러싸여 있다. 이 조직의 수축은 연동운동과 같이 조직화된 운동을 만들어내는 여러 개의 신경(장 신경계라고 불린다)으로 조절된다. 연동운동은 관을 따라 음식물을 밀어내는 규칙적인 수축 운동이다.

소화된다. 또한 위 근육의 수축은 음식물을 쪼개기 위한 기계적인 힘을 제공한다.

소화의 주된 화학적 기능은 물을 이용해 큰 분자를 작은 단위체로 쪼개는 가수분해이다. 폴리펩티드와 다당류는 축합 반응을 통해 생성되고 가수분해를 통해 쪼개진다(2.6.1절). 이 반응들은 위 내에 존재하는 효소(예를 들면 펩신)로 인해 촉진된다. 소장에는 다양한 종류의 소화 효소가 존재하는데 그중 다수는 이자에서 장으로 분비된다(그림 7.21). 여기에는 [키모트립신(chymotrypsin)과 카르복시펩티데이스(carboxypeptidase)와 같은] 단백질 분해효소, 트리글리세라이드(triglyceride)를 글리세롤과 지방산으로 분해하는 라이페이스(lipase), 탄수화물을 분해하는 아밀레이스(amylase), 핵산을 분해하는 리보뉴클레이스(ribonuclease)가 존재한다. 이자는 또한 중탄산 이온이 풍부한 액체를 분비하는데, 이는 십이지장으로 들어가는 산성의 위액을 중화시키는 역할을 한다.

대부분의 췌장 효소는 효소원(zymogen)이다. 효소원은 불활성 상태로 분비되어 작용을 하는 장소에서 활성화되는 단백질이다. 트립시노겐(trypsinogen), 키모트립시노겐(chymotrypsinogen), 프로카르복시펩티데이스(procarboxypeptidase)는 이자에서 생성되어 십이지장으로 분비된 후 십이지장 내벽에 존재하는 엔테로카이네이스(enterokinase)

그림 7.21

이자의 분비. 이자는 두 개의 다른 기능을 가진다. 인슐린이 혈액으로 분비되는 기능은 이자의 내분비 기능 중 가장 잘 알려진 것으로 6장에서 설명되었다. 이자의 외분비 기능은 소화에 필수적인데, 이자는 십이지장으로 연결된 관을 통하여 소화효소를 분비한다.

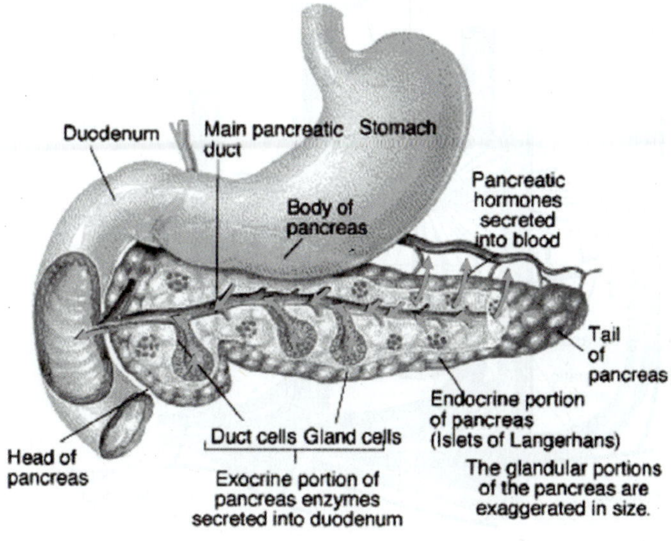

로 인해 활성화된다. 장 내벽의 특화된 부분은 솔가장자리(brush border)라고 불린다.

간은 소화와 대사 조절에 관한 많은 기능을 담당한다. 다양한 기능을 가졌음에도 불구하고, 간세포들 사이에는 기능 차이가 없으며 모든 세포가 모든 기능을 담당한다. 간은 간동맥(hepatic artery)과 간문맥(hepatic portal vein)이 둘 다 간 내부로 흘러 들어가는 특이한 순환계를 가지고 있다. 따라서 간세포는 심장의 동맥혈과 장으로부터 전달되는 정맥혈의 혼합액을 받는다. 간 내부 세포로 이 혈액을 전달하기 위해서 간의 구조는 규칙적으로 배열되어 있다. 간문맥과 간동맥 혈관의 지류가 함께 간 내부로 들어가서 간 내부 구조의 바퀴살 끝부분에 다다른다. 간세포(hepatocyte)로 이루어진 줄기가 간문맥과 간동맥으로부터 중심정맥으로 가는 경로를 둘러싸고 있다. 이러한 간의 특별한 구조가 그림 7.22에 나타나 있다. 각각의 구간에서, 혈액은 바깥쪽에서부터 안쪽으로 흘러서 중심정맥에 의해 회수되고 제거된다. 쓸개관(bile duct)은 반대방향으로 흘러서 간문맥과 간동맥과 같은 방향으로 흐르는 쓸개집합관(bile-collecting duct) 쪽으로 빠져나간다. 이 배열은 1) 장으로부터 흡수된 물질(문맥혈)과 산소(동맥혈)를 모두 포함하는 혈액이 간세포와 최대한 넓은 면적으로 접촉하도록 하는 혈류와, 2) 노폐물을 담즙으로 모으는 경로를 동시에 제공하기 위한 것이다. 9장에서는 쓸개 내 약물과 독소를 변환 또는 제거하는 간의 기능을 설명한다.

소장은 위장 중에서 가장 긴 부분을 차지한다. 소장은 대부분의 영양분 흡수를 담당한다(그림 7.23). 흡수를 할 수 있는 표면적의 넓이는 매우 중요하다. 앞서 폐의 구조는

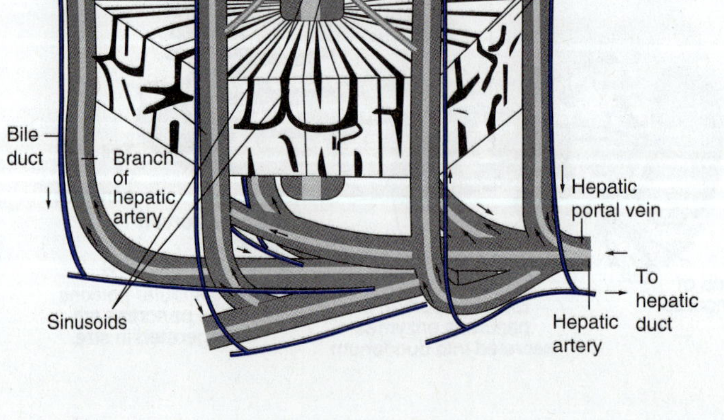

그림 7.22

간의 구조. 간세포는 "바퀴와 바퀴살" 구조로 배열되어 있다. 혈액은 간문맥과 간동맥의 가지를 통해 바퀴구조의 바깥쪽으로 운반된다. 그 후 혈액은 세포를 지나 바퀴살에 위치하는 중심정맥으로 들어온다.

폐 내부에서 흡수할 수 있는 표면적을 넓히기 위한 형태였다(예제 4 참조). 다량의 작은 구형 폐포가 넓은 단면적을 만들어낸다. 소장은 표면적을 넓히기 위해 다른 방법을 사용한다. 소장의 지름은 4 cm, 길이는 6 m이고, 내벽에 존재하는 윤상주름(circular folds)이 3배, 융모(villi)가 10배, (솔가장자리를 구성하는) 미세융모(microvilli)가 20배 정도 표면적을 넓힌다. 따라서 소장은 보통 관에 비해 표면적이 600배 크다. 각각의 융모에는 모세혈관망이 포함되어 있다. 융모의 표면 세포는 체내에서 가장 빠르게 증식하는 세포 중 하나로, 약 3일 주기로 세포들이 교체된다. 이러한 높은 증식 속도로 인해, 소장은 항암 화학 약물과 방사선 조사와 같이 유사분열에 영향을 미치는 자극에 특히 취약하다.

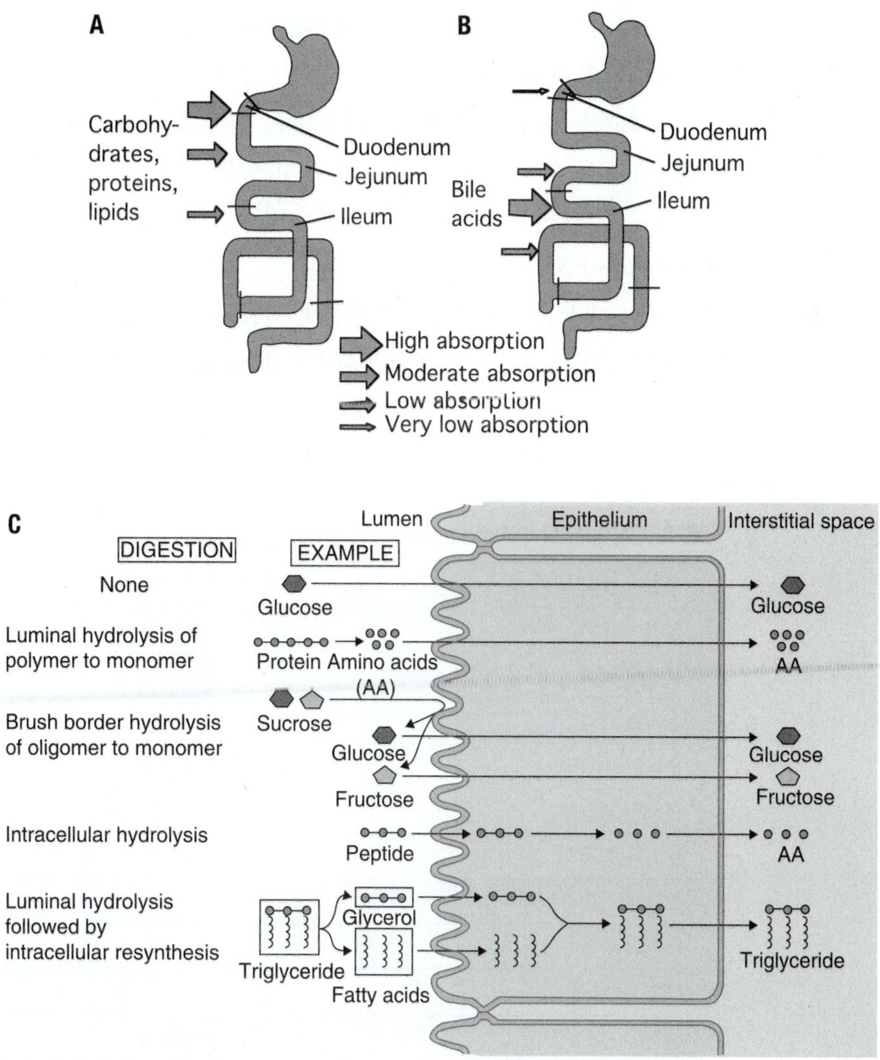

그림 7.23

소화의 전반적인 과정. 물질들은 소화기관의 각기 다른 장소에서 흡수된다. **A**. 단백질, 탄수화물, 지방은 대부분 십이지장, 공장, 회장에서 흡수된다. **B**. 담즙염은 대부분 회장 초입에서 흡수되고, 공장과 상행결장(ascending colon)에서도 흡수된다. **C**. 탄수화물, 단백질, 트리글리세라이드는 서로 다른 메커니즘을 통해 흡수된다.

예제 12 소장의 표면적을 구하라.

정답 만약 소장이 매끄러운 표면을 가진 관이라면 표면적은 0.75 m^2이지만, 주름, 융모, 미세융모로 인해 총 표면적은 450 m^2이다.

소장의 흡수 기능은 9장에서 설명할 신장의 근위 세뇨관(proximal tubule)의 기능과 비슷하다. 두 기관 모두, 물질이 상피세포의 한쪽 표면에서 다른 쪽 표면으로 선택적으로 이동한다. 신장 세관에서 물질은 (나중에 소변이 되는) 세관 유체로부터 혈액으로 재흡수된다. 장에서는 물질이 내강 유체로부터 혈액으로 흡수된다. 상피세포의 특성으로 인해 이 기능은 조금씩 달라진다. 예를 들어, 소장에서는 막 수송 단백질이 단당류, 아미노산, 트리글리세라이드의 구성요소를 선택적으로 흡수한다(그림 7.23). 이 수송은 융모상피의 표면을 거쳐 일어난다.

소화계는 소화를 촉진하기 위해 많은 양의 유체(소화액)를 분비한다. 장은 이 유체의 대부분을 다시 흡수한다(표 7.4). 특히 소장이 많은 양을 흡수하는데, 하루에 5–7 L의 물을 흡수한다. 큰 창자라고도 불리는 대장은 주로 남은 물을 재흡수하는 역할을 하고 하루에 1–1.5 L 정도의 물을 흡수한다.

또한 대장은 탄수화물을 단당류로 전환하는 상당한 양의 박테리아를 포함한다. 회맹 괄약근(ileocecal sphincter)과 회맹판(ileocecal valve)은 박테리아가 풍부한 대장의 내용물이 회장에 다시 들어가는 것을 방지한다. 대장의 주요 기능은 소화되지 않은 노폐

표 7.4 체내 유체 수지(balance)

섭취한 음식 내 유체	1,000 mL	
섭취한 유체	1,000 mL	
생성된 타액	1,500 mL	
분비된 위액	2,000 mL	
분비된 이자액	1,500 mL	
분비된 담즙액	500 mL	
분비된 창자액	1,000 mL	
소장에서 흡수된 유체		6,500 mL
대장에서 흡수된 유체		1,900 mL
대변 내 유체		100 mL
총량	8,500 mL	8,500 mL

물을 보관하고 자발적인 조절에 의해 배출하는 것이다.

7.4.2 소화와 대사

위, 소장, 대장, 이자, 간과 같은 주요 소화기관은 서로 협동하여 신체의 전체적인 대사에 필요한 영양분을 공급한다. 대사는 에너지 생성, 에너지 사용, 신체 성장과 유지에 관여하는 모든 과정을 포함하는 넓은 개념이다. 대사 과정은 크게 물질을 생성하는 동화작용, 물질을 쪼개는 이화작용으로 구분된다. 평균적인 건강한 남성(70 kg)은 휴식을 할 때 대략 하루에 2,100 kcal를 소비한다. 대사활동을 위해 필요한 에너지는 음식으로부터 공급된다. 만약 평균적인 남성이 하루에 2,000 kcal(표 7.1)를 섭취하거나 신체 활동이 증가하여 휴식할 때보다 많은 에너지를 사용하면 그의 체중은 감소할 것이다.

총 대사량은 개인의 건강 상태, 활동량, 환경에 따라 변한다. 의학계에서는 기초 대사율(basal metabolic rate, BMR)을 다음과 같은 특정한 조건에서의 대사율로 정의한다. 기초 대사율은 충분한 수면을 취하고, 12시간 동안 금식하고, 1시간 동안 휴식하고, 육체적, 정신적 자극이 없는 상태에서 측정한다. 따라서 기초 대사율은 위에서 정의한 휴식상태에서의 대사율보다 적다. 이러한 표준적인 방법으로 측정하면 남성의 기초 대사율이 여성에 비해 5% 높게 측정되며, 양쪽 성 모두 나이가 많을수록 기초 대사율이 감소한다. 기초 대사율은 개인차가 있고, 갑상선에서 분비되는 호르몬에 의해 조절된다.

대사활동을 위해 필요한 에너지는 음식물에 포함된 분자들로부터 얻는다(표 7.5). 거의 모든 사람들은 칼로리의 대부분을 탄수화물을 통해 얻는다. 탄수화물은 다양한 형태로 섭취된다. 일반적인 식단은 10%의 단당류, 40%의 이당류, 50%의 녹말을 포함하지만(표 7.6), 단당류만 장의 상피조직을 통해 흡수된다(그림 7.23). 장 내의 효소는 이당류를 단당류로 전환한다. 녹말은 2 단계를 거쳐 소화된다. 내강에 존재하는 [알파-아밀레이스(α-amylase)와 같은] 효소는 녹말의 올리고당류(oligosaccharides)로의 가수분해를 촉진하고, 솔가장자리에 존재하는 [이당류 락테이스(lactase), 글루코아밀레이스(glucoamylase), 수크레이스-아이소말테이스(sucrase-isomaltase)와 같은] 막효소는 올리고당을 단당류로 더 작게 분해한다. 분해된 단당류는 소듐-포도당 공동수송체(sodium-glucose cotransporter, SGLT1, 공동수송체의 기능은 5장 참조) 또는 다른 포도당 수송체(과당과 같은 경우)와 같은 막 수송단백질을 통해 상피세포로 흡수된다.

표 7.5 대중적인 음식의 구성성분

		Hostess Ding Dongs(크림이 들어간 초콜릿 케이크)	맥도날드 햄버거(레귤러, 패티 1개)	Skittles(2.17 온즈)	소금과 함께 삶은 브로콜리(1 컵당 156 g)
물	g	10	33.79	2.37	141.48
에너지	kcal	368	265	251	44
에너지	kJ	1540	1109	1051	183
단백질	g	3.12	13	0.12	4.65
지질 총량	g	19.36	10	2.71	0.55
회분	g	1.26		0.6	1.44
탄수화물	g	45.36	32	56.2	7.89
섬유질	g	1.8	1	0	5.1
총 설탕량	g	32.4	32	47.13	2.17
미네랄					
칼슘	mg	3	63	0	62
철분	mg	1.84	2.4	0.01	1.05
나트륨	mg	241	387	10	409
인	mg		103	1	105
칼륨	mg		145	6	457
아연	mg		2	0.01	0.7
구리	mg		0.09	0.047	0.095
망간	mg		0.213	0.017	0.303
셀레늄	μg		21.7	1.2	2.5
마그네슘	mg		19	1	33
비타민					
비타민 C	mg		0	41.5	65.5
티아민	mg		0.333	0.001	
리보플라빈	mg		0.27	0.014	
니아신	mg		3.717	0.009	
판토텐산	mg		0.369	0.004	
비타민 B-6	mg		0.063	0.002	
엽산	μg		53		168
비타민 B-12	μg		0.89		

표 7.5 대중적인 음식의 구성성분 (계속)

		Hostess Ding Dongs(크림이 들어간 초콜릿 케이크)	맥도날드 햄버거(레귤러, 패티 1개)	Skittles(2.17 온즈)	소금과 함께 삶은 브로콜리(1 컵당 156 g)
비타민 K	μg			5.8	220.1
비타민 E	mg			0.27	
비타민 A	IU				3069
지질					
포화 지방산	g	11.036	4.141	0.538	0.084
단일 불포화 지방산	g	3.992	5.456	1.835	0.037
고도불포화 지방산	g	1.198	0.918	0.074	0.261
콜레스테롤	mg	14	35	0	0
기타					
베타 카로틴	μg				1841
루테인, 제아잔틴	μg				2367

표 7.6 음식 내 탄수화물의 형태

녹말	올리고당류	단당류
이밀로오스(식물)	사낭(설탕)	과당
아밀로펙틴(식물)	젖당(유당)	포도당
글리코겐(동물)		

단백질 소화는 효율적이다. 음식을 통한 단백질 섭취는 대략 하루 70–100 g이고 이 중 소화되지 않은 상태로 배출되는 양은 4% 미만이다. 효소는 단백질과 펩티드를 짧은 올리고펩티드와 아미노산으로 분해하는 것을 촉진한다(그림 7.23). 짧은 펩티드 중 일부는 분해되지 않고 흡수된 후 상피세포질 내 효소에 의해 아미노산으로 분해된다. 단백질 흡수는 탄수화물 흡수보다 다양한 형태로 이루어져 아미노산, 짧은 펩티드, 심지어 단백질 전체로도 흡수된다. 예를 들어, 신생아들은 모유로부터 섭취한 항체와 같은 단백질을 분해하지 않고 통째로 흡수하도록 하는 특별한 수송계를 가지고 있다. 신체는 몇 가지 아미노산을 합성할 수 있지만, 모든 아미노산을 합성할 수 있는 것은 아니다. 반드시 음식을 통해 섭취해야 하는 9개의 필수 아미노산(essential amino acid)에는 발린(valine), 류신(leucine), 이소류신(isoleucine), 메티오닌(methionine), 트레오닌

(threonine), 라이신(lysine), 페닐알라닌(phenylalanine), 트립토판(tryptophan), 히스티딘(histidine)이 있다.

지방 분자는 물에 용해되지 않기 때문에 지방의 소화와 흡수는 더욱 복잡한 과정을 거쳐야 한다(2장 참조). 지방은 트리글리세라이드의 형태로 섭취된다. 입과 위의 기계적 소화과정은 지방을 유화시켜 지방이 풍부한 작은 소구체의 분산 상태를 형성한다. 라이페이스는 이 소구체에 작용하여 트리글리세라이드를 지방산과 다이글리세라이드(diglyceride)로 분해한다. 담즙염은 간에서 분비되는 콜레스테롤의 유도체이다. 이는 계면활성제 역할을 하여 모노글리세라이드(monoglyceride)와 유리지방산의 용해를 돕는다. 이러한 간단하고 불충분한 설명을 통해서도 짐작할 수 있듯이, 지방 흡수에 관여하는 물리적, 화학적인 과정은 탄수화물과 단백질 흡수와 관련된 과정보다 더 복잡하다.

7.4.3 소화기관의 모델링

장의 역할은 음식물을 작은 분자로 쪼개서(소화해서) 체내에서 흡수되도록 하는 것이다. 이 흡수 기능은 폐의 기능과 비슷하지만 중요한 차이점이 있다. 첫째, 장은 더 다양한 종류의 분자를 흡수해야 한다. 둘째, 장의 막은 기체상에서 분자를 흡수하는 폐포와는 다르게 액체상에서 분자를 흡수한다. 앞선 소화계에 대한 설명에서 명확하게 드러나듯, 장은 이러한 흡수 기능을 수행하기 위해 폐와 다른 구조를 가지도록 발달했다. 장의 소화기능은 폐에서는 찾아볼 수 없다.

장에서 음식물이 단순한 화학물질로 쪼개져 소화될 때, 장은 제어된 상태에서 화학반응이 발생하는 화학 반응기 역할을 한다. 공학자, 특히 화학공학자는 (석유, 화학, 제약, 식품 산업에서 사용하는 것과 같은) 화학 반응기의 분석과 설계에 많은 경험을 가지고 있다. 이러한 경험들 중 일부는 섭취한 음식에 대한 장의 기작을 이해하는 데 적용될 수 있다.

공학자는 화학 반응의 경과를 설명하기 위해 다양한 이상적인 반응기 모델을 사용한다(그림 7.24). 가장 단순한 모델은 반응물이 초기에 투입되는 회분식 반응기(batch reactor)이다. 반응기에 반응물이 투입된 후, 반응기는 닫힌 상태로 유지되고 일정한 시간 후에 생성물을 회수한다. 가동 시간 동안 반응기 내에서는 화학 반응이 일어나고, 주요 물질의 농도가 변화한다. 예를 들어, 생성물은 반응에 의해 생성되기 때문에 이 농도는 시간에 따라 증가할 것이다(그림 7.24b). 회분식 반응기는 닫힌계의 예시이다(닫힌계의 정의는 7.2절 참조).

경우에 따라, 위는 회분식 반응기와 같은 방식으로 작동한다. 식사를 한 뒤, 위는 음

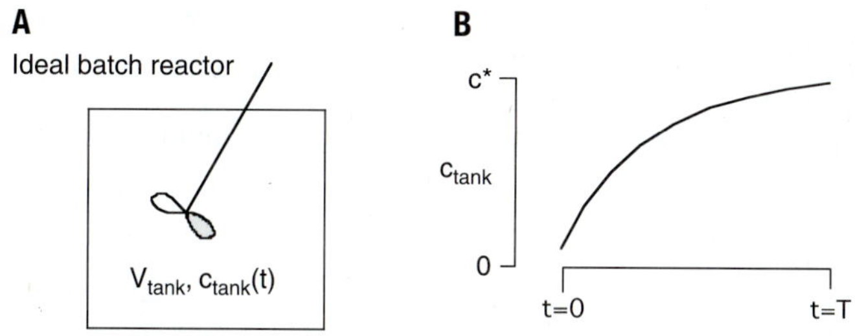

그림 7.24 간단한 회분식 반응기. **A**. 회분식 반응기는 반응물을 초기에만 주입하는 닫힌계이다. **B**. 회분식 반응기 내 생성물의 농도는 반응시간에 따라 증가한다.

식물과 음식물에 반응하여 분비된 위액을 포함하는 혼합물로 가득 찬다. 이 내용물은 괄약근에 의해 일정한 부피를 유지하고 위의 근육으로 인해 혼합된다. 식 7.1을 주요 물질의 물질 평형식에 적용하면 다음과 같다.

$$V\frac{dC}{dt} = GEN \tag{7.24}$$

V는 반응기의 부피, C는 생성물의 농도(moles/L), GEN은 생성 속도(moles/min)를 나타낸다. 시간에 따른 농도의 변화, 즉 반응기 내 생성물의 축적 속도는 생성 속도에 의존한다. 펩신의 단백질 분해와 같은 효소 촉매반응의 경우 생성속도는 미카엘리스-멘텐 속도식(Michaelis-Menten kinetics)에 의해 결정된다(박스 4.2).

$$V\frac{dC}{dt} = V\frac{v_{max}[S]}{K_m + [S]} \tag{7.25}$$

v_{max}와 K_m은 상수이고 $[S]$는 단백질의 농도이다. 식 7.25를 사용하여 위 반응기 내의 시간에 따른 단백질 소화 정도를 추정할 수 있다. 펩신이 폴리펩티드의 한 지점을 쪼개어 두 개의 동일한 크기의 펩티드 조각으로 분해한다고 가정하자.

$$\text{펩티드} \xrightarrow{\text{펩신}} \text{조각 1} + \text{조각 2} \tag{7.26}$$

$[S]$는 펩티드의 농도, C는 조각 1의 농도를 나타낸다면, 새로운 변수인 X는 반응의 진척도(extent of reaction)를 나타내며 다음과 같이 정의된다.

$$\begin{gathered}[S] = [S]_0 - X \\ C = X\end{gathered} \tag{7.27}$$

$[S]_0$는 펩티드의 초기 농도이다. Moles/L의 단위를 갖는 반응 진척도 X는 반응의 화

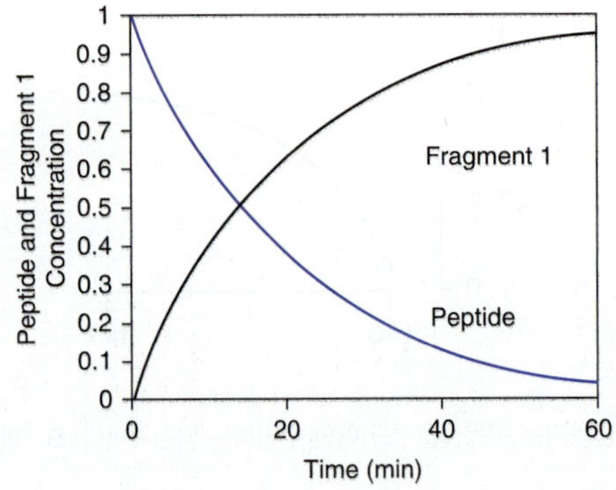

그림 7.25

회분식 반응기 속도식. 회분식 반응기 내에서 펩티드 농도인 $[S]$와 펩티드 조각 1의 농도인 C의 시간에 따른 변화. v_{max}/K_m의 값이 0.05 min^{-1}일 때의 정규화한 농도(normalized concentration)를 도식화하였다($[S]/[S]_0$ and $C/[S]_0$).

학양론(stoichiometry)을 쉽게 계산할 수 있도록 한다. X는 1 mol/L의 펩티드가 소모되고 1 mol/L의 조각1이 생성됨을 의미한다. 따라서 식 7.25를 다음과 같이 쓸 수 있다.

$$\frac{dX}{dt} = \frac{v_{max}([S]_0 - X)}{K_m + [S]_0 - X} \tag{7.28}$$

시간에 따른 반응물과 생성물의 농도는 이 미분방정식(식 7.28)을 풀어 구할 수 있다. 이 방정식의 해는 조각 1의 형성에 대한 미카엘리스-멘텐 속도식을 대입하여 구할 수 있지만 쉽지 않다. 반면, 반응물의 초기농도 $[S]_0$가 K_m보다 훨씬 작다고 가정하면, 식 7.28은 다음과 같이 줄어든다.

$$\frac{dX}{dt} = \frac{v_{max}([S]_0 - X)}{K_m} \tag{7.29}$$

이 식의 해는 다음과 같다.

$$X = [S]_0\left(1 - e^{-\frac{v_{max}}{K_m}t}\right) \tag{7.30}$$

그림 7.25는 일반적인 v_{max}/K_m 값에 대해 시간에 따른 $[S]$와 C의 변화를 나타낸다.

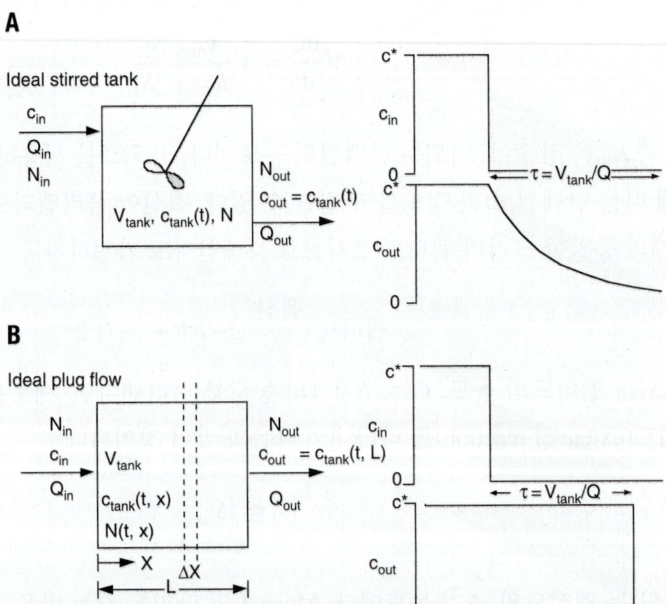

그림 7.26

이상적인 열린 반응기 모델. **A.** 이상적인 교반식 반응기(반응기 내용물이 완전히 혼합되어 있음)는 유입된 물질이 급격하게 감소하면 유출되는 물질의 농도가 지수적으로 감소하는 것을 보여준다. **B.** 관류 반응기(흐름이 관을 통해 순차적으로 이동함)에서는 지연 시간(delay time)이 발생하는 것을 보여준다. 유입물의 갑작스러운 농도 변화는 지연 시간이 지난 후 유출물에서 같은 변화를 일으킨다.

회분식 반응기는 특정한 상황에서는 유용한 모델이지만, 오직 닫힌계만 나타낼 수 있다. 생물학적 반응기 중 일부는 반응물이 지속적으로 유입되고 생성물과 반응하지 못한 반응물이 지속적으로 유출되는 열린계이다. 공학자들은 연속반응기를 설명하기 위해 다양한 모델을 만들었다. 그림 7.26에 소개된 두 가지의 이상적인 반응기 모델은 교반식 탱크 반응기(stirred tank reactor)와 관류 흐름 반응기(plug flow reactor)이다. 교반식 반응기는 내용물이 완벽하게 혼합될 수 있도록 작동한다. 따라서 정상상태에서 작동하는 경우 반응물과 생성물의 농도가 어디서나 동일하고 시간에 따라 변하지 않기 때문에 반응 속도는 반응기 전체에서 동일하다. 반면, 관류 반응기는 유체가 반응기를 따라서 이동하도록 작동한다. 유체가 반응기 내에서 흐르면서 반응이 진행되기 때문에, 농도와 반응속도는 위치에 따라 변화한다(예를 들어, 그림 7.26B에서 농도는 x에 대한 함수이다).

이 반응기 모델들을 실제 상황에 적용하는 데 있어서 공학자가 처음으로 직면하는 문제는 "어떤 이상적인 연속반응기가 실제 상황에 가장 적절한가"이다. 이 문제를 해결하기 위해, 어떠한 화학 반응에서도 소비되거나 생성되지 않는 **추적자(tracer)**를 반응기로 흘려주어 간단한 상황에서 반응기 내의 변화를 알아볼 수 있다. 반응기 출구에서의 추적자의 거동을 관찰하면 어떠한 반응기 모델이 가장 적합한지를 알 수 있다. 이 방법은 다음 단락에서 설명할 것이고 그림 7.26에도 나타나 있다.

화학 반응을 하지 않는 염료물질을 포함한 유입물이 이상적인 교반식 반응기에 들어간다고 가정하자. 반응기가 충분한 시간 동안 작동한다면 반응기 내의 염료 농도, 유출물의 염료 농도, 유입물의 농도가 모두 동일하다(c^*). 만약 유입물이 갑자기 변화하여 염료를 포함하지 않는다면($c_{in} = 0$), 반응기 내 염료 농도와 유출물의 염료 농도는 천천히 감소할 것이다(그림 7.26A). 이상적인 교반식 반응기에 대한 기본적인 가정을 통해 다음과 같은 예상을 할 수 있다. 1) 반응기 내의 염료 농도 $c_{tank}(t)$는 균일하지만 시간에 따라 변화한다. 2) 유출물의 농도는 반응기 내 농도와 동일하다($c_{tank} = c_{out}$). 3) 탱크 내 농도 또는 유출물의 농도는 유입물의 급격한 변화에 대응하여 예상 가능하게 변화한다.

$$c_{out} = c^* e^{-\frac{t}{\tau}} \tag{7.31}$$

t는 유입물의 급격한 변화가 나타난 후 경과한 시간이고, τ는 반응기의 특성에 따른 시간 상수이다($\tau = V_{tank}/Q$). 이 예시에서, 시간 상수는 유출물의 농도가 c^*에서 $0.37c^*$까지 감소하는 데 걸리는 시간과 같다.

이상적인 관류 반응기에서는(그림 7.26B) 입구부터 출구까지 물질이 순차적으로 이동한다. 가장 간단한 이상적인 관 내 흐름은 긴 관을 지나가는 느린 유체의 흐름이다. 각각의 유체 "꾸러미(packet)"는 관으로 들어와서 다른 꾸러미들과의 혼합 없이 순차적으로 나간다. 각각의 유체 꾸러미는 유입된 순서대로 유출된다. 꾸러미가 유입된 때부터 유출하는 데까지 걸리는 시간은 τ $(=V_{tank}/Q)$이고 유입물의 급격한 농도 변화가 유출물의 급격한 농도 변화를 일으키기까지 τ라는 시간 편차가 존재한다.

어떻게 위에서 제시된 두 개의 모델이 반응기의 역할을 할 수 있을까? 식 7.26에서 설명된 펩신의 펩티드 분해를 위해 이상적인 연속 반응기가 사용되었다고 가정해보자. 펩티드의 농도가 낮다고 가정하면 다음과 같은 속도식이 성립한다.

$$\text{펩티드 소화 속도} = \frac{v_{max}}{K_m}([s]_0 - X) \tag{7.32}$$

이 식은 식 7.29에서 제시한 간략화된 미카엘리스-멘텐 속도식과 같다. 반응기는 반응물의 유입, 생성물과 반응물의 유출이 연속적으로 일어나는 정상상태로 작동할 것이다. 정상상태를 유지하기 위해서는 유입 유량과 유출 유량은 반드시 동일해야 한다($Q = Q_{in} = Q_{out}$).

이상적인 교반식 반응기는 반응에 참여하는 한 가지 물질의 물질 수지를 사용하여 분석할 수 있다. 이때, 반응기의 내용물이 계로 정의된다(그림 7.27). 이상적인 교반식 반응기 내의 펩티드 물질 수지는 (정상상태라면 항상 적용되는 식 7.4를 변형하여) 다음과 같다.

$$0 = Q[S]_0 - Q[S] - V\frac{v_{max}}{K_m}[S] \tag{7.33}$$

이상적인 교반식 반응기 내에서 펩티드의 유출 농도는 반응기 내의 농도와 동일하다는 것을 기억하자. 이는 이상적인 교반식 반응기 내에서는 농도가 위치와 무관하게 동일하기 때문이다. 식 7.27에서 정의된 반응 진척도 X를 적용하여 위 식을 X에 대해 풀

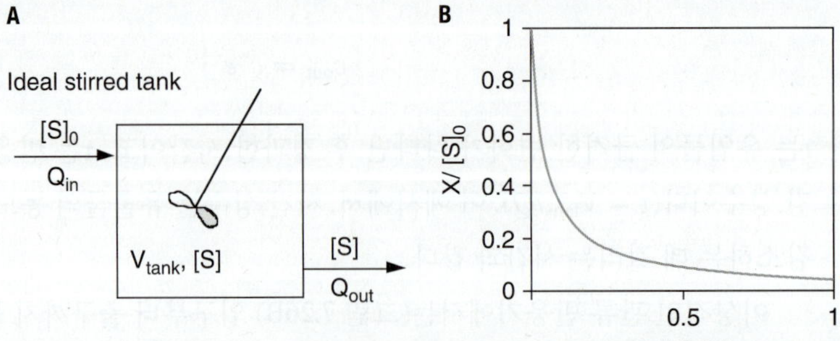

그림 7.27
이상적인 교반식 반응기 내 연속적인 반응. **A.** 이상적인 교반식 반응기 구성. **B.** 반응 진척도와 유입속도의 관계(1 L 부피와 0.05 min^{-1}의 V_{max}/K_m 값을 갖는 반응기).

면 다음과 같다.

$$X = [S]_0 \frac{V\left(\frac{v_{\max}}{K_m}\right)}{Q + V\frac{v_{\max}}{K_m}} \tag{7.34}$$

이상적인 반응기에서의 반응 진척도는 반응기 부피(V)와 반응속도($\frac{v_{\max}}{K_m}$)에 따라 증가하고, 유입/유출 유량(Q)에 따라 감소한다.

예제 13 이상적인 교반식 반응기의 분석은 유입부터 유출까지 기질의 농도 변화를 관찰하여 이루어진다. 반응은 효소 촉매반응 기반이기 때문에 효소 또한 반응기 내로 공급되어야 한다. 효소는 어떻게 유입이 될까?

정답 효소는 유입구를 통하여 유입되지만 유출구를 통해 빠져나가기도 한다. 따라서 이 경우에 효소는 연속적으로 공급되어야 한다. 다른 방법으로는 효소의 양을 절약하기 위해, 효소를 반응기 내에 고정할 수도 있다. 어떻게 고정시킬 수 있을까?

이상적인 관류 반응기는 계를 다르게 정의함으로써 쉽게 분석할 수 있다. 반응기의 전체 부피를 계로 정의하는 이상적인 교반식 반응기와는 다르게, 반응기를 통과하여 이동하는 미소단위의 유체(그림 7.28의 회색 영역)를 반응 부피로 정의한다. 이 계는 시간에 따라 반응기를 통과하여 반응기 밖으로 나온다. 이 계가 반응기 전체를 통과하는 데 걸리는 시간은 V/Q와 같다. 이때 교반식 반응기에서와 같이 Q는 유입과 유출 유량과 같다.

미소단위의 유체가 흐르면서 혼합되지 않고 유입된 순서대로 유출되는 이상적인 관형 반응기의 특별한 구조로 인해, 각 유체의 미소단위는 회분식 반응기와 같다고 할 수

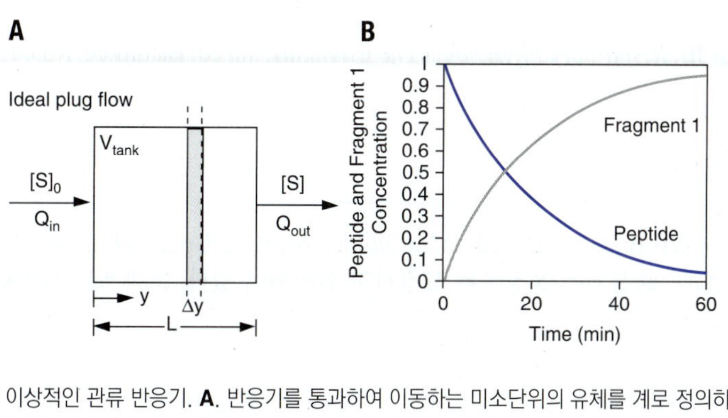

그림 7.28 이상적인 관류 반응기. **A**. 반응기를 통과하여 이동하는 미소단위의 유체를 계로 정의하여 이 반응기를 분석한다. **B**. 이러한 계의 정의를 통해 관류 반응기가 회분식 반응기와 같다고 할 수 있다. 이때, 반응 시간은 반응기를 통과하는 체류 시간($T = V/Q$)과 같다.

있다. 이 현상은 그림 7.28A에서 확인할 수 있다. 회색 영역은 반응기를 통과하는 도중에 유입과 유출이 발생하지 않기 때문에 닫힌계이다. 따라서 이상적인 관형 반응기의 반응 진척도는 회분식 반응기의 반응 진척도와 동일하다. 다른 점은 회분식 반응기의 반응시간이 관류 반응기의 미소단위 부피의 체류시간(transit time)으로 대체되었다는 것이다.

요약

- 공학적 분석을 위해서는 먼저 분석하고자 하는 계를 정의해야 하며, 이는 계의 경계를 설정하여 이루어진다.
- 정상상태에 있는 계는 시간에 따른 눈에 띄는 변화가 없다.
- 내호흡은 세포가 화학 물질의 산화를 통해 에너지를 얻는 과정이다. 외호흡은 폐에서 외부 환경으로부터 산소를 교환하는 과정이다.
- 물은 산소에 대해 낮은 용해도를 가지고 있지만, 헤모글로빈으로 인해 혈액은 많은 양의 산소를 운반할 수 있다.
- 이산화탄소는 물에 녹아 탄산을 형성하며, 이는 다시 수소 이온과 중탄산 이온으로 해리된다. 중탄산/이산화탄소 완충 시스템은 체내 pH를 안정화하는 중요한 완충 기작이다.
- 소화계는 음식을 분자 수준의 영양소로 소화하고 이를 체내로 흡수하는 역할을 한다.
- 소화 과정의 화학 반응은 화학 반응기의 수학적 모델을 이용하여 이해할 수 있다.

참고문헌

West JB. *Respiratory Physiology: The Essentials*, 9th ed. Baltimore, MD: LWW; 2011.

더 읽어보기

Boron WF, Boulpaep EL, eds. *Medical Physiology*. 23 Updated Edition. Philadelphia, PA: Saunders; 2011. 호흡계는 26장부터 32장까지 설명되어 있다. 소화계는 41장부터 46장까지 설명되어 있다.

유용한 인터넷 사이트

http://oac.med.jhmi.edu/res_phys/TutorialMenu.html

존스 홉킨스 의과대학은 소화 생리학에 관한 온라인 튜토리얼을 제공한다. "The Mechanics of Quiet Breathing" 튜토리얼은 이 장과 연관이 있고 "Static Elastic Properties of the Lung and Chest Wall" 튜토리얼은 10장과 더 연관성이 있다.

핵심 개념 및 정의

가정(assumption): 논의하기 위해 사실인 것처럼 여기는 명제.

계(system): 서로 영향을 주고받으며 상호 작용하는 구성요소들의 집합(예를 들어 배설계).

계의 경계(system boundaries): 외부 환경과 특정한 계가 접하는 물리적인 위치.

관류 흐름 반응기(plug flow reactor): 내용물이 관을 따라 연속적으로 흐르는 반응기로 원하는 결과물을 도출하는 데 필요한 주요 공정 변수를 예측하기 위하여 사용되는 반응기 모델.

관찰(observation): 실제로 보이는 특정한 거동이나 사건.

기관지(bronchus): 폐에 공기를 운반하는 역할을 하는 기도의 일부 영역.

기도(trachea): 후두(larynx)로부터 기관지까지 이어져 폐로 공기를 전달하거나 밖으로 내보내는 관. 환상연골로 이루어져 커다란 막을 형성함. 기관(windpipe).

내호흡(internal respiration): 생물이 유기 분자로부터 에너지를 얻는 대사 과정. 세포와 조직에서 일어나는 과정으로 이 과정에서 에너지가 방출되고 이산화탄소가 생성되어 혈액으로 흡수되어 폐로 이동함.

무용 공간(dead space): 체내로 흡입되었지만 기체교환에 참여하지 않는 공기.

물질 수지(mass/material balance): 질량 보존의 법칙(물질은 생성되거나 사라지지 않는다)을 바탕으로 물질이 계로 들어오고 나가는 것을 설명하는 방법.

분압(partial pressure): 혼합기체 내 기체 한 종류가 혼합기체 전체와 같은 부피를 혼자 차지하고 있을 때 가할 압력.

세기관지(bronchiole): 기관지가 분지구조로 나뉜 연골이 없는 가지.

속도 상수(rate constant): 특정 온도에서의 화학 반응 속도와 반응물 또는 생성물 농도의 관계를 나타내는 비례 상수.

수학적 모델(mathematical model): 수식을 사용하여 계의 거동을 설명하는 추상적인 모델.

연속 교반식 탱크 반응기(continuously stirred tank reactor): 내용물이 연속적으로 혼합되는 반응기로서 원하는 결과물을 도출하는 데 필요한 주요 공정 변수를 예측하기 위하여 사용되는 반응기 모델.

예측(prediction): 어떠한 가정 하에 계의 특정한 거동을 예상하는 것.

완충 용액(buffer): 용액 내에서 수소 이온을 수용하여 pH의 변화를 억제하는 화학물질.

외호흡(external respiration): 호기와 흡기가 이어지는 과정, 들숨으로부터 산소를 얻고 날숨으로 이산화탄소를 배출하는 과정.

용량(capacities): 하나의 계가 수용할 수 있는 최대량(예를 들어 폐).

이상적인 반응기 모델(ideal reactor model): 계와 계의 경계를 묘사하기 위한 반응기 모델.

일회 호흡량(tidal volume): 1회 정상 호흡을 할 때 들이쉬고 내쉬는 기체의 부피.

저항(resistance): 물질(유체 또는 전류)의 흐름이 저해되는 정도.

정상상태(steady state): 환경이 변화했는데도 불구하고 변하지 않는 상태(모든 상태 변수가 일정함).

종말 세기관지(terminal bronchiole): 호흡 세기관지로 나눠지기 전 세기관지의 마지막 부분.

추적자(tracer): 생물이나 다른 계로 투입된 후 색깔, 형광, 방사능 또는 다른 특성을 통해 분포를 확인할 수 있는 물질.

탄산 무수화 효소(carbonic anhydrase): 이산화탄소와 물을 변환하여 탄산, 중탄산 이온, 양성자(H^+)의 발생을 촉매하는 효소.

평형(equilibrium): 반대로 작용하는 힘 또는 서로 영향을 주는 힘의 균형이 완벽하게 맞는 상태.

폐포(alveolus): 폐 내의 폐포관 끝에 달려 있는 주머니 모양의 구조.

폐포관(alveolar duct): 세기관지 이후 호흡계 통로. 폐포 주머니와 폐포가 연결되어 있음.

폐활량계(spirometer): 호흡 기체를 측정할 수 있는 기체 계량기.

포화(saturated): 결합 가능한 공간이 모두 채워진 상태.

픽의 법칙(Fick's laws): 확산 현상을 설명하는 법칙이며 확산 계수를 정의함.

항상성(homeostasis): 생물이 (또는 일반적인 열린계가) 생리학적 과정을 조절하여 일정한 내부 환경을 유지하려는 경향이나 능력.

호기(expiration): 날숨, 폐로부터 기체가 나가는 현상.

호흡 세기관지(respiratory bronchiole): 종말 세기관지를 폐포와 연결시켜주는 세기관지 중 가장 작은 영역.

호흡 막(respiratory membrane): 폐포를 둘러싸고 있는 유체를 포함한 편평상피세포의 얇은 상피층.

환기(ventilation): 공기(또는 다른 기체)를 다른 공기(또는 다른 기체)로 대체함.

흉막내(intrapleural): 폐를 둘러싸는 흉막[폐흉막(visceral pleura)]과, 흉벽의 안쪽 표면[벽측흉막(parietal pleura)]을 포함하는 흉막의 안쪽 공간.

흡기(inspiration): 들숨, 폐로 기체가 들어가는 현상.

표기

A	표면적	m^2
ACC	계 내 물질의 축적 속도	mole/s
B, B^*	적분상수	다양함
C	생성물의 농도	mole/L
C_{in}, C_{out}	투입, 배출 농도	mole/L
$CONS$	계 내 물질이 소모되는 속도	mole/s
D_{gas}	호흡 막에서의 기체 확산 계수	cm^2/s
D_L	확산능	L/s-mmHg
E	전위	V
GEN	계 내 물질 생성 속도	mole/s
I	전류	암페어(Amperes)
IN	계 내 물질이 유입되는 속도	mole/s
J_x	유속(flux)	L/m^2-s, kg/m^2-s
k	1차 반응 속도 상수	1/s
K_a	평형상수	–
K, K_{gas}	호흡 막에서 기체의 상대적인 용해도	mL gas/mL-atm
K_m	미카엘리스 상수	
M	초기에 투입된 양	mole(or g)
M_{dose}	계 내 물질의 질량	mole(or g)
$\dot{M}_{in}$	계 내로 유입되는 물질의 질량 유량	g/s, g/min
$\dot{M}_{out}$	계 내에서 유출되는 물질의 질량 유량	g/s, g/min

OUT	계 내에서 불질이 유출되는 속도	mole/s
OUT_{kidney}	신장에서 물질이 유출되는 속도	mole/s
OUT_{other}	신장 외(다른 장기)에서 물질이 유출되는 속도	mole/s
P	정수압(hydrostatic pressure)	pascal(or mmHg)
P_{alv}	폐포압	pascal(or mmHg)
P_{atm}	대기압	pascal(or mmHg)
P_{cap}	모세혈관 내 정수압	pascal(or mmHg)
P_{CO_2}	이산화탄소의 분압	pascal(or mmHg)
pH	[H+]의 음의 로그 값	
pK_a	K_a의 음의 로그 값	
P_{O_2}	산소의 분압	pascal(or mmHg)
Q	유량	g/s, L/s
Q_{in}	유입 유량	g/s, L/s
Q_{out}	유출량	g/s, L/s
R	전류나 유량의 저항	pascal-s/L(부피 유량), 옴(전류)
t	시간	s
V	부피	L
V_{max}	최대 반응 속도	mole/L-s
V_N	특정 시간 간격에서의 총 부피	L
V_{N-1}	특정 시간 간격의 시작에서의 총 부피	L
$\dot{V}$	부피유량	L/s
$\dot{V}_A$	폐포 환기 속도	L/s
$\dot{V}_{in}$	계 내로 유입되는 물질의 부피유량	L/s
$\dot{V}_{net}$	호흡 막을 통과하는 총 부피유량	L/s
$\dot{V}_{O_2}$	체내 산소 소비속도	L/s
$\dot{V}_{out}$	계 밖으로 유출되는 물질의 부피유량속도 L/s	
$\dot{V}_T$	총 환기 속도	L/s
[X]	X의 농도	mole/L or g/L
y_{O_2}	기체 내 산소의 몰분율	–

그리스어

δ	호흡 막의 두께	cm
ρ	밀도	g/L, kg/m^3
β	용액의 완충능	mole/pH unit
τ	특성 시간 상수	s

설명문제

1. 미국에서는 체질량지수(BMI)를 비만도의 지표로 사용한다 (그림 7.1). 성인의 경우, BMI는 kg 단위의 몸무게를 m 단위의 키의 제곱으로 나누어 계산한다. 이 수학적 공식만을 이용해 체질량을 측정하면 어떤 문제점이 있을까?

2. 체내에서 물을 생성하는 생화학적 반응의 세 가지 예를 들어라.

3. 왜 생리학자들은 호흡 막을 통한 확산을 설명하기 위해 식 7.22에 나열된 물리적 변수를 사용하지 않고 새로운 변수인 확산능(D_L)을 사용한다고 생각하는가?

4. 콜레라는 장을 감염시키고 독성물질을 생성해 G 단백질을 막고(정상적인 순환을 막고) Cl 채널(낭성 섬유증에 관여하는 CFTR 채널과 같은 채널)이 열린 상태로 고정하는 병원균이다. 이는 물의 재흡수를 심각하게 손상시킨다. 환자는 몇 시간 만에 수 리터의 액체를 잃어 탈수로 사망한다. 이온 채널이 막히면 왜 물의 재흡수에 영향을 줄까?

연습문제

1. 하루 동안 소변, 대변, 땀, 눈물, 날숨의 형태로 몸 밖으로 배출되는 물의 비율(%)을 예측하라. 이 계산을 하는 데 필요한 가정을 설명하라.

2. 부엌 개수대의 용량은 15 L이다. 배수구가 막혀 있고 초기에 개수대가 비어 있다고 가정하여 개수대 내 물의 부피의 시간에 따른 변화를 그래프로 나타내라. 물이 수도꼭지에서 0.3 L/min의 속도로 유입되면 개수대 밖으로 물이 흘러넘치는 데 걸리는 시간은 얼마인가?

3. 2번 문제에서, 물이 흘러 들어오기 시작한 지 10분 후 배수구가 부분적으로 열려서

0.1 L/min의 일정한 속도로 배출되었다고 가정하고, 2번 문제에 다시 답해보자.

4. 앞에서 제시된 개수대에서 배수구가 일부 열려 개수대에서 배출되는 물의 속도가 개수대에 들어 있는 물의 양에 비례한다고 가정하자 ($\dot{V}_{out} = 1\ V$). 개수대 내 물의 부피의 시간에 따른 변화를 식으로 나타내라.

5. 앞에서 제시된 개수대가 다음과 같은 정상 상태 조건하에 작동한다고 하자. 개수대 안 물의 부피는 5 L이고 물은 0.3 L/min의 일정한 속도로 유입되고 배출된다. 염료 물질 20 g이 순간적으로 개수대 안으로 투입됐다. 투입된 이후 시간에 따른 염료물질의 농도를 그래프로 나타내라.

6. 본문 내용과 같이, 소장은 6 m의 길이이며 약 4 cm의 직경을 가지고 있다. 본문에서는 내벽에 존재하는 윤상주름(circular folds)으로 인해 3배, 융모로 인해 10배, 미세융모(솔가장자리를 구성함)로 인해 20배 정도의 표면적이 증가한다고 명시되어 있다. 기하학적 모델을 기반으로 하여 이러한 표면적의 증가가 가능한지 계산하여라.

7. 어떤 사람이 100 μg의 추적 물질을 섭취했다. 섭취한 추적 물질이 모두 소변으로 배출되며, 혈액과 소변에서의 추적 물질의 양이 시간에 따른 함수라고 가정하자. 아래 표는 추적 물질이 시간에 따라 소변을 통해 배출된 양과 혈액 내 농도를 나타낸다(표 참조).

a. 1차 속도 상수가 신장을 통한 배출 과정을 설명하는 데 적합한가? 답을 설명하라.

b. 만약 a의 답이 "예"라면, 이 데이터를 이용하여 속도 상수 k와 총 부피 V를 구하라.

시간(h)	앞선 1시간 동안 소변에서 검출된 추적 물질의 양(μg)	혈액 내 추적 물질의 농도(μg/L)
1	9.4	90
2	8.7	82
3	7.9	75
4	6.9	66
5	6.5	61
6	5.7	55
7	5	50
8	4.9	43
9	4.3	39
10	3.9	35

8. 앞선 문제에서 구한 V의 값은 그 사람의 부피와 동일한가? 이것이 실제로 타당하다고 생각하는가? 만약 아니라면, V는 무엇을 뜻하는가?

9. 100 mg의 인공 감미료가 포함된 음료수를 마셨다고 하자. 이 화학물이 즉시 체내로 흡수되어 30%가 3시간 이내에 몸 밖으로 배출된다고 가정해보자. 이 시간 동안 몸 밖으로 인공 감미료가 배출되는 현상을 나타내는 1차 속도 상수 k를 구하라.

10. 날숨은 일반적으로 체온과 같은 온도이고 100% 습도를 갖는다(이는 물로 완전히 포화된 상태이다). 하루 동안 정상 호흡으로 배출되는 물의 질량을 구하라. 37도에서 물의 포화수증기압은 47 mmHg이며 44 mg/L의 물을 포함하고 상온(20도)에서는 각각 20 mmHg, 18 mg/L이다.

11. 표 7.2의 값을 이용하여 다음을 계산하라.
a. 하루 동안 체내로 유입되는 산소의 질량.
b. 하루 동안 체외로 배출되는 이산화탄소의 질량.
c. 하루 동안 체외로 배출되는 물의 질량.
d. 호흡을 통해 하루 동안 발생하는 순 질량 변화(net mass change).

12. 이 장에서는 폐포 환기 속도와 폐포 기체 내 산소 분압 사이의 관계를 예측하기 위한 물실 수시의 사용에 대한 설명을 다룬다(그림 7.13). 이산화탄소에 대해 비슷한 분석을 실행하여 체내 이산화탄소의 생성 속도가 각각 200 mL/min과 500 mL/min일 때의 폐포 환기 속도에 따른 폐포 내 이산화탄소의 분압을 그래프로 나타내라.

13. 그림 7.13에서 보이듯이, 식 7.16에서 유도되어 제시된 물질 수지 모델은 폐포 환기 속도가 5 L/min(산소 소비 속도가 250 mL/min일 때)보다 작을 때 산소의 분압이 0이라고 예측한다. 실제로 식 7.16을 사용하여 폐포 환기 속도가 0−5 L/min일 때 산소 분압을 계산하면 음수 값이 나온다. 분압이 음수인 것이 가능한가? 이 범위에 해당될 때 이 식은 유용한가? 이를 설명하라.

14. 확산능 D_L은 21 mL O_2/min-mmHg이다. 박스 7.3의 K 값을 사용하여 호흡 막에서의 O_2 확산 계수를 구하라. 본문에 제시된 정보를 사용하여 A와 δ 값을 추정하고 이유를 설명하라.

15. 헨더슨-하셀바흐 식을 이용하여 CO_2 농도가 40 mmHg에서 80 mmHg으로 증가하면 pH는 어떻게 변화하는가? 이에 따른 수소 이온 농도의 변화는 얼마인가?

16. 식 7.7이 식 7.6의 해임을 증명하라. 해가 유효할 때의 B를 구하라.

17. 일반 아이스크림의 1회 섭취량(4 oz)에는 16 g의 지방과 20 g의 당이 들어 있다. 요거트 아이스크림의 1회 섭취량에는 4 g의 지방과 32 g의 당이 들어 있다. 각 식품 1회 섭취량의 열량을 계산하라. 두 식품 모두 5 g의 단백질을 포함한다.

18. 평균 체중을 갖는 사람은 테니스를 칠 때 약 30 kJ/min의 에너지를 소비한다. 치즈 2 oz 섭취를 통해 얻은 에너지를 소비하려면 얼마 동안 테니스를 쳐야 할까?

19. 추적물질의 섭취를 더 잘 설명할 수 있는 모델을 만들어라. 모델은 다음과 같은 2가지의 독립된 계를 포함한다. 1) 장을 대표하는 계(구획 1이라고 부르자), 2) 신체의 다른 모든 부위를 대표하는 계(구획 2).
    a. 유입과 유출을 적절하게 화살표로 연결하여 두 계의 구성도를 그려라.
    b. 각각의 열린 계 내 추적물질의 물질 수지 미분방정식을 써라.
    c. 위에서 구한 두 방정식이 다음과 같은 함수를 만족하는지 보여라.

$$D = Ce^{-k_1 t}$$
$$M = Ae^{-k_1 t} + Be^{-k_2 t}$$

M은 구획 2 내의 시간에 따른 추적물질의 양, D는 구획 1 내의 시간에 따른 추적물질의 양이고 A, B, C는 상수이다.

19번 문제에 도움이 필요하거나 이 내용에 대해 더 깊은 탐구를 원한다면 Saltzman, W.M., *Drug Delivery: Engineering Principles for Drug Therapy*, New York: Oxford University Press (2001)의 7장을 참조하라.

8
순환

학습목표 이 장을 배우고 나면 다음을 할 수 있다.

- 순환하는 혈액, 혈관 및 심장 구조를 이해할 수 있다.
- 혈액 구성 성분과 혈액의 물리적 성질을 결정하는 세포의 역할을 학습한다.
- 혈관계의 일반적인 구조를 이해할 수 있다.
- 혈관 반지름, 흐름에 대한 저항, 압력 강하 사이의 관계를 이해할 수 있다.
- 조직 사이에서의 흐름 분포와 물질 이동에서의 모세혈관의 기능을 이해할 수 있다.
- 심장의 해부학적 구조와 동기화된 수축 운동을 일으키는 전기적인 구조를 이해할 수 있다.
- 심장 주기(cardiac cycle)를 정의하는 일련의 현상들을 이해하고, 이 과정이 심방과 대동맥에서 압력을 만든다는 것을 이해할 수 있다.

8.1 서장

우리의 몸은 겉으로 보기에는 변화가 느린 고형물이다. 하지만 피부 바로 아래에서, 몸 안의 유체들은 끊임없이 움직이고 있다. 혈액은 온몸에 걸쳐 있는 촘촘하게 가지 친 혈관망 속을 빠른 속도로 움직인다(그림 8.1). 그리고 인간의 순환계는 혈액을 온몸에 순환시켜 혈액 속에 포함된 필수 영양소가 몸 구석구석까지 돌아갈 수 있게 해준다.

순환계의 목적은 공학자나 제빵사에게 매우 익숙한 것으로, 바로 혼합하는 것이다. 혼합은 많은 공장과 빵집에서 필수적인 요소이다. 케이크는 밀가루, 설탕, 우유 등의 재료를 넣어 만드는데, 이 재료들을 제빵사가 잘 섞지 않는다면, 케이크가 우리의 생일을 망칠 것이다(적어도 생일에 조금은 타격이 있을 것이다). 그런데 왜 인간의 몸은 반드시 "혼합"되어야 하는 것일까? 혼합을 통해 산소나 여러 가지 영양소가 세포에 접촉하며, 동시에 노폐물이 세포로부터 제거된다. 순환계는 우리의 몸이 성장하게 해주며, 그 과정에서 몸 내부가 에너지 생산을 위해 필요한 공기 중의 산소와 떨어져 있음에도 살아서 성장하게 해준다(그림 8.2).

혈액 순환은 심혈관계(cardiovascular system)를 통해 이루어진다. 사람의 심혈관계는 3가지 독립된 기관으로 이루어져 있다. 심장은 펌프 역할을 하고, 혈관구조는 배관 역할을 하며, 혈액은 순환하는 유체 역할을 한다. 이 기관 중 하나라도 잘못되면 전체 시스템에 문제가 생긴다. 따라서 심혈관계 질환은 심각한 결과를 가져온다.

의공학자들은 인공 심장과 인공혈관 제작(15장 참조), 혈액 흐름의 성질에 대한 이해, 미소순환의 수학적 모델 등 심혈관계 건강의 거의 모든 영역에 공헌해왔다. 또한 의공학자들은 종양에서 발생하는 특이한 혈관을 이해하는 데 가장 중요한 업적에 기여했다(그림 8.3).

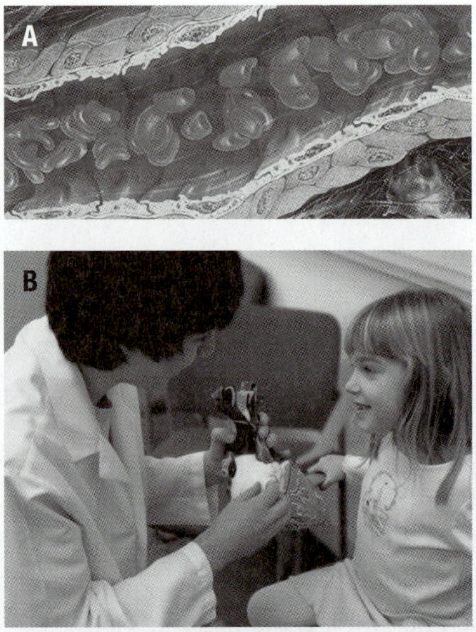

그림 8.1

세동맥 안을 흘러가고 있는 혈구. **A**. 혈관의 어떤 세포들은 저항을 줄이기 위해 스스로를 변형하여 혈액 흐름과 같은 방향으로 정렬한다. 출처: Schmid-schonbein, H., Grunau, G. and Brauer, H. Exempahamorheologic 'Dasstromende Organ Blut,' Albert-Roussel PharmaGmbH, Wiesbaden, Germany, 1980, and provided by Professor Oguz K. Baskurt. (color plate 참조) **B**. 심혈관계 건강은 생애 모든 단계에 있어 중요하다.

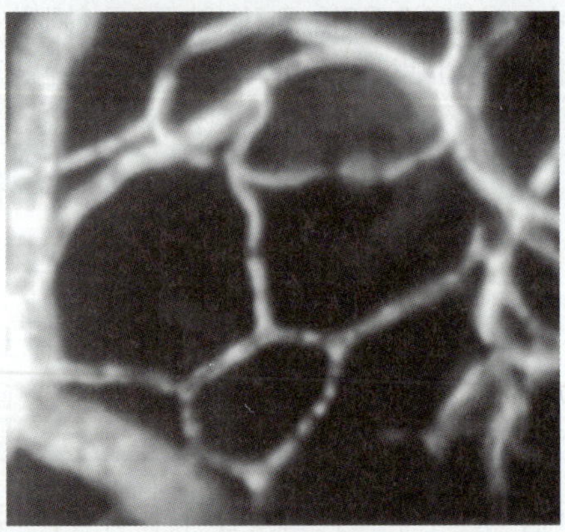

그림 8.2

미소순환(microcirculation). 순환계가 산소가 풍부한 혈액을 몸 안 곳곳으로 옮겨준다. 대부분의 몸 안 세포들은 가장 가까운 모세혈관으로부터 최대 100 μm 정도 떨어져 있다. 사진 제공: Barker JH, Hammersen F, Bondar I, Uhl E, Galla T, Menger M, et al. The hairless mouse ear for in vivo studies of skin microcirculation. *Plast Reonstr Surg*. 1989;83:948-959.

8.2 순환하는 유체

혈액은 다양한 측면에서 특수한 유체이다. 혈액은 혈장(plasma)이라 부르는 단백질이 풍부한 유체 안에 세포들, 특히 **적혈구(red blood cells, RBCs)**라 부르는 세포가 분산되어 있는 현탁액이다. 적혈구는 헤모글로빈이라는 산소를 운반하는 단백질을 함유하고 있으며, 따라서 적혈구를 많이 가지고 있는 혈액은 산소를 더욱 효과적으로 운반한다(7장 참조). 적혈구가 몸속 곳곳을 순환하기 위해서 심장은 혈관 안에 압력 구배를 만들

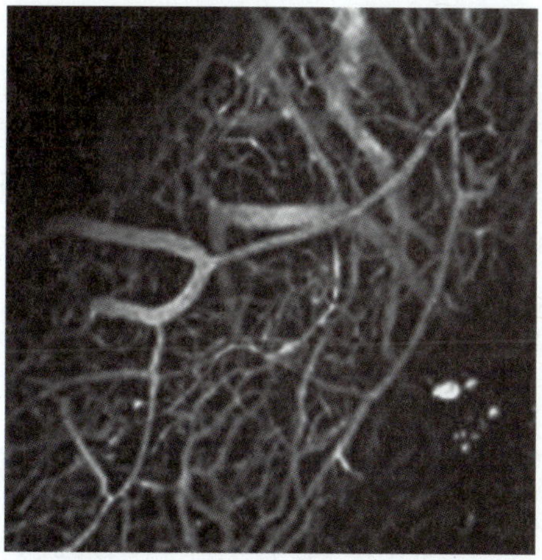

그림 8.3

종양 혈관: 종양 내 미소순환(또는 작은 혈관들의 망)은 종양 성장에 필요한 산소를 공급해준다. 종양 혈관이 파괴되면, 종양 성장이 저하될 것이다. 이러한 이유로, 래트 체내의 P22 육종에서 발생한 이 혈관과 같은 종양 혈관의 생리를 탐구하는 것은 암 연구에서 중요한 분야이다. 사진 제공: Professor Gillian Tozer (University of Sheffieild, UK) and Professor Borivoj Vojnovic and Dr. Richard Hodgkiss (Gray Cancer Institute, UK)

표 8.1 몇몇 유체들의 점도

성분	점도(cp)
실온에서(20 ℃)	
공기	0.018
가솔린	0.4–0.5
물	1.003
올리브기름	81
옥수수 시럽	8000
체온에서(37 ℃)	
물	0.75
혈장	1.2
혈액	~3

고, 이 압력 구배는 혈액 순환을 만든다. 혈액 내 적혈구 농도는 매우 높은데, 정상 여성의 경우 혈액 1 mL에 500만 개 이상의 적혈구가 있다. 이로 인해 혈액은 순수한 물보다 심장에서 배출하기 어렵다. 혈액 안의 적혈구와 단백질은 혈액의 **점도(viscosity)**를 높인다.

점도는 유체의 변형, 또는 "흐름"에 대한 저항과 관련 있는 물리적 성질이다. 꿀을 예로 들면, 꿀은 물보다 점도가 높다. 점도는 정량화할 수 있는 성질이며, 이는 박스 8.1에 서술되어 있다. 상온(20 ℃)에서 물의 점도는 0.01 g/cm-s이고 이는 점도를 표현하는 데 쓰이는 단위인 1 cp(centipoise)로 환산된다. 혈액의 점도는 3 cp 정도이다. 혈액은 물보다 점도가 높지만 올리브기름이나 옥수수 시럽보다는 점도가 낮다(표 8.1).

혈액은 적혈구 말고도 수많은 형태의 세포들을 가지고 있다. 이 세포들은 유체의 점도에 상당한 영향을 끼치지는 않지만 생물학적으로는 중요하다. 혈액의 전체 세포 조성은 부록 A에 나와 있다. 이 중에, 수가 가장 많은 적혈구만 헤모글로빈을 가지고 있다. 혈소판(platelet)은 활성화되면 모양과 크기를 급격하게 바꾸는 작은 세포이다. 혈소판은 상처를 입은 곳에서 활성화되며, 확산되고 응집하여 손상된 혈관 벽을 막아 혈액 손실을 방지한다. 혈소판은 피브리노겐 등과 같은 혈액 내 특정 단백질과 함께 혈전 형성에 중요한 역할을 한다. 다양한 백혈구도 혈액 속을 순환한다. 이들 백혈구는 6장에서 살펴본 면역계의 구성물이다.

박스 8.1 혈액의 점도

평행한 두 판 사이에 있는 유체를 생각해보자(그림 박스 8.1A, 왼쪽). 만약 바닥 판이 정지해 있고, 윗판이 판과 평행한 방향의 힘 F의 작용으로 오른쪽 방향으로 속도 v로 움직인다면, 두 판 사이의 유체는 전단 응력(shearing stress)을 받아 움직이게 된다. 판에 가해진 힘은 판과 유체가 만나는 전체 면적에 걸쳐 균일하게 퍼져나간다. 따라서 전단력 τ는 F/A와 같다. 여기서 A는 판의 단면적이다.

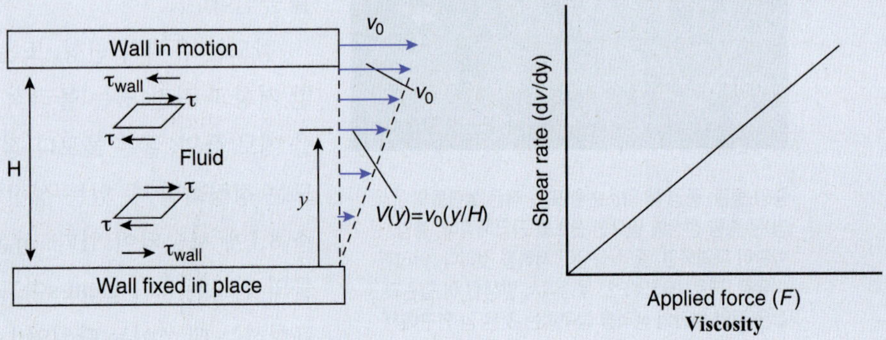

그림 박스 8.1A

실험적으로, 전단 응력은 윗판의 속도 v에 비례하고 판 사이 거리 H에 반비례한다.

$$\tau \propto \frac{v}{H} \qquad (\text{식 } 1)$$

더 정확하게는, 전단 응력은 속도를 움직이는 판에 수직 방향으로의 거리에 대해 미분한 1계 도함수에 상수를 곱한 것과 같다.

$$\tau_{xy} = -\mu \frac{dv_x}{dy} \qquad (\text{식 } 2)$$

τ_{xy}는 임의의 y 높이의 유체 평면에 x 방향으로 작용하는 점성 전단 응력이다. 음수 기호가 반드시 들어가야 하는데, 이는 점도는 양의 값이고($\mu > 0$), 전단 응력은 속도가 감소하는 방향으로 작용할 때 양수이기 때문이다.

전단 응력과 속도 구배[또는 전단 속도(shear rate)]는 서로 비례하는데, 이때의 비례 상수는 $-\mu$로, μ는 유체의 점도이다. 몇몇 유체에서 식 2가 넓은 범위의 전단 속도에서 성립하며, μ가 상수 값을 가진다(그림 박스 8.1A 오른쪽에 나타나 있다). 이러한 유체를 '뉴턴 유체(Newtonian Fluid)'라고 한다. 점도 값 μ는 유체의 성질이며 유체의 상 조성, 온도 그리고 압력의 함수이다. 물과 혈장은 뉴턴 유체이며 체온(37 ℃)에서 물의 점도는 0.75 cp(1 cp = 0.01 g/cm-s)고, 혈장은 1.2 cp이다.

혈액은 비뉴턴 유체이다. 왜냐하면 점도가 전단 속도에 따라 변화하기 때문이다. 전단 속도가 느릴 때, 적혈구들은 세포 군집을 형성하려고 하고, 이는 점도를 높인다. 어떠한 성분도 제거하지 않은 전혈(whole blood)의 점도는, 전단 속도가 충분히 높아서 적혈구들이 뭉치지 않는다고 할 때, 3.0 cp이다. 그림 박스 8.1b에서 볼 수 있듯이, 중간 범위의 전단 속도에서 혈액의 점도는 전단 속도의 함수이다. 또한 혈액의 점도는 주로 적혈구 농도와 특정 중요 단백질의 영향을 받는 조성의 함수이기도 하다. 캐손 방정식(Casson's equation)은 이러한 변수들의 함수로 혈액의 점도를 표현하는 데 자주 사용된다.

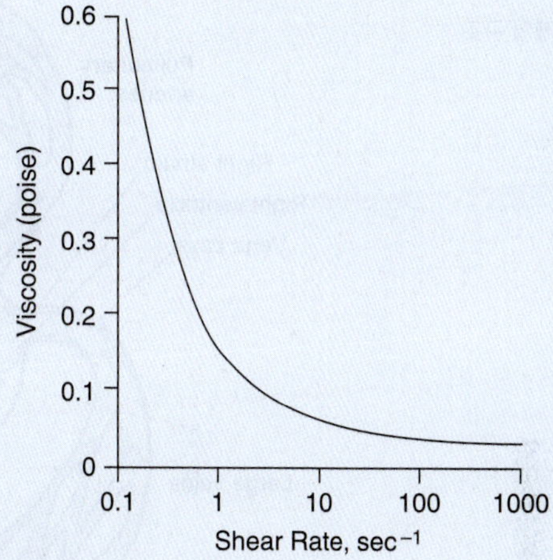

그림 박스 8.1B

$$\tau^{1/2} = \tau_y^{1/2} + \left[\frac{\mu_0}{(1-H)^{a\alpha-1}}\right]^{1/2} \gamma^{1/2} \qquad \text{(식 3)}$$

$\dot{\gamma}$는 전단 속도(dv_x/dy와 같다), τ_y는 항복응력(yield stress), H는 혈액의 헤마토크리트(hematocrit), μ_0은 혈장의 점도, $a\alpha$는 단백질 조성에 따른 상수이다. 혈액에서 각 상수의 일반적인 값은 다음과 같다. $H = 0.45$; $\mu_0 = 0.012$ poise; $2 < a\alpha < 4$; τ_y 값은 피브리노겐의 농도의 영향을 받으며 다음 식으로 구할 수 있다. $\tau_y^{1/2} = (H - 0.1)(C_F + 0.5)$. 여기서 C_F는 g/100 ml 단위의 피브리노겐 농도이다.

8.3 혈관

8.3.1 혈관계 구조의 전체적인 모습

혈관계는 서로 복잡하게 연결된 혈관들의 집합이다. 산소가 풍부한 혈액은 심장에서 나와 대동맥(aorta)으로 흐르고 말초 혈관으로 향한다(그림 8.4). 대동맥은 큰 동맥(large artery)들로 나누어지고, 다시 주요 분지동맥(main arterial branch), 종말동맥(terminal artery), **세동맥(arteriole)**, 그리고 마지막으로 모세혈관으로 갈라져 나온다. 이 혈관들의 단면적은 혈관의 종류에 따라 크게 달라진다(표 8.2). 분지 혈관망은 대동맥에서 동

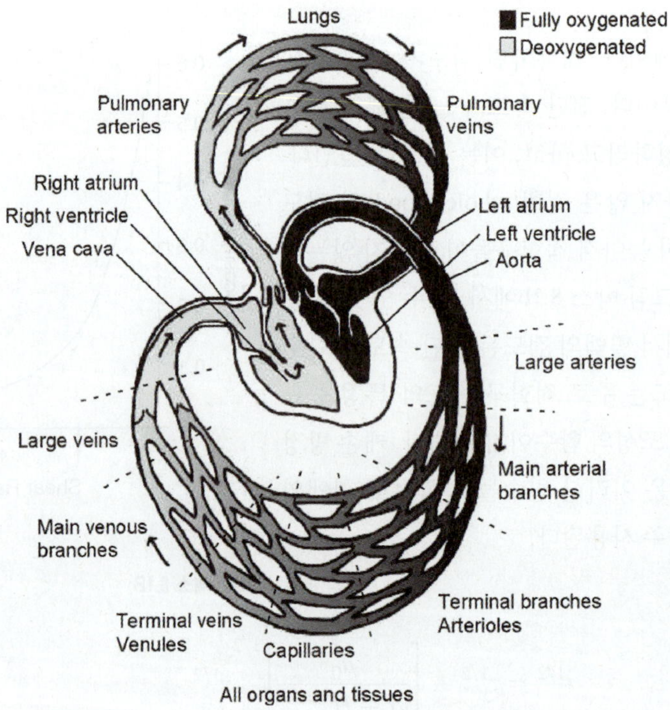

그림 8.4

순환계의 구조.

표 8.2 순환계의 기하학적 성질*

구조	지름(cm)	개수	총 단면적(cm²)
대동맥	1.0	1	0.8
대형동맥	0.3	40	3.0
주요 분지동맥	0.1	600	5.0
종말 분지동맥	0.06	1800	5.0
세동맥	0.002	40×10^6	125
모세혈관	0.0008	12×10^8	600
세정맥	0.003	80×10^6	570
종말 정맥	0.15	1800	30
주요 분지 정맥	0.24	600	27
대형정맥	0.6	40	11
대정맥	1.25	1	1.2

* 개의 경우, 부록 A를 보면 더 자세한 정보가 나와 있다.

맥, 세동맥, 모세혈관으로 갈수록 직경이 점차 감소한다. 가장 작은 혈관인 **모세혈관(capillaries)**의 직경은 혈액 속에 흐르는 세포의 직경과 거의 같다.

고도로 분지화된 이러한 구조가 가져오는 하나의 중요한 의미는 신진대사에 참여하는 모든 세포가 모세혈관과 100 μm 이하의 거리에 위치하여 세포의 활성에 필요한 충분한 영양분을 공급받을 수 있다는 것이다.

순환계가 해부학적으로는 복잡하지만, 대부분의 중요한 물리적 성질들은 간단한 공학적 모델로부터 도출된다. 곧은 원통형 튜브를 흐르는 유체를 생각해보자. 박스 8.2에 설명되어 있듯이, 유체의 움직임에 대한 식들은 단순한 원통모양 혈관 속에서 혈액의 유량(Q)과 압력 강하(Δp) 사이의 관계를 밝히는 데 쓰인다.

$$Q = \frac{\pi r_v^4}{8\mu L}\Delta p \tag{8.1}$$

r_v는 혈관의 반지름, μ는 혈관 내부 유체의 점도, L은 혈관의 길이다. 7장의 내용을 상기시켜보면, 폐로 들어가는 공기의 **저항(resistance)**은 $\Delta = \dot{V}R$(식 7.13)과 같이 정의되었다. (이 책에서, $\dot{V}$는 호흡계에서의 공기 흐름을 뜻하고, Q는 심혈관계에서의 혈액 흐름을 뜻한다.) 두 식 모두 옴의 법칙(Ohm's law)과 유사한데, 옴의 법칙은 전위차로 발생하는 전선에 흐르는 전류를 표현하는 식이다.

$$IR = \Delta\text{voltage} \quad \text{or} \quad I = \frac{1}{R}\Delta\text{voltage} \tag{8.2}$$

식 8.1을 8.2와 비교하면 원통 모양의 혈관에서의 저항 R를 정의할 수 있다.

$$Q = \frac{1}{R}\Delta p \quad \text{where} \quad R = \frac{8\mu L}{\pi r_v^4} \tag{8.3}$$

예제 1

만약 혈관 반지름이 4 mm에서 2 mm으로 감소했다면(2배수만큼 감소했다면), 저항은 상대적으로 얼마나 변화했을까?

정답 R은 $16 = 2^4$배 증가했다.

식 8.3은 흐름에 대한 저항이 혈관 반지름에 밀접한 영향을 받는 함수임을 알려준다($R \propto r_v^{-4}$). 다시 말해서, 혈관이 작아질수록 흐름에 걸리는 저항은 급격하게 증가한다. 이러한 영향은 그림 8.5에 그래프로 나타나 있다.

박스 8.2 원통 모양의 혈관에서의 혈액 흐름

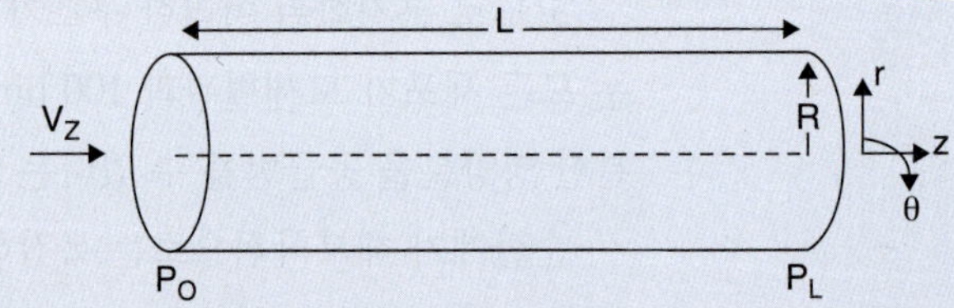

그림 박스 8.2A

순환계는 서로 연결되어 있고 여러 갈래로 갈라진 원통형 혈관망이다. 비록 전체적인 망의 구조는 복잡하지만, 순환계에서 일어나는 일의 상당부분은 간단한 공학적 체계로 분석하여 예측할 수 있다. 이 체계는 바로 원통 모양의 관 속을 흐르는 유체의 흐름이다(그림 박스 8.2A). 공학자들은 원통 튜브 속 흐름의 역학을 150년 이상 연구해왔으며, 이러한 계의 특징에 대해 많은 것을 알고 있다.

유체의 흐름은 나비에-스토크스 방정식(Navier-Stokes equation)을 이용해서 정량적으로 표현할 수 있다. 나비에-스토크스 방정식은 흐르는 유체에서의 질량 보존, 운동량 보존으로부터 유도되는 식이다. 전체 미분방정식은 이 책의 범위를 넘어서므로 이 식의 한 가지 성분만 고려해보자. 예를 들어 원통 튜브를 통해서만 흐르는 유체를 생각해보자. 이때 운동량은 z 방향으로만 전달될 것이다. 나비에-스토크스 식의 z 성분만을 원통 좌표계(cylindrical coordinate)로 쓰면 다음과 같다.

$$\rho\left(\frac{\partial v_z}{\partial t}+vr\frac{\partial v_z}{\partial r}+\frac{v_\theta}{r}\frac{\partial v_z}{\partial \theta}+v_z\frac{\partial v_z}{\partial t}\right)=-\frac{\partial p}{\partial z}+\mu\left[\frac{1}{r}\frac{\partial}{\partial r}\left(r\frac{\partial v_2}{\partial r}\right)+\frac{1}{r^2}\frac{\partial^2 v_2}{\partial^2 r}+\frac{\partial^2 v_2}{\partial^2 z}\right]+\rho g_z \quad (식\ 1)$$

좌표계는 그림 박스 8.2A에 정의되어 있다. v_z와 v_θ는 각각 z와 θ 방향의 유체 속도를 뜻한다. p는 압력, ρ는 유체의 밀도, g_z는 z 방향의 중력가속도를 뜻한다. (이 식의 유도과정은 추후 생체공학을 공부하다 보면, 유체역학이나 생물 이동현상 수업에서 배우게 될 것이다.) 이 식은 정상 유동(steady flow)이며 ($\partial v_z/\partial_t = 0$), 축 방향의 흐름만 고려하고($v_r = v_\theta = 0$), 중력을 무시한다($g_z = 0$)는 가정들을 세워 간단하게 만들 수 있다(이 가정들은 인간의 혈관 속 혈액의 흐름에 적절하다). 이러한 가정들로 식 1은 다음과 같이 간단하게 정리된다.

$$\frac{\partial p}{\partial z}=\mu\frac{1}{r}\frac{\partial}{\partial r}\left(r\frac{\partial v_2}{\partial z}\right) \quad (식\ 2)$$

그림 박스 8.2A에서의 흐름이 옳다고 하기 위해서는, 몇 가지 가정이 더 필요하다. 우선, 튜브 양단의 압력을 알고 있어야 한다($z = 0$에서 $p = p_0$, $z = L$에서 $p = p_L$). 혈관 벽에서의 유체 속도는 0이어야 하고[이를 점착 조건(no-slip condition)이라 한다, $r = R$에서 $v_z = 0$], 튜브 가운데에서의 속도는 최대 속도여야 한다($r_v = 0$에서 $\partial v_z/\partial r = 0$). 속도에 관한 다음 식은 식 1과 이 3가지 조건을 전부 만족한다.

$$v_z = \frac{(p_0 - p_L)r_v^2}{4\mu L}\left(1 - \frac{r^2}{r_v^2}\right) \quad \text{(식 3)}$$

튜브 안 구간에서의 속도는 반지름에 대한 포물선형 함수이다. 이러한 종류의 흐름을 이에 공헌한 장 루이 마리에 포아죄유(Jean Louis Marie Poiseuille)와 고트힐프 하인리히 루드비히 하겐(Gotthilf Heinrich Ludwig Hagen)의 이름을 따서 하겐-포아죄유 흐름(Hagen-Poiseuille flow)이라고 한다. 포아죄유와 하겐은 각각 1839년과 1840년에 독립적으로 단순한 튜브 안에서 흐르는 유체의 압력 강화에 대한 첫 번째 체계적인 측정 결과를 발표했다. 유체 유량 Q가 압력 강하에 미치는 영향을 알기 위해, 식 8.3을 혈관 단면적에 대해 적분하면 다음과 같은 식이 성립한다.

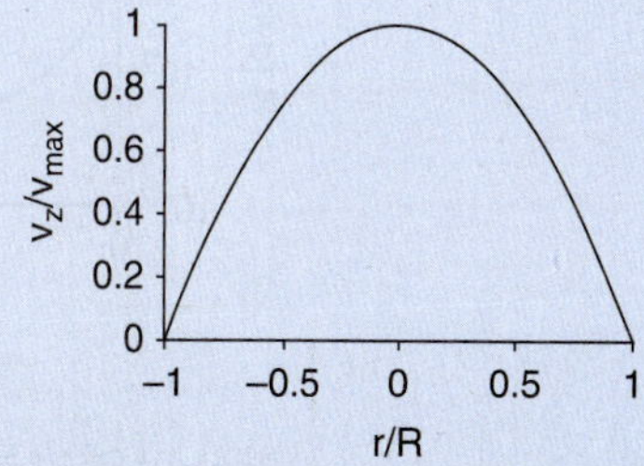

그림 박스 8.2B

$$Q = \int_0^{2\pi}\int_0^{r} v_z(r) r dr \, d\theta \quad \text{(식 4)}$$

이를 계산하면 다음과 같은 해를 구할 수 있다.

$$Q = \Delta p \frac{\pi r_v^4}{8\mu L} \quad \text{(식 5)}$$

유량 Q는 압력 강하($\Delta p = p_0 - p_L$)에 따라 선형적으로 증가하고, 길이 L과 유체 점도 μ에 따라 선형적으로 감소하고, 반지름 R의 4제곱에 비례한다. 압력 강하의 크기가 정해져 있을 때, 유량은 혈관 반지름에 가장 큰 영향을 받는다.

혈관 반지름과 저항 사이의 밀접한 관계(그림 8.5)로 인해, 여러 갈래로 나뉘는 혈관 구조는 또 다른 효과를 가진다. 혈관계 전체 저항의 대부분은 가장 작은 혈관에서 걸리게 된다. 다음 절에서 논의하겠지만, 순환계에서 80퍼센트 이상의 압력 강하는 세동맥과 모세혈관에서 일어난다. 이러한 유체의 자연적인 특성은 몸 안 곳곳의 장기로 가는 혈액 흐름을 통제하기 위해 이용된다. 조직으로 들어가는 혈액 흐름은 해당 조직에 혈액을 공급하는 세동맥의 **수축(constriction)**과 **팽창(dialation)**에 의해 조절된다. 전체 저항 중 상당 부분이 세동맥에 걸리고, 각각의 세동맥은 근육이 있는 벽으로 되어 있어 혈관 직경을 조절할 수 있으며, 이를 통해 저항의 크기도 조절할 수 있다. 이를 통해 조직

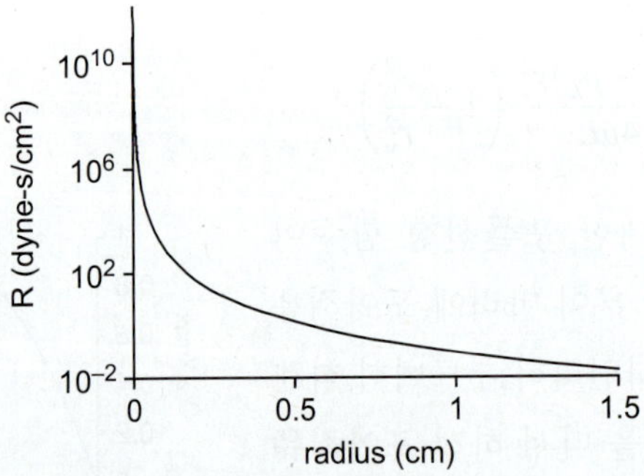

그림 8.5

혈액 흐름에 대한 저항과 혈관 반지름 사이의 관계. 곡선은 식 8.3을 나타낸 것이다.

으로 흘러 들어가는 혈액 흐름은 세동맥에 의해 세밀하게 조절될 수 있다(그림 8.6).

순환계는 혈액을 고르게 혼합하는 데도 매우 효과적이다. 정맥에 약물 분자들이 주사되면, 주사된 부분의 해당 약물 농도는 순간적으로 증가한다. 정맥의 높은 유속과 함께, 순환계의 무수한 분지 구조로 인해, 주사된 약물은 빠르게 몸 전체로 퍼진다. 혈장 안의 약물들은 몇 분 안에 혼합이 끝난다. 즉, 혈관 속 모든 혈액은 몇 분이면 같은 농도의 약물을 함유하게 된다는 뜻이다.

공학자와 과학자들은 원통 모양 혈관 속 흐름에 대해 오랫동안 연구해왔다. 영국 맨체스터의 오웬스 대학(Owens College in Manchester, England)의 첫 번째 공학 교수인 오

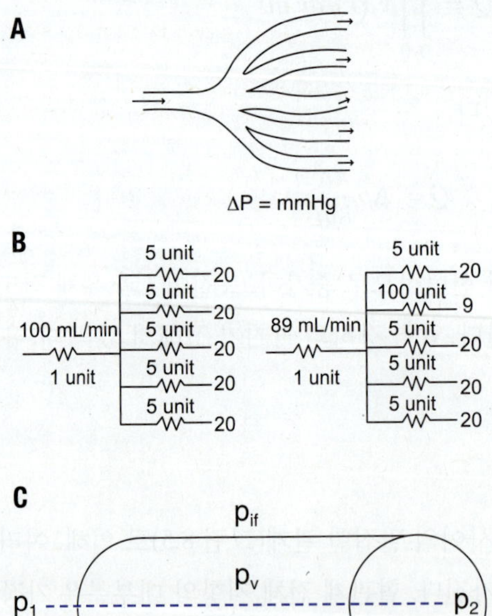

그림 8.6

혈관 망에서의 혈액 흐름. **A**. 하나의 혈관이 5개의 하위 혈관으로 나뉘어지는 것을 상상하여 그린 혈관망. **B**. 하나의 하위 혈관에서 저항이 증가하면, 혈관이 직경을 제한하므로, 전체적인 혈관망의 저항이 변하고, 흐름이 다시 바뀐다. 이 예시에서는, 다섯 갈래 중 하나의 갈래에서 저항이 급격히 증가했다(오른쪽과 왼쪽 비교). 이러한 변화는 두 가지 결과를 낳는다. 첫째, 혈관망의 전체적인 저항이 증가하여 총 유속이 100 mL/min에서 89 mL/min으로 감소한다. 또한, 저항이 가장 높은 쪽 혈관으로 흘러가는 유량이 급격하게 감소한다. 생리학에서는 이러한 변화는 한쪽으로 갈 혈액을 다른 쪽으로 옮기게 된다. **C**. 혈액 흐름은 축을 따라 발생하는 압력 강하 $p_1 - p_2$로 조절된다. 혈관 벽에 작용하는 압력 $p_v - p_{if}$는 혈관을 팽팽하게 유지해주고, 혈관 벽을 통한 유체의 출입에 영향을 준다.

즈본 레이놀즈(Osborne Reynolds, 1842–1912)는 관에서의 흐름이 일반적인 법칙을 따른다는 것을 밝혀냈다. 유속이 느린 경우, 유체 안의 모든 입자들은 관과 평행한 축을 따라 흐른다(박스 8.2의 내용과 일치). 이러한 종류의 흐름을 **층류(laminar flow)**라 부른다. 하지만 유속이 점차 증가하게 되면, 언젠가는 흐름의 형태가 불안정해지는데, **소용돌이(eddies)**가 유체 내에서 발생하게 되고, 흐름이 불안정해져 더 이상 축을 따라 평행하게 흐르는 층류가 아니게 된다. 이러한 혼란 상태의 흐름을 **난류(turbulent flow)**라 한다. 층류와 난류 사이의 전환점이 되는 임계 유속(critical flow rate)은 유체의 점도, 직경 그리고 관의 길이와 같은 많은 요인의 영향을 받는다. 레이놀즈는 모든 종류의 관 속 흐름을 무차원 수인 **레이놀즈 수(Reynolds number, Re)**로 나타낼 수 있음을 발견했다.

$$\mathrm{Re} = \frac{\rho v_{\mathrm{av}}(2r_{\mathrm{v}})}{\mu} \tag{8.4}$$

ρ는 유체의 밀도, v_{av}는 평균 속도, μ는 점도이다. 레이놀즈는 층류에서는 Re 값이 항상 2,100보다 작다는 것을 발견했다. 순환계 혈관의 흐름에 따른 Re 값이 부록 A에 표로 나와 있다. 인체에서 Re는 대동맥(1,200–1,500)에서 가장 높게 나타나고, 모세혈관(0.0007–0.003)에서 가장 낮게 나타난다. 상행 대동맥(ascending aorta)을 제외하면(Re 값이 5,800 정도로 높음), 순환계의 혈액 흐름은 주로 층류다. 난류는 일반적인 흐름 패턴이 깨지는 지점[혈관이 나뉘는 **분기점(bifurcation)**이나, 혈관의 흐름을 막는 방해물이 있거나, 혈관이 좁아져 정상보다 높은 유속이 나타나는 경우]에서만 나타난다. 난류에서 발생하는 소용돌이에서는 소리가 발생하는데, 임상의는[청진기(stethoscope)를 사용해서] 이 소리를 듣고 이를 진찰에 활용한다. 이러한 소리를 **잡음(bruits)**이라 하며, 경동맥에서의 **죽상동맥경화증(atherosclerosis)**과 같은 질병의 여부를 알려준다.

8.3.2 동맥과 정맥

식 8.1은 압력 차이에 의한 혈관 내 혈액 흐름을 나타낸다. 7장에서도 호흡의 물리적인 과정을 설명할 때 압력에 대해 다룬 바 있다. 폐의 원리를 설명할 때 경폐압 강하(transpulmonary pressure drop, $P_{\mathrm{alv}} - P_{\mathrm{ip}}$)와, 대기압과 폐포 내압의 차($P_{\mathrm{atm}} - P_{\mathrm{alv}}$)를 구분 짓는 것이 중요하다. 경폐압 강하는 폐의 부피를 변화시키는 원동력이고(10.3.3절에 나와 있듯이, 이는 곧 들숨과 날숨을 제어함) 대기압과 폐포 내압의 차는 바깥 공기가 폐포로 들어가게 하는 원동력이다(다른 압력들이 대기압 $P_{\mathrm{atm}} = 0$을 기준으로 정의됨). 순환계에서도 마찬가지로, 식 8.1의 Δp는 심혈관계의 혈관 축을 따라 서로 다른 지점을 측정하여 얻는 내부 압력 강하다. 이를 **축압강하(axial pressure drop)**라고 하고 혈관 축을 따라 이동하는 유체 움직임의 원동력이다. 또한 **경벽압차(transmural pressure difference)**, Δp_{tm}는 다음과 같이 정의된다.

$$\Delta p_{\mathrm{tm}} = p_{\mathrm{v}} - p_{\mathrm{if}} \tag{8.5}$$

p_{v}는 혈관 압력, p_{if}는 혈관 바깥에 있는 세포 외액의 압력을 뜻한다. 경벽압 강하는 혈관을 팽팽하게 유지시켜주는 데 아주 중요하다(혈관이 무너지지 않으려면, 혈관 안쪽 압력이 세포 외액의 압력보다 높아야 한다). 그리고 이 장 뒤에서 다룰 내용이지만, 경벽압 강하는 혈관에서 조직으로 들어가는 물의 양을 결정한다.

물론, 혈관 내부의 압력은 심장이 수축하고 이완하면서 시간에 따라 변한다. 혈압 측정은 진찰에서 매우 자주 수행되는 일 중의 하나이다. 생체공학자들은 혈압을 측정하는 기구를 끊임없이 설계하고 있다(11장 참조). 혈압의 변화는 [손목의 요골동맥(radial artery)이나 목의 경동맥(carotid artery)을 촉진하여 확인할 수 있는] 맥박을 통해 느낄 수 있다. 압력이 주기적으로 변하므로 박동혈류(pulsatile flow, 압력 변동으로 인해 유속이 주기적으로 변하는 혈류)가 생성된다. 압력과 흐름이 주기에 따라 변동되는 것은 심장에 가까운 혈관에서 두드러지게 나타난다. 전형적인 압력 변동은 그림 8.7에 나와 있다. 비록 옴의 법칙이 이러한 상황에 바로 적용되진 않지만, 그림 8.7에 나와 있듯이 유속의 변동도 압력의 변동과 유사하게 나타난다.

심혈관계망에서 발생하는 저항의 80퍼센트 정도가 세동맥과 모세혈관에서 발생하는 것을 상기해보자. 이 효과는 그림 8.7b에서 그래프로 확인할 수 있다. 세동맥의 시작점에서 모세혈관의 끝으로 갈 때, 90 mmHg에서 10 mmHg로의 압력 강하가 일어난다. 여기서 떠올려야 하는 또 하나의 중요한 사실은 많은 혈관들은 민무늬 근육층을 가지고 있어 생리적으로 필요할 때 그에 반응하여 수축 또는 이완할 수 있다는 것이다. 따라서 혈관들은 이 과정을 통해 저항을 바꿀 수 있으며, 일정한 압력 하에 운반하는 혈류량을 조절할 수 있다.

사람이 누운 자세에서 일어서면 심혈관계 압력 분포가 변화한다. 이러한 변화의 일부분은 유체 정역학적인 압력의 원리로 발생한다. 단순한 물기둥 안에서(그림 8.8), 물기둥 바닥 부분의 압력이 윗부분보다 높은데, 이는 바닥 부분에서 유체 전체의 무게가 힘으로 작용하기 때문이다. 압력 변동은 다음과 같이 기술된다.

$$p_2 = p_1 + \rho h g \tag{8.6}$$

p_1과 p_2는 유체 안의 지점 1과 2에서의 압력, h는 지점 1과 2 사이의 수직 방향 높이 차이,

그림 8.7

심혈관계에서 축 방향을 따라 발생하는 압력.
A. 혈관이 가지 치는 모습을 명명법과 함께 도식으로 표현한 그림.
B. 순환계 상에서 다양한 위치에서 측정한 압력.
C. 확대해서 본 각각의 심장박동 단계마다 측정된 압력.

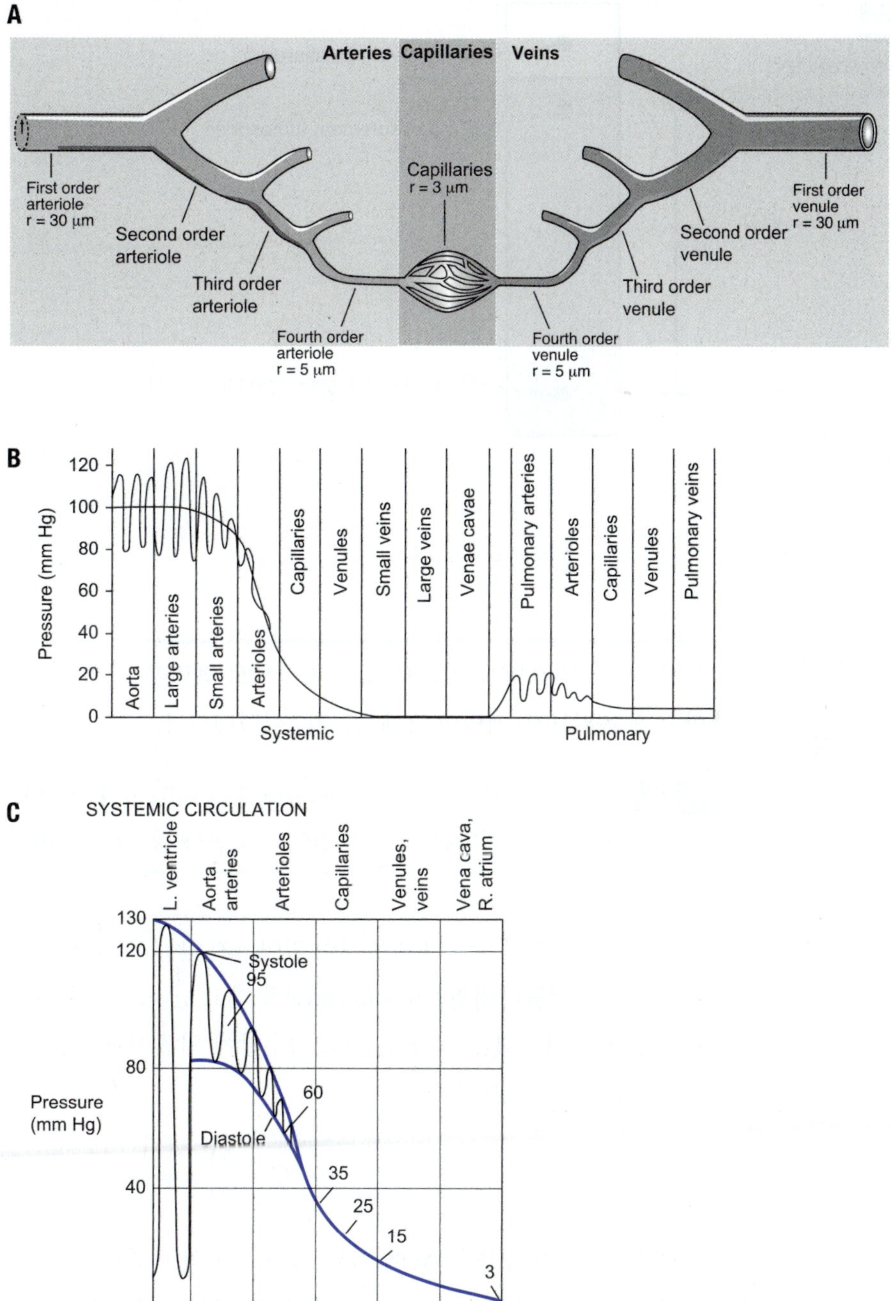

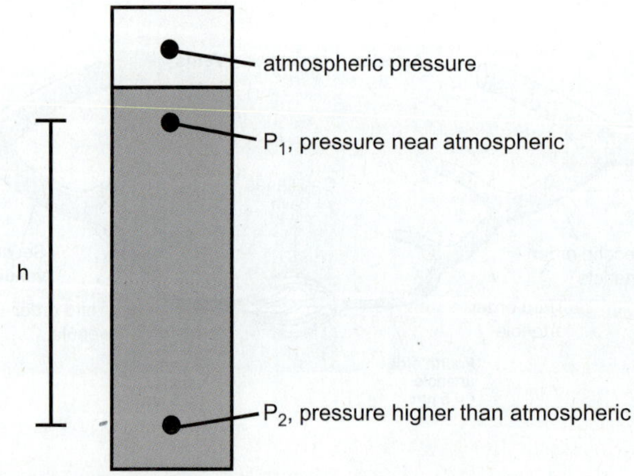

그림 8.8

기둥 안의 유체의 압력 변동.

그리고 g는 중력가속도이다.

예제 2

요골동맥에서 맥박을 찾아보고, 손가락으로 맥박을 느껴보자. 손을 머리 위로 가능한 한 높게 올려보자. 맥박이 약해지는가? 설명해보라.

정답 요골동맥의 혈압은 ~100 mmHg 또는 140 cm H_2O이다. 팔을 심장 윗부분 쪽으로 들어 올렸을 때, 혈압은 대략 팔 길이 정도만큼 감소한다(cm H_2O 단위로).

식 8.1과 8.3은 벽이 단단하고 변형이 일어나지 않는 관에서 적용되는 식이다. 하지만 혈관은 다양한 **컴플라이언스(compliance)**를 갖고 있다. 컴플라이언스가 높은 물질은 압력 또는 응력이 가해졌을 때 변형된다. 정수압에 의해 변형되는 혈관의 경우, 컴플라이언스는 다음과 같이 정의된다.

$$C = \frac{\Delta V}{\Delta p} \tag{8.7}$$

ΔV는 정수압의 변화 Δp에 따른 혈관 부피의 변화량이다. 그림 8.9는 큰 혈관인 대동맥(aorta)과 대정맥(vena cava)의 컴플라이언스를 나타낸다. 컴플라이언스는 순환계에서 혈관의 기능 유지에 아주 중요하다. 외부 압력에 의해 잘 변형되는 대동맥은 심장의 이완 상태에서도 높은 동맥 혈압을 유지하는 압력 저장소의 역할을 한다. 심실이 수축하면, 대동맥에서 압력이 높아지고(8.4.3절 참조), 동맥은 탄성과 컴플라이언스가 있어 부피가 커진다. 심실이 수축을 멈추면, 대동맥의 탄성이 혈관 내부의 압력을 유지시

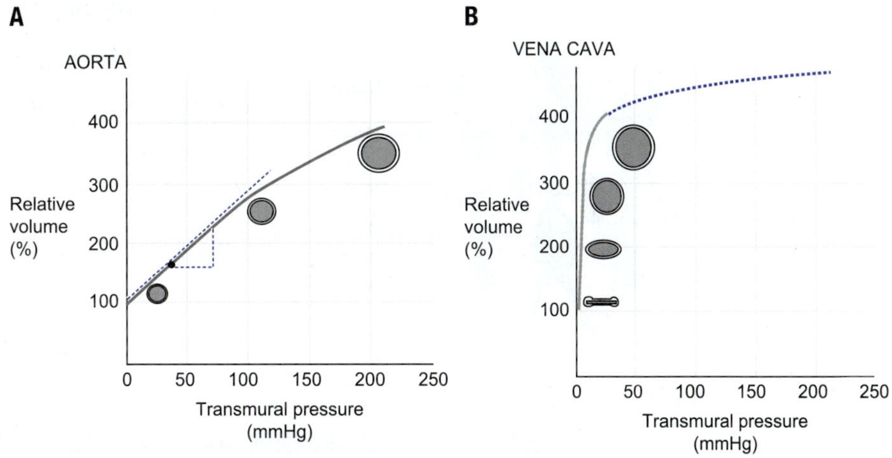

그림 8.9 경벽압 강하에 따른 동맥(대동맥, **A**)과 정맥(대정맥, **B**)에서의 팽창 정도를 나타낸 개략도. 경벽압(transmural pressure) 강하에 따라 변하는 컴플라이언스는 일정한 압력에서의 팽창 곡선의 접선에 해당하는 기울기와 같다. 혈관의 기계적인 물성이 서로 다르기 때문에, 혈관 팽창과 경벽압 사이의 관계는 혈관의 종류에 따라 달라진다. 동맥의 경우(**A**), 컴플라이언스는 경벽압의 변화에도 비교적 변하지 않는다. 정맥의 경우(**B**), 컴플라이언스는 경벽압이 낮을 때 매우 높고, 반대로 경벽압이 높을 때는 낮다(경벽압이 매우 높을 경우는 일반적인 생리현상에서 일어나지 않는다).

커준다. 대정맥과 같은 크기가 큰 정맥은 높은 컴플라이언스를 가지고 있어서 혈액을 저장할 수 있다. 이러한 경우, 높은 컴플라이언스는 작은 압력 변화(Δp)에도 부피가 크게 변화(ΔV)하는 능력과 직결된다. 동맥과 정맥에서 생기는 이러한 컴플라이언스의 차이는 물리적 구조 차이, 특히 혈관 벽에 있는 콜라겐, 탄성섬유, 민무늬 근육세포의 양과 관련 있다.

이후 10장에서 생체공학에 대해 논할 때, **라플라스의 법칙(Laplece's law)**을 다루게 될 것이다. 라플라스의 법칙은 모세혈관이나 폐포와 같은 팽창한 혈관에서 발생하는 압력 강하와 혈관 벽 장력 사이의 관계를 서술하는 법칙이다. 이 개념은 모세혈관과 폐포에 모두 적용된다. 다만, 혈관은 원통형이고 폐포는 구형이라는 차이점이 있다. 혈관에 걸쳐 발생하는 경벽압 강하는 벽에 걸리는 장력으로 표현할 수 있다.

$$\Delta p_{\text{tm}} = \frac{T}{r} \tag{8.8}$$

혈관에서 경벽압 강하가 일어나게 되면, 혈관은 팽창한다. 그림 8.9에 나와 있듯이, 같은 압력 강하에도 정맥은 동맥보다 더 많이 팽창한다. 혈관이 팽창하면 두 가지 일이 일어난다. 식 8.8에 의해 벽의 장력이 증가하고, 혈관 벽은 얇아진다(혈관의 둘레는 증가하지만, 혈관 벽 물질의 양은 고정되어 있기 때문이다). 경벽압 강하가 높을 경우, 혈관 벽이 장력을 견디지 못하여 혈관 벽이 파열될 수 있다. 질병으로 인해 혈관이 약해지면, 건

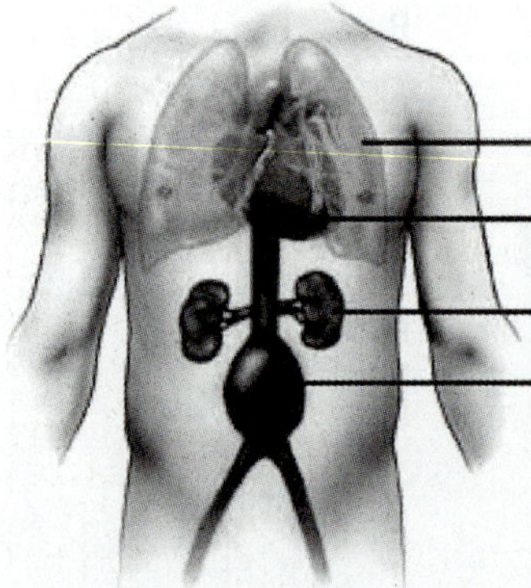

그림 8.10

동맥류. 혈관이 약해지면 비정상적으로 팽창하면서 동맥류가 생긴다.

강할 때처럼 팽창하지 못하게 되고 혈관의 일부가 부풀어 오르는 **동맥류(aneurysm)**가 발생할 수 있다(그림 8.10). 동맥류는 혈관 파열로 이어질 수 있는데, 그 이유는 부풀어 오른 부분(원래 혈관보다 반경이 커짐)에서 식 8.8에서 추론할 수 있듯이 혈관 벽에 가해지는 장력이 증가하기 때문이다. 장력의 증가와 벽 강도의 감소는 혈관 벽이 파열할 가능성을 높인다.

지금까지 다뤄온 내용은 주로 체순환에 관한 내용이다. 체순환은 산소가 풍부한 혈액이 좌심에서부터 시작해 온몸의 조직에 운반되고 다시 우심 부분으로 돌아오는 순환을 의미한다(그림 8.4). 폐순환도 체순환과 비슷한 원리를 따른다. 다만, 우심에서 생성되어 폐혈관으로 전달되는 혈액의 압력은 좌심에서 나오는 혈액의 압력보다 크게 낮다. 반면, 우심과 좌심의 정맥압은 같다. 1회 박동당 운반하는 혈액 부피는 좌심과 우심에서 서로 같지만 두 부분의 압력은 상당히 다르다.

예제 3

좌심과 우심에서 나오는 1회 박동당 혈액부피가 같지 않다면, 어떤 일이 일어나겠는가?

정답 1회 박동당 좌심이 우심보다 더 많은 양의 혈액을 지속적으로 배출한다고 상상해보자. 이는 좌심을 나오는 혈액 유량이 우심을 나오는 혈액 유량보다 높다는 것과 같다. 우심으로부터 나온 혈액은 다시 좌심으로 돌아가야 하므로, 좌심을 나오는 혈액 흐름은 우심의 꾸준한 혈액 공급에 의존한다. 서로 연결된 순환이 지속되기 위해서는 양쪽 유속이 같아야 한다. 각 심장 박동의 혈액 부피가 정확히 일치하지 않을 경우가 있을 수는 있지만, 양쪽의 유속을 같게 만들기 위해 그다음에 이어지는 심장 박동에서 보충된다.

8.3.3 모세혈관 기능

모세혈관은 혈액 순환의 말단이다. 모세혈관에서는 산소, 이산화탄소, 포도당, 그리고 다른 영양소 분자들의 교환이 일어난다. 동맥과 정맥과 달리, 모세혈관은 민무늬 근육이 없고, 탄성 섬유도 없으며, 매우 얇은 벽을 갖고 있다. 모세혈관의 중요한 기능은 혈관 내부 표면을 구성하는 연속적인 내피세포 단분자막을 구성하고, 이 단분자막에 있

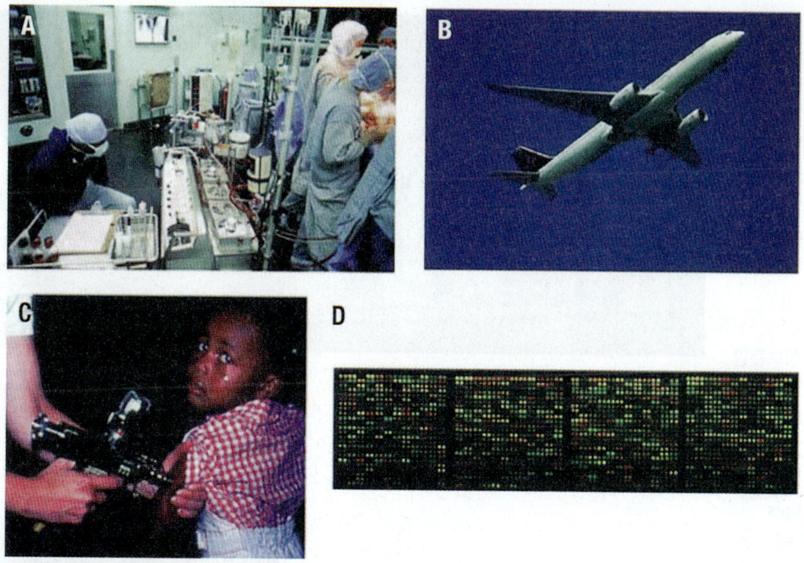

그림 1.3

의학의 발전을 가능하게 한 새로운 기술들. **A**. 인공심폐기(heart-lung machine)는 심장 이식 수술을 가능하게 했다. **B**. 제트기는 보존된 장기를 멀리 떨어진 수술실로 빠르게 운송하는 데 이용된다. **C**. 주사기는 백신 접종에 이용된다. 사진 제공: 미 질병관리본부. **D**. DNA 마이크로어레이(microarrays)는 세포와 조직에서의 유전자의 발현을 측정하기 위해 이용된다. 사진 제공: 예일 대학 W.M. Keck Foundation.

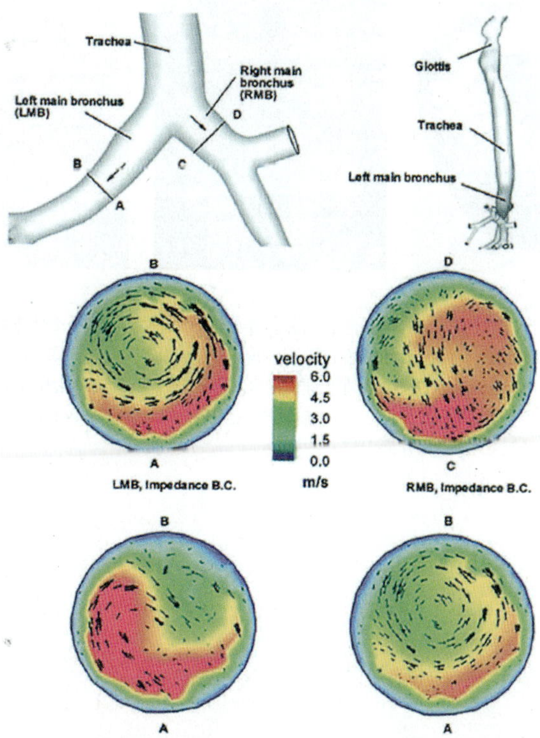

그림 1.9

생리학적 모델링의 예시. 폐의 상태에 따른 좌측 및 우측 주기관지(main bronchus)에서의 공기의 흐름에 대한 모델링. 이러한 모델은 폐질환 환자의 호흡 패턴을 평가하고, 특정 환자의 질병의 진행 정도에 대해 정량화하는 데 유용하다. 참고문헌 7에서 허가 하에 인용.

그림 1.11

생체의료영상. 생체의료영상 분야에 대해서는 12장에서 자세히 다룰 예정이다. 기능성 자기공명영상(functional magnetic resonance, fMRI, 위)과 양전자 방출 단층촬영술(positron emission tomography, PET, 아래)은 해부학적 정보뿐만 아니라 기능적, 대사적인 정보까지 제공한다. 위 사진은 R. Todd Constable, 예일 대학 제공. 아래 사진은 Macmillan Publishers Ltd의 허가 하에 인용: *J Cereb Blood Flow Metab*. 2003;23:1096-1112.

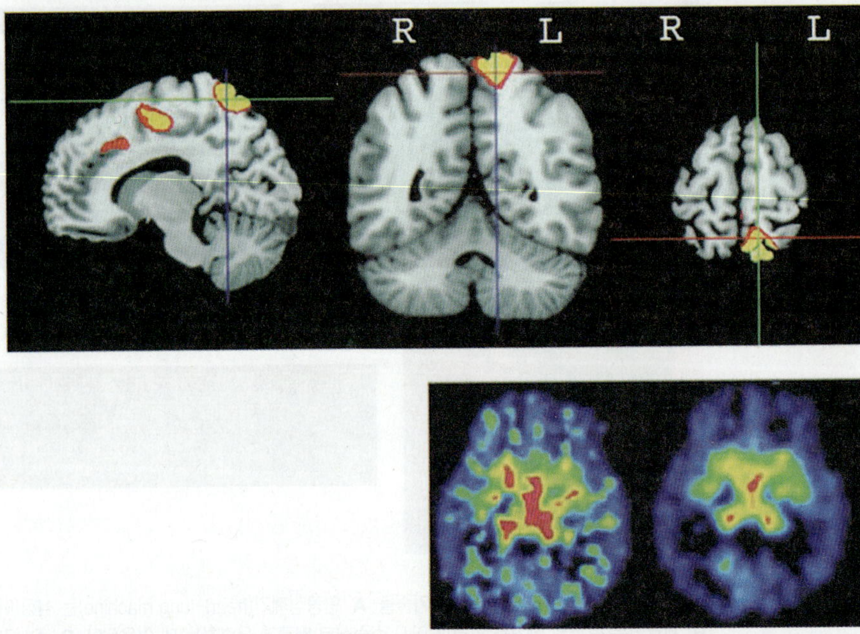

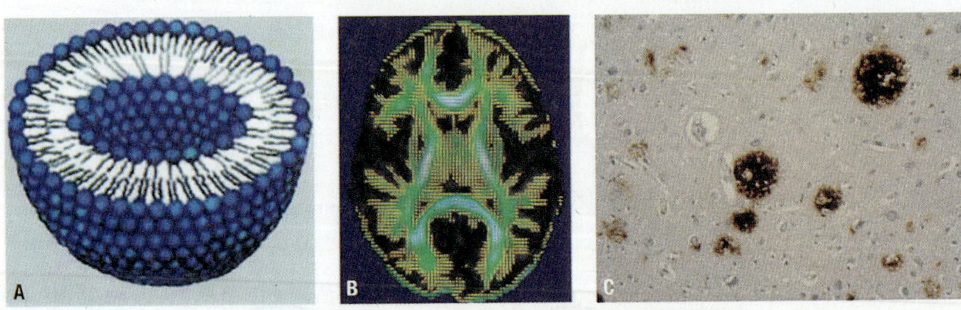

그림 2.1

생체공학에서의 화학의 적용 예시. **A**. 리포솜은 지질을 조립하여 작은 주머니나 소포체로 만든 합성 구조이다. **B**. 확산 텐서 영상(diffusion tensor imaging, DTI), 자기공명영상(MRI)을 이용하여 뇌에서 물이 확산되는 도식을 만들 수 있다. 사진 제공: A Brock and L Staib, 예일 대학교. **C**. 알츠하이머 플라크(Alzheimer's plaque)는 알츠하이머병 환자의 뇌에 축적되는 단백질의 집합이다. 사진 제공: BRACE-Alzheimer's Research Registered UK Charity No. 297965.

그림 2.4

생체공학자는 새로운 분자를 설계한다. 이 그림은 약물 전달과 표적화를 위해 구축된 고분자의 구조를 나타낸다. 폴리에틸렌글리콜(청색으로 표시) 팔은 폴리아미도아민(polyamidoamine) 가지형 고분자(dendritic polymer, 검정색)와 공유 결합(적색)을 형성하여 그림과 같은 덴드리머 구조를 가지게 된다. 참고문헌 1에서 허가 하에 발췌, copyright 2002 American Chemical Society.

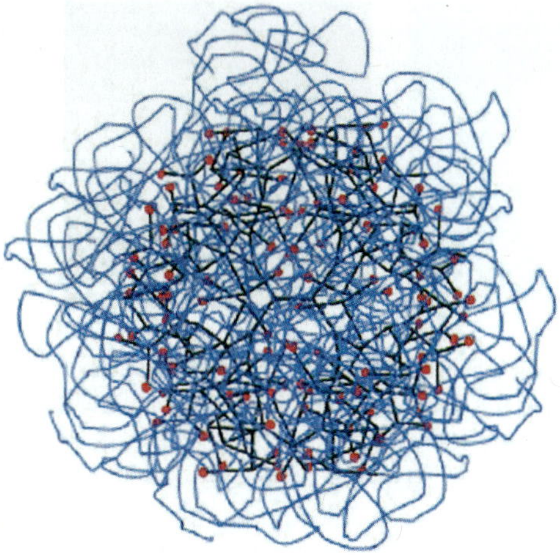

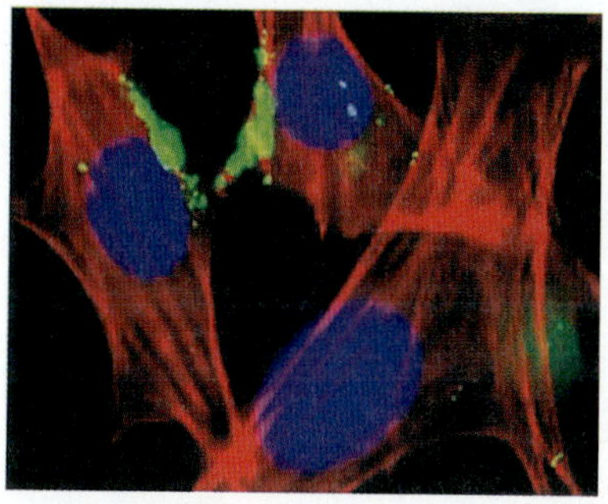

그림 3.1

유전자 치료 벡터와 인위적으로 설계된 디옥시리보핵산(DNA). 배양 세포 내의 액틴 섬유(actin fiber)를 함유하고 있는 폴리오마바이러스 (polyomavirus) 유사 입자들, Macmillan Publishers Ltd의 허가 하에 인용, *Gene Therapy*. 2006;7(24): 2122-2131.

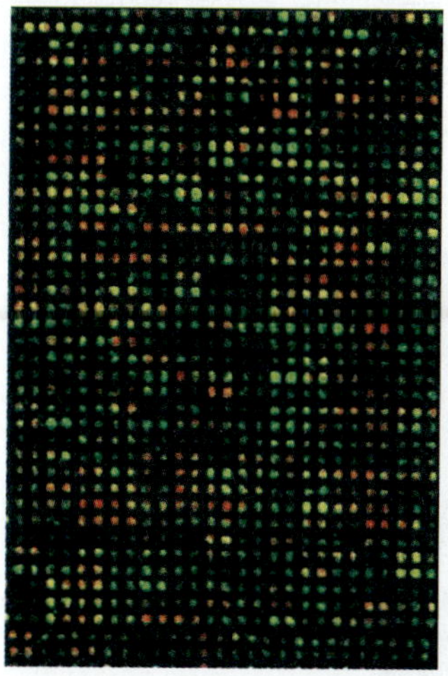

그림 3.2

시스템 생물학은 생체공학자들이 개척 중인 분야 중 하나이다. 표면의 각 지점마다 우리가 알고 있는 유전자의 복사본을 고정해놓고 DNA 프로브를 이용하여 형광 신호로 감지하는 기술을 DNA 마이크로어레이 (microarray)라고 한다. 연구자들은 이 마이크로어레이를 이용하여 조직 또는 세포의 작은 시료에서 개별 유전자의 존재를 검사할 수 있게 되었다. 사진 제공: Virginia Polytechnic Institute의 M. A. Saghai Maroof 박사.

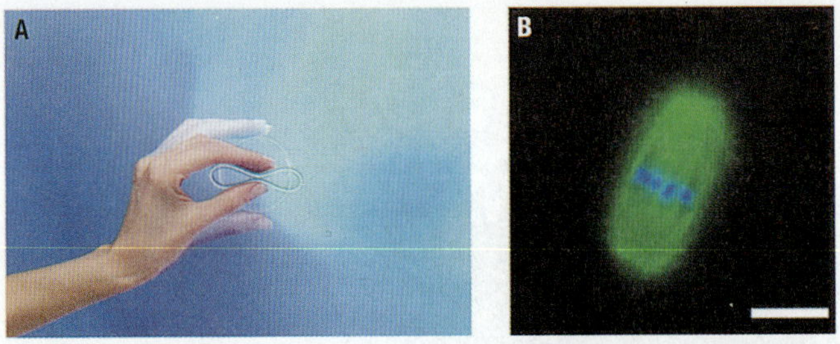

그림 3.8

생체공학자와 생식 건강(reproductive health). **A**. NuvaRing® 피임약(contraceptive)은 몇 주 동안 호르몬 피임약을 방출할 수 있는 부드러운 고분자 재질의 질 내 삽입형 링이다. 호르몬을 생식 조직에 직접 방출하기 때문에, 더 적은 용량의 호르몬을 사용할 수 있다. 사진은 허가 하에 사용. **B**. 3차원 조직공학기술로 만들어진 매트릭스(matrix)에서 유지된 난모세포(oocyte)는 유사분열을 일으킬 수 있다. 사진은 Elsevier의 허가로(참고문헌 3)에서 발췌.

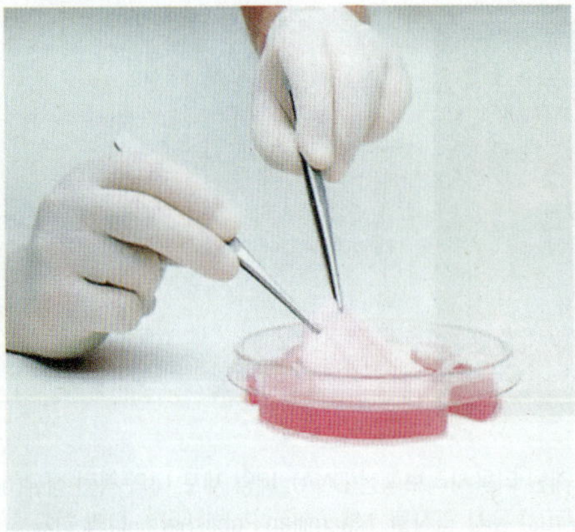

그림 5.3

세포는 조직공학에 이용될 수 있다. Apligraf®(Organogenesis Inc)는 살아 있는 세포가 포함된 대체 피부이다. 대체 피부는 인간 진피 세포(dermal cell)를 콜라겐 단백질로 이루어진 젤 속에 배양하는 것으로 만들어진다. 6일 동안 배양하면, 콜라겐/진피 세포 젤 위에 한 층의 표피 세포가 자라난다. 이렇게 층을 갖춘 구조체는 당뇨병 환자에게서 볼 수 있는 피부 궤양 등 고치기 어려운 피부 상처를 치료할 때에 이용될 수 있다. 사진은 허가 하에 사용.

그림 5.6

섬유아세포가 세포 외 기질로 둘러싸여 있다. Laboratory of Cell Biophysics, Ecole Polytechnique Fédérale de Lausanne, Lausanne, Switzerland의 Dr. Boris Hinz의 사진.

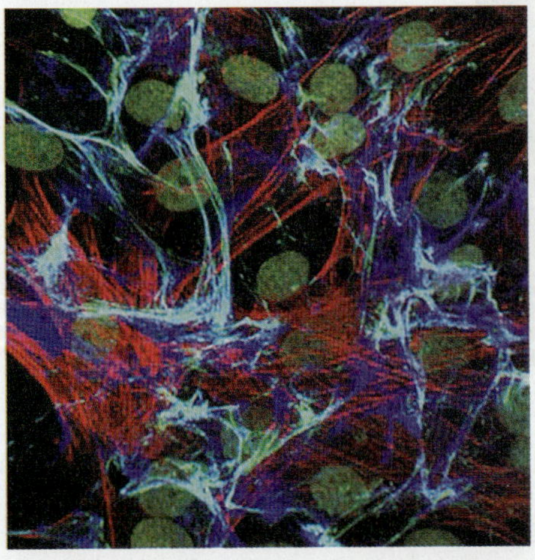

그림 6.8

신경세포. 신경세포는 다른 세포에 연결되어 정보를 수집하기 위해 뻗어 나온 긴 돌기가 특징이다. 수상돌기로 불리는 돌기의 성장은 이 신경세포 인근의 생분해성 고분자로부터 뇌-유래 신경 영양 인자(brain-derived neurotrophic factor, BDNF)의 방출에 의해 촉진되었다. 사진 제공: Melissa Mahoney.

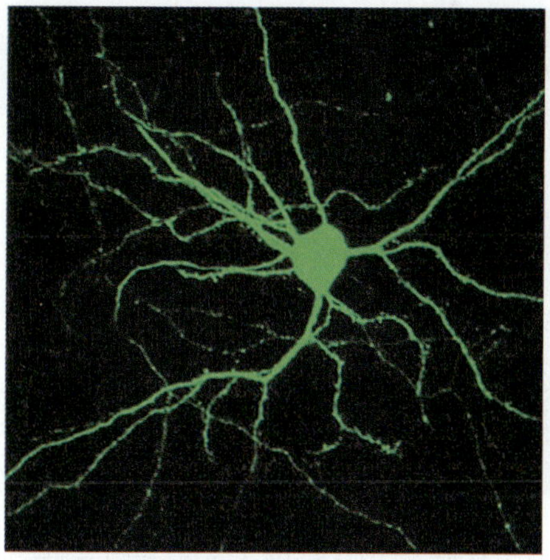

그림 6.11

희돌기교세포. 뇌에 있는 세포의 90 퍼센트는 신경아교세포이고, 이들은 신경세포의 기능을 지원한다. 이 희돌기교세포 같은 세포들은 신경 돌기에 미엘린 막을 제공하여 활동전위의 효율적인 전파를 가능하게 한다. Uniformed Services University of the Health Sciences의 Dr. Regina Armstrong이 제공한 사진.

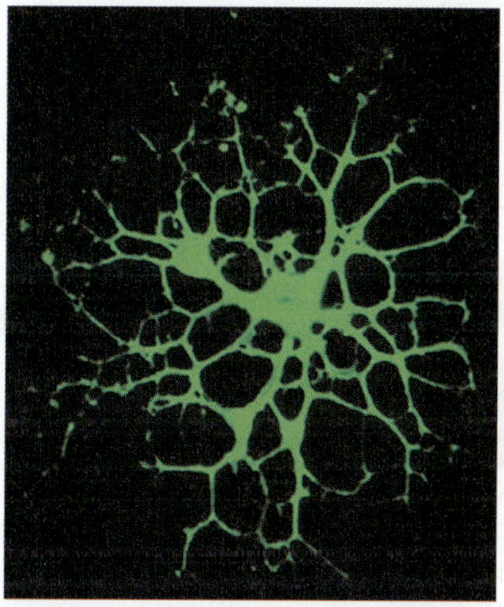

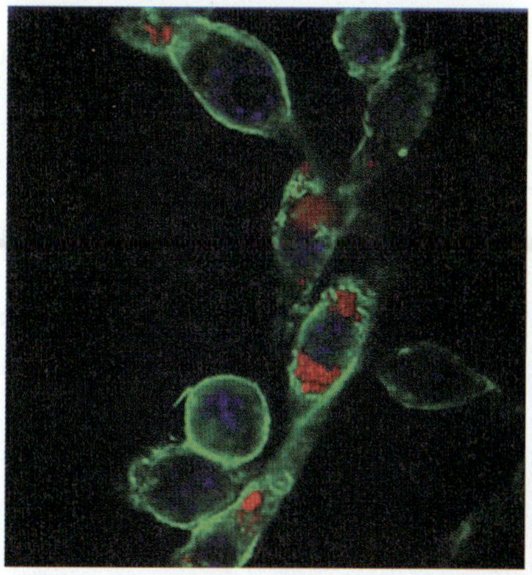

그림 6.20

항원 제시 세포에 의한 식세포작용(phagocytosis). 신체의 많은 세포들은 식세포작용(또는 미립자 물질의 섭취)을 할 수 있지만, 수상돌기 세포(dendritic cell)와 같은 항원 제시 세포는 특히 훌륭한 포식자이다. 이러한 세포들은 세포를 둘러싼 환경에 있는 작은 고분자 입자들(빨강)을 섭취할 수 있다. 사진 제공: Yale University의 Stacey Demento, Dr. Tarek, M. Fahmy.

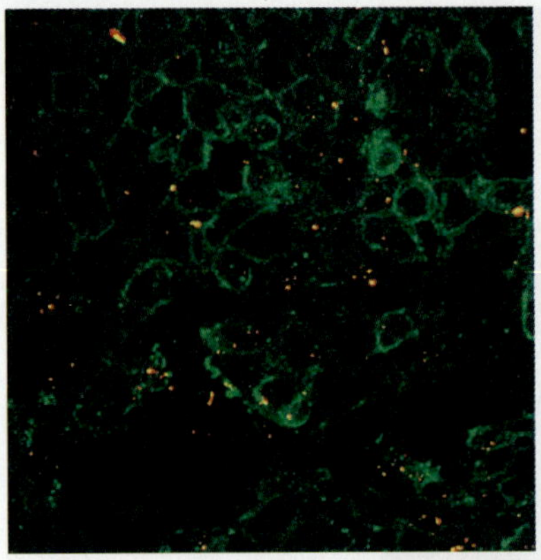

그림 7.3

공학적인 계의 예. 거의 모든 것을 공학적 계로 정의하여 분석할 수 있다. 세포의 윤곽은 초록색 염료로 표시되어 있고, 붉은색 약물 전달 입자가 세포 내에 포함되어 있다.

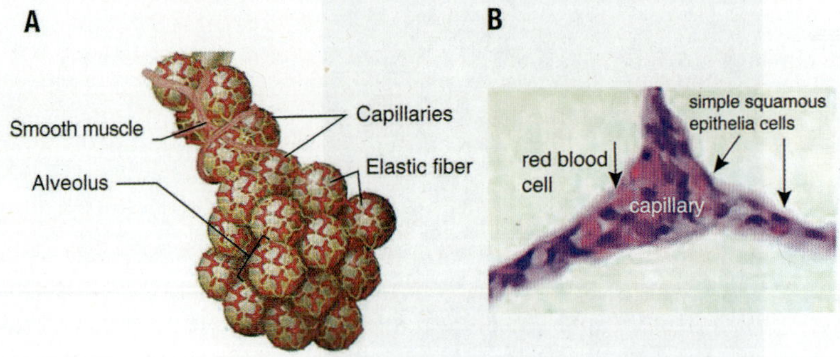

그림 7.17

호흡 막을 통한 확산. **A**. 각각의 폐포는 밀집된 모세혈관으로 둘러싸여 있어서 (**B**)에서 보이듯 혈액이 끊임없이 폐포막 표면에서 흐른다. "이러한 구조로 인해 폐포 기체가 혈액에 근접할 수 있다. 사진 출처: Rose M. Chute."

그림 7.19

장벽의 해부학적 구조. 장벽의 미세 구조는 식도, 위, 소장, 대장에서 각각 차이가 있지만, 주요 특징은 동일하다. 외벽에서부터 내강(lumen)까지의 층은 장막(serosa), 세로근육층(longitudinal muscle layer), 환형근육층(circular muscle layer), 점막하층(submucosa), 점막(mucosa)으로 이루어져 있다. 중추신경계와 장신경계의 두 개의 신경계가 장벽의 운동을 조절한다.

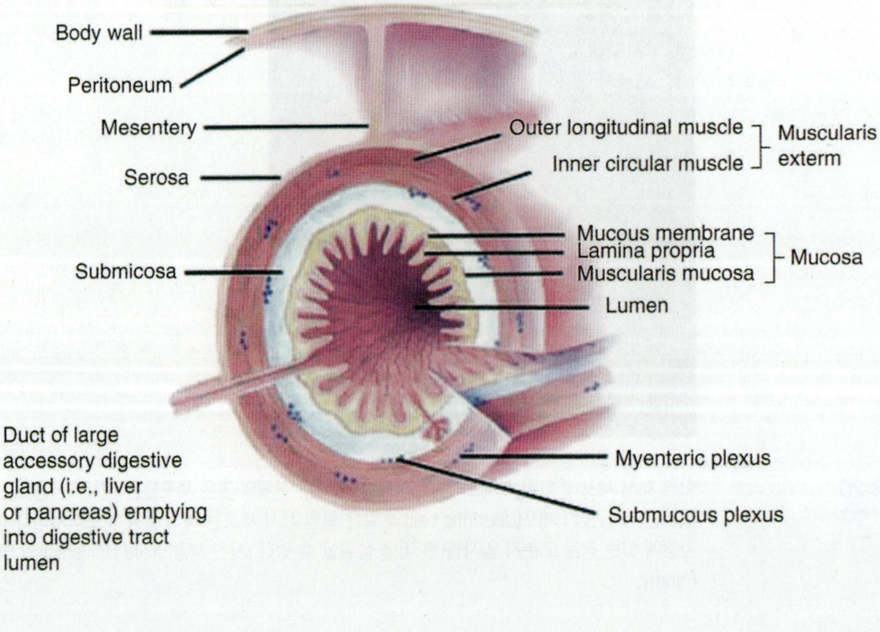

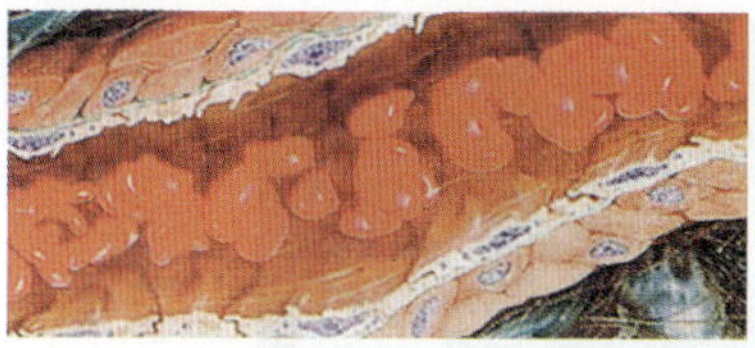

그림 8.1

세동맥 안을 흘러가고 있는 혈구. 혈관의 어떤 세포들은 저항을 줄이기 위해 스스로를 변형하여 혈액 흐름과 같은 방향으로 정렬한다. 출처: Schmid-schonbein, H., Grunau, G. and Brauer, H. Exempahamorheologic 'Dasstromende Organ Blut,' Albert-Roussel PharmaGmbH, Wiesbaden, Germany, 1980, and provided by Professor Oguz K. Baskurt.

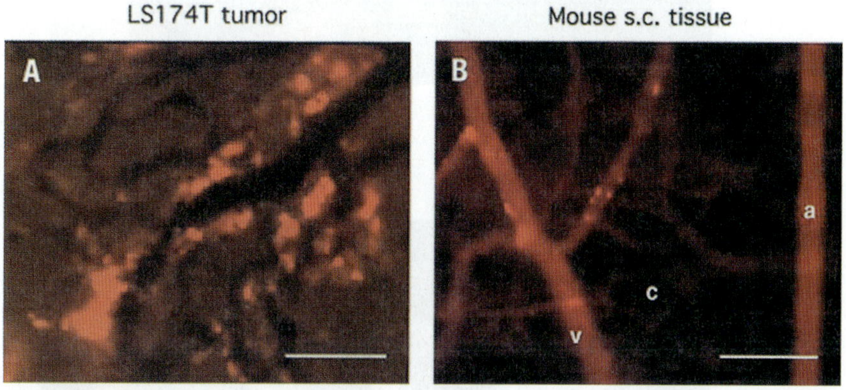

그림 8.11

종양과 정상 조직에서의 이질적인 리포솜 분포. 인간 결장 선종(colon adenocarcinoma) 세포(LS174T)가 마우스 안에 이식되었고, 형광표지된 리포솜이 정맥주사되었다. 사진은 주사 후 2일 뒤에 촬영했다. **A**. 고형 종양에서, 리포솜은 혈관 주위에만 축적되었다. 바 = 100μm. **B**. 정상 피하 조직의 경우, 리포솜은 세정맥 혈관 벽에만 축적되었다(6–25 μm의 지름). 평행한 모세혈관(c)이나 세동맥(a), 그리고 집합세정맥(v, >25 μm)에는 리포솜이 축적되지 않았다. 스케일 바 = 100 μm. 사진 제공: Yuan F, Leunig M, Huang SK, Berk DA, Papahadjopoulos D, Jain RK. Microvascular permeability and interstitial penetration of sterically stabilized (stealth) liposomes in a human tumor xenograft. *Cancer Res.* 1994;54:3352–3356.

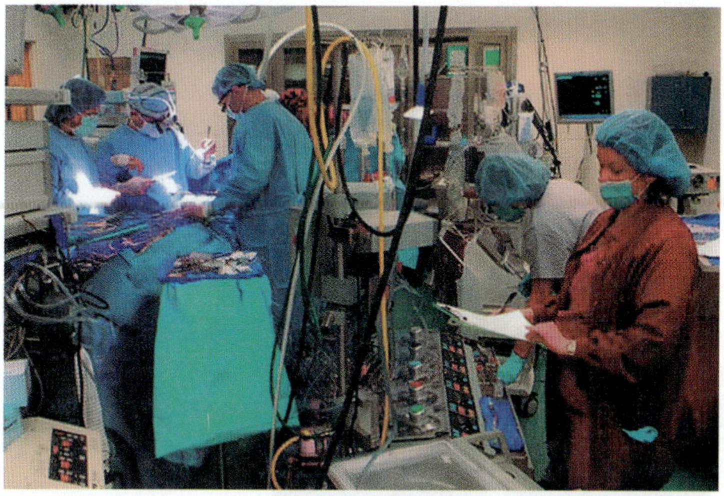

그림 11.1

수술실에 있는 기구. 현대 수술실에는 환자의 활력 징후(vital sign)를 지속적으로 모니터링하고 수술 절차를 도와주는 수많은 도구들이 있다. 이 기구는 수술을 보다 안전하게 만들며, 외과의사가 기기들 없이는 수행할 수 없었을 높은 속도와 정밀도로 수술을 집도할 수 있도록 한다. 사진 제공: 예일 대학 Media and Technology Services.

그림 11.17

생리학의 측정을 위해 신체의 심부에 장치가 삽입되는 카테터 검사실(catheterization laboratory)의 의사. 사진 제공: Intermountain Healthcare.

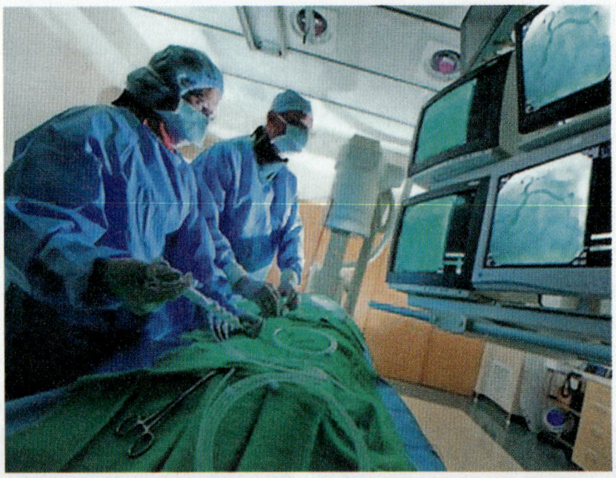

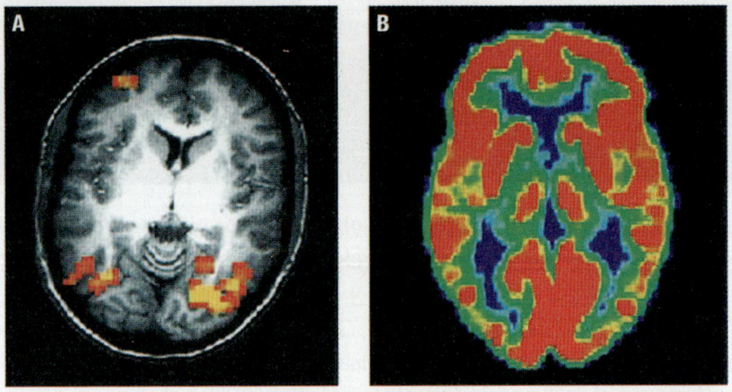

그림 12.1

새로운 기술을 이용한 이미징의 예. **A**. 기능적 자기공명영상(functional magnetic resonance imaging, fMRI, 유색)이 해부학적 MRI와 중첩되어 있는 이미지. 사진 제공: Jody Culham. **B**. 인간의 뇌에서 얻은 양전자 방출 단층촬영(PET) 스캔. 사진 제공: National Institute on Aging.

그림 12.10

CT 촬영에서 얻은 경동맥 3차원 구조의 시각화. 이미지는 GE Healthcare에서 제공.

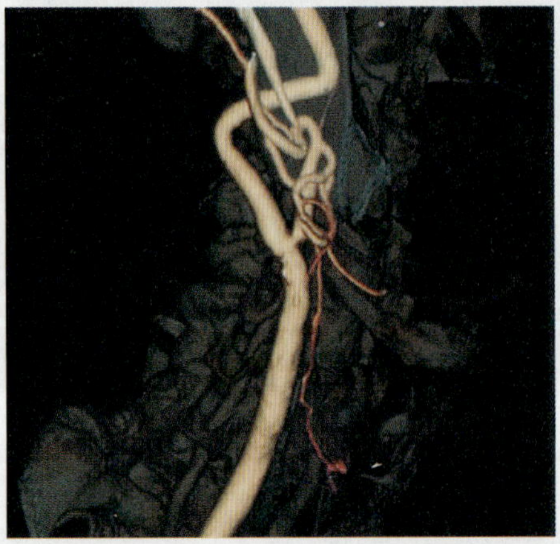

그림 12.13

경동맥의 분기점(bifurcation)의 도플러 이미지. 이미지 제공: James D. Rabinov, Massachusetts General Hospital의 허가 하에 사용.

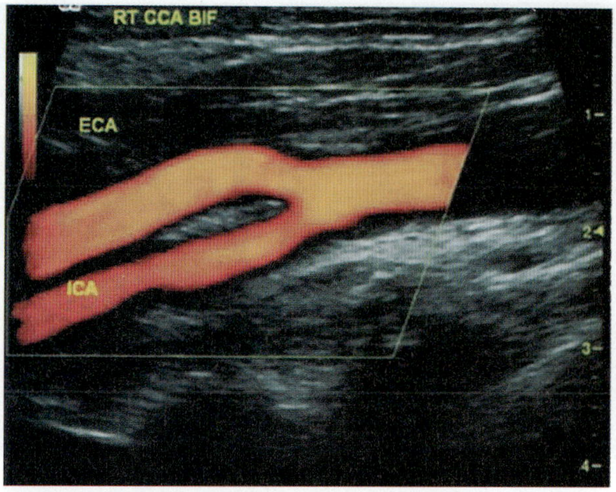

그림 12.18

양전자 방출 단층촬영을 통해 얻은 뇌의 단면도.

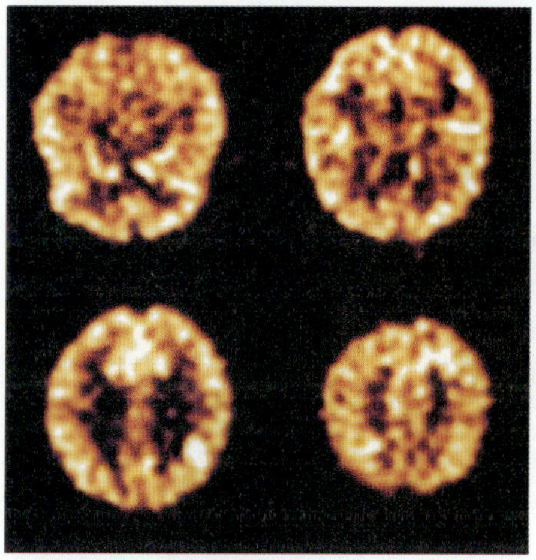

그림 12.21

살아 있는 동물에서 형광을 갖는 세포의 이미지. **A**. 이 위치는 520 nm 파장에서 형광을 방출하는 GFP 표지된 U87 종양이 위치한다. **B**. 이 위치는 NB1691 루시페라제(luciferase) 형광을 지닌 종양을 포함하고 있으며 480 nm 파장에서 형광 방출을 보인다. 멤피스의 테네시 보건 과학 센터(University of Tennessee Health Science Center)의 생명공학 및 이미징 부서의 M. Waleed Gaber 박사 제공.

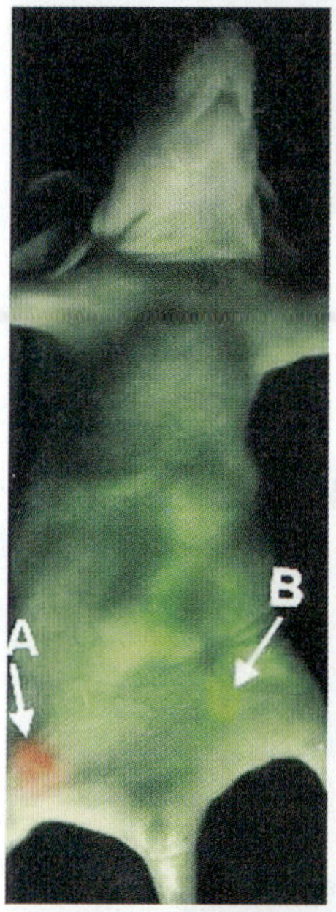

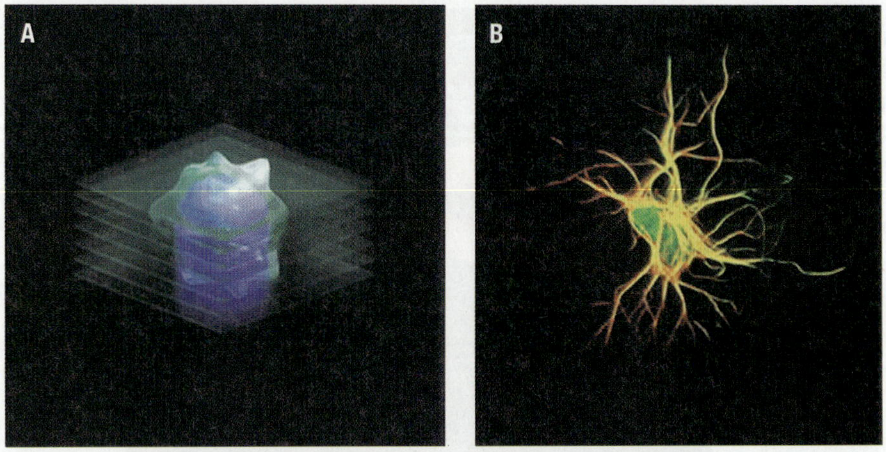

그림 12.22

공초점 현미경 이미지. **A**. 각 이미지들은 다른 초점을 가진 면에서 촬영된다. 이 일련의 단면[연속 절편(serial section)이라고 함]은 해마(hippocampal) 뉴런의 이미지(**B**)와 같이 3차원 이미지로 조합될 수 있다. 이미지 제공: Robert S. McNeil과 Gary Clark, Baylor 의과 대학의 Cain Foundation Laboratories.

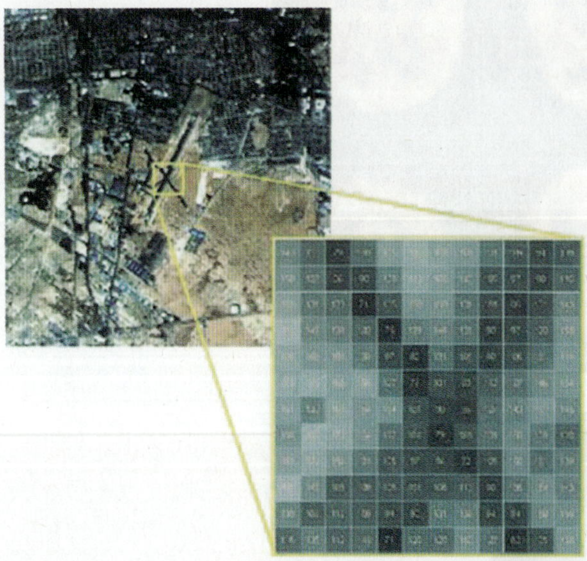

그림 12.26

디지털 이미지의 광도 값의 예. 확대된 이미지의 일부분은 이산적인(샘플링된) 위치에서 이산(양자화된) 광도 값을 나타내며 각 픽셀에 음영 값이 표기되어 있다. 이미지 제공: USGS/EROS, Sioux Falls, SD.

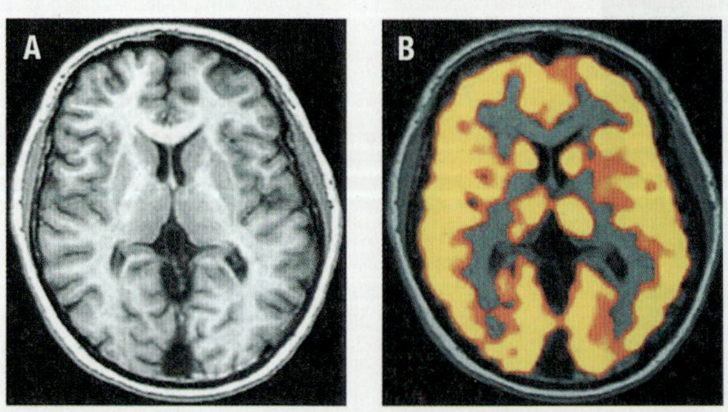

그림 12.29

두뇌 이미지의 정합을 보여주는 예. 정렬된 MR 이미지(**A**)와, 양전자 단층촬영 이미지에 중첩된(**B**) 이미지로, 구조와 기능을 동시에 보여준다.

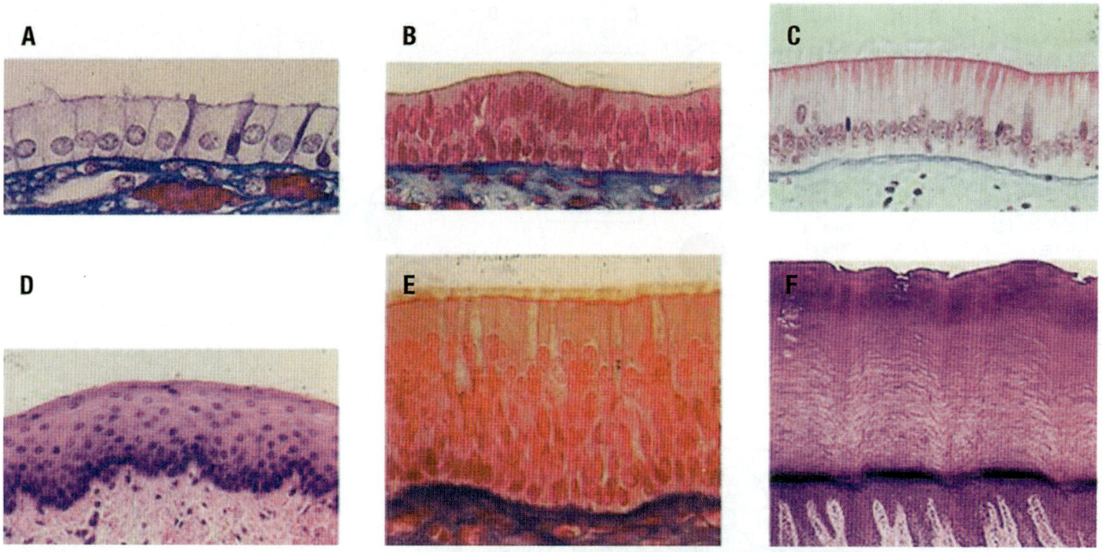

그림 13.9 상피 조직의 층상 구조. 신체 내의 많은 조직은 특정한 기능을 수행하기 위해서 구성 세포들이 적절히 배열된 층상 구조이다. 이 현미경 이미지는 단순한 원주 상피(신장 세관)(**A**), 층화된 원주 상피(**B**), 섬모 원주 상피(**C**), 층화된 편평 상피(식도)(**D**), 섬모 가성 누적 상피(기관)(**E**), 각질화된 층화 편평 상피(피부)(**F**)를 보여준다. Fawcett DW, Jensh RP. *Bloom & Fawcett: Concise Histology.* London: Hodder Arnold; 1997의 허가 하에 사용.

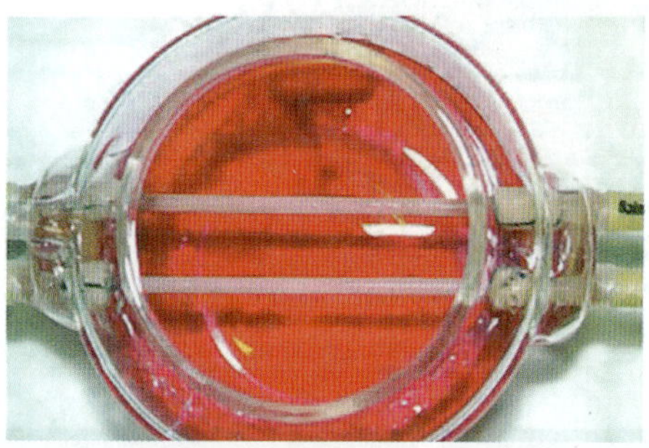

그림 13.11 8주 동안 생물 반응기에서 실험적으로 생성된 조직공학용 돼지 동맥. 이러한 동맥을 형성하기 위해 합성 생분해성 고분자 망에 혈관 민무늬근 세포를 뿌린 다음, 박동성 방사형 변형력을 가할 수 있는 특별한 생물 반응기에서 성장시켰다. 빠르게 분해되는 고분자 망은 세포와 콜라겐 및 글리코사미노글리칸을 포함하는 세포 외 기질로 대체된다. 그 결과 얻어진 조직공학 동맥은 길이 8 cm, 내경 3 mm이었다. 사진 제공: L.E. Niklason. 더 자세한 정보는 *Lancet.* 2005;365:2122–2124을 참조.

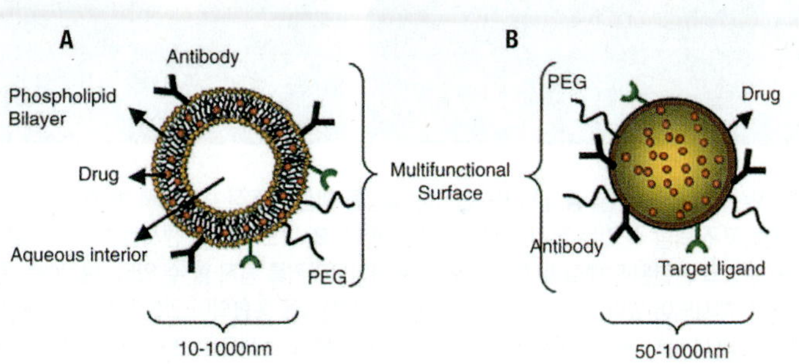

그림 13.13 약물 전달 나노 입자의 예. **A**. 리포솜 시스템은 표면 지질에 표적화 또는 폴리에틸렌글리콜 (PEG)과 같은 스텔스 그룹을 포함하는 소포체이다. **B**. 고형 생분해성 나노 입자는 약물이 고분자 기질에 분산되어 표적화되거나 PEG그룹이 표면에 부착된 고분자 유제로 형성된다. *Materials Today.* 2005;**8**:18–26에서 발췌.

그림 13.14

약물의 세포 전달을 유도하는 과정. **A**. 자유 약물의 수동 확산. **B**. 나노 입자의 비특이적 식세포작용. **C**. 체액 내의 약물을 음세포작용(pinocytosis)으로 포집하여 섭취하는 과정. **D**. 수용체 매개 내포 과정. *Materials Today.* 2005;8:18 – 26에서 발췌.

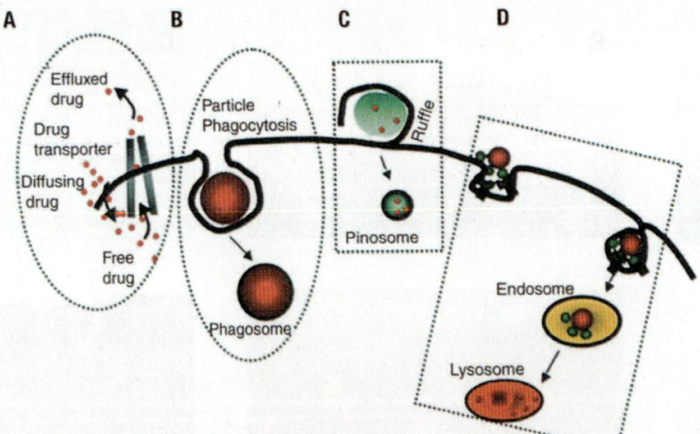

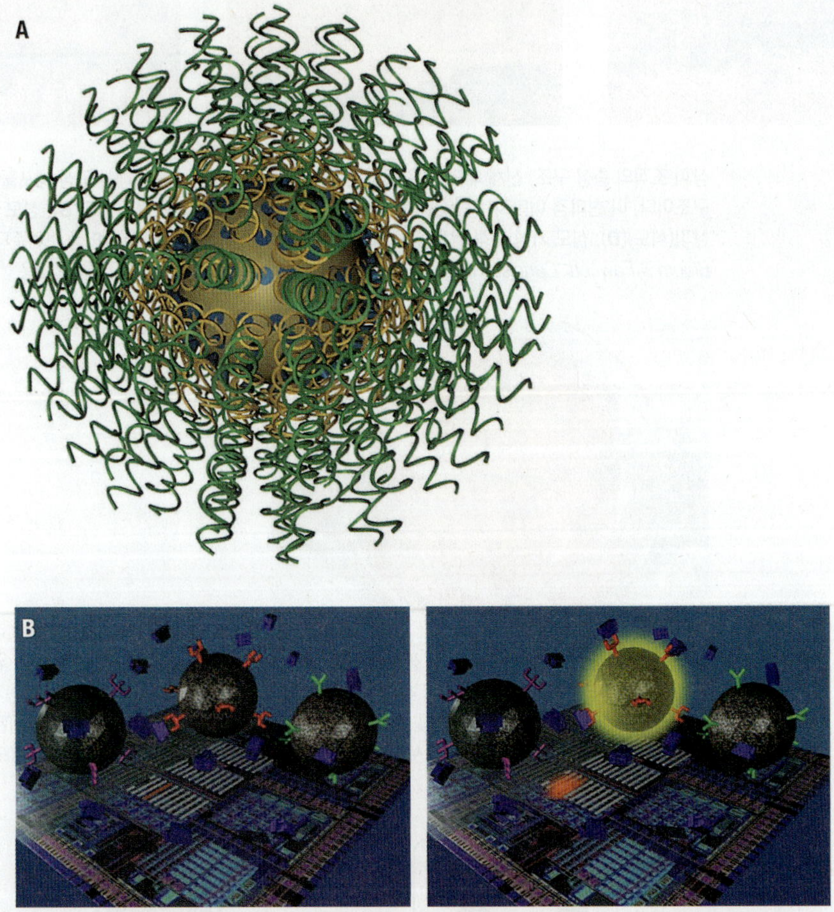

그림 13.16

POC 진단을 위한 나노 물질. **A**. 금 나노 입자에 결합된 핵산은 조직 표본에서 박테리아 또는 바이러스의 존재를 탐지하기 위한 민감하고 신뢰할 수 있는 장치의 기본 역할을 한다. **B**. 나노 와이어 센서는 추가 레이블을 사용하지 않고 조직 표본에서 종양과 관련된 단백질과 같은 세포 또는 바이오마커를 탐지 할 수 있다. 여기에는 항원 특이적 T 세포를 검출하기 위한 센서가 제시되어 있다. 이 다이어그램은 아래의 전자칩에 통합되어 있는 나노 센서(회색) 배열 위의 저장소에 추가된 다양한 특이성(세 가지 표면 수용체가 각각 자주색, 빨간색 및 녹색으로 표시됨)을 가진 T 세포의 혼합물을 보여준다. 이 전자 장치는 주황색으로 표시된 하나의 센서가 활성화되도록 한다. 왼쪽 패널: 한 종류의 T 세포(적색)에만 결합하고 활성화시키는 특정 리간드(파란색)가 추가되었다. 오른쪽: 리간드-수용체 결합 시, T 세포가 활성화되어(황색), 나노 센서(주황색)의 전류 변화를 유도한다. 나노 센서의 배열은 다양한 측정을 병렬로 수행할 수 있으며, 단일 기기에서 임의의 세포 유형을 매우 민감하게 검출할 수 있다. *Nanoletters* 2008: 8(10):3310 – 4를 참조.

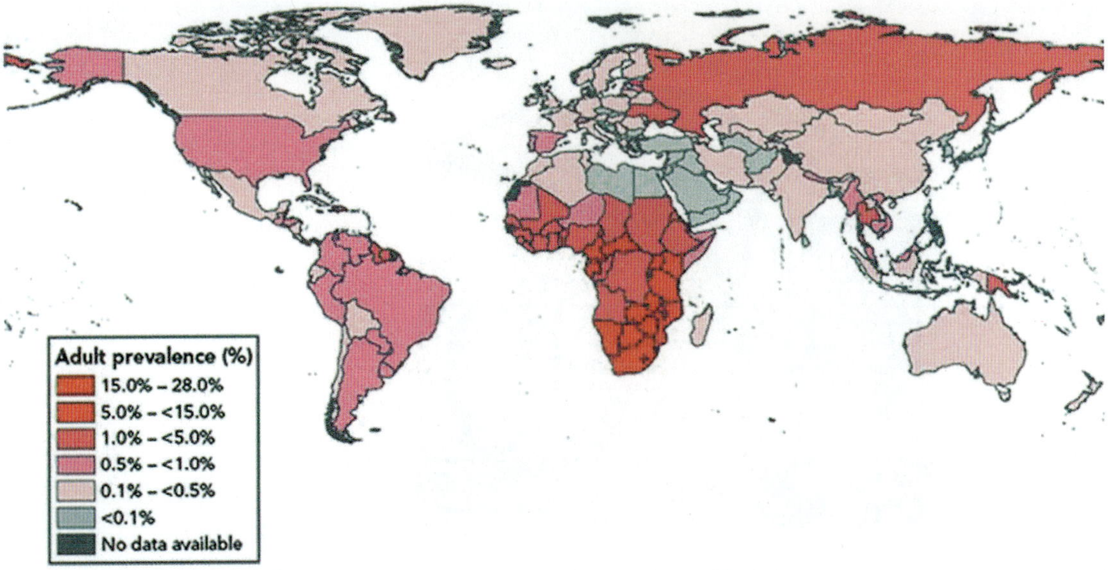

그림 14.13

2008년 전 세계 성인의 면역 결핍 바이러스(HIV) 감염. HIV 감염은 아프리카 지역에서 가장 많이 성행하였으나, 바이러스로부터 안전한 지역은 거의 없었다. 2007년에는 3300만 명이 HIV에 감염된 채 살았을 것으로 추정된다. 2014년 CDC는 미국에서만 최대 110만 명의 13세 이상 사람들이 감염된 채 생활했을 것으로 추정한다. 또한 WHO와 UNAIDS는 전 세계를 기준으로 할 시 3500만 명이 될 것이라 추정한다. UNAIDS 2008 "세계적인 에이즈 유행병에 관한 보고서"에서 허가 하에 인용.

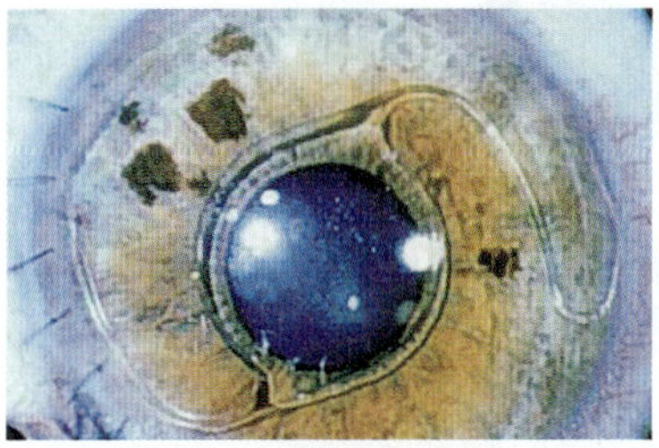

그림 15.2

이식용 플라스틱 렌즈 및 카테터. 고도 근시 환자의 수정체 앞에 이식하는 Artisan® 유수정체 인공 렌즈로 안경 없이 정상적인 시력을 유지할 수 있다. 인공 렌즈는 폴리메틸메타크릴레이트로 만들어졌다. 이미지 제공: Dr. James J. Salz and the American Eye Institute.

그림 15.11

인공심폐기. 심폐기를 이용하는 체외순환사(perfusionist)의 사진. 사진 제공: National Institutes of Health.

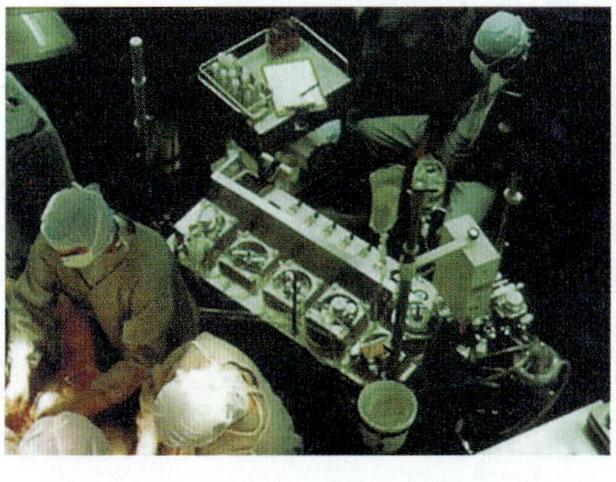

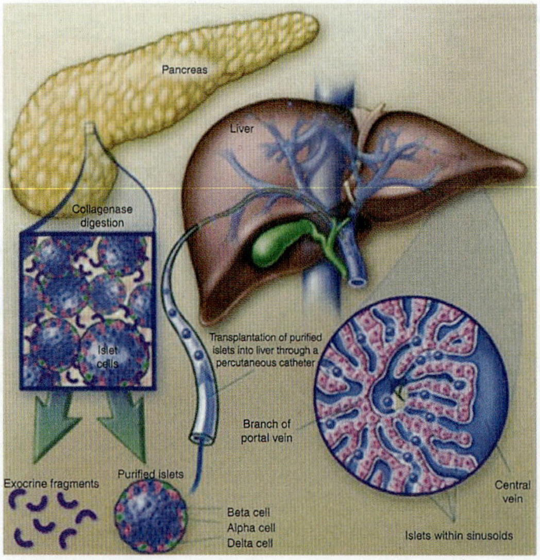

그림 15.21

췌도 이식. 췌장은 기증자로부터 얻어진다. 췌장을 콜라겐 분해 효소(collagenase)로 처리하여, 주변의 외분비 조직으로부터 췌도 세포들을 분리한다. 분리된 췌장 세포들은 대부분 알파와 베타 세포이고 세포 파편을 제거하여 정제한다. 정제된 췌장 세포들은 문맥에서 간으로 연결된 카테터 내로 주입하여 간으로 이동한다. 그림 및 설명 출처는 Robertson RP, *N Engl J Med*. 2004;350:694 – 705.

그림 16.2

자궁경부암, 특히 자궁경부의 편평세포암종을 보여주는 조직 조각. 조직은 Pap 염색되었으며 200배 확대했다. 사진 제공: National Cancer Institute.

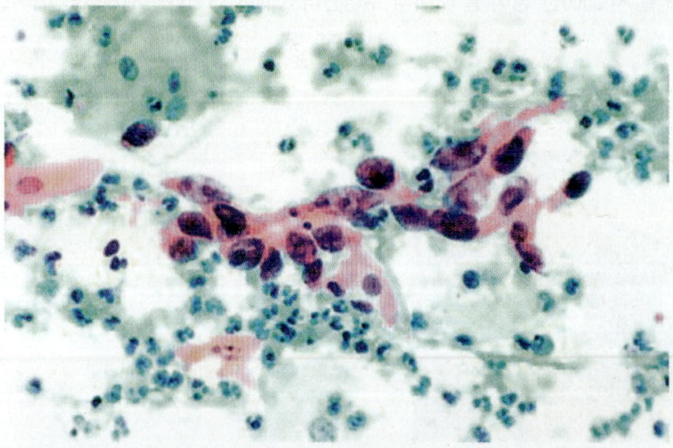

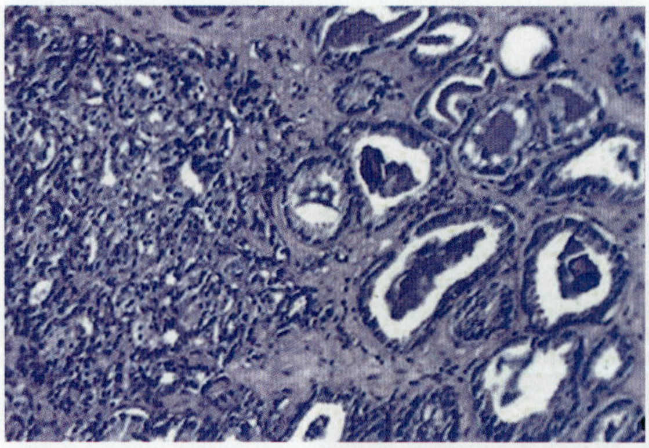

그림 16.3

전립선암을 보이는 조직(hematoxylin과 eosin 염색, 300배 확대). 오른쪽: Gleason 값이 (5점 중) 3이며, 어느 정도 분화가 이루어져 정상적으로 보이는 암 조직. 왼쪽: Gleason 값이 (5점 중) 4이며, 분화가 거의 일어나지 않아 덜 정상적인 조직. Gleason 점수는 조직 샘플에서 최악의 영역 둘의 합이다. 사진 제공: Otis Brawley.

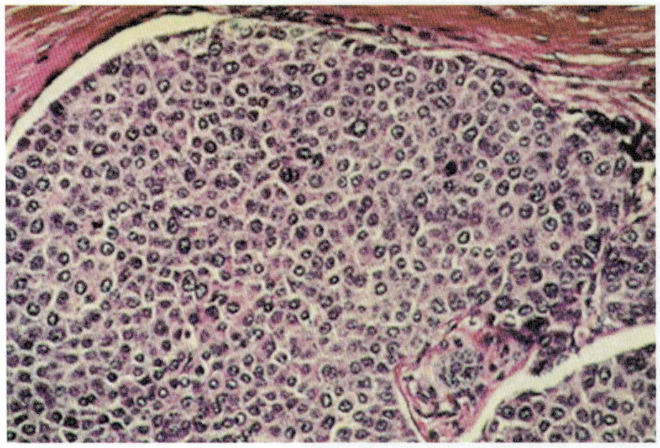

그림 16.4

유방암은 정상 조직을 침범하여 그곳을 새로운 중심으로 성장한다. 유방 내부의 관(관의 벽인 두 개의 흰 영역으로 구분됨)이 종양 세포로 완전히 채워져 있다. 이 샘플은 헤마톡실린과 에오신으로 염색되었고 100배 확대되었다. 사진 제공: Dr. Cecil Fox and provided courtesy of the National Cancer Institute Visuals Online.

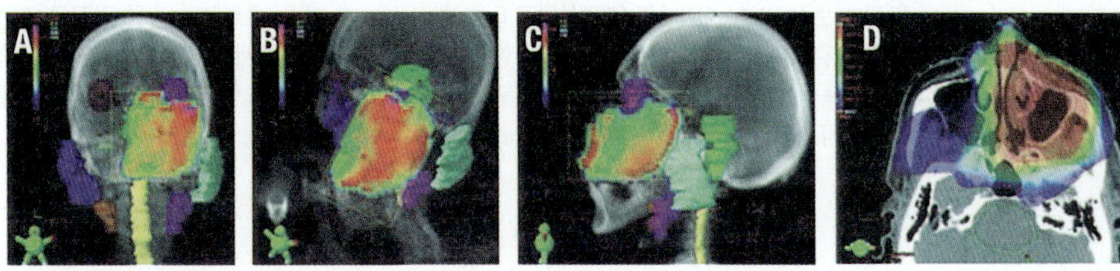

그림 16.9

세기 변조 방사선 치료(IMRT)의 예. 이 이미지들은 두경부 암의 방사선 치료 계획을 보여준다. 앞쪽(**A**) 왼쪽 위 사면(**B**) 및 왼쪽 측면(**C**)을 보여준다. 각 이미지는 빔의 강도의 패턴, 주변 뼈의 모양 및 눈, 렌즈, 시신경, 내이 및 뇌간과 척수와 같이 방사선에 민감한 해부학적 구조를 보여준다. 빔의 세기 패턴은 종양에 투여할 선량과 민감한 정상 조직에 투여되는 선량을 적제함으로 결정된다. 단일축 CT 슬라이스(**D**)는 이 빔에서 해당 단면에서의 선량 분포를 보여준다. 사진 제공: Dr. Jonathan Knisely, Yale University.

그림 16.14

악성 신경 교종의 외과적 절제술 후 글리아델(GLIADEL®) 웨이퍼를 배치해주는 사진. 종양 공동 벽에는 최대 8개의 웨이퍼가 채워져 있다. 각 웨이퍼는 직경 14.5 mm, 두께 1 mm이며, 7.7 mg의 카르무스틴을 함유하고 있다. Reproduced with permission from Fleming AB, Saltzman WM. Pharmacokinetics of the carmustine implant. *Clin Pharmacokinet.* 2002;41:403–419.

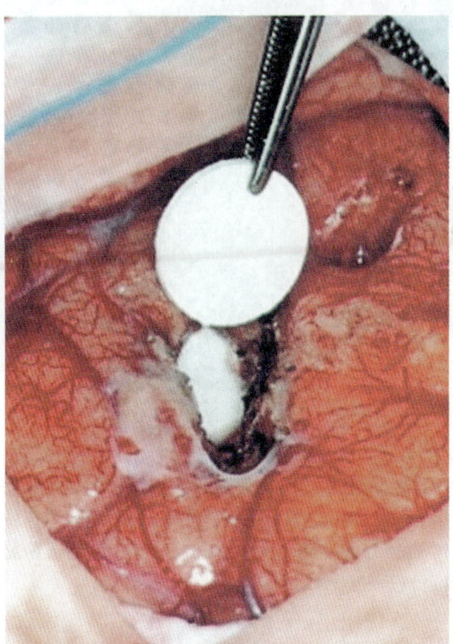

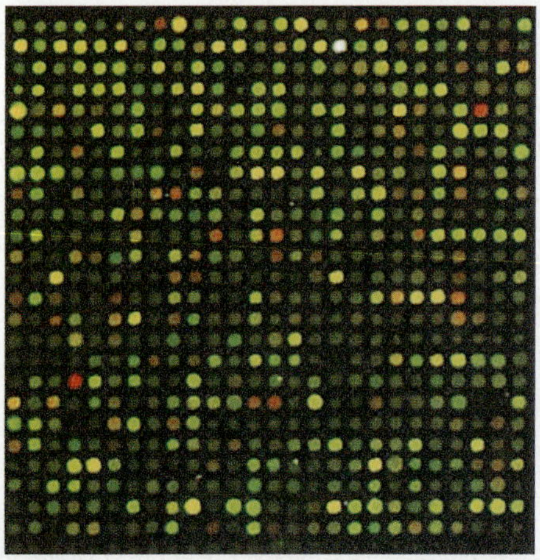

그림 16.17 디옥시리보핵산(deoxyribonucleic acid, DNA) 마이크로어레이. 이 배열에서 각각의 색을 가진 점들은 특정 유전자를 코딩하는 단일 가닥 DNA로 채워진 작은 섬에 해당한다(이 25 × 25 배열에는 625개의 유전자를 포함하고 있다). 실험은 두 개의 다른 mRNA에서 얻은 샘플을 동시에 노출시킴으로써 수행된다. 하나의 mRNA 샘플(sample 1)은 적색 형광을 가진 상보적 DNA(cDNA)로 역전사되고 다른 하나(sample 2)는 초록색 형광을 가지고 역전사되었다. 두 샘플들은 배열에 결합하기 위해서 경쟁하며, 다양한 색을 나타낸다. 사진에서는 적색을 나타내는 지점(sample 1을 더 많이 가지고 있다), 녹색을 나타내는 지점(sample 2를 더 많이 가지고 있다), 노란색을 나타내는 지점(둘 다 많이 가지고 있다)으로 구분된다. 사진 제공: Dr. Valerie Reinke, Yale University.

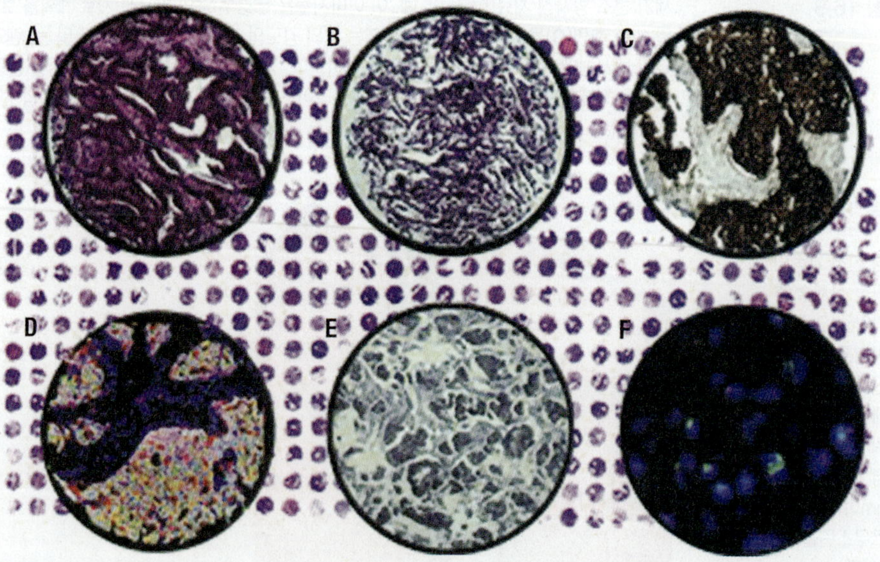

그림 16.21 다양한 형식으로 조직을 분석할 수 있다. **A**. 헤마톡실린-에오신(hematoxylin & eosin, H&E) 염색된 유방암. **B**. H&E 염색된 세포주 A431. **C**. HER2/*neu*에 대해 염색한 유방암. **D**. cytokeratin(녹색), DNA(파란색) 및 HER2/*neu*(빨간색)에 대해 염색된 유방암. **E**. 현장 혼성화되어 F-actin이 검출된 유방암종. **F**. 형광 현장 혼성화를 통해 ERBB2가 증폭된 유방암종. 사진 제공: Dr. David Rimm, Yale University and reprinted from *Nat Clin Pract Oncol.* 2004;1:104 – 111 with permission from Nature Publishing Group.

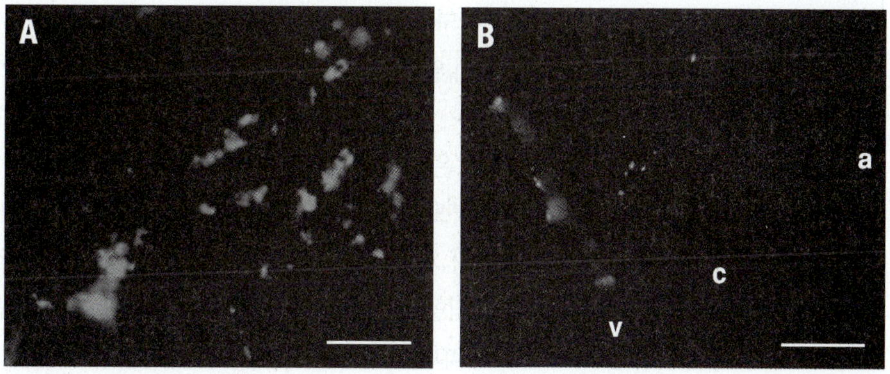

그림 8.11

종양과 정상 조직에서의 이질적인 리포솜 분포. 인간 결장 선종(colon adenocarcinoma) 세포(LS174T)가 마우스 안에 이식되었고, 형광표지된 리포솜이 정맥주사되었다. 사진은 주사 후 2일 뒤에 촬영했다. **A**. 고형 종양에서, 리포솜은 혈관 주위에만 축적되었다. 바 = 100μm. **B**. 정상 피하 조직의 경우, 리포솜은 세정맥 혈관 벽에만 축적되었다(6–25 μm의 지름). 평행한 모세혈관(c)이나 세동맥(a), 그리고 집합세정맥(v, >25 μm)에는 리포솜이 축적되지 않았다. 스케일 바 = 100 μm. 사진 제공: Yuan F, Leunig M, Huang SK, Berk DA, Papahadjopoulos D, Jain RK. Microvascular permeability and interstitial penetration of sterically stabilized (stealth) liposomes in a human tumor xenograft. *Cancer Res.* 1994;54:3352–3356. (color plate 참조)

는 세포 사이를 연결해주는 역할을 한다는 것이다. 세포 단분자막은 모세혈관 벽을 통한 분자의 이동을 조절한다. 모세혈관 중 **유창모세혈관(fenestrated capillaries)**이라고 불리는 혈관은 투과성이 높은데, 이는 작은 구멍들이 많기 때문이다. 동굴모세혈관(sinusoidal capillaries)은 간과 같은 특별한 조직에서 발견되며 세포 사이의 큰 틈을 통해 투과성이 높은 구조를 형성하여 분자가 충분히 교환될 수 있게 한다. 다른 모세혈관의 경우 내피세포들이 치밀하게 결합되어 있어 투과성이 낮고 혈관 벽을 통한 물질 이동이 제한적이다. 뇌의 모세혈관은 특히 치밀한 경계면을 가지고 있어 **혈액-뇌 장벽(blood-brain barrier)**을 형성한다. 모세혈관의 구조(특히 내피세포 경계면의 구조)는 조직 내 혈관계의 투과성을 결정한다.

산소와 같은 많은 분자들이 확산을 통해 모세혈관 벽을 통과하여 주변 조직으로 들어간다. 확산에 대해서는 박스 2.2에서 다루었다. 특정 분자에 대한 모세혈관의 투과성은 박스 2.2에서 제시된 식을 이용하여 예측할 수 있다.

$$\dot{M} = AJ_x = -AD\frac{\mathrm{d}c}{\mathrm{d}x} = -AD\frac{\Delta c}{t} \tag{8.9}$$

$\dot{M}$은 혈관 벽을 통과하는 분자의 질량 유량(유속 $J_x \times$ 면적), A는 면적, D는 모세혈관 벽에서의 용질의 확산 계수, t는 세포막의 두께 그리고 Δc는 혈관 벽 안팎의 농도차(혈관 바깥 − 안쪽)이다. 혈관 외부의 농도가 내부 농도보다 낮을 경우, 분자는 모세혈관

에서 혈관 밖으로 확산되어 간질액으로 들어간다. 질량 유량은 여러 가지 변수들의 영향을 받는다. 식 8.9에서 알 수 있듯이, 질량 유량 속도는 모세혈관 표면적이 증가할수록 증가하고, 모세혈관 벽이 두꺼울수록 감소하고, 농도차가 증가할수록 증가한다.

실제로는 산소와 같은 분자의 이동은 식 8.9로 충분히 설명할 수 없다. 산소가 모세혈관 바깥으로 나온 후 모세혈관과 거리가 다소 있는 세포에 도달하려면 반드시 조직을 통과하여야 한다. 이 과정에서 모세혈관에 가까운 세포들도 산소를 이용하기 때문에, 이 산소 모두가 조직을 통과하여 전달되지는 않는다. 산소와 같은 분자를 조직으로 전달하는 모세혈관의 역할은 아우구스트 크로그(August Krogh, 1874–1949)가 개발한 단순한 수학적 모델로 설명할 수 있다. 그는 이 연구로 노벨 의학상을 수상했다. 자세한 내용은 이 책의 범위를 넘어서지만 이해하기 어려운 것은 아니니 궁금한 독자는 찾아볼 것을 권장한다. 이 모형으로 나온 결과의 예시는 그림 8.12에 나와 있다.

물과 물속에 녹아 있는 분자 중에서 모세혈관 구멍을 투과할 수 있는 용질들은 경벽압 강하로 인해 모세혈관을 투과할 수 있다. 이 거동은 다음과 같이 표현된다.

$$J_{\text{fluid}} = K(p_{\text{c}} - p_{\text{if}}) \tag{8.10}$$

J_{fluid}는 모세혈관 벽을 투과하는 유체의 유속(질량/면적/시간), p_{c}는 모세혈관의 정수압, p_{if}는 간질액의 정수압, 그리고 K는 모세혈관의 투과도이다. 투과도 K는 저항의 역수다. 이 식에서 압력 강하가 축 방향의 압력 강하가 아닌 경벽압 강하인 것을 제외하면, 식 8.1과 비슷하다는 점을 주목하자. 모세혈관 주변에서 일어나는 물의 움직임에는 많은 흥미로운 점들이 있다. 프랭크 스탈링(Frank Starling, 1866–1927)은 심혈관계 역학에 대한 많은 중요한 발견을 하였다(그리고 그는 호르몬이라는 개념을 도입하기도 했다). 예를 들어 스탈링 방정식(Starling's equation)은 모세혈관을 투과하는 물의 이동이 (식 8.10에서처럼) 압력 강하만으로 결정되지 않는다는 것을 고려한다. 혈장 내에는 세포 외액보다 많은 양의 단백질이 있는데, 이로 인해 물이 혈관 안으로 "끌어당겨"지기 때문에, 이러한 삼투압 역시 고려되어야 한다(박스 2.4 참조). 스탈링 방정식은 다음과 같다.

$$J_{\text{fluid}} = K[(p_{\text{c}} - p_{\text{if}}) - (\pi_{\text{c}} - \pi_{\text{if}})] \tag{8.11}$$

π는 모세혈관이나 세포 외액의 삼투압을 의미한다.

심장은 하루 종일 5 L/min의 혈액을 끊임없이 순환시킨다. 혈관 내압으로 인해 모세혈관에서 유체가 새어나올 수 있다(식 8.9에서 알 수 있다). 이렇게 잃는 양은 하루에 20

그림 8.12

모세혈관에서의 산소 확산. 이 수학적 모델은 산소와 같은 분자의 확산에서 모세혈관의 역할을 설명하기 위해 개발되었다. 이 모형은 아우구스트 크로그(August Krogh)에 의해 처음으로 제시되었다.

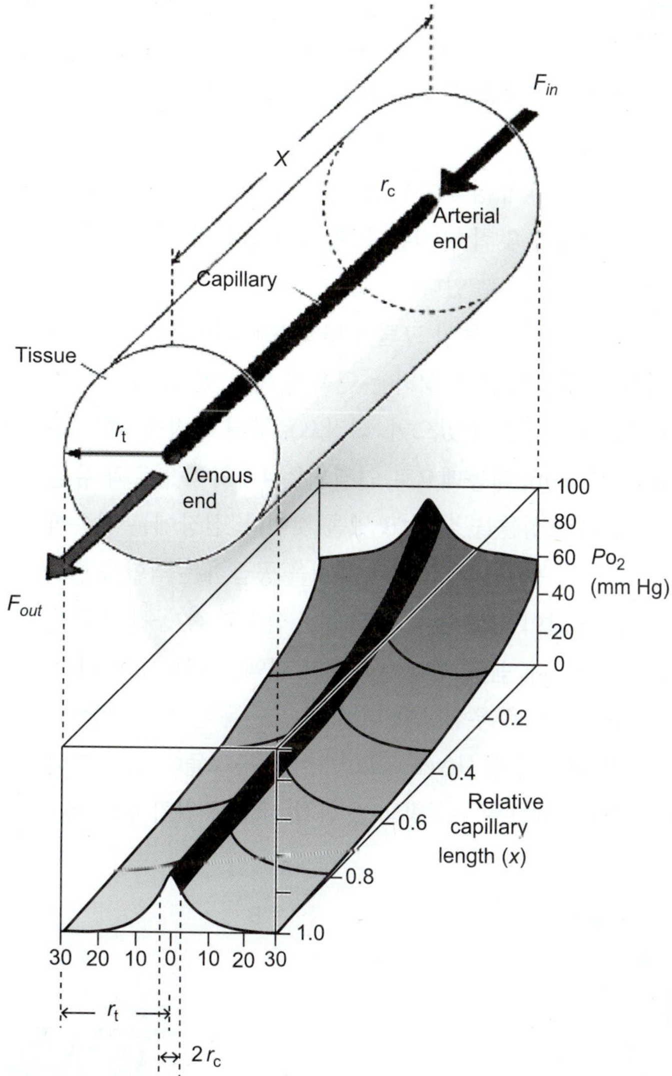

L이다. 빠져나간 유체의 대부분(16−18 L/day)은 삼투압으로 인해 모세혈관으로 다시 돌아간다(식 8.11). 나머지는 림프계를 통해 순환계로 돌아간다. 림프 기능에 문제가 발생하면 간질액의 축적이 일어나는데, 이를 간질성부종(interstitial edema)이라고 한다. 간질성부종 환자들은 주로 다리에 간질액이 축적되는데, 이는 다리 아랫부분과 같은 몸의 아래쪽 부위에 높은 압력이 가해지기 때문이다(식 8.6을 참조).

8.4 심장

인간의 심장은 공학적인 효율성의 극치를 보여준다. 심장은 수십 년, 또는 100년이 넘는 시간 동안 혈액을 흐를 수 있게 하는 일정한 추진력(혈압)을 만들어낼 수 있다. 이러한 특징은 사람이 휴식 상태에서 갑자기 뛰기 시작할 때와 같은 갑작스러운 변화에 필요한 혈액의 수요량에 맞춰 유지된다. 건강한 심장에서는 이러한 기능을 아주 작은 압력 변화만으로도 유지할 수 있다.

심장의 주요 특징들이 그림 8.13에 묘사되어 있다. 심장에는 4개의 방(우심방, 우심실, 좌심방, 좌심실)을 형성하는 근육질 벽이 있다. 심장의 표면에는 그 근육질 벽에 혈액을 공급하는 혈관이 있으며, 심장으로부터 대정맥, 폐동맥(pulmonary artery), 폐정맥(pulmonary vein), 대동맥으로 연결되는 4개의 유입로와 유출로가 있다. 많은 사람들이 인간 심장의 특성들을 잘 알고 있을 것이다. 심장에는 왼쪽과 오른쪽이 있고 이는 혈액을 체계적으로 순환시키고 폐에 혈액을 공급하는 역할을 한다(그림 8.4). 8.4.3절에서 소개하는 바와 같이 심장의 펌프 작용은 심장의 각 공간의 근육질 벽의 수축을 통해 유기적으로 일어난다. 몸의 가장자리까지 혈액을 내보내야 하는 좌심은 더 큰 압력차이를 만들어내야 하므로 우심보다 더 두꺼운 근육질 벽을 갖는다. 심장으로의 주요 유출 경로와 심방(atria)과 심실(ventricle) 사이의 구멍들에 있는 판막은 역류를 방지한다. 삼첨판(tricuspid valve)은 우심방과 우심실 사이에 위치하고, 폐동맥판(pulmonary valve)은

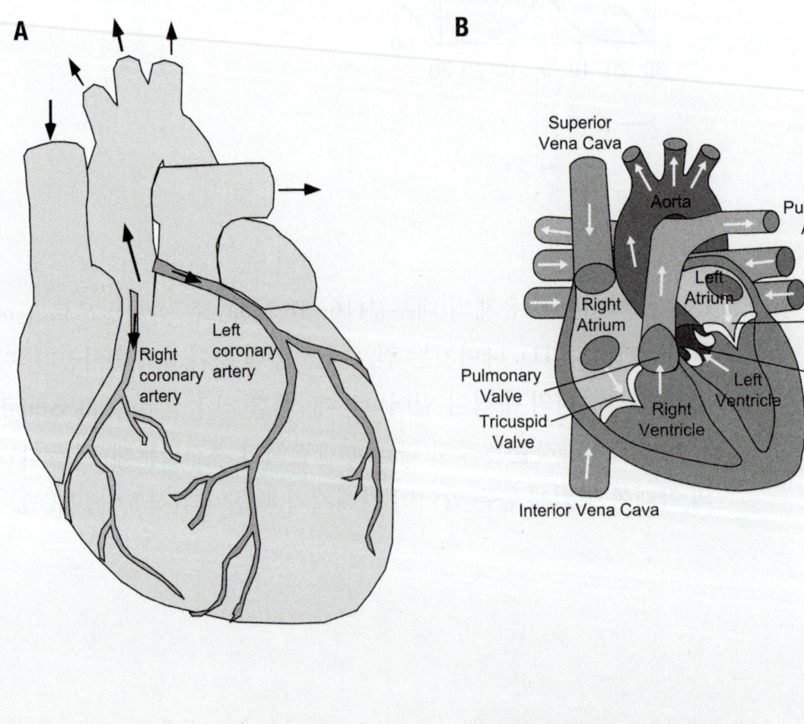

그림 8.13

심장의 해부학적 특징. **A.** 혈액의 유출 경로와 관상동맥. **B.** 심장의 방과 판막.

우심실과 폐동맥 사이에, 이첨판(mitral valve)은 좌동맥과 좌심실 사이에, 그리고 대동맥판(aortic valve)은 좌심실과 대동맥 사이에 각각 위치한다. (일반적으로 박동이라 불리는) 수축은 약 1초의 주기로 일정하게 발생한다. 따라서 심장은 1분에 60–70회의 박동수를 보인다.

8.4.1 심장의 전기적 활성

심장벽[심근(myocardium)]의 수축성 세포는 전기적인 흥분을 일으킬 수 있다. 뉴런과 같이, 이 세포들은 활동전위를 발생시킬 수 있다(6장의 6.3절 참조). 대부분의 뉴런들은 외부로부터의 자극을 받아 활동전위가 발생한다. 이 자극은 주로 시냅스라 불리는 특화된 접합부를 통해 근처에 있는 다른 뉴런들로부터 전달된다(6장에서도 설명된 바 있다). 심장의 흥분성(excitable) 세포들은 중요한 두 가지 특징을 갖는다. 첫 번째로, 전기적으로 민감한 세포들은 시냅스 구조 대신 간극 연접(gap junction)을 통해 퀼트(quilt) 형태의 패턴으로(그림 8.14) 서로 이어진다. 둘째로, 일부 세포들은 외부의 자극 없이 활동전위를 발생시킬 수 있다. 가장 빠른 자가활동을 보이는, 즉 자율박동을 하는(autorhythmic) 세포들은 동방결절(sinoatrial node, SA node)이라 불리는 심장의 한 부분에서 발견된다. 이 부분에 있는 세포들이 발생시키는 활동전위가 심근을 통해 다른 세포들로 전달되기 때문에, 동방결절이 자연스럽게 심박동을 조율하는 역할을 하게 된다. 수축을 위해 신경을 필요로 하는 골격근과 다르게 심장은 신경 신호 없이도 수축을 할 수 있다. 심장에도 신경 신호가 전달되기는 하지만, 이는 박동을 개시하는 것이 아닌 조절하는 역할을 한다.

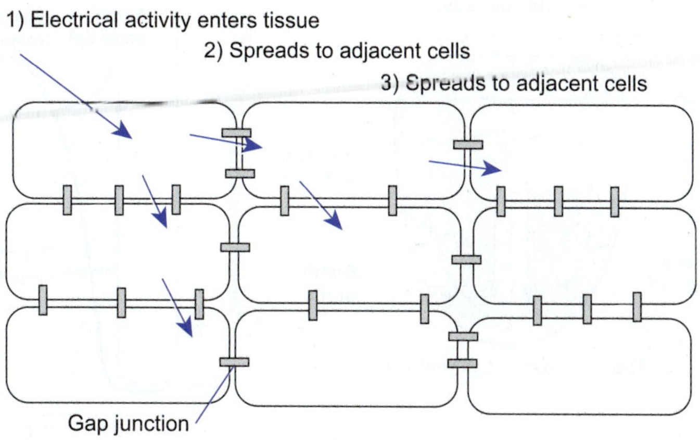

그림 8.14

심장의 흥분성 세포들. 전기적으로 민감한 세포들은 기능을 원활히 수행하기 위해 간극 연접을 통해 퀼트 형태로 연결되어 있다. 색칠된 화살표는 조직들 사이에서 생기는 전기적 활성의 움직임을 나타낸다.

8.4.2 심장 전도와 그에 따른 수축 운동

활동전위는 동방결절에서 발생한 후 심장 전체로 전도된다. 특화된 전도 경로는 심장의 특정 부위로 신호가 더 빨리 전달될 수 있게 한다(그림 8.15a). 이러한 전도 경로는 빠른 전도에 특화된 섬유 다발로 구성된다. 전기적 신호는 이러한 경로들을 통해 빠르게 움직이지만, 그림 8.14에 묘사된 바와 같이 조직을 통해 한 수축성 세포에서 다른 수축성 세포로 전달되기도 한다. 먼저, 동방결절에서 발생한 활동전위는 양쪽의 심방에 우선 전달된다(그림 8.15a). 짧은 지연이 발생한 후, 활동전위는 방실결절(atrioventricular node, AV node)로 전달되고, 이는 다시 두 심실의 정상부(apex)에 빠른 속도로 전도된다. 8.4.3절에서 논의하겠지만, 방실결절에서의 지연은 심장이 펌프로서 효율적으로 기능하는 데 중요하다.

심근 세포와 신경세포 사이에는 또 다른 큰 차이점이 존재한다. 심근 세포의 전기적 흥분은 수축 운동과 연결된다(그림 8.15b). 세포에 활동전위가 발생하면 잠깐의 지연 후 수축 운동을 한다. 모든 심근의 수축 혹은 박동은 심장 조직을 통해 전달되는 전기적 흥분으로 조율된다.

기록전극이나 전기 자극 기능이 있는 특수한 심장 카테터(cardiac catheters)를 심장 내에 배치하여 심장의 전기적 흥분 정도를 직접적으로 측정할 수 있게 된다. 심장의 전기적 흥분과 관련된 몇몇 특징들은 **심전도법(electrocardiography, ECG)**이라 불리는 기술을 이용하여 피부를 통해 더욱 편리하게 측정할 수 있다. 11장에서 더욱 자세히 다루는 심전도 기록은 세포 주변을 흐르는 외부 전류를 반영하는데, 이 전류의 세기는 동시다발적으로 전기적 흥분을 하는 세포들의 수에 비례한다. 하지만 신호원과 측정 위치

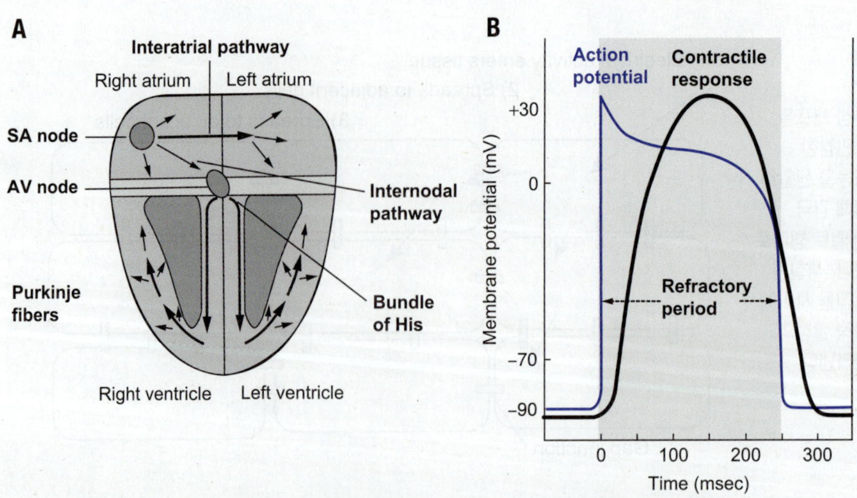

그림 8.15

심장의 전기적 활성. **A.** 심장 자극의 전파. **B.** 활동전위(색칠된 선)와 이에 따른 수축 반응(검은 선). SA, 동방의(sinoatrial); AV, 방실계의(atrioventricular).

사이의 긴 거리 때문에, 심전도법에 의해 측정되는 전압은 약 1 mV 정도로, 각 세포들에서의 실제 전압 변화인 100 mV보다 훨씬 낮게 측정된다. 생체공학에서는 이러한 전기적 활성을 측정하는 방법과 심장 전도의 동역학을 묘사하는 수학적 모델을 오랫동안 연구해왔다.

8.4.3 심장 주기(cardiac cycle)

심근에서 발생하는 활동전위의 조직화된 전이는 세포들의 조직적인 수축 운동을 만들어내고, 곧이어 네 개의 심장의 방에서 혈액을 매우 효율적으로 배출할 수 있게 한다. **심장 주기(cardiac cycle)**는 한 번의 심장 박동, 혹은 전기적인 활성과 수축 운동으로 이루어지는 한 번의 주기를 뜻한다(그림 8.16). **심장 수축기(systole)**는 심장 주기에서 발생하는 수축단계를 말하고, **심장 이완기(diastole)**는 이완단계, 혹은 각 흥분/수축 단계 사이의 구간을 의미한다.

심장 주기는 활동전위의 자발적인 활성화로 시작된다. 이 활동전위는 우심방 안에 있는 동방결절에서 발생하고, 두 개의 심방으로 퍼져나간다. 두 개의 작은 심방은 **심방 수축기(atrial systole)**라 불리는 이 단계에 동시에 수축한다. 짧은 지연이 발생한 후, 활동

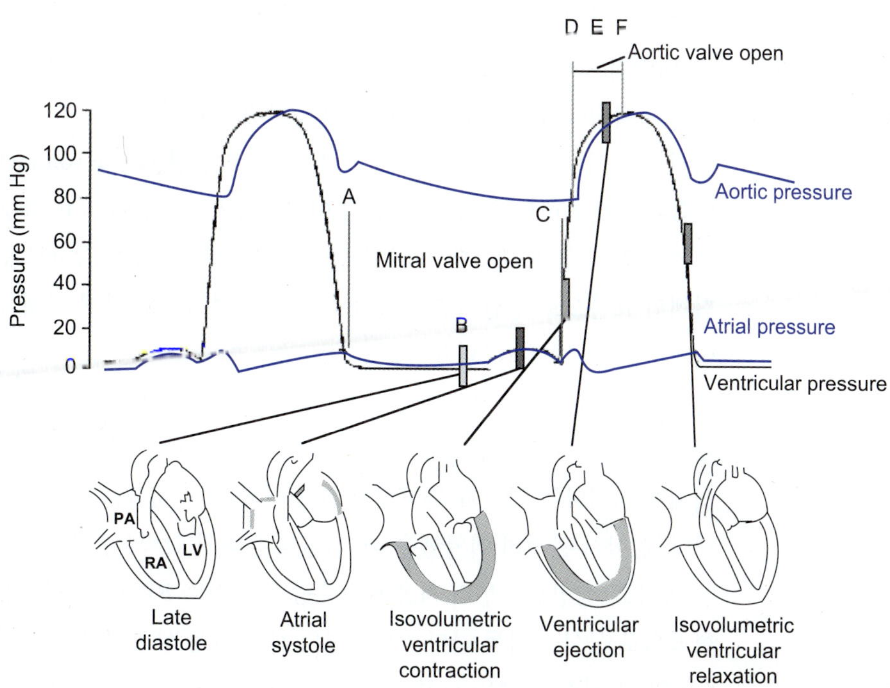

그림 8.16

심장 주기. 한 번의 심장박동은 수축 운동을 유발하는 전기적 흥분과 그 후 이완 작용이 뒤따르는 하나의 주기로 이루어진다.

전위는 방실결절과 전도성 섬유 조직을 통해 두 개의 심실로 퍼져나가고, 두 개의 심실이 동시에 수축한다. 방실결절의 지연 때문에 심방과 심실은 각기 다른 수축기(수축 운동과 내용물을 비워내는 단계)와 이완기(이완 작용과 내용물이 다시 채워지는 단계)를 거친다. 즉, 심방이 먼저 수축하면서 혈액을 심실로 보내고, 뒤이어 심실이 수축한다.

심장 주기의 단계를 좌심에 초점을 두어 살펴보자(그림 8.16). 심장 주기의 목적은 좌심실이 대동맥 내에 정수압(hydrostatic pressure)을 생성하는 것에 있다. 심방의 수축이 완료된 후, 좌심실의 수축이 시작된다. 이로 인해 좌심실의 부피는 줄어들고 내부 혈압이 증가한다. 심실의 등적(isovolumetric) 수축이라 불리는 이 단계에서, 대동맥판과 이첨판은 모두 닫혀 있다. 좌심실 내의 압력이 증가하여 대동맥판이 열리고, 탄력 있는 대동맥 내로 혈액이 방출되며 체내 다른 부분까지 혈액이 흘러간다.

심장의 주기적인 수축의 결과 혈액은 반복적으로 방출된다. (대동맥판 혹은 이첨판 같은) 일방향 판막의 존재로 인해, 혈액은 한쪽 방향으로만 흐른다(심방에서 대동맥으로). 심실의 관점에서, 1회의 주기는 채우는 단계(유입로 열림, 유출로 닫힘), 등적 수축 단계(두 판막 모두 닫힘), 방출 단계(유출로 열림, 유입로 닫힘), 이완 단계(두 판막 모두 닫힘)로 이루어진다. 판막이 없으면 심실의 수축-이완 주기는 전체적으로 순방향 흐름을 만들어내지 못하고, 수축 단계에서는 혈액을 방출하고 이완 단계에서는 방출된 혈액이 다시 유입되는 과정의 끊임없는 반복만 있을 것이다. 우심실에서도 유사한 일련의 과정을 거쳐 폐로 혈액을 보내며, 산소를 공급받는다.

일반적으로 이완기가 끝나는 시점에서 좌심실의 부피는 120 mL가 되고, 수축기가 끝나는 시점에서는 50 mL로 줄어든다. 이 70 mL 정도의 부피 차이는 매 박동마다 심실에서 방출되는 혈액의 부피와 같으며, 이를 **박출량(stroke volume)**이라 부른다. 혈액의 방출은 ~80 mmHg(혈액 방출 전의 이완기 혈압)에서 ~120 mmHg(방출하는 동안의 수축기 혈압)으로의 대동맥 혈압의 상승을 수반한다. 압력 강하로 인해 축적된 에너지가 혈액의 흐름으로 전환되면서 대동맥 혈압은 혈액이 순환계 전체를 흐르게 하는 충분한 에너지를 공급한다(그림 8.17).

그림 8.18은 역학적인 관점에서 심장 주기를 측정하는 또 다른 유용한 접근법을 설명한다. 이 도표는 좌심실의 심장 주기에 관한 것이다. 도표의 선들은 심장 주기 동안 심실에서 일어나는 압력과 부피의 변화를 나타낸다. 점 A는 수축기가 끝나는 시점을 나타낸다. 심실이 완전히 이완했을 때, 심실의 부피와 압력은 모두 낮다. 이첨판은 이 지점에서 열리고, 심방으로부터 처음에는 수동적으로(점 B) 그 후 능동적으로(점 C) 이동해 온 혈액으로 심실이 가득 찬다. (이 그림의 각 지점은 심장 주기의 압력 변화를 나타낸 그림 8.16의 각 지점과 같은 시점을 나타낸다.) 심실벽의 등적 수축은 고정된 부피에서의 압

그림 8.17

순환계에서의 압력 강하. **A**. 체순환과 폐순환 내 몇몇 지점에서의 압력을 나타낸다. **B**. 혈압계(sphygmomanometer)로 팔의 동맥에 압력을 가함으로써 혈압을 쉽게 측정할 수 있다.

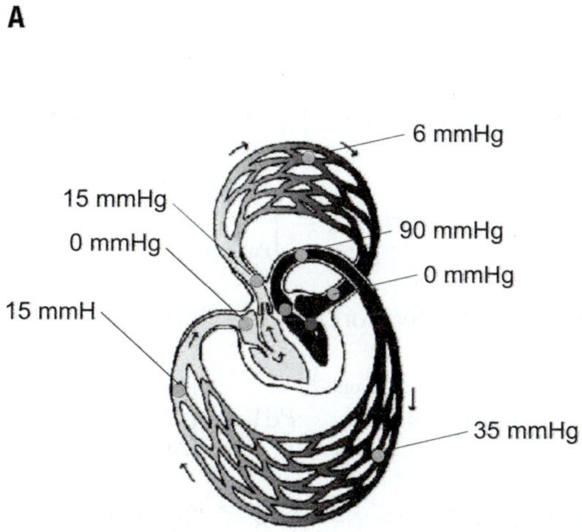

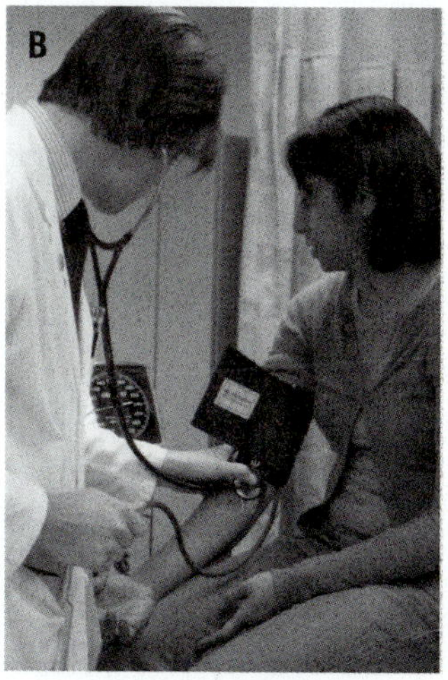

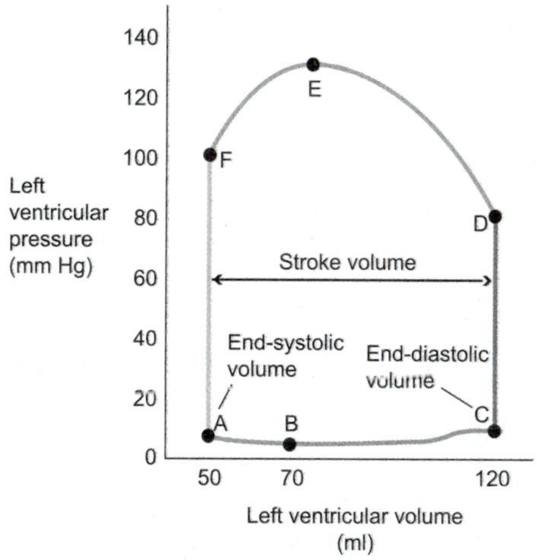

그림 8.18

심장 주기에서 좌심실의 압력 부피 곡선. 그림 8.16의 각 점과 연결된 심장 주기의 각 점들(A, B, C, D, E, F)이 표시되어 있다. 그 점들은 이첨판의 열림(A), 이완기 말기(B), 이첨판이 단힘(C), 대동맥판의 열림(D), 심실의 혈액 방출(E), 그리고 대동맥판의 닫힘(F)을 가리킨다. 각 선은 심실에 혈액이 채워지고(A에서 C), 등적 수축이 일어나고(C에서 D), 심실에서 혈액이 방출되고(D에서 F) 등적 이완이 나타나는(F에서 A) 것을 나타낸다.

력을 급격하게 증가시킨다(점 *D*). 대동맥판이 열리고 혈액은 심실로부터 방출된다(점 *E*, 점 *F*). 등적 이완은 심실을 심장 수축기의 끝 시점(점 *A*)으로 되돌려놓는다.

심장은 혈액에 일(work)을 한다. 심장은 부피를 감소시킴으로써 혈액이 이동하기 위해 필요한 압력을 생성한다. 심장 주기의 압력-부피 그림(그림 8.16)은 이 일을 쉽게 계산할 수 있도록 한다. 물리학적 관점에서 물체에 가해진 일은 물체에 가해진 힘과 움직인 거리의 곱과 같다는 것을 기억하라. 즉, $일 = F \times \Delta x$이다. 수축하는 심근에 의해 공급된 힘은 압력을 생성하고, 이 압력은 심장 안의 유체를 밖으로 내보낸다. 이러한 상황에서 일은 다음과 같이 정의될 수 있다. $일 = F/A \times \Delta(Ax)$ or $일 = p \times \Delta V$. 즉, 심장이 혈액에 한 일은 심장으로부터 방출된 혈액의 부피와, 혈액에 가해진 압력의 곱과 같다. 심장이 한 일은 압력과 부피에 관한 도표를 통해 구할 수 있다. 예를 들어, 등적 상태에서 심장이 혈액에 한 일은 0이다. 왜냐하면 심실의 부피가 변하지 않기 때문이다(즉 혈액이 움직이지 않는다). 방출 단계에서 심장이 혈액에 한 일은 다음과 같다.

$$Work_{\text{heart}} = \int_{\text{Point } D}^{\text{Point } F} PdV \tag{8.12}$$

마찬가지로, 혈액이 차는 단계에서 심장이 혈액에 한 일은 다음과 같다.

$$Work_{\text{blood}} = \int_{\text{Point } A}^{\text{Point } C} PdV \tag{8.13}$$

따라서 심장이 혈액에 한 순 일(net work)은 다음과 같다.

$$Work_{\text{net}} = \int_{\text{Point } D}^{\text{Point } F} PdV - \int_{\text{Point } A}^{\text{Point } C} PdV \tag{8.14}$$

도표상으로, 식 8.14에서 계산된 순 일은 심장 주기를 나타내는 곡선의 안쪽 넓이와 같다. 이러한 접근법은 심장 주기 동안 발생한 운동 에너지의 변화를 무시한다. 이는 일반적으로 무시할 수 있는 수치지만, 운동하는 동안 심장이 한 일을 측정할 때에는 중요하게 작용할 수 있다.

요약

- 심혈관계는 심장이라는 펌프와, 가지로 뻗어 있는 정교한 혈관계를 통해 흐르는 특수한 액체인 혈액으로 구성된다.
- 혈액은 혈장이라 불리는 단백질이 풍부한 유체 속에 분산된 세포들로 구성된다. 백혈구는 염증 반응과 면역반응에 관여하며, 적혈구는 조직으로 혈액을 운반한다.
- 혈액은 동맥, 정맥, 모세혈관을 포함하는 혈관망을 통해 체내를 순환한다.
- 순환의 많은 생물리학적인 특성들은 곧은 원통형 관에서의 유체의 흐름과 같은 간단한 공학적 모델을 이용하여 추론할 수 있다.
- 심장은 방(심방과 심실)에서 체내의 다른 부분으로 혈액을 공급하기 위해 수축하는 근육질 벽을 갖는다.
- 심장의 근육질 벽은 전기적인 자극에 반응하여 수축하는 자기흥분성 심장 세포로 구성되어 있다.
- 심장은 주기적인 수축을 통해 혈류를 유도하는 혈압을 생성한다.

더 읽어보기

Boron WF, Boulpaep EL, eds. Medical Physiology 2e Updated Edition, Philadelphia, PA: Saunders;2011. The cardiovascular system is described in chapters 17 through 25.

유용한 인터넷 사이트

http://www-medilb.med.utah.edu/kw/pharm/hyper_heart1.html

심장 주기에서 일어나는 충격파 애니메이션.

http://www.med..ucla.edu/wilkes/intro.html

심음과 심장 질환과의 관계에 대한 튜토리얼(tutorial).

http://ecg.utah.edu/

심전도 사용 지침서.

http://homepage.smc.edu/wissmann_paul/anatomy1/1bloodpressure.html

혈압 측정 방법에 대한 설명.

http://www.hhmi.org/biointeractive/vlabs/ (Cardiology lab을 선택)

HHMI 가상심장 연구소.

핵심 개념 및 정의

경벽압차(transmural pressure difference): 혈관이 팽창된 상태를 유지하기 위해 필요한 혈관 내 압력과 혈관 밖 간질액의 압력 차이.

난류(turbulent flow): 평행한 유선(streamline)을 유지하지 못하고 무질서하게 흐르는 유체의 흐름을 묘사하는 데 사용되는 용어.

동맥류(aneurysm): 동맥 내벽의 약화로 인한 과도한 동맥경화.

라플라스의 법칙(Laplace's law): 모세혈관이나 폐포와 같은 팽창한 관 내외의 압력 강하와 관 장력 사이의 관계.

레이놀즈 수(Reynolds number): 유체가 층류로 흐를지 난류로 흐를지를 결정하는 데 사용되는 무차원수.

모세혈관(capillaries): 세정맥(venule)과 세동맥 사이에 있는 혈관의 미세한 네트워크.

박출량(stroke volume): 심실이 수축할 때 방출되는 혈액의 부피.

분기점(bifurcation): 하나의 혈관이 2개 이상의 가지들로 나누어지는 지점.

세동맥(arteriole): 모세혈관으로 이어지는 동맥의 작은 가지.

소용돌이(eddies): 유체의 움직임에 의해 생성된 흐름과 반대되는 방향으로의 유체의 원형 흐름.

수축(constriction): 혈관 벽의 근육 수축에 의한 혈관 직경의 좁아짐.

수축기(systole): 심장의 방에서 동맥으로 혈액을 내보내기 위해 심장이 수축하는 단계.

심방 수축기(atrial systole): 좌심방과 우심방 심근의 수축.

심장 주기(cardiac cycle): 한 번의 심장박동을 이루는 일련의 과정들.

심전도법(electrocardiography, ECG): 팔다리와 흉부의 피부에 위치한 전극들을 이용하여 심장의 전기적 활성을 측정하는 것.

유창모세혈관(fenestrated capillaries): 더 큰 분자들이 확산할 수 있도록 더 큰 구멍들을 갖는 모세혈관.

이완기(diastole): 심장이 이완하면서 심장의 방들이 정맥으로부터 온 혈액으로 채워지는 심장박동의 한 주기.

잡음(bruits): 난류의 소용돌이로 인해 생기는 소리.

저항(resistance): 다른 물질의 흐름을 방해하는 능력을 나타내는 물질의 특성.

적혈구(red blood cell, RBC): 몸의 조직으로 혹은 몸의 조직으로부터 산소와 이산화탄소를 운반하는 헤모글로빈을 포함하고 양면이 오목한 원반 형태를 가지는 혈구의 한 종류.

점도(viscosity): 전단 응력(shear stress) 하에서 유체의 변형에 대한 저항 값.

죽상동맥경화증(atherosclerosis): 동맥 내벽에 지방 물질의 플라크(plaque)가 침전하는 것이 특징인 동맥질환.

축압강하(axial pressure drop): 혈관 축을 따라 서로 다른 두 지점에서 측정된 내부 압력 강하.

층류(laminar flow): 층간의 간섭 없이 평행하게 곧게 뻗은 층들을 따라 흐르는 유체를 가리키는 용어.

컴플라이언스(compliance): 압력이나 응력의 작용에 의해 물질이 변형되는 정도를 나타내는 특성.

혈액-뇌 장벽(blood-brain barrier): 혈액에서 뇌의 조직으로의 분자들의 이동을 제한하는 투과도 낮은 모세혈관.

확장(dialation): 혈관 벽의 민무늬근이 이완함에 따른 혈관 직경의 확대.

표기

A	면적	m^2
C	컴플라이언스	$(m^2s)^2/kg$
$c, (c_f)$	농도(피브리노겐의 농도)	mole/L
D	확산 계수	m^2/s
E	전위	V
F	힘	N, $kg\text{-}m/s^2$
$\dot{F}$	공기 유량	m^3/s
g	중력 가속도	m/s^2
H	혈액의 헤마토크리트	–
h	수직 높이	m
I	전류	ampere
J_x	유속	$kg/m^2\text{-}s$
K	모세혈관 벽의 투과성	s/L; s/m^3
L	혈관의 길이	m
m	질량	kg
$\dot{M}$	질량 유량	kg/s
p_1, p_2 ...	지점 1, 2, ...에서의 압력	pascal, mmHg, N/m^2
P_{alv}	폐포 내압	pascal, mmHg, N/m^2
P_{atm}	대기압	pascal, mmHg, N/m^2
p_c	모세관압	pascal, mmHg, N/m^2
p_{if}	간질액 압력	pascal, mmHg, N/m^2
P_{ip}	흉막간 압력	pascal, mmHg, N/m^2
p_{tm}	경벽압	pascal, mmHg, N/m^2
p_v	혈관 압력	pascal, mmHg, N/m^2
Q	혈류 유량	m^3/s; L/s
R	흐름에 대한 저항(전기, 유체 등)	전기 – ohms; 유체 – $kg/m^4\text{-}s$
Re	레이놀즈 수	–
r, r_v	혈관의 반경	m
T	막의 두께	mm
T	혈관 벽의 장력	N

V	부피	m^3
$v,(v_v\ v_r\ v_z)$	속도(v, r, z 방향)	m/s
v_{av}	평균 속도	m/s

그리스어

π	3.14	–
Δ	양 또는 매개변수의 변화	–
μ, μ_0	유체의 점도, 혈액의 점도	centipoises, g/cm-s
ρ	밀도	kg/m^3
Π_c, Π_{if}	삼투압(모세혈관과 간질액에서의)	pascal, N/m^2
τ	전단 응력	$kg/m\text{-}s^2$
$\dot{\gamma}$	전단 속도	1/s

설명문제

1. 정맥과 모세혈관 모두 낮은 압력을 갖는 혈관들이다. 일반적으로 정맥이 모세혈관보다 더 두껍고 강한 벽을 갖는 이유는 무엇인가?

2. 혈관의 벽에서 컴플라이언스와 벽 장력의 관계는 어떠한가? 정맥과 모세혈관 중 어떤 유형의 혈관이 더 변형이 잘 일어나는가? 이 혈관의 어떤 특성이 혈관의 컴플라이언스를 높이는가? 더 높은 컴플라이언스는 이 혈관에서 어떠한 역할을 하는가?

3. 도서관의 정보들을 이용하여 심박 조율기(pacemaker, 심장의 자연적인 심장 박동 조절 조직이 아닌 의학 장비)가 무엇인지 그리고 어떻게 작동하는지 조사하라. 환자의 심박동수를 조절하는 것이 중요한 이유는 무엇인가?

연습문제

1. 개의 혈관 직경과 혈관 수에 대한 표 8.2의 정보를 이용하여 다음에 답하라.
   a. 표에 나타난 총 단면적이 어떻게 계산됐는지 보여라.
   b. 개의 심박출량을 1 L/min이라 가정할 때, 각 구조에서의 평균 속도 정보를 표 8.2에 추가하라. 다시 말해, 대동맥과 큰 동맥, 주요 분지 동맥 등에서의 평균 혈류

속도를 구하라.

2. 정원 호스들이 아래 표와 같은 특성들을 갖는다. 각각의 호스들이 실외 수도꼭지에 연결된 채 40 psi(2000 mmHg)의 압력의 물을 공급한다고 가정할 때, 물의 유속은 얼마나 될 것을 예상하는가?

	직경(cm)	길이(m)
호스 A	1	30
호스 B	1	60
호스 C	1	120
호스 D	2	30
호스 E	0.5	30
호스 F	0.25	30

3. 부록 A에서 찾을 수 있는 다양한 혈관들의 치수 정보들을 이용하여 다음의 문제들에 답하라. 범위로 주어진 수치들에서는 적절한 값을 선택하라.
   a. 대동맥, 종말동맥, 세동맥, 그리고 모세혈관에서의 센티미터당 압력 강하(5 L/min의 유량일 때)를 계산하라. 5 L/min의 흐름이 단일 혈관을 지난다고 가정하라.
   b. 이번에는 5 L/min의 흐름이 평행하게 배열된 혈관들을 지난다고 가정할 때, a에서의 계산을 반복하라. 각 구간(종말동맥, 세동맥, 모세혈관)에 배열된 혈관의 단면적 총합은 대동맥의 총 단면적과 같다.
   c. 5 L/min의 흐름이 배열된 혈관들을 지난다고 다시 가정할 때, a에서의 계산을 반복하라. 각 구간에 배열된 혈관의 수는 표 8.3에 적힌 속도 값에 도달하기 위해 필요한 수와 같다.

표 8.3 다양한 계에서의 유체 유속

계	v (μm/min)
대동맥	3.8 × 10^7(63 cm/s)
대형동맥	1.2–3.0 × 10^7(20–50 cm/s)
모세혈관	3–6 × 10^4(0.05–0.1 cm/s)
큰정맥	0.9–1.2 × 10^7(15–20 cm/s)
대정맥	6.6–9.6 × 10^6(11–16 cm/s)
미시시피강	1.7 × 10^7(28 cm/s)

4. 정맥 주사에는 일반적으로 피하 주사기가 사용된다. 주삿바늘의 길이 = L, 주삿바늘의 반경 = 3.3×10^{-4} m, 주사기의 반경 = 5×10^{-3} m이며, 약제 용액이 물과 같은 성질을 갖는다고 가정하자.

a. 1 mL의 약제 용액이 3 초에 걸쳐 주사된다고 가정하자. 주삿바늘을 통한 흐름이 층류일지 난류일지 결정하라.

b. V 밀리리터의 약제 용액을 T 초 동안 주사하기 위해서 주사기의 피스톤에 가해져야만 하는 힘의 일반식을 유도하라.

c. a의 조건을 달성하기 위해 필요한 힘은 얼마인가?

d. 주삿바늘의 반경이 각각 다음과 같을 때, 이에 대해 가해진 힘과 유속(V/T) 간의 관계를 그래프로 그려라: 1×10^{-4} m, 3.3×10^{-4} m, 10×10^{-4} m. 주삿바늘의 직경은 주어진 유량에 도달하기 위해 필요한 힘의 크기에 어떠한 영향을 미치는가? (Domach, M.M., *Introduction to Biomedical Engineering,* Prentice Hall; p.174에서 발췌해온 문제)

5. 대동맥을 흐르는 전반적인 혈류 속도는 분당 리터 단위로 얼마인가? 하루에 리터 단위로 얼마나 많은 혈액이 심장을 통해 흐르는가? 전체 몸무게 중 혈액이 차지하는 비율은 얼마인가? (혈액의 밀도 = 1060 kg/m^3)

6. 키가 6 피트인 사람이 누워 있는 상태에서 일어섰을 때 발목 근처 혈관 안의 수압을 측정하라.

7. 그림과 같이 간단한 모형을 이용하여 혈관의 분지 구조의 효과를 알아보자. 두 개의 혈류 순환 회로가 존재하고, 한 회로는 단일 회로를, 다른 하나는 동일한 두 개의 병렬 회로로 이루어져 있다고 가정하자.

a. 만약 단일 회로의 저항이 R일 때, 병렬 회로에서의 총 저항은 무엇인가?

b. 만약 각 회로가 같은 유속을 가질 때, 어떤 것이 더 큰 압력 강하를 갖는가? 두 압력 강하는 어떻게 비교되는가?

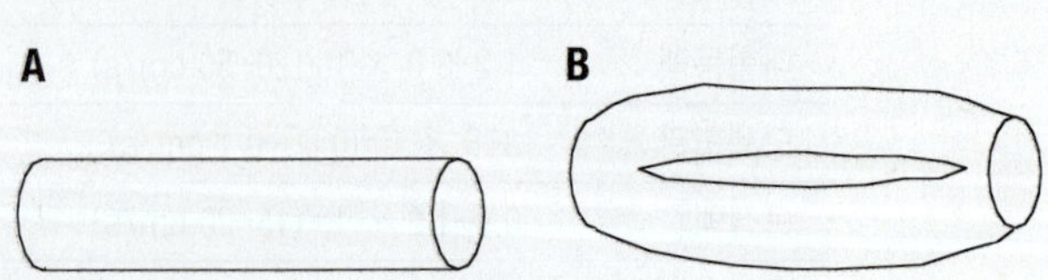

8. 혈류를 유도하는 물리적인 힘은 무엇인가? 압력과 저항의 개념을 설명하라. 이상기체에서는 부피에 따라 압력이 어떻게 변화하는가? 액체 상태일 때 예상되는 이상기

체와의 차이점은 무엇인가? 압력이 부피에 따라 여전히 변화할 것인가?

9. 심장 주기에서 심장을 통한 세포 탈분극(depolarization)의 전파를 해부학(anatomy)적으로 묘사하라.

10. 식 8.14와 그림 8.18을 이용하여 한 번의 심장 주기에서 심장이 하는 일을 계산하라.

11. 그림과 같은 흐름 회로가 실험적으로 설치되어 있다. 튜브의 비분기 부분의 저항은 분기가 일어난 A와 B 부분의 저항과 비교해 무시 가능하다 가정하자. 저항들의 값은 다음과 같다. $R_A = 1000$ Pa-s/m^3, $R_B = 3000$ Pa-s/m^3

a. 이 흐름 회로에 대해 유사한 회로도를 그려라.

b. 각 구간에서의 유속은 무엇인가?

c. 총 압력 강하는 얼마인가?

d. 각 분기의 압력 강하는 얼마인가?

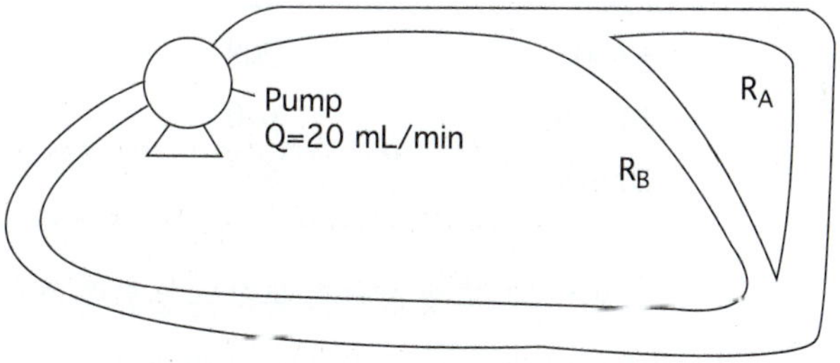

12. 박출량이 70 mL이고 심장의 박동수가 70 beats/min인 사람의 분당 심박출량은 얼마인가?

13. 혈액이 대동맥에서 동맥, 세동맥, 모세혈관으로 정맥으로 흘러감에 따라 압력 강하를 일으키는 여러 저항들과 맞부딪힌다. 표를 이용하여 동맥과 모세혈관에서의 저항을 계산하라.

	대동맥	모세혈관
지름	2.5 cm	8 μm
길이	40 cm	1 mm

14. 12번 문제에서 계산한 심박출량을 이용하여, 13번 문제의 표에 있는 각 유형의 혈관에서 나타나는 압력 강하(mmHg)를 구하라. (단위에 유의해라!)

15. 혈액 순환의 체계적인 상태를 고려하여 혈관(A 열)을 적절한 압력(B 열)과 이에 상응하는 반경(C 열)과 짝지어라.

A. 혈관	B. 압력	C. 내경
모세혈관	112 mmHg	3 μm
대정맥	5 mmHg	15 mm collapsible
대동맥	23 mmHg	12 mm stretchable

16. 알 수 없는 액체가 원통형 튜브를 통해 펌핑되고(pumped), 전단 응력과 전단 속도가 5번의 실험에 걸쳐 측정되었다. 전단 응력을 전단 속도의 함수 형태의 그래프로 나타내라. 유체는 뉴턴 유체인가, 비뉴턴(non-Newtonian) 유체인가?

전단 응력(dyne/cm^2)	전단 속도(1/s)
2,167	90
2,654	128
5,690	208
13,716	670
20,619	871

17. 박스 8.2는 원통형 튜브를 통하는 층류의 속도 분포에 대한 정보를 제공한다.
   a. 유도된 속도 분포(식 3)가 나비에-스토크스 방정식(식 2)으로부터 얻어진 미분방정식의 해라는 것을 보여라.
   b. 유도된 속도 분포(식 3)가 박스 8.2에 언급한 경계 조건을 만족함을 보여라. 조건들은 다음과 같다. $z = 0$에서 $p = p_0$; $z = L$에서 $p = p_L$; $r = R$에서 $v_z = 0$; $r_v = 0$에서 $\partial v_z/\partial r = 0$.
   c. 2번 문제에서 제시된 임의의 정원 호스 2개에서 생기는 물의 안정된 층류 흐름에 대한 속도 분포와 유체 유량(Q)을 그려라. 여기에서의 유속 분포는 대동맥에서(박동혈류를 무시했을 때) 보이는 유속 분포와 유량과 어떻게 다른가?

18. 10번 문제에서는 심장 주기 동안 심장이 한 일을 구하기 위해 식 8.14와 그림 8.18이 사용되었다. 그림 8.18은 심장의 수축기 혈압이 ~120 mmHg일 때의 일반적인 심장 주기를 나타낸다. 수축기 혈압이 ~150 mmHg라고 가정했을 때 심장이 한 일은 몇 퍼센트 증가했는가?

19. 식 8.11은 모세혈관 벽을 가로지르는 물의 유량을 투과 계수 K와 모세관벽 양쪽에

가해지는 수압(p), 삼투압(π)에 관한 식으로 나타내었다. 모세혈관 안쪽의 압력(p_c)이 간질액 압력(p_{if})보다 크기 때문에, 물은 혈관 안에서 간질 공간으로 흐른다(즉, 유체가 모세혈관에서 빠져나간다). 유체가 간질 공간에서 모세혈관으로 흐르는(즉, 유체가 모세혈관으로 들어오는) 상황을 상상할 수 있는가? 이러한 일이 일어나도록 하는 조건을 기술하라.

9

체내 분자의 체외 배출

학습목표 **이 장을 배우고 나면 다음을 할 수 있다.**

- 노폐물 및 독소를 제거하고 신체 균형을 유지하는 데 있어 배설계의 역할을 이해할 수 있다.
- 생체 변환(biotransformation)의 개념과 (담즙 시스템을 통한) 직접 배설과 생체 변환으로 물질의 제거를 수행하는 간의 역할에 대해 이해할 수 있다.
- 신장과 그 기능 단위인 네프론(nephron)의 기본적인 해부학을 이해할 수 있다.
- 신장 기능의 기본이 되는 여과(filtration), 재흡수(reabsorption), 분비(secretion)의 기본 과정을 이해할 수 있다.
- 사구체(glomerulus)에서 여과 조절을 담당하는 생물 물리학적 과정을 이해할 수 있다.
- 청소율(clearance)의 개념을 이해하고 일반적인 용질에 대한 클리어런스를 계산할 수 있다.
- 세관 상피세포의 막에 있는 단백질[예: 통로, 능동 수송 단백질(active transporters), 공동수송체(co-transporters) 및 교환수송체(exchangers)]이 화합물의 재흡수 및 분비를 어떻게 담당하는지 이해할 수 있다.
- 세관(tubules) 내 수분 재흡수의 원동력으로서 삼투압(osmotic pressure)의 역할을 이해할 수 있다.

9.1 서장

사람은 식사와 간식으로 하루에도 수많은 분자를 섭취한다(그림 9.1). 마찬가지로, 많은 수의 분자가 호흡을 통해 체내로 들어간다(그림 9.2). 단백질을 만들고, 에너지를 생산하고, 잃어버린 영양분을 보충하는 것과 같은 체내 작용을 통해 많은 분자가 사용된다(표 7.1). 그러나 섭취한 화학 물질의 상당수는 신체에서 사용할 수 없거나 필요하지 않으므로, 제거해야 한다. 또한 대사 과정에서는 신체 조직에 축적되면 독성이 있는 노폐물들이 생성되며, 이 분자들 역시 필수적으로 제거되어야 한다.

인간이 섭취하는 분자의 종류는 무수히 많기 때문에, 분자를 체내에서 제거하는 것은 생각보다 훨씬 복잡한 문제이다(표 7.3). 식사에서 얻는 분자 외에도 수면, 걷기, 자전거 타기 등 다양한 일상생활 중에 흡입하는 대기 중의 다양한 분자들 역시 고려해야 한다. 우리 신체의 제거 시스템은 이러한 다양한 분자들의 공습에 대응할 수 있어야 한다. 이 시스템은 이러한 분자들의 숫자와 다양성을 안전하게 관리하여 생명에 필요한 화학 균형을 보장해야 한다.

생물이 살아가기 위해서는 다소 엄격한 화학적 조건이 필요하다. 예를 들면, 2장에서는 세포와 단백질의 적절한 기능을 위하여 좁은 범위 내에서 유지되어야 하는 pH의 중요성을 기술했으며, 5장에서는 뉴런의 정상적인 기능을 위해서 소듐과 포타슘의 중요성을 기술했다. 신경계(nervous system) 및 내분비계(endocrine system)와 같은 신체 내의 통신 시스템의 기능은 특정한 화학적 전령 물질의 방출, 이동 및 인식에 달려 있다. 엉뚱한 분자가 정상적인 인식 과정과 경쟁한다면 이 시스템은 잘 작동하지 않을 수 있다. 이는 뇌 내의 화학 조성이 혈액 뇌 장벽(blood-brain barrier)에 의해 엄격히 통제되는 이유 중 하나이다. 대부분의 기관과 조직에는 뇌와 같이 개별적인 보호 기작이 존재하지 않는다. 이러한 기관들

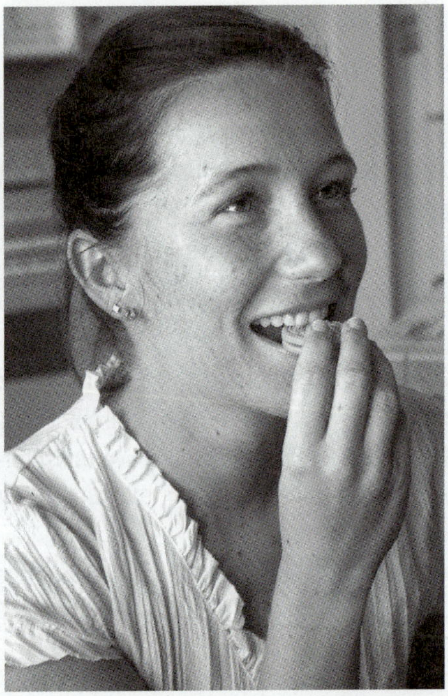

그림 9.1

사람들이 음식을 먹는 것은 단지 즐거움을 위한 것뿐만이 아니라 몸에 필수적인 영양소를 섭취하기 위한 것이기도 하다. 장에 의한 흡수는 조절되지 않는다. 즉, 우리가 삼키는 것의 대부분은 흡수되며, 따라서 신체의 조성은 불필요한 화합물들을 제거하는 과정을 통해 제어된다.

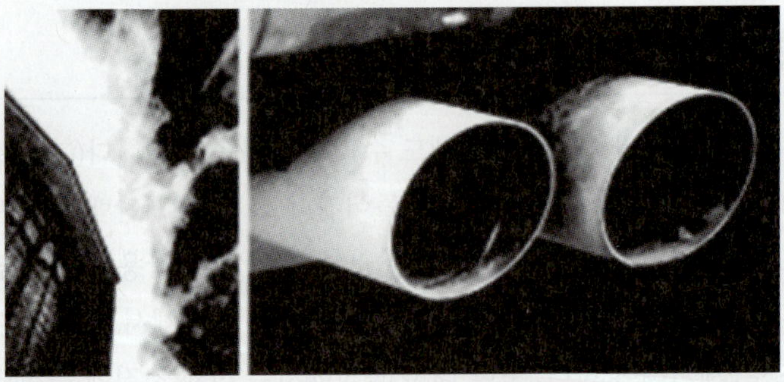

그림 9.2

공기에는 생명을 유지하는 데 필요한 산소가 들어 있지만 화합물과 입자도 포함되어 있다. 이러한 화합물과 입자는 산소보다 훨씬 낮은 농도로 존재하지만 독성이 있을 수도 있다. 특히 자동차 매연 및 산업 공정에서 배출되는 많은 가스에 이런 물질들이 존재하는 것은 널리 알려진 사실이다.

은 대신에 체내의 전반적인 항상성(homeostasis)을 유지하기 위해 분자 교환과 배설을 전문으로 하는 기관에 의존한다.

9.2 체내에서의 분자 제거의 예시

인체에는 폐기물의 제거를 위한 다양한 메커니즘이 존재한다(그림 9.3). 이산화탄소와 같은 일부 물질들은 폐에서 날숨으로 제거된다. 이런 물질들은 작고, 휘발성이며, 막을 통해 신속하게 침투할 수 있다. 다른 분자들은 간에서 일어나는 화학 반응에 의해 다른 분자로 변환된다. **생체 변환(biotransformation)**(그림 9.4)이라고 하는 이 과정은 알코올과 같은 많은 잠재적 독성 분자를 제거하는 데 매우 중요하다. 음식에 함유된 일부 화

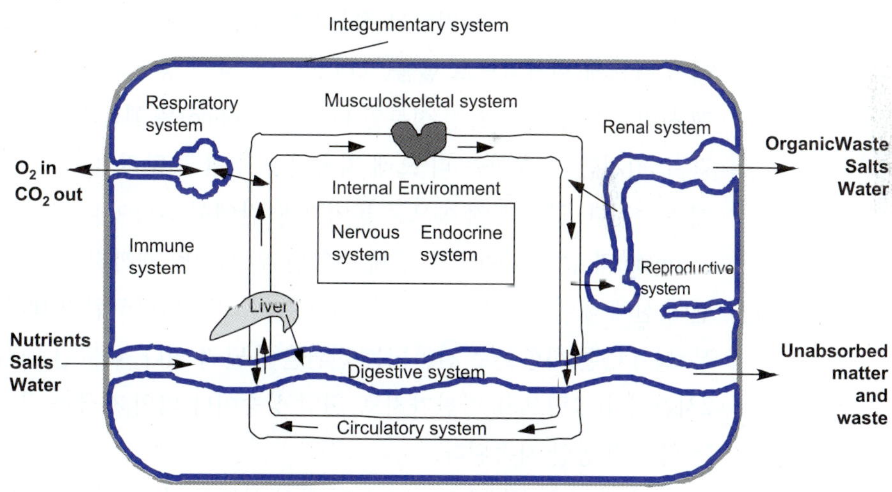

그림 9.3

물질의 제거 경로를 보여주는 신체 시스템의 개략도. 계의 경계(검은 선과 색이 있는 선)에 대한 설명은 그림 7.4를 참조.

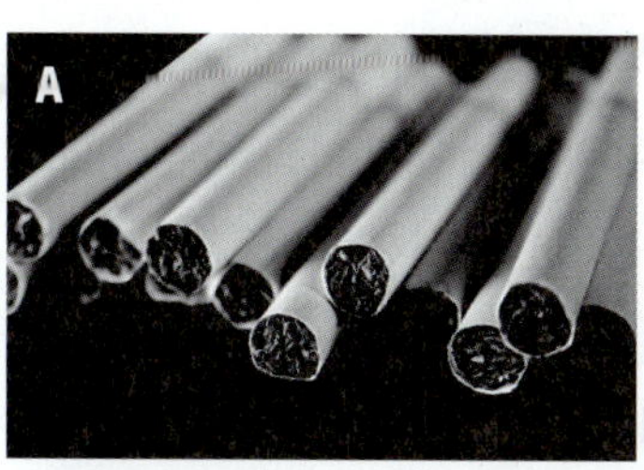

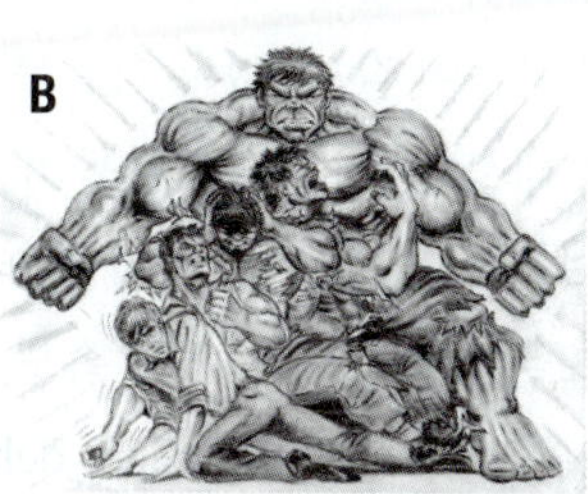

그림 9.4

생체 변환(biotransformation). **A**. 화합물의 제거에서 중요한 생체 변환의 대부분은 간에서 이루어진다. 간에는 분자를 제거하기 쉬운 형태로 전환시키는 효소가 있다. 예를 들어, 간은 니코틴(nicotine)을 코티닌(cotinine)과 같은 다른 화합물로 전환시킨다. **B**. 생체 변환은 또한 불활성 화합물을 보다 큰 생물학적 활성을 갖는 화합물로 전환시킬 수 있다. 사진 제공: Gino Paull.

합물은 몸에 흡수되지 않고 대변을 통해 신체에서 배설된다. 또 다른 물질들은 담즙계(biliary system)를 통해 장으로 배설된 후 몸에서 배설된다. 신장(kidney)은 내부 환경의 **항상성(homeostasis)**을 유지하는 가장 중요한 기관이다. 그것은 혈액을 여과하고, 분자량이 작은 노폐물을 제거하며, 심장과 뇌 및 근육의 정상적인 기능을 유지하는 데 중요한 이온 농도를 조절한다.

7장에서 소개한 추적자의 물질 수지식을 떠올려보자. 신체에 짧은 순간 유입되고 1차 속도식에 의해 제거되는 화합물의 양은 다음 방정식에 따라 시간이 지남에 따라 감소한다.

$$M = M_{\text{dose}}\, e^{-kt} \tag{9.1}$$

이 장에서는, 물질의 이 소멸 과정에서 발생하는 생리학적 현상들을 기술한다. 경험적으로 알 수 있듯, 모든 분자가 같은 속도로 체내에서 제거되는 것은 아니다. 사람이 헬륨으로 가득 찬 풍선을 흡입하고 정상적으로 말을 하고 호흡하면 헬륨이 호흡에 의해 몸에서 빠르게 제거되므로 헬륨(그리고 그에 따라 생성되는 우스꽝스러운 음성)은 빠르게 사라진다. 담배의 활성 성분인 니코틴(nicotine)은 헬륨과 같은 방식으로 신체에 들어갈 수 있지만 그 효과는 더 오래 지속된다. 헬륨과 달리, 니코틴은 폐를 통해 혈류로 쉽게 흡수된다. 일단 혈액 속으로 들어가면, 간에서 신장이 빠르게 제거할 수 있는 코티닌(cotinine)과 같은 화합물로 생체 변환된 후 제거될 때까지 체내에 머무르게 된다. 니코틴이 신체 내에서 작용하는 지속 시간은 니코틴이 [니코틴의 **대사산물(metabolite)**이라 부르는] 다른 화합물로 전환되는 전환율에 달려 있다. 니코틴 대사에 대한 반감기는 약 2시간이다(그림 9.5). 마찬가지로, 혈압 상승이나 뇌의 자극과 같은 흡연의 생리적 효과는 몇 시간 동안 지속된다.

커피 및 많은 청량음료(표 9.1)의 활성 성분인 카페인은 5–7시간의 반감기를 가지고 있다(그림 9.5). 그 생물학적 효과 역시 그 정도로 지속되며, 오후에 커피를 마신 후에 많은 사람들이 잘 수 없는 이유를 설명한다. 카페인은 생체 변환에 의해 간에서 다른 화합물로 대사된다. 일부 화합물의 제거율은 개인에 따라 다른 요소로 인해 달라질 수 있는데, 예를 들면, 흡연자의 카페인 반감기는 약 3시간으로 감소한다.

모든 화학 물질이 1차 속도식을 따라 제거되는 것은 아니다. 알코올은 간세포 내의 알코올 탈수소효소(alcohol dehydrogenase)와 같은 효소의 작용에 의해 아세트알데히드(acetaldehyde)라고 하는 독성 화합물로 변환된다. 아세트알데히드는 다른 효소의 작용에 의해 아세트산으로 추가로 전환된다. 흥미롭게도 알코올 산화 속도는 시간에 따라 상대적으로 일정하다(그림 9.5). 반응 속도가 시간에 따라 변하지 않는 상수일 경우,

그림 9.5

에탄올, 카페인 및 니코틴의 생체 변환 및 제거. **A.** 많은 화합물이 제거되기 전에 다른 화합물로 전환된다. 니코틴, 카페인 및 알코올에 대한 예시가 나타나 있다. **B.** 화학적 변환의 속도는 신체에서 많은 화합물이 제거되는 전반적인 속도에 영향을 미친다. 이 그래프는 1회의 초기 투여 후(시간 t = 0에서) 신체에 남은 니코틴, 카페인 또는 알코올의 양을 보여준다.

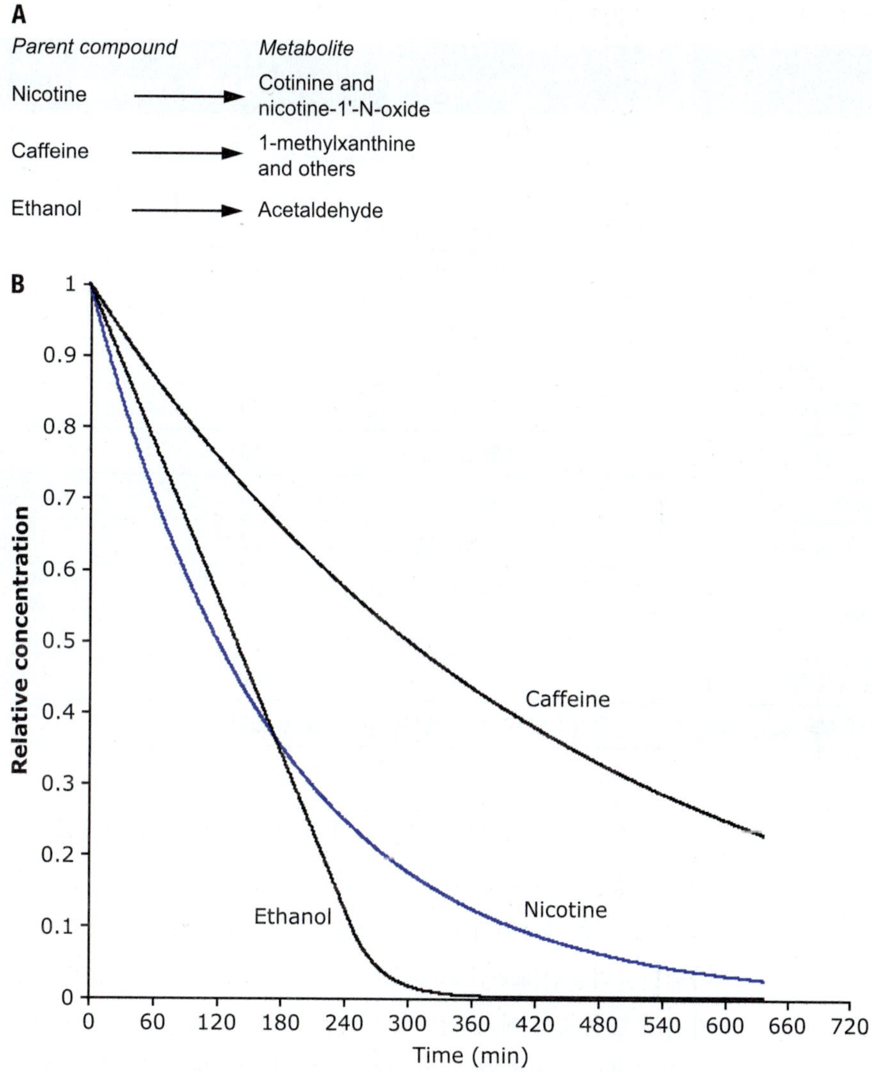

이 반응을 0차 반응(zero-order reaction)이라 한다. 이 경우, 반응 속도가 일정한 것은 효소가 포화되었음을 나타낸다(즉 기질의 농도가 높은 경우, 박스 4.2의 식 11을 참고). 성인의 평균 에탄올 대사 속도는 약 120 mg/kg/h, 또는 75 kg 성인에게서 3시간 동안 약 30 mL이다. 간에서의 대사를 통해 에탄올의 농도는 감소해서 결국엔 술에서 깨게 되지만, 유독한 아세트알데히드의 농도는 증가한다. (알코올 중독의 장기적인 결과는 아세트알데히드의 축적과 간세포에 대한 직접적인 독성 효과로 인한 간 기능 부전이다.)

제약 회사가 새로운 잠재성을 지닌 약을 개발할 때, 대답해야 하는 가장 중요한 질문 중 하나는 이것이다. 약물을 우리 몸이 어떻게 제거하는가? 약물이 안전하다는 것은 우

표 9.1 음식과 약물의 카페인 함유량의 예시

품목	1회 제공량	제공량당 카페인(mg)	액체 부피당 카페인 (U.S. fl oz당 mg)
카페인 정제(Vivarin®)	1정	200	
Excedrin® 정제	1정	65	
원두커피	240 mL(8 U.S. fl oz)	135*	17
디카페인 커피	240 mL(8 U.S. fl oz)	5*	0.63
에스프레소 커피	57 mL(2 U.S. fl oz)	100*	50
다크 초콜릿(Hershey's® Special Dark)	1개(43 g, 1.5 oz)	31	
밀크 초콜릿(Hershey® bar)	1개(43 g, 1.5 oz)	10	
Five Hour Energy®	1병(1.93 oz)	207	110
Red Bull®	240 mL(8 U.S. fl oz)	80	9.8
Bawls® Guarana	296 mL(10 U.S. fl oz)	67	6.7
탄산음료, Coca-Cola® Classic	355 mL(12 U.S. fl oz)	34	2.8
녹차	240 mL(8 U.S. fl oz)	15	1.9
잎 또는 티백 차	240 mL(8 U.S. fl oz)	50	6.3

* 1회 제공량당 평균 카페인 함량. 정확한 함량은 제조 방법에 따라 다를 수 있다.

리 몸이 약물을 쉽고 예측 가능하게 제거할 수 있음을 의미한다. 아스피린(aspirin)은 통증과 관절염을 포함한 다양한 증상에 대해 복용되는 안전한 약물로, 혈액의 응고를 막기 위해 자주 사용된다. 아스피린은 미국에서 가장 널리 쓰이는 약물로, 그 주요 성분인 아세틸살리실산(acetyl salicylate)으로도 불린다. 혈액 내 아스피린은 15분의 반감기를 가지며 혈액에서 제거되는데, 효과는 몇 시간 동안 지속될 수 있다. 아스피린은 간에서 다른 화합물로 전환된다. 이 화합물 중 일부는 생물학적으로 활성이며(화학적으로 아스피린과 유사하다), 나머지는 그렇지 않다. 시간이 지남에 따라, 아스피린과 모든 생체 변환을 거친 물질들이 소변으로 배설된다.

예제 1 아스피린의 반감기가 15분이라면, 아스피린의 생물학적 효과가 몇 시간 동안 지속되는가?

정답 두 가지 답변을 할 수 있다. 첫째, 신체에서의 약물 제거와 반감기 사이의 관계를 생각해보자(그림 7.6). 생물학적 효과는 약제의 농도가 치료 농도(therapeutic concentration, 생물학적 효과를 나타내기 위해 필요한 혈액 중의 농도)를 초과하는 한 지속될 것이다. 초기 농도가 치료 농도의 1,000배가 되도록 많은 양을 투여하면 그 효과는 수 시간 동안 지속될 수 있다. (그림 7.6에서 반감기가 15분인 분자의 곡선은 약 수 시간 동안 x축 위에 유지된다.) 약물 투여 초기의 높은 체내 농도에서도 독성이 없는 경우에 한해서만 이러한 작용을 기대할 수 있다. 둘째, 아스피린은 마찬가지로 활성을 가지는 살리실산(salicylate)과 같은 대사산물로 전환되고, 이는 보다 긴 반감기를 갖는다.

9.3 생체 변환과 담도 배설(biliary excretion)

간은 약물 대사의 주요 장소이기도 하지만 중요한 배설 기관이기도 하다. 7장에서 나머지 소화계와 함께 간의 위치를 보여주었다(그림 7.18a). 장의 정맥혈의 대부분은 문맥을 통해 간으로 흐른다. 이 위치는 간 기능에 중요한데, 이로써 간은 장에서 흡수된 모든 영양소와, 함께 흡수될 수 있는 모든 약물 및 독소에 즉각적으로 처리할 수 있다.

간은 직접 일부 화합물을 분비한다. 이러한 화합물은 **간세포(hepatocytes)**에 의해 혈액에서 간 담즙계(liver biliary system)로 운반된다. 담즙계는 **담즙(bile)**을 모아서 소장으로 배출하는 그물망 형태의 관과 저장소로 이루어져 있다(그림 9.6). 간의 기능을 수행하는 간세포는 혈액에서 화합물을 추출하여 담즙계로 운반한다. 사람의 간은 하루에 250−1,000 mL의 담즙을 생성하여 담관을 통해 운반하고, 쓸개(gall bladder)에 저장 및 농축하여 소장으로 전달한다. 장 내로 분비된 담즙에 있는 분자는 대변으로 배출되거나, 혈액으로 재흡수되거나 장 효소의 작용을 통해 변형될 수 있다.

담즙으로 배출되는 화학 물질의 종류는 한정적이다. 담즙으로의 배출은 간세포에서 에너지를 소비하는 과정으로, 신장 내의 세관(tubule)에서 일어나는 막 수송 과정 중 일부와 비슷한 방법으로 이뤄진다(이는 다음 절에서 더 자세히 설명한다). 사람이 배설하는 물질은 일반적으로 400 돌턴(daltons)보다 큰 분자량을 가지며, 이보다 더 작은 화합물은 배설되지 않는다. 일부 화합물은 변하지 않은 채로 담즙으로 배설된다. 예를 들어, 항생제 중 하나인 에리스로마이신(erythromycin)의 95% 이상이 담즙으로 직접 배설된다. 다른 화합물은 생체 변환(biotransformation) 후 배설된다. 에스트라디올[estradiol, 에스트로겐(estrogen) 대체 요법 및 피임 제어에 사용됨] 및 모르핀(심한 통증 조절에 사용됨)은 다음 단락에서 설명하는 것처럼 화학적 접합체(chemical conjugates)로 배설된다.

담즙 배설(biliary excretion)은 신체에서 분자를 제거하는 중요한 메커니즘이지만, 신장을 통한 배설을 위해 화학 물질을 처리하는 역할이 더 중요한 간의 역할이다. 일상생활에서 약물 및 독성 화합물을 포함하여 많은 물질들이 지질 용해성으로 인해 신체 내로 들어온다(지용성 화합물은 수용성 화합물보다 피부 및 점막 표면을 통해 쉽게 침투한다). 신장은 지용성 분자의 배설에 있어서 매우 비효율적이다(지질 용해성 분자는 여과 후 혈액으로 재흡수된다. 9.4절 참조). 간은 지질 용해성 분자를 좀 더 극성을 가지는 화합물로 전환시켜 신장에서 쉽게 배설되도록 도와주는데, 간은 경이로운 범위의 화학적 변환을 담당할 수 있다. 이 생화학 기능의 다양성은 일부 중증 간 질환 환자가 경험하는 다양한 증상과 높은 약물 민감성을 설명할 수 있다.

간에서 화학적 전환은 간세포의 활면소포체[smooth endoplasmic reticulum, 종종 마이크로솜 분율(microsomal fraction)이라고도 함] 내의 효소의 작용에 의해 크게 촉진된다. 1단계 반응(Phase I reaction, 산화, 환원 및 가수분해)은 분자를 원래 형태와 생물학적 활성이 다른, 극성 형태로 전환시킨다. 약물 분자의 경우 생체 변환을 통해 대개 원래 약물보다 활성이 약한 대사 물질로 변환된다. 반대로 어떤 약물은 활성이 없는 전구약물(pro-drug) 형태로 투여되어, 간 효소의 작용에 의해 활성이 있는 형태로 변환되기도

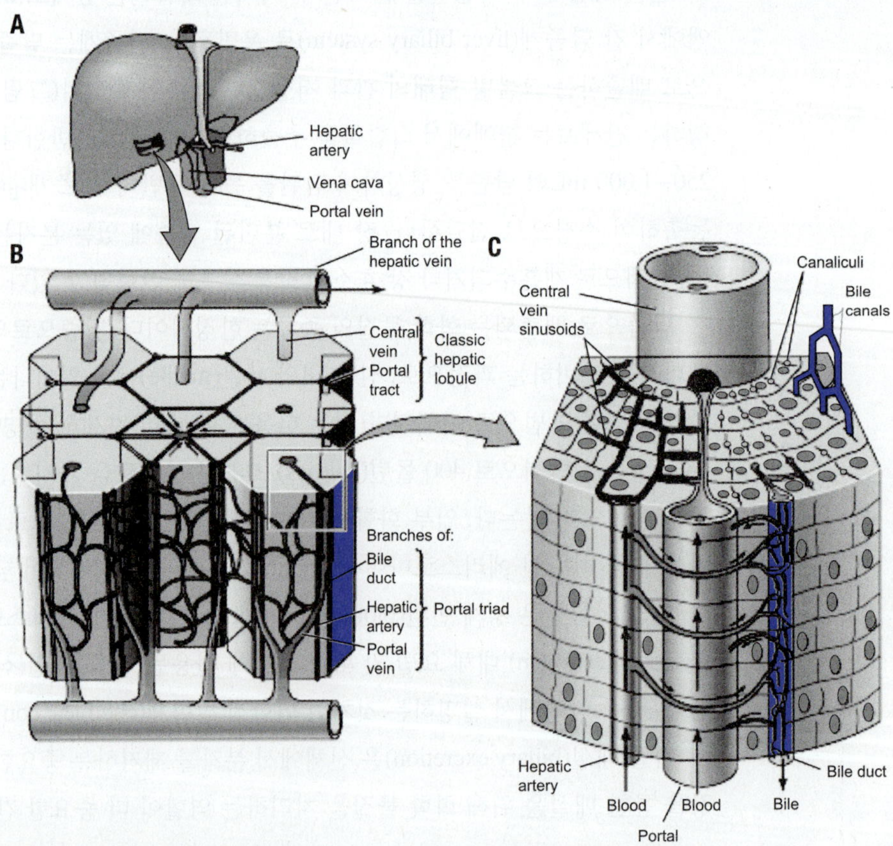

그림 9.6

간세포(hepatocytes)와 담즙 분비(biliary secretion). **A**. 간은 간동맥(hepatic artery)과 간문맥(portal vein)으로부터 혈액을 공급받으며, 들어온 혈액은 간정맥(hepatic vein)을 통해 나간다. 그러나 분자들은 담관(bile duct)을 통해 간에서 빠져나갈 수도 있다. **B**. 간은 많은 소엽(lobules)으로 나뉘고 각 소엽은 동맥으로부터 산소가 풍부한 혈액과, 문맥으로부터 영양이 풍부한 혈액을 받는다. **C**. 간 소엽을 통과하는 물질의 흐름은 고도로 조직화되어 있다. 그림 7.22 또한 참조.

표 9.2 신장의 기능

기능	신부전증으로 인한 이상
독성 물질(체내 노폐물, 외부의 독극물, 약물)의 배출	요독증(uremia)(식욕 감퇴, 구역 및 구토, 무기력증, 혼수)
NaCl 균형(세포외액 부피, 혈장 부피, 혈압의 조절)	고혈압, 부종
물의 균형(삼투압과 세포외액 Na 농도 조절)	저나트륨혈증
K 균형	고칼륨혈증
산-염기 균형	산성혈증
인산과 칼슘 균형, 비타민 D의 활성화	뼈 질환
에리트로포에틴의 분비	빈혈

한다. 예를 들어, 항암제인 시클로포스파미드(cyclophosphamide)는 세포 독성이 없지만, 간에서의 일련의 반응에 의해 포스포아마이드 머스타드(phosphoramide mustard)를 비롯한 강력한 약제로 전환된다.

9.4 신장에서의 분자 제거

신장 및 나머지 비뇨기 계통의 기능은 혈액 내 독성 분자를 제거하는 것으로 흔히 일려져 있다. 이것만으로도 충분히 생명의 유지에 중요한 기능이지만, 신장이 건강을 지키기 위해 하는 일 중에서는 일부일 뿐이다. 인간이 음식을 먹을 때, 체내로의 분자의 흡수는 조절되지 않는다. 즉, 인간이 섭취하는 분자는 대부분 체내로 그대로 흡수된다. 사람들은 소듐, 물, 포타슘의 균형을 조절해가며 식사를 하지는 않는다. 보통의 경우, 사람은 자신이 필요한 양 이상을 먹고, 신장을 통해 초과분을 배설하여 균형을 유지한다. 신부전증(renal failure)과 같은 원인으로 이러한 균형 기능을 잃어버리면 건강은 급속히 악화된다(표 9.2).

일반적인 사람의 신장은 매일 950 L의 혈장을 처리하여 소변으로 103 mmol의 소듐, 50 mmol의 포타슘, 2 mmol의 중탄산염(bicarbonate) 및 52 g의 요소(urea)를 배출한다(표 9.3). 이러한 수치는 우리에게 신장 기능에 대한 이해를 돕는다. 예를 들면, 하루에 신장으로 들어가는 요소의 총량 중 상당량이 소변으로 배출된다(11%). 만약 신장이 단순한 필터라면 신장을 통과하는 물의 11%가 배설되어야 한다. 이렇게 생각한다면, 사람들은 요소 52 g을 제거하기 위해 하루에 100 L 이상의 소변을 **배설(micturate)**해야 한다. 인간 방광의 용량이 약 0.5 L인 것을 감안해보았을 때, 하루에 100 L의 액체를 배출하려

표 9.3 신장을 통과하는 유체의 총량과 몇 가지 물질들

물질	하루 동안 신동맥을 통과하는 유량	하루 동안 요관을 통과하는 유량	물질이 요관으로 이동하는 비율
혈액	1,730 L		
혈장	950 L		
물		1.5 L	
Na^+	133,000 mmol	103 mmol	0.16%
K^+	3,800 mmol	50 mmol	0.08%
HCO_3^-	25,600 mmol	2 mmol	0.008%
요소	475 g	52 g	11%

면 방광을 매일 200번 이상 비우고, 신체의 수분을 유지하는 데 필요한 100 L의 물을 마셔야 한다. 다른 말로 하면, 인생의 대부분은 물을 마시고 오줌을 싸는 일만으로 이루어질 것이다. 신장이 물을 회수하고 소변을 농축시키는 메커니즘을 가지고 있다는 것은 정말로 다행스러운 일이다.

표 9.3은 또한 매일 신장을 통과하는 분자의 총량 대비 배설되는 비율이 서로 전혀 다르다는 것을 보여준다. 만약 신장이 간단한 필터라고 할 경우(심지어 요소의 농축을 위한 물의 회수 기능이 있는 필터일지라도) 어떻게 중탄산염의 0.008%와 소듐의 0.16%만이 배출되는 데 반해, 총 요소의 11%가 배출되는지에 대해 설명하는 것이 어려울 것이다. 실제로 신장의 역할은 여과(filtration, 소변이 되는 액체를 생성), 재흡수(reabsorption, 소변에서 혈액으로, 필수적인 물과 화학 물질을 회수) 그리고 선택적 분비(selective secretion, 일부 화학 물질을 혈액을 소변으로 배출)가 함께 작용하고 있다(그림 9.7).

비뇨기 계통(그림 9.8)은 혈액에서 분자를 선택적으로 제거하는 두 개의 **신장(kidneys)**, 신장에서 소변을 모으는 저장소 역할을 하는 한 개의 **방광(urinary bladder)**, 그리고 신장에서 방광으로 소변을 운반하는 관인 두 개의 **요관(ureters)**으로 구성되어 있다. 요관은 단순한 관이며 방광은 저장소이다. 즉, 신장에 의해 생성된 소변은 신장 밖에서는 더 이상 변하지 않는다. 소변은 **요도(urethra)**를 통해 몸에서 배설된다.

각 신장은 하나의 동맥을 통해 혈액을 받아 하나의 정맥을 통해 내놓는다. 총 신혈류량(renal blood flow)은 약 1 L/min이다. 정상적인 적혈구 농도를 가진 사람의 경우, 신혈장유량(renal plasma flow, RPF)은 0.6 L/min이다. 이 높은 혈액 유량 때문에 신장은 매일 엄청난 양의 물질들이 통과한다(표 9.3). 신장의 주요 기능 단위는 **네프론(nephron)**이다. 각 신장에는 약 50만 개의 네프론이 들어 있는데, 이들은 모두 비슷한 특징을 가지

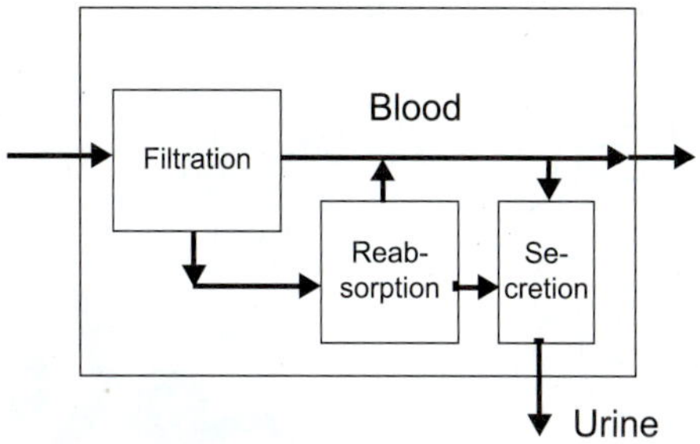

그림 9.7

신장 기능의 도식. 신장은 여과를 통해 혈액의 초미세여과액(ultrafiltrate)을 생성한다. 몇몇 화합물은 여과액에서 다시 혈액으로 재흡수되며, 나머지 다른 화합물은 혈액으로부터 여과액 속으로 직접 분비된다.

고 있지만, 구조가 조금씩 다르다. 네프론은 매우 잘 조직화된 튜브와 혈관 모음이다(그림 9.9).

네프론으로 들어가는 유체의 입구는, 신장의 여과 기능을 제공하는 사구체(glomerulus)이다(그림 9.10). 여과된 혈장은 사구체 막을 통해 보우만 강(bowman's space)으로 충분히 작은 분자를 운반한다. 이 **초미세여과액(ultrafiltrate)**이 **신장 세관(kidney tubules)**을 통과함에 따라 물, 나트륨, 포도당과 같은 일부 분자가 혈액으로 재흡수된다. 페니실린(penicillin)과 같은 다른 분자는 관류액(tubular fluid)으로 능동적으로 분비된다. 네프론의 세관 시스템을 따라 12–13개의 별개의 세포 유형이 있는데, 각각의 세포 유형은 재흡수 및 분비의 작업을 수행하기 위해 용질의 다양한 조합을 인식하고 운반하는 데 중요한 역할을 한다. 이 모든 것들은 소변을 생산하고 혈액에서 항상성을 유지하기 위해 유기적으로 작용한다.

9.4.1 사구체(glomerulus) 여과

신장에서 총 *RPF*는 약 0.6 L/분이다. 신장 내에서 각각의 신동맥은 여러 갈래로 나뉘며 결국에는 각 네프론에 혈액을 공급하는 데 필요한 100만 개 이상의 세동맥(arteriole)을

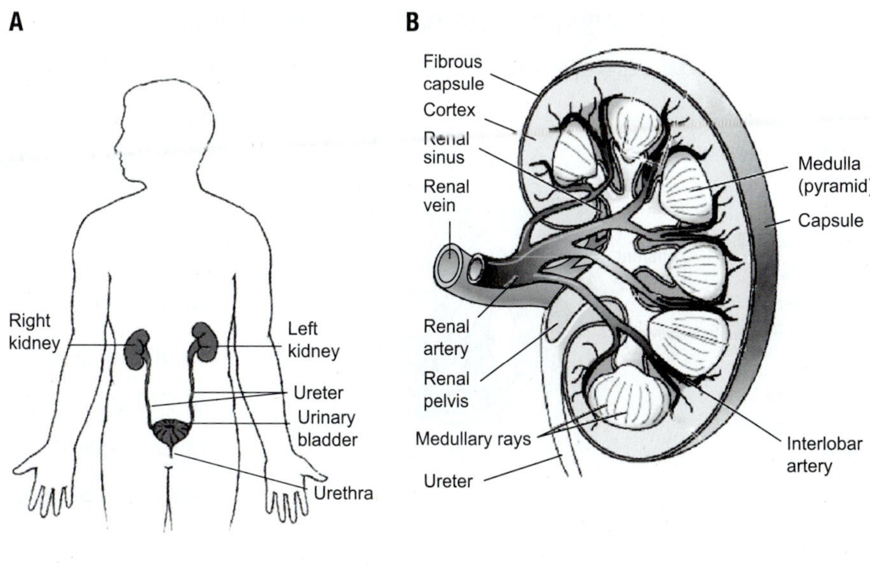

그림 9.8

신장/비뇨계(renal/urinary system). **A**. 인간은 복대동맥(abdominal aorta)의 양쪽에 위치한 신장 한 쌍을 가진다. 소변은 각 신장에서 요관을 통해 방광으로 흐른다. **B**. 각 신장은 대동맥에서 직접 갈라져 나온 신동맥으로부터 혈액을 공급받고, 신정맥을 통해 대정맥으로 혈액이 반환된다. 신동맥, 신정맥 및 요관은 신장의 신우(renal pelvis)라고 불리는 부분에서 빠져나온다.

그림 9.9

네프론의 구조도. **A**. 신장에서의 혈액 공급과 네프론의 관계. **B**. 신장 세뇨관을 구성하는 상피세포의 구조는 위치에 따라 변한다.

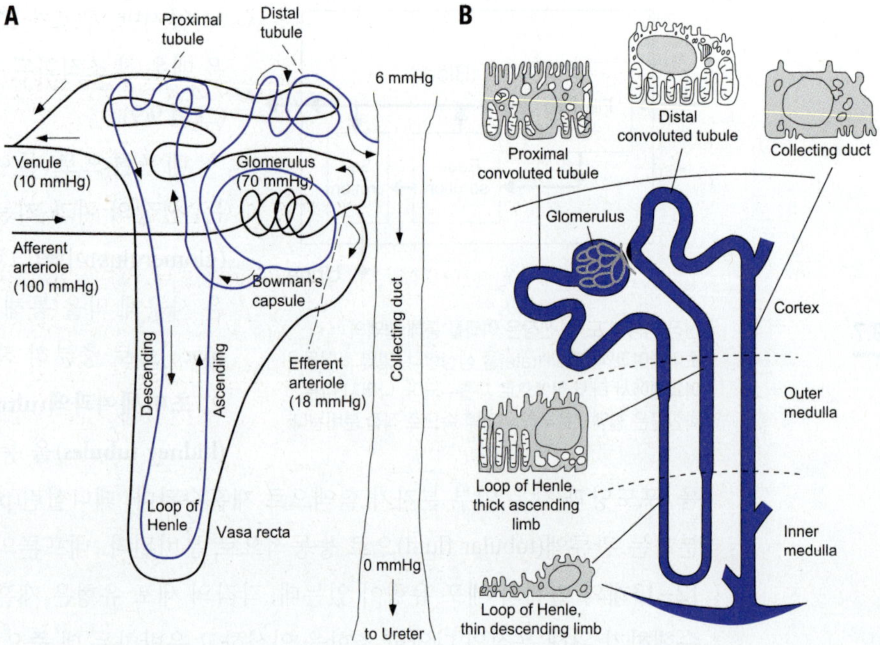

생성한다. **들세동맥(afferent arterioles)**은 각 네프론의 사구체로 혈액을 운반해오고, **날세동맥(efferent arteriole)**은 혈액을 밖으로 운반한다. 들세동맥과 날세동맥 사이에는 혈액을 여과하는 물리적 장소인 모세혈관이 있다. 사구체 막은 필터 혹은 체 형태의 시스템이다(그림 9.11). 막은 모세혈관 벽의 내피세포, 기저막 및 족세포(podocytes)라 불리는 신장 유래의 다른 상피세포로 구성된다. 족세포는 사구체 내에서 광범위하게 뻗어 있고 모세혈관을 감싸고 있으며, 또한 사구체의 여과 장벽의 일부를 형성한다. 내피 조직은 **구멍이 뚫려 있는데(fenestrated)**, 약 90 nm 크기의 구멍이 빽빽하게 채워져 있다.

세동맥은 혈관을 수축시키거나 확장시키는 데 사용할 수 있는 근육 벽을 가지고 있다. 네프론은 특이한 배열의 혈관을 가지고 있다. 혈액은 세동맥에서 모세혈관(사구체)으로 흐른 다음 다른 세동맥으로 흐른다. (일반적으로 혈액은 모세혈관에서 모여서 세정맥으로 흐른다는 사실을 기억하라. 8장 참조.) 사구체 모세혈관의 양쪽에 동맥이 존재하기 때문에 모세혈관 내의 압력은 세동맥의 저항에 따라 조절된다(그림 9.10). 보우만 강의 압력, p_{BS}의 압력은 항상

그림 9.10

사구체 여과. 사구체에서의 여과액의 흐름 속도[사구체 여과 속도(glomerular filtration rate, GFR)라고 함]는 정수압 및 교질삼투압(oncotic pressures)의 기울기에 따라 다르다.

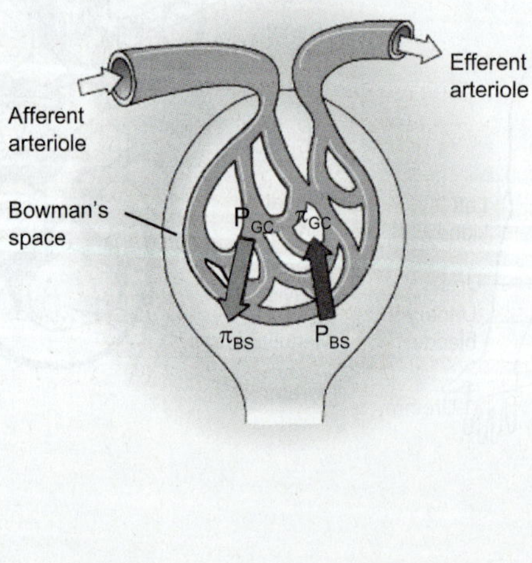

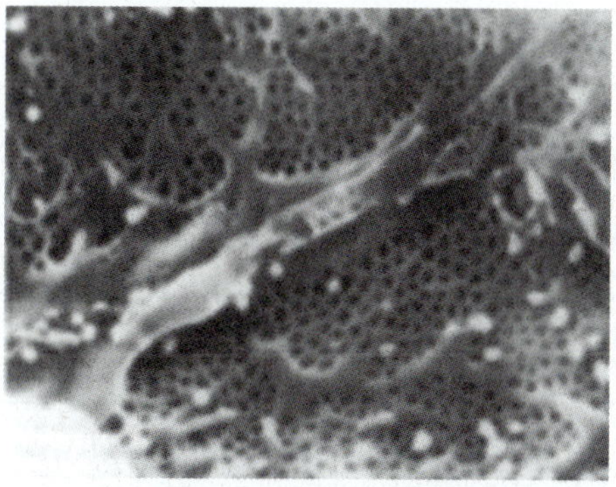

그림 9.11

사구체에서 여과 장벽의 단면. 참고문헌 1에서 허가 하에 발췌, copyright Elsevier 2005.

14 mmHg이다. 따라서 사구체 막을 가로지르는 여과 속도는 사구체 막을 지나는 압력 강하 Δp_G에 의해 결정된다. 막을 통과하는 정수압 강하는 다음과 같다.

$$\Delta p_G = p_{GC} - p_{BS} \tag{9.2}$$

여기서 p_{GC}는 사구 모세혈관 내의 압력이다. 정수압만이 막을 통한 유체 이동의 유일한 원동력으로 작용하는 것은 아니다. 단백질은 일반적으로 여과 장벽의 작은 구멍을 통과하기에는 너무 크기 때문에(이 절의 뒷부분에서 설명), 혈액 내의 단백질 농도는 여과물의 단백질 농도보다 훨씬 높다. 단백질 농도의 차이는 삼투압 추진력을 만들어 보우만 강(Bowman's space)에서 다시 모세관으로 물을 끌어오는 경향이 있다(그림 9.10). 따라서 여과에 대한 전체 추진력은 다음과 같다.

$$\Delta p_G = (p_{GC} - p_{BS}) - (\pi_{GC} - \pi_{BS}) \tag{9.3}$$

여기서 π_{GC}는 사구체 모세혈관 내의 교질삼투압이고, π_{BS}는 보우만 강에서의 교질삼투압이다. [**교질삼투압(oncotic pressure)**은 Na^+와 Cl^-과 같은 전해질이 아닌 단백질의 존재로 인해 발생하는 삼투압을 일컫는다.]

박스 9.1은 들세동맥과 날세동맥에서 저항을 조절하는 능력이 네프론에서 사구체 여과에 대한 추진력을 어떻게 조절하는지를 보여준다. 사구체에서는 분자 크기에 따라 여과가 일어난다. 물과 작은 분자는 사구체 막의 구멍을 쉽게 통과한다(그림 9.11). 더 큰 분자는 이 작은 구멍을 통과할 수 없다. 표 9.4는 막을 통과할 수 있는 이들 분자의 비율을 대략적으로 나타내는 "여과성(filterability)"의 순서로 일부 화합물을 보여준다. 분자의 크기가 증가함에 따라, 여과성은 감소하는 것을 알 수 있다. 음전하를 띤 분자는 같은 분자량의 전하를 띠지 않는 분자 혹은 양전하를 띠는 분자에 비해 여과 과정에서 더 방해를 받는다. 즉, 필터링될 가능성이 적다(그림 9.12). 이 전하 효과는 알부민 크기의 분자(MW = 69,000, 반경 3 nm에 해당)에서 특히 중요하다. 크기가 여과의 유일한 결정 요인이라면, 알부민의 10% 이상이 사구체에서 여과되겠지만, 음전하의 영향으로 1% 미만이 걸러진다.

박스 9.1 사구체의 여과

혈액은 들세동맥과 날세동맥을 통해 사구체에 유입, 유출된다(그림 9.9 및 9.10 참조). 모세혈관의 양쪽에 세동맥이 위치한 이러한 구조는 각 네프론이 사구체 여과 속도를 조절할 수 있게 한다.

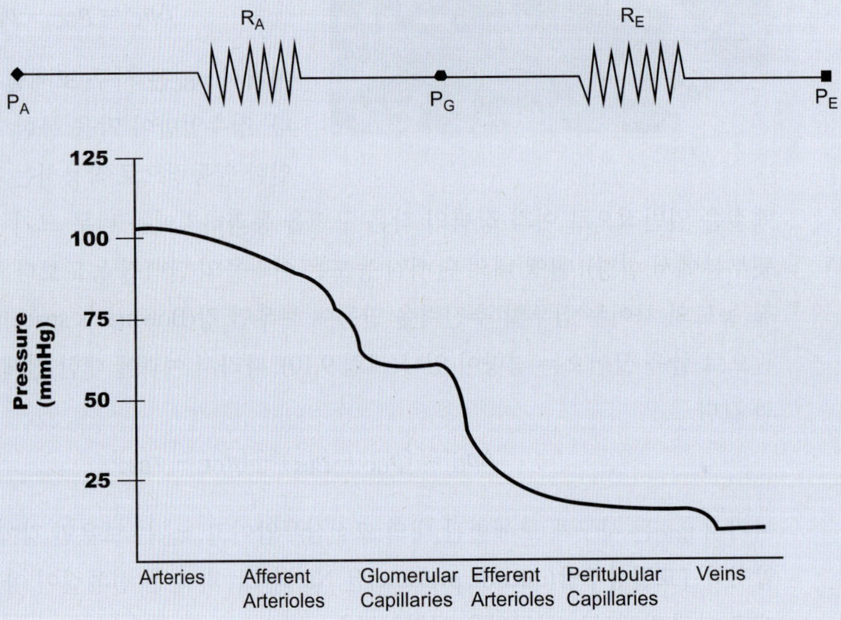

그림 박스 9.1A 위, 날세동맥과 들세동맥은 직렬로 연결된 두 개의 저항처럼 동작한다. 아래, 사구체 혈관들을 지날 때의 압력 강하. 사구체 모세혈관의 구간에서는 압력 강하가 이뤄지지 않지만 두 개의 세동맥에서는 큰 압력 강하가 일어난다.

식 9.2와 9.4를 결합하면 GFR에 대한 식이 산출된다.

$$GFR = K(p_{\mathrm{GC}} - p_{\mathrm{BS}}) \quad \text{(식 1)}$$

대부분의 상황에서 보우만 강의 압력은 14 mmHg로 일정하다. 여과 장벽의 투과도 K 역시 일정하다. GFR은 사구체 모세혈관의 압력, p_{GC}에 의존하기 때문에 네프론은 p_{GC}를 통해 GFR을 제어한다.

8장에서 관을 통한 흐름의 압력, 유량 및 저항의 관계를 상기해보자.

$$Q = \frac{1}{R}\Delta p \text{ where } R = \frac{8\mu L}{\pi r_{\mathrm{v}}^4} \quad \text{(식 2)}$$

이는 식 8.3이다. 수입 및 수출 모세혈관을 통한 흐름은 식 2를 사용하여 모델링할 수 있다(그림 박스 9.1A). 들세동맥의 저항 R_{A}가 날세동맥의 저항 R_{E}과 같다고 가정하자. 식 2를 각각의 세동맥에 대해 적을 수 있다.

$$Q_A = \frac{1}{R_A}(p_A - p_{GC}) \text{ and } Q_E = \frac{1}{R_E}(p_{GC} - p_E) \qquad \text{(식 3)}$$

날세동맥을 통한 유량 Q_A는 들세동맥을 통과하는 유량 Q_E에서 이 단일 네프론에 대한 GFR을 뺀 값과 동일하다. (이것은 왜 사실일까?) 첫 번째 가정으로, 네프론의 GFR은 세동맥을 통과하는 유량과 비교하면 매우 작으므로 $Q_A \sim Q_E$라 할 수 있다. 그렇다면 다음이 성립한다.

$$\frac{1}{R_A}(p_A - p_{GC}) = \frac{1}{R_E}(p_{GC} - p_E) \qquad \text{(식 4)}$$

식 4를 사구체 압력에 대해 풀면 다음과 같다.

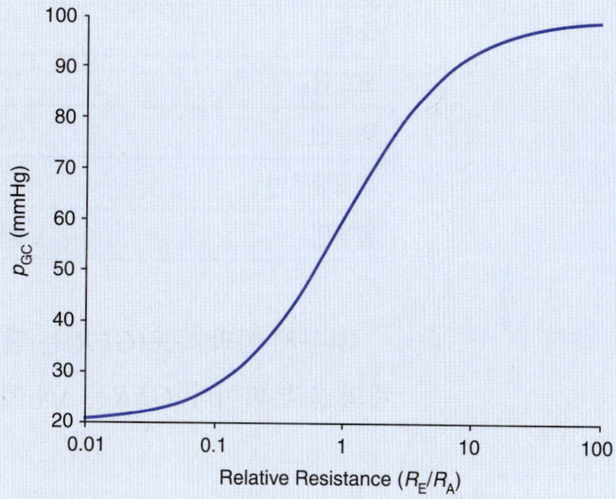

그림 박스 9.1B 사구체 모세혈관 내의 정수압은 날세동맥과 들세동맥의 상대적인 저항에 의해 조절된다.

$$p_{GC} = \frac{\frac{R_E}{R_A} p_A + p_E}{\frac{R_E}{R_A} + 1} \qquad \text{(식 5)}$$

그림 박스 9.1B는 들세동맥 저항에 대한 날세동맥 저항의 비율(E_A/R_E)이 변할 때 사구체 압력, p_{GC}가 어떻게 변하는지를 보여준다. 이 계산에서 그림 박스 9.1a와 같이 총 압력 강하가 일정하다고 가정하자. $p_A \doteq 100$ mmHg 및 $p_E = 20$ mmHg. 날세동맥 저항이 들세동맥 저항과 비교할 때 매우 낮다면 p_{GC}가 낮고, 압력 강하의 대부분은 들세동맥에서 발생한다. 반대로 날세동맥 저항이 높으면 p_{GC}가 높아진다. 세동맥의 상대적인 저항을 조절함으로써, 네프론은 넓은 범위에서 사구체 압력 강하를 변화시킬 수 있으며, 그에 따라 넓은 범위의 GFR을 형성할 수 있다.

예제 2

교질삼투압 차이는 보통 약 25 mmHg이지만 사구체 모세혈관을 통해 혈액이 흐를 때 약 35 mmHg까지 약간 상승한다. 그 이유는 무엇일까?

정답 혈액이 모세혈관을 통해 흐를 때 여과하면 모세혈관 내 유체의 물과 작은 분자가 고갈된다. 알부민과 같은 단백질은 여과되지 않기 때문에 물의 제거에 따라 그 농도가 증가한다.

표 9.4 사구체 내의 분자의 여과성

물질	분자량	여과성
물	18	1.0
소듐	23	1.0
포도당	180	1.0
인슐린	5,500	1.0
미오글로빈	17,000	0.75
알부민	69,000	0.005

사구체 여과 속도(GFR)는 단위 시간당 신장에서 사구체 막을 가로질러 여과되는 유체의 총 부피이다. GFR은 Δp_G에 정비례하여 증가한다.

$$GFR = K\Delta p_G \tag{9.4}$$

여기서 초미세여과 계수(ultrafiltration coefficient)라고 불리는 K는 여과에 대한 사구체 막 저항의 역수이다. 이 표현식은 혈관의 경막압력 강하(transmembrane pressure drop)로 인한 물의 유속에 관한 방정식(식 8.10)과 유사하다는 점을 참고하자.

일반적인 70 kg 성인의 경우 GFR은 RPF인 600 mL/min의 25%을 차지하는 약 125 mL/min이다. 사구체에서 여과된 혈장은 재흡수와 분비를 거쳐 네프론 내에서 소변이

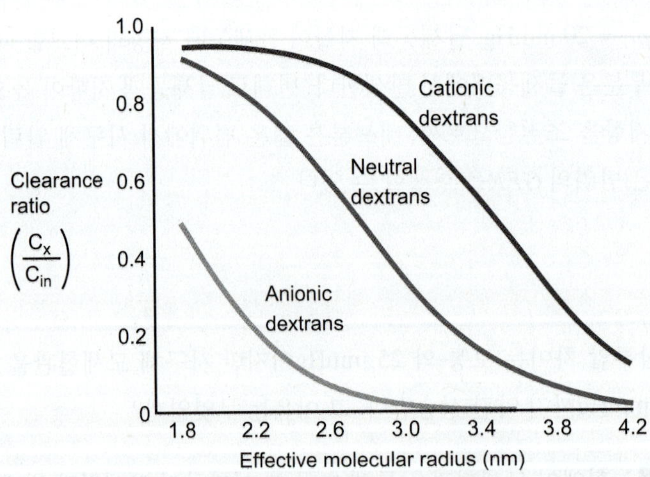

그림 9.12 대전된 분자의 여과성. 청소율(clearance)은 분자가 사구체 여과 장벽을 넘는 정도의 용이성을 측정한 값이다. 이 값은 자유롭게 넘나드는 분자의 경우 1이고 전혀 통과하지 않는 분자의 경우 0이다. 덱스트란(dextran)은 여러 가지 분자량을 가진 다당류(polysaccharide)이며, 양전하(양이온성 덱스트란) 또는 음전하(음이온성 덱스트란)로 대전될 수 있다. 청소율은 덱스트란의 분자량 증가에 따라 감소한다. 주어진 분자량에서, 양이온성 덱스트란은 중성 또는 음이온성 덱스트란보다 더 쉽게 여과된다.

된다. 신장의 처리량은 괄목할 만하다. 평균적으로 신장의 네프론은 일 평균 약 180 L의 여과액을 생성하고 처리하여 약 1 L의 소변을 만든다.

9.4.2 청소율과 소변의 배설

청소율(clearance)의 개념은 신장 생리를 이해하는 데 중요하다. 청소율은 7장에서 소개한 물질 수지 접근법을 사용하여 가장 쉽게 이해할 수 있다. 그림 9.7에 개략적으로 나타낸 것처럼 신장을 하나의 계로 보고, 하나의 화학종에 관심이 있다고 가정하자. 특정 물질의 질량 수지식(식 7.1)은 정상상태에서 다음과 같다.

$$IN_{\text{plasma}} - OUT_{\text{plasma}} = OUT_{\text{urine}} \tag{9.5}$$

이 방정식은 시간당 혈장에서 제거되는 화학 물질의 질량이 시간당 소변으로 배출되는 양과 같다는 점을 시사한다. 이 방정식은 다음의 기호로 표현할 수 있다. $\dot{V}$는 소변 생산의 부피 속도, $[X]$는 혈장 또는 소변에서 화학종 X의 농도, 신동맥 및 신정맥을 통한 신장으로의 혈류량은 각각 RPF_a 및 RPF_b로 나타낸다.

$$RPF \times ([X]_{\text{plasma,artery}} - [X]_{\text{plasma,vein}}) = (\dot{V})[X]_{\text{urine}} \tag{9.6}$$

이 식에서는 $\dot{V}$가 RPF보다 훨씬 낮다는 가정이 적용되어 있다. 식 9.6은 물질 X가 소변을 통해 배설되면, 혈장 내에서의 농도가 저하된다는 것을 보여준다. 즉, X의 농도는 동맥보다 정맥에서 더 낮다.

농도는 얼마나 낮아지는가? 유입되는 혈장이 두 개의 흐름으로 나뉘어 있다고 상상해보자. 한쪽의 흐름에서는 신장이 물질 X를 완전히 청소해주고 다른 쪽의 흐름에는 전

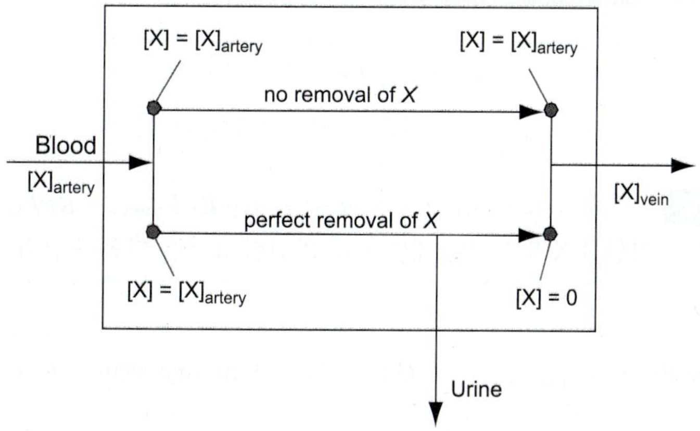

그림 9.13

신장에서 청소율(clearance)의 개념을 설명하기 위한 개략도. 혈류가 두 개의 흐름으로 나뉜다고 가정하자. 한쪽 흐름에서는 화합물이 완전히 제거되고 다른 하나의 흐름에서는 제거되지 않는다.

혀 관여하지 않는다(그림 9.13). 청소율(clearance, CL)은 단위 시간 동안 물질 X가 완전히 정화(또는 제거)된 가상의 신장 혈류량이다. 수학적으로는, 식 9.6에서 다음과 같이 정의될 수 있다.

$$CL \times ([X]_{\text{plasma,artery}} - 0) = (\dot{V})[X]_{\text{urine}} \tag{9.7}$$

혹은, 간단히 다음과 같다.

$$CL = (\dot{V})\frac{[X]_{\text{urine}}}{[X]_{\text{plasma,artery}}} \tag{9.8}$$

이러한 가상의 청소율이 쓸모가 있는가? 사구체 막에 의해 어떠한 방해도 없이 쉽게 여과되지만, 재흡수되거나 분비되지 않는 분자 X에 대해, 여과 중에 혈장으로부터 제거되는 분자는 모두 소변에서 찾을 수 있다. 이 화합물의 청소율은 GFR과 같다. 이눌린(inulin)이라고 불리는 다당류가 이렇게 거동한다. 이눌린은 혈장에서 쉽게 걸러낼 수 있을 만큼 작지만 신장에서 재흡수 및 분비가 일어나지는 않는다. 따라서 GFR은 이눌린의 청소율을 측정하여 실험적으로 추정할 수 있다.

$$CL_{\text{inulin}} = GFR = \dot{V}\frac{[\text{inulin}]_{\text{urine}}}{[\text{inulin}]_{\text{plasma}}} \tag{9.9}$$

파라-아미노마뇨산(para-aminohippuric acid, PAH)이라 하는 또 다른 화합물은 활발하게 분비되어 신장을 통과하는 혈장에서 완전히 제거된다. 이 경우 청소율은 RPF와 같다.

$$CL_{\text{PAH}} = RPF = \dot{V}\frac{[\text{PAH}]_{\text{urine}}}{[\text{PAH}]_{\text{plasma}}} \tag{9.10}$$

PAH의 청소율을 실험적으로 측정하여 RPF 추정에 이용할 수 있다.

예제 3

식 9.5는 소변의 부피 유량 $\dot{V}$이 RPF보다 훨씬 낮은 것으로 가정한다. 이 가정은 방정식을 어떻게 간략화하는가? 그리고 이 가정은 합당한가?

정답 방정식 9.5에서, 신장의 물 수지식은 $RPF_{\text{artery}} - RPF_{\text{vein}} = \dot{V}$으로 나타낸다. 따라서 화합물 X의 수지에 대한 보다 완전한 표현은 다음과 같다.

$$RPF \times [X]_{\text{plasma,artery}} - (RPF - \dot{V}) \times [X]\text{plasma, vein} = \dot{V} \times [X]\text{urine} \qquad (\text{식 } 9.5')$$

$\dot{V}$가 RPF보다 훨씬 낮다고 가정하면 방정식은 상당히 단순해진다. 우리는 경험적으로 이것이 대부분의 조건 하에서 좋은 가정이라는 것을 알 수 있다. RPF는 약 600 mL/min이고 소변 흐름은 일반적으로 약 1 mL / min다.

특정 물질(이눌린 및 PAH)의 청소율은 환자의 신장 기능을 평가하고 모니터링하는 데 중요한 지표를 추정하기 위해 유용하게 사용할 수 있는 개념이다. 또한 청소율은 신장에 있는 다른 화합물의 움직임을 관찰할 수 있다는 점에서도 유용하다. 막힘없이 여과되는 시험 화합물의 $CL < GFR$인 경우 해당 물질은 재흡수가 일어나는 것으로 볼 수 있다. 시험 화합물이 $CL > GFR$인 경우, 그 물질은 여과 및 분비되는 것으로 추정할 수 있다. 여과가 불완전하거나 전혀 일어나지 않는 물질 역시 $CL < GFR$을 보일 것이다.

여기에서 잠시 신장 생리학의 핵심 원리 중 일부를 생각해보자. 신장은 독성 물질을 배출하기 위해 매우 많은 GFR(하루 150−180 L)을 일정하게 유지한다. 이 높은 여과 속도를 유지하기 위해서는 많은 신장 혈류를 필요로 하는데, 이는 심장이 뿜어내는 혈액량의 25%에 해당한다. 다음 절에서 보듯이 신장은 NaCl과 물의 배설을 조절하여 신체에서 성분들의 균형을 맞춘다. 이러한 균형은 GFR의 변경 없이, 물질의 재흡수만을 조절하여 유지한다. 신장은 긴급 상황에서 물과 소듐 농도를 조절하여 개인의 생명을 보호한다. 예를 들어, 신장은 세포 외액(Extracellular fluid, ECF)의 부피를 보존하는 역할을 한다. ECF의 부피는 혈장의 부피를 결정하며, 따라서 혈압을 결정한다. 이 전략은 사람이 혈압을 잃는다면 살아남지 못해도 pH, 소듐 또는 포타슘은 어느 정도 잃더라도 생존할 수 있기 때문에 합리적이다.

9.4.3 세뇨관에서의 재흡수(reabsorption) 및 분비(secretion)

네프론의 사구체는 혈장에서 여과된 대량의 유체 흐름을 생성한다. 이 액체는 결국 소변이 되어 배설된다. 소변이 되는 경로에서, 유체는 보우만 강에서 요관(ureter)으로 이어지는 관들을 통과한다. 사구체에서 여과된 용액들을 소변으로 만드는 것은 세뇨관(renal tubules)이다. 세뇨관은 생명 과정을 유지하기 위해 혈액에 필요한 분자를 여과액에서 회수하는 역할을 한다. 이들 분자 중 일부(예: 물, 소듐 및 중탄산염)는 대량으로 회수된다. 물과 나트륨 회수는 ECF의 부피와 혈압을 유지하는 데 필수적이다. 중탄산염은 체내 pH를 유지하는 데 사용되는 주요 완충 용액으로 작용한다. 이러한 화학 시스템의 조절의 실패는 사망으로 이어질 수 있다.

세뇨관은 벽을 통한 용질 수송으로 용질과 물의 균형을 유지한다. 세뇨관 내부의 유체에서 혈액으로 분자를 전달하는 것을 **재흡수(reabsorption)**라고 한다. 혈액에서 세뇨

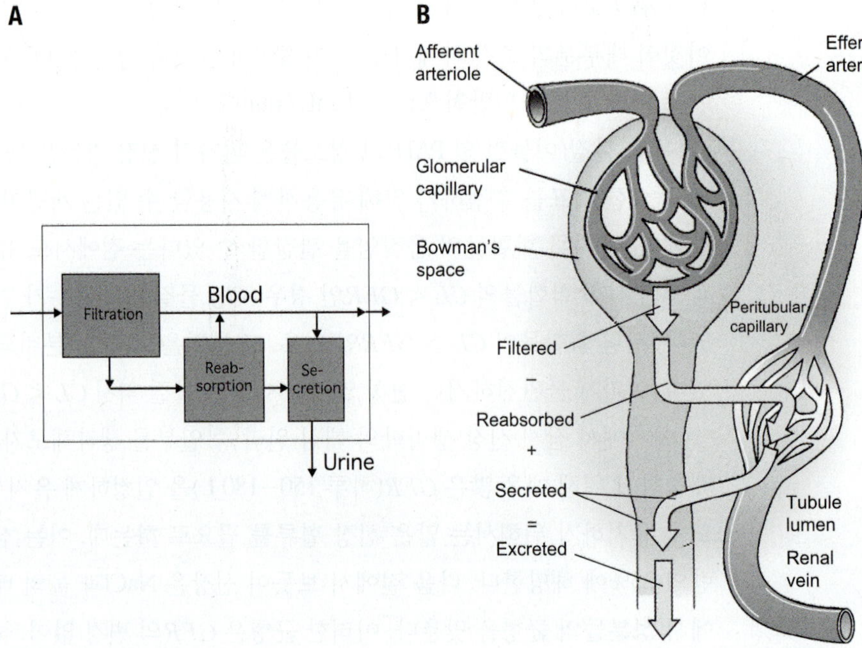

그림 9.14

신장의 기능에 대한 도식. **A**. 네프론의 내부 프로세스를 보여주는 블록 다이어그램. **B**. A의 공정들이 네프론에서 일어나는 장소를 보여주는 개략도.

관의 체액으로의 분자 수송을 **분비(secretion)**라 한다(그림 9.14). 화합물들은 관 내강(tubular lumen)에서 혈액으로 직접 이동하지 않는다. 분자들은 세관의 벽을 형성하는 상피세포 층과 세관과 혈관 사이를 메우고 있는 간질액(interstitial fluid, ISF)을 통과해야 한다(그림 9.13과 9.15). 관상상피(tubular epithelium)는 분자 이동을 막는 장벽 이상의 역할을 한다. 관상상피세포들은 재흡수 및 분비의 과정에 관여하여 분자들의 이동에 대해 전반적인 속도를 결정하고 신체 균형을 유지한다.

이 장에서는 재흡수 및 분비를 조정하기 위해 관상 상피세포에서 사용하는 모든 메커니즘을 설명하지는 않겠다. (관심 있는 독자는 이 장의 마지막에 소개된 읽을거리를 참조하라.) 대신, 나트륨과 물의 운송에 초점을 맞춘 몇 가지 기본 법칙을 설명하려고 한다.

관상상피의 특성은 세뇨관의 위치에 따라 다양하다(그림 9.9). 액체가 흐르는 흐름은 보우만 강부터 시작하여 근위 세뇨관(proximal tubule), 헨레 고리[이는 다시 하행각(descending limb)과 상행각(ascending limb)으로 이루어진다], 원위 세뇨관(distal tubule), 집합관(collecting duct)을 거쳐 요관(ureter)까지 이어진다. 이 영역들 각각은 특유의 관상 상피세포 유형을 가지고 있으며 각 세포 유형은 용질과 물을 운반하는 능력이 다르다.

영역에 관계없이, 분자는 세포 사이(paracellular) 혹은 세포 내(transcellular) 경로에 의해 관상 상피를 통해 이동할 수 있다(그림 9.16). 세포 내를 통한 경로는 막을 두 차례

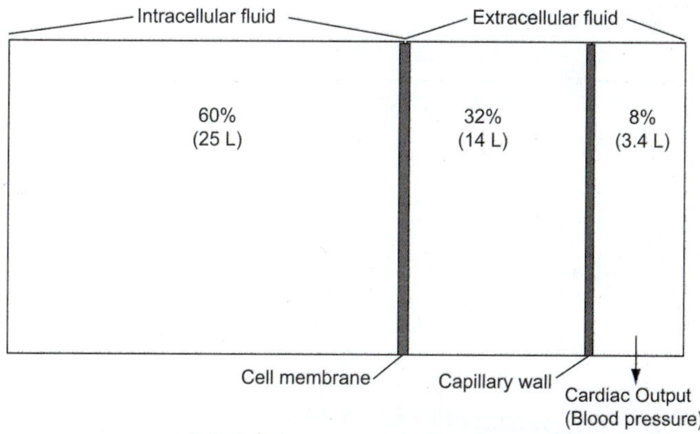

그림 9.15

70 kg의 인간 신체에서 체액의 분포. 세포 내 유체는 세포의 세포막에 의해 세포 외액(extracellular fluid)으로부터 분리된다. 세포 외액은 모세혈관 벽에 의해 혈장 부피와 분리된다.

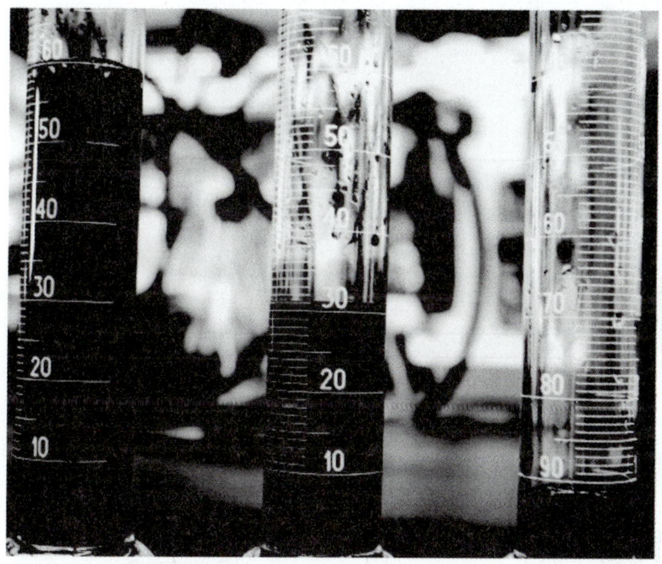

투과하고, 세포를 가로지르는 과정을 필요로 하는 반면, 세포 사이를 통한 경로는 직접적이지만 수동 확산에만 의존한다는 것을 기억하자(세포가 직접적으로 수송을 돕는 것이 불가능하기 때문이다). 인접한 상피세포는 세포 사이의 공간에서 분자의 움직임을 결정하는 단단한 접합으로 연결된다. 네프론의 각기 다른 부분에서 세포 사이를 통한 수송은 세포 간의 밀착 연접(tight junction)이 물질의 투과를 허용하는 정도에 따라 차이를 보인다.

세뇨관의 각 부분에서는 서로 다른 양의 용질 또는 물을 처리한다. 나트륨 재흡수를 예로 들면, 다량의 나트륨은 *GFR*에 의해 혈액에서 제거되고 결국에는 소변이 될 관상 유체로 들어간다. 이 나트륨의 대부분이 회수되어 소변을 통해 손실되지는 않는다. 일반적으로, 나트륨 재흡수의 67%는 근위 세뇨관에서, 25%는 헨레 고리의 두꺼운 상행각

그림 9.16

세뇨관의 물질 수송 과정. **A**. 관류액으로부터 혈액으로의 용질 및 물의 이동은 관상 상피세포가 조절한다. 화학 물질의 이동은 세포 사이를 통과하는 경로 또는 상피세포를 통한 세포 내 경로를 통해 발생할 수 있다.
B. 모든 관상상피세포의 기저측면막(basolateral membrane)에는 Na-K-ATP 효소 능동 수송 시스템이 있어, 나트륨 이온을 운반한다. 나트륨을 세포에서 간질액으로, 칼륨을 간질액에서 세포질로 이동시키는 데에는 세포의 에너지가 사용된다. 세포 밖으로 내보내는 나트륨의 양은 관류액에서 흡수하는 나트륨의 양과 균형을 이룬다. Na의 흡수 과정은 네프론의 각 부위에 따라 달라진다.
C. 예를 들어, 근위 세뇨관의 관상 세포는 첨단막 상에 나트륨-포도당 공동수송체가 있으며, 나트륨 구배가 포도당의 재흡수를 유도한다. 근위 세뇨관에는 또한 중탄산염 재흡수를 촉진시키는 Na-H 교환수송체도 있다.

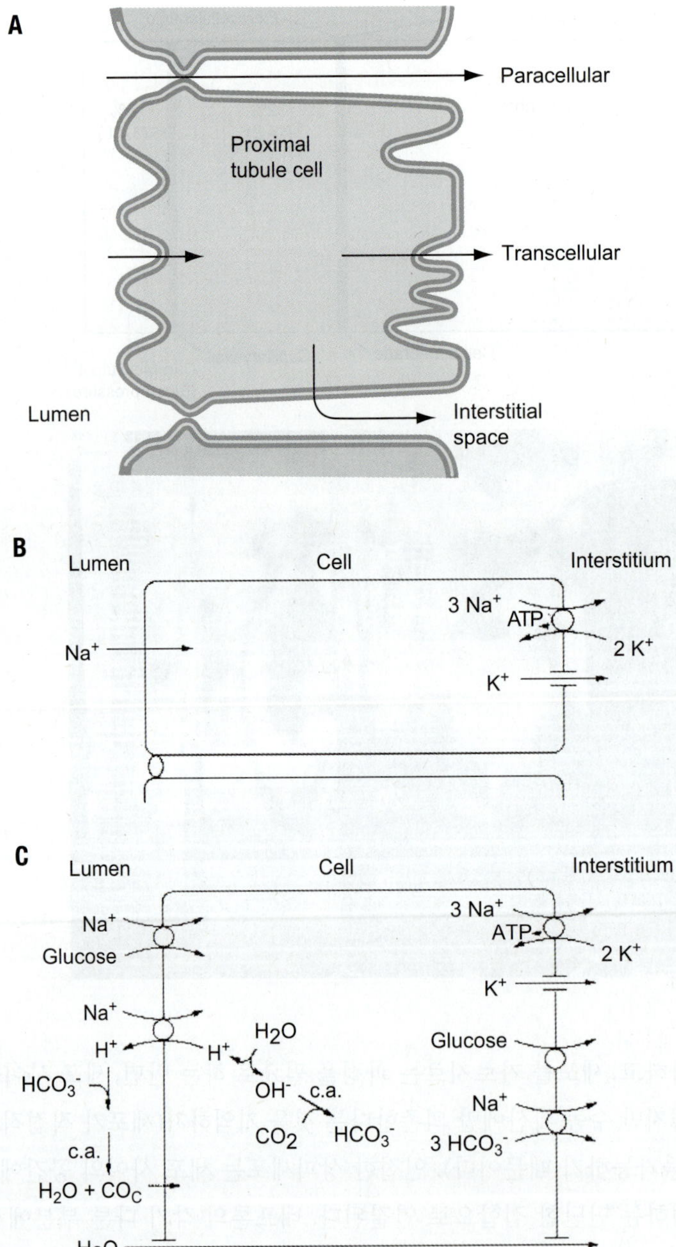

에서, 5%는 원위 세뇨관에서, 그리고 3%는 집합관에서 발생한다.

세뇨관이 재흡수 및 분비를 조절하는 방법은 무엇인가? 모든 관상상피세포는 이온 채널, 능동 수송 시스템, 공동수송체와 교환수송체 등의 분자 수송체(6장 참조)를 가지고 있어 물질을 재흡수 또는 분비할 수 있다. 신장 세뇨관 세포들이 공유하는 특성이 몇 가지 존재한다. 네프론 전체에서, Na-K-ATP 효소 능동 수송체(Na-K-ATPase active transporter)가 기저측면막[basolateral membrane, 세뇨관의 내강(lumen)에서 먼 쪽의 상피세포막]에 존재한다(그림 9.16). 그러나 관 내강에서 첨단막(apical membrane)을 통해 세포로 Na를 흡수하는 기작은 부위에 따라 서로 다르다. 세뇨관 각 부위에서 볼 수 있는 차이점은 다음과 같다. 1) 첨단막의 Na 흡수 메커니즘, 2) 물에 대한 투과성, 3) 밀착 연접에서의 물질 투과 정도와, 세포 내 경로를 통한 물질 이동, 4) Cl^-의 재흡수 경로, 5) 칼륨의 재흡수 및 분비를 위한 추가적인 경로.

삼투압은 관류액에서 물의 재흡수를 유도한다. 네프론은 높은 삼투압 구동력을 만들어주는 흥미로운 메커니즘을 이용한다. 삼투압의 공간적 기울기는 1) 세관에서 간질액으로 용질의 농도 구배를 거슬러 이동시키는 막 수송 시스템과 2) 헨레 고리에서의 관류액의 흐름 방향이라는 두 가지의 영향을 받아 발생한다. 박스 9.2는 이 향류 증폭 기작(countercurrent-multiplying mechanism)을 보다 상세히 설명한다. 이러한 작용이 합쳐져 혈장과 신장 피질(cortex) 간질액의 낮은 삼투압에서 신장 수질(medulla) 간질액의 높은 삼투압에 이르는 큰 삼투압 기울기를 만든다.

높은 삼투압은 물이 세뇨관에서 간질액으로 이동하도록 하는 추진력을 만들어주지만, 물의 움직임을 위해서는 또한 세뇨관 벽이 물을 투과할 수 있어야 한다. 집합관에서는 농도 기울기를 이용하여 소변의 희석 정도를 조절하는데, 집합관의 투과성은 항이뇨호르몬(antidiuretic hormone, ADH)이라고 불리는 호르몬으로 조절된다. 이뇨(diuresis)란 몸에서 물이 손실되는 것이라 할 수 있다. 즉, 항이뇨는 수분을 체류시키는 것을 의미한다. ADH가 존재할 때, 집합관의 물에 대한 투과성이 높기 때문에 물이 재흡수된다. 반대로 ADH가 없으면 물에 대한 관의 투과성이 낮아져 물이 재흡수되지 않아 소변으로 배설된다.

ADH가 없을 경우, 인간은 40 mOsm만큼 매우 묽은 소변을 배출할 수 있다(혈장의 삼투압은 ~300 mOsm 또는 300 mOsmoles/L). ADH가 존재할 때는 인간은 1200 mOsm 만큼 높은 농도의 소변을 배출할 수 있다. 일부 사막 동물은 농도가 더 높은 소변을 배출하여 물을 마시지 않아도 오랜 기간 동안 생존할 수 있다. 물이 부족한 경우에도 단백질 대사로 생성되는 요소와 같은 노폐물을 제거하기 위해서는 소량이라도 물을 배설해야 한다. 하루에 단백질 70 g을 섭취하면 하루에 약 300 mmole의 요소가 생성된다. 소변을 보다 효과적으로 농축시킬 수 있는 동물은 최소한의 물만으로 이러한 폐기물을 배출할 수 있다.

신장의 작용은 체액의 균형을 유지시킨다. 체외로 배출되는 물과 나트륨의 양은 섭취하는 양과 일치한다. 미국인이 하루 평균 섭취하는 음식에는 150 mmol의 소금(NaCl)과

박스 9.2 신장에서의 구배 형성을 위한 향류 증폭 기작

소변의 농축을 위해서는 수분 재흡수 메커니즘이 필요하다. 삼투력(osmotic force)은 물의 이동을 위한 원동력을 제공한다. 세관 내의 유체로부터 물을 제거하기 위해서는 다음의 조건이 필요하다. 1) 세뇨관의 일부 구간이 물에 대한 투과성을 가지고 있어야 하고, 2) 이 수분 투과성 구간의 삼투압 기울기는 관류액 삼투압이 주변 간질액에 비해 낮아야 한다.

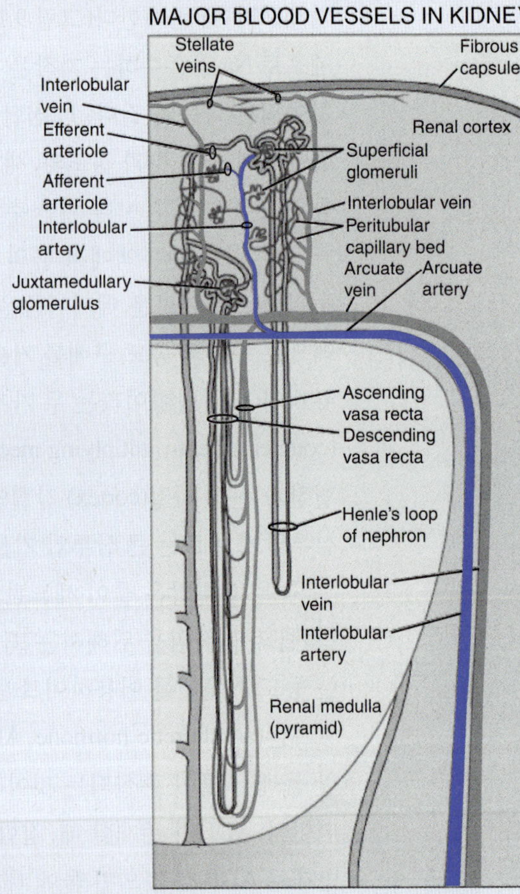

그림 박스 9.2A 세뇨관과 네프론 주변의 혈관들의 관계도.

네프론의 세관 배열은 신장의 해부학적 구조를 이룬다. 사구체는 신피막(kidney capsule) 근처에 있으며 세뇨관의 긴 루프는 신우(kidney pelvis) 안쪽까지 아래로 뻗어 있다(그림 박스 9.2A). 네프론의 가장 두드러진 특징은 헨레 고리의 존재이다. 헨레 고리의 하행각은 사구체 영역 근처에서 출발하여 신우 방향으로 들어간다. 상행각은 사구체로 다시 올라간다. 헨레 고리의 중요한 기능 중 하나는 세관을 둘러싼 간질공간에서 삼투압의 기울기를 만드는 것이다. 사구체 근처의 간질액은 삼투압이 낮은 반면, 신우 근처의 간질액은 높은 삼투압을 보인다. 소변의 농도는 이러한 삼투압 기울기를 통해 조절된다. 거의 완전한 소변이 집합관을 따라 내려감에 따라, 물은 관류액에서 점진적으로 삼투압이 높아지는 간질액 방향으로 재흡수된다.

헨레 고리에서 삼투압 기울기를 생성하는 메커니즘은 완전히 알려지지는 않았지만, 헨레 고리 근처의 향류 구조가 관여하는 독특한 기작으로 생각되고 있다. 이 메커니즘을 알아볼 간단한 방법은 사고 실험을 해보는 것이다(그림 박스 9.2B). 모든 관류액과 간질액이 300 mOsm(이는 혈장과 동일하며 그림 9.2b의 상단에 표시)인 초기 조건을 가정하자. 상행각에서 분자가 막 수송 단백질을 통해 간질 공간으로 이동하여, 200 mOsm 구배를 이루었다고 가정하자. 또한, 하행각 내의 유체는 간질액과 평형을 이룬다고 가정하자(그림 박스 9.2B의 1 단계). 하행각은 상행각과 연결되어 있기 때문에, 하행각의 농축된 유체가 상행각으로 흘러 들어간다(2 단계). 상행각으로 이동한 농축된 유체는 똑같이 200 mOsm 구배를 형성하고, 간질액과 하행각 관류액의 재평형(단계 3), 흐름(단계 4) 순으로 이어진다. 이 주기가 계속해서 반복되며(단계 5–7), 간질 공간 내에서 삼투압의 차이는 점점 커진다.

헨레 고리에서 형성된 간질 공간의 농도 기울기는 집합관에서의 수분 재흡수에 이용할 수 있다(본문 참조). 이 공간의 농도 구배는 농축 포텐셜을 의미한다. 즉, 소변의 삼투압 상한은 간질 공간의 최대 삼투압에 의해 결정된다. ADH의 유무는 집합관의 물에 대한 투과성을 결정한다. 따라서 ADH는 집합관에서 이러한 농도 구배를 무시하거나 이용하도록 하는 스위치라고 할 수 있다.

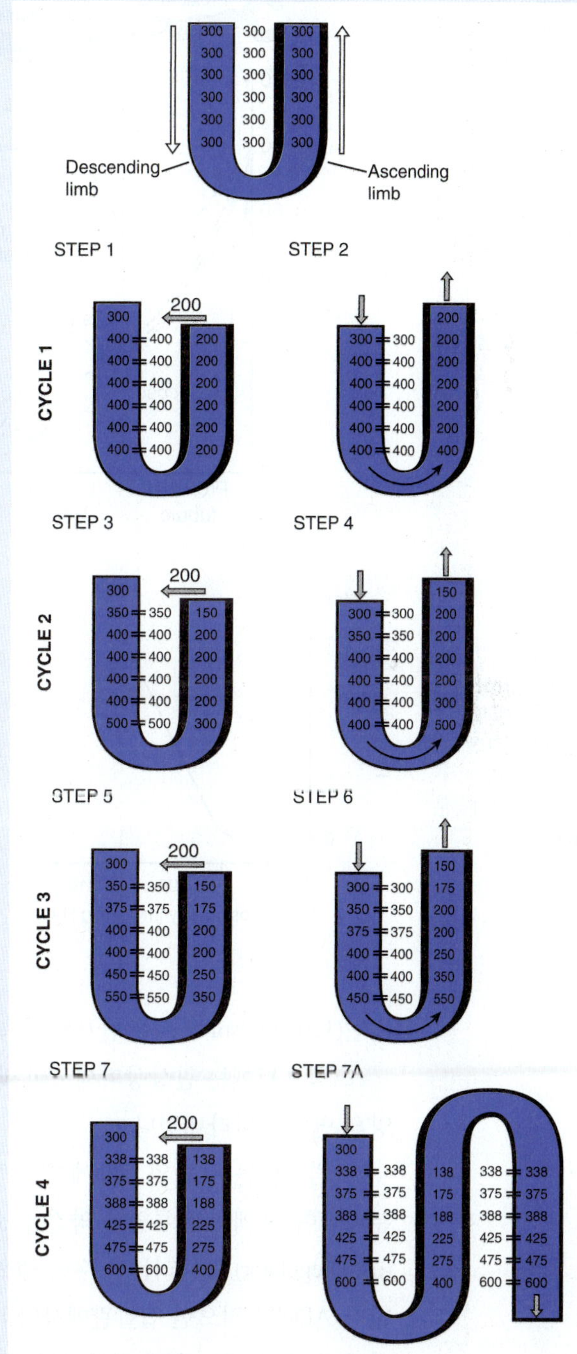

그림 박스 9.2B 향류 증폭 기작은 신장 내강에 큰 삼투압 구배를 형성한다.

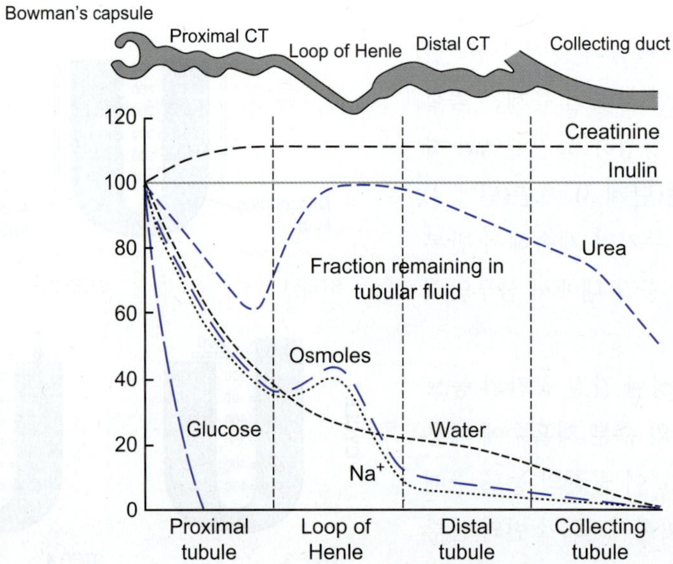

그림 9.17

네프론을 따라 일어나는 분자의 재흡수. 위쪽 그림은 세관을 네프론에서부터 일직선으로 펼친 그림이다. 그래프는 세뇨관 위치에 따라 관류액 내의 포도당, 나트륨, 물, 요소, 이눌린, 크레아티닌 및 총 삼투압의 농도를 보여준다.

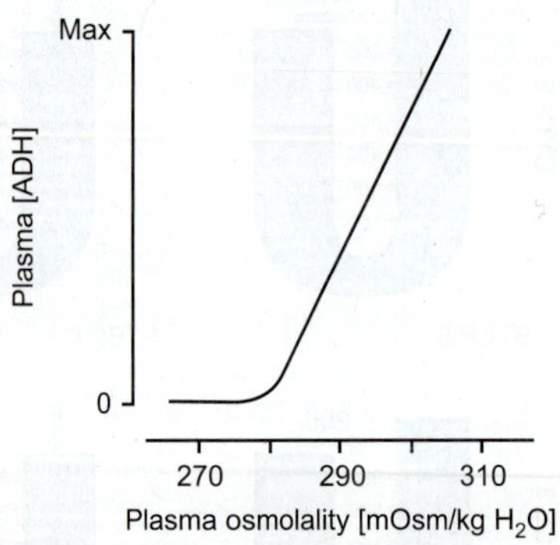

그림 9.18

혈장 삼투압의 변화에 따른 항이뇨 호르몬(ADH) 분비의 민감성. 아주 소량의 물을 섭취하더라도, 소변을 통한 물의 배설은 증가한다.

70 g의 단백질(약 300 mOsm의 요소를 생성)이 포함되어 있다. 이 사람은 하루에 약 600 mOsm을 배설해야 한다. 신체가 ADH를 통해 소변의 농도를 조절할 수 있기 때문에, 이러한 분자들은 묽은 소변으로도 배설될 수 있다. 얼마나 많은 소변이 배설되어야 할까? 소변이 묽다고 가정하면(40 mOsm 또는 40 mOsmoles/L), 일일 식단의 600 mOsm이라는 수치는 15 L/일의 소변량을 필요로 한다. 네프론이 소변을 농축시킬 수 있는 능력 덕분에, 최대한 농축된 소변(1200 mOsm)으로는 단 0.5 L/일의 배출량으로도 이 분자들을 배출시킬 수 있다.

그림 9.17에는 관상상피세포의 작용에 의한 사구체 여과액에서 물과 몇 가지 용질의 양의 변화를 나타내었다.

그림 9.15는 70 kg의 개체에 대한 체내 물의 총량 분포를 보여준다. 섭취된 물은 체액에 분배되며, 체액의 삼투압을 약간 감소시킨다. 삼투압의 이러한 작은 변화를 삼투조절체(osmoregulator)라 불리는 특수한 세포가 감지하여 ADH 분비를 감소시키는 신호를 생성한다. ADH가 적으면 집합관에서의 투과성이 떨어지므로 소변을 통한 물의 배설이 증가한다. ADH 분비는 혈장 삼투압의 변화에 매우 민감하다. (전체 삼투압의 변화가 아주 작을 만큼의) 약간의 물을 마시는 것조차도 ADH 농도를 눈에 띄게 변화시킨다(그림 9.18).

요약

- 간 및 신장에 의한 분자의 배설 및 간에서의 화합물의 생물 전환은 노폐물(예: 요소)의 제거, 독소(예: 약물)의 제거 및 항상성의 유지를 담당한다.
- 생체 변환은 주로 간의 주요 기능 세포인 간세포(hepatocyte) 내에서 발생한다.
- 신장은 하루 심박출량의 25%를 처리한다. 이 많은 혈액 유량은 세뇨관, 혈관 및 간질 공간의 모음인 100만 개의 네프론으로 나뉘어 들어간다.
- 네프론은 여과를 통해 혈장의 초미세여과액을 생성하며, 이 여과액은 세관을 통과하는 동안 처리되어 중요한 화합물을 재흡수하고 불필요한 화합물을 분비한다.
- 여과는 사구체에서 일어나며, 압력을 통해 혈액의 여과액을 만들어낸다.
- 세뇨관 내의 화합물의 재흡수 및 분비는 관상 상피세포의 특성에 의해 결정된다.
- 관류액과 간질액 사이의 삼투압의 차이는 물을 재흡수하기 위한 원동력을 생성하는데, 물의 재흡수는 ADH와 같은 호르몬을 통해 물의 투과성을 변화시켜 조절한다.

참고문헌

Boron WF, Boulpaep EL. *Medical Physiology*. Philadelphia, PA: Sanders; 2004.

더 읽어보기

Boron WF, Boulpaep EL, eds. *Medical Physiology*. 2e Updated Edition. Philadelphia, PA: Saunders; 2011. 간에 대해서는 46장에서 다루고 있으며, 비뇨기계에 대해서는 33장부터 40장까지 소개되어 있다.

유용한 인터넷 사이트

http://sepia.unil.ch/pharmacology/index.php?id=100&L=0

약동학의 개념과 몇 가지 일반적인 약물에 대한 정보가 수록되어 있는 온라인 자료.

핵심 개념 및 정의

간세포(hepatocyte): 간의 주요 구성세포.

교질삼투압(oncotic pressure): 이온 전해질 대신에 단백질로 인해 야기되는 삼투압 차이를 일컫는 용어.

근위 세뇨관(proximal tubule): 사구체부터 헨레 고리까지 연결되어 체액을 운반하는 줄무늬 경계가 있는 신장 세뇨관의 첫 번째 부분.

날세동맥(efferent arteriole): 네프론에서 사구체 모세혈관을 통과해 여과된 혈액을 운반하는 혈관.

네프론(nephron): 소변이 생성되는 사구체 및 관련 세관으로 구성된 신장의 기능적 단위.

담즙(bile): 지질 물질의 소화를 돕고 간에서 분비되어 쓸개(gall bladder)에 저장되는 녹갈색의 알칼리성 액체.

대사산물(metabolite): 신진대사에 의해 형성되거나 대사에 필요한 작은 분자.

들세동맥(afferent arterioles): 각 네프론의 사구체에 혈액을 공급하는 동맥의 지류.

물질 수지(mass balance): 물질이 사라지거나 생성될 수 없다는 내용의 물질적 원칙을 충족하는 시스템에 대하여 계를 출입하는 물질에 대한 계산 방법.

방광(urinary bladder): 배뇨로 소변이 배설되기 전 저장소 역할을 하는 근육으로 이루어진 속이 빈 팽창성 주머니.

배설(micturate): 배뇨.

보우만 강(Bowman's space): 포유 동물의 신장에 존재하며 각각의 네프론의 사구체를 둘러싼 캡슐 모양의 막 구조체. 혈액에서 노폐물, 과량의 염분 및 물을 추출한다.

사구체(glomerulus): 노폐물이 혈액에서 여과되는 신장 세뇨관 말단의 모세혈관 군.

사구체 여과(glomerular filtration): 들세동맥에서 사구체를 통해 날세동맥으로 흐르는 혈장의 여과.

사구체 여과율(glomerular filtration rate, GFR): 단위 시간당 사구체 모세혈관에서 보우만 주머니로 여과되는 체액의 양.

삼투압(osmolarity): 용액의 리터당 총 용질의 양.

생체 변환(biotransformation): 약물과 같은 화학 물질의 신체 내 화학 반응을 통한 변환, 일반적으로 독성 상태에서 독성이 적은 상태로의 변환.

세뇨관 분비(tubular secretion): 세뇨관 주위 모세혈관 내의 물질을 세뇨관의 관류액으로 운반하는 과정.

세뇨관 재흡수(tubular reabsorption): 물 또는 포도당, 아미노산 및 이온과 같은 용질들이 신장 세뇨관 내의 관류액으로부터 혈액으로 다시 운반되는 과정.

속도 상수(rate constant): 반응물의 농도와 반응 속도의 연관을 표현하는 비례 상수.

신동맥(renal artery): 복대동맥(abdominal aorta)에서 시작된 신장에 혈액을 공급하는 동맥.

신우(renal pelvis): 신장 세관에서 유래된 신정맥을 배출하는 요관의 넓은 상단 부분.

신장(kidney): 생물체에서 질소 폐기물을 배출하도록 고안된 포유류, 조류 및 파충류에 존재하는 콩 모양의 기관.

신장 세뇨관(kidney tubule): 혈액을 여과하고 소변을 생성하는 신장에 있는 작은 관.

신정맥(renal vein): 신장에서 여과된 혈액을 운반하는 정맥.

요관(ureters): 신장에서 방광까지 소변을 이동시키는 가늘고 기다란 관.

요도(urethra): 소변이 방광에서 체외로 배출되는 관. 또한 남성의 경우 정액이 외부로 배출되는 관.

원위 세뇨관(distal tubule): 신장 관의 일부로서 헨레 고리의 상행각(ascending limb)과 연결된 관.

유창(fenestrated): 더 큰 분자가 확산될 수 있는 큰 개구부를 갖는 것.

청소율(clearance): 물질 X가 단위 시간당 완전히 세정(또는 제거)되는 신장 내 혈장의 가상의 부피.

초미세여과(ultrafiltration): 사구체 여과를 설명하기 위해 (신장 생리학에서 사용되는) 용어로, 매우 작은 입자가 단백질, 세포 및 혈액의 다른 큰 성분들과 분리되는 현상.

초미세여과액(ultrafiltrate): 여과 후 액체 상태로 남아 있는 물질을 설명하기 위해 (신장 생리학에서 사용되는) 용어.

치환투석제거율(dialysance): 인공 신장이나 복막 투석으로 완전히 정제된 혈액의 단위 시간당 부피.

투석액(dialysate): 불순물을 제거하기 위해 투석을 하는 동안 여과막의 다른 면에 사용되는 유체.

항상성(homeostasis): 생리 작용을 통해 안정된 내부 환경을 유지할 수 있는 과정.

향류 증폭(countercurrent multiplication): 포유류의 신장이 고 삼투압의 소변을 생성할 수 있는 과정.

헨레 고리(loop of Henle): 신장의 수질(medulla) 공간에서 긴 고리를 형성하는 신장 세뇨관의 일부로 물과 염분이 혈액으로 재흡수됨.

혈액 투석(hemodialysis): 신부전증 환자의 혈액을 신체 외부에서 여과하는 신장 투석의 한 유형.

혈장 청소율(plasma clearance): 청소율(clearance) 참조.

표기

CL	청소율	L/s; m^3/s
CL_{inulin} CL_{PAH}	이눌린과 파라-아미노마뇨산(PAH)의 청소율	L/s; m^3/s
GFR	사구체 여과율	L/s; m^3/s
IN_{plasma}	혈장으로 유입되는 화학종 X의 질량 유량	kg/s
K	초미세여과 계수	m^4-s/kg
OUT_{plasma}	혈장으로 유출되는 화학종 X의 질량 유량	kg/s
OUT_{urine}	소변으로 유출되는 화학종 X의 질량 유량	kg/s
p_A	들세동맥의 압력	mmHg, pascal
p_{BS}	보우만 강의 압력	mmHg, pascal
p_E	날세동맥의 압력	mmHg, pascal
p_{GC}	사구체 모세혈관의 혈압	mmHg, pascal
Δp_G	사구체 막을 가로지르는 정수압 강하	mmHg, pascal
Q	유량	L/s
Q_A	들세동맥의 유량	L/s
Q_E	날세동맥의 유량	L/s
R_A	들세동맥의 저항	kg/m^4-s
R_E	날세동맥의 저항	
RPF	혈장 유량	kg/m^4-s
$\dot{V}$	소변이 생성되는 부피 속도	L/s; m^3/s
$[X]$, e.g., [inulin]	X, 기타 화학종, 이눌린의 농도	L/s; m^3/s
$[X]_{plasma,\ artery}$	동맥 혈장 내 화학종 X의 농도	kg/m^3
$[X]_{plasma,\ vein}$	정맥 혈장 내 화학종 X의 농도	kg/m^3
$[X]_{urine}$	소변 내 화학종 X의 농도	kg/m^3

그리스어

π_{GC}	사구체 모세혈관의 교질삼투압	pascal, mmHg, atm
π_{BS}	보우만 강의 교질삼투압	pascal, mmHg, atm

설명문제

1. 체내에서 물 분자를 생성하는 화학 반응의 예를 3가지 들어보라.

2. 신장에서 높은 압력의 모세관 시스템이 필요한 이유는 무엇일까?

3. 사구체 막의 특성과 다양한 물질에 대한 투과성을 설명하라.

4. 분비(secretion)와 배설(excretion) 과정을 구별하는 짧은 에세이를 작성해보라.

5. 어떤 물질이 소변에서 검출되었다. 이것은 이 물질이 사구체에서 여과되었다는 것을 증명하는가?

6. 요소의 농도는 혈장보다 소변에서 항상 더 높다. 이것은 요소가 분비되었다는 것을 의미하는가?

7. 소변의 형성에서 다음 현상들이 일어나는 위치와, 그 목적을 설명하라. a) 세뇨관 재흡수(tubular reabsorption) b) 세뇨관 분비(tubular secretion)

8. 일부 동물, 특히 사막에서 생존하도록 적응된 동물들의 네프론은 인간보다 훨씬 긴 헨레 고리를 가지고 있다. 긴 헨레 고리의 잠재적 이점은 무엇인가?

9. 일부 임상의들이 헨더슨-하셀바흐 방정식을 pH = 상수 + (신장/폐)로 표현하는 이유를 설명하라.

10. 정상상태에서, 일일 12 g의 염화나트륨을 섭취하는 사람의 소변은 하루에 얼마나 많은 염화나트륨을 배설하는가? a) 12 g 이하; b) 12 g 또는 c) 12 g 이상

11. 여러분이 수업을 듣는 50분 동안, 정상적인 사구체 여과율을 가진 신장은 얼마나 많은 액체를 여과할 수 있는가?
    a. 125mL
    b. 500mL
    c. 1,000mL
    d. 6,250mL

연습문제

1. 소변, 대변, 땀, 눈물 및 공기로 매일 신체에서 나가는 물의 비율(총 체내 수분량에 대한 비율로)을 예측해보자. 개략적인 계산 과정에서 필요한 가정들을 합리적으로 정하도록 하자.

2. 혈장의 pH가 6.8–8.0의 범위를 벗어나면 사망하게 된다. 이 pH 범위를 H^+의 농도 범위로 환산하면 얼마인가?

3. 신장에서 소변을 농축시키는 능력이 없다면, 소변의 요소 농도는 혈장의 농도와 같아지게 된다. 52 g의 요소(표 9.3 참조)를 배설하기 위해서는 얼마나 많은 소변을 생산해야 할까?

4. GFR이 100 mL/min이라면, 식 9.4와 박스 9.1의 정보를 이용하여 K 값을 결정하라.

5. 물질 X의 혈장에서의 농도가 2 mg/mL이고, 이것이 사구체에서 자유로이 여과된다고 가정해보자.
   a. GFR이 125 mL/min이라면 물질 X가 세뇨관으로 유입되는 속도는 얼마인가?
   b. 물질 X의 최대 재흡수율이 200 mg/min이라면, 재흡수되는 양과 배출되는 양은 얼마인가?
   c. 이 예시에서 물질 X를 비롯한 많은 화합물이 최대 세뇨관 재흡수율을 갖는 이유는 무엇인가? (즉, 화합물의 최대 재흡수율을 결정하는 요인은 무엇인가?)

6. 9.2절에서는 혈액에서 알코올이 제거되는 0차 속도식에 대해 논의했다.
   a. 7.2.2절에 설명된 (추적자의 물질 수지) 접근법을 이용하여, 초기 혈장 내 농도(시간 = 0)가 10 mM일 때, 시간에 따른 혈장 내 알코올 농도를 설명하는 방정식을 서술해보자.
   b. (a)의 결과를 그래프로 나타내보라.
   c. (a)에서 유도된 표현식이 유효한 시간 구간은 무엇인가? 왜 모든 시간에서 유효하지 않는가?

7. 박스 9.1에서 제공된 저항 모델을 사용(그리고 총 저항, p_A와 p_E 역시 박스 9.1과 동일하다고 가정)하여 80 mmHg의 사구체 압력에 대한 소동맥의 상대 저항(R_E/R_A)을 계산하라.

8. 이눌린(inulin)은 신장의 세관에서 분비되지도 않고 재흡수되지도 않는 다당류이며, 분자량(5200 돌턴)은 사구체를 자유롭게 통과할 수 있을 만큼 충분히 낮다. 이눌린을 *GFR*을 측정하려는 사람의 혈액에 일정한 속도로 주입된다. 잠시 후, 이눌린의 혈장 농도는 정상상태에 도달한다. 정상상태에 도달한 후 채취한 혈액 샘플에서 혈장 내 이눌린 농도가 0.1 g/100 mL이라고 가정하자. 총 180 mL의 소변이 다음 2 시간 동안 수집되고, 분석 결과 소변에서 1 밀리리터당 0.08 g의 이눌린이 존재한다고 나타난다면 그 사람의 *GFR*은 얼마인가? 이눌린은 몸에서 대사되지 않고 소변으로만 배설된다.

9. 혈장과 소변에서 이눌린의 농도가 각각 100 mg/L, 3 mg/L인 경우 이눌린 청소율이 125 mL/min인 사람의 소변 생산 속도를 계산해보자. (이눌린의 특성에 대한 정보는 이전 문제를 참조하자.)

10. 소변 내 물질 농도가 10 mg/mL이고 혈장 내 농도가 0.2 mg/mL이며 소변의 유량이 3 mL/min이라고 가정하자. 물질의 청소율은 얼마인가? 이 물질이 신장 세뇨관에 의해 재흡수되거나 분비되는가?

11. PAH는 신장 세뇨관을 둘러싸고 있는 모세혈관에서 세뇨관으로 (따라서 소변으로) 분비된다. 낮은 혈장 PAH 농도(최대 8 mg/100 mL)에서, 사구체 여과 및 분비 과정을 통해 혈액에서 신장으로 운반된 PAH의 양은 총 91%이다. 이 값은 신장 바로 이전과(즉, 신동맥에서) 신장의 바로 이후에서(신정맥에서) 혈액을 샘플링함으로써 결정된다. 높은 농도에서는 이 비율이 더 낮다. 문제 7(*GFR*을 측정하기 위해 이눌린을 사용하는 것으로 기술된)과 동일한 절차를 PAH를 사용하여 수행하면 혈장 농도는 1 mg/100mL이며 1 시간 동안 수집된 소변에는 0.35mg의 PAH가 포함되어 있다. 신장에서의 혈장 유량은 얼마인가?

Part 3

생체공학

10
생체역학

학습목표 **이 장을 배우고 나면 다음을 할 수 있다.**

- 응력-변형 곡선(stress-strain curve)을 이해하고, 재료의 특성이 응력 부하에서 발생하는 변형의 크기로 측정될 수 있음을 이해한다.
- 재료에서 탄성의 개념과 영률(Young's Modulus)에 의해 탄성이 어떻게 설명될 수 있는지를 이해한다.
- 인체 조직의 구조, 기능 그리고 재료의 성질 사이의 관계에 대한 중요성을 이해한다.
- 세포의 역학적 성질에 기여하는 세포 간 구조를 이해한다.

10.1 서장

인간의 몸은 스스로의 무게를 지지할 수 있는 고체이기 때문에, 땅 위에서 자신의 몸을 수직으로 유지할 수 있다. 인간의 골격 시스템은 연골(cartilage), 인대(ligament), 힘줄(tendon), 그리고 근육과 같은 연조직에 의해 연결된 206개의 뼈의 집합체이며, 인간 신체에 대한 기계적 지지체를 제공한다.

인간은 또한 운동을 할 수 있다. 단단한 뼈에 연결된 근육들은 수축을 통해 힘을 생성하고 결과적으로 움직임을 만들어낸다. 댄서들이나 높이뛰기 선수들 그리고 외과의사들은 작업을 수행하기 위해 움직임을 정밀하게 조절하는 것을 배우고 자신의 몸을 매우 정밀하게 이동시킨다(그림 10.1). 힘, 민첩성, 그리고 체력은 훈련에 의해 강화될 수 있으며, 훈련의 효과에 대한 우리의 이해는 매년 향상되고 있다. 결과적으로 인간은 지속적으로 올림픽 경기와 같은 특정 일에서의 능력을 향상시키고 있다(그림 10.2).

이 장에서는 인간의 몸 구조와 역학의 일부 요소를 설명한다. 설명을 돕기 위해, 이 장의 첫머리에서는 물질의 기계적 특성에 대한 기본적 개념을 소개한다. 이러한 개념은 이 장 전반에 걸쳐 인간의 몸을 구성하는 생물학적 물질의 행동에 대해 정량적인 설명

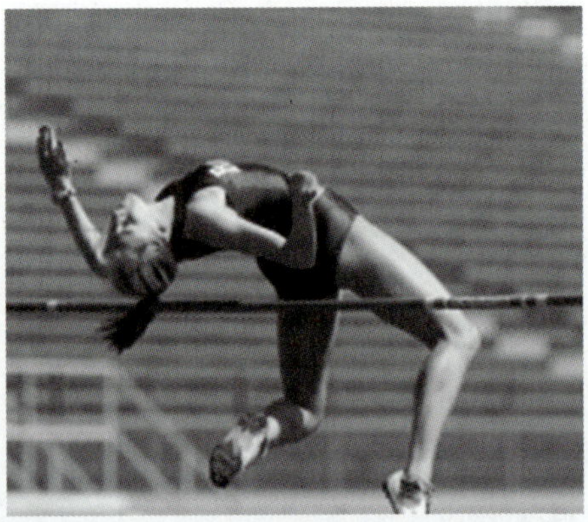

그림 10.1

인간은 놀라운 기계적 묘기를 할 수 있다. 높이뛰기와 같은 운동경기들은 큰 힘과 정교한 자세 조절을 요구한다. 사진 제공: Penn State Erie, The Behrend College.

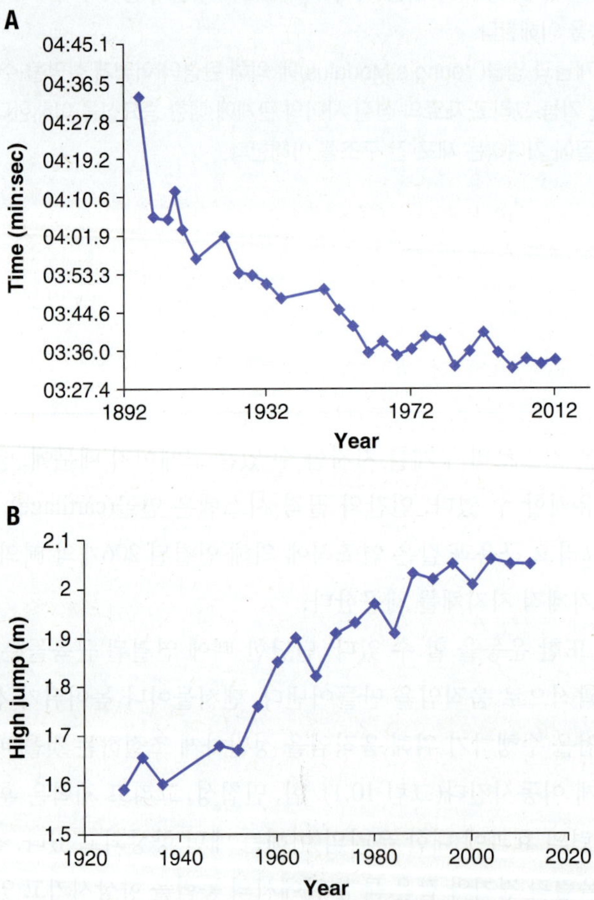

그림 10.2

인간의 능력은 시간이 지남에 따라 향상된다. 인간 능력의 향상에 대한 증거로서, 올림픽에서 (**A**) 남자 1500 m 달리기와 (**B**) 여자 높이뛰기 금메달의 기록이 나타나 있다. 이 두 종목에서의 꾸준한 기록 향상에는 더 나은 장비와 지도법 등이 기여했지만, 인간의 기계적 능력 향상 역시 이러한 발전에 조금은 기여했을 것이다.

을 위해 사용될 것이다.

10.2 재료의 기계적 성질

뼈, 근육과 같은 생물학적 재료들은 역학적인 개체이고, 따라서 그 주위 환경에서 발생하는 힘에 노출되어 있다. 인간의 몸과 그 구성요소들은 힘과 움직임의 분석을 통해 연구할 수 있다(박스 10.1). 물리적 힘은 몸 전체에서 작용하며, 경우에 따라서는 매우 큰 힘이 작용하기도 한다. 대퇴골(femur)의 주요 부위는 몸 전체 체중의 2–3배에 해당하는 1800–2700 N(90 kg의 남성에 대해서)의 힘을 받는다. 아주 작은 힘 또한 중요한 생물학적 효과를 가지고 있다. 몸에서 거시적인 움직임을 가능하게 해주는 근육들은 일반적으로 약 1 N의 힘을 생성한다. 고체 기질에 부착된 비근육세포들은(그림 5.5C 참조) 100–800 nN의 힘을 발생시킬 수 있다(참고문헌 1).

물질이 힘을 받으면 다양한 방법으로 반응한다. 반응의 한 유형은 움직임이다. 정지해 있는 당구공은 움직이는 당구공에 부딪혀 굴러가게 될 것이다. 당구공은 단단한 물체이기 때문에 상당한 힘으로 충돌해도 구겨지거나 눈에 띄게 변형되지 않을 것이다(그림 10.3). 부드러운 재료로 만들어진 당구공을 상상해보자. 이 부드러운 공이 충돌하면 그 공은 물론 움직이겠지만, 또한 **변형(deform)**될 수도 있다. 만약 당구공이 당구대 위에서 작용한 힘에 의해서 변형된다면, 당구 경기는 달라질 것이다. 반면 농구공은 당구공만큼 단단하지 않다. 농구공은 땅에 닿으면 변형된다. 이러한 변형성(deformability)은 농구공이 튀는 것을 도와준다. 훌륭한 농구 선수들은 공의 특성을 이해하고 드리블을 할 수 있다. 바람이 빠진 농구공으로 농구를 해본 사람들은 알겠지만, 지나치게 변형성이 높은 농구공은 경기에 쓰기 좋지 않다.

생물학적 재료들은 지속적으로 힘에 노출되어 있다. 사람이 서 있을 때도 중력 하에서 자신의 몸이 뼈와 근육 그리고 다리의 다른 구조체에 힘을 가한다. 땅을 박차고 뛰는 높이뛰기 선수(그림 10.1)의 다리에서 생성되는 힘들을 상상해보자. 이러한 힘들은 다

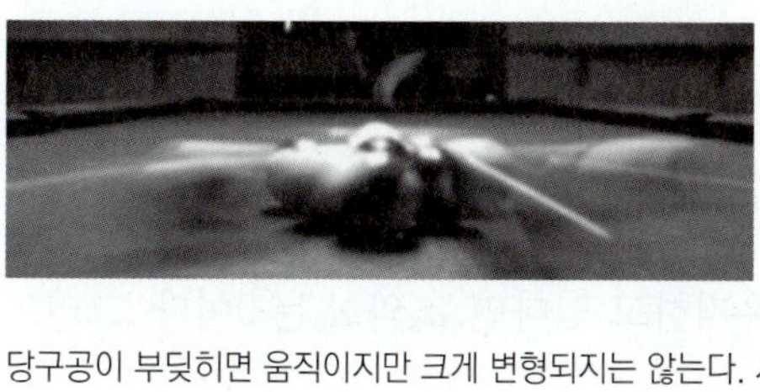

그림 10.3 당구공이 부딪히면 움직이지만 크게 변형되지는 않는다. 사진 제공: Twm Davies, www.twmdesign.co.uk.

박스 10.1 기초적인 힘 분석

고전 역학에서 가장 중요한 개념 중 하나는 힘과 운동 혹은 힘과 가속도 사이의 관계이다. 힘의 분석, 힘의 평형은 뉴턴의 세 가지 운동 법칙으로부터 계산된다.

뉴턴의 제1법칙: 물체에 작용하는 힘의 합이 0이면, 물체의 속도는 변할 수 없다. 즉, 물체의 가속도는 0이다.

뉴턴의 제2법칙: 물체의 질량 m과 가속도 $\bar{a}$, 그리고 힘($\bar{F}_T$) 사이에는 다음과 같은 관계가 성립한다. 질량 × 가속도 = 힘.

뉴턴의 제3법칙: 모든 움직임에 대해서는 그것과 같은 크기의 반작용이 있다.

힘과 가속도는 크기와 방향을 가진 벡터량이다. 뉴턴의 제2법칙은 수학적으로 다음과 같이 표현될 수 있다.

$$\bar{F}_T = m\bar{a} = \sum F_i \quad \text{(식 1)}$$

여기에서 F_T는 물체에 작용하는 총 힘이고 그것은 물체의 질량 m과 가속도 a의 곱과 같다. F_i는 물체에 작용하는 각각의 힘이다. 예를 들어 어떤 특정한 고도에서 일정한 속도로 비행하고 있는 비행기를 생각해보자(그림 박스 10.1). 여기에서 비행기를 위로 뜨게 하기 위해 작용하는 힘과 앞으로 나아가게 하기 위해 작용하는 힘은 각각 y축과 x축에 작용하는 F_1과 F_2 두 가지 성분이다. 힘은 벡터량이므로 합력은 세 개의 주축 방향(직각 좌표계에서 x, y, z)을 표현하는 세 개의 방정식으로 나뉠 수 있다.

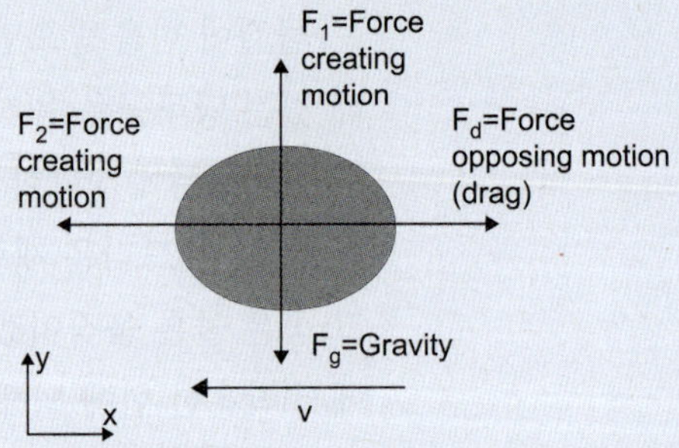

그림 박스 10.1

$$\begin{aligned} F_{T,x} &= ma_x = \sum F_{i,x} \\ F_{T,y} &= ma_y = \sum F_{i,y} \\ F_{T,z} &= ma_z = \sum F_{i,z} \end{aligned} \quad \text{(식 2)}$$

식 2는 그림의 비행기에 적용될 수 있다. 비행기는 x와 y 방향에서만 힘이 작용하고 있기 때문에 식 2는 두 개의 식으로 줄어든다.

$$\begin{aligned} ma_x &= F_d - F_2 \\ ma_y &= F_1 - F_g \end{aligned} \quad \text{(식 3)}$$

만약 비행기가 일정한 고도와 속도를 유지하고 있다면, a_x와 a_y는 0이다. 그러므로, 여기에서는 위쪽 방향 힘인 F_1이 비행기의 무게인 F_g와 같아야 하고 진행방향 힘은 비행기에 작용하는 저항과 같아야 한다는 것을 나타낸다. 보잉 747은 최대 중량이 ~900,000 lb(405,000 kg)이다. 이 비행기가 30,000 ft에서 600 miles/hour로 비행할 때 발생되는 저항은 연습문제 6에서 다룰 예정이다.

리 내부 구조체들의 역학적 성질에 의존한 변형을 일으킨다. 뼈는 근육보다 단단한 물질이다. 즉 같은 힘에 대해서, 근육은 상당한 크기의 변형을 일으키지만 뼈의 변형은 상대적으로 작다. 이 절에서는 강도와 재료의 거동을 정량적으로 나타내는 방법에 대해 설명할 것이다.

10.2.1 탄성 변형 및 영률(Young's modulus)

한쪽은 고정되어 있고, 다른 쪽은 일정한 하중에 노출되어 늘어난 물체, 예를 들면 고무밴드와 밧줄의 실, 생체 조직의 일부분 또는 합성된 생체재료를 생각해보자. 재료들은 **하중(load)**에 대한 반응으로 변형된다(그림 10.4). 재료에 가해진 힘은 단위 면적당 작용하는 힘인 응력에 의해 정의된다. 즉, 응력 σ는 면적 A에 의해 나누어진 힘과 같다. 이 힘에 대한 재료의 반응은 **변형률(strain)** ε으로 측정된다. (그림 10.4와 같이) 한 방향으로 작용하는 응력에 대해서 변형률은 재료의 길이 방향의 증가율, $\Delta L/L$과 같다.

일부 물질의 경우에는, 낮은 하중에 대한 변형은 즉각적이며 작용하는 힘의 크기에 선형적으로 변화한다.

$$\sigma = E\varepsilon \tag{10.1}$$

여기서 σ는 단위 면적당 힘(F/A)과 동일한 작용하는 응력이고, ε는 변형률이다. 이러한 관계를 영국의 물리학자 로버트 훅(Robert Hooke)의 이름을 따서 **훅의 법칙(Hooke's**

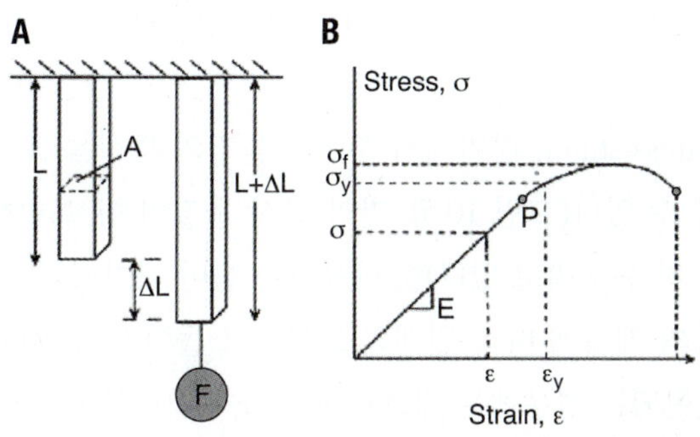

그림 10.4

탄성 재료의 전형적인 특성. **A**. 하중에 대한 변형. **B**. 재료들은 특징적인 응력-변형률 곡선(stress-strain curve)을 가지고 있다.

Law)이라고 한다. 이 방정식은 가해진 힘에 선형적으로 변화하고, 힘을 제거하면 다시 원상태로 복귀되는 많은 탄성체의 행동을 잘 설명한다. **영률(Young's modulus)** 혹은 인장 탄성 계수(tensile elastic modulus) E는 재료의 특성이다. 일반적인 값들은 표 10.1에 나타냈다. 어떤 재료의 **탄성비례한계(proportionality limit)**는 식 10.1을 따르는 최대의 응력-변형률 값으로 정의된다.

모든 탄성물질들이 훅의 법칙을 따르는 것은 아니다(고무는 이 법칙을 따르지 않는다). 어떤 물질들은 변형률이 응력에 대해 선형적으로 변화하지 않아도 원래 모양으로 돌아온다. 다행스럽게도 많은 물질들은 변형이 작을 경우 식 10.1을 만족한다.

예제 1

1 N의 힘이 1 cm^2의 단면적과 3 GPa의 탄성 계수를 가지는 탄성 시료에 작용했을 때, 변형률은 얼마인가?

정답 3.3×10^{-6} or $3.3 \times 10^{-4}\%$

10.2.2 소성 변형

만약 재료에 **탄성한계(elastic limit)**라고도 불리는 **항복 변형률(yield strain)**, ε_y을 초과하는 변형이 일어나면 비가역적인 변형이 일어난다. 이 비가역적인 변화는 **항복응력(yield stress)**, σ_y에서 발생한다. 재료의 변형이 더 심해지면 **소성 변형(plastic deformation)**이 일어나게 된다. 재료의 비가역적인 변화는 적용된 힘이 제거된 후에도 원래의 상태로 돌아가지 못하게 되는 상태를 의미한다(그림 10.4). 재료가 파괴되지(즉 부러지거나 깨지지) 않고 견딜 수 있는 최대 응력을 **파괴 응력(failure stress)** 혹은 **최대 응력(maximum stress)**, σ_f이라고 한다.

대다수의 물질들은 탄성한계를 넘지 않는 변형률에 대해서만 훅의 법칙을 따른다. 일부 물질들은 탄성비례한계라 불리는 제한된 영역을 넘어서는 구간에서도 훅의 법칙을 따르면서 항복응력까지 탄성적으로 변형한다. 그러나 이 경우 변형률은 선형적이지 않다.

응력-변형률(stress-strain) 평면에서 주어진 물질의 특성을 표시하여 보다 쉽게 변형력에 대해 분석할 수 있다(그림 10.5). 만약 탄성 물질이 항복 변형률 ε_y보다 작은 변형률 ε_A를 일으키는 하중을 받고 있다면, 작용하는 힘이 제거된 후에는 그 물질의 변형 특성인 응력-변형률의 궤적에 따라 원래의 모양으로 돌아갈 것이다. 그러나 재료가 탄성한계 이상으로 변형되는 경우에는 재료는 완벽하게 회복하지 못할 것이다. 일반적으로,

표 10.1 흔히 접할 수 있는 생물학적 재료들의 기계적 특성

	E(MPa)	밀도(g/cm^3)
생물학적 재료들		
긴뼈	15,000-30,000	
인간의 치밀골(세로 방향)	17,000	1.8
해면골	90-500	
척추 뼈	100-300	
상아질	13,000-18,000	
법랑질	50,000-84,000	
관절 연골	1-10	
인간의 무릎 반월판	70-150	
뇌 조직, 회색질	0.005	
뇌 조직, 백색질	0.014	
척수	0.020-0.6	
힘줄	1,000-2,000	
아킬레스건	375	
인간의 소동맥	0.1-4	
엘라스틴	0.6	
분리 정제된 콜라겐 섬유	1,000	
포르말린으로 고정된 심근	101	
피부	0.1-2	
콜라겐 스펀지	0.017-0.028	
고분자		
폴리에틸렌(고밀도)	500-1,000	0.95
폴리메틸메디그릴레이드	2,000-3,000	1.18
폴리이미드	3,000-5,000	
폴리에스터	1,000-5,000	
폴리스티렌	2,300-3,300	1.05
폴리테트라플루오로에틸렌	400-600	
폴리유산	1,000-3,000	
고무(평균)	2.8	다양함

표 10.1 흔히 접할 수 있는 생물학적 재료들의 기계적 특성 (계속)

	E(MPa)	밀도(g/cm^3)
금속		
강철(구조물의)	200,000	7.86
알루미늄	70,000	2.71
티타늄	107,000	4.51
기타		
콘크리트	25,000	2.32
(소)나무	11,000	0.61

참고: Ratner BD, Hoffman AS, Schoen FJ, Lemons JE (eds). *Biomaterials Science*: An Introduction to Materials in Medicine. Second ed. San Diego, CA: Academic Press; 2004; Athanasiou KA, Zhu C, Lanctot DR, Agrawal CM, Wang X. Fundamentals of biomechanics in tissue engineering of bone. *Tissue Eng*. 2000;6(4): 361–381; Wakatsuki T, Kolodney MS, Zahalak GI, Elson EL. Cell mechanics studied by a reconstituted model tissue. *Biophys J*. 2000;79:2353–2368; and http://silver.neep.wisc. edu/~lakes/BME315N3.pdf.에 따른 자료임. 1 Pa = 1 N/m^2

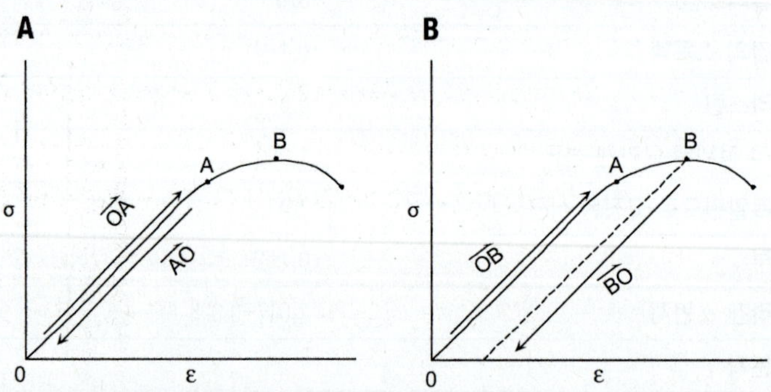

그림 10.5 탄성과 소성 변형의 차이. **A**. 이 예시에서 상태 O에서 상태 A로의 인장과 같이 탄성 변형이 일어날 경우, 응력이 제거되면 재료는 원상태로 돌아간다. **B**. 물질이 탄성한계를 넘어서 상태 B까지 늘어나면 재료는 원래의 상태 O로는 돌아가지 않는다. 그 물질은 응력에 의해 비가역적으로 변형한다.

재료의 회복은 초기 변형과 평행한 선을 따라 발생하게 된다(그 물질이 선형적인 탄성 고체라면 E와 같은 기울기로 일어난다).

10.2.3 변형과 에너지 저장

응력을 받은 물질은 에너지를 가지고 있다. **변형 에너지(strain energy)**라고 불리는 이 역

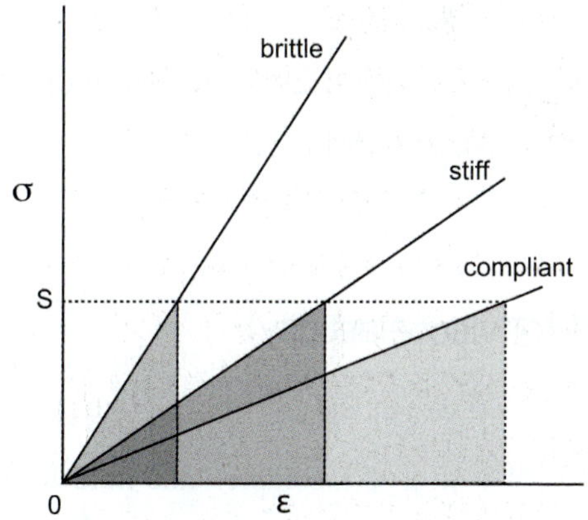

그림 10.6

탄성 재료의 에너지 저장. 각 재료에 저장된 에너지의 양은 취성(brittle) 재료, 강성(stiff) 재료 및 연성(compliant) 재료에 대해 나타나는 응력-변형률 곡선 아래의 면적을 계산하여 결정할 수 있다. 변형이 잘 일어나는 재료는 주어진 응력 S에 대해 취성 재료보다 더 많은 에너지를 저장할 것이다(즉, 재료의 곡선 아래 영역이 취성 재료 또는 딱딱한 재료의 커브 아래 영역보다 크다).

학에너지는 그 물질에 저장된다. 탄성 물질의 경우, 변형 에너지, U_0는 다음과 같이 계산된다.

$$U_0 = \frac{1}{2}\sigma\varepsilon \tag{10.2}$$

여기서 U_0는 단위 부피당 물질에 저장된 위치에너지이다. 이 에너지는 응력-변형률 곡선에서 선 아래의 면적으로 결정된다(그림 10.6).

탄성 신장과 회복 과정에서는 순에너지 손실이 없다. 이는 늘어나는 동안에 저장되었던 모든 에너지가 수축하는 동안 방출된다는 것이다. 그러나 변형이 탄성한계를 넘어섰을 때에는 에너지의 손실이 일어난다. 이때 총 에너지 손실은 늘어날 때 필요한 변형 에너지와 응력이 제거된 후에 방출된 에너지의 차이로 계산될 수 있다(이러한 에너지 손실 역시 그래프 상에 나타낼 수 있다).

에너지를 저장할 수 있는 능력은 생체재료에서 중요한 특성이다. 예를 들면, 대동맥은 탄성 물질로, 좌심실이 수축할 때 피가 대동맥으로 보내지고 대동맥은 늘어난다. 혈관이 탄성적이기 때문에, 늘어난 대동맥에 저장된 에너지는 이완기에 방출되고 대동맥은 원래의 크기로 돌아온다. 대동맥이 팽창하는 동안 탄성, 즉 에너지를 저장할 수 있는 능력 때문에, 대동맥은 혈액의 기계적 펌핑에 중요한 역할을 할 수 있다.

어떤 재료에 저장되는 에너지량의 한계는 파괴 시의 변형 에너지로 계산할 수 있다. 취성(brittle) 재료는 파괴 시에 낮은 U_0를 갖는다. 반면에 쉽게 변형되는 연성(compliant) 재료는 상당히 많은 양의 변형 에너지를 저장할 수 있다(그림 10.6).

예제 2

그림 10.6의 세 가지 재료가 긴뼈(long bone), 상아질(denton), 그리고 무릎 반월상 연골(knee meniscus)이라고 하자. 각각은 30,000, 10,000, 200 MPa의 영률을 갖는다. 0.1%의 변형률을 주기 위해서 얼마나 많은 변형 에너지가 요구되는가? 30 MPa의 응력에 노출된 경우 각각의 재료는 얼마나 많은 변형 에너지를 저장하는가? 어떤 조직이 가장 취성이 높고, 어떤 조직이 가장 연성이 높은가?

정답 0.1%의 변형을 위한 탄성에너지는 각각 15, 5, 그리고 0.0001 kPa이다. 30 MPa의 응력을 가했을 때 응력에너지는 각각 15, 45, 그리고 2250 kJ/m³이다. 장골이 가장 취성이 높고, 무릎 반월상 연골이 가장 연성이 높다.

10.2.4 탄성, 점성, 그리고 점탄성(viscoelasticity)

식 10.1과 10.2는 이상적인 탄성 물질의 역학적 거동을 설명하고 있다. 8장에서는 다른 종류의 이상적인 재료인 비압축성 유체(incompressible fluid)의 거동에 대하여 소개했다. 박스 8.1에서 변형률($d\nu_x/dy$)과 응력(τ_{xy})의 관계를 포함하여 유체의 점성에 대해 소개했다.

$$\tau_{xy} = -\mu \frac{d\nu_x}{dy} \tag{10.3}$$

때때로, 실제 물질의 거동은 이상적인 모델들 중 하나로 모사할 수 있다. 예를 들면, 특정 조건 하에서, 연골은 탄성물질처럼 거동하고, 혈액은 뉴턴 유체처럼 행동한다. 반면에, 복합적인 조성의 생물학적 재료는 탄성 재료와 비압축성 유체 양쪽 모두와 유사한 행동을 나타낼 수 있다. 이러한 행동들은 각각의 이상적인 모델과는 다르다. 점성과 탄성의 양쪽 특성을 모두 나타내는 물질을 **점탄성(viscoelasticity)**이라고 부른다(그림 10.7과 박스 10.2).

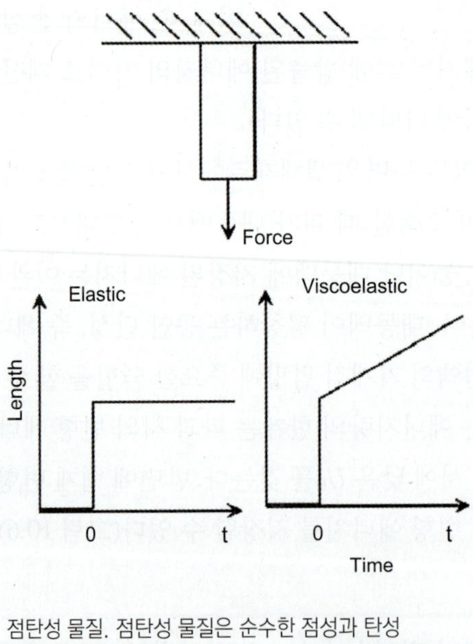

그림 10.7 점탄성 물질. 점탄성 물질은 순수한 점성과 탄성 물질의 중간적인 성질을 나타낸다. 예를 들면, 순수 탄성재료는 적용된 하중에 대해 고정된 변형률의 변형이 즉시 일어난다(왼쪽 아래). 점탄성 재료는 탄성 물질과 비슷하게 변형이 즉시 발생하지만, 또한 점성 물질과 비슷하게 응력에 대한 반응으로 지속적으로 변형을 일으킨다(오른쪽 아래). 점탄성 재료는 다양한 종류가 있다. 이 그림에서는 이러한 반응 중 한 가지 형태만을 나타내었다.

박스 10.2 점탄성

피부와 근육 등의 생물학적 조직은 수분이 풍부하고, 체온 조건에서 액체이지만, 탄력이 있는 고체의 특징도 있다. 예를 들어, 이들 조직은 그릇 없이 모양을 유지한다. 이상적인 탄성재료, 즉 탄성한계 미만으로 변형된 재료는 순간적으로 변형된다(그림 10.4에 표시). 생물학적 재료에 하중이 가해질 경우, 가해진 직후 빠르게 변형이 일어나지만, 이후 천천히 변형을 계속하며 크립(creep)이라 불리는 거동을 보여준다(그림 10.7). 이 같은 재료가 급속히 변형하면(그림 박스 10.2A), 이 변형을 유지하기 위하여 필요한 힘은 서서히 감소한다. 이 과정을 응력 완화(stress relaxation)라고 한다(그림 박스 10.2B).

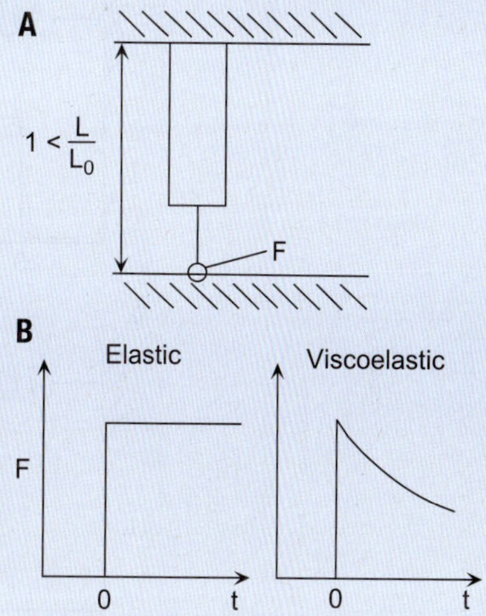

그림 박스 10.2 탄성 물질과 점탄성 물질은 즉각적인 변형에 대해 다르게 반응한다.

이상적인 탄성 재료는 스프링으로 모사되며, 그 거동은 훅의 법칙(식 10.1)에 의해 예측할 수 있다. 크립 또는 응력 완화를 나타내는 재료의 모델을 만들려면 힘이 적용될 때 천천히 신장하는 다른 요소를 추가해야 한다. 가해진 하중에 대한 연속적인 변형은 유체의 특징이다. 변형의 속도는 유체의 점성에 의해 결정된다(식 10.3). 대시포트(dashpot) 혹은 실린더 내의 피스톤은 점성에 대한 기계적인 모사이다. 피스톤은 적용되는 하중에 대한 반응으로 천천히 움직이고, 그 속도는 표면의 마찰력에 의해 결정된다. 탄성(즉, 스프링)과 점성(즉, 대시포트)적 요소를 결합하여 실제 점탄성 재료의 거동 측면을 예측하는 모델을 개발할 수 있다.

실제 재료의 거동을 이상적인 재료의 것과 비교하는 것은 매우 유용하다. 예를 들어, 간단한 탄성 재료는 완벽한 탄성 스프링에 비유할 수 있다. 완벽한 탄성 재료의 거동은 식 10.1을 따르며, 다음과 같이 고쳐 쓸 수 있다.

$$F = kU \quad \text{(식 1)}$$

여기에서 F는 순간적으로 재료에 가해진 총 힘이고, k는 스프링 상수, 그리고 U는 순간적인 물체의 변위이다. 힘이 스프링에 가해질 때, 스프링은 순간적으로 변형하여 식 1(그림 박스 10.2A)에 의해 정해진 만큼 늘어난다. 이와 유사하게 점성 유체는 다른 형태의 이상적인 기계적 요소인 대시포트로 비유할 수 있다. 대시포트는 단순한 점성 유체처럼 행동한다.

$$F = \eta \frac{dU}{dt} \quad \text{(식 2)}$$

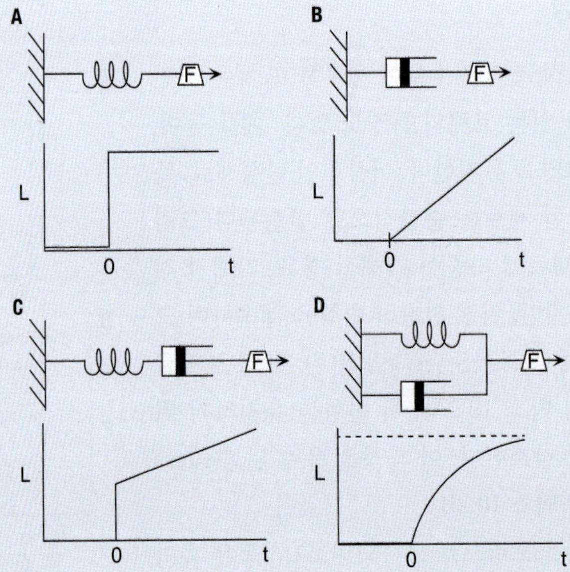

그림 박스 10.3 스프링-대시포트 모델. 탄성체 모델(**A**), 점성 유체 모델(**B**), 점탄성 재료의 맥스웰(Maxwell) 모델(**C**), 점탄성 재료의 포이트(Voigt) 모델(**D**).

이는 식 10.3과 유사하며, η는 감쇠 계수(damping coefficient, 점성에 해당)와 같다. 점성 유체처럼 행동하는 재료에 힘이 가해지면, 힘이 가해지고 있는 동안에는 변형은 계속된다(그림 박스 10.3B).

많은 재료들이 완벽한 스프링이나 대시포트처럼 움직이지는 않는다. 고정된 하중이 가해지면 재료는 시간이 지남에 따라 (대시포트처럼) 변형하면서, 최종적인 고정된 변형률에 (스프링처럼) 도달할 수 있다. 재료에 대한 모델은 스프링과 대시포트의 다른 조합을 사용하여 구성할 수 있다. 맥스웰(Maxwell) 모델과 포이트(Voigt) 모델이 각각 그림 박스 10.3C와 10.3D에 소개되어 있다. 맥스웰 고체는 스프링과 대시포트가 직렬 연결된 것처럼 연속적으로 행동한다. 즉, 물질은 스프링처럼 순간적으로 변형되고, 대시포트와 같이 일정한 속도로 변형이 계속된다. 이와는 대조적으로, 포이트 고체는 스프링과 대시포트가 병렬 연결된 것처럼 동작한다. 대시포트에 의한 초기의 느린 변형이 있지만, 최종 변형의 정도는 스프링에 의해 제한된다.

10.3 조직과 장기의 기계적 특성

근골격계(musculoskeletal system)는 인체의 전체적인 모양을 형성하는 뼈와 그 움직임을 가능하게 하는 근육, 인대, 힘줄과 연골이 연결된 골격으로 구성된다. 이 절에서는 이러한 조직의 기계적 거동을 간략하게 검토한다. 다른 조직들에서도 중요한 기계적 기능을 가지고 있으며, 이러한 조직에는 특히 공기와 혈액의 운동에 따라 주기적으로 변화하는 폐와 심장이 있다. 폐의 역학에 대한 일부 측면들은 다음 단락에서 설명할 것이다.

10.3.1 뼈 구조와 기능

뼈는 60%의 미네랄과 30%의 콜라겐이 풍부한 유기물 기질, 10%의 물로 구성된 단단하고 강하며 조밀한 조직이다. 뼈는 부드러운 단백질과 단단한 미네랄로 구성된 복합 재료이기 때문에 탄력성과 강도를 모두 가지고 있다. 뼈는 미소구조와 기계적 성질(그림 10.8)이 다른 두 개의 전형적인 구조, 즉 치밀골(compact 또는 cortical bone) 및 해면골(spongy 또는 cancellous bone)이 있다. 대부분의 뼈는 표면 근처가 치밀골로 이루어져 있고, 내부는 해면골 구조를 가지고 있다.

대부분의 뼈는 치밀골과 해면골 부분을 모두 포함하고 있지만, 밀도 높고 단단한 골피질 구조(cortical architecture)는 대퇴골과 상완골 등의 긴뼈에서 가장 흔하게 보인다. 다공성, 배향성이 있는 해면 구조(그림 10.8A의 해면 영역)는 늑골과 척추 뼈에서 가장 많이 나타난다.

뼈의 기계적 성질은 미세 요소로 구성된 구조로 인한 것이다. 미세 구조의 방향성이 높은 배열은 뼈가 방향에 따라 다른 성질을 갖게 만든다(그림 10.8C). 기계적 특성이 적용되는 하중의 방향에 의존하는 성질을 **비등방성(anisotropy)**으로 부른다. 뼈나 다른 생물학적 재료는 **등방성(isotropy)**, 혹은 모든 방향에 대해서 비슷한 기계적 성질을 보여주는 금속이나 많은 플라스틱과 같은 일반적인 공학재료와는 다르다.

10.3.2 부드러운 결합 조직의 구조와 기능

부드러운 결합 조직은 우리의 장기를 둘러싸 구조적인 무결성을 제공하고 손상으로부터 보호한다. 관절, 연골, 힘줄, 인대, 피부 및 혈관 등 대부분의 부드러운 결합 조직에서는 세포들이 조직의 기계적 성질을 결정하는 세포 외 기질에 드문드문 박혀 있다. 세포 외 기질의 분자 조성은 5장에서 설명한 바 있다(5.3절 참조). 단단한 재료인 뼈와는 대조적으로, 부드러운 결합 조직들은 일반적으로 유연하며 변형이 가능하다(연골, 피부, 동맥 등의 연조직과 뼈 사이의 영률 차이에 주목, 표 10.1).

연조직은 단백질 섬유가 유체 내에 함유되어 있는 세포 외 기질의 이질성(heterogeneous) 구조 때문에 점탄성을 보인다. 섬유질(주로 콜라겐과 엘라스틴 섬유)의 구

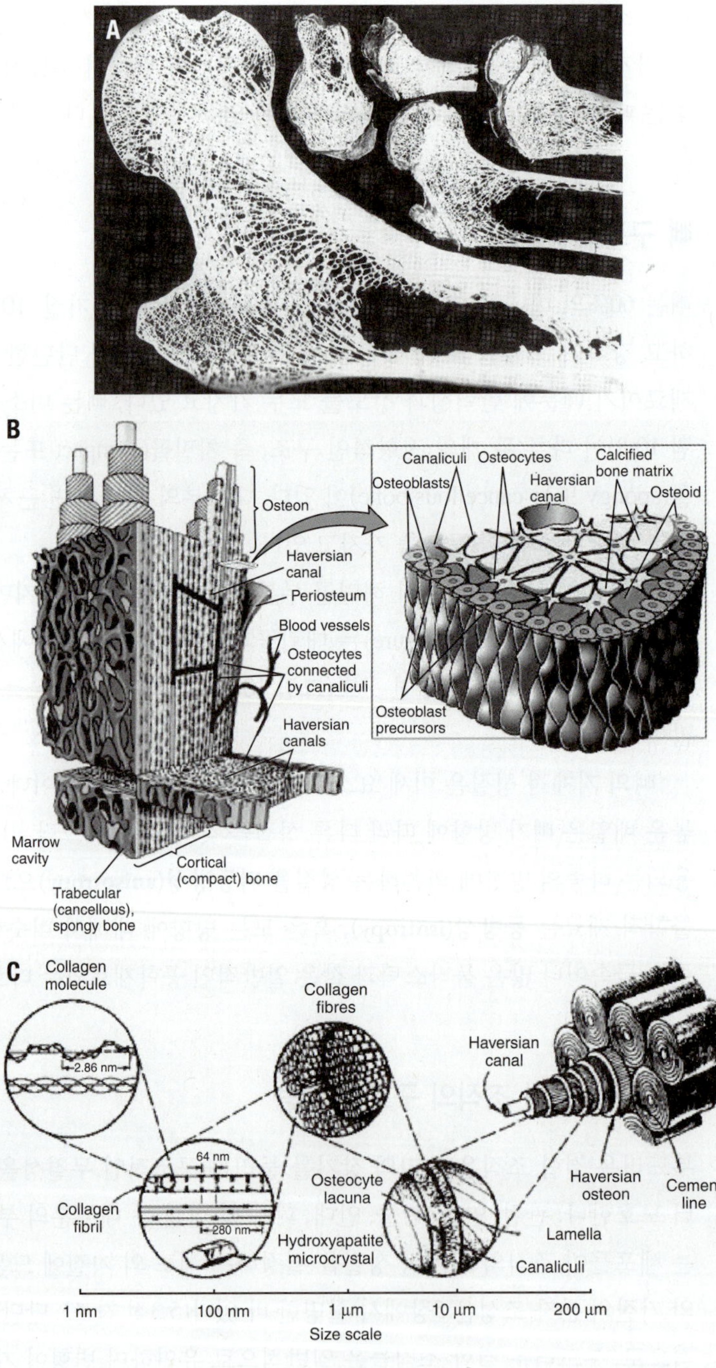

그림 10.8

뼈의 구조. **A**. 일반적인 긴뼈의 미네랄 상을 나타내는 이미지. Ethier CR, Simmons CA. *Introductory Biomechanics.* Cambridge, UK: Cambridge University Press; 2007에서 발췌 및 Cambridge University Press에서 허가 하에 사용. **B**. 치밀골과 해면골의 두 종류의 뼈가 나타나 있다. 대부분의 뼈는 두 종류의 구조를 모두 포함하고 있다. 치밀골은 하버스 관(Haversian canal)이라는 작은 채널 네트워크를 통해 연결된 골세포(osteocytes, 성숙한 뼈세포)를 통해 치밀하고 단단한 구조를 갖는다. 해면골은 밀도가 낮고, 기계적으로는 강하지만 가벼운 다공성의 지지체를 형성한다. **C**. 모든 뼈는 계층적 구조를 가지고 있다. 콜라겐 분자들은 미세섬유를 이루고, 이는 다시 뼈의 세포 외 기질을 구성하는 섬유를 형성한다. 칼슘 및 인산 이온은 뼈의 기계적 강도를 제공하는 가장 주요한 미네랄인 하이드록시아파타이트(hydroxyapatite) 결정을 형성한다. Lakes R. Materials with structural hierarchy. *Nature.* 1993; 361:511–515의 허가 하에 발췌.

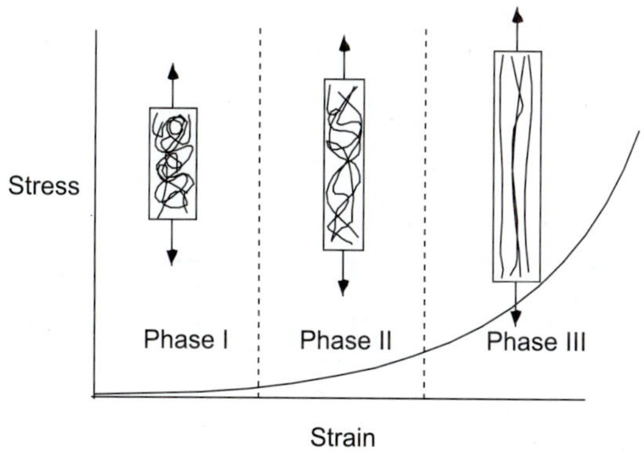

그림 10.9 일반적인 부드러운 연결 조직에 대한 응력-변형률 곡선. 표면에 평행하게 배향된 섬유 재료의 응력과 변형이 비선형 관계를 나타내는 연조직인 피부의 기계적인 성질이 모식적으로 보여지고 있다. Holzapfel GA. Biomechanics of soft tissue. In: Lemaitre J, ed. *Handbook of Material Behavior.* London: Academic Press; 2000로부터 수정 인용.

조와 방향이 주된 기계적 거동을 결정한다. 그림 10.9는 주로 결합 조직으로 구성되어 피부 표면에 평행하게 위치하는 연조직인 피부의 거동에 대해 모식적으로 나타내고 있다. 인장 변형이 작을 때(그림 10.9의 I 단계) 조직은 탄성 재료로 행동한다. 미시적으로 조직의 콜라겐 섬유는 구조가 극적으로 변화하거나 늘어나지 않고 변형한다. 변형이 커지면(II 단계) 콜라겐 섬유는 변형하여 응력의 방향으로 정렬되고, 피부의 강성(stiffness)이 높아진다. 한계 인장 강도 직전까지 늘어난 하중(III 단계)에 대해서는 콜라겐 섬유들이 하중의 방향으로 개별적으로 정렬되어 늘어나게 된다. 인대도 이러한 단계적 거동을 보여준다. 인대에서 I 단계는 작은 양의 응력으로 쉽게 변형이 발생하는 1차 영역이다. II 단계는 인대의 강성을 계산할 수 있는 선형 영역 혹은 2차 영역이고, 마지막으로 III 단계에는 적용되는 하중이 파괴 응력에 가까워지면서 개별 섬유들이 끊어져 그래프가 꺾이는 모습을 보인다.

10.3.3 역학적인 관점에서의 폐의 기능

폐는 **흉곽(thorax)**에 포함된 전반적인 기계적 시스템의 일부로서 행동한다. 폐를 제어하는 중요한 역할을 수행하는 기계적 요소는 흉곽 벽과 폐 사이의 유체가 찬 공간이며, 이 공간을 **흉곽 내 공간(intrapleural space)**이라고 부른다(그림 10.10). 이 흉곽 내 공간은 매우 작다. 인간의 경우, 흉곽 내 공간의 체적은 수 밀리리터에 불과하며, 이는 폐의 부피인 약 4000 mL보다도 훨씬 작다. 이러한 작은 체적에도 불구하고, 흉곽 내 공간 속의 유체는 폐와 흉벽을 연결하는 기계적인 가교라는 필수적인 기능을 가지고 있다.

폐, 흉곽 내의 유체 및 흉곽 근육 사이의 상호 작용을 설명하기 위해 이 섹션에서는

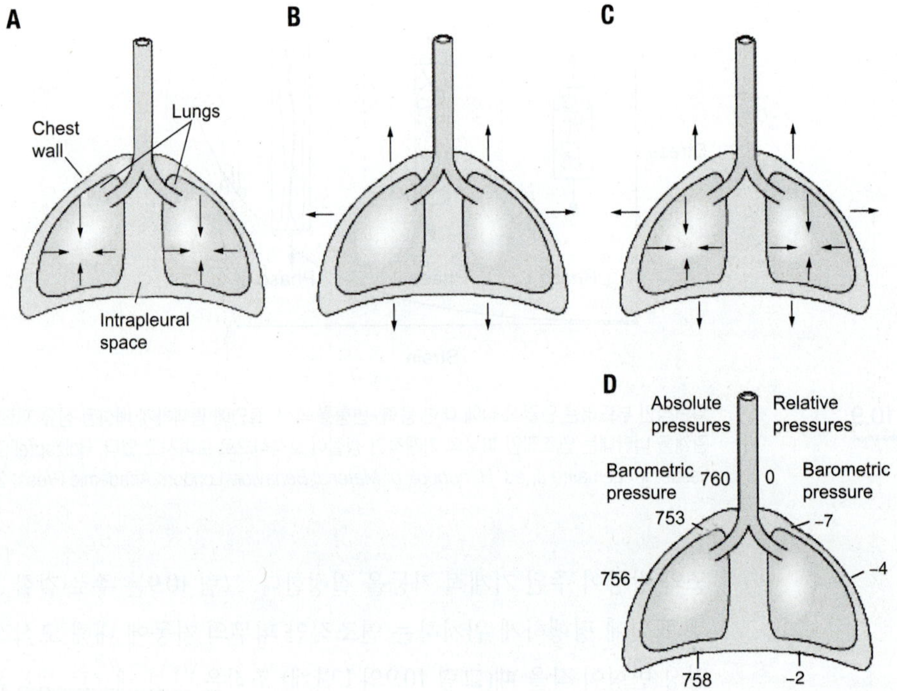

그림 10.10

흉곽 내 유체는 폐와 가슴벽 사이에 기계적 결합을 제공한다. **A**. 폐는 탄성 반동(elastic recoil)으로 인해 안으로 찌그러지려는 경향이 있다. **B**. 가슴벽의 탄성 반동은 팽창을 일으키는 경향이 있다. **C**. 폐와 흉벽 사이의 공간을 차지하는 흉곽 내 유체 내의 압력은 양쪽의 탄성 반동의 영향을 받는다. **D**. 흉곽 내 유체 내의 일반적인 압력이 (mmHg 단위로) 표기되어 있다. 이 그림에서 흉곽 내 공간의 부피는 크게 과장되어 있으며, 실제에 비례해 그려진다면 흉곽 내 공간은 보이지 않을 것이다.

폐의 **정적인(static)** 기계적 특성을 살펴본다. 조직의 정적인 기계적 특성은 조직이 시간에 따라 변화하지 않는 통제된 조건 하에 측정된다. 대부분의 조직은 실제로는 **동적인(dynamic)** 상태에 놓여 있다. 폐의 경우, 부피는 변화하고, 공기는 폐 기관지를 통해서 출입하고 있으며, 공간 내에서 유체와 공기의 압력도 시간에 따라 변화한다. 조직의 동적인 상태가 결국에는 가장 중요하지만, 정적인 특성에 대한 고찰을 통해서도 많은 것을 알 수 있다. 조직의 동적 역학 특성은 정적 특성에 대한 이해를 기반으로 하므로, 정적 특성에 대한 주의 깊은 고찰이 폐를 이해하기 위한 좋은 출발점이 된다.

만약 폐를 흉부에서 꺼낸다면 **탄성 반동(elastic recoil)**이라고 불리는 폐의 특성 때문에 폐는 찌그러진다. 다시 말하면, 다른 힘을 받지 않을 때, 폐는 풍선처럼 구멍을 통해 속의 공기를 밀어낼 것이다(박스 10.3 참조). 부풀어 있는 상태를 유지하기 위해서는 풍선은 완전히 폐쇄되어 풍선 속에 갇힌 공기로부터 압력을 받는 상태를 유지하거나, 또는 외부로부터 반동에 반대되는 방향의 힘을 받고 있어야 한다. 그러나 폐는 항상 닫혀 있는 것이 아니다. **기도(trachea)**는 외부 공기로부터 폐까지의 통로이다(그림 10.10의 폐로 들어가는 관이다). 기도의 상단에는 열거나 닫을 수 있는 후두개(epiglottis)라는 구조가 있다(음식이 폐로 들어가는 것을 방지하기 위해 무엇인가를 삼키는 동안에는 후두개가 닫혀 있어야만 한다). 후두개가 열려 있을 때에는 바깥의 공기는 지속적으로 폐로

박스 10.3 벽의 인장력과 압력의 관계

풍선이 부풀려져 있는 상태를 유지하기 위해서는 풍선 내부의 압력이 외부의 압력보다 커야 한다. 내부와 외부의 압력차($\Delta P = P_{in} - P_{out}$)는 "단단한(stiff)" 풍선일수록 더 크다. "단단한" 풍선은 풍선의 벽이 변형하기 어려운 (즉, 더 높은 영률 E를 갖는) 물질을 재료로 하는 것이다.

피에르-시몽 라플라스(Pierre-Simon Laplace, 1749–1827)는 수학과 물리학의 선구자였다. 그의 많은 업적 중에서, 다양한 형태의 경계에서 얇은 탄성 벽을 가로지르는 압력 강하의 관계에 대한 연구가 있다. 앞에서 언급한 풍선과 같은 구형 물체의 경우 반경 r_{sphere}를 유지하기 위하여 요구되는 압력 강하는 다음과 같이 주어진다.

$$\Delta P = \frac{2T}{r_{sphere}} \quad \text{(식 1)}$$

여기에서 T는 풍선의 얇은 벽의 장력이다. 생체공학자 및 생리학자들은 이것을 라플라스의 법칙(Laplace's law)이라고 부르고 있다. 벽의 장력이 일정할 때 반경이 감소함에 따라, 주어진 반경을 유지하기 위해 가해져야 할 압력의 양이 증가한다. 이 방정식은 왜 풍선의 반경이 작을 때 부풀리는 것이 어려운지, 또 풍선이 커짐에 따라 부풀리는 것이 쉬워지는지를 보여준다.

압력-인장력 관계를 통해 반지름 $r_{cylinder}$를 갖는 원통 형태의 관에 대해서도 유사한 식을 유도할 수 있다.

$$\Delta P = \frac{T}{r_{cylinder}} \quad \text{(식 2)}$$

이 방정식들에서 T는 벽의 인장력, 표면 장력, 혹은 재료의 단위 길이당 작용하는 힘을 나타낸다. 만약 그 물질이 풍선과 같은 얇은 물질이라면 인장력은 재료의 응력으로 변환될 수 있다.

$$\sigma = \frac{T}{t} \quad \text{(식 3)}$$

여기서 σ는 혹은 원주 방향(circumferential) 응력(힘/면적)이고, T는 인장력(힘/길이), 그리고 t는 재료의 두께이다.

이러한 개념은 공기와 물과 같은 2개의 혼합하지 않는 유체 사이의 계면이라면 어디에서든 적용된다. 이 경우의 장력은 **표면 장력(surface tension)**이라고 불리며, 두 유체의 특성이다. 공기-물 계면에서의 표면 장력은 72 dyne/cm이다. 표면 장력은 서로 섞이지 않는 두 유체 사이의 계면을 유지하기 위해 필요한 에너지를 나타내는 척도이다. 이러한 원치 않는 에너지 소모를 줄이기 위해서 계면은 줄어들려고 하지만, 계면의 축소는 다른 힘들을 발생시킨다. 예를 들어, 전체 표면에너지를 줄이기 위해 기포의 크기가 줄어들면 압력이 증가한다.

라플라스 방정식을 이용하여 물속의 기포 내부의 압력을 구할 수 있다. 기포의 반경이 150 mm라면 공기와 물 사이의 압력 강하는 2 × (72 dyne/cm)/0.015 cm, 즉 9,600 dyne/cm^2 혹은 7.2 mmHg에 달한다. 즉, 150 mm의 기포를 유지하기 위해서는 기포 내 압력이 외부의 수압보다 7.2 mmHg나 높아야 한다.

폐포에는 공기가 포함되어 있고, 폐포의 표면을 이루는 폐포세포는 얇은 막의 물에 의해 둘러싸여 있으므로, 일반적으로 150 mm의 직경을 가지는 폐포에도 이 수치를 적용할 수 있다. 만약 폐포 내의 압력이 대기압이라면, 폐포 벽의 액체 막의 압력은 −7.2 mmHg가 되어야 한다. 또한 폐포가 부풀려져 있는 상태를 유지하기 위해서는 이 압력은 흉곽 내 압력 P_{ip}보다 높아야 한다. 그러나 실제로 측정되는 P_{ip}는 −3 mmHg로 −7.2 mmHg보다 크다. 그렇다면 왜 폐포가 붕괴하지 않는가?

폐포액의 표면 장력은 실제로는 물의 표면 장력보다 훨씬 작다. 폐포 내의 2형 폐포세포(type 2 pneumocyte)는 10% 단백질과 90% 인지질로 구성된 계면활성제(surfactant)를 분비한다. 액체 내에 계면활성제가 존재하면 표면 장력이 10분의 1로 감소하고, 이로 인해 유체 박막 내의 압력을 떨어트리고, 결국 폐포가 흉벽으로부터 받는 작은 힘으로도 부풀어져 있는 상태를 유지하게 한다. 폐는 임신 후기에 계면활성제를 생산하기 시작하므로 조기에 태어난 유아는 종종 계면활성제가 부족하게 되고, 숨 쉬는 데 어려움을 겪는다. 하지만, 현재는 다행히도 합성 계면활성제가 개발되어 (호흡 곤란 증후군이라고 하는) 이러한 상태의 유아를 치료하기 위해 사용할 수 있다.

들어가거나 나올 수 있다. 그래서 후두개가 열려 있는 일반적인 때에는 폐는 찌그러질 것이다.

그렇다면 왜 폐는 후두개가 열려 있을 때에도 찌그러지지 않을까? 흉벽은 폐의 탄성 반동과 같은 크기, 반대 방향의 탄성 반동을 만들어낸다. 풍선 같은 폐의 성질이 폐를 안쪽으로 당기는 동안 흉벽의 반동이 폐를 바깥으로 당기고 흉곽의 부피를 증가시킨다(그림 10.10).

흉벽과 폐는 직접적으로 연결되어 있지 않다. 즉, 흉벽 및 횡격막(diaphragm)의 근육은 폐의 용적을 직접적으로 증가시키지 않는다. 대신, 두 탄성 물체인 폐와 흉벽 사이에 있는 흉곽 내 유체(intrapleural fluid)가 둘을 기계적으로 연결한다. 흉벽과 폐가 만드는 기계적인 힘의 경쟁으로 인해 흉곽 내 공간의 부피가 증가한다. 흉곽 내 공간은 닫혀 있기 때문에, 흉곽 부피의 증가는 흉곽 내 압력의 감소로 이어진다. 흉벽과 폐에서 작용하는 힘들이 흉곽 내 음압(negative intrapleural pressure) P_{ip}를 만든다. P_{ip}는 정상적인 호기의 마지막에 약 −3 mmHg(−4 cm H_2O)가 된다.

예제 3 그림 10.10은 흉강 내 압력 P_{ip}가 폐의 밑부분(-2.5 cm H_2O)보다 윗부분(-10 cm H_2O)에서 더 낮다는 것을 보여준다. 이것의 이유는 무엇인가?

정답 흉곽 내 공간은 유체로 차 있는데, 유체 정압은 유체 기둥의 바닥에서 더 높기 때문이다.

폐포의 팽창을 일으키는 구동력은 경폐압(transpulmonary pressure) P_{tp}이고, 다음과 같이 나타낼 수 있다.

$$P_{tp} = P_{alv} - P_{ip} \tag{10.4}$$

여기서, P_{alv}는 폐포 내부의 압력이다. 폐포 내 공기와 흉곽 내 공간에 있는 유체 사이의 압력 차이로 폐는 부풀려진 상태를 유지한다.

사람이 숨을 최대한 폐에서 내보낸 채로 숨을 참는다고 가정하자. [7장에서 이 상황에 폐에 남아 있는 부피를 잔기량(residual volume)이라고 부른다고 배운 바 있다.] 기도가 열린 상태로, 폐포 내의 공기와 대기압이 평형을 이루더라도 폐는 여전히 부풀어 있다. 흉벽의 근육이 폐가 이 정도의 체적을 유지한 채로 부풀어 있을 수 있도록 일을 하고 있다. 이 조건 하에서 P_{ip}는 약 -3 cm H_2O이다. 그러므로 식 10.4에 따라서 경폐압은 +3 cm H_2O이다.

만약 흉벽에 구멍에 의한 상처가 나서, 흉막 내의 공간이 대기압에 노출되면 흉곽 내 압력은 손실되고 폐는 풍선처럼 무너진다. 의학적으로는 이러한 현상을 **기흉(pneumothorax)**이라고 한다. 폐의 탄성 반동은 다른 힘으로 인해 저지를 받지 않아 붕괴를 유발한다. 그러나 폐포와 세기관지 영역에 갇힌 공기 때문에 폐의 부피가 완전히 0이 되지는 않는다.

이렇게 붕괴된 폐에 상처를 봉합하고, (음의 P_{ip}를 생성하기 위해) 소량의 공기를 흡인(suction)하여 천천히 부풀린다고 가정하자. 이러한 과정에서 기도가 열려 있다고 가정하면, P_{alv}는 0 mmHg(즉, 대기압과 동일하다)이 된다. P_{ip}가 감소하면, P_{tp}가 식 10.4에 따라 증가한다. P_{tp}가 조금씩 증가함에 따라 폐의 용적도 증가한다. 이 증가는 그림 10.11의 아래쪽 곡선으로 표시된다. 아주 작은 압력(단계 I) 구간에서, 폐 용적은 거의 변화하지 않는다. 용적이 증가하기 위해서는 표면 장력(박스 10.3)을 이겨내야 하기 때문에, 찌그러진 기도를 부풀리는 것은 어렵다. 그러나 충분한 압력이 가해지면, 폐 용적은 최대 용량(단계 III)에 도달할 때까지 압력에 따라 선형적으로 증가한다(단계 II).

폐가 수축하는 과정에서의 폐 용적과 P_{tp} 사이의 관계는 그 반대 과정과는 다르다(그

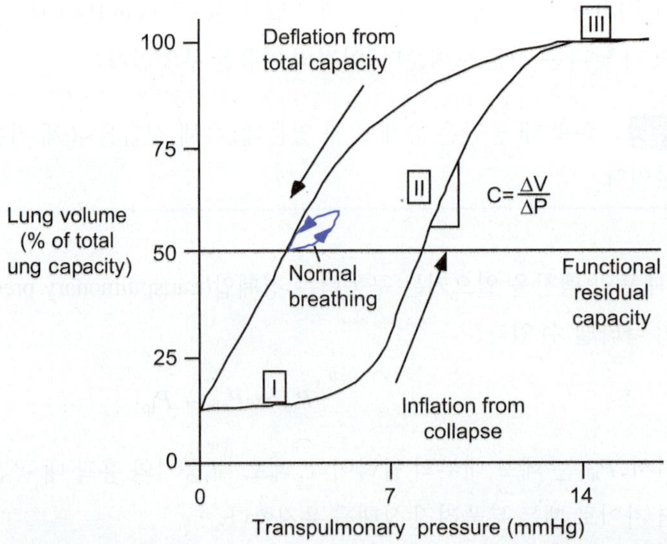

그림 10.11 폐의 기계적 거동. 아래의 곡선은 폐가 완전히 무너진 상태에서 다시 부풀리는 과정을 보여준다. I 단계에서, 기도 표면의 공기-물 계면의 표면 장력을 극복하기 위해서는 P_{tp}가 임계값보다 높아져야 한다. II 단계에서는, 용적이 P_{tp}의 증가와 함께 선형적으로 증가한다. 이 단계에서의 폐의 기계적인 거동은 컴플라이언스 C로 대표된다. 단계 III에서는, 폐의 부피가 총폐용량(total lung capacity)에 도달하며, 폐는 단단한 상태(즉, 컴플라이언스가 크게 낮아지는 시점)가 된다. 위쪽 곡선은 총 용량으로부터 폐의 수축 과정을 보여준다. 두 곡선의 차이를 이력현상(hysteresis)이라 하고, 이것은 열린 기도를 유지하는 것보다, 닫힌 기도를 여는 데 더 큰 압력이 필요하기 때문이다. 파란색 선은 일반적인 호흡 과정에서 폐의 팽창과 수축을 나타낸다. 이력현상은 여전히 일어나지만 그 크기는 줄어든다.

림 10.11). 이 차이가 **이력현상(hysteresis)**의 예시이다. 일반적으로 이력현상은 이 예시에서의 압력과 부피의 관계와 같이, 두 변수의 관계가 시스템의 이력(history)에 의존하는 경우 나타난다. 그림 10.11에 따르면, P_{tp}가 10 cm H_2O일 때 폐의 부피는 폐가 완전히 팽창한 상태 또는 무너진 상태 중 어느 쪽에서 시작했는지에 따라 25% 혹은 75%가 된다.

이력현상은 생물계에서 자주 볼 수 있다. 신경 전달 물질에 의해 자극된 신경세포는 기저상태 또는 자극 이전 상태로 바로 돌아오지 않는다. 성장 인자에 대한 세포의 반응은 이전에 성장 인자에 노출되었는지 여부를 포함한 세포의 상태에 따라 변하는 경우가 많다. 유전자 발현 네트워크 또한 이력현상을 나타낸다.

10.4 세포 역학

세포는 복잡하고 변형 가능한 개체이다. 다른 복잡한 물체(그림 10.12)와 마찬가지로, 세포는 변형 특성을 결정하는 내부 구조를 가지고 있다(5.2절 참조). 적혈구는 작은 모

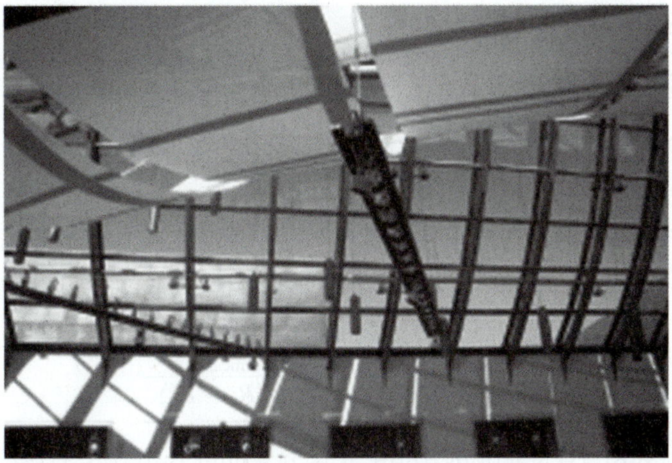

그림 10.12

지지체와 세포 역학. 건물에 기계적인 지지를 제공하는 기반(infrastructure)처럼, 세포 골격은 세포의 기계적 강도에 기여한다.

표 10.2 혈액 세포의 기계적 특성

세포형	모양	특성 길이(μm)	부피(μm³)	혈액에서의 세포 비율	피질의 장력(mN/m)
적혈구	양면이 오목한 디스크	7.7 × (1.4–2.8)	96	0.997	
혈소판	양면이 오목한 디스크	2 × 0.2	5–10	0.007	
호중구	구형	8.2–8.4	300–310	<0.002	0.024–0.035
림프구	구형	7.5	220	<0.001	0.06
단핵구	구형	9.1	400	<0.0005	0.035

세혈관보다 약간 크고, 따라서 이를 통과하기 위해서는 변형이 일어나야 한다(표 10.2). 백혈구는 적혈구보다 훨씬 크고, 변형성도 낮다. 따라서, 백혈구는 그 수에 비해 혈류에 주는 영향이 크다. 백혈구의 역학적 특성은 혈관 내 주입된 백혈구가 순환을 거쳐 어떻게 되는지에 대해 크게 영향을 미칠 수 있다. 백혈구의 변형성 저하는 백혈병과 당뇨병과 같은 특정 질환에서 미세순환의 손상을 일으킨다.

이와 비슷하게, 암세포의 역학적 성질은 암의 발달에서 중요한 결정 인자이다(16장 참조). 암세포가 정상 조직 사이에 국소적으로 침윤(invasion)할 수 있는 능력은 암세포가 기어서 움직일 수 있도록 하는 물리적 힘으로 인해 발생한다. (암에서 가장 치명적인 요소인) 전이(metastasis)는 세포가 혈관 속까지 움직여서 순환계에 들어갔을 때 일어난다. 이러한 세포들이 침착하는 부위는 그 기계적 특성에 의존한다.

10.4.1 세포의 기계적 성질

혈액 세포를 포함한 많은 세포의 기계적 특성은 마이크로피펫으로 세포를 흡입(aspiration)하여 직접적으로 측정될 수 있다(그림 10.13). 세포의 특성은 약한 압력을 이용하여 세포를 피펫으로 빨아들일 때 일어나는 변형을 관찰하여 예측한다. 예를 들어, 흡입 압력을 세포의 작은 반구 부분이 피펫에 빨려드는 임계 압력 $\Delta p_{critical}$까지 서서히 증가시킨다. 라플라스의 법칙을 통해 임계 압력에서의 세포 피질 장력 T를 계산할 수 있다.

$$T = \frac{\Delta p_{\text{critical}}\, R_p R_c}{2(R_c - R_p)} \tag{10.5}$$

R_p는 마이크로피펫의 반경이며, R_c는 세포의 반경이다(참고문헌 2). 또한, 세포를 더 큰 마이크로피펫(호중구의 경우 4 μm의 반경)으로 흡입하여 세포가 시간에 따라 피펫 속을 따라 이동하는 경과를 세포 변형에 대한 수학적 모델과 비교하여 세포의 전체 점도를 측정할 수 있다. 표 10.2에 백혈구에 대해 측정된 피질의 인장력이 나타나 있다.

개별 세포의 기계적 특성을 측정하기 위해 평행판 사이에서 세포를 변형시키는 등의 다른 기술이 이용되어왔다. 세포, 세포 골격 또는 세포 외 기질의 역학적 특성은 (0.0–100 nN의 힘을 측정하는) 원자 힘 현미경(atomic force microscopy) 또는 (200 pN 미만의 힘을 측정할 수 있는) 광학 집게(optical tweezers)를 이용하여 측정할 수 있다(참고문헌 3). 표 10.3은 서로 다른 조건에서 측정한 세포들의 영률을 나타낸다.

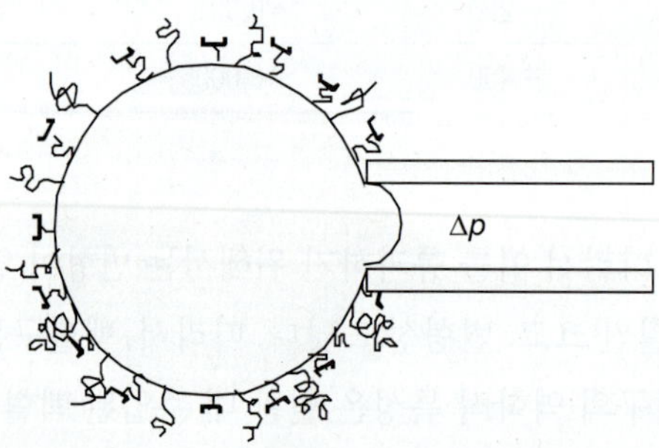

그림 10.13
마이크로피펫 흡입을 통한 세포의 기계적 특성 측정.

표 10.3 여러 방식을 이용한 세포의 영률 측정

세포형	측정 기술	E(dyne/cm^2)
섬유아세포(표면에 부착됨)	원자 힘 현미경(AFM)	16,000
내피세포(표면에 부착되어 전단력을 받음)	AFM	1,575
내피세포(표면에 부착됨)	자성 입자를 통한 유동 측정	45
내피세포(둥근형)	마이크로 피펫 흡입	750
내피세포(둥근형)	자성 입자를 통한 유동 측정	22

참고: Ethier CR, Simmons CA. *Introductory Biomechanics.* Cambridge, UK: Cambridge University Press; 2007에서 발췌.

10.4.2 세포 골격의 기계적 성질

세포 내 유체 또는 세포질은 혈장(plasma)보다 훨씬 복잡한 유체이다. 혈장 또는 혈액의 무세포 성분은 체온(37 ℃)에서 1.2 cP(또는 1.2 mPa-s)의 점도를 가진 뉴턴 유체처럼 거동하는 농축된 단백질 용액이다. 가장 간단한 세포질은 핵 또는 내부 세포 소기관이 없는 적혈구에서 발견된다. 적혈구 세포질은 농축된 헤모글로빈 용액이다. 각각의 세포에는 290–390 g/L의 헤모글로빈이 함유되어 있으며, 점도는 약 4.2–17.2 mPa-s(참고문헌 4)이다.

세포 골격의 기본 요소는 5장에서 이미 소개하였으며, 여기서 세포의 형태가 세포질 내의 단백질 섬유들에 따라 결정된다는 것을 배웠다. 세 가지 중요한 단백질 섬유인 액틴 미세섬유(actin microfilaments), 미세소관(microtubules), 중간섬유(intermediate filaments)가 그림 5.5에 묘사되어 있다. 이러한 미세섬유들은 고유한 기계적 성질을 가진다. 이들의 기계적 특성은 측정이 매우 어렵고, 미세섬유의 역학이 아직 명확하게 밝혀지지는 않았지만, 몇 가지 연구에서 개별 미세섬유의 기계적 특성이 직접 측정되었다. 3가지 주요 미세섬유는 명확하게 다른 기계적 특성을 가지고 있다. 액틴 미세섬유는 유연성이 있지만 인장력에 취약하다. 미세소관은 액틴보다 강성이 높지만 마찬가지로 인장 강도는 낮다. 중간섬유는 액틴보다 유연하지만, 장력 하에서 더 강하다.

세포질 내에서 개별 미세섬유는 다발 형태로 존재한다. 이러한 섬유 다발은 시스템의 기계적 강도를 크게 향상시킨다. 또한 미세섬유 다발의 형성 및 분해를 조절하여 세포질의 국소적인 기계적 특성을 제어할 수 있다. 많은 세포질 성분이 미세섬유 조립 과정에 참여한다. 예를 들어, 액틴은 적어도 4가지 성분[α-액티닌(α-actinin), 스펙트린(spectrin), 핌브린 (fimbrin) 및 빌린 (villin)]에 의해 교차 결합되며, 이는 세포가 섬유 형성 과정을 동적으로 조절하기 위해 다양한 방법을 이용할 수 있음을 의미한다. 미세섬유와 미세섬유 결합 단백질 사이의 간단한 시스템 내에서도 복잡한 기계적 거동이 관찰된다. 액틴 및 α-액티닌의 경우 분리, 정제된 세포 골격 요소들을 이용해 재구성한 샘플에서도 복잡한 유변학적 거동이 관찰된다. 일반적으로 세포 골격 섬유 용액은 점탄성을 가진다.

10.4.3 세포 내 기계적 힘의 효과

세포들이 힘을 생성할 수 있다는 것은 이미 오래전에 알려졌다. 근육세포의 액틴-미오신 기구는 근육의 수축을 일으켜 인간의 움직임을 가능하게 한다(박스 4.1을 참조). 그러나 외부의 기계적인 힘 또한 세포의 거동에 영향을 줄 수 있다. 혈관 내강을 덮는 상피세포는 외부의 유체 흐름 방향으로 정렬하는 능력이 있다는 것이 잘 알려져 있다. 이는 세포가 유체 운동에서 발생하는 전단력(shear force)에 반응하는 것이다. 세포의 내부의 생화학적 반응 또한 전단력에 의해 영향을 받을 수 있다. 효소는 세포 반응의 활성화된 매개체로, 때로는 산화질소(nitric oxide)와 프로스타사이클린(prostacyclin)을 생성하거나 침묵 유전자(silent genes)를 활성화한다. 혈관의 상피세포는 고형의 조직과 흐르는 혈액의 계면에서 살고 있는 세포이기 때문에, 기계적 상태의 변화에 반응하는 능력은 상피세포에 있어서 중요하다. 혈관의 흐름 상태가 변화하면 내피세포는 혈관 수축, 확장 또는 장기적인 형태 변화를 이끄는 생화학적 신호를 준비하여 그 변화에 반응한다.

다른 세포는 다른 방법으로 기계적인 힘에 반응한다. 연골 세포(chondrocytes, 연골의 세포)는 정적 압축력에 노출되면 세포 외 기질 단백질 및 프로테오글리칸의 생산을 감소시킨다. 그러나 동적 (시간에 따라 변화하는) 힘에 노출되면 반대로 이들의 생산을 증가시킨다. 뼈 속의 골아세포(osteoblasts) 또한 오스테오폰틴(osteopontin)과 같은 특정 단백질의 생산을 증가시킴으로써, 유체 전단 응력에 반응한다. 뼈, 연골 및 혈관 등의 조직의 유지와 기능에 있어 기계적 힘의 역할에 대해서는 아직 많은 것들이 알려지지 않았지만, 이들 조직의 세포가 기계적 환경을 감지하고 눈에 띄게 반응한다는 것은 분명하다.

요약

생체역학은 생체공학의 핵심 주제이다. 이 장에서는 힘의 평형을 이용한 생물학적 계의 기계적 기능이나 생물학적 소재의 기계적 특성의 분석, 또는 세포와 조직 기능에서 기계적 힘이 하는 역할을 비롯한 생체역학에서 가장 중요한 주제들 몇 가지를 살펴보았다.

- 장기, 조직, 세포 및 거대 분자 등의 생체 물질을 포함한 물질은 물리적인 힘에 노출되면 변형된다.
- 작은 변형이나 왜곡에 노출되면 많은 재료가 탄성 변형한다. 이러한 작은 변형은 종종 탄성률(영률) E에 의해 결정된다.
- 탄성한계를 넘는 변형에 노출되면 재료는 소성 변형을 받아 그 구조가 영구적으로 변화한다.
- 일부 생물학적 물질(특히 연조직 및 세포)은 점탄성이다. 즉, 그것들은 변형을 받았을 때 점성과 탄성의 두 특성을 모두 나타낸다.

- 뼈는 신체에 기계적 지지체를 제공하는 강하고 조밀한 조직이다. 치밀골과 해면골의 두 가지 일반적인 뼈 구조는 다양한 기계적 거동을 일으킨다. 뼈의 기계적 특성은 그 기초가 되는 물리적 구조와 밀접한 관련이 있다.
- 연조직은 일반적으로 점탄성이며 변형의 정도에 따라 다른 응력-변형률 거동을 보인다.
- 폐는 체내에 공기를 운반하는 생물학적 장치이다. 호흡의 메커니즘은 탄성 폐 조직과 탄성 흉벽 사이의 기계적 결합을 고려하여 이해할 수 있다.
- 세포는 작고(~10 μm) 변형 가능한 개체이다. 세포의 행동은 세포의 기계적 성질과 연관되어 있다. 또한, 많은 세포가 그들을 둘러싼 환경의 물리적 힘에 반응한다.

참고문헌

1. Lemmon CA, Sniadecki NJ, Ruiz SA, Tan JL, Romer LH, Chen CS. Shear force at the cell-matrix interface: enhanced analysis for microfabricated post array detectors. *Mech Chem Biosyst*. 2005;**2**(1):1–16.
2. Tsai MA, Waugh RE, Keng PC. Passive mechanical behavior of human neutrophils: Effects of colchicine and paclitaxel. *Biophys J*. 1998;**74**:3282–3291.
3. Leckband D. Measuring the forces that control protein interactions. *Annu Rev Biophys Biomol Struct*. 2000;**29**:1–26.
4. Waugh RE, Hochmuth RM. Mechanics and deformability of hematocytes. In: Bronzino JD, ed. *The Biomedical Engineering Handbook*. Boca Raton, FL: CRC Press; 2000:32-1-32-13.

더 읽어보기

Ethier CR, Simmons CA. *Introductory Biomechanics*. Cambridge, UK: Cambridge University Press; 2007.

Humphrey JD and Lang S. *An Introduction to Biomechanics: Solids and Fluids, Analysis and Design*. Springer; 2004.

Oomens C, Brekelmans M, and Baaijens F. *Biomechanics: Concepts and Computation*. Cambridge, UK: Cambridge University Press; 2009.

유용한 인터넷 사이트

http://www.sicb.org/dl/biomechanics.php3

미 통합비교생물학회(The Society for Integrative & Comparative Biology, SICB)가 제공하는 생체역학 디지털 라이브러리.

http://oac.med.jhmi.edu/res_phys/TutorialMenu.html
존스 홉킨스 대학의 호흡계 생리학에 대한 튜토리얼.

핵심 개념 및 정의

기관(trachea): 폐에서 가장 큰 기도. 이 관은 구강 또는 후두에서 주요 기관지를 통해 양쪽 폐에 전달한다. 관은 고리 모양의 연골로 보강되어 있어 호기에 찌그러지는 것을 방지한다.

기흉(pneumothorax): 흉막 내 공간에 공기 또는 가스가 존재하여 발생하는 폐의 붕괴.

동적(dynamic): 변화를 겪는, 움직이는 도중.

등방성(isotropy): 기계적 특성이 모든 방향에서 동일하고 적용된 하중의 방향에 의존하지 않는 재료의 특성.

변형 에너지(strain energy): 변형된 재료에 저장되어 있는 단위 부피당 위치에너지, 응력-변형률 곡선 아래의 면적과 동일.

변형(deform): 물체의 모양이나 형태가 바뀌는 현상.

변형(strain): 재료 크기의 증가율.

비등방성(anisotropy): 기계적 성질이 하중의 방향에 의존하는 재료의 특성.

소성 변형(plastic deformation): 물체의 탄성한계 이상의 응력이 작용하여 생기는 물체의 모양 또는 부피의 영구적인 변형.

압력(pressure): 단위 면적당 물체에 가해지는 힘.

영률(Young's modulus): 물질에 작용하는 응력과 생성된 변형의 비율로 나타나는 탄성의 지표. 탄성 계수(elastic modulus)라고도 불린다.

이력현상(hysteresis): 물리적 특성의 값이 그것을 유발하는 효과의 변화에 뒤떨어지는 현상(예를 들어, 완전하게 수축된 폐의 팽창이 그 압력을 야기하기 위해 적용된 압력보다 늦게 일어난다).

점탄성(viscoelasticity): 소성 변형을 겪을 때 점성 및 탄성 거동을 모두 나타내는 물질의 특성. 점탄성 물질에 짧은 시간 동안 응력이 작용하면 일시적으로 변형되지만 응력이 유지되면 영구 변형되는, 시간에 따른 변형의 양상을 보인다.

정적(static): 시간에 따라 변하지 않는, 움직이지 않는.

최대 응력(maximum stress): 재료가 파괴(파손 또는 부러짐)되지 않고 견딜 수 있는 응력. 파괴 응력(failure stress)이라고도 한다.

탄력 반동(elastic recoil): 늘어나 있는 물체 또는 장기가 가지는 특성(예를 들어, 폐가 붕괴되거나 원래 상태로 돌아가려고 하는 특성).

탄성 변형(elastic deformation): 응력으로 인한 물체의 형태나 부피의 변화 중, 응력이 제거되었을 때 물체가 원래의 형태로 돌아오는 변형.

탄성한계(elastic limit): 항복 변형률(yield strain).

탄성비례한도(proportionality limit): 훅의 법칙에 정의된 응력과 변형률 사이의 비례 관계가 적용되는 응력-변형률의 최댓값. 응력-변형률 곡선에서 곡선이 비선형이 되는 지점.

파괴 응력(failure stress): 재료가 파괴(파손 또는 부러짐)되지 않고 견딜 수 있는 응력. 최대 응력(maximum stress)이라고도 한다.

표면 장력(surface tension): 액체 표면에서의 끌어당기는 성질.

하중(load): 구조체 또는 구조체의 구성요소에 적용되는 가중치 또는 무게.

항복 변형(yield strain): 재료의 변형이 비가역적이 되는 시점의 변형. 탄성한계(elastic limit)라고도 한다.

항복 응력(yield stress): 재료에서 비가역적인 변화 또는 변형을 일으키는 데 필요한 임계 응력.

훅의 법칙(Hooke's law): 탄성한계 내에서 고체의 변형률이 가해지는 응력에 정비례한다는 법칙.

흉곽(thorax): 포유류에서 목과 복부(abdomen) 사이의 늑골, 흉골(breastbone), 흉곽 및 등쪽의 척추로 둘러싸인 공간.

흉곽 내 공간(intrapleural space): 폐와 흉벽 사이의 유체가 채워진 공간.

표기

ΔP	압력의 변화	N/m², Pa
P_{ip}	흉곽 내 압력	N/m², Pa
P_{tp}	경폐압	N/m², Pa
P_{alv}	폐포압	N/m², Pa
P_{in}	내압	N/m², Pa
P_{out}	외압	N/m², Pa
$\Delta P_{critical}$	흡입 압력	N/m², Pa
r	구의 반지름	mm, cm, m
R_c	세포의 반지름	μm, mm

R_p	마이크로피펫의 반지름	μm, mm
T	장력, 피질 장력	N/m
t	두께	mm, cm
U_0	변형 에너지	kJ/m^3
dv_x/dy	변형률	s^{-1}

그리스어

σ	응력	N/m^2, Pa
σ_f	파괴 응력	N/m^2, Pa
σ_y	항복 응력	N/m^2, Pa
τ_{xy}	전단 응력	kg/m-s
ε	변형	–
ε_y	항복 변형/탄성 변형	–
μ	점도	centipoise(cP)

설명문제

1. 다음 용어를 설명하라.

a. 항복 응력

b. 탄성한계

c. 파괴 응력

d. 변형 에너지

2. 탄성 변형과 소성 변형의 차이점을 서술하라.

3. 영률의 정의를 설명하라. 영률을 결정하기 위해 측정해야 할 물질의 특성은 무엇인가? 영률이 높은 물질과 낮은 물질에는 어떤 차이가 있는가?

4. 훅의 법칙을 설명하라. 모든 탄성 재료가 훅의 법칙을 따르는가? 그렇지 않다면, 훅의 법칙을 따르지 않는 재료의 예를 들어라.

5. 재료의 점탄성이란 어떤 성질을 말하는 것인가? 점탄성 재료의 예를 들어라.

6. 한 학생이 두 개의 탄성 물체에 대해 응력-변형률 특성을 시험해보았다. 그 결과 물체 1이 600 MPa의 영률을 갖고 물체 2가 2,300 MPa의 영률을 가지는 것을 확인했다. 둘 중 어느 물체가 더 강성이 높은 것인지 설명하라. 두 물체가 동일한 양의 응력을 받아 변형됐을 때 더 많은 에너지를 저장하는 물체는 무엇인지 설명하라.

7. 두 개의 플라스틱 자(R1과 R2)에 동일한 응력을 가했다. R1은 원래 길이의 10%가 늘어났고 R2는 원래 길이의 x%가 늘어났다. 각각의 영률을 이용해 자에 가해진 응력과, x의 값, 변형에 따른 각각의 자가 가지는 변형 에너지를 구하라. R1 = 1,000 MPa, R2 = 600 MPa. 어떤 자가 더 유연한 재료로 만들어졌는가?

8. 한 대학생이 포유류의 폐포의 특성을 조사하기 위해 실험을 했다. 이 대학생은 더 큰 폐포가 더 쉽게 붕괴되는 경향이 있고, 작은 폐포보다 부푸는 데에 어려움이 있음을 발견했다. 이 현상에 대한 가장 가능성 있는 설명은 무엇인가?

연습문제

1. 물을 통해 헤엄치는 물체에 작용하는 힘은 박스 10.1에서 다룬 떠다니는 물체에 작용하는 힘과 유사하다. 다만 물속에 있는 물체는 중력의 힘과 균형을 이루는 부력을 받는다. 우리가 물속을 헤엄치는 박테리아, 물고기 그리고 인간의 차이를 연구한다고 가정해보자. 이들에게 작용하는 항력 F_d는 수영 선수의 평균 "크기" a에 비례한다고 가정해보자.

$$F_{\mathrm{d}} = 6\pi v_{\mathrm{x}} \mu a$$

여기서 μ는 수영 선수를 둘러싼 유체의 점도이며, v_x는 헤엄치는 속도이다. 이들이 헤엄치는 유체의 점도는 0.01 g/cm-s라고 가정한다. 그리고 다음은 각 생물의 특성이다.

	수영 속도(cm/s)	크기(cm)
박테리아	0.001	0.0001
물고기	50(1.1 mph)	10(3.9 in)
인간	170(3.8 mph)	170(5 ft 7 in)

a. 각 생물에게 작용하는 항력은 얼마인가? 위에서 명시한 속도로 헤엄치기 위해 각 생물이 만드는 추진력은 얼마인가?

b. 각 생물이 갑자기 수영을 위해 에너지를 사용하는 것을 중단한다고 가정하자. 감속이 되기 전, 즉 수영을 중단하는 바로 그 시점에 각 수영선수에게 작용하는 항력은 얼마인가? 추진력은 얼마인가?

c. 움직임을 멈추기까지 얼마나 오래 앞으로 나아갈 것인가?

d. 움직임을 멈추기까지 얼마나 멀리 앞으로 나아갈 것인가?

2. 강철 공을 유체 기둥 속으로 빠뜨렸다(아래 그림 참조). 공의 반지름은 r이고 유체 기둥의 높이는 h이다.

a. 공은 일정한 속도 v로 유체 기둥 속으로 가라앉는다. 공에서의 힘의 평형을 서술하고(박스 10.1 참조), 공이 가라앉을 때 작용하는 (연습문제 1과 같은) 항력, 중력과 부력의 세 가지 힘을 표시하라.

b. a에서의 힘의 평형을 통해 유체의 점도와 공의 속도가 다음의 관계인 것을 보여라.

$$v = \frac{2}{9}\frac{(\rho_b - \rho_f)gr^2}{\mu}$$

여기서 ρ_b는 공의 밀도, ρ_f는 유체의 밀도, μ는 유체의 점도, g는 중력가속도이다.

c. 공의 밀도가 7,800 kg/m^3(철)이고 유체의 점도가 8,000 Cp 또는 8 Pa-s(옥수수 시럽)이고 공의 반지름이 5 mm이라고 가정할 때 공의 속도를 구하라.

d. 이 시스템을 이용해서 미지 유체의 점성을 추정하는 방법을 설명하라. 현실적인 제약 조건(관의 높이, 공의 특성)을 감안할 때 이 시스템을 이용해서 측정할 수 있는 점성의 범위는 얼마인가?

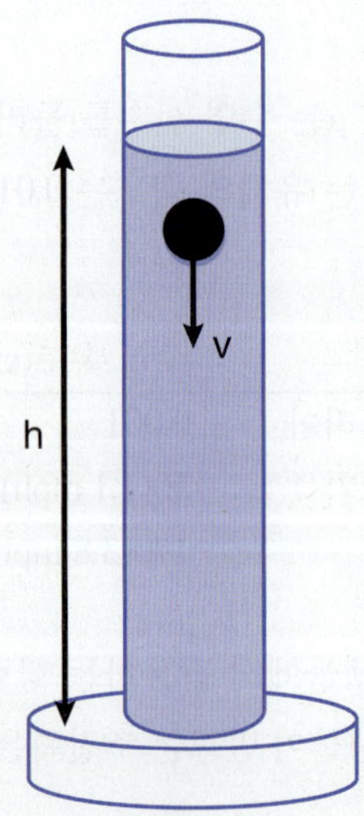

3. 코끼리와 쥐가 15피트 높이에서 추락한다. 가능한 한 정량적 용어를 사용하여 왜 코끼리는 부상을 입지만 쥐는 부상을 입지 않는지 설명하라.

4. 세 가지 물질의 탄성 계수가 다음과 같이 주어진다.
   a. 뼈 = 15,000 MPa
   b. 뇌 조직 = 0.005 MPa
   c. 동맥 = 3 MPa
   각 물질의 응력–변형률 곡선을 그려라.

5. 한 학생이 응력에 대한 폴리에틸렌과 폴리테트라플루오로에틸렌[poly (tetrafluoroethylene)]의 거동을 결정하기 위한 실험을 진행했다. 표는 실험의 결과이다.
   a. 두 재료에 대해 응력-변형 곡선을 그려라. 각각의 탄성 계수를 계산하라. 두 재료는 어떤 차이가 있는가?
   b. 각 그래프에서 소성 변형이 시작되기 전 변형 에너지의 근삿값을 구하라. 두 재료는 어떤 차이가 있는가?
   c. 영률과 변형 에너지의 계산 결과로 알 수 있는 각 재료의 특성은 무엇인가? 계산 결과를 이용하여 각 재료의 특성을 비교하라.

폴리에틸렌		폴리테트라플루오로에틸렌	
응력(MPa)	변형	응력(MPa)	변형
20	0.022	20	0.033
50	0.056	50	0.083
100	0.111	100	0.167
250	0.278	250	0.417
400	0.444	400	0.667
550	0.611	550	0.917
800	0.941	800	1.510
950	1.167	950	1.950
1,100	1.667	1,100	2.433
1,150	2.111	1,150	3.011
1,170	2.412	1,190	3.502
1,185	2.712	1,200	4.000

6. 터질 때까지 천천히 부풀어 오르는 풍선의 내부 압력을 측정하여 풍선 재료의 최대 인장 강도를 측정할 수 있다. 3개의 풍선의 실험 결과가 다음 표와 같을 때, 각 풍선

의 최대 인장 강도는?

풍선	터지기 직전의 직경	터지기 직전의 압력
1	20 cm	2 atm
2	10 cm	1.5 atm
3	100 cm	2 atm

7. 보잉 747은 30,000 ft 고도(9,100 m)에서 600 mph(270 m/s)의 일정 속도로 비행하고 있다. 비행기가 대기를 통해 움직이면 비행기의 표면을 타고 흐르는 공기가 운동과 반대 방향으로 작용하는 항력을 만든다. 비행기의 항력은 아래 공식을 통해 계산할 수 있다.

$$F_d = \frac{1}{2}\rho v_x^2 C_d A$$

보잉 747에 대한 항력 계수(drag coefficient)가 0.031이라고 가정하고, 비행기에 작용하는 총 항력을 계산하라. 30,000 ft 상공에서 공기 밀도는 해수면에서의 밀도와 다르다는 점에 유의하라.

8. 거미줄은 실크로 만들어져 있다. 황금눈뜨개 거미(orb-weaving spider), *Araneus diadematus*가 만드는 거미줄의 생체역학은 Köhler와 Vollrath의 연구(*J Exp Zool* **271**:1–17, 1995 참고)를 통해 알려졌다. 아래 표와 같이 끈적끈적한 실크 실에 대한 응력과 변형을 알 수 있었다.

a. 아래 데이터를 이용해서 응력 대 변형률 곡선을 그래프로 나타내라. (참고: 1 Pascal = 1 N/m^2)

b. 커브의 선형 부분을 사용하여 거미줄의 영률을 계산하라.

c. 이 값은 뼈(E = 3 MPa)나 건축용 철강(E = 200 MPa)의 값과 비교하여 얼마나 차이가 있는가?

d. (c)에서의 답변을 기반으로 영률이 물질의 강성과 어떠한 관계가 있는지 설명하라.

응력(MPa)	변형률
0	0
20	0.5
55	1.0
130	1.5

249	2.0
430	2.5
631	3.0
831	3.5
1,031	4.0
1,338	4.76

9. 공기가 차 있는 두 개의 풍선이 밸브를 통해 연결되어 있다. 아래 그림과 같이 처음에는 밸브가 닫혀 있어 두 풍선 간에 기체 교환이 일어나지 않고 있다. 큰 풍선은 반지름이 100 μm(0.01 cm)이고 작은 풍선은 반지름이 50 μm(0.005 cm)이다.

a. 벽 장력이 70 dyne/cm인 경우 두 개의 풍선이 각각 부푼 상태로 유지되기 위해 필요한 압력을 구하라.

b. 두 풍선 사이의 밸브를 열면 어떻게 되는가? 두 풍선의 최종 직경을 각각 계산하라.

c. 벽의 장력이 7 dyne/cm일 때, a와 b의 문제의 답은 어떻게 변하는가?

d. 이 문제가 폐의 생리에 어떻게 연관되어 있는가?

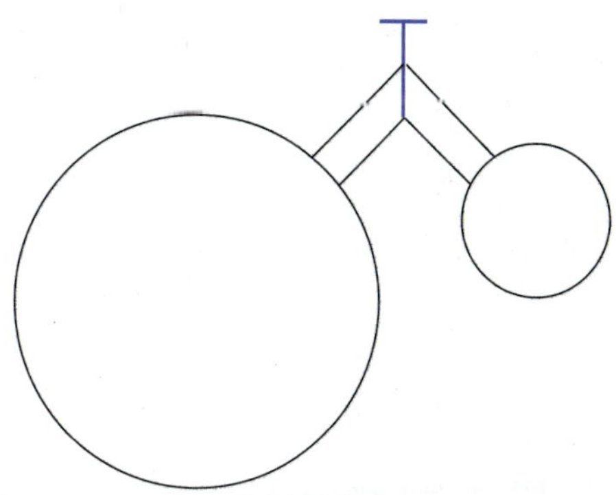

10. 인간 호중구의 기계적 성질은 Tsai, Frank, Waugh(*Biophys J*, **66**: 2166, 1994)에 의해 피펫 흡입 방법(그림 10.13)으로 측정되었다. 호중구(직경: ~8.3 μm)는 직경이 3.3 μm인 피펫으로 빨아들였다. 다음은 논문에서 직접 인용한 실험 과정이다.

임계 압력, $\Delta p_{critical}$은 세포가 마이크로피펫 내부에 반구를 형성하기 위한 최소 흡인 압력을 뜻하는데, 이 $\Delta p_{critical}$을 결정하기 위해 흡인 압력을 작은 값으로 설정하고 세포가 완전히 반응할 수 있도록 2분간 유지했다. 그런 다음 압력을 2.45 Pa(0.025 cm H_2O)만큼 증가시키고 2분 동안 다시 유지시켰다. 이 과정을 세포가 흡인되어 피펫 내에 반구를 형성하고, 더 이상 움직임이 없을 때까지 반복하였으며, 이 지점에서의 압력을 임계 압력으로 설정했다.

a. Tsai 연구팀은 인간 호중구의 피질 장력 T가 2.7×10^{-5} N/m임을 확인했다. 식 10.5를 사용하여 $\Delta p_{critical}$을 구하라.
b. 일반적인 호중구에 대한 흡인 실험에서 $\Delta p_{critical}$를 구하기 위해 Tsai 연구팀은 압력을 얼마나 증가시켰을까?

11
생체계측

학습목표 이 장을 배우고 나면 다음을 할 수 있다.

- 측정 시스템의 일반적인 구성요소를 설명할 수 있다.
- 각각의 센서 종류와 그 센서가 어떻게 생체신호를 전기적 신호로 변환하여 탐지하는지 이해할 수 있다.
- 환자의 체온, 혈압, 산소포화도, 심장기능 및 혈당 수치를 모니터링하는 데 사용되는 장비의 동작 원리를 설명할 수 있다.
- pH 측정기와 분광기와 같이 실험실에서 사용되는 장비의 동작 원리를 설명할 수 있다.
- 새롭게 떠오르는 연구 분야인 바이오센서와 미세전자 기계 시스템(microelectromechanical systems, MEMS)의 중요도를 이해할 수 있다.

11.1 서장

현대의 건강관리 기술은 생체공학자들로부터 만들어진 임상 모니터링 및 실험실의 분석 장비의 발달과 함께 발전했다. 병원의 수술실, 응급실과 진료실에는 각각 온도, 혈압, 맥박 및 산소 포화도와 같은 환자의 생체 신호를 측정하고 기록하는 일련의 분석 장비들이 있다(그림 11.1). 대다수의 장비들은 환자를 비침습적으로 모니터링할 수 있다. 의사들은 청진기(stethoscope)를 이용하여 심장 박동을 측정할 수 있고, 혈압계(sphygmomanometer)를 사용하여 신체 깊은 곳에 있는 혈관 내 압력을 측정할 수 있고, 검안경(ophthalmoscope)을 이용하여 망막의 구조를 볼 수 있다(그림 11.2). 이러한 장비들의 덕으로 수많은 사람들이 연명하거나 더 나은 삶을 살 수 있게 되었다.

의료기기를 설계, 생산하고 판매하는 대기업과 중소기업들의 총집합인 의료기기 산업 분야는 미국 경제 시장에서 가장 빠르게 성장하고 있는 분야 중 하나이다. 의료기기 업체는 생체공학자를 고용하여 의료 분야에서 사용되는 기기를 설계, 제작 및 검증한

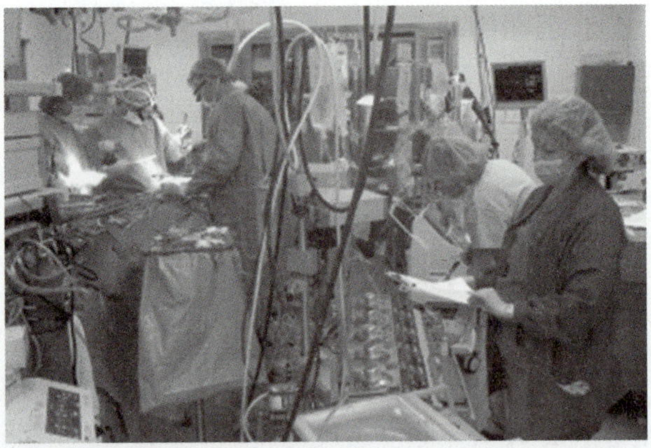

그림 11.1

수술실에 있는 기구. 현대 수술실에는 환자의 활력 징후(vital sign)를 지속적으로 모니터링하고 수술 절차를 도와주는 수많은 도구들이 있다. 이 기구는 수술을 보다 안전하게 만들며, 외과의사가 기기들 없이는 수행할 수 없었을 높은 속도와 정밀도로 수술을 집도할 수 있도록 한다. 사진 제공: 예일 대학 Media and Technology Services. (color plate 참조)

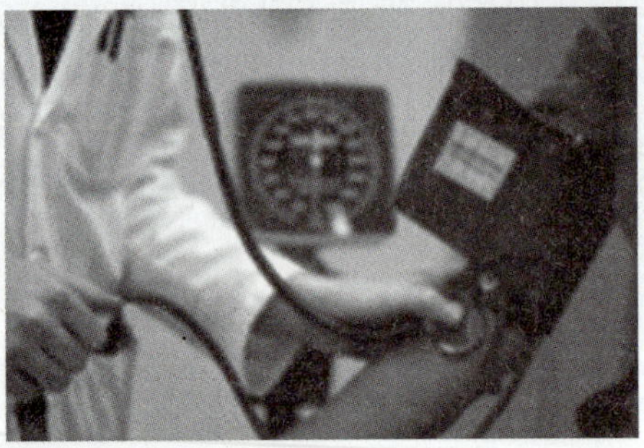

그림 11.2

의료기기는 현대 의학의 중요한 부분이다. 혈압계와 청진기는 생체공학적 방식을 통해 만들어졌으며 거의 모든 의료 전문가가 사용한다.

다. 생체공학자들은 또한 의사에게 이러한 장비 사용에 대한 교육을 제공하고, 병원에서 의료기기를 점검하고 보수하는 일을 하기도 하며, 또한 의사와 환자에게 맞춰 장비를 조정한다. 이러한 사람들을 임상공학자(clinical engineer)라고 한다. 연구실에서도 생체공학자와 과학자들은 계측을 위해 일상적으로 측정 장비를 사용한다(그림 11.3). 예를 들어, 연구자들은 분광 광도계(spectrophotometer)라는 장비를 사용하여 액체 샘플에서 빛의 흡광도를 측정하여 효소 반응의 속도를 정량화하거나, 세포의 구성, 생존성을 측정한다. 현미경은 혈액 질환을 진단하는 데 일상적으로 이용되는 혈액 도말(blood smear)과 같은 표본에 존재하는 세포를 관찰하는 데 사용된다.

차세대 의료기기 및 실험실 장비는 환자, 의사 및 연구원에게 현재의 도구보다 더 많은 정보를 제공할 것으로 예측된다. 현재의 많은 의료 검사에는 시일이 오래 걸리는데, 그 이유는 샘플을 분석을 위해서 진료소나 의원으로부터 연구실로 보내야 하기 때문이다. 근미래에, 이러한 검사의 대부분은 진료실 내 ["**현장(point-of-care)**"이라고도 한다]에서 수 분 내에 끝날 수 있을 것이다. 일부 기기는 임신 진단 키트와 같이, 소량의 체액을 이용하여 수 분 내로 육안으로도 볼 수 있는 결과를 출력하도록 할 수 있을 것이다(그림 2.30 참조). 실험실에서는 소량의 혈액이나 유체를 이용하여 여러 수치를 동시에 측

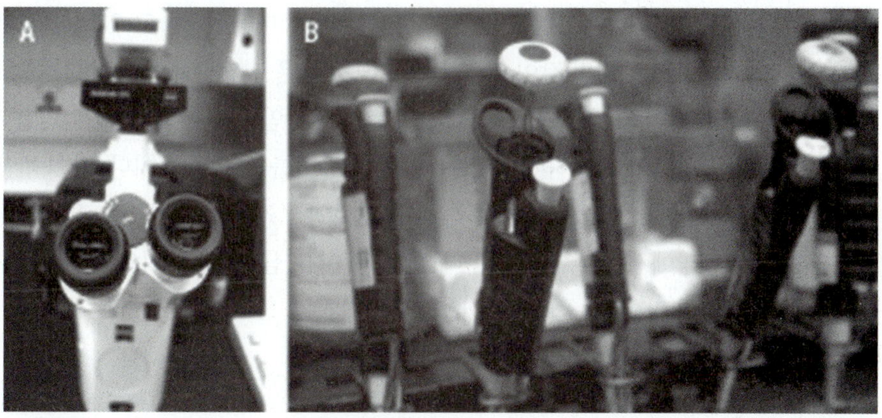

그림 11.3

많은 생체공학 장비는 의사와 연구자들에게 모두 사용되고 있다. **A**. 현미경은 오랫동안 박테리아 감염과 같은 의학적 진단을 위해 사용되어왔다. **B**. 자동화 피펫과 같이 정량의 액체를 측정할 수 있는 기술은 과학자들과 헬스케어 종사자들에게 미량의 액체를 반복적이고 안전하게 나눌 수 있게 해준다.

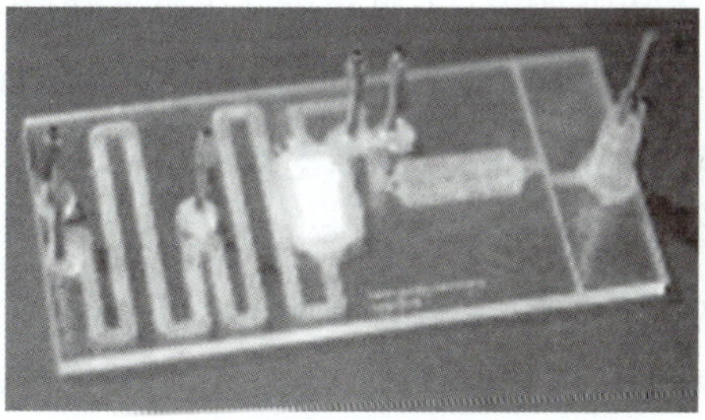

그림 11.4

미래의 생체계측 장비. 신경가스에서 발견되는 사린(sarin)을 측정하기 위한 랩온어칩 장치. 이 장치는 화학전의 잠재적 피해자의 혈액 속에 포함된 미량의 사린을 식별하기 위해 휴대용으로 사용할 수 있는 장비로 고안되었다. 전체 크기가 80 mm × 38 mm인 이 장치는 가스 재생성을 위한 반응기와 세포 용해 및 여과를 위한 부분, 그리고 플루오르화 이온의 제거를 위한 챔버 및 광학 측정을 위한 포트를 포함한다. 출처: Tan HY, Loke WK, Tan YT, Nguyen N-T. A lab-on-a-chip for detection of nerve agent sarin in blood. *Lab Chip*. 2008;**8**:885. Reproduced with permission of The Royal Society of Chemistry.

정할 수 있는 통합된 랩온어칩(Lab-on-a-chip) 장비가 결국 현재의 측정법을 대체할 것으로 보인다(그림 11.4). 이러한 기술을 통해 소량의 혈액 샘플로부터 극소량의 순환종양세포(circulating tumor cells)나 종양분비단백질을 검출함으로써 암을 조기에 진단할 수 있을 것으로 보인다. 또한 머지않아 병원과 임상 연구실에서는 마이크로어레이(microarray) 분석용 칩(16장 참조)과 같이 환자의 샘플에 존재하는 단백질 및 유전자 관련 정보를 신속하게 제공하는 새로운 분석 장비를 갖추게 될 것이다. 마이크로어레이 칩에서 획득한 정보를 통해 증상이 나타나기 이전에 환자의 질병에 대한 민감성이나 투여할 약물에 대한 개별적 반응을 예측할 수 있을 것이다. 이러한 장비는 의료적 행위를 점점 더 "개인 맞춤형(personalize)"으로 만들 것이며, 이에 따라 의사들은 '이 약이 환자에게 효과적일까? 이 치료가 위험한 부작용을 유발할까? 개인의 최적 복용량은 얼마일까?'와 같은 질문에 답할 수 있게 될 것이다.

이 장에서는 일반적인 생체공학 장비를 설명하고 있으며, 또한 바이오센서 및 랩온어칩 장치와 같이 아직 상용화되지 않은 신기술에 대해서도 설명하고 있다. 생체공학자의 가장 중요한 역할 중 하나는 기본적인 물리적, 화학적 원리를 활용하여 환자에게 확실하고 안전하게 사용할 수 있는 장비를 만드는 것이다. 자기공명영상(MRI) 및 컴퓨터단층촬영(CT) 스캐너와 같은 의료영상 장비에 대해서는 12장에서 논의할 것이므로 이 장에서는 다루지 않는다. 체내용(인공 심장) 및 체외용(심폐 우회 장치) 인공 장기 또한 이 장이 아닌 15장에서 다루고 있다.

11.2 계측 시스템의 개요

대부분의 계측 시스템에는 측정하고자 하는 변수의 종류에 상관없이 공통적인 요소가 포함되어 있다(그림 11.5). 일반적인 시스템은 알고자 하는 변수(그림 11.5에서 INPUT으로 표시)를 측정하고 사용자가 이해할 수 있는 판독 값(또는 OUTPUT)을 생성한다. 환자의 관리를 위해 측정하는 입력 값은 온도, 산소포화도, 혈압, 전위, pH 또는 포도당 농도와 같이 다양하다. 경우에 따라서는 계측기를 통해 알고자 하는 변수와 관계가 있는 흡광도나 형광과 같은 입력 값을 측정하기도 한다.

기기에서 입력을 감지하는 부분을 **센서(sensor)**라고 한다. 센서는 입력 변수를 **신호(signal)**로, 일반적으로는 전기적 신호로 변환한다. 이 신호는 입력 변수의 변화량에 따라 예측 가능한 값으로 변화한다. 입력 변수를 측정 가능한 수치로 변환하는 다양한 메커니즘을 이용하는 수많은 유형의 센서가 존재한다. 관심 있는 변수를 신호로 변환함으로써 입력 변수가 감지되면, 이는 **프로세서(processor)**에 의해 한 번 더 조정된다. 프로세싱 과정에는 신호의 증폭, 불필요한 정보의 제거, 이전 측정값 또는 기준 값과의 비교 등이 포함될 수 있다. 출력되는 결과 값은 사람이 해석할 수 있는 메시지를 표시하는 장

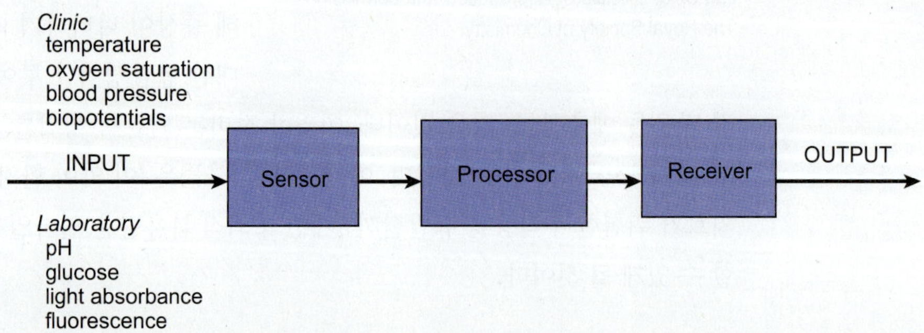

그림 11.5

전형적인 측정 기기의 모식도.

치인 **리시버(receiver)**를 통해 표시, 저장, 또는 전달할 수 있다. 리시버는 주로 디지털 표시 장치 또는 컴퓨터 디스플레이이다.

옴의 법칙에 따르면, **전위차(potential difference)** 또는 **전압 강하(voltage drop, ΔV)**는 이상적인 도체를 통해 흐르는 **전류(current, i)**에 비례하며, 도체의 **저항(resistance, R)**은 비례상수이다.

$$i = \frac{\Delta V}{R} \text{ or } \Delta V = iR \tag{11.1}$$

옴의 법칙은 8장에서 유체 경로 상의 저항 값을 계산하기 위하여 사용한 바 있다. 8장에서는 11.1과 유사한 방정식을 사용하여 유량과 압력 강하의 관계를 정립했다. 여기에서 옴의 법칙은 기기의 설계 및 작동의 기본 사항을 이해하는 데 도움이 된다.

식 11.1(또는 유사한 식 8.3)은 **추진력(driving force)**과 **흐름**의 관점에서 이해할 수 있다. 간단한 전기 회로에서, 추진력은 배터리에서 발생하는 전압 혹은 **전위(electric potential)**, ΔV이다. 전위는 전류 i를 만들어낸다. (식 8.3에서 추진력은 압력 강하 Δp이며 유체의 흐름 Q를 생성한다.) 전위는 볼트(V) 단위로 측정되고, 전류는 암페어(amp) 단위로 측정된다. 그리고 저항은 옴(Ohm) 단위로 측정된다(1 옴은 1 V/amp와 같다).

옴의 법칙은 전위차가 클수록, 또는 전압이 클수록, 전선에 흐르는 전류가 높다는 것을 나타낸다. 또는 매우 얇은 전선과 같이 높은 저항이 있다면 전류 흐름이 낮다는 것을 의미한다(그림 11.6) 옴의 법칙과 관련된 추가적인 전류 및 전압에 대한 법칙은 박스 11.1에 표시된 것처럼 전기 회로 분석에 사용된다.

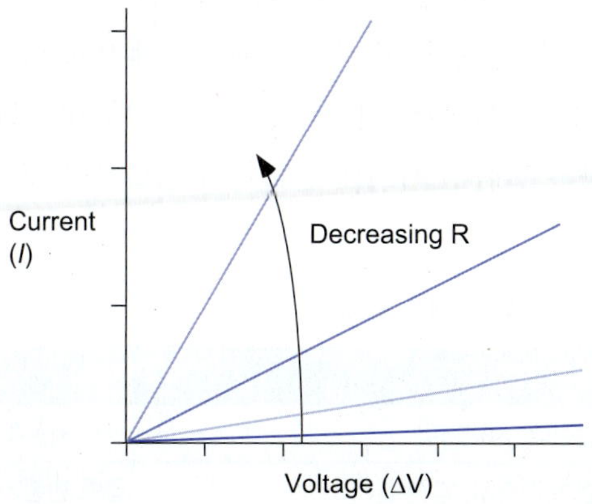

그림 11.6 전기 저항에 대한 옴의 법칙. 간단한 회로에서, 저항기(resistor) 소자를 통과하는 전류는 소자에 걸린 전압 강하에 비례하며, 비례 상수는 R이다. 저항이 일정할 때 전류는 전압 강하에 비례하여 증가한다. 저항 값이 다른 두 저항의 경우, 큰 R 값을 가지면 동일한 전압 또는 전위에서 더 작은 전류가 흐른다.

예제 1 9 V 배터리에 연결한 후 기기에서 측정된 전류 값이 1마이크로암페어라면, 이 장치의 저항 값은 얼마인가?

정답 9×10^6 ohm 또는 9 Mohm (megaohm)

11.3 센서의 종류

센서를 통해 실험적 및 임상적으로 의미 있는 수많은 변수를 측정할 수 있다(표 11.1). 이 절에서는 각 센서의 작동 원리에 대해서 다룬다.

11.3.1 열 센서

체온의 조절은 생명 반응에서 중요하며, 37 ℃(98.6 °F)의 체온을 유지하기 위해 신체는 다양한 메커니즘을 가지고 있다. 정상치로부터 벗어난 체온은 질병의 지표로 자주 사용된다. 체온의 상승은 **발열(fever)**이라고 하며, 전염병과 같은 질병에서 처음 발생하는 징후 중 하나일 수 있다. 체온 측정을 위한 체온계의 개발은 매우 성공적이었고, 정확하면서 저렴한 다양한 종류의 체온계를 현재 진료실 및 가정에서 볼 수 있다.

온도 측정을 위해 사용되는 가장 보편적인 기기는 **열전대(thermo-couple)**이다. 열전대는 두 개의 다른 금속을 접합하여 두 개의 접합부를 형성함으로써 형성되고 이는 그림 11.7에 나타나 있다. 두 종류의 금속이 완벽한 회로를 이루고, 하나의 접합부가 낮은 온도로 유지될 때, 전류가 발생된다. 이 전류는 온도 차에 의해 발생되며, 이러한 현상을 1820년대에 처음 관찰한 T.J. Seebeck의 이름을 따서 제벡 효과(Seebeck effect)라고 한다. 전류의 크기와 방향은 접합부 사이의 온도차와 접합부를 구성하는 금속의 특성에

표 11.1 생체의학 장비에 사용되는 센서의 예시

센서 타입	탐지 요소	예시
열 센서	열전대, 서미스터	전자 체온계
기계적 센서	변형 계측기, 압전 센서	압력 변환기
전기적 센서	전극	심전도계(ECG), 뇌전도계(EEG)
화학 센서	전극	pH 측정기
광학 센서	광다이오드, 광전자증배관	맥박 산소 측정기

박스 11.1 회로 분석

전기 회로 분석은 의료기기나 장비를 설계, 사용하는 생체공학자들에게는 필수적인 기술이다. 다양한 근원으로부터 발생하는 입력 신호는 해석 가능한 전기 신호로 변환되고 증폭되어 표시된다(그림 11.5).

기기의 시스템은 간단한 전기 저항 회로로 비유할 수 있다. 혈류량(Q)은 원통형의 혈관을 흐르는 압력 강하에 비례한다(8장).

$$Q = \frac{\Delta p}{R} \qquad \text{(식 1)}$$

이때, Δp는 혈관에서의 압력 강하이며, R은 유체의 저항이다. 이 공식은 전류 i를 다음과 같이 정의하는 전기 시스템에서의 옴의 법칙과 유사한 표현 방식이다.

$$i = \frac{\Delta V}{R} \text{ or } \Delta V = iR \qquad \text{(식 2)}$$

단일 저항과 전원으로 구성된 회로의 경우 옴의 법칙을 직접 적용하여 알려지지 않은 전류, 전압 또는 저항을 계산할 수 있다. 저항의 전압 강하 또는 저항을 지나는 전류를 알고 있는 경우 옴의 법칙을 회로의 각 개별 저항에 적용할 수도 있다.

여러 저항이 포함된 회로를 분석하는 한 가지 방법은 직렬 및 병렬 저항에 대한 규칙을 사용하여 등가 회로를 결정하는 것이다. 저항 회로의 구성이 아무리 복잡하더라도, 회로는 단일 전원(V_T)과 등가 또는 총 저항(R_T)을 포함하는 등가 회로로 단순화할 수 있다. 저항이 **직렬(series)**로 연결된 회로의 경우, 각각의 저항에는 같은 전류가 흐르며, 이는 전자가 흐르는 경로가 하나이기 때문이다. **병렬(parallel)**로 연결된 저항의 경우 각 저항을 통과하는 전류는 다를 수 있지만, 각 저항에는 동일한 전압 강하가 발생한다. 직렬 또는 병렬로 연결된 저항에 대한 등가 저항을 계산하는 방정식은 그림 박스 11.1에 제시되어 있다. R_n, i_n 및 V_n은 회로의 저항 n에 걸리는 저항, 전류 및 전압을 나타낸다.

회로를 해석 하는 데 있어서 두 가지 추가적인 법칙이 있으며, 그것은 키르히호프의 전류 법칙(Kirchhoff's current law, KCL)과 키르히호프의 전압 법칙(Kirchhoff's voltage law, KVL)이다. KCL는 회로의 각 노드에서 전류의 합이 0이어야 한다는 것이며, KVL은 모든 폐쇄 회로(또는 루프) 주변의 순 전압이 0이라는 것이다. 노드는 두 개 이상의 가지가 만나는 연결점이고(예: 그림 박스 11.1 하단에 있는 점 a, b, c, d) 루프는 가지들의 닫힌 연결 구간을 뜻한다. 루프의 한 예시는 하단 그림 박스 11.1의 a에서 b, c, d에서 다시 a로 이어지는 닫힌 루프이다. 임의의 회로는 다수의 루프를 포함할 수 있다. 따라서 등가 회로를 계산하는 대신, KCL과 KVL을 각 노드와 루프에 대해 적용할 수 있으며, 이러한 식들을 이용하여 미지 변수의 값을 계산할 수 있다.

Series

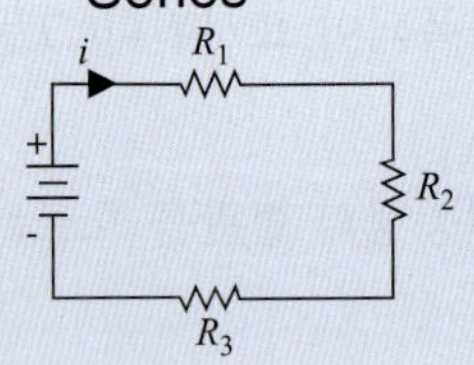

$$V_{Total} = V_1 + V_2 + V_3$$

$$i_{Total} = i_1 = i_2 = i_3$$

$$R_{Total} = R_1 + R_2 + R_3$$

Kirchhoff's Current Law (KCL)

At a node: $\sum_{n=1}^{N} i_n = 0$

Parallel

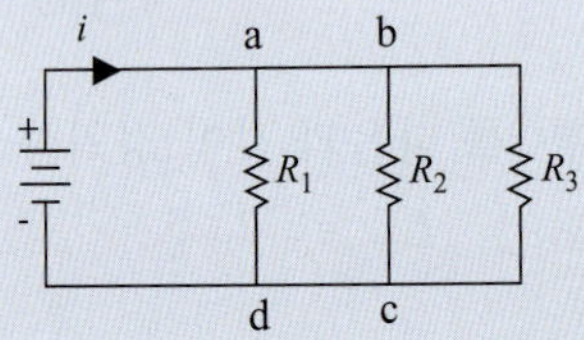

$$V_{Total} = V_1 = V_2 = V_3$$

$$I_{Total} = I_1 + I_2 + I_3$$

$$\frac{1}{R_{Total}} = \frac{1}{R_1} + \frac{1}{R_2} + \frac{1}{R_3}$$

Kirchhoff's Voltage Law (KVL)

At a node: $\sum_{n=1}^{N} V_n = 0$

그림 박스 11.1 직렬(위)과 병렬(아래)의 저항 회로에 대한 전류 및 전압 법칙 요약.

의해 결정된다. 회로가 끊어지면(그림 11.7) **제벡 전압(Seebeck voltage)**이라고 하는 전압 차이를 측정할 수 있다. 이 전압은 남아 있는 접합부의 온도에 의존한다. 출력 전압은 일반적으로 섭씨 1도당 15–40 마이크로볼트로, 사용되는 금속의 종류에 따라 달라진다. 열전대는 저렴하고 정확하며 넓은 온도 영역에서 사용할 수 있기 때문에 제조 및 기타 공학 응용 분야에 널리 사용된다. 어떤 열전대는 최저 −200 ℃의 저온을 측정할 수 있으며, 다른 열전대는 최고 1,250 ℃까지 측정할 수 있다.

서미스터(thermistor)는 열에 민감한 저항을 형성하는 서로 다른 금속의 균일 합금이다. 그들은 서로 다른 금속의 이종 결합인 열전쌍과 구별된다. 서미스터에서 저항과 온도는 지수적 관계이다.

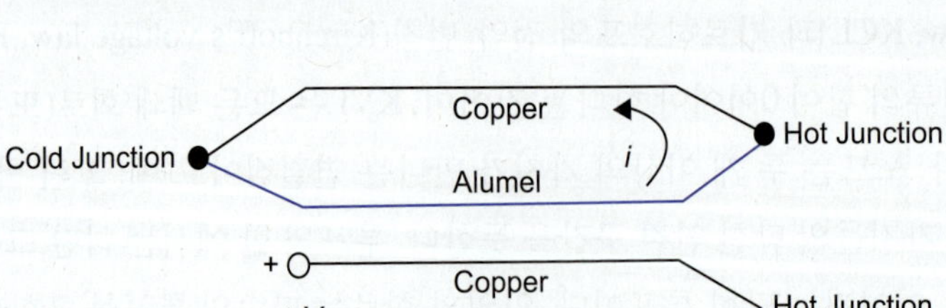

그림 11.7
구리 및 알루멜(alumel, 5% 니켈, 2% 망간, 2% 알루미늄 및 1% 실리콘을 함유하는 합금)의 접합으로 형성된 열전대의 예.

$$R_T = R_0 e^{\beta\left(\frac{1}{T} - \frac{1}{T_0}\right)} \tag{11.2}$$

여기서 T는 켈빈 온도(K), R_T는 측정된 전기 저항, R_0는 기준 온도($T_0 = 298\ K$)에서의 저항, β는 재료 특성의 계수이다. 저항-온도 관계는 지수적이지만(즉, 전체 온도 범위에서는 선형이 아니다, 그림 11.8), 생체공학에서 중요한 온도 범위(35–39 ℃)에서는 선형으로 근사할 수 있다.

예제 2

일부 서미스터는 양의 온도 계수(즉, β가 0보다 큼)를 가지고 있으며 일부는 음의 온도 계수(즉, β가 0보다 작음)를 가지고 있다. 그림 11.8의 서미스터는 어디에 속할까?

정답 온도가 상승함에 따라 저항이 낮아지기 때문에 음의 계수를 갖는다.

11.3.2 기계적 센서

기계적 센서는 힘을 측정하며, 단위 면적당 작용하는 힘인 압력을 측정하는 데에도 사용할 수 있다. 이 센서는 주로 금속 와이어나 필름과 같이 형상의 변화에 따라 저항이 변화하는 재료로 만들어진다. 특정 종류의 형상 변형은 **변형률(strain)** ε의 변화로 기록될 수 있다는 것을 10장에서 배웠다. 예를 들어, 가해지는 힘에 의해 신장되는 물질은 길이 변화율(ε = $\Delta L/L$)로 측정되는 변형률로 나타낸다. 변형률을 측정하는 도구를 변형 계측

그림 11.8

일반적인 서미스터(thermistor)의 저항-온도 특성. 저항은 식 11.2와 같이 온도에 따라 지수적으로 변한다.

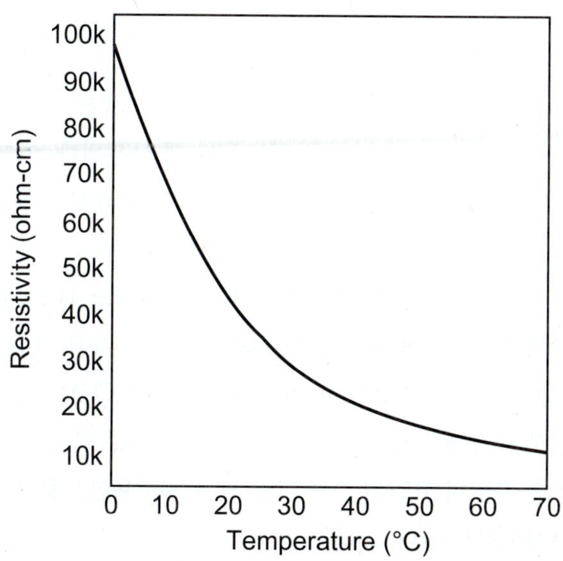

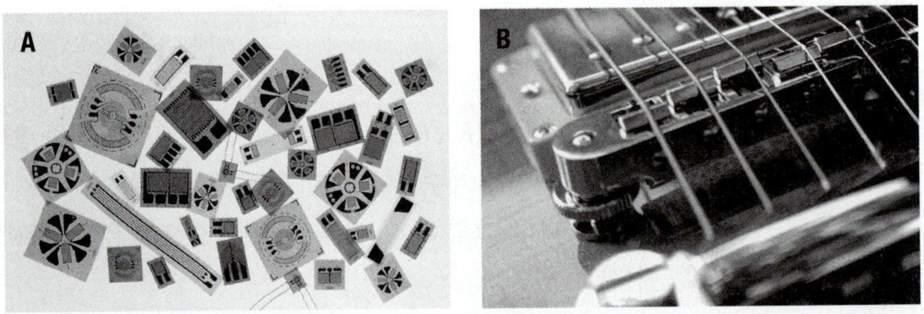

그림 11.9 기계적 센서. **A**. 다양한 재료를 통해 감도가 다른 여러 범위의 변형률을 측정할 수 있다. 사진 제공: Vishay Micro-Measurements, Valeay, NC, 미국, Vishay Intertechnology 사업부. **B**. 음파를 전압으로 변환하는 센서는 전자 기타와 같은 많은 장치들의 기초를 마련했다.

기(strain gauge, 그림 11.9)라 한다. 의생명 분야에서 변형 계측기는 일반적으로 10^{-6} – 10^{-3} 범위의 변형률을 측정한다.

기계적 변형률은 **압전성(piezoelectric)** 물질로 구성된 감지 소자를 이용하여 측정될 수 있다. *Piezo*는 "쥐어짜는 것"을 의미하는 그리스어 *piezein*에서 파생되었으며 말 그대로 압력을 의미한다. 석영과 같은 압전 물질이 압력을 받으면 결정 내의 극성 이온이 변형되면서 전하가 생성된다. 반대로 압전 물질에 전기장을 가하면 물질의 변형을 일으킬 수 있다. 압전 물질은 압력 변환기 및 음향 변환기를 비롯한 다양한 응용 분야에서 사용된다. 음향 변환기는 음파에 의해 생성된 변형을 전하로 변환하거나 그 반대로 변환하며 전화기, 마이크, 일렉트릭 기타 및 자동 혈압 기계에서도 흔히 볼 수 있다.

11.3.3 전기적 센서

전기 센서 또는 전극은 연구 및 임상 현장에서 모두 사용된다. 생물학 분야에서 전극은 세포 이온 전류에 의해 생성된 전위를 검출하는 데 사용된다. 이를 위한 전극은 마이크로 크기의 탐침부터 크기가 큰 접착 패드까지 다양한 형태를 가진다.

모든 세포는 이온이 투과되는 세포막 내외의 이온 농도 차이로 인한 휴지 막전위를 가진다(2장). 전극은 이러한 전위의 측정에 유용하다(박스 11.2). 뉴런 및 근육세포와 같은 흥분성 세포에서 세포 안팎으로의 이온의 움직임에 따른 활동전위는 전극을 사용하여 감지할 수 있다. 심전도 측정기(electrocardiograph, ECG)는 피부에 부착된 표면 전극을 사용하여 심장 근육세포의 전기적 활동을 간접적으로 측정한다. 마찬가지로 뇌의 전기적 활동은 종종 특별히 고안된 전극 달린 모자를 사용함으로써 두개골의 표면에 전극을 배치하여 측정하기도 한다.

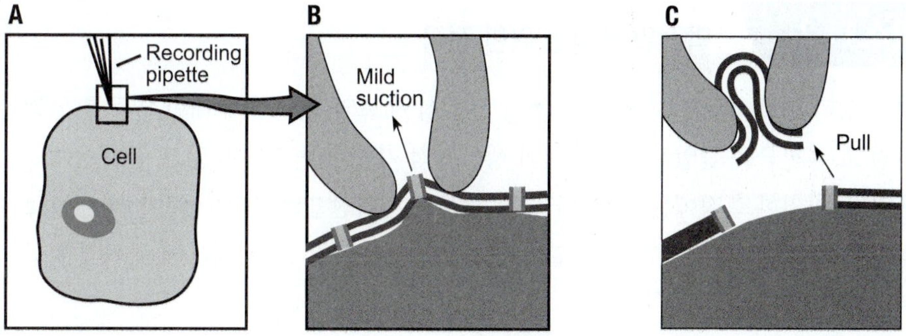

그림 11.10

패치 클램프 기술을 통해 개별 이온 채널을 따라 이동하는 전류를 측정할 수 있다. 연구자들은 여러 가지 방법을 통해 막 패치를 모을 수 있다. **A**. 피펫과 세포의 개략도. **B**. 피펫과 원형질막이 단단하게 흡착된다. **C**. 당겨진 세포막은 세포로부터 떨어져 나오고, 이를 통해 이온 채널의 세포질 쪽 영역을 관찰할 수 있게 된다.

실험실에서는 패치 클램프(patch-clamp) 방법을 사용하여 개별 이온 채널의 전류를 측정할 수 있는 특수한 전극을 사용한다(박스 11.2). 이러한 전기생리학적 측정법은 특수한 유리 마이크로 전극을 사용하여 현미경 상에서 수행한다. 막의 "패치"를 전극에 흡착하여, 단일 이온 채널에 대한 측정을 하는 동안 유지한다. 세포에서 제거된 패치와 세포에 부착된 패치를 포함하여, 서로 다른 상태의 막 패치를 사용하여 이온 채널 단백질의 다양한 특성을 측정할 수 있다(그림 11.10).

11.3.4 화학적 센서

화학 센서는 특정 화학 물질의 존재 여부나 농도를 측정하기 위해 설계되었다. 하나의 센서는 보통 많은 종의 화학 물질들(이온, 가스, 화학 또는 생화학 물질) 중 특정한 하나의 물질이나 관련된 몇몇 물질만을 감지해야 하기 때문에, 서로 다른 물질을 측정하는 다양한 종류의 화학 센서가 있다.

이온 분석기 또는 검출기는 공기, 물, 식품 및 소비자 및 의약품의 품질을 모니터링하는 것부터 임상 및 생물 의학 연구에까지 광범위하게 사용된다. 이 절에서는 이온을 감지하기 위해 이온 선택성 전극(ion selective electrode, ISE)을 사용하는 화학 센서의 한 유형에 대해 다룬다. 감지 소자로 생물 분자를 사용하는 센서는 바이오센서로 분류되며 11.6절에서 논의할 것이다.

ISE의 막은 특정 이온만이 투과할 수 있는 특이성을 가진다. 예를 들어, H^+ 이온을 선택적으로 투과할 수 있는 유리 전극은 pH 미터에서 사용된다(이에 대해서는 11.5.1절에서 보다 자세히 논의한다). 다른 예로는 Ca^{2+}, K^+, Na^+, Cl^-, F^- 및 NO_3^-와 같이 이온

박스 11.2 막전위 측정을 위한 전극

전기 생리학(electrophysiology)은 전기 흥분성 세포와 세포막에 대한 연구를 일컫는다. 세포나 조직에 탐침 또는 전극을 삽입하여 시스템의 생물학적 기능이 변경되지 않고 전기 동작을 측정하는 방식을 이용한다. 이러한 측정에는 전선, 바늘, 전해질로 채워진 얇은 유리 실린더(마이크로 피펫이라고도 한다)와 같은 장치를 사용할 수 있다. 일반적으로 탐침은 매우 작기 때문에 세포의 활동을 방해하지 않은 채로 삽입할 수 있다.

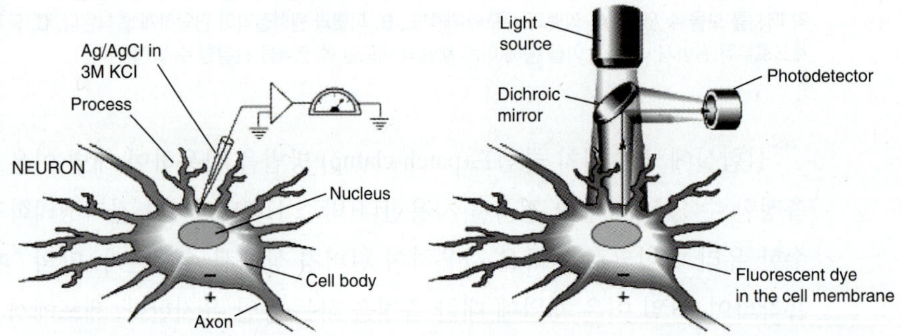

그림 박스 11.2A 막전위 측정. 세포의 막전위는 막을 통해 전극을 삽입하여 직접적으로 측정될 수 있다(왼쪽). 간접적으로는 국소적인 전위에 민감한 형광 염료를 통해 세포를 염색시키고 형광 현미경을 사용하여 관찰할 수 있다(오른쪽).

전기 생리학자는 다양한 기술을 사용하여 세포 활동을 탐구한다. **전압 클램프(voltage clamp)** 기술은 막에 걸린 전위(또는 전압) 강하를 일정하게 유지한 채로 그에 따른 전류를 측정한다. **전류 클램프(current clamp)**의 경우 전극을 통해 일정한 전류를 흘려보내게 되고 그에 따른 전위 변화가 측정된다.

형광 염료 분자는 세포막 전위를 간접적으로 측정하는 데 사용될 수 있다. **형광(fluorescent)** 염료는 빛을 받아 흥분한 이후, 특정한 파장의 빛을 다시 방출하는 특성을 가졌다. 형광 염료가 세포 내로 유입되면 세포 내에서 주변의 전기적 상태에 의해 형광의 파장이 달라지며, 이를 형광 현미경을 통해 관찰하면 활동전위와 같은 전기적 현상이 일어나는 것을 가시적으로 모니터링할 수 있다. 형광 염료 방법은 세포에 장치를 삽입할 필요가 없으며 현미경으로 볼 수 있는 모든 범위에서 세포의 전기적 활동을 관찰하는 데 사용될 수 있다. 따라서 신경세포 돌기와 같이 매우 작은 부속기관을 연구하는 데 사용될 수 있다.

패치 클램프(Patch clamp) 기술은 에르빈 네어(Erwin Neher)와 베르트 자크만(Bert Sakmann)에 의해 개발되었으며 그 공로로 이들은 1991년 노벨상을 수상했다. 패치 클램프에서는 일반적으로 세포를 찌르는 데 사용되는 피펫보다 직경이 큰 마이크로 피펫을 사용하여 세포막의 작은 부분을 떼어내거나 분리한다. 피펫의 가장자리가 막의 일부인 패치를 분리하고 있기 때문에, 이 패치는 주변과 전기적으로 분리되어 있다. 이 방법을 통해 패치 내 막의 특성을 연구할 수 있다.

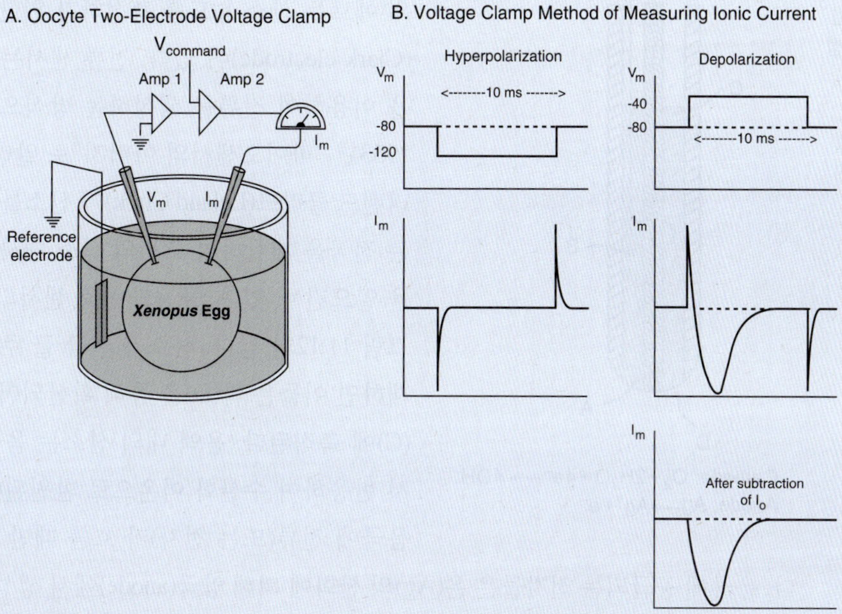

그림 박스 11.2B 전압 클램프 기술은 고정된 전압 또는 막전위에서 세포의 반응을 측정한다.

그림 11.11

이온 선택성 전극(ion-selective electrode)은 특정 이온의 농도를 측정한다. 전극의 선택성은 이온 선택적 막에서 유래되며, 측정하고자 하는 이온만 측정 전극(왼쪽)의 전해질 챔버로 들어갈 수 있다.

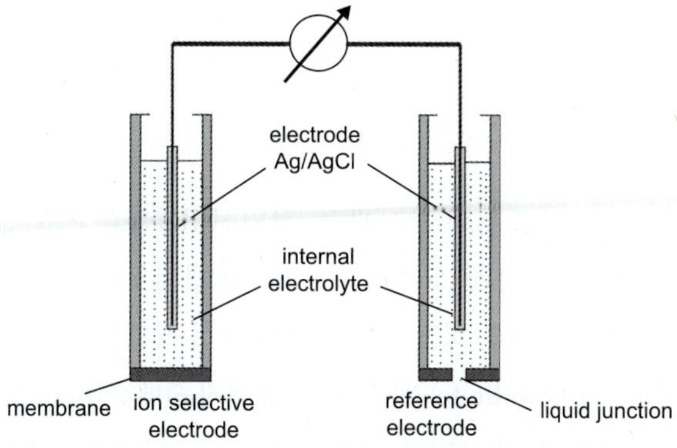

을 선택적으로 투과할 수 있는 막이 있다. 센서는 ISE, 기준 전극 및 전압계로 구성된다(그림 11.11). 이 센서는 이온 농도에 비례하는 전위 또는 전압을 생성하기 때문에 전위차 센서(potentiometric sensor)라고도 한다.

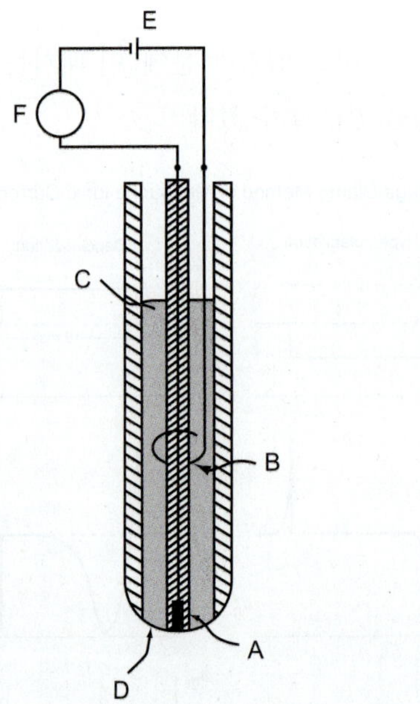

Cathode: $O_2 + 2H_2O + 4e^- \longrightarrow 4OH^-$
Anode: $Ag \longrightarrow Ag^+ + e^-$

그림 11.12

클라크 산소 센서의 개략도. 이 전류 측정 센서는 백금 음극(A), Ag/AgCl 양극(B), 전해질 용액(KCl, C), 산소 투과성 막(D), 전원 공급 장치(E), 전류계(F)로 이루어져 있다. 화학 반응식에서 볼 수 있듯이, 백금 음극에서 산소가 환원되고, 은이 양극에서 산화된다.

또 다른 유형의 화학적 센서는 전류 센서(amperometric sensor)로, 이 센서에서 전류는 전류를 생성하는 화학종의 농도에 비례한다. 전류 센서의 예로는 산소 농도를 측정하기 위한 클라크 전극(Clark electrode)이 있다. 전류 센서는 분극성 전원을 이용하여 전류를 생성하는 방식으로 작동한다. 1953년 "바이오센서의 아버지"로 알려진 생화학자 리랜드 클라크(Leland Clark)가 산소를 측정할 수 있는 전극을 개발하여 조직의 산소 대사 연구에 혁명을 일으킨 바 있다. 클라크 산소 센서의 작동 기전은 그림 11.12와 같다. 산소가 전극 끝 주변 환경에 존재하면 이들은 막(D)을 통해 확산되어 전해질 용액(C)에 축적된다. 용액 내의 산소는 음극(cathode)에서 반응하여 수산화 이온으로 환원된다. 이 반응은 음극에 전류(또는 전자)가 흐를 때만 발생할 수 있다. 음극에 공급되는 전자들은 은(Ag)의 산화에 의해 양극(anode)에서 생성된다. 생성된 은 이온은 염화 이온(Cl^-)과 반응하여 염화은(AgCl) 염을 형성하여 양극 표면에 축적된다. 이 일련의 반응을 통해 양극에서 음극으로 전류가 형성되며, 전류의 세기는 음극에서 환원되는 산소 분자의 수에 따라 달라진다. 이 반응 속도는 전해질 용액 내의 산소 농도와 연관이 있다. 따라서 생성되는 전류를 측정하여 산소 농도를 알 수 있다.

11.3.5 광학 센서

광학 센서는 전자기 스펙트럼의 가시광선, 적외선(IR) 또는 자외선(UV) 영역의 빛을 탐지하는 센서를 말한다. 전자기 스펙트럼은 10 nm에서 1 mm까지의 광범위한 파장대를 포함한다. 전자기 스펙트럼의 특성은 박스 12.1에서 상세히 설명할 예정이다.

빛은 **광다이오드(photodiode)** 배열 또는 **광전자증배관(photomultiplier)**으로 감지될 수 있다. 이 두 장치는 빛 에너지를 전기적 신호로 변환한다. 광다이오드는 실리콘(Si) 또는 갈륨비소(GaAs)와 같은 반도체 물질로 구성되어 있다(그림 11.13). 광자가 이 물질에 부딪치면 전류가 생성된다. 형성되는 전압은 들어오는 빛의 세기에 비례한다. 광다이오드는 손가락 맥박 산소 농도계(11.4.3절)를 포함한 다양한 의학 장치에 사용된다.

광전자증배관은 일반적으로 광다이오드보다 감도가 높기 때문에 낮은 세기의 빛

(즉, 작은 광자 밀도)을 감지할 수 있다. 광전자증배관의 구성요소는 유리 진공관 안에 들어 있다(그림 11.14). 들어오는 광자는 감광성 화합물로 코팅되어 있는 음전하를 띤 전극, 즉 광전음극(photocathode)에 흡수되어, 광전 효과에 의해 전자가 생성된다. 생성되는 전자의 수는 음극에 닿는 광자의 수에 비례한다. 이러한 빛에 의해 생성된 전류는 **다이노드(dynode)**라 불리는 일련의 전극들을 통해 증폭된다. 각 다이노드는 앞선 다이노드보다 더 큰 양전하를 가지고 있어 각 단계에서 방출되는 전자의 수를 증폭시킨다. 따라서 양극에 도달하는 전류는 광전음극에 입사하는 초기 광자 에너지보다 최대 100만 배까지 커질 수 있게 된다.

광다이오드 및 광전자증배관은 생물 의학 연구 실험실에서 보편적으로 사용되는 자외선/가시광선 분광 광도계(UV/visible spectrophotometer)에서 이용된다.

11.4 의료 현장용 기기

이전 장에서는 환자의 건강 상태 또는 질병 진행 상황을 추적하는 데 사용할 수 있는 생리학적 변수에 대해 설명했다. 예를 들어, 7장은 산소 포화도 개념을 소개했고, 8장은 혈압의 중요성을 논의했고, 9장은 신장 기능으로 인한 소변 내 화합물의 농도 분석에 대해 다루었다. 진료실, 응급실, 외래 진료소 및 병원에서는 온도, 맥박, 혈액의 산소 포화도, 혈압, 체액의 화학적 구성 및 전위와 같은 생리학적 변수가 일상적으로 측정되고 있다. 예를 들어, 수술하는 동안 마취되어 있는 환자의 상태를 모니터링하기 위해 생체 신호를 지속적으로 측정한다. 표 11.2는 일반적인 생리적 변수와 이

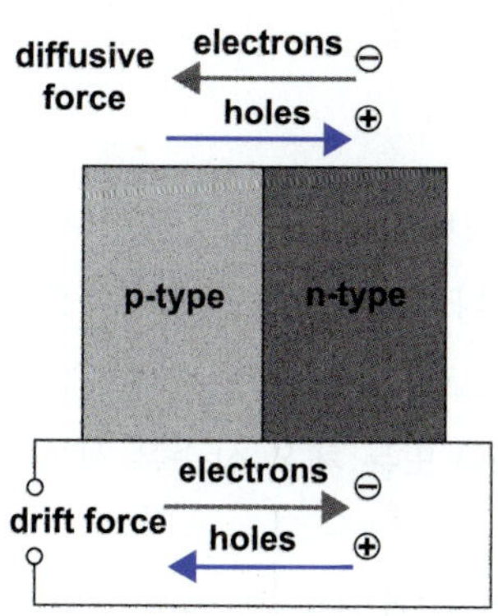

그림 11.13

광다이오드의 구조.

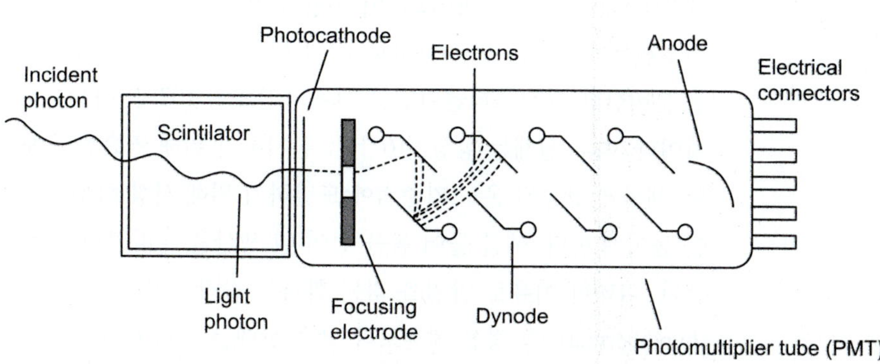

그림 11.14

광전자증배관의 구성요소. 모든 구성요소는 진공관에 있으며, 일련의 다이노드는 광전지에 의해 생성된 전류를 증폭시킨다. 광전자증배관의 전반적인 감도는 각 다이노드의 효율 및 수와 연관되어 있다.

표 11.2 몇 가지 전형적인 의료 기구

입력	기기	센서	출력	범위*
온도	구강 디지털 온도계	서미스터	온도	32 – 40 ℃
혈압	디지털 혈압계	청진기 또는 변형 계측기	압력	0 – 400 mmHg
혈액 산소	맥박 산소 측정기	광다이오드	산소 포화도 퍼센트	0 – 100% SpO_2
생체 전위(biopotentials)				
심장의 생체 전위	심전도계(ECG)	피부 전극	심전도	0.5 – 5 mV
신경의 생체 전위	뇌전도계(EEG)	두피 전극	뇌전도	5 – 300 mV
망막의 생체 전위	망막 전위 측정기 (electroretinograph, ERG)	콘택트렌즈 전극	망막 전위	0 – 900 mV
근육의 생체 전위	근전계(electromyography, EMG)	바늘 전극	근전위	0.1 – 5 mV

* 측정치의 범위에 대한 정보의 출처는 Webster JG. *Bioinstrumentation*. Hoboken, NJ: John Wiley & Sons; 2003.

를 측정하는 데 사용되는 도구에 대한 것이다. 다음 절에서는 이 기기들의 작동 원리에 대해 간략하게 설명할 예정이다.

11.4.1 체온 측정

급격한 체온 상승은 비정상적인 건강 상태의 첫 번째 징후이다. 예를 들어, 부모는 질병의 초기 징후로 자녀의 체온을 측정한다. 체온은 사람마다 다르지만 일반적인 정상 체온은 98.6 °F(또는 37 ℃)이다. 일반적으로 99.5 °F(또는 37.5 ℃) 이상의 체온은 질병이나 감염의 징후이다. 고열(hyperthermia) 또는 체온 상승은 장기간 운동이나 과도한 열에 노출되었을 때도 발생할 수 있다.

왜 감염이나 염증이 고열 혹은 열을 일으키는가? 감염 또는 염증 부위에 있는 대식세포(macrophage)는 **파이로젠(pyrogen)**이라고 불리는 분자를 혈액으로 방출한다. 파이로젠은 시상 하부(hypothalamus)의 세포에 작용하여 프로스타글란딘(prostaglandin)을 분비한다. 프로스타글란딘은 신체의 온도를 102 °F 이상으로 올리도록 하는 전령 분자이다. 이후 신체는 항상성(6장)을 유지하기 위해 필요한 온도 기준점을 새로 지정한다. 새롭게 상승된 온도 기준점에 도달하기 위해 시상 하부는 특정한 행동을 통해 온도를 높이게 한다. 예를 들어 몸을 떨어 열 생산을 늘리고 혈관을 수축시켜 열 방출을 막는다. 이러한 이유로 발열을 겪는 환자는 갑작스러운 오한을 느낄 수 있다. 저체온증(hypothermia), 즉 정상 체온보다 낮은 상태는 지나치게 온도가 낮은 환경이나 질병의

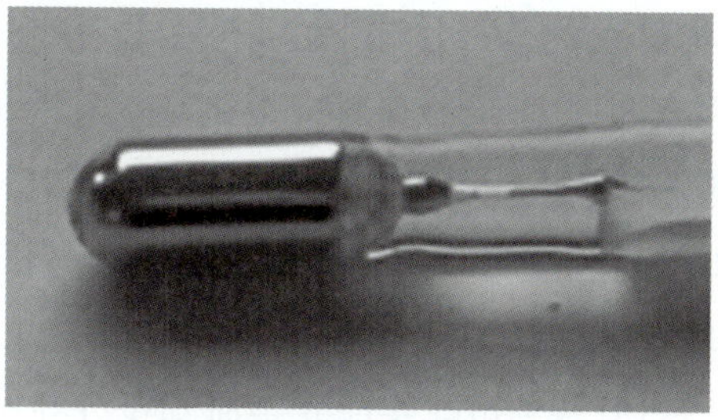

그림 11.15 유리 온도계는 체온 측정을 위한 잘 알려진 방법이다. 체온을 측정하기 위해 혀 밑이나, 겨드랑이 또는 직장에 온도계를 꽂을 수 있다. 이 사진은 고전적인 유리 온도계의 수은 저장소와 모세관을 보여준다.

영향으로 일어나기도 한다.

온도를 측정하기 위해 유리 온도계, 전자 온도계 및 적외선 온도계를 포함하여 여러 가지 유형의 기기가 온도를 측정하는 데 사용된다. 이 모든 기구들은 온도에 민감한 센서를 기반으로 만들어진다. 독일의 물리학자 다니엘 가브리엘 파렌하이트(Daniel Gabriel Fahrenheit)는 1714년에 수은 온도계를 발명했다(그림 11.15). 유리 온도계에서는 수은이나 알코올 등의 유체가 좁은 유리 튜브 또는 모세관에 연결된 저장소에 고정되어 있다. 저장소와 유체의 온도가 상승하면 유체가 팽창하여 모세관 위로 올라가게 된다. 이 온도계는 제작 단계에서 미리 눈금이 매겨져 있으며 눈금의 단위는 화씨 또는 섭씨로 표시된다. 유체가 멈추는 지점이 온도를 나타낸다. 화씨 단위(Fahrenheit scale)는 파렌하이트에 의해 1724년에 도입되었다. 그는 얼음이 어는 온도를 32 °F로, 물이 끓는 온도는 212 °F로 설정했다. 스웨덴의 천문학자인 안데르스 셀시우스(Anders Celsius)는 순수한 얼음의 어는점을 섭씨 0 ℃로 지정하고 100 ℃를 끓는점으로 지정하는 섭씨온도계를 발명했다. 미국은 계속하여 화씨 단위를 사용하고 있지만, 대부분의 국가와 과학 공동체는 섭씨 단위를 사용한다(그림 11.16). 화씨 온도 단위를 섭씨 단위로 변화하는 식은 다음과 같다.

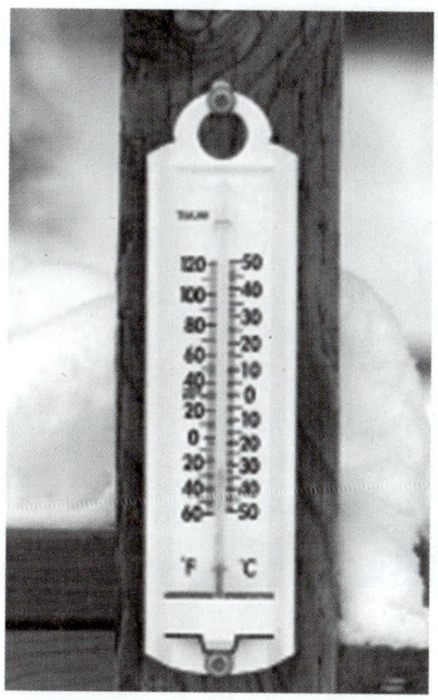

그림 11.16 대부분의 온도계는 화씨와 섭씨의 두 온도 눈금을 제공한다. 사진 제공: Chris Kimball.

$$T_{\text{deg C}} = \frac{5}{9}(T_{\text{deg F}} - 32) \tag{11.3}$$

식 11.3을 다시 정리하면 섭씨 온도를 화씨 온도로 변환할 수도 있다.

예제 3 상온은 일반적으로 75 °F이다. 이를 ℃로 나타내라.

정답 24 ℃

유리 온도계를 신체의 깊은 곳으로 삽입하는 것이 힘들기 때문에 이를 이용해 체온을 측정하는 것은 단지 추정치에 불과하다. 실제 신체 내부의 온도는 온도 센서가 내장된 **카테터(catheter)**를 폐동맥과 같은 신체 깊은 곳에 직접 삽입하여 측정할 수 있다. 생체에 적합한 물질로 이루어진 유연하고 길고 얇은 튜브 형태의 카테터는 **카테터 삽입(catheterization)**이라는 과정을 통해 신체에 자리할 수 있다(그림 11.17). 카테터는 쉽게 삽입될 수 있는 팔 또는 다리의 정맥이나 동맥을 통해 심장까지 삽입된다. 이 과정을 통해 카테터의 끝 부분을 심장이나 심장 근처의 혈관 내강에 정확히 위치시킬 수 있다(그림 11.18). 카테터의 끝에는 온도, 혈압 및 기타 변수에 대한 센서를 내장할 수 있다(그림 11.19). 예를 들어, 죽상동맥경화증(atherosclerosis, 플라크의 축적으로 인해 동맥 내강

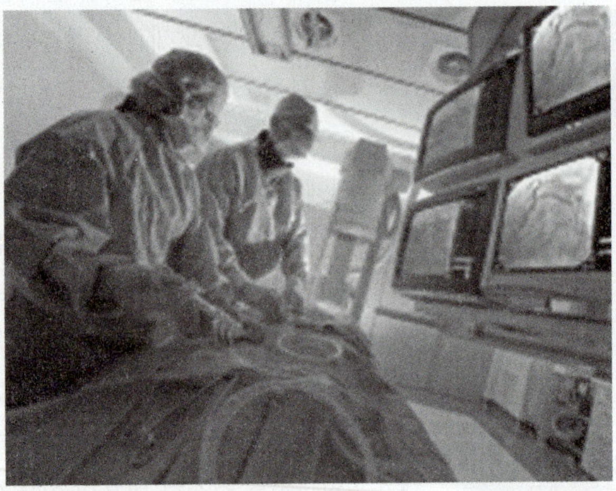

그림 11.17

생리학의 측정을 위해 신체의 심부에 장치가 삽입되는 카테터 검사실(catheterization laboratory)의 의사. 사진 제공: Intermountain Healthcare. (color plate 참조)

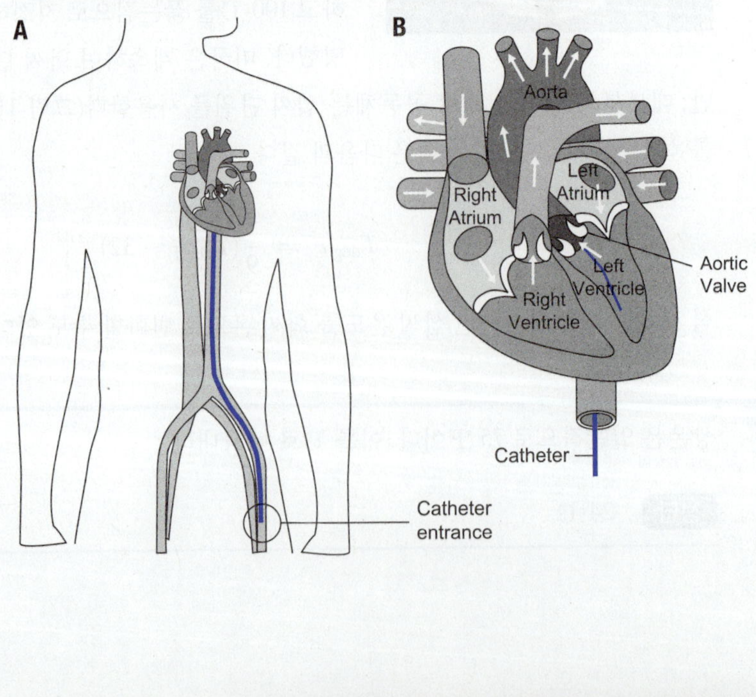

그림 11.18

카테터 삽입법. 카테터라는 긴 튜브가 순환계를 통해 신체 깊숙이 도달한다.

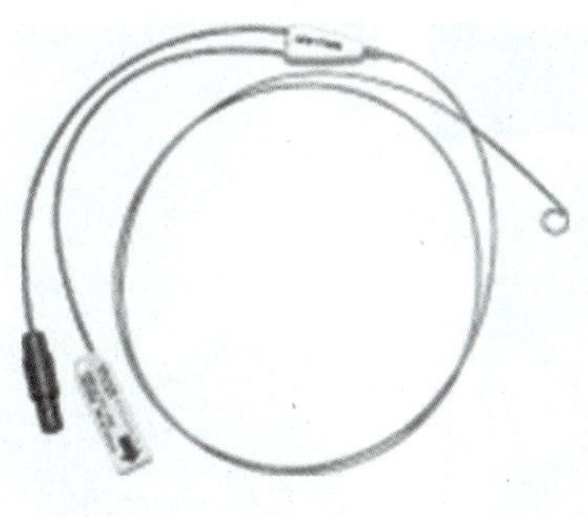

그림 11.19

카테터는 생체 적합성 고분자로 이루어져 있으며, 센서 등의 장치를 장착할 수 있다. Multi-Segment Pressure-Volume Mikro-Tip®의 카테터 이미지. Millar Instruments, Inc의 허가 및 제공.

이 줄어드는 증상)을 진단받은 환자는 풍선 **혈관 성형술(angioplasty)**을 받을 수 있다. 풍선 혈관 성형술은 카테터를 삽입할 때 풍선을 함께 삽입하고 이를 부풀려 플라크(plaque)를 밀어내고 혈관의 직경을 증가시켜 혈액이 흐를 수 있게 하는 시술이다. 이 시술은 종종 스텐팅(stenting)이라는 과정과 함께 진행한다. **스텐트(stent)**는 그물 구조의 와이어 튜브로 혈관의 병변 부위에 삽입되어, 혈관을 지탱하고 열린 채로 유지되도록 한다(15장에서 서술할 약물 방출 스텐트를 참고, 이 스텐트는 약물을 천천히 방출하여 혈관 성형술로 확장된 혈관이 열린 채로 유지되도록 한다).

카테터를 이용한 온도 측정의 경우, 카테터에 내장된 서미스터 와이어가 혈액의 온도를 전달한다. 이 측정 방법은 신체 중심부 온도를 가장 정확하게 알 수 있는 방법이다. 하지만 카테터 삽입은 침습적이고 비싸며 어느 정도의 위험을 동반한다. 따라서 유리 체온계와 같이, 다른 체온 측정법이 주로 이용된다.

유리 온도계는 저렴하고 신뢰성이 있기 때문에 실외의 대기 온도를 측정하기 위해 여전히 실험실과 기상학 분야에서 이용되고 있다. 그러나 의학에서의 이용은 점점 줄어들고 있다. 유리 온도계에 주로 이용되는 수은은 신경계에 매우 유독하며 많은 국가에서 의학적 용도로의 사용이 금지되어 있다. 이에 따라, 수은을 갈륨(gallium), 인듐(indium) 및 갈린스탄(galinstan) 등의 액체 합금으로 대체했으나, 수은을 이용하지 않는 유리 온도계 역시 다른 온도 측정 기술로 대체되고 있다(그림 11.20).

전자 온도계는 감지 소자로 열전대 또는 서미스터를 이용한다. 감지 소자는 신체의 표면에 직접 접촉하게 놓여진다. 현재 가정에서 널리 사용되는 귀 체온계는 고막에서 방출되는 적외선을 감지하는 비접촉 탐침으로 체온을 측정한다. 방출된 적외선은 초전성 결정(pyroelectric crystal)으로 측정된다. **초전성**은 열에 반응해 전위를 생성하는 몇몇 물질의 특성이다(이러한 전위 생성 능력은 변형에 반응해 전위를 생성하는 압전 특성과 유사하다). 석영과 뼈 등의 일부 천연 재료는 초전성을 나타낸다. 초전재료를 이용한 체온 측정은 빠르고 안전하며 결과 출력에 몇 초밖에 걸리지 않지만, 신체 중심 체온을 낮게 측정하는 경향이 있다.

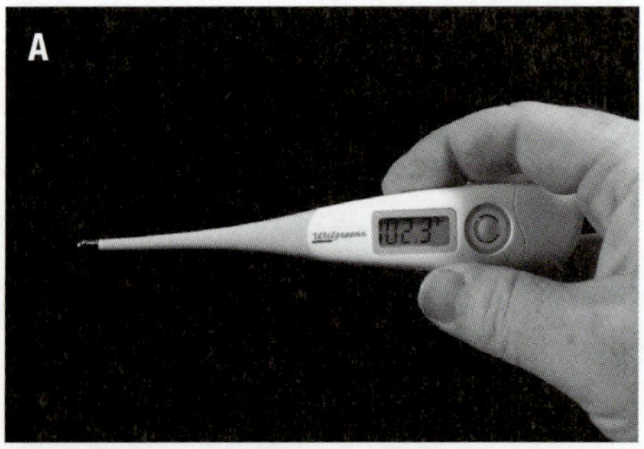

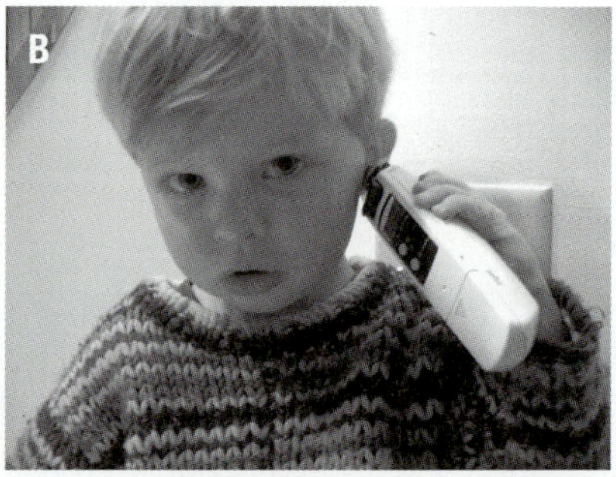

그림 11.20 체온을 안전하고 신속하게 측정하는 온도계. **A**. 디지털 온도계는 열전대 또는 서미스터를 사용하여 온도를 측정한다. 사진 제공: Mike Kroemer. **B**. 귀 체온계는 온도를 쉽고 안전하게 측정할 수 있으며, 결과가 빠르게 출력된다. 별의 온도를 측정하기 위해 NASA가 개발한 적외선 기술을 이용하였으며, 버튼을 누르면 2초 이내에 체온이 측정된다. 허가된 사진 사용.

11.4.2 혈압의 측정

혈압은 심혈관 계통의 작동과 인간의 건강에 매우 중요하다. 혈압의 측정을 통해 심혈관 계통의 건강 상태에 대한 정보를 빠르게 얻을 수 있다. 만성 **고혈압(hypertension)**을 앓고 있는 환자는 심혈관 질환의 위험이 높아진다. 고혈압은 죽상동맥경화증, 심장마비, 울혈성 심부전을 일으킬 수 있다. 높은 혈압은 뇌나 망막의 작은 혈관을 약하게 만들고 파열시키거나 출혈을 일으켜 뇌졸중과 시력 손상 또는 실명의 위험을 증가시킨다. 신장의 작은 혈관들도 높은 혈압의 영향을 받는다. 혈관은 협착되거나 두꺼워져서 사구체 여과의 효율성을 떨어트리고 신장 기능의 상실을 초래한다. 반대로, 외상으로 인한 혈액 손실이나 저체온증으로 인해 혈압이 너무 낮아질 수 있다. **저혈압(hypotension)**은 혈액과 산소 공급 부족으로 인해 신체의 모든 기관에 치명적일 수 있다.

혈압은 이완기 압력에 대한 수축기 압력으로 기록한다. 8장에서 설명한 것처럼 수축기 압력은 심실 수축 중에 동맥 벽에 가해지는 최대 압력이고 이완기 압력은 심실 이완 동안 발생하는 압력이다. 성인의 경우 평균적인 수축기/이완기 혈압은 120/80 mmHg이다. 고혈압으로 진단받은 사람들은 일반적으로 혈압이 140/90 mmHg 이상이다.

혈압을 측정하는 가장 직접적인 방법은 카테터를 삽입하는 것이다. 혈관 내에서 압력을 측정하기 위해 카테터는 동맥의 압력을 외부 압력 변환기로 전달하는 유체로 채워져 있다. 이 방법은 침습적인 방식이므로 폐동맥과 같은 특정한 혈관의 혈압을 측정하는 경우에만 사용된다.

혈압을 측정하는 가장 일반적인 방법은 **코로트코프 소리(Korotkoff sound)**를 감지하는 **청진 방법(auscultatory method)**이다. 청진은 신체 내의 소리를 듣는 것을 말한다.

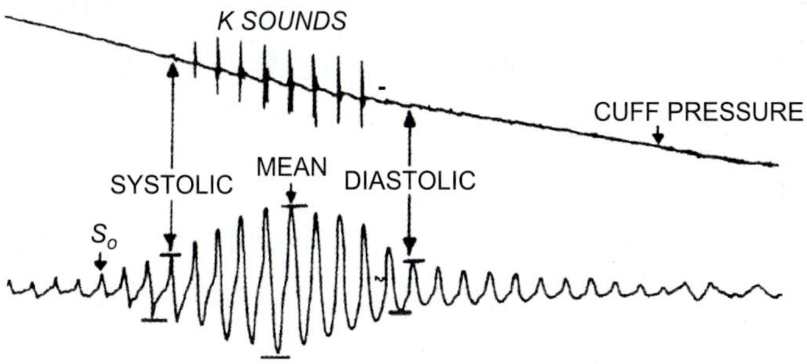

그림 11.21 혈압 측정. 커프의 압력이 감소하면 수축기 압력과 확장기 압력 사이에 코로트코프(K) 소리가 나타나 압력 파형의 진동을 감지할 수 있다. 출처: Webster JG. Bioinstrumentation. Hoboken, NJ: John Wiley & Sons; 2003.

혈압을 측정하는 동안 환자의 상완을 공기가 채워진 가압대로 감싼다. 의사는 가압대 아래에 청진기를 대고 수축기 압력보다 높은 압력을 가한다. 완전히 부푼 가압대는 상완의 동맥을 압박하여 혈액의 흐름을 완전히 막는다. 커프 압력을 서서히 감소시키며 의사는 코로트코프 소리가 들리는 시점(수축의 시작)과 사라지는 시점(이완의 시작)을 듣는다(그림 11.21 참조). 이 소리는 가압대의 압력이 낮아짐에 따라 가압대에 의해 막혀 있던 혈관에서 혈액이 분출되며 생기는 난류에 의한 것이다. 청진 방법의 한 가지 단점은 측정자에 따라 결과가 달라질 수 있다는 점이다. 측정자에 따라 코로트코프 소리를 듣고 해석할 수 있는 실력이 다르다. 일부 자동화기기는 소리를 감지하기 위해 마이크를 사용하지만 저혈압 환자와 같이 후반부의 코로트코프 소리가 거의 들리지 않는 경우에는 혈압의 측정이 어렵다.

혈압을 비침습적으로 측정하는 또 다른 방법은 가압대의 압력이 낮아짐에 따른 동맥 혈압의 변화를 분석하는 것이다. 이 기법을 오실로메트릭(oscillometric) 방법이라고 한다(그림 11.21). 오실로메트릭 방법은 변동을 감지하기 위해 환자의 팔에 변형율 측정기 또는 압전 센서를 이용한 압력 센서를 놓는다. 오실로메트릭 방법은 쉽게 자동화할 수 있으며, 고혈압 환자는 가정에서 자동 장치를 이용하여 약물 치료에 대한 혈압 변화를 관찰할 수 있다.

11.4.3 혈중 산소포화도의 측정

적절한 혈액의 O_2와 CO_2 수준은 pH의 유지와 세포의 건강 기능의 유지에 중요하다. 천식, 폐기종(emphysema), 심한 폐렴 및 폐부종(pulmonary edema)을 포함한 폐 질환은 **저산소혈증(hypoxemia)**이라는 혈액의 산소 부족을 유발할 수 있다. 수술 중인 환자와, 때로는 회복 중인 환자의 혈중 산소가 모니터링된다. 산소 함량(일반적으로 산소 포화도의 백분율로 표시된다, %SpO_2)을 측정하는 한 가지 방법은 동맥혈 샘플을 채취하는 것이다. 동맥혈을 채취하는 것은 정맥혈을 채취하는 것보다 어렵다. 동맥이 팔의 깊은 곳에 위치하고 바늘로 근육의 동맥 벽을 뚫는 것이 어렵기 때문이다. 이에 대한 대안은 맥박 **산소 측정기(oximeter)**로 측정하는 것이다. 맥박 산소 측정기는 산소 농도와 함께, 맥박 또는 심박수도 측정한다. 정확하게는, 측정기의 작동을 위해서는 조직 내에서 맥박의 측정이 필요하다. 광다이오드와 연결된 광 방출기 프로브로 구성된 산소 포화도 측정기는 손가락 끝 또는 귓불(또는 신생아의 다리)에 부착한다(그림 11.22).

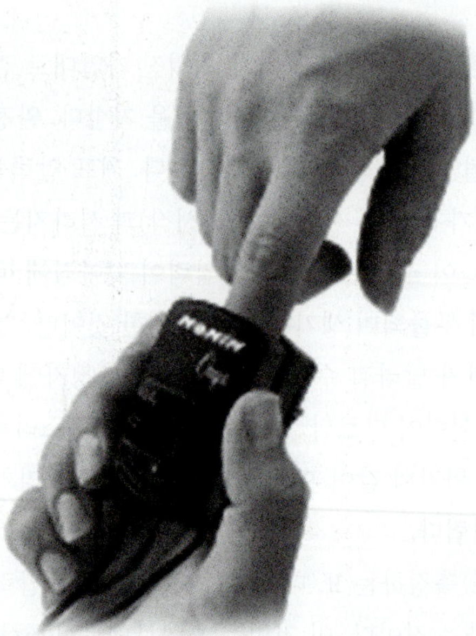

그림 11.22

맥박-산소 포화도 측정기. Nonin Medical, Inc의 허가 및 제공.

맥박 산소 측정기는 두 파장에서의 흡광도 차이를 측정한다. 한 측정 영역은 가시광 영역의 빨간 빛 부분이고 다른 영역은 IR 영역이다. 둘의 차이를 비교하여 조직에 있는 산소헤모글로빈(oxyhemoglobin, 산소가 결합된 헤모글로빈)과 탈산소헤모글로빈(deoxyhemoglobin, 산소가 결합되지 않은 헤모글로빈)의 비율에 대한 정보를 제공한다.

적색광은 산소가 풍부한 혈액에 잘 흡수되지 않지만, 적외선 빛은 잘 흡수된다. 광다이오드를 이용하여 이 두 파장의 빛을 방출하고, 각각의 광선이 조직을 통과하는 투과도를 탐지기를 통해 측정한 다음, 적색광과 적외선의 비율을 계산한다. 다른 조직이나 정맥혈에 흡수되는 효과를 배제하고 오직 동맥혈에 의한 흡광도만을 보기 위해, 기기 내의 전자장치는 동맥혈의 박동에 따른 흡광도 변화를 추적한다. 동맥 박동에 따른 흡광도의 증가는 측정하고 있는 부위의 동맥혈류량 증가에 비례한다. 맥박이 뛰는 도중의 적색광/적외선 흡광도(R/IR 비율)는 동맥혈의 %SpO_2 값과 상관관계가 있으며, 산소 포화도 측정 장치는 맥

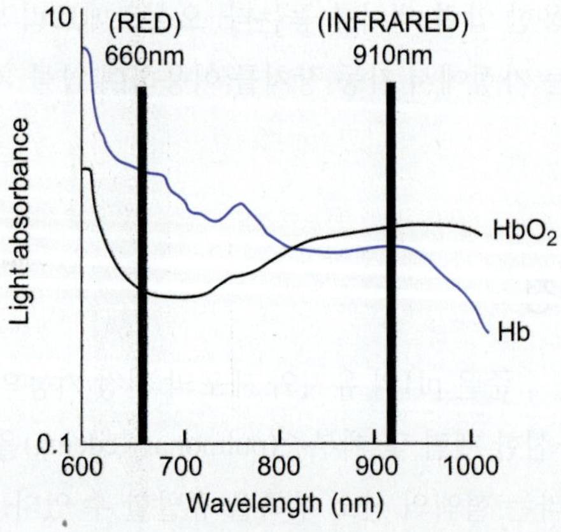

그림 11.23

조직의 산소 포화도 측정. 맥박 산소 측정기는 2개의 상이한 파장, 660 nm(가시광선 영역의 적색 부분) 및 910 nm(적외선 영역)을 이용하여 흡광도를 측정한다. 산소헤모글로빈(HbO_2)과 탈산소헤모글로빈(Hb)은 이 두 파장에서 서로 다른 흡광도를 나타낸다.

박수와 함께 %SpO_2 값을 표시한다. 일반적으로 R/IR 비율과 %SpO_2 사이의 관계는 비선형적이고 기기마다 다른 보정식을 사용하지만, 일반적으로 R/IR 비율 0.5가 근사적으로 100 %SpO_2와 일치한다.

11.4.4 혈당의 측정

미국 및 다른 국가에서는 당뇨병 발생률이 급격히 증가하고 있다. 인슐린과 같은 약물의 개발은 당뇨병 환자의 혈당 수치 조절을 가능하게 해주며, 이로 인해 당뇨병 환자의 수명을 연장해주고 있다. 하지만 식이요법이나 운동 등 혈당 농도에 영향을 주는 변수들로 인해, 인슐린과 같은 포도당 대사 약물의 정확한 투여량을 결정하기는 여전히 어렵다. 따라서 많은 당뇨병 환자들은 자신의 혈당량 수준을 자주 측정하며, 그에 따라 약을 조절한다.

휴대성과 정확성을 갖춘 혈당량 측정 시스템이 이용 가능해짐에 따라, 혈당량을 환자 스스로 자주 측정하는 것은 훨씬 쉬워졌다(그림 11.24). 미국 식품의약품국(Food and Drug Administration, FDA)에서 승인한 수십 가지의 혈당 모니터가 시장에 나와 있다. 이러한 혈당 측정기는 **현장 진단(point-of-care testing)** 장치의 예시이다. 환자는 병원을 가거나 검사 결과를 며칠씩이나 기다릴 필요 없이 집에서, 직장에서, 여행 중에 혈당 측정기를 사용할 수 있다. 자신의 혈당 수치를 측정하고 추적함으로써, 당뇨병 환자는 인슐린 자가 주사 시기 및 투여량을 결정하여 혈당량을 정상 수준인 70–125 mg/dL 사이로 유지시킬 수 있다.

현재 가정용 혈당 모니터의 사용은 비교적 간단하다. 우선, 개인의 손가락을 찔러서 소량의 혈액 샘플을 얻고, 이 혈액 샘플을 테스트 스트립에 묻힌다. 테스트 스트립 중 일부는 포도당 민감성 효소[제조자에 따라 포도당 산화효소, 포도당 탈수소 효소, 헥소키나아제(hexokinase) 등]로 미리 코팅되어 있다. 테스트 스트립의 효소는 반응을 촉진시킨다. 예를 들어, 포도당 산화효소는 포도당을 D-글루코노-1,5-락톤(D-glucono-1,5-lactone)과 과산화수소로 산화시키는 작용을 촉진시킨다(그림 11.25). 생성된 과산화수소는 페록시다아제(peroxidase)에 의해 염료와 촉매 반응하여 파란색을 띤다. 효소 작용 때문에 색깔의 강도가 혈액 내에 존재하는 포도당의 농도에 직접적으로 비례하게 된다. 이 스트립을 작은 장치에 삽입하면, 이 장치가 색을 띤 샘플을 통해 투과된 빛을 측정하여 포도당의 농도를 결정한다: 포도당 농도는 기기의 제조사가 미리 계산해둔 포도당의 농도와의 관계식을 기반으로 결정된다. 일부 혈당 측정기는 다른 감지 방법을 사용한다. 예를 들어 몇몇 장치는 포도당의 농도와 상관관계가 있는 샘플의 전기 저항을 측정한다.

현재, 포도당 수준을 지속적으로 측정하는 포도당 측정기가 개발되어 있다. 이 장비는 피하에 이식된 센서를 통해 지속적으로 모니터링할 수 있어, 당뇨병 환자가 손가락을 자주 찌르지 않아도 음식이나 인슐린의 필요성을 예측할 수 있도록 했다. 2014년 현재 Freestyle® Navigator(Abbott Diabetes Care), Dexcom® SEVEN® PLUS(Dexcom Inc.), Enlite® sensor(Medtronic MiniMed) 같은 다양한 장치를 지속적인 포도당 모니터링에 사용할 수 있다. 지속적인 모니터링의 한 가지 장점은 다른 전자 장비와 쉽게 연결하여 개인의 포도당 농도 추세를 저장하고 분석할 수 있다는 것이다.

지속적인 포도당 모니터링을 지속적인 약물 전달 시스템과 연계하여, 췌장의 베타 세포와 같은 피드백 제어(그림 6.16)를 모사할 수 있다. 이러한 개념으로 만들어진 최초의 상용화된 장치는 2013년에 미국에서 판매 승인되었다. MiniMed 530G system(Medtronic MiniMed)은 지속적인 포도당 모니터링과(Enlite® 센서) 지속적인 인슐린 공급 기능을 가지고 있다(MiniMed 530G 인슐린 펌프). 센서와 펌프는 둘 다 체외에 장치된다. 포도당 검출과 인슐린 전달의 조합은 하나의 폐쇄 루프 시스템(closed-loop system)을 형성한다. 이론적으로, 이 두 요소가 함께 작동하여 혈중 포도당 농도를 조절하기 위한 정확한 속도로 인슐린이 공급되도록 할 수 있다. 이러한 폐쇄 루프를 인공 췌장이라고 부를 수 있다. Juvenile Diabetes Research Foundation은 1996년 인공 췌장 프로젝트를 시작하여 목표를 향한 비전과 재정을 제공했다.

인공 췌장에는 여전히 중요한 난점이 남아 있다. 측정된 혈당 농도 패턴에 대해서 최적의 인슐린 주입 속도를 산출하기 위한 조절 기작이 불완전하며, 가장 정확한 연속 포도당 모니터링 센서조차도 낮은 정확성의 문제를 가지고 있다.

폐쇄 루프 약물 전달 시스템은 13장에서 논의한다(특히, 그림 13.2에 대한 내용 참조).

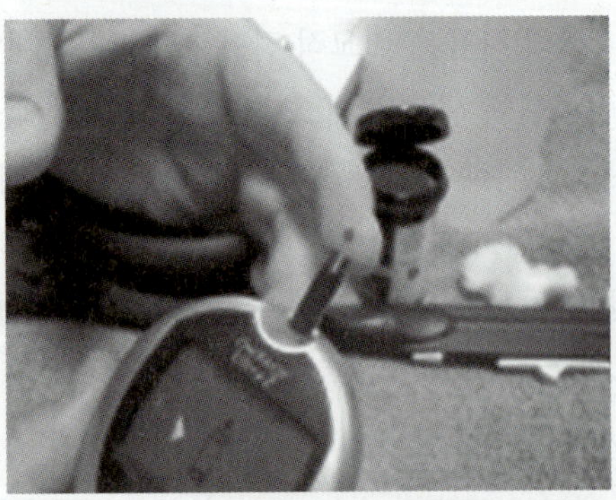

그림 11.24

혈당 측정기는 혈당 수치의 현장 진단을 실현시켰다.

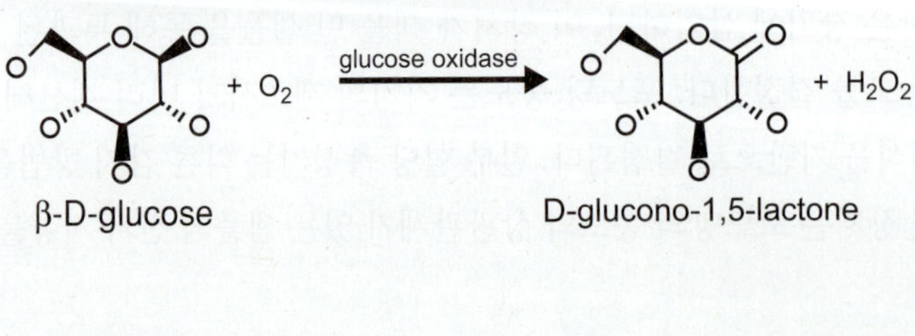

그림 11.25

포도당 산화효소는 과산화수소를 생성하며 포도당을 락톤으로 전환시킨다.

11.4.5 ECG를 통한 심장 전위 측정

신경 조직과 심장 근육 같은 신체 내 일부 조직은 해당 조직들의 정상적인 기능과 밀접한 관련이 있는 전위를 생성한다. 따라서 이러한 조직에서 발생하는 전위를 측정하는 것은 조직 기능의 중요한 지표가 될 수 있다. 전위는 카테터에 장착된 전극을 심장에 삽입(그림 11.17)하거나 전극 배열을 뇌에 삽입(그림 11.26)하여 침습적으로 측정할 수 있다. 이는 수술실이나 카테터 검사실에서 고도로 전문화된 의사가 수행해야 하는 위험하고 값비싼 절차이다. 뇌 수술이나 침습적 카테터 삽입이 필요한 응급상황이 아닌 일상적인 진단의 경우에는 이 밖의 다른 방법들이 유용하게 이용된다.

ECG(or EKG)는 심장 질환의 선별 검사 및 예비 진단을 위해 비침습적이며 신뢰할 수 있는 방법을 제공한다. ECG는 심장의 전기적 활동을 직접 측정하지는 않지만, 신체 표면에 부착된 피부 전극이나 리드를 통해 심장의 전기적 활동을 종합적으로 측정한다.

ECG의 궤적[심전도(electrocardiogram)]을 분석하여 의사는 심장 주기의 이상과 전기 신호의 진폭에 이상이 있는지 확인할 수 있다. 네덜란드의 생리학자인 빌럼 에인트호번(Willem Einthoven)은 얇고 가벼운 전도성 섬유로, 심장에서 나오는 작은 전류를 자기장 하에서 측정할 수 있는 단선 검류계(string galvanometer)를 이용하여 최초로 ECG를 측정했다. 그는 이를 통해 1924년 노벨 생리의학상을 수상했다. 현대의 직접 ECG 장비는 에인트호번의 검류계와 동일한 원리를 사용하지만, 증폭기 및 기타 전자 기기를 이용해서 신호를 증폭시키고 명확하게 만든다

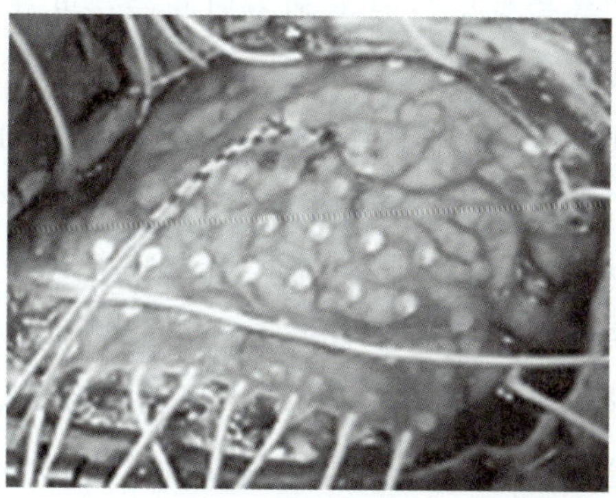

그림 11.26

간질 환자의 뇌에 전극 배열을 외과적으로 삽입한 모습.

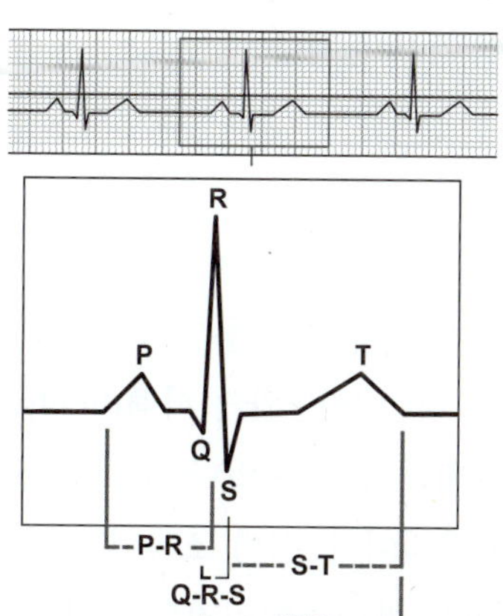

그림 11.27

심장의 전기적 활동을 측정하기 위한 ECG. 표준 ECG 용지에 출력될 때, 각 칸은 0.04초의 시간 간격과 0.1 mV의 전압 간격을 나타낸다. 따라서 이 그림의 PR 간격은 ~0.22초이며 R파의 진폭은 기준선보다 ~1 mV 높다.

표준화된 12-리드(12-lead) 시스템이 일반적으로 ECG 기록에 사용된다. 리드 배치의 표준화를 통해 서로 다른 장소에서 다른 장비를 사용하는 심장 전문의들이 결과를 비교할 수 있게 되었다. ECG는 실제 전기적 활동이 일어나는 위치에서 떨어진 곳에서 간접적으로 측정되기 때문에, 여러 리드를 비교하여 3차원적으로 발생하는 복잡한 전기 신호를 다양한 관점에서 확인한다. 다수의 리드로부터 얻는 ECG 기록

의 조합은 각각 다른 각도에서 얻어진 복수의 2차원 이미지를 통해 물체의 3차원 이미지를 조합하는 것과 비슷하다. 표준 사지 리드(standard limb lead)는 심장을 둘러싸는 에인트호번 삼각형이라 불리는 패턴으로 배열되어 있다(박스 11.3).

ECG 기록은 시간(일반적으로 sec)에 따른 전압(일반적으로 mV)의 함수로 표시된다(그림 11.27 참조). 전형적인 ECG 파형은 PQRST파(작은 P파, 약간의 지연, 큰 QRS파, 두 번째 지연 및 작은 T파)라 불리는 파형으로 분석된다. 심장 주기의 위상은 파형의 구조와 관련될 수 있다(심장 주기에 대한 설명은 그림 8.16 및 관련 텍스트를 참조). P파는 좌우 심방의 탈분극에 해당한다. P파와 QRS파 사이의 시간 지연을 의미하는 PR 분절(PR segment)은 방실결절에서의 활동전위 전파의 시간 지연과 연결된다. 심전도의 가장 도드라지는 특징인 QRS파는 심실의 전기적 탈분극에 해당한다. 심방의 재분극 또한 이 기간 동안 발생하며 QRS파에 기여한다. ST 분절(ST segment)은 심실 수축 종료와 심실 재분극 사이의 시간이다. 이 기간 동안 혈액은 심실에서 방출된다. T파는 심실의 재분극에 해당된다. ECG에 기록된 진폭, 모양 및 시간을 분석함으로써 의사는 심장의 다양한 비정상적 상태를 감지할 수 있다.

다른 조직에서도 전위를 측정할 수 있다. 뇌 표면 또는 두피 표면에서의 전위는 뇌전도계(electroencephalograph, EEG)를 사용하여 기록된다. 정상적인 뇌전도는 뇌의 신경 활동으로 인한 전기적 활동으로 인해 연속적인 파동을 보여준다. EEG파의 진동수와 진폭의 비정상적인 패턴은 뇌전증이나 기타 질병을 가진 환자에게서 발견된다. 망막전도계(electroretinography)는 콘택트렌즈에 장착된 특수 전극을 사용하여 빛에 대한 광 수용체의 전기적 반응을 측정한다. 근전도계(electromyography)는 골격근 섬유의 전기적 활동을 측정한다. 바늘 전극으로 피부를 뚫고 근육까지 넣어서, 근육이 수축하거나 이완할 때의 전기적 활동을 측정한다. 근육 퇴행 위축(muscular dystrophy), 근육 염증, 말초 신경 압박, 근위축성 측삭경화증(amyotrophic lateral sclerosis, 루게릭병)과 같은 질병에서 근육의 비정상적인 전기적 활동이 발견된다.

11.4.6 조직의 전기 자극을 위한 장치

심장, 뇌, 근육과 같이 전기적 흥분성을 가진 조직들은 조절된 전류를 가하여 자극을 일으킬 수 있다. 예를 들어, 심장 박동이 너무 느린 환자[**서맥(bradycardia)**]의 경우 심박 조율기를 통해 정상적인 심장 박동을 회복시킬 수 있다. 심박 조율기(pacemaker)는 흉부에 이식되는 소형의 배터리 구동형 장치이다. 심박 조율기는 절연된 전기 도선을 통해 심장 내막에 연결한다(그림 11.28, 체외 페이스메이커의 사진은 그림 15.14 참조). 페이

박스 11.3 심장의 전기적 활동의 비침습적 측정

심장의 전기적 활동은 **심전도**(ECG 또는 독일어 *elektrokardiogramm*에서 EKG)라는 기술로 신체 표면에서 모니터링할 수 있다. ECG 기록은 심장 근육세포 주위의 외부 전류가 나타난 것이며, 이는 전기적으로 동시에 활동하는 세포의 수에 따라 달라진다. 신호원과 측정 기기 간의 거리 때문에 ECG로 측정되는 전압은 약 1 mV로, 개별 세포의 전압 변화인 약 100 mV보다 훨씬 작다(그림 8.15 참조).

ECG를 위해서는 심장 활동에서 발생하는 작은 전류를 측정할 장비가 필요하다. 에인트호번은 검류계를 사용해 이러한 작은 전류를 측정할 수 있는 장치를 만들어 획기적인 성과를 달성했다. 오늘날, 피부 전극은 피부와 전기적 접촉을 유지시키는 접착제 및 전도성 젤을 사용하여 피부에 부착된다. 이 전극은 ECG 신호를 처리하고 기록하는 전자 기기에 연결된다. 완벽한 ECG 기록을 위해 12개의 리드 또는 신호가 수집된다. 이 리드 중 6개는 양 팔과 왼쪽 다리에 각각 놓인 세 개의 전극에서 생산된다. 이것을 표준 사지 리드라 하며, 에인트호번 삼각형(Einthoven's triangle)이라 불리는 패턴으로 배치된다(그림 박스 11.3A 참조). 흉부 리드(chest lead)라 불리는 다른 6개의 리드는 심장 주위로 각각 다른 위치에 배치된다.

심장 전문의는 부정맥(arrhythmia, 심장 주기의 불규칙화), 심장 블록(heart block, 심장 내 전도 시스템을 통한 신호 전도의 장애) 및 기타 심장 질환을 진단하는 데 ECG 정보를 사용할 수 있다(그림 박스 11.3B 참조).

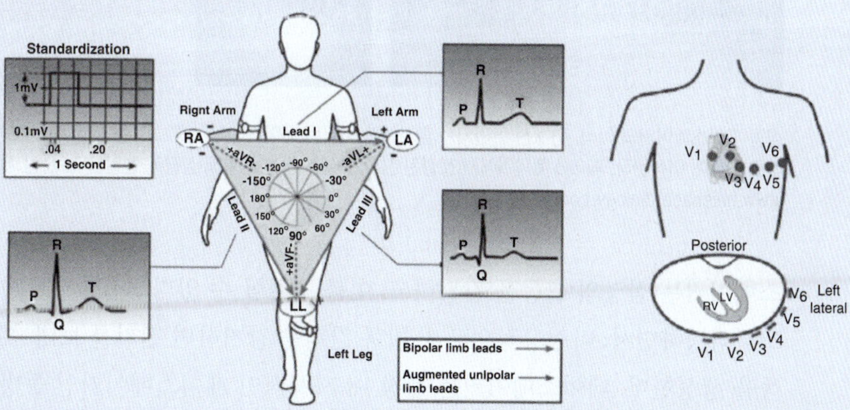

그림 박스 11.3A 심전도에서 표준 리드의 표면 배치. 왼쪽: 표준 사지 리드는 심장의 전기적 활동을 여러 위치에서 측정할 수 있도록 심장을 둘러싼 패턴으로 배치된다. 오른쪽 팔(RA), 왼쪽 팔(LA) 및 왼쪽 다리(LL)에 전극을 부착하면 몇 가지 다른 전위를 검사할 수 있다. 리드 I은 RA(음극)와 LA(양극) 사이의 전위 차이를 제공한다. 리드 II는 RA(음극)와 LL(양극) 사이의 전위 차이를 제공한다. 리드 III은 LA(음극)과 LL(양극) 사이의 전위 차이를 제공한다. 이 리드들은 모두 '양극성(bipolar)'이다. 즉, 사지 리드들 중 두 리드 사이의 전위차가 측정된다. 거기에, 각 전극에서 발생하는 단극 증폭 리드(augmented lead, aVR, aVL과 aVF)는 각각 단일 양극성으로 계산된다. 이들 단극 증폭 리드는 '단극성(unipolar)'이며, 다른 두 전극을 조합하여 복합 음극으로 사용한다. 오른쪽: 여섯 개의 흉부(chest 또는 precordial) 리드는 심장을 감싸는 패턴으로 배치된다. 각 리드(V_1 ~ V_6)는 단극성이다.

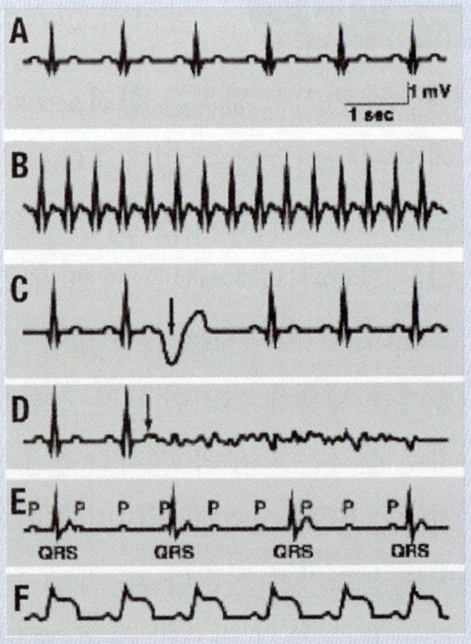

그림 박스 11.3B 심장 상태는 심전도계(ECG)를 통해 측정할 수 있다. **A**. 정상 박동. **B**. 빈맥(tachycardia), 비정상적으로 빠른 심장 박동. **C**. 기외수축(extrasystole), 심실 수축이 지나치게 빠르게 시작되는 상태. **D**. 심실 세동(ventricular fibrillation), 무질서한 심실 수축. **E**. 심장 블록(heart block), 심방의 자극이 심실에 도달하지 못하는 것. **F**. 심근 경색(myocardial infarction), 불규칙한 활성을 만드는 심장 조직의 괴사 상태.

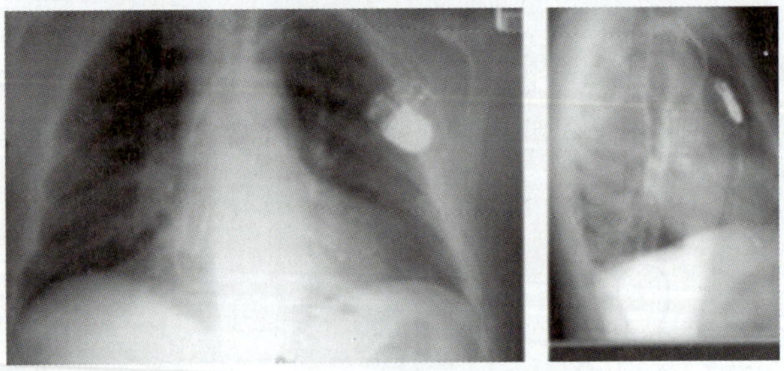

그림 11.28 심장 페이스메이커의 이식. 이 X선 이미지는 환자에게 이식된 페이스메이커를 보여준다. 장치는 가슴, 쇄골 바로 아래에 이식된다. 페이스메이커에서 생성된 전류는 절연 전선을 통해 심장에 전달된다. 사진 제공: www.helenacardiology.com.

스메이커는 심장의 활동을 감지하고, 이를 조절할 수 있다. 이 장치는 환자의 심박수를 모니터링하면서, 비정상적으로 긴 박동 간격을 감지하면 전기를 보내 추가적인 심장 박동을 생성한다. 페이스메이커는 심장 내 자체적인 페이스메이커인 동방결절의 역할을 대체하여 전기 신호를 생성한다. 첫 번째 페이스메이커는 1958년에 환자에게 이식되었으며, 현재는 매년 전 세계에서 60만 명 이상의 사람들이 심박 조율기를 이식받고 있다.

심장 제세동(cardiac defibrillation)이라 불리는 과정에서는 심실이 무질서하게 수축하는 심실 세동(박스 11.3)과 같은 비정상적인 심장 박동을 정상적인 박동으로 되돌리기 위해 전기 충격을 가한다. 최초이자 현재까지도 가장 널리 사용되는 제세동기는 체외용으로, 전자 기기에 연결된 패들을 환자 가슴의 양쪽에 배치하여 전기 충격을 가한다(그림 1.2D 참조). 현재 체외용 자동제세동기(automated external defibrillators, AED)를 포함한 수많은 종류의 제세동기가 개발되어 있다. AED는 먼저 환자의 ECG를 기록한 후 환자의 심장 박동을 되돌리기 위해 적절한 전기 충격을 결정한다. AED는 작동시키는 데 의료 전문가가 필요하지 않으므로 공공장소에 배치되기도 한다. 기차역, 공항 또는 쇼핑몰에 위치한 AED는 갑작스러운 심실 세동 환자를 소생시킬 수 있는 기회를 제공한다. 또한 완전히 체내 이식할 수 있는 제세동기는 고위험군의 환자에게 사용할 수 있다.

조직에 전기적 자극을 제공하는 데 사용되는 다른 장치들도 있다. 뇌심부 자극기(deep-brain stimulator, 1장, 그림 1.10 참조)는 파킨슨병 환자를 치료하는 데 사용된다. 뇌의 특정 부위에 직접적으로 전기 자극을 가하면 떨림이나 기타 운동 장애를 포함한 파킨슨병 증상의 심각도가 감소한다. 장치를 사용해도 질병의 진행속도를 늦출 수는 없지만, 환자 개인의 삶의 질은 극적으로 향상 시킬 수 있다. 많은 사람들에게 이 장치는 약물치료만큼 효과적이다. 유사한 접근법이 몇몇 종류의 만성 통증을 치료하는 데 유용하며, 향후 다른 질병의 치료에도 유용할 수 있다.

11.5 연구실의 장비들

많은 생체공학자들이 연구실에서 인간의 생리학을 이해하기 위해 새로운 의료기술을 설계하고 시험하고 있다. 공학자들과 기타 모든 과학자가 연구에 사용하는 장비 중 일부를 이 절에서 설명한다.

11.5.1 pH 측정

의생명 연구를 진행하는 연구실에서 pH 측정은 거의 매일 수행된다. 예를 들어, pH 조절은 세포 배양에 사용하는 용액 및 실험실에서 사용하는 다른 많은 용액에 필수적이다. 주로 이러한 용액의 pH는 7.4로 맞춰져야 한다. 산-염기 평형과 pH의 일반적인 개념은 2장에서 소개했다. pH는 용액에서 수소 이온의 농도를 표현하는 하나의 방법으로 수소 이온 농도의 음의 로그 값으로 정의된다.

$$\text{pH} = -\log[\text{H}^+] \qquad (11.4)$$

현재의 pH 미터는 기준 전극과 감지 전극을 모두 포함하는 단일 전극과 읽기 쉬운 디지

그림 11.29

pH 미터는 의생명 연구실의 가장 일반적인 도구 중 하나이다. **A.** pH를 디지털로 표시하는 전자 장비. **B.** pH 미터의 탐지부는 일반적으로 기준 전극과 감지 전극이 하나의 유리 실린더에 들어가 있는 전극이다.

A

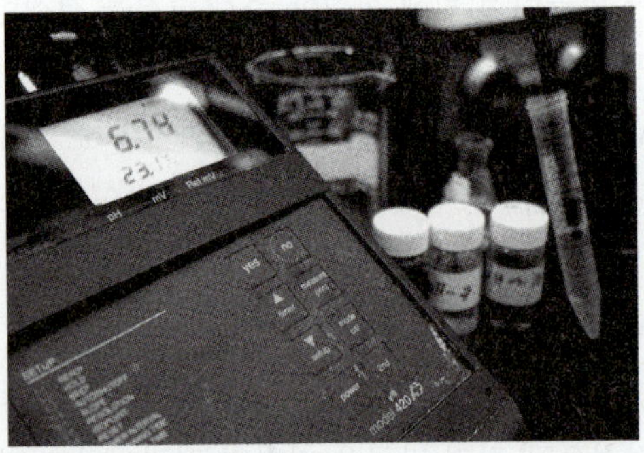

B

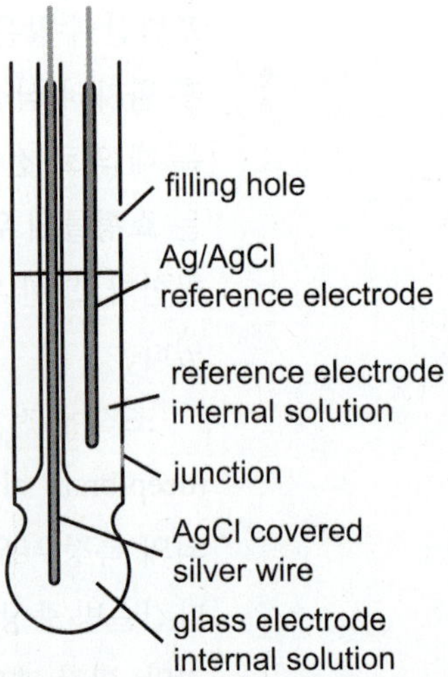

털 디스플레이가 포함된 전자기기로 구성된다(그림 11.29). pH 센서는 전위차 센서이다. 즉, 전류의 흐름 없이 전압만이 형성된다(이는 이 장의 앞부분에서 설명한 클라크 산소 센서와 대조된다). 감지 전극은 끝이 H^+ 이온을 투과할 수 있는 유리 막으로 싸여 있는 이온 선택성 전극(ISE)이다. pH를 모르는 용액에 ISE를 넣으면, ISE는 전압을 발생시킨다.

11.5.2 분광 광도계(spectrophotometer)

분광 광도계는 빛을 측정하는 도구이다. 대부분의 장비는 보통 투명한 큐벳(cuvette)에 담긴 유체 형태의 생물학적 시료에서 투과되는 빛의 세기를 측정하는 방식으로 설계되어 있다(그림 11.30). 많은 생물학적 분자가 빛을 흡수하지만 특정 파장의 빛은 다른 파장의 빛보다 더 잘 흡수된다. 예를 들어 헤모글로빈(Hb)은 600−1000 nm의 파장 범위에서 빛을 흡수하지만 600 nm 근처의 빛을 가장 잘 흡수한다(그림 11.23). 따라서 분광 광도계는 용액에서 생물학적 분자의 농도를 측정하기에 유용한 기법이다.

특정 파장(λ)에서의 투과율 T_λ은 투과광의 세기(I) 대 입사광의 세기(I_0)의 비율로 정의된다.

$$T_\lambda = \frac{I}{I_0} \tag{11.5}$$

여기서 I_0는 샘플에 입사된 빛의 세기이고 I는 시료를 통과한 빛의 양을 말한다. 시료 큐

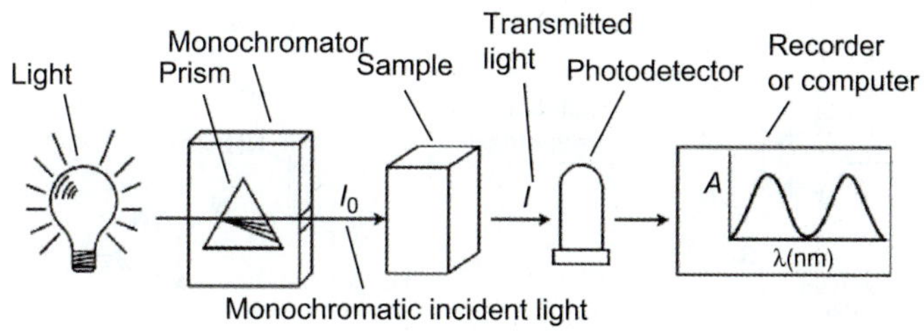

그림 11.30 전형적인 분광기의 설계. 대부분의 분광기는 가시광선과 자외선 스펙트럼 부분에서 고강도 빛을 발산하는 광원을 포함하고 있다. 광원의 빛은 단색화 장치(monochromator)를 통과하게 되는데, 이때 특정 파장의 빛만 통과하게 된다. 이러한 방식으로 선택된 파장의 빛은 일반적으로 투명한 석영 큐벳에 담겨 있는 시료를 통과한다. 시료를 통과한 빛의 일부는 시료 반대쪽에 있는 광 검출기에 의해 측정된다.

벳 속의 물질의 흡광도(A_λ)는 다음과 같이 정의된다.

$$A_\lambda = \log\left(\frac{I_0}{I}\right) = -\log T_\lambda \tag{11.6}$$

비어-램버트 법칙(Beer-Lambert law)은 흡광도와 물질의 빛 투과성에 대한 실험적 관계를 나타낸다. 유체 내에 빛의 흡수를 일으키는 화학적 물질의 농도가 C(단위: mol/L)일 때, 비어-램버트 법칙은 다음과 같다.

$$A_\lambda = \varepsilon C l \tag{11.7}$$

여기서 l는 경로 길이(또는 시료를 투과한 빛이 통과하는 거리, 일반적인 분광 광도계에서는 1 cm이다)이고, ε(L/mol-cm)은 몰 흡광 계수(molar extinction coefficient)라고 알려진 비례 상수이다. 흡광도 A_λ는 광학밀도(optical density) 혹은 OD라고도 불린다. 흡광 계수는 화학물질의 종류와 입사 광선의 파장에 따라 달라진다. 많은 생화학적 물질은 자외선과 가시광선을 흡수하는데, 흡광 계수가 높을수록 같은 양의 화학물질이 더 많은 빛을 흡수한다.

가시광선 영역(380–780 nm)의 광도계의 수치는 **비색(colorimetric)** 물질을 검출하는 데 사용된다. 이러한 물질들은 특정 파장의 빛을 흡수하는 **발색단(chromophores)**을 포함하고 있다. 즉, 발색단은 분자의 색을 결정하는 분자의 일부분이다. 여기서 발색단은 생화학적 반응의 결과물 혹은 종료 시점을 측정하기 위해 사용된다. 예를 들어, 배양 과정에 있는 세포의 성장을 측정하고자 하는 실험에서, 분자 MTT(3-(4,5-dimethylthiazol-2-yl)-2,5-diphenyltetrazolium bromide)가 세포 배양액에 추가된다. 초기 상태에서 MTT는 노란색을 나타내지만, 살아 있는 세포의 미토콘드리아 안에서 MTT는 보라색 분자로 변환된다(그림 11.31). 보라색 생성물의 농도는 분광기를 통해 측정할 수 있는데, 이

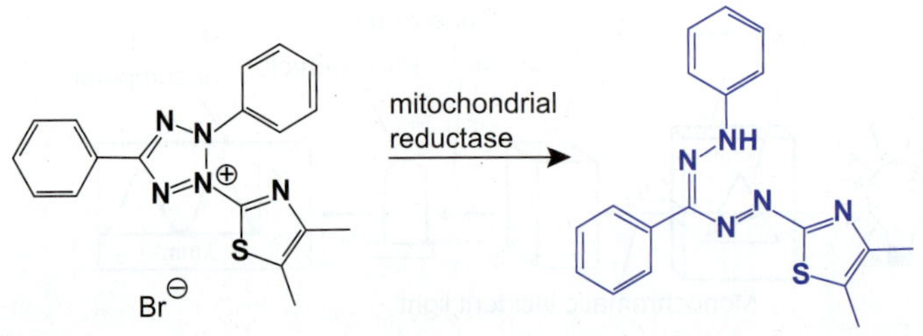

그림 11.31 일반적인 비색 분석(colorimetric assay)의 기초. 분자 MTT(3-(4,5-dimethylthiazol-2-yl)-2,5-diphenyltetrazolium bromide; 왼쪽)는 살아 있는 세포의 존재 하에서 보라색 포르마잔(formazan, 오른쪽)으로 변환된다. 미리 알고 있는 양의 MTT를 세포 배양액에 첨가하고 분광기를 사용하여 일정 시간 후에 형성된 보라색 생성물의 양을 측정함으로써 배양액 내의 살아 있는 세포의 수를 계산할 수 있다.

는 보라색 생성물이 가장 높은 흡광도를 보이는 540 nm에서의 흡광도를 측정하여 얻어진다.

단백질 분석, 세포 분석, 효소 결합 면역 측정법(enzyme-linked immunoassays) 및 효소 측정법을 이용하는 수많은 일상적인 실험에서 농도를 측정하기 위해 흡광도 분석을 이용한다. 가시광선 영역 측정의 경우, 일반적으로 측정 이전에 선형 범위에서 농도를 알고 있는 시료의 *OD* 값을 측정하여 보정 곡선(calibration curve)을 만든다. 예를 들면, 대부분의 단백질은 280 nm 파장의 자외선을 흡수한다. 이러한 자외선 흡수는 티로신(tyrosine)과 같은 아미노산의 방향족 고리에 의해 발생하며, 흡광도는 단백질의 아미노산 구성에 따라 변화한다. 용액의 특정 단백질의 농도를 측정하기 위해서 해야 할 첫 번째 단계는 알려진 단백질 농도(0.05–1 mg/mL 범위)로 구성된 일련의 용액을 준비하여 표준 곡선을 그리는 것이다. 단백질 용액 각각의 A_{280}을 측정하고 농도의 함수로 그래프를 그릴 수 있다(그림 11.32).

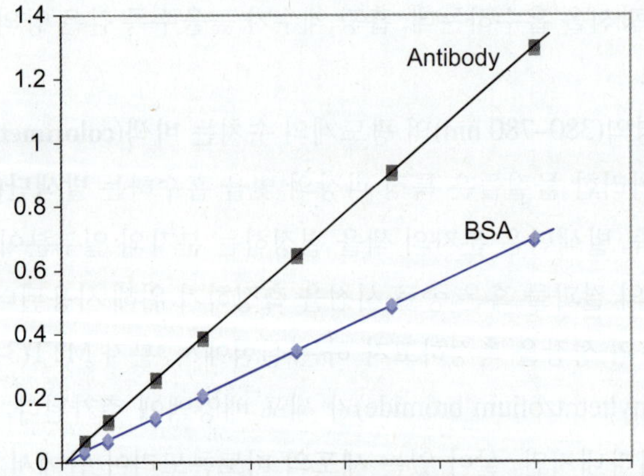

그림 11.32 용액에서 단백질 농도 측정. 생리 식염수 내 인간 면역 글로불린 G(IgG)(항체)와 소 혈청 알부민(BSA) 순수 용액의 농도에 따른 280 nm 흡광도(A_{280})가 표시되어 있다. 직선은 측정된 값이 선형임을 의미한다.

예제 4 소 혈청 알부민(bovine serum albumin, BSA)의 농도가 알려지지 않은 용액에서 A_{280} 값이 0.4인 경우 그림 11.32를 사용하여 BSA의 농도를 측정하라.

정답 약 0.6 mg/mL

UV 흡광도 측정법을 사용하여 용액 중의 핵산 농도를 측정할 수 있다. 핵산의 흡광계수는 A_{260}을 이용하여 1 μg/mL 수준의 낮은 농도도 측정할 수 있을 만큼 충분히 높다(표 11.3).

11.6 바이오센서(biosensors)

바이오센서는 단백질, 세포, 조직 절편과 같은 생물학적 측정 요소를 물리/화학적 변환기에 연결하여 이용하는 분석 장치를 말한다. 바이오센서는 화학 물질이나 DNA 혹은 생화학적 화합물과 같은 특정 물질의 존재를 확인하는 데 쓰일 수 있다. 바이오센서는 생물학적 측정 요소로부터 원하는 물질만을 측정할 수 있는 능력 혹은 특이성을 일반적으로 갖는다. 이러한 방식으로 바이오센서는 생물학적 특정 상호 작용을 이용해서 기술적인 측정을 한다.

의학 분야에서, 복합적인 생물 시료(예: 혈액이나 소변 샘플 혹은 생검으로 얻어진 조직 시편)로부터 바이러스, 단백질, 약물의 존재를 특이적으로 측정하는 바이오센서는 매우 중요하다. 문제는 생물학적 요소를 물리적 센서에 적용하면서 고감도의 신호를 얻을 수 있는(즉, 소량의 물질을 측정할 수 있는) 신뢰할 만한 기술을 찾는 것이다.

바이오센서는 일반적으로 pH 센서 또는 광학 센서와 같은 기존의 센서들을 기반으로 구축된다(그림 11.33A). 항체와 효소와 같은 생물학적 분자는 그들의 선택성이 잘 확립되어 있고 특성이 매우 잘 알려져 있기 때문에 이러한 측정 요소로 널리 활용된다. 포

표 11.3 260 nm에서 핵산의 흡광 계수(단위: mL/ug-cm)

이중 가닥 DNA	0.02
단일 가닥 DNA	0.029
이중 가닥 RNA	0.025
올리고뉴클레오티드(Oligonucleotides)	0.04

참고: http://www.piercenet.com/Proteomics/browse.cfm?fldID = 17859183-EC46-4FA1A5EE-1E257534AD13#table1에서 계산. DNA: 디옥시리보핵산, RNA: 리보핵산.

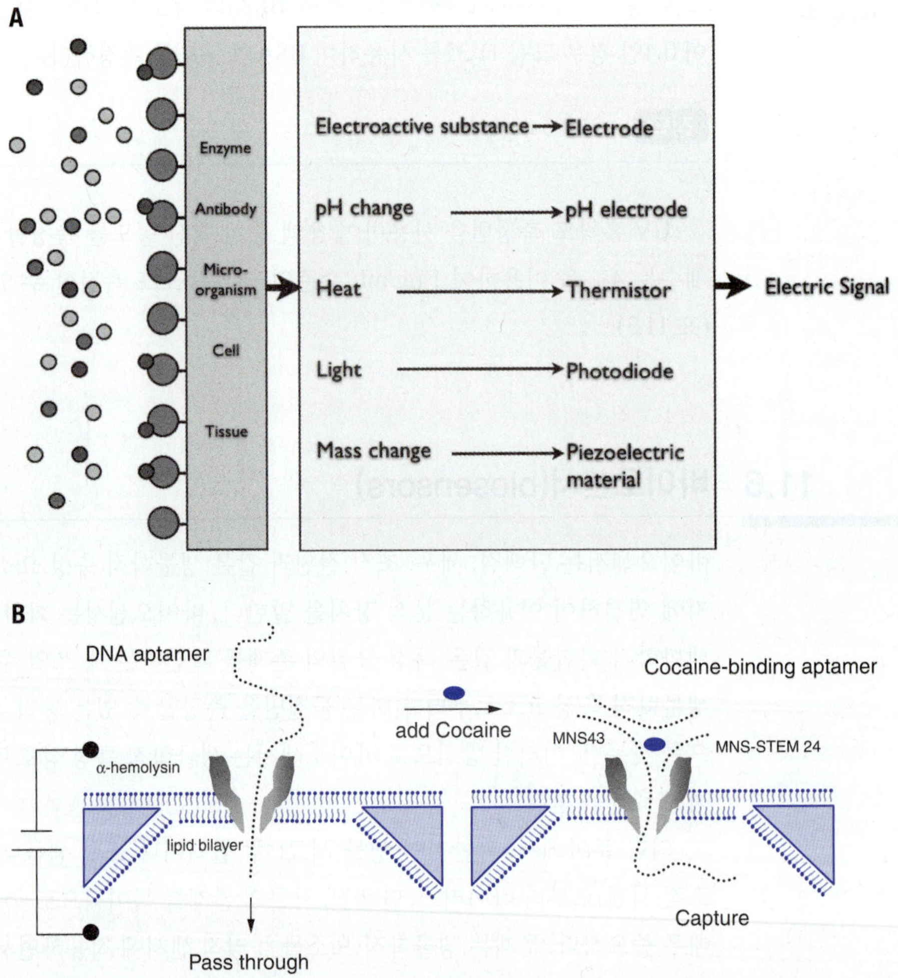

그림 11.33 바이오센서 디자인. **A.** 바이오센서는 생물학적 감지 요소(예: 효소 또는 조직)를 사용하여 전기 신호로 변환될 수 있는 변화를 만든다. 흔히, 생물학적 감지 요소는 앞에서 설명한 다른 센서 중 하나(예: 서미스터 또는 광다이오드)에 연결된다. **B.** 인공 지질막의 이온채널과 코카인 결합성 압타머를 사용하는 바이오센서의 예(*J Am Chem Soc* **133**(22): 8474–8477, 2011).

도당 검출을 위해 포도당 산화효소를 이용하는(이 장의 앞부분에 설명되어 있는) 포도당 센서는 효소 기반 바이오센서의 예시이다. 책의 앞부분에 설명되어 있는 가정용 임신 테스트기는 임신 중에 다량 검출되는 단백질 호르몬인 인간 융모성 생식선 자극 호르몬(human chorionic gonadotropin, hCG)에 선택적으로 결합하는 항체를 이용한 항체 기반의 바이오센서의 예시이다. 가정용 임신 테스트기의 경우에는 hCG가 항체에 결합하면서 색깔 변화가 나타나게 되고 이를 육안으로 관찰할 수 있다.

바이오센서는 일반적으로 천연 및 합성 성분의 조합으로 제작된다. 그림 11.33B는

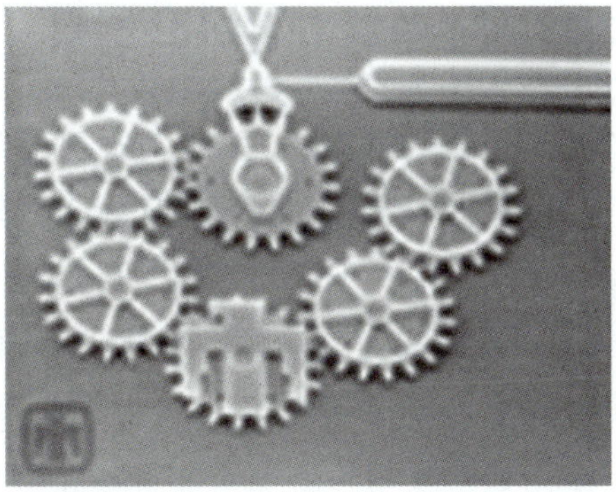

그림 11.34

MEMS(Microelectromechanical systems) 장치. 작업 장치, 밸브 및 기타 부품을 갖춘 초소형 기계를 생산하는 기술은 현재 매우 발달되어 있다. 산디아 국립 연구소(Sandia National Laboratory)의 실리콘으로 제작된 이 소형 기어 세트와 같은 초소형 복합 부품 장치는 실리콘(마이크로전자기계의 전통적인 소재), 폴리머, 유리 및 금속을 비롯한 다양한 소재로 생산될 수 있다. 이미지 제공: Sandia National Laboratories, SUMMiT™ Technologies, www.mems.sandia.gov.

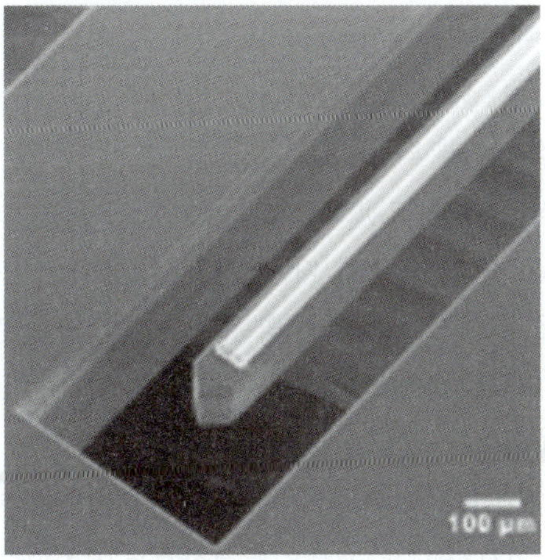

그림 11.35

미세유체 채널은 바이오 MEMS(BioMEMS)을 통해 소량의 유체 이동을 가능하게 한다. 이 이미지는 약물을 뇌에 주입하도록 설계된 두 개의 병렬 미세유체 채널을 보여준다. 사진은 Elsevier의 허락 하에 사용. Neeves KB, Sawyer AJ, Foley CP, Saltzman WM,and Olbricht WL. *Brain Research*. 2007;1180:121 – 132.

코카인을 빠르고 민감하게 검출할 수 있는 바이오센서의 예를 보여준다. 이 검출 시스템은 두 개의 용액상을 분리하여 물 또는 이온이 상호 간에 이동할 수 없게 하는 인공 지질막을 기반으로 제작된다. 이온 채널(5장)과 유사한 나노 크기의 구멍은 세균성 단백질인 α-헤몰리신(α-hemolysin)에 의해 막 내에 형성된다. 이 단백질은 막 상에서 자가 조립되어 구멍을 형성하고, 이것이 막의 한 쪽에서 다른 쪽으로의 이온의 움직임을 가능하게 한다. 이온의 움직임과, 열린 구멍의 존재는 인가된 전압의 함수로 이온의 흐름을 측정함으로써 탐지할 수 있다.

코카인에 결합하는 압타머(aptamer)가 막 한쪽에 추가되면 이것이 바로 코카인 탐지기에 사용되는 시스템이 된다. 압타머는 DNA 분자로, 여기에서는 코카인과 결합하는 구조로 접히는 염기서열을 가지고 있다. 결합 전 압타머는 길고 가느다란 분자의 구조를 가지기 때문에 구멍을 통과할 수 있지만, 이것이 코카인과 결합하게 되면 구멍을 통과하지 못하고 오히려 막아버려 전류의 흐름을 차단한다. 따라서, 코카인의 존재는 구멍을 통과하는 이온의 움직임의 차이로 측정될 수 있다. 이온 유속이 높으면 코카인은 없는 것이고 이것이 낮으면 코카인이 존재하는 것이다.

11.7 생체마이크로전자기계 시스템과 랩온어칩 장치

현재는 정교한 소형 기계장치를 제작하는 것이 가능해졌다. 기계적 구성요소와 전자 구성요소를 결합한 소형화된 시스템을 때때로 마이크로전자기계 시스템(Microelectromechanical system) 혹은 MEMS라고 한다(그림 11.34). MEMS 장치는 컴퓨터 또는 다른 전자기기를 위한 부품으로서의 마이크로전자 산업에서 사용되는 기술로부터 파생되었다. 성형 및 도금, 포토리소그래피(photolithography), 습식 식각(wet eching, 화학물질을 사용하여 재료를 선택적으로 깎아내는 것) 및 건식 식각(dry etching, 이온 빔을 이용하여 재료를 선택적으로 깎아내는 것)과 같은 몇 가지 주요 제조 기술은 전 세계에서 일상화되어 실험실과 제조공정에서 사용할 수 있다. 특히, poly(dimethlysiloxane)(PDMS 또는 실리콘)와 같은 고분자를 이용하는 성형 방법은 간단하기 때문에 대부분의 실험실에서 수행이 가능하다.

MEMS 장치는 또한 바이오센서와 결합되어 바이오 MEMS(BioMEMS)라 불리는 분야를 창출하기도 했다. 예를 들어, 저장소, 펌프, 밸브로 구성되며, 체내에 이식될 수 있을 정도로 작아 소량의 약물을 지속적으로 주입하는 MEMS 장치를 상상해보라. 그 장치를 인슐린으로 채우고, 주변의 유체에서 포도당 농도를 검출할 수 있는 바이오센서와 결합하면 결과적으로 내분비계의 췌장을 대체하는 바이오 MEMS 약물 전달 시스템이 될 것이다.

바이오 MEMS에서 직면하게 되는 주요 문제 중 하나는 소형 장치 내부에서의 유체 이동이다. 장치 내부에 작은 채널(그림 11.35)과 유체의 흐름을 조절할 수 있는 밸브(그림 11.36)를 제작하는 것은 일상화되고 있다. 바이오 MEMS 장치 속에서 유체를 다루기 위해서, 매우 작은 채널을 통해 흐르는 소량의 유체의 움직임에 관한 과학 기술인 **미세 유체공학(microfluidics)**이 발달했다.

미세 가공(microfabrication), 바이오멤스(BioMEMS) 그리고 미세유체공학과 같은 이러한 도구들은 **랩온어칩(lab-on-a-chip)**의 개념을 이끌어냈다. 랩온어칩의 개념은 실험실 분석을 수행하는 데 필요한 모든 과정을 소형화하는 것이다. 많은 실험실 분석 방법은 시간 소모가 크고 노동 집약적이며 많은 양의 샘플, 시약 및 값비싼 계측 시스템을 필요로 한다. 예를 들면, 그림 11.4는 한 방울의 혈액을 이용해 화학전 물질인 사린의 존재를 탐지하는 장치를 보여준다. 이를 수행하기 위해 장치에는 혈액을 처리하고, 화학 반응을 수행하고, 최종 생성물을 검출하는 기능을 각각 수행하는 매우 작은 챔버들이 있다. (현재 이용되는 튜브 하나 용량의 혈액이 아닌) 한 방울의 혈액에서 화학적 수치를 측정하는 것처럼, 현대 의학에서 사용되는 많은 절차들은 랩온어칩 장치로 간소화할 수 있다.

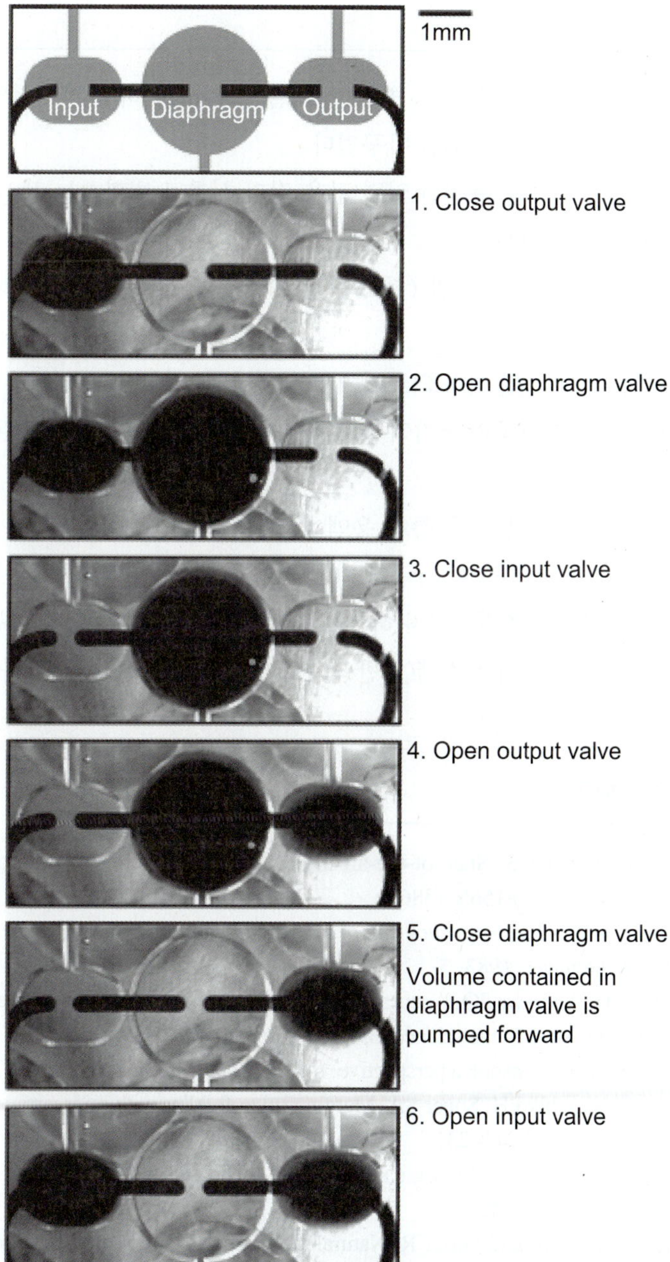

그림 11.36

마이크로 유체 장치에서 밸브 작동. 이 일련의 이미지들은 펌프 작동의 한 사이클의 여섯 단계 각각에서 340 nL 불소화 에틸렌 프로필렌(fluorinated ethylene propylene, FEP) 테플론 펌프의 염료 이동을 보여준다. 이 펌프의 최적 작동 속도에서 이 사이클은 90 ms마다 반복되고 1.1 μL/s를 펌핑한다. (Grover WH, von Muhlen MG, Manalis SR. *Lab Chip.* 2008;8:913–918. The Royal Society of Chemistry의 허가 하에 발췌.)

요약

- 생체계측 장치는 수술실, 병원, 진료실, 그리고 특히 가정에서의 환자의 건강관리를 향상시키고, 의료 행위를 바꾸었다.
- 측정 시스템에는 측정된 입력 값을 전기 신호로 변환하는 센서와 프로세서 및 전자 장치가 필요하다.
- 온도, 기계적 변형, 전위, (산소와 같은) 화학 물질 및 빛을 감지하는 기술은 잘 발달되어 있다.
- 센서는 카테터 및 기타 의료기기를 사용하여 신체 깊숙한 곳에 설치할 수 있다.
- ECG 측정은 심장의 전기적 행동을 비침습적으로 측정하여 많은 심장 질환을 신속하게 진단한다.
- 빛을 흡수하는 능력을 통해 용액에서 분자의 농도를 결정하는 데 사용되는 분광 광도계를 비롯한 다양한 기구가 의생명 연구실에서 일상적으로 사용되고 있다.
- 바이오센서는 측정하고자 하는 요소에 예측 가능하고 측정 가능한 방식으로 반응하는 생물학적 감지 시스템(일반적으로 분자 또는 세포)을 추가하여 구성할 수 있다.

더 읽어보기

Bashir R. BioMEMS: State-of-the-art in detection, opportunities and prospects. *Adv Drug Deliv Rev*. 2004;**56**(11):1565–1586.

Garson A Jr. *The Electrocardiogram in Infants and Children: A Systematic Approach*. Philadelphia: Lea & Febinger; 1983.

Hooper VD, Andrews JO. Accuracy of noninvasive core temperature measurement in acutely ill adults: the state of the science. *Biol Res Nurs*. 2006;**8**(1):24–34.

Kissinger PT. Biosensors: a perspective. *Biosens Bioelectron*. 2005;**20**(12):2512–2516.

Situma C, Masahiko H, Soper SA. Merging microfluidics with microarray-based bioassays. *Biomol Eng*. 2006;**23**(5)213–231.

Smith JP. Medical and biological sensors: a technical and commercial review. *Sensor Review*. 2005;**25**(4):241–245.

Steller L, Kreir M, and Salzer R. Natural and artificial ion channels for biosensing platforms. *Anal Bioanal Chem*. 2012;**402**:209–230.

Webster JG. *Bioinstrumentation*. Hoboken, NJ: John Wiley & Sons, Inc.; 2003.

Webster JG. *Medical Instrumentation: Application and Design*. 3rd ed. Hoboken, NJ: John Wiley & Sons, Inc.; 1998.

유용한 인터넷 사이트

http://www.allaboutcircuits.com/

All About Circuits: 전기 및 전자 제품을 다루는 일련의 온라인 교과서를 제공하는 사이트.

http://www.chm.davidson.edu/ChemistryApplets/spectrophotometry/EffectOfConcentration.html

Beer–Lambert law simulator: 농도가 흡광도에 미치는 영향을 확인할 수 있다.

http://ecg.utah.edu

ECG Learning Center: ECG에 대한 정보를 교환할 수 있다.

http://www.ibiblio.org/kuphaldt/electricCircuits/

전기 회로에 대한 강의.

http://www.ncbe.reading.ac.uk/NCBE/PROTOCOLS/menu.html

National Centre for Biotechnology Education – 실제로 사용되는 의료 절차.

http://www.sensorland.com/

Sensorland("How they work" 코너에는 센서에 대한 유용한 설명이 포함되어 있다.)

핵심 개념 및 정의

고혈압(hypertension): 만성적으로 혈압이 높은 상태.

광다이오드(photodiode): 광자에 의해 전자가 여기되어 전류를 생성하는 반도체로 이루어지는 장치.

광전자증배관(photomultiplier): 빛을 전기로 변환하는 다이노드를 이용한 신호 증폭 장치.

구동력(driving force): 전기 분야에서 사용 되는 경우, 전원에 의해 공급되는 전압을 나타냄.

다이노드(dynodes): 광전자증배관에 의해 생성된 전류를 증폭하기 위해 광전자증배관에 사용되는 양전하 전극 캐스케이드(cascade)를 이루는 단위 전극.

랩온어칩(lab-on-a-chip): 단일 칩에 여러 실험실 프로세스를 통합한 마이크로 장치.

미세 가공(microfabrication): 미세 기계 가공(micromachining), 미세 리소그래피(microlithography), 사출 성형, 엠보싱(embossing) 등의 미세전자 장치에 기본적으로 사용되는 방법을 활용한 마이크로 구조 제조 방법.

미세유체공학(microfluidics): 미세 채널을 통과하는 미량의 유체의 흐름과 조작에 대한 공학.

바이오센서(biosensor): 물리적 또는 화학적 변형을 활용하여 결합된 단백질, 세포 또는 조직 절편 등과 같은 생물학적 감지 요소를 사용하는 분석 장치.

발색단(Chromophore): 특정 파장의 빛을 흡수하여, 그 분자에 특징적인 색을 띠게 하는 분자의 일부.

발열(fever): 체온 상승.

변형률 측정기(strain gauge): 변형률을 측정하는 기기.

변형률(strain): 추가된 힘에 의해 변형된 재료의 크기 변화율.

병렬 회로(parallel circuit): 전류가 하나 이상의 경로를 따라 흐르는 회로.

비색 물질(colorimetric reagents): 발색단을 포함한 분자.

산소 측정기(oximeter): 혈액의 산소 포화도를 측정하는 장치.

서맥(느린맥, bradycardia): 비정상적으로 느린 심박수.

서미스터(thermistor): 열에 민감한 저항을 형성하는 여러 금속의 균질 복합물.

센서(sensor): 입력을 감지하는 기기의 부분.

스텐트(stent): 혈관 등의 체강의 폭을 유지하기 위해 사용되는 와이어로 구성된 원통형 지지체.

신호(signal): 측정기에 의해 측정된 입력 매개 변수의 변화에 따라 예측 가능하고 신뢰할 수 있는 방법으로 변화하는 지표, 일반적으로 전기 신호.

심장 제세동(cardiac defibrillation): 전기 충격을 사용하여 비정상적인 심장 박동을 정상적으로 되돌리는 방법.

압전성(piezoelectric): 압력이 가해질 때 전류를 생성하는 능력이나 그 장치.

열전대(thermocouple): 두 개의 서로 다른 금속을 두 접합부에서 용접하여, 접합부가 서로 다른 온도를 가질 경우 전류를 생성함으로써 형성된 온도를 감지하는 장치.

저산소혈증(hypoxemia): 혈중 산소 포화도가 낮은 상태.

저항(resistance): 물질이 전류의 흐름에 대항하는 정도. 일반적으로 단위는 옴(ohm).

저항기(resistor): 저항을 증가시킴으로써 전류를 변경하는 회로의 구성요소.

저혈압(hypotension): 만성적으로 혈압이 낮은 상태.

전류(current): 양전하의 흐름(전자 흐름의 역방향으로 흐름).

전류 클램프(current clamp): 기록 전극에 흐르는 전류를 일정하게 유지하여 세포에 의해 생성되는 전압의 변화를 측정하는 전기 생리학의 기술.

전압 클램프(voltage clamp): 세포막을 가로지르는 전압 강하가 일정하게 유지되어 있을 때, 세포에 의해 생성되는 전류를 측정하는 전기 생리학의 기술.

전위(electrical potential): 단위 전하당 잠재적 에너지의 양의 척도. 전압.

전위차(potential difference): 한 위치에서 다른 위치로 단위 전하를 이동시킬 때 필요한 일, 전압 강하(voltage drop).

제벡 전압(Seebeck voltage): 열전대와 같은 제벡 효과(Seebeck effect)를 나타내는 회로가 파괴될 때 생성되는 전압 차이.

직렬 회로(series circuit): 부품이 구성된 순서대로 전류가 흐는 회로, 전류의 흐름이 1개인 회로.

청진법(auscitatory method): 체내의 코로트코프 소리(Korotkoff sounds)의 출현과 소멸을 듣고 혈압을 측정하는 방법.

초전성(pyroelectricity): 특정 물질이 열에 반응하여 전위를 생성하는 능력.

카테터(catheter): 생체 적합성이 있는 유연한 재료를 이용하여 만든 길쭉한 튜브. 신체 깊숙한 부위에서 작동하는 센서 및 기타 장치를 장착할 수 있음.

카테터 삽입법(chatheterization): 카테터를 쉽게 접근할 수 있는 동맥이나 정맥(일반적으로 팔 또는 다리)을 통해 심장에 삽입하는 시술법.

코로트코프 소리(Korotkoff sounds): 혈압의 측정 중(수축기 압력과 확장기 압력 사이에) 들리는 소리.

파이로젠(pyrogen): 열을 유발하는 대식세포에 의해 방출되는 분자. 혈중에 방출되면 시상하부(hypothalamus)에서 이에 반응해 프로스타글란딘(prostaglandins)을 방출하고, 이를 통해 신체의 온도를 상승시킴.

패치 클램프(patch clamp): 세포막의 작은 부분을 제거하거나 분리하기 위해 마이크로 피펫을 사용하는 전기 생리학 기술. 세포막의 개별 이온 채널의 활성을 연구하는 데 활용한다.

프로세서(processor): 센서에 의해 감시된 초기 신호를 변조하는 기기의 부분.

현장 치료(point-of-care, POC): 진료소나 병원 등 치료를 받고 있는 현장 또는 그 근처에서 검사가 이루어지는 것.

혈관 성형술(angioplasty): 카테터 끝의 풍선을 팽창시켜 동맥의 플라크를 혈관 벽에 밀어 붙여 혈관의 직경을 증가/복원시키는 카테터 시술법.

형광(fluorescent): 다른 파장의 빛에 의해 여기되어 특정 파장의 빛을 방출하는 것.

흐름(flow): 공기 또는 액체의 움직임.

표기

A	흡광도	
A_λ	특정 파장 λ에서의 흡광도	
c	빛의 속도	m/s
C	농도	mole/L
E	2.71828	–
I	전류	amperes
I	투과광의 세기	
I_0	입사광의 세기	
l	경로의 길이	cm
R	저항	ohms
R_0	기준 온도에서의 저항	ohms
R_T	측정된 전기 저항	ohms
T	온도	K, ℃, °F
T_{degC}	섭씨 온도	℃
T_{degF}	화씨 온도	°F
T_λ	특정 파장 λ에서의 투과도	
ΔV	전위, 전압강하	

그리스어

β	물질 특성 계수	
ε	물리적 변형율(기계적 측정에서) 또는	–
	몰 흡광 계수(흡광도 측정에서)	L/mol-cm
Ω	전기 저항	ohms

설명문제

1. 심전도에서 전극(electrode)과 리드(lead)의 차이를 설명하라. 3개의 전극을 이용해서 어떻게 6개의 표준 사지 리드(standard limb lead)를 생성할 수 있을까?

2. 옴의 법칙과 유체의 흐름을 설명하는 옴의 법칙 유사 식을 작성하여 각 표현이 다음

과 같은 문자 식을 충족시키도록 하라. 포텐셜 = 흐름 × 저항.
이때, 각 변수의 단위를 서술하라.

	포텐셜	흐름	저항
옴의 법칙			
채널 내에서 압력 강하에 의한 흐름			

3. 맥박-산소포화도 측정기(11.4.3절을 참고)의 작동 메커니즘을 감안할 때, 사용 도중에 발생할 수 있는 문제점은 무엇이 있는가? 즉, 정상적인 작동을 방해할 수 있는 요소는 무엇인가?

연습문제

1. 어떤 열전대가 다음 표와 같은 온도에 대한 전압 변화를 보인다. 전압을 이용하여 온도를 계산하는 데 사용할 수 있는 수학적 관계식을 찾아라. 이 관계식의 한계는 무엇인가?

온도(K)	전압(mV)
3.5	−4.66760
8	−4.60670
13.5	−4.52590
18	−4.45710
24	−4.37030
30	−4.28690
52	−3.99280
60	−3.88300
65	−3.81260
70	−3.74110
80	−3.59480
90	−3.44360
105	−3.20260
115	−3.03740
125	−2.86890
135	−2.69570

145	−2.51840
160	−2.24680
170	−2.06150
180	−1.87250
195	−1.58390
210	−1.29050
225	−0.99120
240	−0.68470
265	−0.16700
275	0.0378
285	0.2387
305	0.635
325	1.0387

2. 그림 11.8은 서미스터의 저항과 온도의 관계를 보여준다.

a. 그림의 곡선에서 계수 β를 구하라.

b. 35−39 ℃의 온도 범위에서 저항의 변화는 선형 근사할 수 있음을 나타내라.

3. 9 V 배터리가 18 Ω의 저항을 가진 장난감 자동차에 전력을 공급한다. 이때, 자동차에 흐르는 전류는 얼마인가?

4. 24 Ω의 저항을 가진 회로에 500 mA의 전류를 생성하려면 필요한 배터리의 전압은 얼마인가?

5. 그림과 같이 4개의 저항($R_1 = 100\Omega, R_2 = 250\Omega, R_3 = 350\Omega, R_4 = 200\Omega$)이 연결되어 있다. 전압은 24 V이다.

a. 회로의 총 저항은 얼마인가?

b. 전압에 의해 공급되는 총 전류는 얼마인가?

c. 각 저항에 흐르는 전류는 얼마인가?

d. 각 저항에 걸리는 전압 강하는 얼마인가?

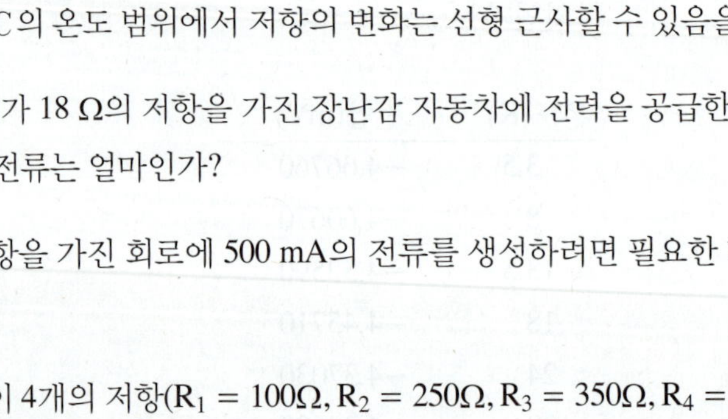

6. 30 V 배터리에 병렬 연결된 3개의 동일한 저항으로 구성된 회로가 있다. 각 저항은 길이 2 cm 직경 5.4 μm, 저항률 1.724×10^{-8} Ω-m의 구리선으로 구성된다.
   a. 이 회로의 설계도를 그려라.
   b. 저항의 값은 얼마인가?
   c. 회로의 총 저항은 얼마인가?
   d. 총 전류는 얼마인가?
   e. 각 저항에 흐르는 전류는 얼마인가?
   f. 각 저항에 걸리는 전압 강하는 얼마인가?

7. 미지의 저항(R3)이 15V 배터리에 R1 → R2 → R3의 순서로 2개의 다른 저항(R1 = 20 Ω과 R2 = 25 Ω)과 직렬로 연결되어 있다. 전류계는 배터리와 R1 사이에 배치되고, 이때 전류계의 값은 200 mA이다.
   a. 회로의 총 저항은 얼마인가?
   b. 미지의 저항 R3의 저항은 얼마인가?
   c. 총 전류는 얼마인가?
   d. 각 저항에 흐르는 전류는 얼마인가?
   e. 각 저항에 걸리는 전압 강하는 얼마인가?

8. 그림 11.32에 나타낸 표준 곡선은 다음 식으로 나타내신다.

$$\text{BSA}: A_{280} = 0.69\, C_{\text{BSA}} \text{ and Antibody}: A_{280} = 1.19\, C_{\text{Ab}}$$

   a. BSA를 포함한 5개의 용액들의 *OD*를 측정하였더니, $A_{280} = 0.35, 0.02, 0.58, 1.23, 0.44$의 측정값을 얻은 것으로 가정하자. 이때 각 용액의 BSA 농도(C_{BSA})는 얼마인가?
   b. 위에서 언급한 측정값이 항체에 대한 것이라면, 항체의 농도(C_{Ab})를 구하라.
   c. 계산한 모든 추정 농도는 확실한가? 그렇지 않으면 문제가 있는 값은 무엇이며, 그 이유는 무엇인가?
   d. BSA와 항체 모두를 포함하는 혼합물에는 어떤 방법을 적용해야 되는가?

9. 식 11.3을 섭씨 온도를 화씨 온도로 변환하는 식으로 바꾸어라.

10. (Meera Gupta, Indian Institute of Technology Delhi 제공) Quanti-iT™ OliGreen® ssDNA 시약(Life Technologies)은 그 형광 특성이 단일 가닥의 올리고뉴클레오티드에 대한 결합에 의존하기 때문에, 초 고감도의 핵산 염색에 이용할 수 있는 형광 화합

물이다. 이것은 용액의 단일 가닥 올리고뉴클레오티드의 정량화를 가능하게 한다. 동종중합체(homopolyer)로 시험했을 때, 위의 시약은 poly (dT) > poly (dG) > poly (dA) ~ poly (dC)의 정도로 염기 선택성을 나타낸다. 한 실험에서, 해당 염료는 지정된 농도의 다음과 같은 염기서열을 가진 단일 가닥 DNA (ssDNA)와 반응하였다: AAAGAATAACAGTGATAATTTCTGGGTTAAGGCAATAGCAATATCTCTGCATATAAATAT.

펩티드 핵산(peptide nucleic acid, PNA)은 DNA와 RNA와 유사하지만 폴리펩티드 골격을 갖는 합성 핵산 고분자이다. 이 실험에서는 OilGreen 시약이 용액 내 PNA 농도를 정량하는 데 이용될 수 있는지 확인하기 위해 시약을 PNA 분자와도 반응시켰다. PNA의 시퀀스는 다음과 같다: KKK-TCTTCTTCTCATTTCGA-KKK, 여기서 K는 아미노산 라이신을 나타낸다.

실험에서 OliGreen 시약 용액 1 mL를 ssDNA 용액, PNA용액, 또는 DNA와 PNA를 1:2로 섞은 혼합 용액 1 ml와 각각 혼합했다. 그 후 480 nm 빛으로 여기시켜 방출되는 형광을 520 nm에서 측정하였고, 아래 표와 같은 데이터를 얻었다.

a. 각 실험에서, 올리고뉴클레오티드 농도에 따른 형광 방출 세기를 그래프로 그려라. 결과를 설명하라.
b. 선형 회귀(linear regression)를 사용하여 각 실험 데이터에 대한 추세선의 기울기와 절편을 추정하라.
c. Oilgreen과 PNA 결합에 대해 어떤 결론을 내릴 수 있는가?
d. DNA+PNA 혼합물의 실험 데이터를 어떻게 해석할 것인가?

DNA 농도(nM)	세 개의 샘플에서의 형광 세기 평균	형광 세기의 표준편차
75	830.89	79.95
65	740.72	80.74
55	560.30	61.88
50	527.67	24.54
45	475.74	10.35
25	245.66	12.52
15	156.32	41.09
5	26.44	11.58
0	0	2.26

PNA 농도(nM)		
150	11.99	40.23
130	56.65	34.46
110	58.83	15.99
100	43.76	16.51
90	0.74	16.95
70	20.81	26.14
30	42.48	37.14
10	93.47	67.59
5	19.64	24.01

DNA + PNA 혼합물 농도(nM)		
75	773.28	67.00
65	743.21	1.89
55	566.78	133.92
50	548.97	51.90
35	381.08	39.09
25	252.07	29.33
15	130.41	45.11
5	51.82	17.89

12

생체의료영상[1)]

학습목표 **이 장을 배우고 나면 다음을 할 수 있다.**

- 현대 생체의료영상 기술을 이해할 수 있다.
- X선, 초음파, 핵의학, 광학 및 자기공명영상(MRI) 기술의 원리를 이해할 수 있다.
- 다양한 이미징 방식의 과학적 및 의학적 응용 방식에 대해 알 수 있다.
- 디지털 이미지 처리 및 분석의 기본적인 내용을 이해할 수 있다.

12.1 서장

생체의료영상(biomedical imaging)은 인간이 신체 내부를 관찰하고, 미시적 수준에서의 생물학적 구조와 기능을 시각화할 수 있게 하여 의학 및 생물학 분야에 커다란 혁명을 일으켰다. 이미지는 공간적 위치(또는 시간)에 따라 달라지는 측정 가능한 특성을 표현하는 것이다. 이미지는 생물학적 구조에 대한 정교한 세부 정보를 제공할 수 있다. 가장 강력한 이미징 기법은 기능적인 정보 또한 제공하여, 분자 및 세포적인 현상 또는 (탄성이나 온도와 같은) 물리적 특성까지 기록할 수 있다. 현재는 이러한 특성을 거시적(macroscopic, 맨눈으로 볼 수 있는 크기) 수준에서 미시적(microscopic) 수준까지 시각화하고 정량화할 수 있는 기술이 개발되어 있다. 이 정보는 진단 및 예후 모니터링은 물론, 과학적으로 정상 또는 비정상적인 구조 및 생리학을 이해하는 데 사용할 수 있다.

기술은 이미징 기법에 큰 변화를 가져왔다(그림 12.1). 유전자 발현은 특정 방

1) 12장은 예일 대학, Departments of Diagnostic Radiology and Biomedical Engineering의 Lawrence H. Staib과 공동 저술했다.

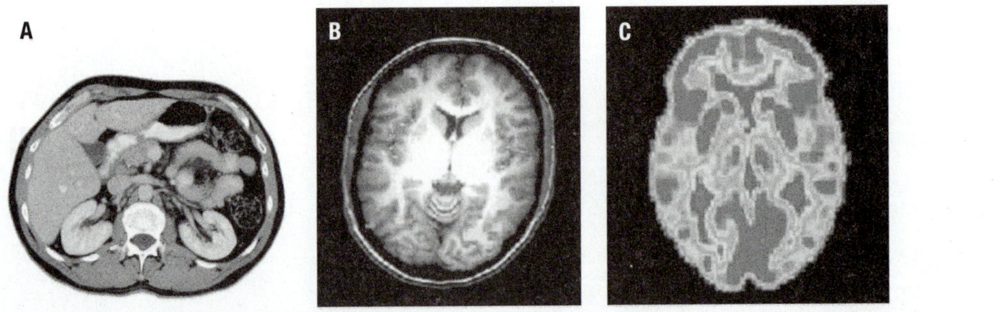

그림 12.1 새로운 기술을 이용한 이미징의 예. **A.** 전산화 단층촬영(computed tomography, CT)을 이용하여 X선으로 얻은 복부의 단면 영상. **B.** 기능적 자기공명영상(functional magnetic resonance imaging, fMRI, 유색)이 해부학적 MRI와 중첩되어 있는 이미지. 사진 제공: Jody Culham. **C.** 인간의 뇌에서 얻은 양전자 방출 단층촬영(PET) 스캔. 사진 제공: National Institute on Aging. (color plate 참조)

사성 동위 원소 주입을 통해 영상을 얻는 **양전자 방출 단층촬영(positron emission tomography, PET)**을 이용하여 영상화할 수 있다. 뇌의 인지 작용 과정은 **기능적 MRI(functional MRI)**로 실시간으로 영상화할 수 있으며, 촬영된 정보는 신경 외과 수술을 설계하는 데 사용된다. 심장의 기계적 작용은 **초음파 영상(ultrasound imaging)**을 사용하여 도식화할 수 있다. 이렇게 만들어진 지도는 심장 마비로 인한 손상 부위를 확인하는 데 이용된다. 이미지는 공간적인 정보를 제공한다는 측면에서 의학에서 필수적인 도구이며, 의사는 이를 통해 국소적으로 일어나는 생물학적인 현상을 시간, 공간적인 측면에서 파악할 수 있게 되었다.

과학과 임상 간의 간극을 채우기 위해서 다양한 이미징 **기법(modality)**이 사용된다. 모든 기법에는 그에 따른 한계가 있다. 몇몇 기법은 영상의 품질이 낮거나, 이미지 획득이 느리거나, 비싸거나, 모든 환자에게 적용하기에 맞지 않을 수 있다. 각각의 기법이 가지는 장점들(고품질, 빠른 속도, 저비용 또는 시간에 따른 추적 기능)은 상황에 맞춰 적용되어야 한다. 서로 다른 시간 간격이나 해상도, 또는 서로 다른 물리적인 작동 원리를 가진 상이한 기법을 이용하여 다양한 구조 또는 기능을 측정할 수 있다(표 12.1).

현대의 모든 이미징 기법은 **디지털(digital)** 방식이다. 이미지는 컴퓨터에 의해 수집되며 개별 그림 요소 또는 **픽셀(pixel)**로 구성된다. 디지털 이미지는 데이터 가공을 통해 품질을 향상시키거나, 측정을 수행하거나, 또는 특별한 부분만을 따로 뽑아낼 수 있다. 디지털화된 최종 영상은 가공 과정에 관계없이 비슷한 형식을 가지지만, 그러한 영상을 만드는 데는 여러 가지 방법이 있다. 일반적으로 에너지원은 (인체와 같은) 대상과 상호 작용하여 신호를 생성한다. 에너지는 전자, 초음파, 빛, X선 또는 무선 주파수(radio

기능성 자기공명영상

표 12.1 각 의료 영상 기법의 특성

	X선	sMRI	fMRI	초음파	SPECT	PET	내시경	현미경	공초점 현미경	MRS
밀리미터 해상도	×	×	×	×	×	×	×			
마이크로미터 해상도								×	×	
밀리초 해상도			×	×			×	×		
투영		×								
표면							×	×		
3D		×	×	×	×	×			×	×
구조	×	×		×			×		×	
혈액 흐름			×	×	×	×				
분자					×	×		×	×	×

참고: 이 표는 이 장에서 다룰 영상 기법들의 공간적, 시간적 해상도, 공간 이미징 및 측정 유형과 관련된 몇 가지 특성을 요약한 것이다. sMRI: 구조적 자기공명영상(structural magnetic resonance imaging), fMRI: 기능적 자기공명영상, SPECT: 단일 광자 방출 전산화 단층촬영(single photon emission computed tomography), PET: 양전자 방출 단층촬영, MRS: 자기공명 분광법(magnetic resonance spectroscopy), 3D: 3차원.

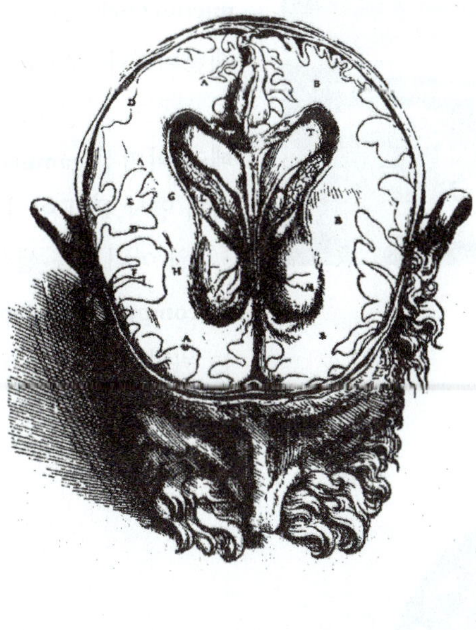

그림 12.2

베르살리우스가 그린 두뇌 단면도(1543년).

frequency, RF) 등의 형태를 가질 수 있다. 변환기(transducer)[2]는 신호를 전압과 같은 측정 가능한 형태로 변환하는 데 필요하다. 보통은 특정 구조 또는 기능을 강조하는 신호의 차이를 제공하기 위해 피사체에 조영제(contrast material)를 이용해야 한다.

영상 기술의 출현 전에, 생물학적 구조를 기록하는 데에는 삽화(illustration)가 사용되었다. 벨기에의 16세기 의사이자 해부학자인 안드레아스 베살리우스(Andreas Vesalius)는 해부학에 근거한 상세하고 정확한 표현을 통해 이런 생물학적 기록을 예술의 경지로 끌어올렸다(그림 12.2). 그림은 19세기 사진 기술의 발명 전까지 일종의 예술로 남아 있었다(그림 12.3). 사진

2) 변환기에 대해서는 11장에서 소개했다.

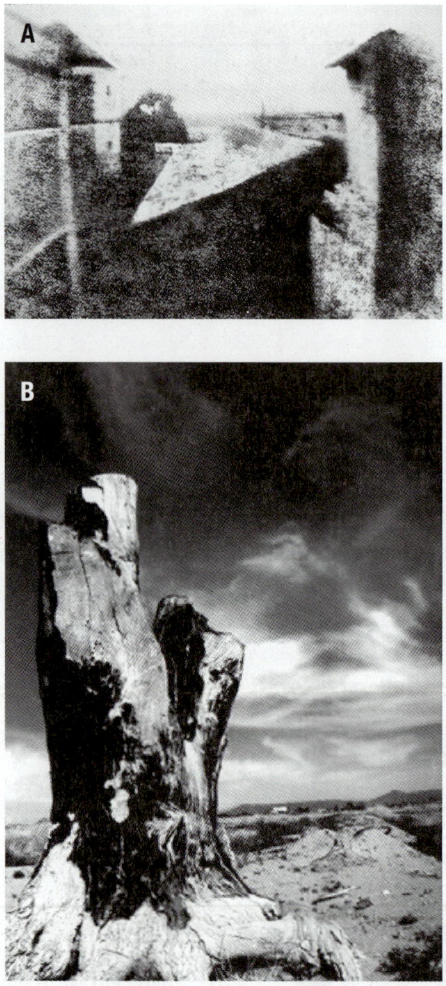

그림 12.3

A. 조제프 니엡스(Joseph Niépce)가 촬영한 첫 사진(1827년). **B.** 현대 디지털 사진의 예.

으로 인해 이미지의 기록이 가능하게 되었고, 이는 생체의료영상 기술의 일대 혁명으로 이어졌다. 사진 기술은 곧 현미경과 결합되어 세포의 사진을 기록하기 위해 사용되었다(그림 12.4).

19세기 후반에 발견된 X선(x-ray)은 비침습적으로 인체를 관찰하는 첫 번째 방법이 되었다. X선는 필름 상에 이미지를 생성할 수 있으므로, 이미지를 기록하고 저장할 수 있다. X선의 발견은 이를 활용할 새로운 방법 및 의학적 용도의 개발과 함께 의료영상 기술의 혁명을 가져왔다. 가시광선 대신 전자를 사용하여 빛의 파장(약 500 μm)보다 훨씬 작은 물체의 이미지를 만드는 **전자 현미경(electron microscope)**을 포함한 첨단 현미경 기술이 개발되었다. 새로운 진단 방식으로는 방사성 물질로 이미지를 만들 수 있는 **감마카메라 이미징(gamma camera imaging)**, 초음파 영상, PET 이미징, X선 이미지로부터 3차원 이미지를 생성하는 **전산화 단층촬영(computed tomography, CT)**, X선이 갖는 위험성 없이 신체 내부의 고해상도 이

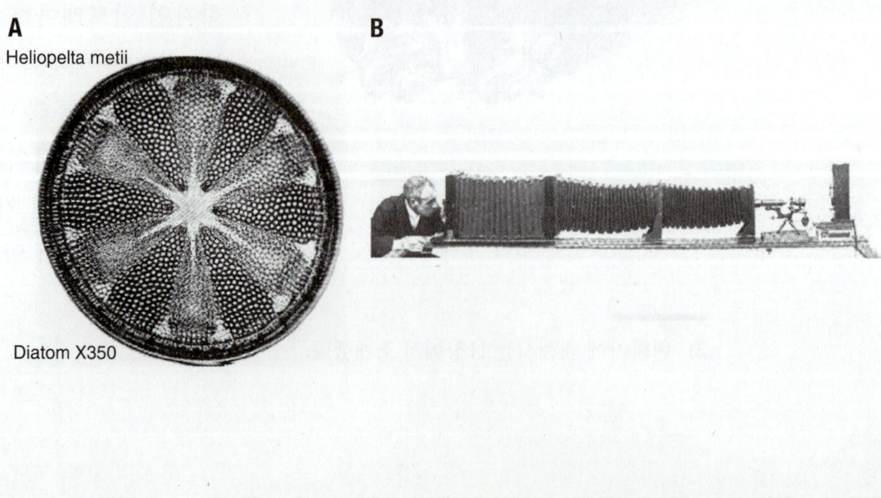

그림 12.4

생물학적 사진. **A.** 초기 현미경 사진. **B.** 이를 촬영하기 위한 촬영장비. 사진 제공: Arthur E. Smith, Lutterworth Press의 허락 하에 인용.

표 12.2 의료 영상 기술의 발명에 관여한 주요 인물들

1600년대	복합 현미경	2D 미세구조	자카리아스 얀센, 갈릴레오 갈릴레이, 로버트 후크, 안토니 판 레이우엔훅
1827	사진술	표면 구조	조세프 니엡스
1840	현미경 사진	2D 미세구조	앨버트 도네
1896	X선	2D (투영된) 구조	빌헬름 뢴트겐
1946	MRS	구조	펠릭스 블로흐, 에드워드 퍼셀
1957	내시경	2D 내부 구조	바질 헬슈위츠, 윌버 피터스, 래리 커티스
1957	초음파	2D/3D 동적 구조	톰 브라운, 이언 도널드
1957	공초점 현미경	3D 미세구조	마빈 민스키
1958	감마 카메라	2D (투영된) 구조	할 앵거
1963	SPECT	3D 기능	데이비드 쿨, 로이 에드워즈
1972	전산화 단층촬영	3D 구조	고드프리 하운스필드, 앨런 코맥
1973	PET	3D 기능	마이클 E. 펠프스
1973	MRI	3D 구조, 기능	폴 로터버, 피터 맨스필드

참고: 2D: 2차원, MRS: 자기공명 분광법, SPECT: 단일 광자 방출 전산화 단층촬영, PET: 양전자 방출 단층촬영, MRI: 자기공명영상.

미지를 제공하는 **MRI** 또는 다른 형태의 전리 방사선을 이용한 형태의 이미징 기술이 있다. 이러한 영상 기법들은 많은 과학자와 엔지니어의 노고로 만들어졌다(표 12.2).

12.2 X선과 CT

1895년에 빌헬름 뢴트겐(Wilhelm Röntgen)은 독일의 Würzburg Physical and Medical Society에 "새로운 종류의 광선에 대하여"라는 제목으로 X선에 대한 논문을 발표했다. 이 광선이 고체 물체를 통과하는 놀라운 능력은 호기심 이상의 주목을 끌었다. X선은 고체 물체의 광선 투과도에 따른 이미지를 만드는 데 사용할 수 있기 때문이다(그림 12.5). 이러한 공로로 1901년 첫 노벨 물리학상이 뢴트겐에게 수여되었다. 수상 이유는 새로운 근본적 현상으로서의 이 광선의 중요성 때문이었지만, 또한 X선은 의료 영상 기술에 실용적인 중요성을 내포하고 있음이 입증되었다.

X선은 약 0.1 나노미터의 파장을 가진 전자기 복사이다(박스 12.1). 이 광선은 물질을 투과할 때 원자로부터 전자를 떼어내는 데 충분한 에너지를 가지고 있기 때문에, X선은 **전리 방사선(ionizing radiation)**의 한 형태라 할 수 있다. 전자의 손실은 원자를 이

그림 12.5

X선을 이용한 이미지 생성.

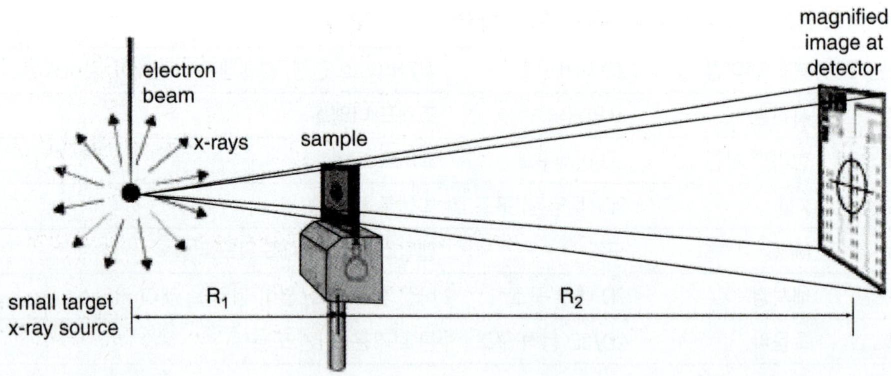

박스 12.1 전자기 스펙트럼(electromagnetic spectrum)

방사선은 파동의 형태로 전달되는 에너지이다. 예를 들어, 태양은 인간의 눈에 보이는 방사선뿐만 아니라 더 짧은 파장(자외선)과 더 긴 파장(적외선)의 방사선을 방출한다. 사실, 모든 물체가 방사선을 방출한다. 열복사(thermal radiation)가 물체의 온도에 따라 방출된다. 물체의 온도가 증가함에 따라 방사선의 주요 파장은 감소한다. 따라서 물체의 온도는 열복사를 분석하여 추정할 수 있다.

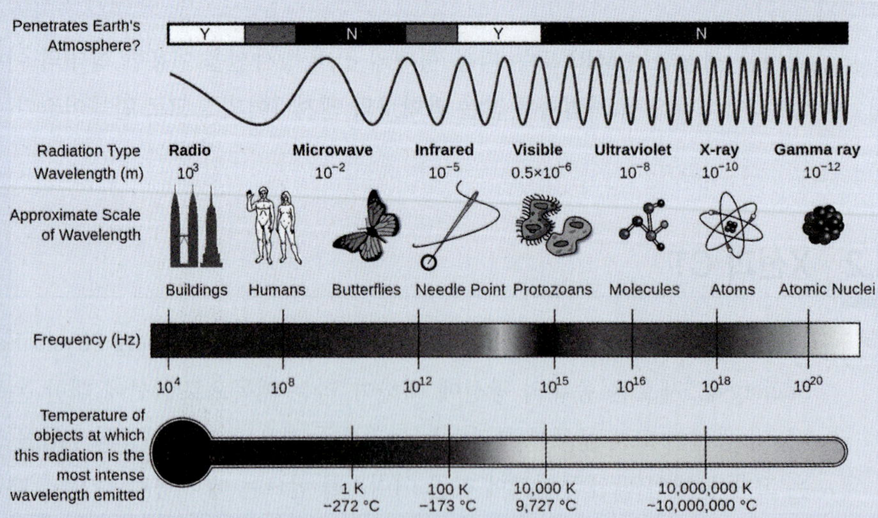

그림 박스 12.1 전자기 스펙트럼의 특성. 그림 제공 NASA.

전자기 스펙트럼은 모든 형태의 전자기 복사를 연속적으로 나타낸 것이며, 일반적으로 파장이 감소하는 방향으로 그려지며, 각 영역이 구분되어 있는 선으로 나타낸다(그림 박스 12.1). 방사선의 파장은 주파수와 관련이 있다.

$$\lambda = \frac{c}{f} \quad \text{(식 1)}$$

또한 전자기 복사로 전달되는 에너지의 양은 주파수에 따라 달라진다.

$$E = hf \quad \text{(식 2)}$$

여기서 c는 빛의 속도(299,792,458 m/s)이고 h는 플랑크 상수(6.63×10^{-34} J-s)이다. 특정한 파장을 가지기는 하지만, 전자기 복사는 한편으로 입자처럼 행동하기도 한다. 방사선에서 각 광자는 양자화된 에너지를 전달한다.

$$E = h\frac{c}{\lambda} \quad \text{(식 3)}$$

무선 전파(radio wave)는 가장 긴 파장을 가지며 라디오 및 텔레비전 방송에 사용된다(예: FM 라디오는 88 MHz와 108 MHz 사이의 주파수를 사용하며 1 MHz는 10^6 Hz와 같다). 마이크로파(microwave)는 이보다 파장이 짧다. 파장 범위는 1 mm에서 1 m이며 주파수 범위는 300 MHz에서 300 GHz이다. 마이크로파도 통신에 사용되며, 전자레인지와 같은 에너지 전달에도 사용된다. 적외선(infrared)의 파장 범위는 1 mm−750 nm이다. 1 K와 1,000 K(−272에서 728 ℃) 사이의 온도를 가진 물체에서 방출되는 열복사선은 적외선이다.

400−700 nm 파장의 빛만이 망막 세포에서 화학적 변화를 유발하기 때문에, 인간의 눈은 전자기 스펙트럼의 이 좁은 범위만 탐지할 수 있다. 망막의 특수화된 세포는 가시광선 파장의 각 하위 영역을 탐지하여 사람이 보라색(400−450 nm), 파랑(450−490 nm), 녹색(490−560 nm), 황색(560−590 nm), 주황색(590−630 nm) 및 적색(630−700 nm)과 같은 범위의 색깔을 볼 수 있게 한다.

자외선(ultraviolet, UV)은 가시광선보다 짧은 파장을 가지므로 더 많은 에너지를 전달한다. 사람의 피부에 있는 세포는 자외선의 영향을 받아 장시간 노출되면 화상을 입을 수 있다. 감마선 및 X선은 자외선보다도 짧은 파장과 많은 에너지를 가지고 있다. 짧은 파장 때문에 X선 및 감마선은 대부분의 물질을 통과하며, 이러한 특성으로 이들은 의학 영상 기술에 널리 사용된다. 그러나 고 에너지 방사선에 부딪힌 분자가 전자를 방출하여 일어나는 이온화와 같은 화학적 변화 역시 일어날 수 있다. 인체 조직에서, 낮은 선량과 짧은 노출 시간으로 인한 전리 방사선의 효과는 미미하다. 그러나 높은 선량의 전리 방사선에 노출되면 방사능 중독(radiation poisoning)이라고 불리는 즉각적인 생물학적 영향을 일으키고 조직에 자극을 주거나 화상과 유사한 국부적인 손상을 일으킬 수 있다. 낮은 선량이라도 전리 방사선에 지속적으로 노출되면 DNA에 손상을 줄 수 있어 조직의 국부적인 질병, 특히 암을 유발하는 돌연변이가 생길 수 있다.

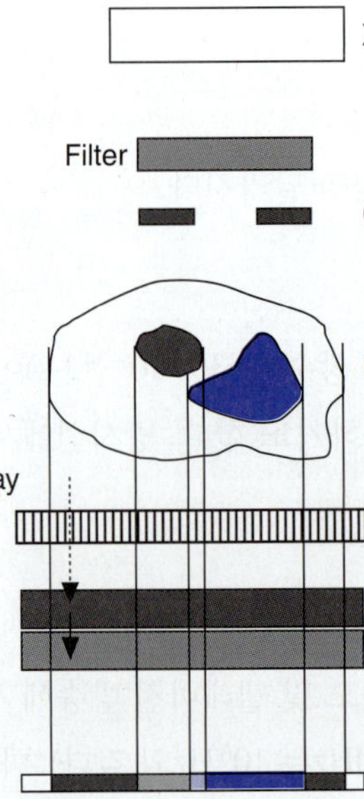

그림 12.6

X선을 이용한 의료 영상의 형성. 필름을 현상하면 에너지를 흡수한 필름 내의 할로겐화 은 입자(silver halide particle)는 검은색의 금속성 은 입자로 변환된다. 필름(혹은 다른 검출기)에서 생성된 이미지는 2차원 평면 이미지 위에 3차원 물체의 밀도를 투영한 것이다.

온 또는 하전된 입자로 바꾸는데, X선에 노출된 물질이 인체 조직이라면, 이온이 조직 내에서 생성되면서 세포에 손상을 줄 수 있다. 이러한 손상 가능성 때문에 X선 노출 시간은 임상적으로 의미 있는 결과를 얻는 데 필요한 최소 시간으로 제한한다. 또한 잠재적인 부작용을 피하기 위해 노출 범위가 신체 부위 수준에 국한되어 있다.[3)]

X선은 이미징에 유용하게 사용할 수 있는 두 가지 특성을 가지고 있다. 첫째, X선의 파장(및 해당 에너지)은 인체 내에서 반투과성을 가진다. 즉, 광선은 몸을 통과하지만 통과할 때 부분적으로 흡수되는데, X선이 지나가는 경로에 조직이 많을수록, 그리고 조직의 밀도가 높을수록 흡수되는 방사선의 비율이 커진다. X선은 영상 기술에 사용하기에 "적당한(Goldilocks)" 에너지를 가지고 있다. 더 높은 에너지를 지닌 전자기파는 대부분 흡수되지 않고 몸을 통과할 것이고 낮은 에너지의 방사선은 완전히 흡수되는데, 엑스레이는 적당한 수준의 흡수성을 보여준다. 둘째, X선은 가시광선처럼 사진 필름을 감광시키는 기능을 가지고 있다. 이 성질은 X선의 발견에 큰 역할을 했는데, 뢴트겐이 필름을 통해 X선의 존재를 확인하였기 때문이다. 디지털 X선 카메라가 개발되기 전에는, X선 영상은 필름을 통해 얻었다. X선의 효과를 증폭시키기 위해서 실제 촬영 시에는 형광성 스크린을(필름 또는 디지털) 검출기 앞에 두고 사용한다(그림 12.6).

12.2.1 기존 X선 영상 기법

신체를 통과하는 X선 광선은 필름을 감광시킨다(그림 12.6). X선 이미지는 "음화 영상(negative image)"이다. 즉, 필름의 이미지는 몸의 밀도가 낮은 곳에선 어둡게, 높은 곳에서는 밝게 나타난다. 어두운 영역은 몸의 밀도가 낮은 부위(다리의 살)에 해당하며, 더 많은 X선이 통과하여 필름을 감광시킨다. 밝은 영역 혹은 흰색 영역은 신체가 밀도가 높은 부위(뼈)에 해당하며, 필름에 도달하는 X선이 더 적다. X선의 세기는 통과하는 조

3) 전리 방사선의 생물학적인 위험성과, 이를 응용한 암의 치료 기술은 16장에서 소개한다.

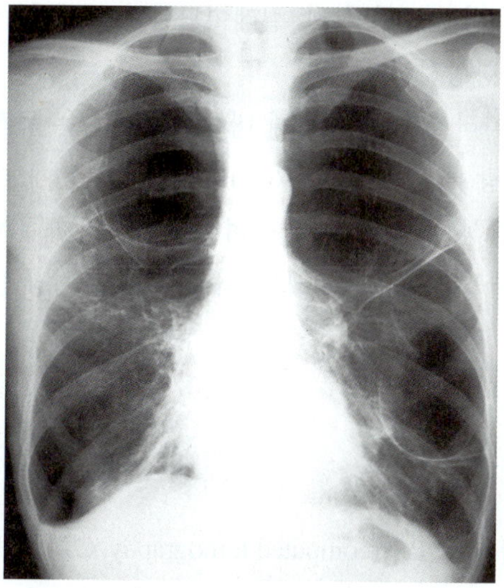

그림 12.7

왼쪽 폐에서 폐기종으로 인한 기포가 나타나 있는 흉부 X선 촬영. 사진 제공: National Institutes of Health/보건 복지부.

직에 의해 감소(감쇠)된다. 따라서, X선 영상은 일종의 그림자와 같다. 종래의 X선 촬영은 신체의 3차원 구조를 2차원 이미지로 나타낸다. 2차원 이미지의 각 위치는 다양한 두께와 밀도를 가진 조직이 있는 신체를 통과하여 평면에 나타낸 X선의 투과도를 나타낸다. 3차원 물체의 그림자가 평면에 생성되는 이러한 종류의 이미지를 **투영(projection)**이라 한다.

X선 이미지는 뼈의 골절, 치아의 충치, 폐의 부종 및 유방암을 시각화할 수 있다. X선은 연조직과 공기, 뼈와 연조직 또는 물과 연조직과 같이 두 물질 간의 밀도 차이가 있을 때 높은 **대비(contrast)**를 제공한다. 연조직 구조(예를 들어, 뇌 또는 복부) 간에는 밀도가 크게 다르지 않으므로, 높은 대비를 갖지 않는다. X선 이미지의 가장 일반적인 응용 방법 중 하나는 의사가 폐의 감염(폐렴), 흉곽의 뼈 골절과, 몇 가지 심장 질환을 찾는 데 사용되는 흉부 X선(그림 12.7)이다. X선이 조직을 투과할 때 입사선의 감쇠는 다음과 같이 표현할 수 있다.

$$N = N_0 e^{-\mu x} \qquad (12.1)$$

여기서 μ는 조직의 선형 감쇠 계수, N_0는 입사하는 X선의 수, N은 두께 x의 조직을 통해 투과하는 X선의 수이다. 조직의 감쇠 특성은 입사 X선의 50%를 감쇠시키는 조직의 두께를 나타내는 반층값(half-layer value, HLV)으로 표현된다. HLV는 조직 선형 감쇠 계수와 HVL = (ln 2/μ)의 관계를 가진다.

소화계(digestive system)는 X선 흡수가 크게 차이를 보이지 않는 구조로 구성되어 있지만, 다른 방식으로 이 부위의 이미지를 생성될 수 있다. 체내에서 밀도 차이를 생성하기 위해서는 **조영제(contrast agent)**를 사용한다. 예를 들어, 환자에게 바륨(barium)과 같은 고밀도 성분을 함유한 용액을 삼키도록 한 후에 소화관 영상을 촬영할 수 있다. 이렇게 하면 소화관 내부의 밀도가 높아지고, X선 이미지 상으로 보다 밝아진다. 또는 공기를 주입하여 관을 어둡게 만들 수 있다. 이러한 방법을 사용하여 게실(diverticuli)과 폴립(polyp)과 같은 장 벽의 작은 이상을 시각화할 수 있다. 조영제는 현재 의료 영상을 이용한 진찰에서 널리 이용된다. 밀도가 높은 원소를 이용해서 X선 이미지에서 대비를 향상시킬 수 있다. 다른 종류의 화학 물질은 다른 이미징 방식으로 촬영하는 영상의 명

암을 향상시키는 데 이용되기도 한다[예: 킬레이트화된 가돌리늄(chelated gadolinium)은 MR 이미지의 대비를 향상시킨다].

X선은 시간 경과에 따라 촬영하여 신체 내에서 일어나는 동적인 변화를 모니터할 수도 있다. 이 기술은 형광 투시법(fluoroscopy)이라고 부르는데, 이는 예전에는 동적 X선 영상을 필름 대신 형광성 스크린을 사용하여 수집하였기 때문이다. 현대의 장비들은 다른 기술을 사용하여, 촬영 후에 컴퓨터 모니터 및 디지털 저장 장치를 통해 동적 이미지를 확인할 수 있다.

12.2.2 CT

X선 영상 기법은 전산화 단층촬영(computed tomography, CT)의 발전과 함께 중대한 재조명을 받았다. CT의 개발에 있어 핵심 기술은 알고리즘이었다. 이는 X선 영상 기술에 적용된 수학적 기법으로부터 대두되었다. 핵심 아이디어는 다양한 각도에서 X선을 찍고, 이렇게 얻은 다량의 이미지로 신체의 3차원 이미지를 재구성하는 것이다. 이 3차원 이미지는 다시 신체 내의 조직 간 관계를 나타내는 2차원 단면으로 표현될 수 있다. CT 이미지는 처음으로 투영이나 그림자의 형태가 아닌, 몸 안의 상세한 이미지를 제공했다. 고드프리 하운스필드(Godfrey Hounsfield)는 1972년 EMI에서 일하면서 CT를 개발한 영국의 엔지니어였다. (EMI는 The Beatles의 음반 회사였으며, EMI의 엄청난 이익이 CT의 개발에 재정적인 기반이 되었다.) 터프츠 대학(Tufts University)의 앨런 코맥(Allan Cormack)은 독립적으로 1960년대 초반에 이미지 재구성을 위한 기본 수식을 개발했다. 두 발명가는 1979년 노벨 의학상을 수상했다.

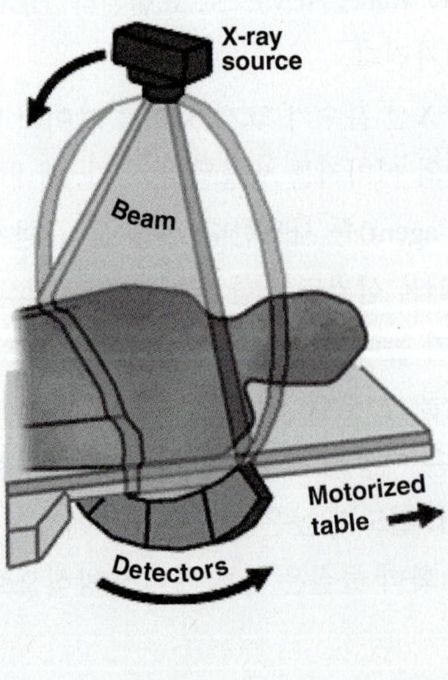

그림 12.8

전산화 단층촬영(CT)의 모식도.

CT 스캐너에서 환자는 테이블에 누운 채로 스캐너의 원형 구멍을 통과한다(그림 12.8). X선 발생기와 감지기는 환자 주위를 원으로 움직이며 회전 한 번에 신체를 통과하는 하나의 단면 이미지를 만든다. 테이블은 환자를 움직이면서 한 번에 하나의 단면도를 생성하도록 한다. 투영도의 재구성을 위한 수학적인 기술을 이용하여, 수집된 모든 데이터로부터 3차원 이미지를 생성한다(박스 12.2).

연조직에서는 CT의 대비가 제한적이지만, CT는 머리, 폐, 복부, 골반 및 사지를 영상화하는

박스 12.2 투영체(projection)의 재구성

X선이 신체를 통과함에 따라, 그들은 조직에게 흡수되어 감쇠된다. X선 감쇠 정도[**방사선 밀도(radiodensity)**라고도 함]는 조직의 부분적인 밀도와 조성에 따라 달라진다. 뼈는 입사되는 X선의 대부분을 흡수하여 X선을 매우 강하게 감쇠시킨다. 물은 뼈보다 X선을 훨씬 덜 감쇠시킨다. 따라서 각 조직(근육, 지방, 뼈)은 고유한 방사선 밀도를 가지고 있다.

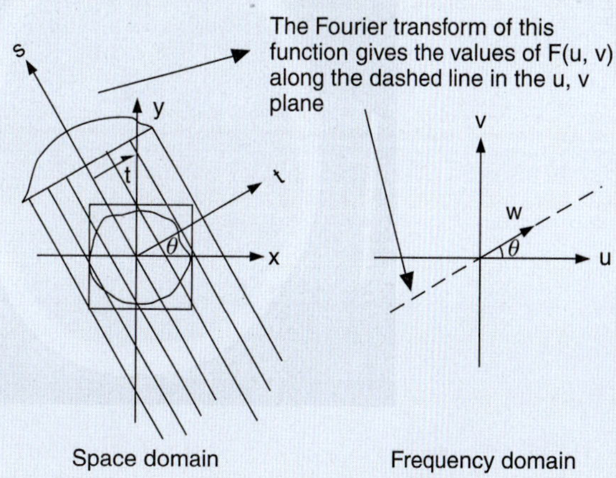

그림 박스 12.2

환자를 완전히 투과하는 X선 에너지의 비율을 계산하려면 X선이 지나가는 경로에 있는 각각의 대상으로 인한 흡수량을 모두 더해야 한다. 수학적으로, 관찰된 투과 X선의 세기는 다음과 같이 입사 광선의 세기와 관련이 있다.

$$N_0 = N_i e^{-\sum_{\text{ray}} \mu(x,y)\mathrm{d}s} \quad \text{(식 1)}$$

감쇠의 효과는 광선의 경로 전체에서 합산된다. 이 방정식은 다음과 같이 다시 쓸 수 있다.

$$\ln\frac{N_\mathrm{i}}{N_0} = \sum_{\text{ray}} \mu(x,y)\mathrm{d}s \quad \text{(식 2)}$$

서로 다른 여러 각도에서 영상을 기록함으로써, 수식 2에서 μ의 값의 합은 물체 주위의 다양한 방향으로부터 얻어질 수 있다.

영상화되는 실제 물체의 각 위치에서 μ의 값을 결정하는 것이 투영체를 재구성하는 과정이 목표이다. 이러한 값을 푸는 방법은 여러 가지가 있는데, 이는 숫자 게임 스도쿠(Sudoku)를 복잡하게 만든 문제와 비슷하다. 이 문제에서는 각 값의 합계가 데이터를 통해 얻은 값이 되어야 한다. 문제를 해결하는 한 가지 방법은 각 감쇠 값에 대한 추정 값을 설정한 다음, 모든 합계가 일치할 때까지 신중하게 추정 값을 조정하는 것이다. **푸리에 변환(Fourier transform)**과 같은 수학 기법을 이용하면 추정을 할 필요 없이 보다 효율적으로 투영체를 재구성할 수 있다.

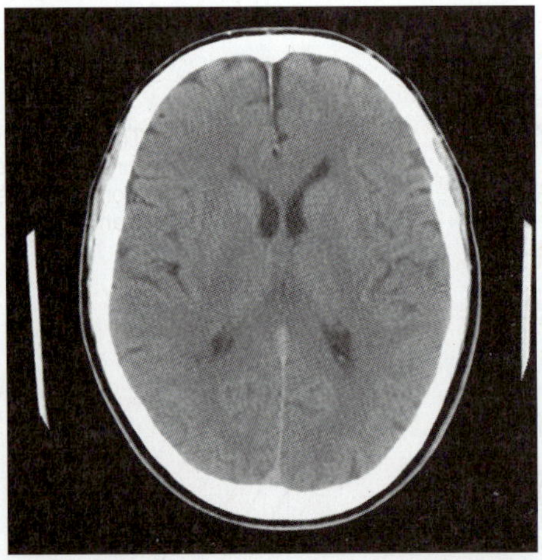

그림 12.9

X선 CT 촬영된 인간 뇌의 단면도.

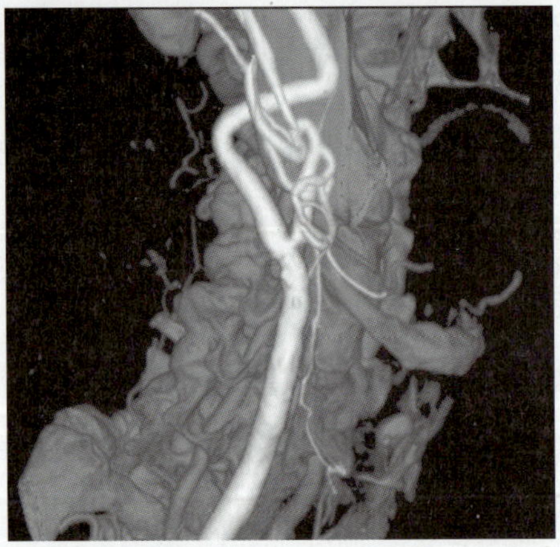

그림 12.10

CT 촬영에서 얻은 경동맥 3차원 구조의 시각화. 이미지는 GE Healthcare에서 제공. (color plate 참조)

데 매우 유용하다(그림 12.9 및 12.10). 보다 최근에는 X선이 나선형 경로를 따라 이동하는 나선형 CT 스캐너(helical CT scanner)가 개발되었다. 이 방식을 이용하면 3차원 이미지가 우수한 해상도로 빠르게 생성된다. 또한 빠른 속도로 인하여 심장과 같은 움직이는 구조에 대한 동적 영상 역시 기록할 수 있다. 마이크로CT(MicroCT) 이미징 또한 개발되어 매우 작은 구조의 이미징을 가능하게 했다. 이 기술은 특히 설치류와 같은 동물의 의학적 연구에 유용하다.

몸의 많은 부분에서 알려져 있는 μ 값을 이용하여 3차원 이미지를 형성할 수 있다. 그 후 컴퓨터 시각화 기술을 사용하여 신체의 구조 사이에 복잡한 관계를 나타낼 수 있다.

12.3 초음파 영상

초음파 영상은 조직을 통한 고주파(high-frequency) 음파의 전파(propagation)를 기반으로 한다. 초음파 이미징은 빠르게 이뤄지기 때문에, 박동하는 심장과 같이 빠르게 움직이는 조직에서 구조와 동적인 기능을 움직임이 발생하는 속도와 동일한 속도로 시각화할 수 있다[흔히 **실시간(real time)**이라 부르는 방식이다]. 초음파 영상 기술은 안전하여 임산부 및 중증 환자를 포함한 거의 모든 상황에서 사용할 수 있다. 또한 초음파를 높은 출력으로 집속한 빔(beam)을 사용하면 신장 결석을 파괴하는 등의 치료에도 사용할 수 있다.

초음파 영상을 위한 기계는 휴대하기 편하여 환자에게 신속하게 직접 가져올 수 있으므로 매우 유용하다. 초음파 이미징은 내부 출혈을 이미지화하고 내부 부상을 국소화할 수 있기 때문에 응급의학에 적용하기 탁월하다. 영상 시스템은 또한 비교적 저렴하다. 그러나 한 가지 중요한 한계는 초음파 이미징이 뼈와 공기(예: 폐)를 통해 이뤄지기 어렵다는 것이다.

12.3.1 이미지 생성

초음파 펄스를 생성하는 데 특별한 재료가 사용되는데, 일반적으로 **압전성 크리스털(piezoelectric crystal)**이 사용된다. 압전 크리스털은 전기 신호 또는 구동 전압에 반응하여 진동하는 탁월한 능력을 가지고 있다. 역으로, 물질이 진동을 받으면 전압을 유도하기도 한다. 초음파 이미징의 경우, 결정이 오목한 모양을 통해 집중되어 파동이 한 방향으로 집중된다. 또한, 이 크리스털은 $2 \times 10^6 \sim 13 \times 10^6\ s^{-1}$(또는 Hz), 또는 2–13 MHz 범위의 **공진 주파수(resonant frequency,** 재료가 자연스럽게 진동하는 주파수)를 갖도록 조정할 수 있다. 이 주파수 범위의 음파는 조직과 안전하게 상호 작용하는 것으로 알려져 있다. 인간의 청력은 일반적으로 20–20,000 Hz의 범위로 제한되기 때문에 메가헤르츠 주파수의 음파는 사람이 들을 수 없다.

구조는 태아의 머리(그림 12.11) 또는 심장의 벽과 같은 조직 계면에서 반사되는 음파의 에코(echo)에 의해 감지된다. 각 계면에서 파동의 일부가 반사되고, 나머지는 신체를 통해 계속 진행한다. 이 에코 또는 반사된 파동은 압전 크리스털을 사용하여 음파 신호를 받는 역할을 하는 변환기로 되돌아간다. 각각의 에코가 압전 크리스털에서 유도하는 전압이 기록된다. 변환기에서 생성된 파동의 일부는 투과하지 않고 부분적으로 반사되기 때문에, 이러한 부분적으로 반사된 파동 또는 에코는 변환기에서 수신되어 일련의

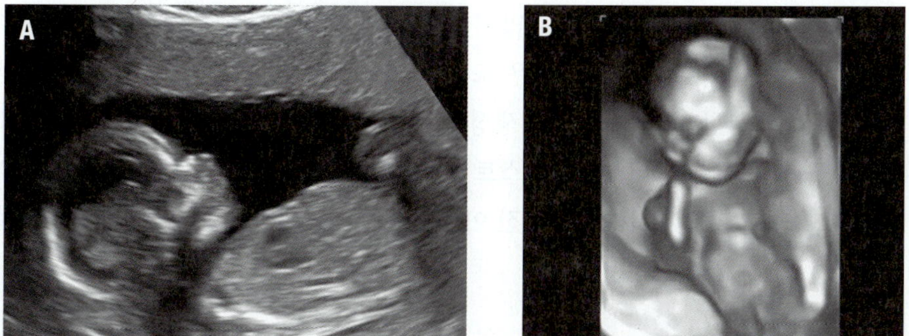

그림 12.11

태아 이미징은 가장 일반적인 초음파 영상 중 하나이다. **A**. 일반적인 태아 초음파 영상. **B**. 초음파 영상 기술로 형성된 태아의 3차원 영상.

전압으로 변환된다.

변환된 전압의 크기는 에코의 세기를 나타낸다. 에코가 반사되는 공간적 위치는 펄스 생성과 에코 수신 사이의 시간인 t[비행시간(time-of-flight)]를 통해 결정된다. 조직 내에서 초음파의 속도는 물속의 소리(1540 m/s)와 거의 같은 속도로 진행하는 것으로 가정한다. 소리의 속도는 공기(330 m/s)에서 느리며 뼈에서 더 빠르다(4000 m/s). 펄스는 속도 c로 $2d$의 거리만큼 이동한다. 이 거리는 변환기에서 구조까지의 거리의 두 배이다(소리가 왕복하기 때문이다). 따라서 시간은 다음과 같이 거리에 관해 적을 수 있다.

$$c = \frac{2d}{t} \text{ or } d = \frac{ct}{2} \tag{12.2}$$

예제 1

변환기가 복부 벽에 접해 있고 대동맥이 6 cm 깊이에 있다고 가정하면 대동맥에서 반사된 에코를 수신하는 데 필요한 시간은 얼마일까?

정답 $t = 0.00008$초

변환기를 한 방향으로 향했을 때, 펄스가 그 방향으로 진행하다가 만나는 대상의 위치는 식 12.2에 의해 결정될 수 있다. 이미지를 형성하기 위해, 모터를 전후 방향으로 스위핑(sweeping)하는 동작을 통해 변환기의 방향을 여러 방향으로 돌린다. 반사를 통해 얻은 이미지 선을 누적하면 쐐기 모양의 이미지를 만들 수 있다. 이 과정은 매우 빠르게 일어나는데, 이미지가 실시간, 연속적으로 형성되어, 프로브나 피사체가 움직이는 것처럼 보이는 동영상을 만들 수 있다. 자궁 내에서 움직이는 인간 태아 동영상의 스냅 사진을 그림 12.11에 실었다.

초음파 이미지는 "잡음이 낀" 것처럼 보이는 경향이 있다. 마구잡이로 보이는 밝은 점이 이미지 상에 많이 나타난다. 에코는 장기 기관의 경계뿐만 아니라 특정한 구조를 이루지 못하는 작은 조직[스페클(speckles)이라고 함]에서도 발생하기 때문이다. 이러한 스페클 때문에 생성된 신호는 중요한 구조를 가릴 수 있다. 그러나 초음파 이미징은 실시간 비디오 스트림을 제공하고, 스페클은 시간 경과에 따라 일관되지 않게 나타나기 때문에, 얻어진 이미지 품질(즉, 인간이 보는 이미지의 품질)은 움직임으로 보정된다.

12.3.2 도플러 이미징(doppler imaging)

혈류 속도나 심장의 벽 운동 속도와 같이, 조직에서의 물질이나 운동의 속도를 측정하는 것이 중요한 상황이 있다. **도플러 효과(doppler effect)**를 이용하여 초음파 이미징으로 속도를 측정할 수 있다. 도플러 효과는 일반적으로 음파와 함께 발생한다. 움직이는 자동차에서 울리는 경적은 멈춰 있는 차에서 울린 경적에 비해 보행자에게 높은 주파수로 들린다(그림 12.12A). 기차 플랫폼에 서 있는 사람의 경우, 접근하는 열차의 기적은 주파수(또는 피치)가 높게 들리지만, 열차가 지나치고 나면 들리는 소리의 피치는 떨어진다(즉, 주파수가 낮아짐).

초음파로 도플러 이미지를 생성하기 위해 프로브는 고정된 파장의 신호를 생성한다. 에코의 파장은 에코를 생성하는 물체의 이동 방향 및 각도에 따라 원래 파장과 달라질 수 있다. 혈류의 경우 에코는 혈액 내의 움직이는 입자(혈액 세포)에서 유래한다(그

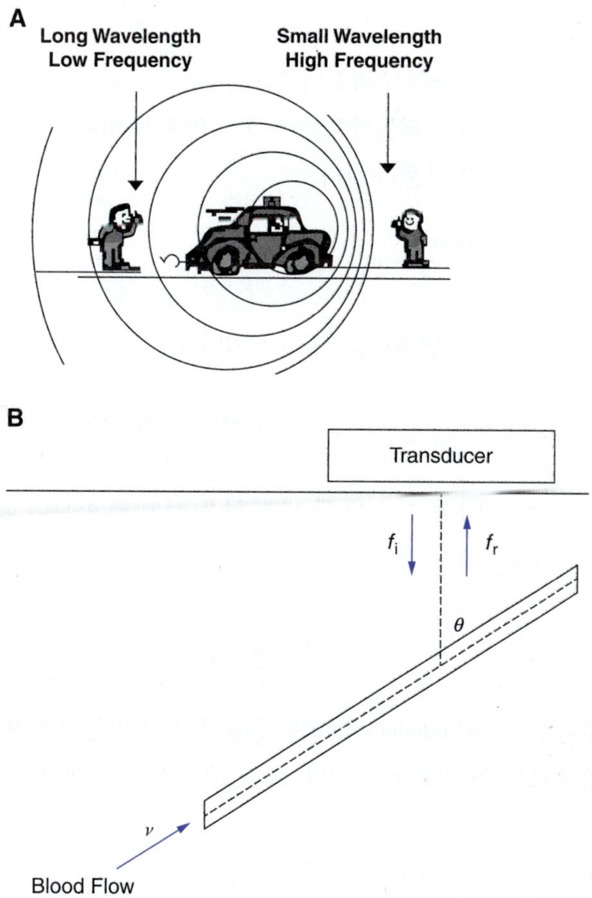

그림 12.12

도플러 효과. **A**. 움직이는 자동차에서 울리는 경적은 차 앞의 관찰자와 차 뒤의 관찰자에게 다르게 들릴 것이다. 앞의 관찰자는 주파수가 높아진 소리를 듣고, 뒤의 관찰자는 주파수가 낮아진 소리를 듣게 된다. **B**. 도플러 효과는 흐르는 혈액의 속도를 측정하는 데 사용할 수 있다. 측정을 위해, 초음파 프로브는 흐르는 혈액에 대해 특정한 각도로 파동을 입사하도록 배치된다. 혈관의 초음파 이미징을 통해 이 각도를 결정할 수 있다.

림 12.12B).

물체가 변환기 쪽으로 움직이는 경우 파장은 더 짧아지므로 주파수가 높아지고, 변환기에서 멀어지면 그 반대가 된다. 움직임이 빨라지면 주파수의 변동 폭이 커진다. 움직임의 방향이 초음파 펄스의 방향과 동일한 경우, 방향이 비스듬히 있는 경우보다 변동이 더 커진다. 이러한 부분을 감안하여, 속도 변화를 측정하고 속도를 계산할 수 있다.

매질에서 전파되는 파동의 파장과 주파수는 서로 다음과 같은 관련이 있음을 기억하자.

$$f = \frac{c}{\lambda} \tag{12.3}$$

여기서, c는 매질에서의 초음파의 속도, λ는 파장, f는 초음파의 주파수이다. 혈류의 방향이 변환기를 향하고, θ가 흐름의 방향과 초음파의 각도 인 경우, 입사 빔의 유효 주파수 f_{eff}는 다음과 같다.

$$f_{\text{eff}} = \frac{c + v\ \cos\ \theta}{\lambda} = \frac{f_{\text{i}}(c + v\ \cos\ \theta)}{c} \tag{12.4}$$

여기서 f_{i}는 입사되는 음파의 주파수이고, v는 물체(흐르는 혈액 속 혈액 세포)의 속도이다. 속도는 또한 수신기로 되돌아오는 신호에 영향을 미치므로, 초음파 프로브로 전파되는 파동의 주파수 f_{r}은 다음과 같다.

$$f_{\text{r}} = \frac{f_{\text{eff}}(c - v\cos\theta)}{c} = \frac{f_{\text{i}}(c - v\cos\theta)^2}{c^2} = f_{\text{i}} + \frac{2f_{\text{i}}v\cos\theta}{c} + \frac{f_{\text{i}}v^2\cos^2\theta}{c^2} \tag{12.5}$$

따라서 관찰된 주파수의 변화는 f_{i}와 f_{r}의 차이이다.

$$f_{\text{D}} = f_{\text{r}} - f_{\text{i}} = \frac{2f_{\text{i}}v\cos\theta}{c} + \frac{f_{\text{i}}v^2\cos^2\theta}{c^2} \tag{12.6}$$

$v \ll c$이기 때문에, 식 12.6의 우변 두 번째 항은 첫 번째 항보다 훨씬 작다. 따라서 혈액 속도는 측정된 주파수의 변화로부터 다음과 같이 계산할 수 있다.

$$v = \frac{cf_{\text{D}}}{2f_{\text{i}}\cos\theta} \tag{12.7}$$

관측되는 주파수 편이(frequency shift)는 종종 작지만 변환기를 움직이는 방향에 평행하게 위치시킴으로써 최대화할 수 있다. 그림 12.13은 경동맥의 초음파 도플러 이미지를 나타낸다.

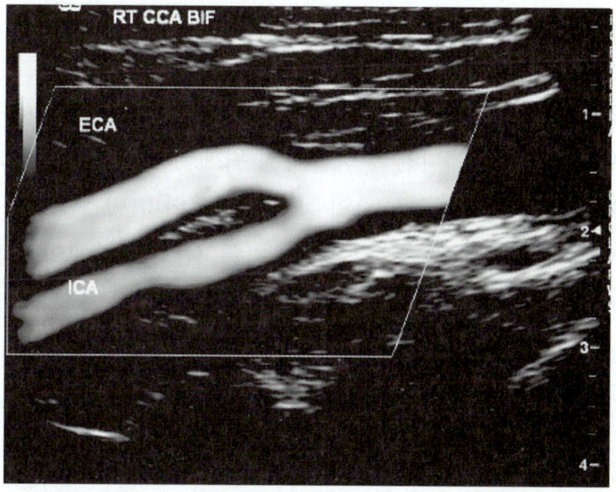

그림 12.13

경동맥의 분기점(bifurcation)의 도플러 이미지. 이미지 제공: James D. Rabinov, Massachusetts General Hospital의 허가 하에 사용. (color plate 참조)

예제 2

f_i = 5 MHz, 각도가 45%, 유속이 50 cm/s인 경우 관찰되는 도플러 편이의 크기는 얼마인가?

정답 식 12.6에서 f_D는 1.7 kHz이다. 편이되는 비율이 원래 입사되는 주파수의 0.03% 정도밖에 되지 않는다는 것에 주목하라.

12.3.3 발달한 초음파 기술

초음파는 주로 신체 구조의 이미지를 만드는 데 사용되지만, 기능적 이미지도 형성할 수 있다. 조직의 탄성 특성은 조직이 압축될 때[응력(stress)] 구조의 변화[변형률(strain)]를 측정하여 결정할 수 있다. 미세한 거품을 사용하여 초음파 이미지의 대비(상대적인 밝기)를 높일 수 있다. 기포 속의 가스는 강한 반사를 일으키므로 조영제 역할을 하여 이미지에 밝은 영역을 만든다. 거품을 화학적으로 표지하여 생리학적으로 중요한 분자를 모사하고, 특정 영역만을 강조하여 나타낼 수도 있다. 또한, 변환기에 회전축을 추가하거나 혹은 변환기를 어레이 형태로 만들어 3차원 초음파 영상을 얻을 수도 있다(그림 12.11B).

12.4 핵의학(nuclear medicine)

핵의학은 체내에서 구조보다는 기능을 측정하도록 설계된 최초의 이미징 방식이다. 이 방식은 감마선과 같이, 에너지를 방출하기 위해 자발적으로 붕괴하는 불안정한 분자인 **방사성 분자(radioactive molecule)**의 검출에 기초한다(박스 12.1). 이미징을 위해서는 신체의 생리학적 반응에 참여할 수 있는 분자를 선택한다. 핵의학 분야는 1950년대에 시작되어 질병 진단, 그리고 현재는 치료를 위한 주요 의학 분야로 발전되었다.

핵의학 이미지를 얻기 위해서는 방사성 화합물을 섭취, 흡입하거나 주사한다. X선과 마찬가지로 방사능은 전리방사선을 발생시킨다. 일반적으로 사용되는 수준에서 방사능은 신체를 손상시키지 않는다. 또한, 핵의학 기술은 환자에게 투여되는 방사선의 양이 최소화되도록 최적화되어 있다.

12.4.1 핵의학 이미징 방법

핵의학에 사용되는 방사성 화합물[종종 **추적자(tracer)**라고도 함]은 혈액 관류(perfusion) 또는 신진대사와 같은 특정 기능을 반영하도록 설계되었다. 일반적으로, 추적자는 확인하려고 하는 기능에 관여하는 분자에 방사성 동위 원소를 결합하여 만들어진다. 예를 들어, **요오드-131(iodine-131, ^{131}I)**은 갑상선이 요오드를 축적하기 위한 생리적 메커니즘을 가지고 있기 때문에 이용된다. 이후 영상 처리를 통해 피검자의 방사능 분포를 측정한다. 신체 내에서 높은 방사성 영역은 이러한 분자의 존재를 나타낸다. 핵의학 이미징 방법의 주된 유형은 평면 이미징(planar imaging), **단일 광자 방출 CT(single photon emission CT, SPECT)** 및 PET이다.

평면 이미징과 SPECT는 **테크네튬-99m(technetium-99m)**과 같은 감마선 방출 물질과 화학적으로 연결된 분자를 사용한다. 이 테크네튬 동위 원소의 **반감기(half-life)**는 짧다(6시간). 자연적인 방사성 붕괴 과정에서 방사능 총량은 6시간마다 반으로 감소하므로, 방사능 방출은 신체에 주사 후 오래 지속되지 않는다. **감마카메라(gamma camera)**는 감마선을 탐지하고 방사능 이미지를 생성하는 특수 장비이다(그림 12.14). 감마카메라의 작동은 12.4.3절에 설명되어 있다.

PET는 양전자(positron)라 불리는 입자를 방출하는 매우 수명이 짧은 방사성 동위 원소를 사용한다. 예를 들어, **산소-15(oxygen-15)**는 양전자를 방출하고, 2분의 반감기를 가진다. 반감기가 매우 짧기 때문에 화합물은 필요한 곳 가까이서 생성되어야 한다. 산소-15는 입자 가속기의 일종인 **사이클로트론(cyclotron)**과 방사성 물질을 안전하게 조

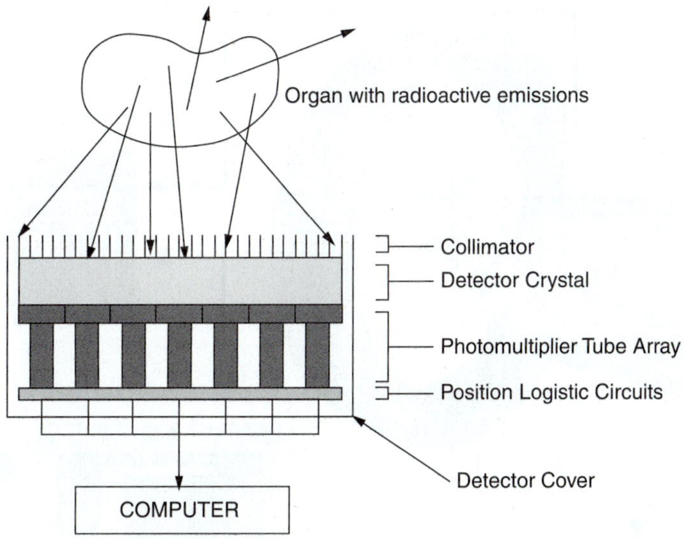

그림 12.14

감마카메라의 모식도. 피사체로부터 방사되는 방사능의 세기는 감마카메라에 의해 이미지의 형태로 포착된다.

작하기 위한 특수 설비를 사용하여 생성된다. 양전자 방출 물질은 ^{11}C, ^{13}N 및 ^{18}F와 같이 낮은 원자 번호의 일반적인 생리적 원소의 동위 원소이다.

이러한 동위 원소가 붕괴되고 양전자가 체내에서 방출되면, 거의 즉시 전자를 만나게 된다. 이 두 입자는 서로를 소멸시키는데, 이 과정에서 정확히 반대 방향으로 움직이는 두 개의 감마선을 생성한다. 소멸이 발생한 곳을 찾기 위해 탐지기는 이미징 필드 주변의 링에 배치된다(그림 12.15). 중간에 산란이 일어나지 않는다면, 두 감마선은 거의 동시에 탐지기에 도달할 것이다. 산란은 감마선이 경로의 물질과 상호 작용하여 에너지를 잃고 방향을 바꿀 때 발생한다. 감지기는 두 감마선이 동시에 도착할 것을 예측하며, 따라서 산란된 감마선의 신호는 무시하도록 되어 있다.

12.4.2 핵의학의 응용

핵의학에서 사용되는 추적자(tracer)는 혈액 순환과 같은 신체 기능을 반영하도록 고안되었으며 흔히 특정 기관을 대상으로 사용한다. 추적자를 임상에 적용한 첫 예시는 암을 발견하고 갑상선 기능 항진증 및 저하증을 확인하기 위한 방사성 요오드(^{131}I)를 사용하는 갑상선 조영술이다. 환자는 ^{131}I를 사용하여 만든 요오드화나트륨 용액을 삼키며, 추적자는 소화 시스템을 통해 흡수되고 혈액과 함께 순환하다 갑상선에 모인다.

다른 방사성 추적자의 개발로 인해 핵의학의 응용 분야가 확대되었다. 심장이나 뇌에 영상 기법을 적용하여 심장 발작이나 뇌졸중으로 인한 손상의 위치를 나타낼 수 있

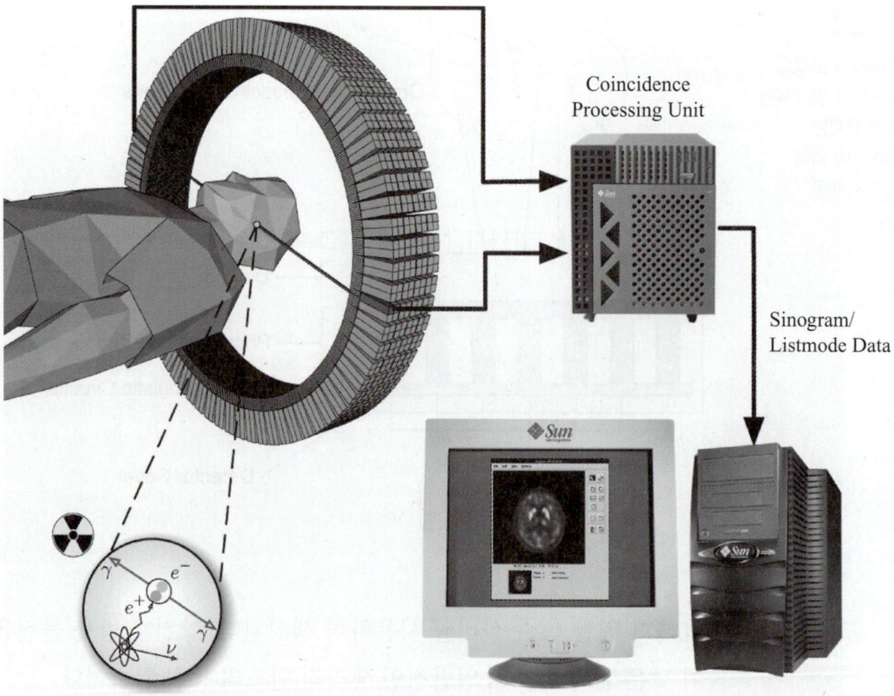

그림 12.15

양전자 방출 단층촬영(PET). PET에서 이미지는 일련의 처리 과정을 거쳐 형성된다. 소멸 과정에서 두 개의 광자가 정반대 방향으로 방출된다. 이 광자는 검출기 링에 도착하자마자 PET 스캐너에 입력된다. 입력 후에, 데이터는 2개의 입력된 이벤트가 소위 일치 이벤트(coincidence event)로서 선택되는지를 결정하는 처리 유닛으로 전송된다. 모든 일치 이벤트는 이미지 처리 장치로 전달되며 최종 이미지 데이터는 이미지 재구성 절차를 통해 생성된다.

다. 뼈의 성장, 골절, 종양 및 감염은 특별한 추적자로 뼈 스캔을 사용하여 관찰할 수 있다. 요관, 폐 및 간 또한 추적자를 이용해 이미징될 수 있다.

핵의학 이미지의 이상은 활동의 증가(이미지에서 밝게 보임) 또는 활동 감소(어두워 보임)로 나타날 수 있다. 혈류를 나타내는 추적자의 경우 활동 증가는 종양 또는 골절을 나타낼 수 있으며 둘 다 혈류 증가를 나타낸다. 활동 감소는 손상의 위치 또는 혈류의 제한(뇌졸중, 경색 등)을 나타낼 수 있다.

심장에서는 심장 벽으로의 혈류를 측정할 수 있다. 이미징을 하기 전에 운동을 하여 스트레스와 관련된 혈류의 변화를 측정하는 데 사용할 수 있다. 영상의 처리 과정에서 ECG를 사용하여 얻은 심장 박동 패턴과 방사능의 방출 패턴 영상을 동기화하기도 한다[이렇게 동기화된 이미지를 얻는 것을 "심장 게이팅(cardiac gating)"이라고 한다]. 이를 통해 심장 벽의 움직임과 심장 기능 등을 평가할 수 있다. 게이팅 과정을 거치지 않으면 이미지는 흐린 상태로 얻어지게 된다.

간(liver) 및 비장(spleen) 검사는 모든 핵의학 검사의 약 4분의 3을 차지하고 장기의 크기, 모양, 위치 및 이상을 표시하는 데 사용된다. 이 스캔은 간염, 간경변 및 기타 기능 부전을 의미하는 종양(abscess)이나 병변(lesion)과 같은 간의 이상을 탐지하는 데 사용할 수 있다. 또한, 비장이 비대해지는 증상은 감염을 의미한다. 신장과 방광을 영상화하면 비뇨기 계통의 동력학적 기능과 이상을 관찰할 수 있다.

뇌에서는 적절하게 설계된 방사성 추적자를 사용하여 혈류, 신진대사 및 신경 전달물질 결합을 SPECT 및 PET를 통해 측정할 수 있다. 이 기술은 감염, 뇌졸중 및 종양을 진단하는 데 유용하며 우울증 및 조현병과 같은 신경 정신과 연구에 점점 중요하게 사용되고 있다.

12.4.3 감마카메라의 작동

평면 및 SPECT 이미징은 미국 엔지니어인 할 엔거(Hal Anger)(그림 12.14)가 개발한, 엔거 카메라(Anger camera)라고도 불리는 감마카메라를 기반으로 한다. 감마카메라는 감마선의 존재를 감지할 수 있는 섬광 검출기(scintillation detector), 광 에너지를 전기 에너지로 변환하는 광전자증배관(photomultiplier) 및 감마선을 필터링하는 시준기(collimator)로 구성된다. 단일 위치의 단일 카메라는 카메라가 향하는 방향으로 쏘아진 방사능의 투영된 평면 이미지를 생성한다. CT의 수학적 방법과 유사한 수학적 방법을 사용하여 여러 대의 카메라를 이용하여 여러 방향의 영상을 얻고 투영된 단면을 재구성하여 단면 영상을 생성할 수 있다.

감마선 방출 동위 원소를 투여하면 감마선(고 에너지 광자)이 체내에서 방출된다. 분자가 신체의 특정 영역에 농축되기 때문에, 추적 화학 물질의 구조에 따라 감마선이 해당 영역에서 방출된다. 광선이 몸에서 나오면 카메라에 전달되기 전에 일부는 흩어지거나 흡수된다. 감마선은 시준기를 통해 카메라로 들어간다. 시준기는 일반적으로 채널에 대해 올바른 방향에서 온 감마선만 통과할 수 있는 납 채널로 구성된다. 평행 다공형 시준기(parallel-hole collimator)(그림 12.16B)에서, 납 스트립은 서로 평행하고 카메라 헤드에 수직으로 배열된다. 이렇게 하면 카메라 바로 아래에서 나오는 광자만이 검출되며, 다른 각도로 들어오는 광자는 납에 의해 사실상 완전히 흡수된다.

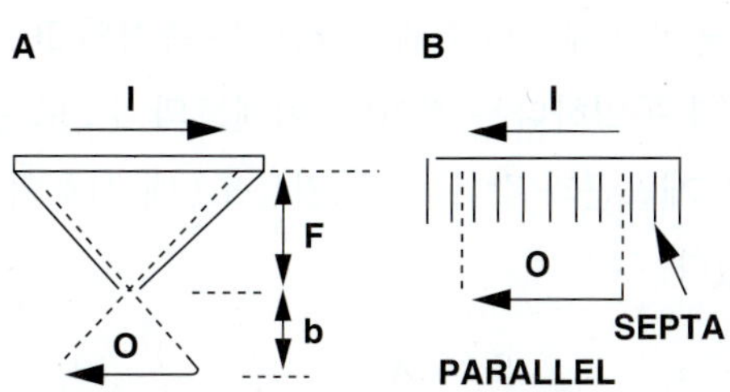

그림 12.16

시준기(collimator)의 유형. **A**. 침공 시준기 **B**. 평행 다공형 시준기.

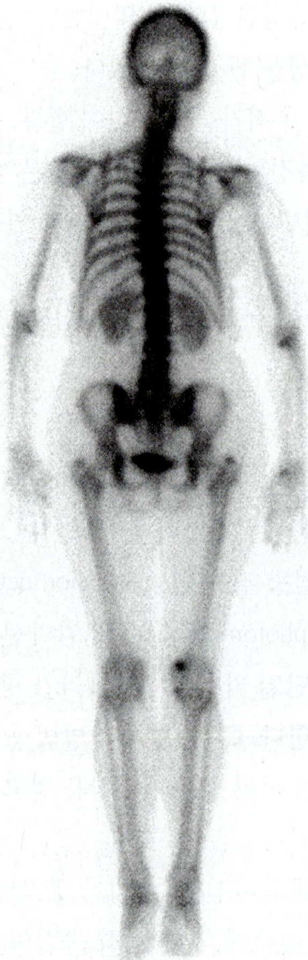

그림 12.17

감마카메라를 통해 얻은 이미지. 핵의학 협회의 허가 하에 Groch, M.W., Erwin, W.D., Single-Photon Emission Computed Tomography in the Year 2001: Instrumentation and Quality Control. *J Nucl Med Technol*. 2001; 29 (1): 12–18에서 발췌.

시준기의 또 다른 종류는 침공 시준기(pinhole collimator)이다(그림 12.16A). 핀홀을 통과하는 감마선만이 기록되어, 뒤집어진 채로 확대된 이미지가 된다. 확대 계수(magnification factor)는 물체와 핀홀 사이의 거리를 조정하여 설정할 수 있다. 확대 계수는 단순히 검출기-핀홀 간 거리 대 대상물-핀홀 간 거리의 비율로 결정된다. 침공 시준기는 갑상선과 같이 확대가 필요한 작은 구조물을 영상화하는 데 사용된다.

시준기를 통과한 후, 감마선 광자는 섬광 결정체(scintillation crystal)를 타격한다. 섬광 결정체는 감마선 광자에 부딪히면 가시광선 영역의 광자를 다수 방출하는 특수 소재이다. 가시광선은 광전자증배관에서 감지되고 전기 신호로 변환된다. 카메라 내의 전자 장치는 이러한 신호의 수와 위치를 추적하여, 그 정보를 컴퓨터에 전달하여 이미지를 형성한다. 이미지는 방사능의 공간 분포뿐만 아니라 시간의 함수로서 방사능 수준의 변화를 보여준다(그림 12.17).

이미지가 적절한 에너지의 감마선에 의해 생성되도록 하기 위해, 광자는 방사성 추적자의 특정 에너지를 기반으로 하는 미리 정의된 에너지 범위[**에너지 창문(energy window)**]이라고 한다) 내에 있는 경우에만 계산된다. 에너지 창문을 넓히면 신호가 증가하지만(이미지에 더 많은 광자가 포함된다), 더 낮은 에너지로 산란된 광자(출처가 불확실한 광자)까지 집계된다. 일부 감마선은 조직에서 흡수될 수 있기 때문에 두꺼운 신체 부위에는 신호가 감소하고 산란이 더 커진다. 거리가 멀어지면 신호가 감소한다.

이와 같은 방사성 이벤트는 **푸아송 확률 분포(poisson probability distribution)**로 결정된다(박스 12.3). 이 확률 프로세스의 결과 중 하나는 측정의 표준 편차가 평균 활동도(mean activity)의 제곱근과 동일하다는 것이다. 이벤트의 수, 또는 활동도가 A라면, 표준 편차 또는 오류는 A의 제곱근과 같다. 신호(활동도) 대 신호의 오류(잡음)의 비율은 다음과 같이 계산할 수 있다.

$$\frac{S}{N} = \frac{A}{\sqrt{A}} = \sqrt{A} \tag{12.8}$$

박스 12.3 푸아송 확률 통계(Poisson probability statistics)

확률(probability)은 미래에 사건이 발생할 확률을 계산할 수 있는 수학의 한 분야이다. 확률은 수치적 사실의 수집, 분류 및 분석을 다루는 과학의 한 부분인 **통계(statistics)**와는 다르다.

푸아송 분포(poisson distribution)는 이산 확률 분포(discrete probability distribution)의 한 예이다. 이산 확률 분포는 동전던지기(두 가지 가능한 결과, 즉 앞면 혹은 뒷면만이 나온다)와 같이 유한한 결과를 나타낸다. 이 분포는 시메옹 드니 푸아송(Siméon Denis Poisson, 1781–1840)이 발견했다. 푸아송의 연구는 어떤 이산 사건이 평균적으로 특정한 주기마다 발생한다면, 주어진 시간 간격 내에 이 사건이 특정한 횟수만큼 일어날 가능성에 대한 연구였다. 예를 들어, 2025년 6월 23일 월요일 오후 4시부터 5시까지 특정한 진입로를 통해 고속도로에 진입하는 차량은 몇 대가 있을까?

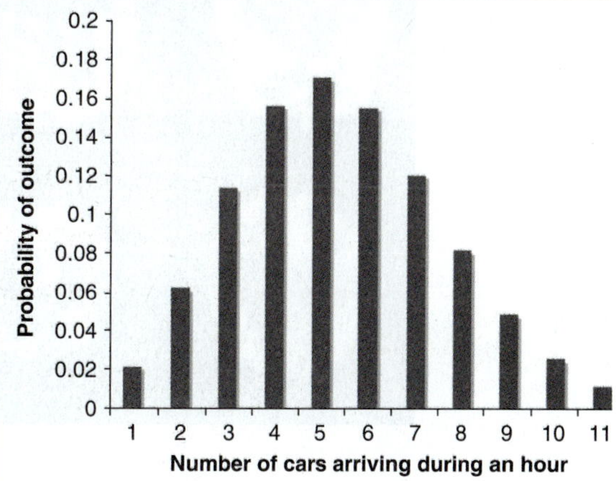

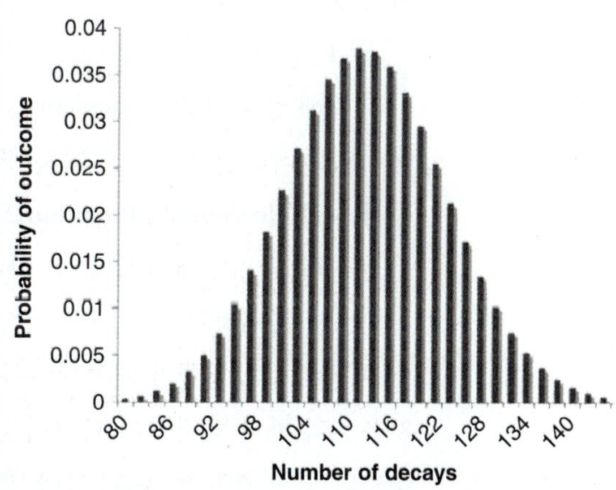

푸아송 분포는 다음과 같이 표현된다.

$$f(k;x) = \frac{x^k e^{-x}}{k!} \quad \text{(식 1)}$$

여기서 $f(k,x)$는 시간 간격 동안 x회 사건이 일어날 것이라고 "기대될 때", 이 사건이 k번 일어날 확률이다. 예를 들어 자동차가 평균 11분 간격으로 진입로를 들어온다면 60/11 또는 5.4545대의 차가 1시간 동안에 진입할 것으로 기대할 수 있다. 이 상황의 푸아송 분포가 위 그림에 나타난다.

방사성 붕괴(radioactive decay)는 푸아송 프로세스(즉, 푸아송 분포를 따르는 프로세스)이다. 특정 방사성 원소의 경우, 임의의 시간 간격에서 발생하는 방사능 붕괴의 횟수를 예측할 수 있다. 방사성 화학 물질의 양은 분당 발생하는 방사성 붕괴의 횟수로 특정할 수 있다. 1 큐리(curie, Ci)의 방사성 물질은 (평균적으로) 분당 2.22×10^{12}회의 방사성 붕괴를 나타낸다. 따라서 1 nCi(10^{-9} Ci)의 샘플은 분당 2,220회의 붕괴를 일으킨다. 3초간 기대되는 방서성 붕괴 횟수는 111회이다. 두 번째 그림은 3초 동안의 붕괴 횟수의 확률에 대한 푸아송 분포(식 1에서 계산)를 보여준다.

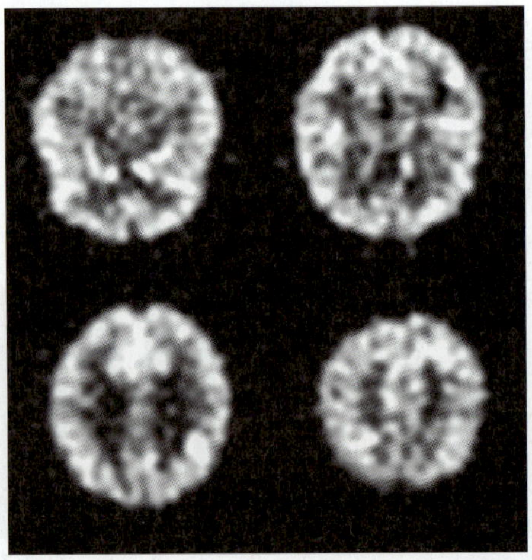

그림 12.18

양전자 방출 단층촬영을 통해 얻은 뇌의 단면도. (color plate 참조)

여기서 S는 신호 레벨이고 N은 잡음 레벨이다. 낮은 활동도의 경우, 신호는 잡음보다 훨씬 크지 않으며 결과는 잡음이 낀 이미지이다. 활동도가 높아짐에 따라 **신호 대 잡음비(signal-to-noise ratio, S/N)**가 증가하고 화질이 향상된다(화질에 대한 자세한 내용은 12.7절을 참조할 것). 식 12.8을 통해 방사능의 양이 많을수록 이미지의 품질이 더 좋아질 것이라고 예측할 수 있다. 그러나 안전상의 이유로 피험자가 받는 방사능의 양은 가능한 한 낮아야 한다. 따라서 핵의학 이미징은 이미지 품질과 환자에게 허용되는 선량 사이의 적절한 균형이 필요하다.

PET 카메라는 몸의 반대 방향에서 감마선을 동시에 감지하여 양전자의 위치를 식별하기 위해 **일치 검출(coincidence detection)**이 필요하다는 점을 제외하고는 거의 동일한 방식으로 작동한다(그림 12.15). 또한, 앞서 설명한 물리적 시준(physical collimation)은 **전자 시준(electronic collimation)**으로 바뀐다. 양전자/전자 소멸로 생성된 두 개의 광자는 동시에 탐지기에 도달한다. 따라서, 신호가 동시에 검출하는 경우에만 이벤트가 기록되도록 카메라가 설계되어 있다. 이벤트를 기록한 두 개의 탐지기를 연결한 선 상에서 이벤트가 발생했기 때문에, 위치를 특정할 수 있다. 물리적 시준은 납 스트립에서 광자를 흡수하여 탐지기에 도달하는 광자 수가 감소하기 때문에, 전자 시준은 물리적 시준보다 더 민감도가 높다. 이런 방식으로 형성된 PET 이미지는 뇌의 분자 현상을 영상화하는 데 매우 유용하다(그림 12.18).

12.5 광학 생체영상(optical bioimaging)

빛은 동물이 무언가를 인식하는 행위의 기초가 된다. 광학 생체영상은 시각 시스템을 모방하여, 신체 내의 모습을 작은 크기까지 관찰할 수 있게 해준다. 광학 이미징은 현미경으로부터 시작된 오랜 역사를 가지고 있다. 최초의 현미경은 르네상스 시대(14–16세기)에 만들어졌으며, 볼록한 유리 렌즈를 사용하여 사물을 확대한 이미지를 만들어냈다(그림 12.19). 이 장치를 이용하여 세포, 박테리아 및 기타 미세한 구조가 처음으로 발견되었다.

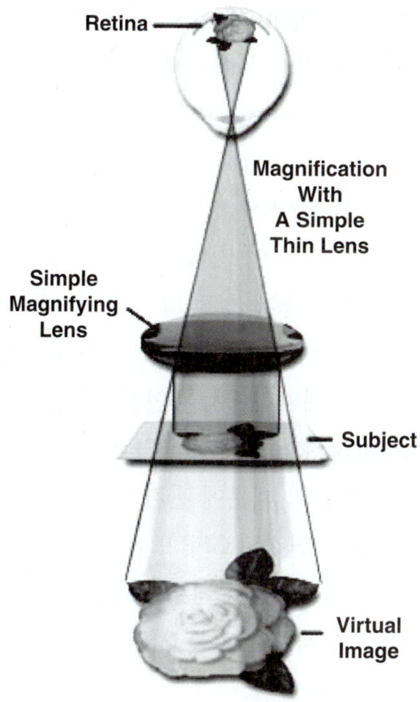

그림 12.19

단일 렌즈를 이용한 확대.

복합 현미경(compound microscope)은 배율을 높이기 위해 여러 렌즈를 함께 사용한다. 볼록 렌즈(convex lens)에서 얻어지는 상의 확대는 유리의 **굴절(refraction)**을 기반으로 한다. 빛이 균일한 매질을 통과할 때는 직선으로 진행한다. 빛이 공기와 유리처럼 서로 다른 매질을 통과할 때(그림 12.20 참조) 그 방향이 바뀔 수 있다. 이것을 굴절이라고 한다. 굴절은 빛의 속도 변화로 인해 발생하며 스넬의 법칙(Snell's law)에 따라 결정된다.

$$\frac{\sin\,\theta_1}{\sin\,\theta_2} = \frac{v_1}{v_2} \tag{12.9}$$

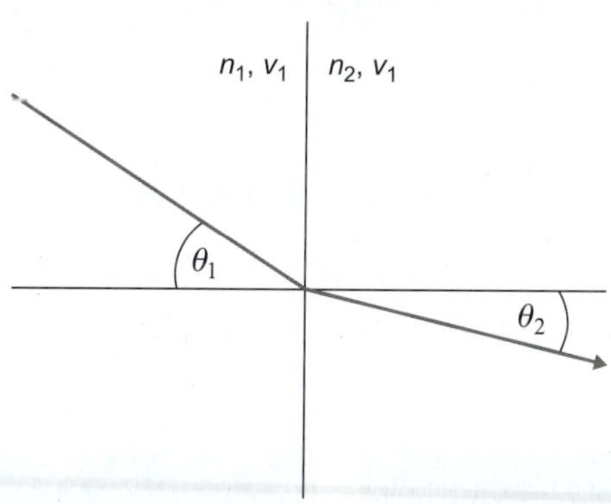

그림 12.20

굴절은 매질 간의 경계에서 발생하며 스넬의 법칙으로 설명할 수 있다.

여기서, θ_1은 계면에서의 빛의 입사각, θ_2는 굴절각, v_1은 입사광의 속도, v_2는 굴절광의 속도이다. 빛의 속도는 매질의 **굴질률(refractive index)**에 반비례한다. 돋보기 렌즈는 광선을 굴절시켜 구조가 크게 보이도록 한다. 최초의 현미경의 배율은 최대 9배에 불과했다. 17세기 미생물학 분야의 개척자로 유명한 안토니 판 레이우엔훅(Antonie van Leeuwenhoek)은 단일 렌즈를 사용하여 200배의 배율을 달성해냈다. 현재의 광학 현미경은 약 0.2 마이크로미터(micron)의 분해능으로 최대 2000배의 배율을 가질 수 있다.

12.5.1 형광(fluorescence) 및 공초점 이미징(confocal imaging)

형광체(fluorophores)라고 불리는 특정 분자는 형광을 가지고 있다. 형광체는 특정 파장의 빛을 흡수하여 여기(excite)된 후, 그보다 긴 특정 파장의 빛을 방출한다. 형광은 형광체를 자극하는 특정 파장의 빛을 가진 표본에 비춰 관찰할 수 있다. 현미경은 조명광

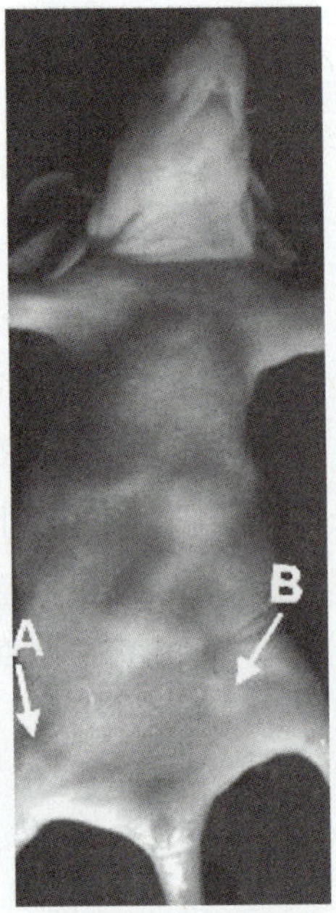

그림 12.21

살아 있는 동물에서 형광을 갖는 세포의 이미지. **A**. 이 위치는 520 nm 파장에서 형광을 방출하는 GFP 표지된 U87 종양이 위치한다. **B**. 이 위치는 NB1691 루시페라제(luciferase) 형광을 지닌 종양을 포함하고 있으며 480 nm 파장에서 형광 방출을 보인다. 멤피스의 테네시 보건 과학 센터(University of Tennessee Health Science Center)의 생명공학 및 이미징 부서의 M. Waleed Gaber 박사 제공. (color plate 참조)

(illuminating light)을 필터링하여 형광체에서 방출된 빛만을 받아들여 이미지를 생성한다. 형광 염료(fluorescent dye)는 적절한 파장의 빛에 노출되면 형광[또는 "발광(light up)"]을 일으켜 특정 세포들을 염색하는 데 사용할 수 있다.

조직의 기능적인 정보 또한 형광을 사용하여 현미경으로 이미징할 수 있다. 이 기법은 생물학적 연구에 강력한 영향력을 가진다. 예를 들어, 형광 발현 유전자를 포함하는 DNA를 도입하여 형광 단백질을 생성함으로써 유전자 발현 여부를 시각화할 수 있다. 해파리에서 자연적으로 생성되는 녹색 형광 단백질(green fluorescent protein; GFP)은 다른 합성 형광물질보다 세포에 덜 해롭기 때문에 관련 연구를 크게 촉진시켰다. 다른 세포 단백질과 연결된 GFP 또는, GFP를 발현하도록 변형된 세포를 살아 있는 동물 속에서 이미징할 수 있다(그림 12.21). 다른 색상을 발현하도록 만든 GFP의 유도체도 개발되어 한 번의 실험에서 여러 가지 대상을 이미징할 수 있다.

2차원 구조와 활동성은 기존의 현미경을 이용해서도 볼 수 있다. 하지만, 특별한 장비를 갖춘 현미경과 결합하여 형광을 이용하면 3차원 이미지를 얻을 수 있다. 예를 들어, 공초점 현미경(confocal microscope)은 표본을 여러 층으로 이미징할 수 있다. 공초점 현미경에서, 선택된 초점 평면의 위와 아래 면에서 나오는 빛은 핀홀을 통해 걸러진다. 초점 평면을 조정하면 서로 다른 층을 개별적으로 영상화할 수 있으며, 이러한 이미지들을 합쳐 3차원의 이미지를 만들 수 있다(그림 12.22).

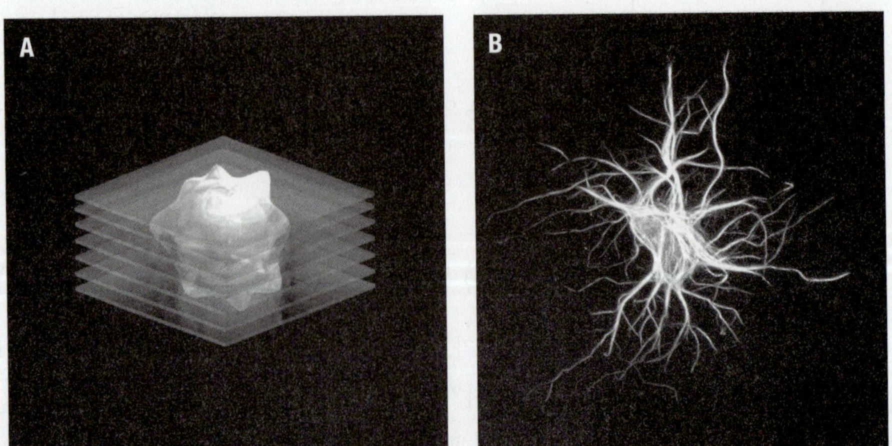

그림 12.22

공초점 현미경 이미지. **A**. 각 이미지들은 다른 초점을 가진 면에서 촬영된다. 이 일련의 단면[연속 절편(serial section)이라고 함]은 해마(hippocampal) 뉴런의 이미지(**B**)와 같이 3차원 이미지로 조합될 수 있다. 이미지 제공: Robert S. McNeil과 Gary Clark, Baylor 의과 대학의 Cain Foundation Laboratories. (color plate 참조)

12.5.2 내시경(endoscopy) 및 광섬유(fiber optics)

카메라를 이용해 외부 모습의 사진을 쉽게 찍을 수 있고 현미경은 작은 표본을 영상화할 수 있지만, 피부가 불투명하기 때문에 신체의 내부는 일반적으로 빛을 이용한 이미징을 하기 어렵다. 그러나 빛을 이용하여 내부 장기를 관찰할 수 있는 방법이 없는 것은 아니다. **내시경 검사(endoscopy)**는 **광섬유(fiber optic)**를 통로로 사용하여 신체 안팎으로 빛을 전달해서 내부 구조를 관찰할 수 있다. 소화계와 같은 신체 내의 장기와 내강은 **내시경(endoscope)**으로 검사할 수 있다. 바질 히르슈위츠(Basil Hirschowitz)는 미시건 대학의 윌버 피터스(Wilbur Peters)와 래리 커티스(Larry Curtiss)와 함께 최초의 현대적인 내시경을 개발했다. 이 내시경은 입을 통해 식도로 삽입하여 위 내벽을 관찰하는 데 이용되었다.

내부에 광섬유와 다른 장비들을 위한 채널이 있는 뱀 모양의 내시경은 폐[기관지 내시경(bronchoscopy)], 대장[대장 내시경(colonoscopy)] 및 방광[방광경 검사(cystoscopy)]과 같은 신체의 모든 장기의 구멍을 통해 체내를 관찰하는 데 널리 사용된다. 또한, 외과의사는 작은 절개선을 내어 여기로 작은 이미징 장치를 삽입함으로써 신체에 구멍을 만들지 않고도 조직 내부를 들여다볼 수 있다. 이 작은 스코프는 복강[복강경(laparoscopy)]과 관절[관절경(arthroscophy)]에 자주 사용된다.

광섬유는 물질 사이의 경계에서 발생할 수 있는 광학 현상인 **내부 전반사(total internal reflection)**를 기반으로 한다. 빛이 굴절률이 서로 다른 재료를 지나갈 때, 빛은 부분적으로 굴절되고 부분적으로 반사된다. 굴절률이 높은 재료에서 굴절률이 낮은 재료(예: 물에서 공기)로 빛이 들어오고 입사각이 충분히 얕으면(즉, 빛이 진행하는 방향과 계면의 각도가 임계 각도 이하로, 빛이 계면과 거의 평행하게 진행한다면), 내부 전반사가 발생하고 빛이 굴절되지 않는다. 내부 전반사에 대한 임계 각도는 굴절각이 90°일 때 스넬의 법칙(식 12.6)을 풀어서 얻을 수 있다.

$$\theta_1 = \arcsin\left(\frac{v_1}{v_2}\right) \qquad (12.10)$$

이 기준이 충족되면 빛은 계면을 넘지 않아 손실되지 않는다. 빛은 계면에서 반사되어 섬유의 경로를 따라 움직인다(그림 12.23). 공기 중의 물줄기 역시 광섬유 역할을 할 수 있다. 일반적으로는, 광섬유는 높은 굴절률의 내부 원통형 코어와 낮은 굴절률의 외부 피복을 갖는 유리로 제조된다. 광섬유는 빛이 광섬유 내에 있을 때 섬유가 구부러져도 임계 각도를 만족할 수 있도록 설계되었다. 내부 전반사가 없으면 빛은 섬유에 들어

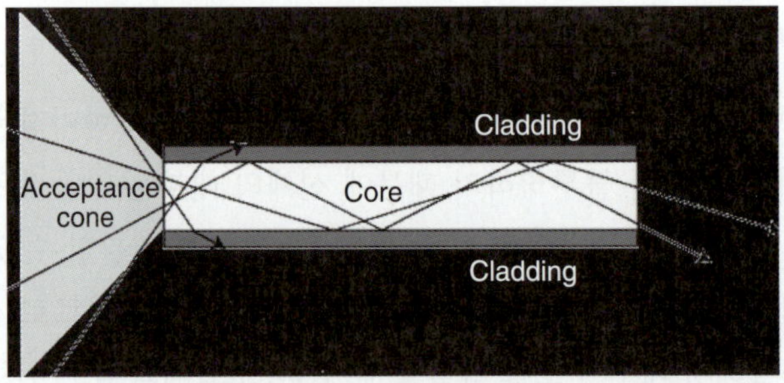

그림 12.23

광섬유 내에서 일어나는 내부 전반사.

간 직후에 흡수된다. 내부를 완벽한 거울로 코팅한 유연한 튜브를 사용하여 동일한 효과를 얻을 수도 있지만, 이를 작은 크기로 만들 수는 없으며, 또한 내부를 거울로 완벽하게 코팅하는 것이 매우 어려울 것이다. 내부 전반사 섬유는 약 8분의 1 밀리미터 수준의 매우 얇은 유리로 제작할 수 있으며, 이렇게 얇은 유리는 쉽게 구부러질 수 있다.

내시경은 하나의 광섬유를 사용하여 빛을 체내로 전달하고, 얻어진 이미지 정보를 신체 외부로 가져올 때는 많은 수의 광섬유를 사용한다. 각 섬유는 영상에서 한 픽셀에 해당하며, 이러한 섬유의 배열은 전체 이미지를 생성하는 데 사용된다. 또한 내시경을 통해 약물 투여 또는 생검(biopsy) 시료 채취를 수행할 수도 있다.

12.6 MRI

자기공명(magnetic resonance, MR)은 특히 CT와 같은 방식으로 쉽게 영상화할 수 없는 부드러운 조직의 정교하고 상세한 3차원 영상을 제공한다. MRI는 관절, 뇌 및 복부의 구조 이미지를 1 밀리미터 이하의 우수한 분해능으로 제공한다. MR은 또한 매우 다양한 용도로 사용할 수 있는데, 현재는 단순한 구조의 측정뿐만 아니라, 생화학적 구성, 조직 기능 및 분자 확산의 측정에도 MRI를 사용할 수 있다.

MR은 강한 자기장 안에서 원자핵이 가지는 자기 쌍극자(magnetic dipole), 즉 **스핀(spin)**의 속성을 사용한다. 자기공명 현상은 1946년에 발견되었으며 분석화학 및 유기화학 연구에 중요한 도구가 되었다. 특정 원자의 핵은 자기 모멘트를 생성하는 스핀을 보여준다. 핵과 자기장 사이의 정확한 상호 작용은 분자 내 원자핵의 환경에 달려 있다. 따라서, 자기공명 분광기(magnetic resonance spectroscopy)는 분자 고유의 스펙트럼을 생성할 수 있다. 이 현상을 사용하는 영상화 기법(즉, MRI)은 일리노이 대학(University of Illinois)의 폴 라우터버(Paul Lauterbur)와 노팅엄 대학(University of Nottingham)의 피터 맨스필드(Peter Mansfield)의 연구로 1973년에 시작되었으며, 1980년대에 임상 적용을 통해 무르익었다. 라우터버와 맨스필드는 의학 영상 분야에서 MRI가 갖는 중요성을 인정받아 노벨 의학상을 수상했다.

MR 스캐너는 중심에 구멍이 뚫린 커다란 실린더이며, 피사체가 맞춰 들어갈 수 있을 정도로 크다. [지나치게 딱 맞는 스캐너는 경우에 따라 폐소공포증(claustrophobia)을 일으키기도 한다.] 실린더는 강한 자기장(B_0)을 생성하는 데 사용되는 금속 와이어 코일과 피검자로부터 나오는 신호를 받기 위한 또 다른 코일을 가지고 있다. 자기장의 빠른 전환이 일어나 실린더의 내부는 매우 시끄럽다. B_0 자기장을 생성하는 데 필요한 높은 전류를 얻기 위해 이 코일은 특수 소재의 와이어를 수 마일 길이로 감아서 만들며, 냉각을 통해 **초전도(superconducting)** 특성을 가진다. 표준 임상 스캐너는 1.5 **테슬라(tesla)**의 자기장을 가지고 있으며 이는 냉장고 자석에 비해 약 3,000배나 더 강력하다. 연구용 MR 시스템은 이보다도 더 높은 자기장 강도를 가지고 있다.

이미징은 다른 원자핵을 이용할 수도 있지만 대개 수소 핵(양성자)을 통해 이루어지는데, 그 이유는 이들이 매우 흔하기 때문이다(대부분의 조직은 주로 물로 구성되어 있다). 피사체가 MR 스캐너의 자기장에 놓여지면, 수소 핵의 자기 모멘트 벡터는 B_0에 평행하게 정렬되는 경향이 있으며, 이에 따라 총 자기화 벡터 M을 형성한다. 평형상태에서 M은 항상 B_0와 같은 방향으로 정렬된다(그림 12.24).

특수 주파수[핵의 유형 및 자기장 강도에 좌우되며, 이를 **라머 주파수(Larmor frequency)**라고 함]에서 전자기 복사의 짧은 펄스는 B_0에 수직인 평면에 적용되어 횡방향 자기장(B_1)을 생성하며, 수소 핵 중 일부의 정렬을 바꾼다. 펄스가 멈추게 되면, 핵은 자발적으로 원래의 평형상태로 돌아오기 시작한다. 초기 "팁(tip)"의 각도를 여기 각도(excitation angle)라고 한다. 라머 주파수의 펄스로 인한 정렬의 변화는 M 벡터가 B_0 전기장 주위에서 진동[wobble, 세차운동(precess)]하게 한다. 라머 주파수는 전자기 스펙트럼의 RF 범위에 있다(박스 12.1). 핵이 세차 운동함에 따라, 분자는 미세하게 회전하면서[이완기(relaxation)], 대상을 둘러싸는 수신기 코일을 통해 감지할 수 있는 RF 에너지를 방출한다. 핵이 평형상태로 복귀하는 과정에서 종적($T1$) 이완(longitudinal

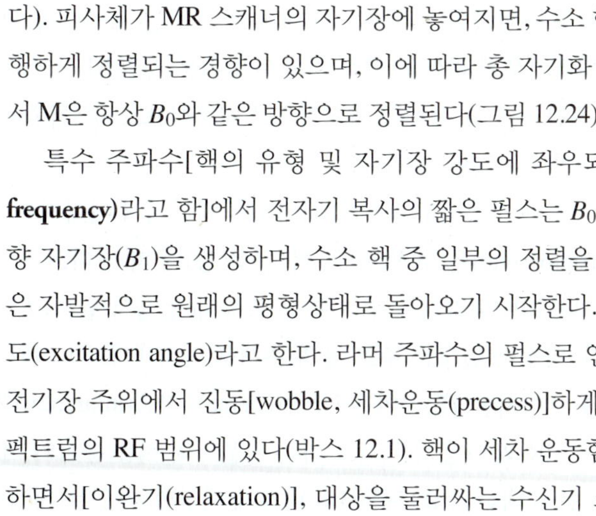

그림 12.24

자기공명 이미지의 물리적 기반. 무작위로 배향되어 있는 양성자의 그림(**A**), 자기장 내에서 정렬된 양성자(**B**), 고주파 펄스가 가해진 후 세차운동(**C**와 **D**).

relaxation)과 횡적($T2$) 이완(transverse relaxation)의 두 가지 특성을 나타낸다. 세차 운동하는 M 벡터는 라디오 안테나와 마찬가지로 수신기 코일에 교류 RF 전류를 유도한다. 전류의 세기는 세차 운동의 각도에 비례한다(그림 12.24).

MR을 사용하여 이미지를 생성하려면, 생성된 신호가 다른 형태의 "공간 부호화(spatial encoding)"를 통해 3차원 공간으로 옮겨져야 한다. 자기장 안의 다른 지점에서, 일시적으로 자기장의 세기를 변경하려면 추가 코일이 필요하다. 자기장 기울기를 한 방향으로 생성하여, 특정 축을 따라 자기장의 세기를 증가시킬 수 있다. 라머 주파수는 자기장 강도에 따르기 때문에, 축을 따라 서로 다른 지점의 수소 핵은 다른 주파수로 세차 운동하게 된다. 이 기술은 생성되는 신호의 주파수가 해당 축 방향으로의 공간 정보를 부호화한 것이기 때문에, "주파수 부호화(frequency encoding)"라고 한다. M 벡터는 주파수와 위상을 모두 가지며, 두 번째 차원은 위상을 사용하여 인코딩된다. 주파수 부호화를 위한 자기장을 인가하기 직전, 아주 짧은 시간 동안 다른 자기장 기울기가 사용된다. 이 자기장은 M 벡터의 위상을 바꾸지만, 주파수는 변경하지 않고, 따라서 각 지점마다 다른 위상을 측정하여 두 번째 차원에 대한 정보를 제공한다. 세 번째 차원은 한 단면 내에서 자기장 기울기 하에 다양한 주파수 범위를 가진 RF 펄스를 사용하여 얻을 수 있다. 이러한 공간 부호화 절차를 체계적으로 적용함으로써 3차원 부피를 가진 완성된 이미지를 단면 별로 획득할 수 있다.

생성된 신호가 기록되고 얻어진 데이터가 처리되어 이미지가 생성된다(그림 12.25). 이완율(relaxation rate)은 조직(혈액, 뼈, 근육 등)에 따라 다르며 이미지에는 이러한 차이가 반영된다. MR의 밝기는 주로 특정 조직 내 양성자 밀도, $T1$ 이완 및 $T2$ 이완에 의해 결정된다. 양성자 밀도는 주로 물의 존재를 나타낸다. $T1$ 이완은 다양한 연조직에서 좋은 대비를 보이지만 $T2$ 이완은 [부종(edema), 경색(infarction) 등] 병리학(pathology)에 민감하다. MRI의 다용성은 서로 다른 기울기의 적용 순서와 서로 다른 RF 펄스를 사용하여 변수들에 대한 중요도를 서로 다르게 책정할 수 있는 데에서 나온다. 이것은 MR 오퍼레이터가 조직에서 상이한 효과를 측정할 수 있게 한다. 이러한 의미에서, MR은 "프로그램 가능한" 방법이다. 이미징 방법의 특성을 신체의 다른 조직이나 다른 측정에 대해 좋은 대비를 얻기 위해 조정할 수 있기 때문이다. CT와 달리 MR은 우수한 연조직 대비를 제공할 수 있다. 그러나 MR에서는 뼈에 수분 함량이 거의 없으므로 신호가 거의 나오지 않으며, 따라서 영상을 얻기 어렵다. 장비가 복잡해짐에 따라, MRI는 CT보다 비용이 많이 든다.

MR은 조직의 화학 성분 연구를 위해 프로그래밍할 수 있다. **MR 분광학(MR spectroscopy)**은 핵의 화학적 환경이 국부적으로 자기장을 변형시킨다는 사실을 이용한

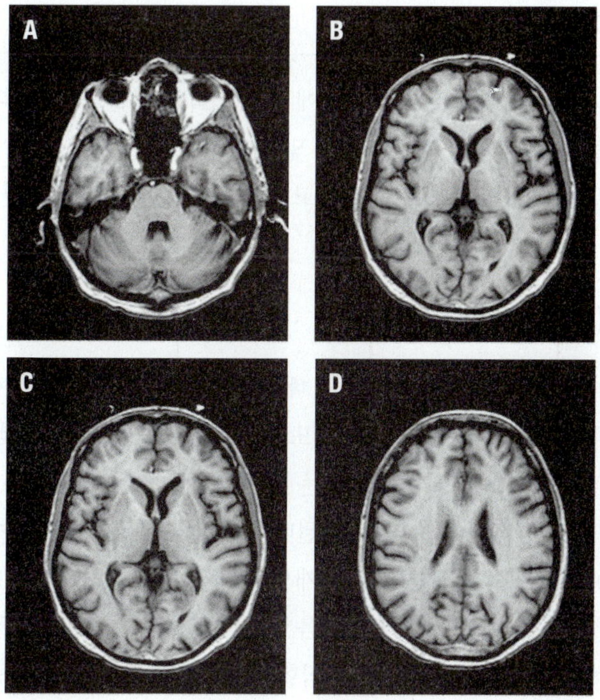

그림 12.25

뇌의 자기공명(MR) 이미지. 소뇌가 있는 면(**A**)에서 측면 뇌실 꼭대기(**D**) 면까지 네 층으로 이루어진 뇌의 축방향 MR 단면도.

다. 이 자기장의 변화는 화합물에 따라 라머 주파수에 작은 변화를 일으킨다. 처음에는 분광 정보의 위치를 특정할 수 없어, 샘플 전제에 대한 정보만을 획득할 수 있었다. 현재는 해상도가 1 센티미터 정도에 머물러 있기는 하지만, 분광 이미징이 가능하다.

뇌 기능은 또한 **fMRI**라는 접근 방식을 통해 혈류를 기반으로 하여 MR로 측정할 수 있다. 인지, 운동 또는 감각 기능을 수행하는 뇌 영역과 같이 뉴런이 활성화된 뇌 영역에서는 혈류가 증가한다. 혈액에는 철분 함유 화합물인 헤모글로빈이 들어 있기 때문에 자성이 있다. 철의 존재는 철 근처의 자기장을 변화시켜 국부적으로 MRI 신호를 감소시킨다. 뇌의 활동적인 영역에서는 혈류가 증가하게 되어 산소가 공급된 혈액이 유입된다. 그러나 헤모글로빈의 산소화는 자기 특성을 변화시키고 작은(~3%) 신호 변화를 일으킨다. 혈류 변화는 매우 짧게 지속되기 때문에 빠른 이미징 시퀀스를 사용해야 한다. 따라서 이러한 이미지는 일반적인 MR 이미지보다 품질이 낮다. 눈에 보이는 변화를 보기 위해서는 이미지를 여러 번 반복하여 얻어야 한다. 혈류가 증가한 영역은 이미지로부터 계산할 수 있다. 이렇게 얻어진 결과는 신경 과학에 널리 적용될 수 있는 비침습적인 뇌 기능 측정 방법이다. 이 방법은 또한 뇌 수술에서 기능적으로 중요한 영역을 파악하기 위해 임상적으로 사용되고 있다.

12.7 이미지 처리 및 분석

컴퓨터와 디지털 이미징은 생체영상에서 핵심적인 역할을 한다. 대부분의 생체영상 기술은 디지털 이미지 형성과 프로세싱 및 시각화 없이는 사용할 수 없다. 이미지 처리 및 분석 방법은 이미지의 품질을 개선하고 정량화하는 방법을 제공한다.

12.7.1 디지털화(digitization)

디지털 이미지는 본질적으로 숫자의 배열이다(그림 12.26). 이미지는 본질적으로 이산적(discrete)이라 할 수 있다. 즉, 광도(또는 계조) 및 공간에 관한 몇 개의 숫자 상태의 요소로 분해된다. 광도의 경우 이미지는 일반적으로 256 레벨(256 = 2^8이므로 8 비트의 정보에 해당)로 양자화(quantization)된다. 즉, 임의의 위치에서의 이미지의 강도는 0(완전 검은색), 255(완전 흰색) 또는 254개의 회색 음영(1, 2, 3, ... 254) 중의 하나의 값을 가진다. 인간의 눈은 100 단계 이하의 음영만을 구별할 수 있지만, 컴퓨터의 디지털 이미지 처리는 모든 수준의 양자화를 인식할 수 있다. 따라서 일부 의료 이미지에서는 밝기를 65,536 단계까지(65,536 = 2^{16}이므로 이 정보는 16 비트로 저장될 수 있다) 표시된다. 계조의 수는 이미지 품질에서 중요하다. 부드럽고 점진적인 음영이 있는 영역에 너무 적은 양의 양자화 레벨이 있는 경우, 하나의 명도에서 다음 명도로 전환되는 가장자리에 "가짜 윤곽선(false contour)"이 나타난다.

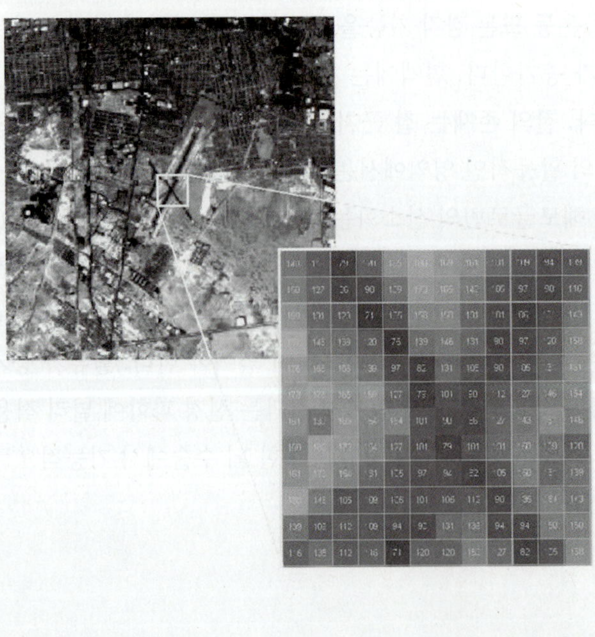

그림 12.26

디지털 이미지의 광도 값의 예. 확대된 이미지의 일부분은 이산적인(샘플링된) 위치에서 이산(양자화된) 광도 값을 나타내며 각 픽셀에 음영 값이 표기되어 있다. 이미지 제공: USGS/EROS, Sioux Falls, SD. (color plate 참조)

2차원 이미지의 경우 이미지는 픽셀[pixel, 그림 요소(picture element)의 줄임말]이라고 하는 정사각형의 개별 공간 요소로 이루어진다. 3차원에서 공간 요소는 일반적으로 복셀(voxel)이라는 입방체이다.

이미지의 **시야(field of view)**는 이미징된 공간의 범위이다. 시야가 **샘플링(sampled)**되면, 그 안의 공간은 픽셀 행렬로 이산화된다. 각 픽셀의 크기는 관측 시야를 행렬 크기로 나눈 값이다. 3차원 이미지의 경우 슬라이스 두께라는 추가 차원도 지정된다.

예제 3

24 제곱센티미터의 시야를 가진 머리의 이미지를 생각해보자. 이미지 행렬 크기가 256 × 256이고, 슬라이스 두께가 1.5 mm라면 각 복셀의 크기는 얼마일까?

정답 0.9375 mm × 0.9375 mm × 1.5 mm

복셀의 크기는 때때로 **해상도(resolution)**와 혼동된다. 해상도는 이미지에서 얼마나 많은 세세한 부분을 볼 수 있는지를 나타내는 척도이다. 해상도는 두 개체가 떨어져 있을 때 구분되어 보이는 능력을 바탕으로 정의된다. 즉, 해상도는 두 개의 작은 물체(또는 점)가 분리되어 보이는 최소 거리로 정의된다. 물체가 해상도보다 가까이 있다면 하나의 흐릿한 방울(indistinct blob)로 나타난다.

해상도는 이미지 품질을 나타내는 한 가지 방법이다. 이미지 품질은 **대비(contrast)**와 **잡음(noisiness)**으로도 측정할 수 있다. 대비는 인접한 두 영역 사이의 상대적인 밝기 변화(어두운 곳에서 밝은 곳으로 또는 그 반대로)이다. 대비가 높을수록 대상의 경계를 더 쉽게 인식할 수 있다. 이미지의 노이즈는 녹음에서 발생하는 노이즈와 같이 신호를 왜곡(distort)시킨다. 어떤 측정 방법에서나 잡음은 실제 값과 측정된 값의 차이로 정의된다. 모든 측정 방식은 잡음의 영향을 받는다. 일반적으로 영상의 노이즈는 이미지 상에서 임의적인 얼룩으로 나타난다. 이는 일부 지점의 이미지 강도가 실제 값과 다르기 때문에 발생한다. 이미지 강도에서 이러한 원치 않는 변화를 관리하는 하나의 방법은 균일한 이미지 영역 내에서 음영의 분산을 측정하는 것이다.

12.7.2 이미지 개선

컴퓨터 프로세스를 이용하여 이미지 품질을 향상시킬 수 있다. 이미지를 향상시키는 한 가지 방법은 이미지의 대비를 향상시키기 위해 세기(intensity)를 조정하는 것이다. 이미

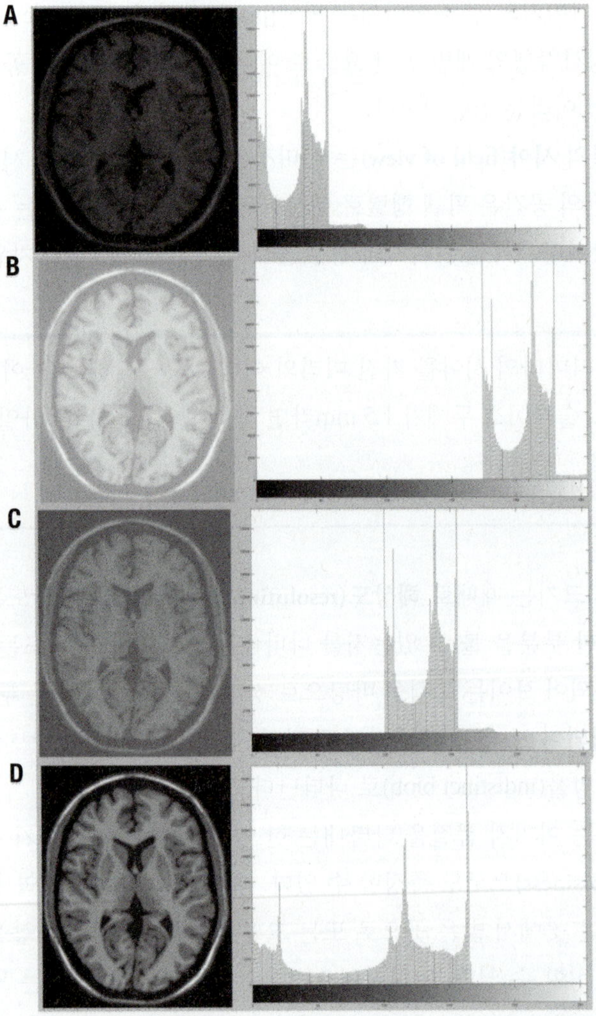

그림 12.27

히스토그램 및 대비 향상. 강도 히스토그램은 각 이미지(**A**, **B**, **C**, **D**)의 밝기 및 대비를 나타낸다.

지의 대비를 이해하는 가장 좋은 방법은 각 광도 또는 계조 값을 가지는 픽셀 수를 계산하는 광도 히스토그램을 이해하는 것이다(그림 12.27 참조). 히스토그램에서 픽셀 농도가 특정한 음영 범위에 집중되어 있으면 이미지의 대비가 좋지 않다. 광도가 높은 쪽 끝부분에 집중되면 이미지가 과다 노출로 나타나며(그림 12.27b), 낮은 쪽 끝부분에 집중되면 노출 부족(그림 12.27A)으로 나타난다. 영상 전체에서 가장 좋은 대비는 히스토그램이 균등할 때이며(그림 12.27D), 전체 광도 범위의 값이 균등하게 사용될 때이다. 컴퓨터 알고리즘은 이미지의 대비를 향상시키기 위해 히스토그램을 수정할 수 있도록 고안되었다.

이미지를 향상시키는 또 다른 방법은 **선형 필터링(linear filtering)**을 사용하는 것이

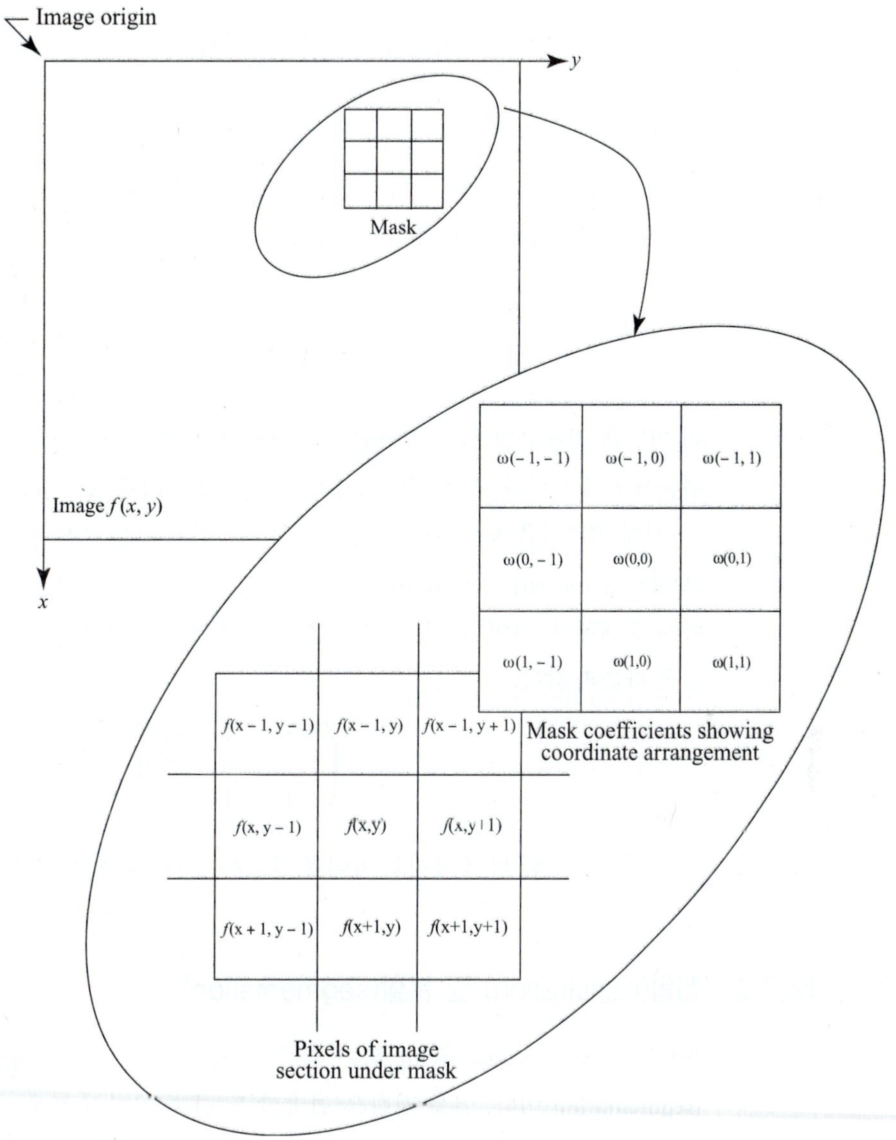

그림 12.28

이산 컨볼루션(discrete convolution)을 이용한 선형 필터링(Gonzalez RC, Woods, *Digital Image Processing,* Boston, MA: Addison-Wesley, 2004).

다(그림 12.28). 선형 필터링은 이미지에 적용하는 작은 숫자 행렬[커널(kernel)]로 정의할 수 있다. 필터 커널은 대상 이미지의 모든 픽셀에 적용되는 수학적 프로세스를 정의하는 (이미지의 작은 부분에 해당하는) 작은 행렬이다. 필터링된 이미지는 간단한 수학적 연산으로 계산할 수 있다. 필터는 이미지의 각 픽셀 또는 복셀의 중심에 배치되며, 해당 픽셀/복셀의 새 값은 해당 요소의 합계로 결정된다. 그림 12.28에서 정의된 변수를 이미지 $f(x, y)$와 커널 $w(x, y)$에 적용해보자.

$$f_{\text{new}}(x, y) = \sum_{i=-1}^{1}\sum_{j=-1}^{1} f(x+i, y+j)w(i, j) \tag{12.11}$$

이 과정은 이산 컨볼루션(discrete convolution)이라고도 한다.

예를 들어, 이미지의 노이즈를 줄이기 위해 간단한 스무딩 필터(smoothing filter)를 사용할 수 있다. 필터 커널은 다음과 같다.

$$\begin{pmatrix} 1/9 & 1/9 & 1/9 \\ 1/9 & 1/9 & 1/9 \\ 1/9 & 1/9 & 1/9 \end{pmatrix}$$

이 커널을 적용하면 필터링 작업 결과 이미지의 각 픽셀 값은 그 주변 9개의 픽셀 값의 평균으로 대체된다. 결과 이미지가 더 부드럽고 흐리게 보이지만 노이즈는 줄어든다.

선형 필터링을 사용하여 이미지를 더 선명하게 만들 수도 있다. 한 가지 방법은 **언샤프 마스킹(unsharp masking)**이라는 기술을 사용하는 것이다. 이 기술은 암실 사진 처리에서 유래했다. 아이디어는 이미지를 가져 와서 흐린 버전을 빼는 것이다. 적용하는 커널은 다음과 같다.

$$\begin{pmatrix} -1 & -1 & -1 \\ -1 & 9 & -1 \\ -1 & -1 & -1 \end{pmatrix}$$

이 커널은 인접한 픽셀 사이의 차이를 강조하기 때문에 영상을 선명하게 한다.

12.7.3 정합(registration) 및 분할(segmentation)

이미지를 정량화(quantifying)하기 위한 두 가지 주요 작업은 **정합(registration)**과 **분할(segmentation)**이다. 영상 정합은 연속된 두 단면 이미지 혹은 다른 시간에 찍은 동일한 객체의 이미지같이 서로 관련이 있는 이미지를 정렬하는 프로세스이다. 목표는 상동 구조(homologous structure)/해부학적 구조를 가장 잘 나타내는 두 이미지 사이의 변화(즉, 상대적 정렬)를 확인하는 것이다. 정합 프로세스에는 변환(transformation), "일치(matching)"를 정량화하는 단계, 최적화(optimization)의 세 가지 단계로 이루어진다. 최적화 프로세스는 최적의 이미지 정렬 방법에 대한 초기 추정으로 시작하여, "일치"를 향상시킬 수 있도록 예측값을 개선한다. 예를 들어 이미지들 사이의 광도의 상관관계로 일치도를 정량화할 수 있다.

가장 단순한 변환 방법은 이미지가 회전과 이동으로만 달라지는 경식 변환(rigid

transformation)이다. 이 경우 최적화 프로세스는 최적의 일치를 만들기 위한 최적의 회전 및 이동 매개 변수를 탐색한다. 연식 변환(nonrigid transformation)은 뒤틀림(warping)을 허용하고, 따라서 최적화하기 위해 더 많은 매개 변수가 필요하다.

이미지 정합의 첫 번째 실전 사용은 영상 유도 수술(image-guided surgery)로 이어졌으며, 발견이 공개된 지 2주밖에 되지 않은 X선을 사용하여 시행되었다. 1895년 영국의 버밍엄에서 한 여자가 손에 부러진 바늘이 들어 있었다. X선 이미지는 그녀의 손에 대해 정렬되었고, 바늘을 제거하기 위해 수술용 칼을 유도하는 데 사용되었다.

이미지 정합에는 많은 다른 응용법이 있다. 여러 기법을 통해 얻은 이미지를 함께 해석하기 위해서는 정렬이 필요하다. 예를 들어, MR의 구조적 이미지와 PET의 기능적 이미지는 서로에게 보완적인 정보를 제공한다(그림 12.29). fMRI에서와 같이 시간 경과에 따른 여러 개의 이미지를 연구하는 경우 피사체가 이미징 과정에서 점차적으로 움직이기 때문에 정렬이 필요할 수 있다. 이미지가 동일한 표본을 나타내며 모양이 변경되지 않은 경우, 경식 변환만으로도 정합을 수행할 수 있다. 이미지가 서로 다른 표본이나 형태의 변화가 나타나는 표본일 경우(예: 발달 중 태아 같은 경우), 연식 변환이 필요하다.

분할(segmentation)은 이미지 내에서 더 작은 구조(기관, 세포 등)를 식별하는 프로세스이다. 영상 분할에서 픽셀들은 각 픽셀이 속한 구조에 따라 라벨링되거나 분류된다. 구조는 외관의 동질성(homogeneity)을 기반으로 정의될 수 있다. 예를 들어 어떤 구조는 주변 지역보다 밝을 수 있고, 그 밝기를 기반으로 라벨링할 수 있다.

분할의 가장 간단한 방법 중 하나는 경계화(thresholding)이다. 임계값(threshold value)보다 밝은 모든 픽셀은 대상에 속한 것으로 간주할 수 있다. 임계값 밝기는 수동 또는 자동으로 결정할 수 있다. 자동으로 결정할 경우에는 히스토그램의 구간을 가장 적절하게 나눌 수 있는 값을 기준으로 삼는다.

대안으로, 동종 영역들 사이에 있는 가장자리를 기준으로 분할할 수 있다. 가장자리를 계산하는 한 가지 방법은 앞서 설명한 선형 필터링을 이용해서, 영상에서 가장자리

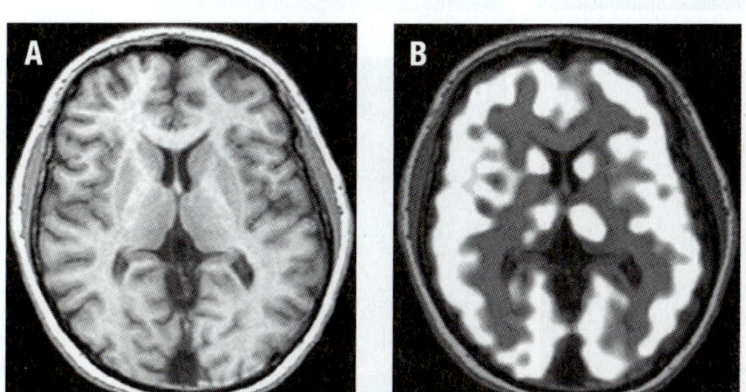

그림 12.29

두뇌 이미지의 정합을 보여주는 예. 정렬된 MR 이미지(**A**)와, 양전자 단층촬영 이미지에 중첩된(**B**) 이미지로, 구조와 기능을 동시에 보여준다. (color plate 참조)

와 같은 특정한 특징을 추출하도록 하는 것이다. 예를 들어, 아래와 같은 커널을 이용한 이산 컨볼루션을 보자.

$$\begin{pmatrix} -1 & 0 & 1 \\ -1 & 0 & 1 \\ -1 & 0 & 1 \end{pmatrix}$$

이 행렬은 수직 가장자리에서 높은 값을 갖는 픽셀을 생성한다. 이 값은 고정 좌표계에 대해 가장자리가 어두운 쪽에서 밝은 쪽으로 가는지, 혹은 밝은 쪽에서 어두운 쪽으로 가는지 여부에 따라 양수 또는 음수 값을 가질 수 있다. 반대로 다음과 같은 커널,

$$\begin{pmatrix} -1 & -1 & -1 \\ 0 & 0 & 0 \\ 1 & 1 & 1 \end{pmatrix}$$

은 수평 가장자리에서 높은 값을 갖는 픽셀을 생성한다. 두 응답 값을 결합하여 모든 각도에서 모서리를 찾을 수 있다. 이 과정으로 얻은 가장자리를 서로 연결하여 영역 사이의 경계를 형성할 수 있으며, 얻어진 경계는 분할에 이용할 수 있다(그림 12.30).

아틀라스 기반 분할(atlas-based segmentation) 기법에서는 영상의 정합을 사용한다. 이 방법은 미리 완전히 분할되어 있는 아틀라스라는 이미지를 필요로 한다. 아틀라스는 경우에 따라서는 수동으로 분할되기도 하며, 이 이미지를 분할하려는 이미지와 정합하

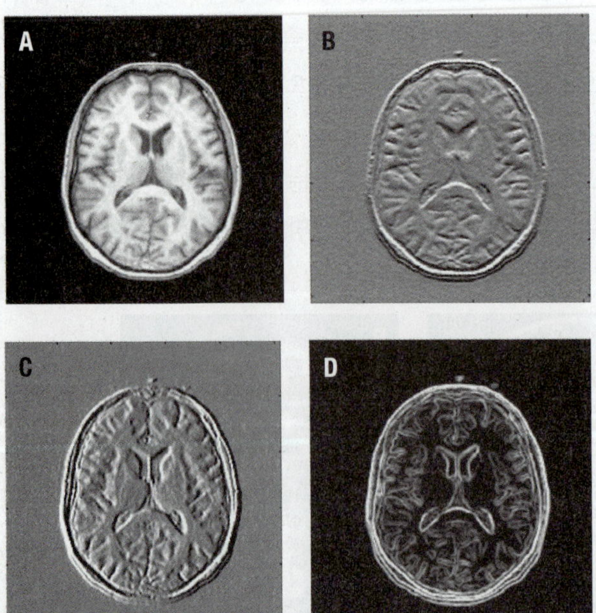

그림 12.30

뇌의 자기공명영상. 원본의 세기(**A**), 수평 가장자리 강조(**B**), 수직 가장자리 강조(**C**)(어두운 부분이 음수, 밝은 부분이 양수), 가장자리의 세기(edge magnitude, **D**).

고, 아틀라스에서 사용한 라벨링을 대상 이미지에 함께 적용하여 한 번에 세분화된 이미지를 얻을 수 있다.

요약

- 신체 내부를 미시적 수준까지 볼 수 있는 영상 기술은 큰 발전을 이루어, 각각 강점과 약점들을 가진 여러 가지 영상화 기법들이 개발되었다. 이런 기법들을 함께 사용하여, 질병 진단 및 치료 능력이 크게 향상되었다.
- X선 및 CT 이미징은 최초로 몸을 들여다볼 수 있는 방법을 제공하여 내부 구조의 시각화를 가능하게 했다.
- 초음파 이미징은 빠르고 휴대가 가능하며, 저렴한 구조와 속도의 동적인 이미지를 제공한다.
- 핵의학은 질병의 생리적 변화를 수치화하기 위해 방사성 화합물을 이용, 신체 내의 기능을 영상화할 수 있다.
- 현미경은 형광 및 공초점 이미징 방법과 같이 지난 100년 동안 지속적인 발전되어왔으며, 매우 작은 스케일에서 3차원 구조와 기능을 시각화할 수 있게 되었다.
- 내시경 검사는 표현 그대로 제내로 카메라를 들여와 신난 빛 수술에 응용을 위해 내부 구조를 이미지화하는 것이다.
- MRI는 프로그래밍이 가능한 이미징 방식으로 구조와 기능에 관한 정보를 제공한다.
- 이미지의 컴퓨터 처리는 이미지의 형성 및 정량화, 품질 개선, 해부학적 구조 및 기능의 측정을 위해 필수적이다.

더 읽어보기

Bankman IN. *Handbook of Medical Imaging, Processing and Analysis*. St. Louis, MO: Academic Press; 2000.

Hendee WR, Ritenour R. *Medical Imaging Physics*. St. Louis, MO: Mosby; 2003.

Kremkau FW. *Diagnostic Ultrasound: Principles and Instruments*. Philadelphia, PA: W.B. Saunders; 2002.

Lacey AJ. *Light Microscopy in Biology: A Practical Approach*. Oxford, UK: IRL Press; 1989.

Russ JC. *The Image Processing Handbook*. Boca Raton, FL: CRC Press; 2002.

Saha GB. *Physics and Radiobiology of Nuclear Medicine*. New York: Springer; 2001.

Smith RC, Lange RC. *Understanding Magnetic Resonance Imaging*. Boca Raton, FL: CRC Press;

1998.

Smith NB, Webb A. *Introduction to Medical Imaging*. Cambridge, UK: Cambridge University Press; 2011.

유용한 인터넷 사이트

http://www.med-ed.virginia.edu/courses/rad/
방사선학의 개요: 온라인 튜토리얼.

핵심 개념 및 정의

감마카메라(gamma camera): 의료 분야에서 방사성 물질이 주입된 환자를 스캔하여 방사성 이미지를 촬영하는 데 사용되는 장치.

공진 주파수(resonant frequency): 물질이 자연적으로 진동하는 주파수.

광섬유(fiber optics): 신호 손실이 거의 없는 고속의 빛 형태로 이미지 또는 신호를 전송하는 데 사용되는 유리로 만든 얇고 유연한 섬유.

굴절(refraction): 하나의 매질에서 다른 매질로 전달되는 빛의 경로 방향의 변화.

굴절률(refractive index): 특정 물질을 통과하는 빛의 속도와 진공을 통해 진행하는 빛의 속도의 비율.

기능성 자기공명영상(functional magnetic resonance imaging, fMRI): 혈류와 인지 작용으로 인해 뇌에서 발생하는 변화를 전파와 자기장을 사용하여 촬영하는 비침습적 이미징 방법.

기법(modalities): 이미징에 사용할 수 있는 여러 방법.

내부 전반사(total internal reflection): 임계각보다 큰 각도에서, 두 개의 다른 매질 사이의 경계에서 일어나는 빛의 완전한 반사.

내시경(endoscope): 수술 중 광섬유 케이블을 사용하여 신체 기관을 밝히는 데 사용되는 관형 광학 기기.

내시경 검사(endoscopy): 유연한 광섬유 케이블(내시경)을 사용하여 검사 또는 치료를 위해 신체의 내부 장기를 밝히는 것.

단일 광자 방출 단층촬영(single photon emission computed tomography, SPECT): 감마선을 사용하여 촬영한 신체의 2차원 단면들을 컴퓨터 재구성을 통해 3차원으로 변환하는 핵의학의 이미징 기술.

대비(contrast): 이미지의 두 인접한 영역 사이의 상대적인(어두운 쪽에서 밝은 쪽, 또는 그 반대 방향으로의) 밝기 변화.

도플러 효과(Doppler effect): 광원과 관찰자 사이의 거리의 변화에 의해 야기되는 파동의 겉보기 주파수 또는 파장의 변화.

디지털(digital): 이진법 언어 또는 숫자 배열, 일반적으로 "1"과 "0"을 사용하여 전자적으로 정보를 저장하는 방법.

라머 주파수(Larmor frequency): 자성 핵이 자기장의 강도에 비례하여 여기될 수 있는 주파수.

반감기(half-life): 방사성 원소의 원자 반이 붕괴하기까지 걸린 시간.

방사능 밀도(radiodensity): 재료의 특성 중 하나로, 물질을 관통하는 전자기 복사의 상대적인 능력.

방사성 분자(radioactive molecules): 불안정하고 자발적으로 붕괴하며 방사선 에너지를 방출하는 분자.

분할(segmentation): 이미지에서 장기와 세포와 같은 더 작은 구조를 식별하는 프로세스.

사이클로트론(cyclotron): 전기장을 번갈아 가하면서, 아원자 입자에 에너지를 가하여 방사선 물질을 생성하기 위한 입자 가속기.

산소-15(oxygen-15, ^{15}O):호흡 기능 및 양전자 단층촬영(PET) 연구에 일반적으로 사용되는 2.04분의 반감기를 갖는 산소의 방사성 동위 원소.

선형 필터링(linear filtering): 대응하는 요소들의 합으로부터 픽셀에 대한 새로운 값을 결정하여 이미지를 선명하게 하는 프로세스.

스핀(spin): 축 주위에서 시계 또는 반 시계 방향으로 전자가 회전하는 것.

시야(field of view): 광학 장치를 통해 촬영되었거나 할 수 있는 영역.

신호 대 잡음비(signal-to-noise ratio, S/N): 이미징에서, 신호(활동) 대 신호의 오류(잡음)의 비율로 일반적으로 데시벨 단위로 표시한다.

실시간(real time): 박동하는 심장과 같이 빠르게 움직이는 조직의 구조 및 동적 기능을 현상이 발생하는 것과 동시에 기록, 영상화하는 것.

압전성 크리스털(piezoelectric crystal): 전기 신호 또는 구동 전압에 반응하여 진동하는 초음파를 발생시키는 데 사용되는 특수한 유형의 크리스털. 역으로 진동을 받아 전압을 유도할 수도 있다.

양전자 방출 단층촬영(positron emission tomography, PET): 방사성 동위 원소의 붕괴를 통해 신체의 3차원 이미지를 생성하는 데 사용되는 핵의학 이미징 기술.

언샤프 마스킹(unsharp masking): 컴퓨터 조작을 통해 이미지의 선명도를 높이는 과정으로 이미지의 흐린 버전을 빼서 세부 사항을 향상시키는 프로세스.

에너지 창문(energy window): 감마 이미지를 얻기 위해 광자가 계측되는 정의된 에너지 범위.

요오드-131(iodine-131, ^{131}I): 이미징과 치료를 위한 핵의학에 사용되는 요오드의 방사성 동위 원소.

이산 컨벌루전(discrete convolution): 피사체 이미지에 대한 사용자 정의 필터 커널을 사용하여 수학적 컨벌루전을 수행함으로써 개선된 이미지를 생성하는 과정.

일치 검출(coincidence detection): 두 가지의 신호를 동시에 검출하는 방법.

자기공명 분광법(magnetic resonance spectroscopy; MRS): 인간의 조직과 장기를 컴퓨터로 생성한 3차원 영상으로 그 화학적 조성을 연구하는 방법.

자기공명영상(magnetic resonance imaging; MRI): 전파 및 자기장을 사용하여 내부 장기 및 조직의 단면 영상을 생성하기 위한 컴퓨터 이미징 방법.

잡음(noisiness): 신호를 왜곡할 수 있는 실제 값과 측정값의 차이.

전리 방사선(ionizing radiation): 투과하는 물질의 원자 밖 전자를 두드려 이온화시키는 데 충분한 에너지를 가진 전자기 복사.

전자 시준(electronic collimation): PET 카메라에 사용되는 광학 디바이스로, 채널과 같은 방향으로 들어오는 감마선의 투과만 허용하는 리드 채널로 구성.

전자 현미경(electron microscopy): 전자석 빔으로 전자 빔을 편향시켜 매우 작은 물체를 확대할 수 있는 현미경.

정합(registration): 높은 해상도나 비교를 위해 이미지들을 하나의 좌표계로 정렬하는 과정.

조영제(contrast agent): 방사선 영상 진단 검사 중에 특정 조직을 더 잘 보이게 하기 위해 이미징 과정 중 주입되는 황산 바륨 또는 요오드와 같은 물질.

초음파 영상(ultrasound imaging): 박동하는 심장이나 발달 중인 태아와 같이 급속하게 움직이는 조직의 구조와 동적 기능을 실시간으로 기록하기 위해 조직을 통해 고주파 음파(2–13 MHz)를 전파하여 이미징하는 과정.

초전도(superconducting): 매우 낮은 온도 하에선 전기 저항을 나타내지 않는 재료에서 전류를 통하는 과정.

추적자(tracers): 신체를 통한 물질의 이동을 추적하기 위해 섭취, 흡입 또는 주사되는 핵의학에 사용되는 방사성 의약품.

컴퓨터 단층촬영(computed tomography, CT): X선을 사용하여 형성한 2차원 단면을 컴퓨터를 이용, 컴파일하여 대상의 내부 구조를 3차원 이미지로 생성하는 의료 영상화 방법.

테슬라(tesla): 자기장의 밀도를 나타내는 SI 단위.

테크네튬-99m(technetium-99m): 의학 진단 연구에 사용되는, 6시간의 반감기를 가지고 감마선을 방출하는 인공 원소.

투사(projection): 평면에 생성된 3차원 대상의 그림자.

표본조사(sample): 더 큰 집단으로부터 일부 집단을 끌어내어 집단 전체의 특성을 평가하는 과정.

푸리에 변환(Fourier transform): 함수를 파장(또는 주파수)과 관련하여 분류할 수 있는 진동 함수 집합으로 변환하는 수학 연산.

푸아송 분포(Poisson distribution): 일련의 관측에서 특정 사건의 발생을 계수할 때 발생하는 확률 분포.

픽셀(pixel): 표시 및 조작할 수 있는 디지털 이미지의 최소 단위.

해상도(resolution): 이미지에서 얼마나 많은 세밀함을 볼 수 있는지 나타내는 정도.

형광 물질(fluorophores): 특정한 파장의 빛에 노출된 후 특정 파장에서 빛을 방출하는 능력을 가진 특정 분자.

형광 투시법(fluoroscopy): 지속적인 X선 노출에 의해 시간에 따른 변화를 관찰할 수 있는 동적 이미징 방법.

표기

A	활동도, 사건이 발생한 횟수	
B_0	자기장	테슬라(T)
c	매질에서의 파동 또는 광자의 속도(음속, 광속 등)	m/s
d	거리	m
f	주파수	Hz, MHz, GHz
f_D	도플러 편이	Hz, MHz, GHz
f_r	(도플러 효과로 인한 주파수 편이를 측정할 때) 파원으로 반사되어 돌아오는 파동의 주파수	Hz, MHz, GHz
f_i	(도플러 효과로 인한 주파수 편이를 측정할 때) 파원에서 생성되는 파동의 주파수	Hz, MHz, GHz
N	잡음의 세기 또는 투과된 X선의 선속	

N_0	입사되는 X선의 선속	
S	신호의 세기	
S/N	신호 대 잡음비	dB
t	파동의 비행시간(time-of-flight)	s
T	주기	s
v	속도	m/s
v_1	(굴절에서) 들어오는 빛의 속도	m/s
v_2	(굴절에서) 나가는 빛의 속도	m/s
x	조직의 두께	m

그리스어

λ	파장	m, nm
μ	선형 감쇠 계수	m^{-1}
θ	(도플러 효과로 인한 주파수 편이를 측정할 때) 유체의 흐름 방향과 초음파 펄스 사이의 각도	도
θ_1	(굴절에서) 계면으로의 빛의 입사각	도
θ_2	(굴절에서) 굴절각	도

설명문제

1. 산탄총에 맞아 응급실로 실려온 환자가 있다. 금속 탄환 조각을 제거하기 위해 적용할 수 있는 이미징 방법은 무엇일까?

2. 방사능 물질을 주입하는 대신, 피부에 방사성 캡슐을 여러 개 부착한 환자의 SPECT 이미지를 상상해보자. 이를 "기준표식(fiducial markers)"이라고 하며, 이들의 위치를 정확하게 확인할 수 있는 경우 이미지 정합에 사용할 수 있다. 이 이미지의 히스토그램은 어떻게 형성될까? 표식의 위치를 찾는 방법을 설명하라.

3. PET 이미징을 다음과 같은 상황에 응용한다고 가정하자. 원하는 기능을 측정하기에 적합한 방사성 추적자(radiotracer)의 특성은 무엇일까?

a. 종양 전이의 이미징

b. 알츠하이머 질환

c. 심근관류(myocardial perfusion)

연습문제

1. 일반적인 20 cm 크기의 조직이 있다. 이 조직은 뼈가 4 cm, 근육이 16 cm로 이루어져 있다. 입사하는 X선 에너지가 70 keV인 경우 근육과 뼈에 대한 HVL 값은 각각 약 3.5와 1.8 cm이다. X선의 몇 퍼센트가 조직을 투과할 수 있는가?

2. 50 페니를 모아서 한쪽 면이 위로 오도록 정렬시켜보자. 이후, 하나씩 집어서 동전 튕기기를 하고, 그대로 내려놓자. 이러한 시행 한 번(즉, 윗면을 바라보는 모든 동전을 튕기는 것)을 하나의 사이클로 보자. 한 사이클이 끝날 때 아직 윗면을 바라보는 동전의 개수를 세어 아래 표에 기록하자. 모든 동전이 아래쪽으로 향할 때까지 이전 사이클에서 윗쪽을 바라보는 동전만 튕기는 사이클을 반복하라.

a. 모든 동전을 뒤집을 때까지 몇 사이클이 걸렸는가? 여러분의 예상보다 많은가 적은가? 서술해보라.

b. 윗면을 보이는 동전의 숫자와 사이클 수를 그래프화해보자. 뒤집힌 동전을 절반으로 줄이기 위해서는 몇 번의 사이클이 필요한가? 동전의 4분의 3을 뒤집기 위해서는 얼마나 많은 사이클이 필요한가?

c. 사이클의 수에 따라 로그(윗면을 향한 동전의 수)를 플롯하고 각 점을 이용하여 직선으로 근사해보자. 이 추세선의 기울기는 얼마인가? 이 기울기는 무엇을 의미하는가?

d. 이 실험 데이터와 방사능의 붕괴 과정을 연관 지어 설명해보라.

사이클 횟수	윗면을 바라보는 동전의 숫자
0	50
1	
2	
3	

3. 도플러 초음파에서 X m/s의 유동이 주어졌을 때, Y MHz 변환기를 사용하여 5%의 주파수 변화를 줄 수 있는 가장 큰 각도는 얼마인가?

4. 검출기가 푸아송 분포 하에 있는 방사성 샘플로부터 매 초 250개의 감마 광자를 감지한다면, 신호 대 잡음비가 10이 되기 위해서는 얼마나 오래 측정해야 하는가?

5. 88–108 MHz의 주파수 범위에 걸쳐 있는 FM 라디오 전송에 사용되는 방사선의 파장은 얼마인가? 이 형태의 방사선은 얼마나 많은 에너지를 전달하는가?

6. 내시경 검사를 위한 광섬유를 설계해보자. 피복(cladding)으로 1.5의 굴절률을 가진 유리를 사용하는 경우, 코어의 임계각을 60도까지 달성하려면 코어의 굴절률이 몇이 되어야 하는가?

7. 이미지에서 얇고, 밝은 가로선에 높은 값을 줄 수 있는 이미지 처리 필터를 설계해 보라.

8. 핵 스캔을 실시하려던 학생은 이 방법을 그가 이미징하려는 작은 혈관에 적용할 수 없다는 것을 깨달았다. 그는 이것이 납 시준기(lead collimator)와 조리개(aperture) 사이의 짧은 거리 때문에 발생했다고 판단했다. 그는 시준기를 제거하고, 요오드화 나트륨 섬광(NaI scintillation) 결정을 사용하여 더 좋은 이미지를 얻기로 했다. 이 아이디어가 효과가 있는가? 그림을 이용하여 왜 더 좋은지, 혹은 안 좋은지 설명해보도록 하라.

9. MRI 스캐너 하드웨어가 오작동하여 RF 펄스의 크기가 두 배가 되었다. 스캐너 오퍼레이터는 90^o의 펄스를 적용하였을 때 아무 신호도 관찰할 수 없었다.
   a. 오작동을 인식하지 못했다고 가정할 때, 왜 이 상황은 이상한가?
   b. 신호가 없는 이유는 무엇인가?
   c. 오작동을 알고 있다고 가정하면, 최대의 신호를 얻기 위해서는 어떻게 해야 하는가? [힌트: $\theta_{flip} = \gamma B_1 T$, 여기서 γ는 자성 비율이며, B_1은 RF 펄스의 크기, T는 시간임]

10. 방사선 전문의가 당신에게 환자의 종양 크기가 증가했는지 여부를 판단하는 데 도움을 요청했다. 그는 종양 조직과 주변 조직의 상대적 신호 세기가 거의 동일하기 때문에 어려움을 겪고 있다. 그러나 그는 두 가지 조직 유형의 T1 및 T2 이완율(relaxation rate)을 알고 있다. 이 정보로부터 당신은 이완 곡선(relaxation curve)을 그려낼 수 있다.
    a. 두 그래프 중 어떤 것이 더 유용한가? (둘 다 유용할 수도 혹은 필요 없을 수도 있다.) 이유는 무엇인가?
    b. 대비를 극대화하기 위해 에코(echo) 혹은 반복시간(repetition time)을 어떻게 설정하는 것이 좋은가?

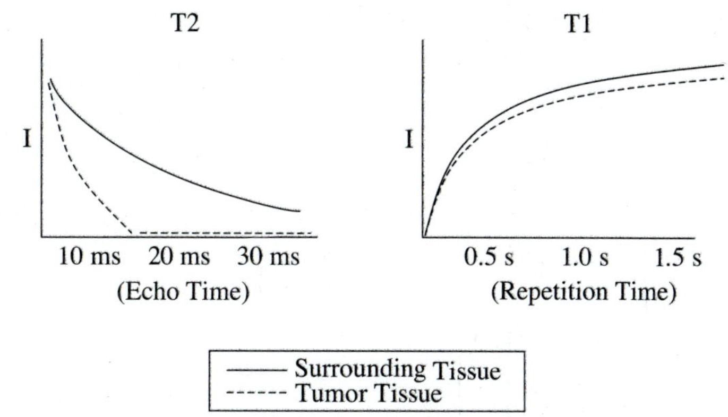
T2
I
10 ms 20 ms 30 ms
(Echo Time)
T1
I
0.5 s 1.0 s 1.5 s
(Repetition Time)
Surrounding Tissue
Tumor Tissue

13

생체분자공학 I: 생명공학

학습목표 이 장을 배우고 나면 다음을 할 수 있다.

- 생명공학과 화학공학의 관계를 이해할 수 있다.
- 약물의 효능과 독성의 개념, 가장 간단한 약물 투여 방식의 한계, 특정 약물 치료를 최적화하기 위해 제어된 전달 시스템의 필요성에 대해 이해할 수 있다.
- 고분자 재료들의 서로 다른 물성들이 기질, 미소 구체, 경피(transdermal), 기타 전달 시스템의 제작에 어떻게 이용될 수 있는지 알 수 있다.
- 장기 교환이나 치료에 대한 가능한 해결책으로 조직공학이 어떻게 부상하고 있는지를 이해할 수 있다.
- 나노 규모의 크기를 가지는 재료의 생물학적 의의와, 재료 과학자들이 자가 조립의 생물학적 원리를 사용하거나 모방하는 재료의 자가 조립을 어떻게 연구하는지 알 수 있다.

13.1 서장

이 책의 앞 장들에서는 인간 생물학에서 중요한 화학 물질의 일부를 소개했다. 실제로 인체는 화학 물질의 정교한 가방이라고 생각할 수 있다. **생체분자공학(biomolecular engineering**, 또는 생명공학기술)이라는 전문 분야는 생체공학자가 생물시스템의 화학 성분의 변화를 조사하거나, 이러한 화학 물질 또는 그 상호 작용을 변조하기 위한 방법을 개발한다. 생물학적 시스템의 변화를 유발하기 위해 화학 물질을 체내에 도입한다는 개념은 잘 알려져 있다. 예를 들어, 우리는 통증을 완화하기 위해 아세트아미노펜(acetaminophen)이나 이부프로펜(ibuprofen)과 같은 정제된 화학 물질을 복용한 경험이 있다. 그러나 새로운 생물학적 도구를 통해, [새로운 디옥시리보핵산(DNA) 배열을 도입하여 새로운 유전자 활성을 발현시키는] 유전자 치료 등의 훨씬 복잡한 화학적 방법을 치료에 이용할 수 있게 되었다.

인체를 화학 물질이 가득 담긴 가방으로 생각하는 관점은 편리하다. 인체는 화학물질을 스스로 제조할 수 있고, 외부로부터 물질을 넣거나 교체할 수 있다. 인체에 들어 있는 화학 물질은 (보통은) 저렴하다. 실제로 수십 년 전에, 인체에 포함된 화학 물질은 약 1달러의 가치가 있다는 보고가 주목을 받은 바 있다. 다른 조사에서는 그 값을 (특히 전문 공급 업체에서 화학 물질을 구입하는 경우) 600만 달러에 가까운 값으로 추정하고 있다. 이러한 가치에 상관없이, 우리는 종종 인간의 몸에 화학 물질을 첨가하여 몸을 보충, 수리, 개선할 수 있다고 생각하고 있다. 하지만 우리의 몸에는 다른 많은 복잡한 시스템처럼 많은 종류의 화학 물질이 포함되어 있으며, 따라서 부분의 합에서는 예상하지 못했던 변화가 나타날 가능성이 있다. 인체는 화학 물질로 구성되어 있지만, 체내의 모든 화학 물질, 화학 물질을 한데 모아 지탱하는 힘, 또는 생체를 형성하고 있는 화학 물질의 연결 네트워크에 대하여 인간은 이해하지 못한다. 그럼에도 우리는 종종 화학 물질로 치료를 시도한다. 이것이 **약물 전달(drug delivery)**의 과제이다(그림 13.1).

생체분자공학은 약물 전달뿐만 아니라 화학공학의 원리를 생체공학의 문제에 적용하는 많은 유사한 연구 분야도 포함한다. **화학공학(chemical engineering)**은 화학 반응과 전달 현상의 수학적 분석과 관계되어 있다; 화학공학적 분석은 여러 반응에 관여하는 여러 화학종을 포함하는 문제에 특히 적합하다. 이 분석 방법은 항생제와 백신의 제조와 같은 대규모 화학 공정 기법의 개발에 오랫동안 사용되어왔다. 그러나 분자생물학의 새로운 도구와 풍부한 게놈 정보를 감안할 때, 미시적 규모에서 공학 원리를 사용하는 것과 같은 방식으로 생체분자공학의 새로운 응용 방향을 고려할 수 있다. 인간은 신

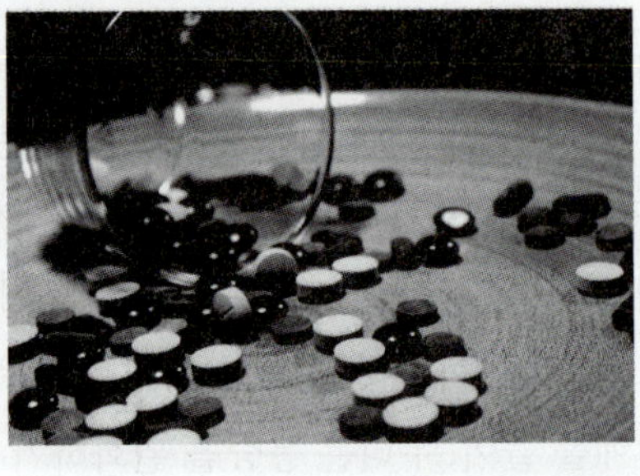

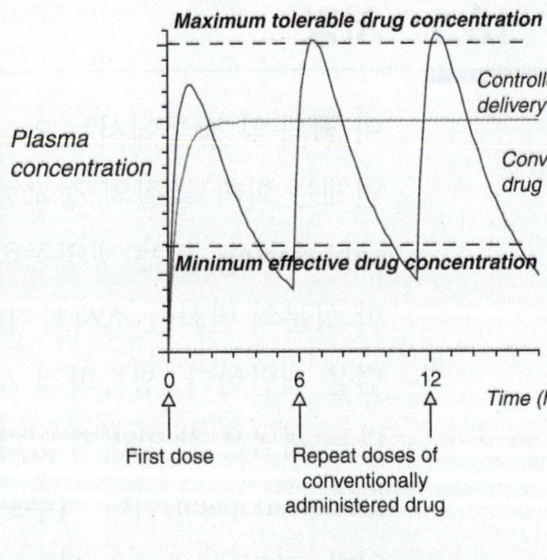

그림 13.1 투여 후 약물 농도의 패턴. 통상적인 방법(예를 들어, 약물 용액 또는 현탁액의 피하 주사 또는 알약 또는 캡슐의 섭취)에 의한 투여 후에, 약물은 혈류 내로 흡수되어 신체 내의 조직에서 소모된다. 약물이 신체에서 제거됨에 따라, 혈장 내 농도는 결국 치료 범위를 벗어나고 약물의 반복 투여를 필요로 한다. 많은 약물 요법의 경우, 이 접근법은 반복되고 빈번한 투여로 인해 미흡한 점이 있다. 제어된 약물 전달 시스템을 조작함으로써, 약물 수준을 치료 범위 내에서 장기간 유지할 수 있다.

표 13. 1 생체분자공학의 세부 분야

생체분자공학 분야	정의	예시
생물공정공학	생물학적 물질의 대규모 처리 설계를 위한 공학적 분석의 사용	생물 반응기 설계, 크로마토그래피 및 전기영동과 같은 생물 분리
대사 공학	세포의 대사 활동 분석 및 전향	대사 장애를 교정하기 위한 유전자 요법
생체재료 공학	생물학적시스템에서 사용될 수 있는 새로운 물질의 설계 및 합성	인공 심장 판막 또는 조직공학용 재료
약리학 공학 (Pharmacoengineering)	약물 투여 방식, 약물 전달 장애물 및 인체 내 약물의 운명 분석	피임약에 대한 제어 전달 시스템, 화학 요법 약물에 대한 투여 용량 설계, 약물-장치 조합
조직공학	정상 및 병리학 조직에서의 구조-기능 관계를 정량화하고, 조직을 복구하기 위한 새로운 접근법 및 대체 조직 개발	조직공학 피부, 조직 재생을 위한 고분자 지지체, 세포 기반 치료법
세포공학	수용체 및 세포 내 신호 전달 네트워크에 결합하는 작용기에 의한 세포 기능의 조절, 유전자 발현을 통한 세포 기능의 변화를 예측하기 위한 기능적 게놈 개념의 사용	세포의 부착성 및 운동성 분석 및 조작
나노생명공학	엔지니어링 도구를 사용하여 나노미터 단위의 정밀도를 갖는 기기 또는 재료를 생성하고 생물학적 시스템에서의 기기의 적용	약물 표적화 및 영상화를 위한 나노 입자

체의 특정 세포의 화학적 변화의 영향에 대한 예측할 수 있게 되었다. 표 13.1은 생체분자공학의 중요한 세부 분야 중 일부를 보여준다.

13.2 약물 전달

대부분의 사람들은 여러 가지 형태의 약물 투여를 경험해왔다. 알약, 주사제, 연고, 좌약은 몇 세기에 걸쳐 공통적으로 사용되어왔다. 사람은 생존을 위해 먹어야 하며, 따라서 주로 섭취라는 행위를 즐긴다(또는 최소한 용인한다). 이러한 이유로, 경구를 통한 투약이 보통 선호된다. 경구 투여에는 고통이 없고, 단순하며 자가 투여가 가능하다. 불행히도, 많은 약물은 위장 관내에서 분해되거나, 효과를 내기에 충분한 양이 흡수되지 않는다. 따라서 이러한 약물은 정맥, 근육 또는 피하(subcutaneous) 주사(각각 정맥 또는 근육 내 또는 피부 아래에 주사)에 의해 투여되어야 한다. 생체공학자는 약물이 체내에 도입된 후 거동을 설명하기 위한 수학적 모델인 **약동학(pharmacokinetics)** 분야의 선구자이다.

경구 또는 주사보다 일반적인 것은 아니지만, 특정 약물 또는 특정 질병에 대한 특장점을 가진 다양한 다른 투여 방식이 발전했다(표 13.2 참조). 약물 투여 기술의 개발은 일반적으로 해부학 및 생리학적 발견에 의해 이루어지고 있다. 이집트 의사는 4,000년 이상 전부터 알약, 연고, 고약 등의 치료법을 사용하고 있었다. 정맥 주사는 윌리엄 하비

표 13. 2 통상적 약물 투여 경로

약물 투여 경로	예시	장점	단점
정맥 내 주사	패혈증에 대한 항생제	• 100% 생체 이용률	• 환자에게 불편 • 건강 관리 제공자가 필요 • 과다 복용 또는 독성의 위험 • 감염 위험
정맥 내 주입	항응고용 헤파린	• 100% 생체 이용률 • 혈장 농도에 대한 지속적인 제어	• 입원 필요 • 감염 위험
피하 주사		• 높은 생체 이용률	• 환자에게 불편
근육 주사	당뇨병을 위한 인슐린	• 높은 생체 이용률	• 환자에게 불편
경구	아스피린, 아세트 아미노펜, 이부프로펜	• 편리 • 자가 투여	• 흡수 이전의 약물 분해 • 많은 약물의 흡수 제한
혀 밑 또는 설하 (sublingual, buccal)	협심증용 니트로 글리세린	• 간에서의 빠른 대사 방지 • 자가 투여	• 친유성 및 매우 강력한 약제로 제한
점안	녹내장 치료를 위한 필로카르핀	• 국소적 전달 • 자가 투여	• 일부 환자의 불편 • 빈번한 관리
국소 도포	항생제 연고	• 국소적 전달 • 자가 투여	• 국소적으로 활성화되는 약제에 제한
대동맥 내 주사	화학 요법(경우에 따라)	• 특정 부위의 혈관 전달 조절	• 위험성이 큼
뇌척수 내 주사	진통제(경우에 따라)	• 뇌로 직접적인 전달	• 뇌 조직으로의 약물의 침투 제한 • 위험성이 큼
직장		• 간에서의 처음 통과 대사 방지 • 자가 투여	• 불편함으로 인한 일부 환자의 거부감
경피	협심증을 위한 니트로 글리세린 패치	• 지속적이고 일정한 전달 • 자가 투여	• 피부 자극 • 친유성 및 매우 강력한 약제의 제한
질 내	살정자제	• 자가 투여	• 불편함으로 인한 일부 환자의 거부감
제어 전달 임플란트	피임약 Norplant®	• 장기간 방출	• 외과적 수술 과정 필요

참고: * 처음 통과 대사는 약물 분자가 점막 표면을 통해 혈액 순환시스템으로 들어간 다음 간을 순환하면서 생체의 나머지 부분에 걸쳐 배포되기 전에 신진대사가 일어날 때 발생한다.

(William Harvey)의 순환계에 대한 연구가 발표된 지 고작 몇 십 년 후인 1665년에 인간에게 처음으로 이루어졌다. 1853년에 피하 주사가 도입되었고, 1884년에 현대적인 피하 주사기가 개발되었다. 우리는 현재 인체의 해부학과 생리학의 여러 측면에 대해 잘 이해하고 있지만, 대부분의 약물 처방 방식은 이전의 관행으로부터 직접적으로 유래하였으며, 지난 몇 세기 동안 거의 변화하지 않았다. 약물과 약물 처방에 대한 오랜 경험에도 불구하고 사람들은 여전히 암, 전염병 및 약으로 치료 가능한 기타 여러 가지 질병으로 사망한다. 약물을 전달할 수 있는 더 좋은 방법이 있는가? 어떻게 더 나은 방법을 만들 수 있는가?

제어된 약물 전달은 제어된 양의 치료제를 환자에게 장기간에 걸쳐 전달하기 위해, 물리적, 화학적 및 생물학적 성분을 하나의 계로 만드는 공학이다. 제어 약물 전달 시스템은 소형 기계 펌프, 고분자 **기질(matrices)** 또는 **미립자(microparticulates)**, 외부에 적용되는 경피(transdermal) 패치 및 유전자 조작 세포와 같은 다양한 형태로 만들어질 수 있다. 대부분의 경우, 제어 약물 전달의 목표는 **혈장** 또는 조직 약물 농도를 일정 수준에서 장기간 유지하는 것이다(그림 13.1).

의사는 특정 질환을 치료하기 위해 제어된 약물 전달의 개념을 오랫동안 사용해왔다. 중증의 혈액 매개 감염 환자는 항생제를 지속적으로 정맥 주입하여 치료한다. 환자 혈액의 항생제 농도를 감시하고 주입 속도를 조절함으로써 의사는 약물의 전달을 정확하게 제어한다. 높은 비용과 입원의 필요성으로 인해 이 방법은 급성의, 위독한 병증에 한정되어 있다. 이 같은 개념을 보다 광범위하게 적용하기 위해 새롭고 다양한 약물 전달 전략이 개발되고 있다.

제어 약물 전달을 위한 가장 확실한 방법은 잘 알려진 주입 시스템의 소형화를 동반한다. **인슐린, 항응고제, 진통제** 및 항암제의 전달을 위해서 완벽하게 이식 가능한 기기나 **카테터(catheters)**가 필요한 기계식 펌프가 사용되어왔다(그림 13.2). 이 기술은 매우 발달되어 있어서 많은 환자에게 이미 적용되고 있지만, 몇 가지 단점이 있다. 약물은 대부분의 경우 전달 전에 저장액 내에 유지되므로, 실온 또는 체온 조건에서 용액에서 안정된 약제만을 사용할 수 있다. 이러한 장치는 크고 고가이며, 의사를 정기적으로 방문할 수 있는 환자에게만 적합하다. 그러나 이러한 기계식 펌프도 약물 전달의 정확한 제어를 위해 **피드백 제어**를 위한 내장형 바이오센서와 결합하여 새로운 중요한 응용 방식을 찾을 수 있다. 바이오센서가 약물의 요구량에 관련된 중요한 매개 변수(예를 들어, 혈당 농도)를 모니터링하고, 펌프가 개인의 필요(예를 들어, 인간 인슐린)를 충족하기 위해 적절한 양의 약물을 주입하는 과정을 통해 폐쇄 회로(closed-loop)와 같은 약물 전달계를 형성할 수 있다.

박스 13.1 약물 동태학(pharmacokinetic) 모델

약물과 그들의 행동에 대한 연구 분야인 약리학(pharmacology)은 두 가지로 나눌 수 있다. 약력학(pharmaco-dynamics)은 약물이 인체에 미치는 영향과 관련이 있으며, 따라서 약물 활성의 분자적인 기작과 약물의 용량-반응 상관관계에 대해 연구하는 분야이다. 반면 약물 동태학은 신체가 약물에 주는 영향과 관련이 있다. 약물의 대사, 수송, 흡수 및 제거는 약물 동태학적 분석의 구성요소이다.

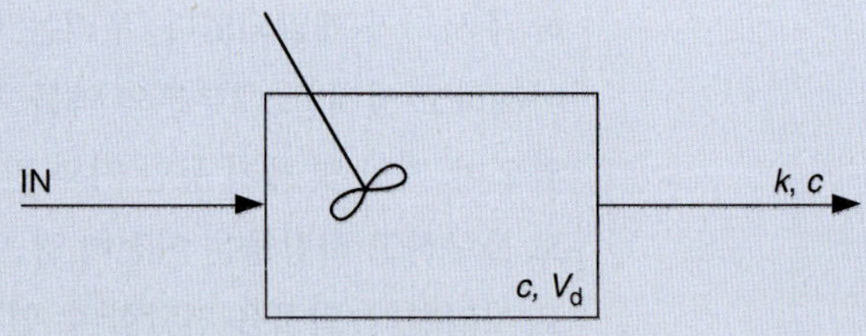

그림 박스 13.1A 인체를 하나의 구획으로 표현한 모델.

정맥 주사된 약물의 분포 및 제거에 대한 가장 간단한 모델은 인체를 부피 V_d에 화학 물질이 분포하는 하나의 구획으로 나타내는 것이다(그림 박스 13.1A 참조). 대개, 이 구획에서 약물을 제거하는 것은 단순한 동역학적 표현을 따르는 것으로 가정하며, 일반적으로 일차 속도식으로 가정한다. 약물을 함유하고 있는 단일 구획의 물질 수지는 다음과 같이 표현될 수 있다.

$$In - Out + Generation - Consumption = Accumulation \qquad \text{(식 1)}$$

이 예제에 적용하면 다음과 같다.

$$-kM = \frac{\mathrm{d}M}{\mathrm{d}t} \qquad \text{(식 2)}$$

여기서 M은 구획 내의 약물의 질량이고, k는 1차 제거 상수이다. (참고: 이 박스는 7장에서 시작된 추적자 제거의 동역학에 대한 논의를 확장한 것이며, 여기서의 물질 수지는 동일하다.) 약물의 초기 투여량 D가 시간 $t = 0$에 순간적으로 도입된다고 가정하면 (식 2)는 다음과 같이 풀 수 있다.

$$M = De^{-kt} \qquad \text{(식 3)}$$

격실 내의 약물 농도 c는 격실의 총 질량 $M = cV_d$과 관계가 있으므로 (식 3)은 다음과 같이 쓸 수 있다.

$$c = \frac{D}{V_d} e^{-kt} \qquad \text{(식 4)}$$

격실 내의 약물 농도는 시간에 따라 기하급수적으로 감소한다(그림 박스 13.1B 참조). 약물의 반감기는 농도가 초기 값의 절반으로 감소하는 데 걸리는 시간으로 정의할 수 있다. $t = 0$에서 M이 D이면, $t_{1/2}$는 $M = D/2$가 되는 시간이다. 이 정의를 사용하면 격실 내의 약물 체류를 위한 반감기가 1차 속도

상수와 다음과 같은 관계를 가짐을 알 수 있다.

$$t_{1/2} = \frac{\ln(2)}{k} \qquad (식\ 5)$$

간단한 약물 동역학 모델을 사용하여 환자에게 맞춘 치료법을 사용할 수 있다. 환자 몸에서의 약물 제거 반감기를 측정한 후, 혈장 농도를 원하는 수준 이상으로 유지하도록 계산된 간격으로 후속 투여량을 제공할 수 있다.

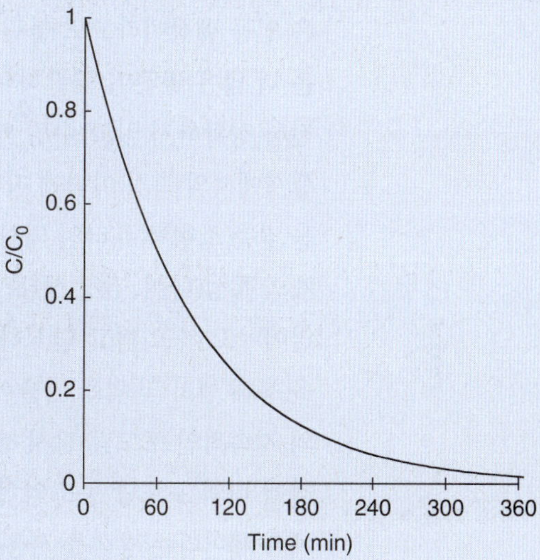

그림 박스 13.1B (식 4)에 의해 예측된 시간에 따른 농도 변화 그래프.

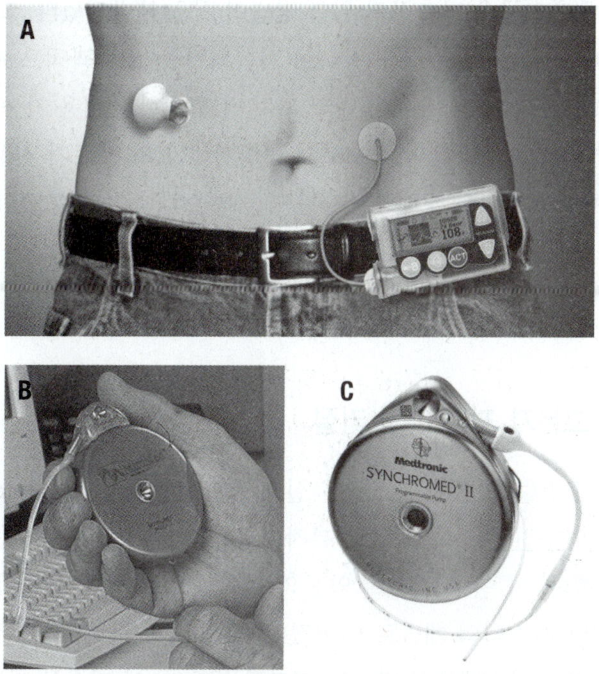

그림 13.2

약물 주입 펌프.
A. Medtronics MiniMed Paradigm® REAL-Time 인슐린 펌프.
B. Medtronics MiniMed 2007 삽입형 인슐린 펌프. **C**. 화학 요법의 지속적인 혈관 내 주입을 위한 삽입형 주입 펌프.
Medtronic, Inc. © 2007의 허가 하에 사용.

인슐린-의존성(insulin-dependent) 당뇨병의 치료를 위한 폐회로 시스템(이 시스템은 인공 췌장이라고도 불린다, 11.4.4절 참조)의 개발에는 큰 진전이 있었다. 물론 아직은 더 많은 발전이 필요하다. 포도당과 다른 분자들을 측정하기 위한 바이오센서는 여전히 정확하지 않고 수명 역시 충분히 길지 못하다. 또한 폐회로 시스템은 일반적으로 센서에서의 측정 이력에 따라 전달하는 약물의 양을 결정하는 신뢰할 수 있는 알고리즘을 갖춘 소형 컴퓨터인 의사 결정 센터를 필요로 한다. 인공 췌장의 경우, 알고리즘은 개체의 특성(나이, 건강 상태, 활동 수준, 규정)을 고려하여야 하며, 서로 다른 상황(개인이 일어나고 자고 먹고 단식하고 있을 때)에서도 적용되어야 한다. 중요한 것은 알고리즘을 통해 센서 및 펌프 기술이 가진 한계를 극복하여야 한다는 것이다. 예를 들어, 대부분의 지속적인 포도당 감시 센서는 혈액이 아닌 피하 조직의 유체를 표본 추출하는데, 간질액 내의 포도당 농도의 변화는 혈액에서의 변화보다 뒤처진다. 이러한 이유로, 모델 예측 제어라는 방식을 사용하는 최신의 알고리즘은 유망하지만(참고문헌 1), 완전한 제어 알고리즘은 아직 만들어지지 않았다. 이것이 1장에서 소개된 생체공학에서의 생리학적 모델링의 중요성의 또 다른 예이다.

펌프 및 센서의 한계는 약물 전달체와 같은 제어된 약물 방출 시스템을 사용함으로써 피할 수 있다. 이러한 시스템의 대부분은 생체 적합성 고분자로 구성된다. 1960년대 초 고분자에서 약물을 방출하기 위한 방법이 처음 개발되었다. 그 이후로, 고분자 제어 방출에 관한 많은 새로운 접근 방식이 시험되어왔다. 결과적으로 약물 분자를 서서히 방출하는 임플란트 설계를 위한 여러 가지 방법이 현재 이용 가능하다(그림 13.3). 이러한 제어 약물 전달 시스템의 기초로서 다양한 고분자 재료가 사용되어왔다(표 13.3 참조). 특정 치료제에 관한 생체공학자는 약물 방출의 최적의 속도 패턴 및 지속 시간을 제공하는 시스템을 만들기 위해 생체 적합성 재료 및 설계 방법의 최선의 조합을 선택해야 한다.

13.2.1 비분해성 고분자 저장소 및 기질

최초의 제어 방출 **고분자** 시스템은 실리콘 **탄성중합체(elastomers)**를 기반으로 했다. 1964년에, 연구진들은 특정 염료 분자가 실리콘 튜브의 벽을 통해 확산될 수 있다는 것을 확인했다. 이 연구 결과는 약물의 현탁액으로 채워진 실리콘 튜브 형태의 저장소 약물 전달 시스템의 개발로 이어졌다. 물에 넣었을 때, 약물은 실리콘 벽을 통과하는 확산에 의해 시스템에서 방출된다(그림 13.3A). 이 기술은 가장 일반적으로 사용되는 두 가지 비분해성 생체 적합성 고분자인 실리콘 또는 폴리에틸렌비닐아세테이트

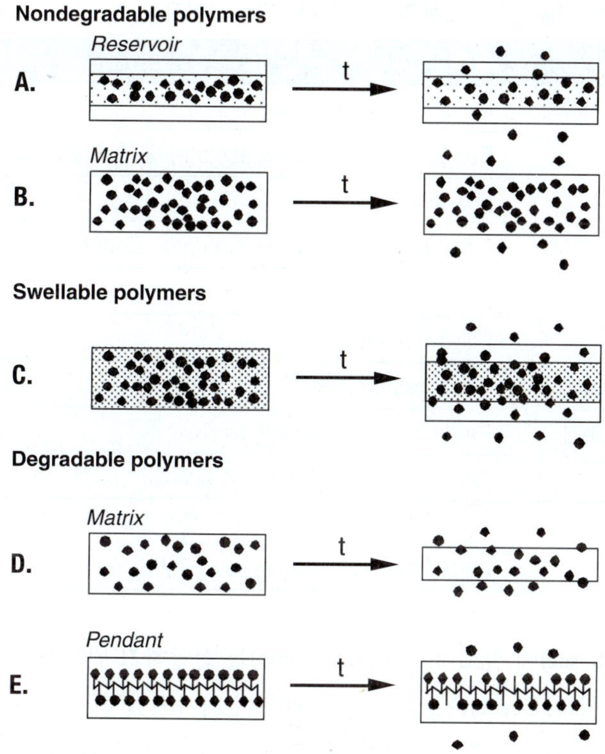

그림 13.3

고분자에 의한 약물 전달 제어 기작. 고분자 전달 장치는 약물을 전달을 제어하는 고분자 막 내에 봉입하거나(**A**) 또는 고분자 내에 균일하게 분산하는 방식(**B**)으로 비분해성 고분자를 이용하여 전달할 수 있다. (**A**)와 (**B**) 모두 고분자를 통한 약물 확산 속도에 의해 약물 방출이 제어된다. **C**. poly(2-hydroxyethylmethacrylate)와 같은 수용성 고분자는 가교 결합되고 건조되어 물에 노출되었을 때 팽창하는 기질을 생성할 수 있다. 약물 방출은 약물 방출 속도를 결정하는 물의 팽창 작용에 의해 활성화된다. 유사한 장치로는 생체 분해성 고분자(물에 노출 시 제어된 방식으로 분해되는 고분자)로 형성되어 약물이 고분자 기질의 분해 및 용해(**D**) 또는 약물 내에서 약물을 연결시키는 공유 결합의 절단에 의해 방출(**E**)될 수 있다. (**D**)에서, 방출 속도는 고분자 분해 속도에 의해 결정된다. (**E**)에서, 방출 속도는 결합 분해의 동역학에 의해 결정된다.

[poly(ethylene-co-vinyl acetate), EVAc] 중 하나를 통해 용해 및 확산될 수 있는 모든 약물을 제어 방출할 수 있게 했다. Norplant® 피임 시스템은 이러한 기술이 상업화된 예시 중 하나이다. 원통형 실리콘 기반의 장치는 이식 후 5년 동안 일정한 속도로 피임성 스테로이드를 방출한다. 노르플랜트(Norplant)는 원하지 않는 임신을 경제적, 장기적으로 방지할 수 있으며, 1990년에 미국에서 사용이 허가된 이래 전 세계의 여성에 의해 사용되고 있다. EVAc 코팅된 제어 방출 **자궁 내(intrauterine)** 장치인 Progestasert®은 피임 스테로이드를 생식관에 직접 전달한다. 이 장치는 특정 약을 국소적으로 방출하면 총 약물 투여량이 감소하고 따라서 다른 조직에서 약물 독성에 의해 발생하는 부작용을 줄이거나 제거할 수 있다는 고분자 전달 시스템의 중요한 장점을 증명했다. 이 기술은 눈의

표 13. 3 제어 약물 전달 시스템과 조직에 사용되는 고분자

물질의 종류	예시
비분해성 고분자	Poly(siloxane)(예시. Norplant®)
	Poly(ethylene-co-vinyl acetate)(예시. Progestasert®와 Ocusert®)
	Polyurethanes
생분해성 고분자	Poly(lactide-co-glycolide)(Lupron Depot®)
	Polyanhydrides
	Polyorthoesters
	Polyphosphazenes
팽윤성 고분자	Poly(2-hydroxyethylmethacrylate)
	Poly(acrylic acid), Poly(vinyl alcohol)
생체 고분자	단백질[예시: 콜라겐(collagen), 젤라틴(gelatin), 알부민(albumin)]
	다당류[예시: 알긴산염(alginate), 키틴(chitin), 녹말, 덱스트란(dextran)]

맹관(cul-de-sac)에 필로카르핀(pilocarpine)을 전달하기 위한 Ocusert®(ALZA) 시스템에도 사용되었다. Ocusert®는 미국에서 사용이 허가되었지만, 녹내장 환자에게는 널리 사용되지는 않았다. 최근의 혁신적 개발로는 피임을 위한 NuvaRing® 전달 시스템이 있다(3장 그림 3.8B).

경피(transdermal) 제어 전달 장치는 이식 가능한 저장 시스템과 유사하게 설계된다(그림 13.4C). 이 경우, 단일 평면 고분자 막이 약물 저장소와 환자의 피부 사이에 배치된다. 고분자 막은 수 시간에서 수 일에 걸쳐 피부에 약물 투과 속도를 제어하도록 설계되어 있다. 경피 전달 시스템은 니트로글리세린(nitroglycerin), 스코폴라민(scopolamine), 클로니딘(clonidine), 에스트라디올(estradiol) 및 니코틴(nicotine)과 같은 피부에 쉽게 침투할 수 있는 약물의 투여에 사용된다. 이 시스템은 현재 수백만 명의 사람들에 의해 사용되고 있다. 현재는 약물(피부에 침투하기 어려운 폴리펩티드 약물 등)의 경피 전달을 가능하게 하고 피부로의 약물 전달 속도를 조절하기 위해 전기장 등을 사용하여 켜고 끌 수 있는 구성요소를 포함하는 등, 이 기술을 보다 발전시키려는 시도가 이어지고 있다.

예제 1

경피 전달 시스템은 두께 100 μm의 1 cm^2의 고분자 막으로 인해 피부로부터 분리된 1 mg/mL의 약물을 함유하는 약물 저장소로 이루어져 있다. 고분자 막 내부의 약물의 확산 계수가 1×10^{-7} cm^2/s인 경우, 이 장치에 의한 약물 전달의 최대 속도는 얼마인가?

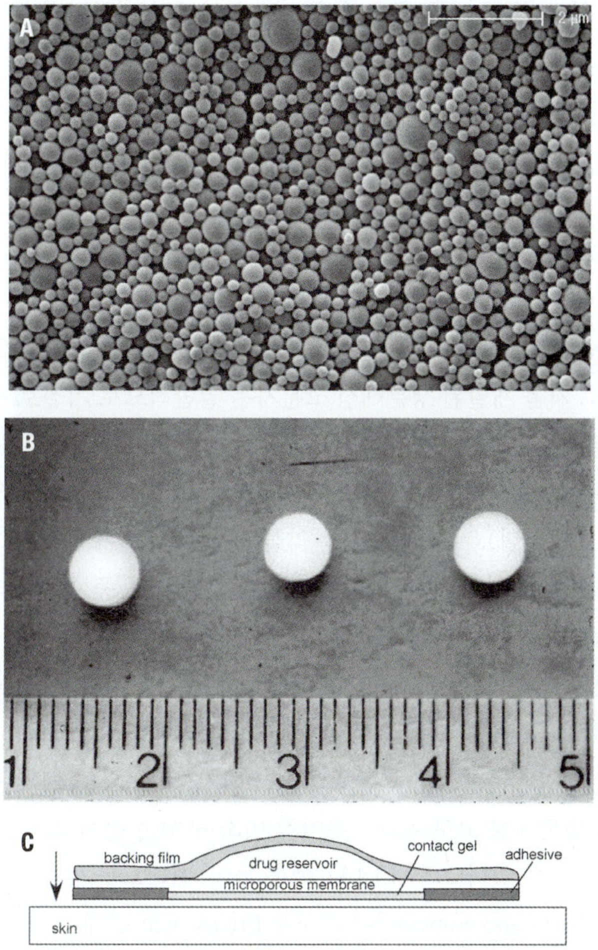

그림 13.4

고분자 약물 전달 시스템. **A**. poly(lactic-coglycolic acid)으로 구성된 작은 생분해성 입자. 눈금자는 2 μm을 나타낸다. 사진 제공: Aaron Sin 및 Kim Woodrow. **B**. ethylene vinyl acetate 기질로부터 생산된 세 개의 작은 약물 전달 디스크, 센티미터 단위의 눈금자. 참고문헌 1. **C**. 경피 전달 시스템에서 미세 다공성 막은 저장소에서 피부로의 약물 확산 속도를 조절한다. 콘택트렌즈의 얇은 층은 막과 피부 표면 사이에 액체 계면을 제공한다. 참고문헌 2, Oxford University Press의 허락 하에 사용.

정답 전달 속도 = 면적 × 유속(flux), 유속 = $D(C_2 - C_1)/\Delta x$ (박스 2.5)
전달 속도 = $(1\ \text{cm}^2)(1 \times 10^{-7}\ \text{cm}^2/\text{s})(1\ \text{mg/cm}^3)/(0.01\ \text{cm}) = 10^{-5}\ \text{mg/s}$(또는 0.9 mg/일)

비분해성 고분자의 고형 기질은 장기적인 약물 방출에도 사용할 수 있다(그림 13.3B 및 그림 13.4B). 저장 시스템과 비교하여 이러한 장치는 (균질하며, 따라서 더 쉽게 제조할 수 있어) 더 간단하고, 잠재적으로 더 안전하다(약물 저장 장치의 경우 기계적 결함이 용량 조절의 실패로 이어질 수 있다). 반면, 비분해성 기질 시스템에서 일정한 약물 방출 속도를 달성한다는 것은 더 어렵다. 일정한 방출 속도는 균질한 기질에 속도를 제한하는 막을 첨가하여 고분자/약물 기질의 중심부가 저장소로 작용하는 장치를 제작함으로써 달성할 수 있다. 또는 수용성의 **가교 결합된(cross-linked)** 고분자를 기질로 사용할 수도 있으며, 이 경우 물속에서 고분자 기질이 팽창하여 방출이 활성화된다(그림 13.3C).

13.2.2 생분해성 고분자 장치

비분해성 고분자가 이식 전달 시스템의 기초로서 사용되는 경우, 치료 종료 시 수술을 통해 고분자를 환자로부터 제거해야 한다. 이 과정은 이식 후 용해되는 **생분해성 고분자(biodegradable polymer)**의 사용으로 생략할 수 있다(그림 13.3C). 1960년대에 흡수성 봉합사로 처음 개발된 생분해성 고분자는 일반적으로 기질로 사용되고 있다. 다양한 화학적 성질의 생분해성 고분자가 개발되고 있다(표 13.3 참조). 이 고분자는 생체에 적합해야 하며 분해 산물은 무독성이어야 한다(원하지 않거나, 조직에 유해한 반응을 일으키지 않아야 한다). 재현성이 있는 약물 전달을 위하여 이러한 고분자의 분해도 역시 제어할 수 있어야 한다. 지금까지 개발되어온 고분자 중 폴리락타이드-코-글리콜라이드(poly(lactide-co-glycolide), PLGA)는 봉합 재료로서의 오랜 역사를 지니며 가장 자주 사용되어왔다. 다른 고분자 역시 중요하게 사용된다. 예를 들면, 항암제가 함유된 폴리무수물(polyanhydride) 기질인 글리아델(GLIADEL®, MGI Pharma, Inc)이라는 시스템이 인간의 뇌종양의 국소 치료를 위해 승인되었다. 이 시스템의 자세한 내용은 16장에서 다룬다. 생분해성 고분자로 이루어진 미소 구체는 주사 또는 섭취 가능한 전달 시스템으로 사용할 수 있다(그림 13.4A). 예를 들어, 펩티드를 방출하는 루프론 디포(Lupron Depot®)(Abbott Laboratories)라는 주사용 PLGA 미소 구체는 인간의 전립선암의 치료를 위해 승인되었다. 생분해성 고분자의 화학적 성질은 약물의 제어된 전달을 달성하는 방식으로 이용되는데, 예를 들면, 분해 가능한 공유 결합을 통해 약물을 고분자 기질에 연결함으로써 이용되는 방식이 있다(그림 13.3E).

13.2.3 단백질 및 다른 거대 분자의 제어 전달

재조합 단백질(recombinant proteins) 및 **폴리펩티드**는 현재 생명 기술 산업에 의해 대량 생산되고 있다. **재조합 조직 플라스미노겐 활성 인자(recombinant tissue plasminogen activator)**, 인간의 인슐린 및 **인간 성장 호르몬**과 같은 새로운 분자의 대부분은 인간의 건강에 중요한 용도를 가지고 있지만, 일반적으로 기존의 약물보다 안정성이 낮고, 전달이 어렵다. 국소 부위에 효과를 나타내기 위해 필요한 양의 단백질 의약품을 **계통적으로(systematically)** 투여하면 체내에서 매우 신속하게 제거되거나 독성이 나타나므로,

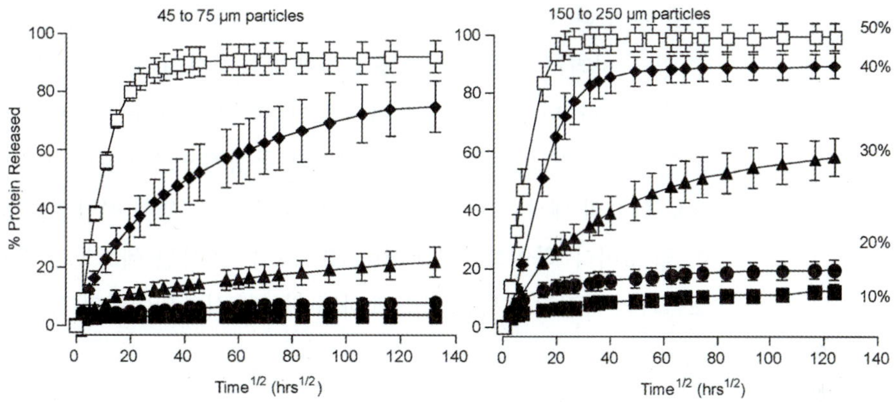

그림 13.5 poly(ethylene-co-vinyl acetate)(EVAc) 고분자 기질에서 알부민 방출. 실험 방법에 대한 세부 사항은 [Saltzman WM, Langer R. Transport rates of proteins in porous polymers with known microgeometry. *Biophys J.* 1989;55:163-171]에 나와 있다. 알부민(45-75 μm 또는 150-250 μm 크기)의 고체 입자를 1 mm 두께의 EVAc 기질에 총 10, 20, 30, 40 또는 50%의 단백질을 봉입하여 분산시켰다. 방출된 단백질의 누적 질량은 시간의 제곱근에 대해 그래프화되었다(40 $h^{1/2}$은 67일, 80 $h^{1/2}$은 270일, 120 $h^{1/2}$은 600일).

단백질 기반의 약품은 인간에게 사용되기 어렵다. 제어 전달 고분자가 오랜 시간 혈액 내에서 단백질을 천천히 방출하거나 국부적인 조직에 단백질을 방출하여, 조직에 대한 노출을 줄임으로써 이러한 문제점을 극복할 수 있다. 단백질 방출을 위한 최초의 기질은 1976년에 기록되었다. 이후 단백질 전달 제어를 위한 많은 시스템이 개발되어왔다. 이들 중 일부는 동물과 인간에 대한 질병 치료 효과가 평가 중에 있다. 이러한 시스템에서 단백질은 오랜 기간에 걸쳐 천천히 방출되도록 조절할 수 있다(그림 13.5).

13.2.4 단백질 제어 전달을 위한 유전자 조작 세포 및 유전자 치료

미래의 약물 전달 시스템은 약물 방출의 자가 조절을 가능하게 하는 생물학적 성분을 사용할 것이다. 이상적으로, 이러한 발전된 시스템은 단백질의 방출을 제어할 수 있는 자가 조절 기능을 가지게 될 것이다. 이전의 연구에서 **효소** 또는 **항체** 등의 생물학적 성분이 방출의 조절을 위한 신호 요소로 사용될 수 있는 것으로 밝혀졌다. 인간의 세포는 이미 단백질 생산 및 분비의 조절을 위한 복잡한 기작으로 이루어져 있다. 따라서 전달 시스템은 이식 세포를 단백질 생산원으로 이용하여 목적 단백질을 전달하도록 조작할 수 있다. 예를 들어, 췌장에서 이식된 포도당-감응형 β 세포를 인슐린의 분비 조절에 사용할 수 있다.

이러한 접근 방식은 이론적으로 약물 전달 전략을 개인에 맞춰 적용하는 것을 가능케 한다. 환자로부터 얻어진 세포를 목적 단백질의 생산을 증가시키기 위해 유전자 조작할 수 있다. 단백질의 발현을 제어하는 세포의 능력을 강화시키는 유전자도 추가할 수 있다. 따라서 이러한 세포를 환자에게 이식하여 정상적인 단백질 전달 기능을 회복시킬 수 있다. 너무 멀지 않은 미래에 이러한 아이디어는 현실이 될 것이다. 세포 이식은 골수 이식을 필요로 하는 환자에게 이미 통상적으로 이루어지고 있으며, 현재는 실험적으로 환자의 췌장 세포 이식이 이루어지고 있다. 생체 적합성 고분자는 이 노력에 도움이 될 것이다. **하이드로젤(hydrogel)** 재료는 조작된 세포들을 캡슐화하여 면역계의 세포들과의 직접적 접촉을 피하게 하기 위하여 사용되어왔다(그림 13.6).

A

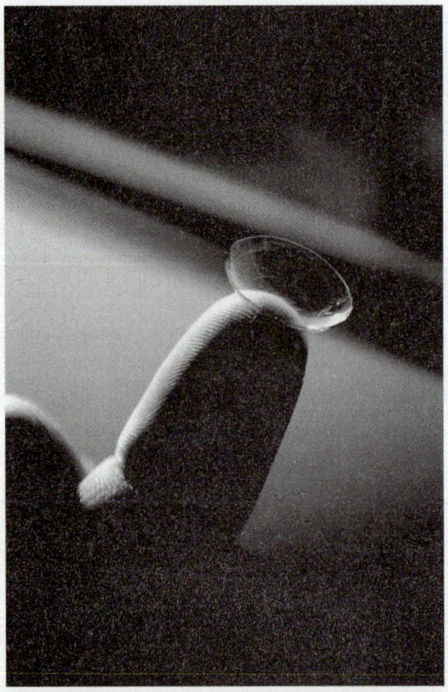

B

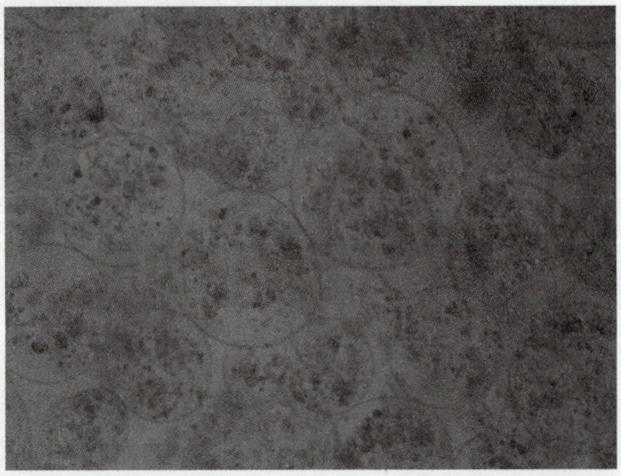

그림 13.6

하이드로젤은 물에서 팽창하여, 부드럽지만 안정한 물질을 형성하는 가교 결합된 수용성 고분자 네트워크이다. **A**. 하이드로젤 물질은 오랫동안 의학에서 사용되어왔다. 소프트 콘택트렌즈가 널리 사용되는 예이다. **B**. 생물 의학 공학자들은 하이드로젤 내의 살아 있는 세포를 분산시키는 방법을 개발했다. 이 이미지에서 인간의 혈관 주위 세포는 알긴산염 미세 입자 내에 캡슐화되어 있다. 사진 제공: Jillian W. Andrejecsk.

또한 유전 물질(목적 단백질의 유전자를 암호화하는 플라스미드 DNA 등)을 체내 세포에 도입할 수 있다. 이러한 치료법은 인간 세포에서 안정되고 높은 수준의 단백질 발현을 유발할 수 있는 안전한 방법의 개발이 선행되어야 한다. 유전 물질의 도입을 통한 질환의 치료 또는 예방을 꾀하는 유전자 치료는 유전적 장애, 신경 퇴행성 질환 및 암을 치료하기 위한 유망한 방법이다. 보호되지 않은 DNA는 내인성 뉴클레이스(endogenous nuclease)에 의해 빠르게 분해되므로, 유전자 치료의 성공 여부는 표적 세포에 유전자를 효율적이고 안전하게 전달할 수 있는 벡터의 사용에 달려 있다. 바이러스는 효율적이고 다목적 유전자 치료 벡터로 응용될 수 있지만, 인간 유전자 치료에 적용했을 때의 안전성에 대해 아직 규명되지 않은 문제가 있다. 생분해성 고분자는 그들의 생체 적합성, 합성 유연성 및 개질 가능성으로 인하여 벡터로서 큰 잠재력을 가지고 있다. 유전자 전달용 고분자 나노 입자는 DNA와 하전된 중합체와의 정전기적 인력으로 복합체를 형성하거나, DNA를 고분자 입자 내로 캡슐화 또는 미리 형성된 고분자 입자의 표면에 DNA의 복합화에 의해 형성될 수 있다.

양이온성 고분자는 DNA와 정전기적 인력으로 복합체를 형성하는 능력으로 인해 유전자 전달체로서 널리 사용되고 있다. 그러나 폴리에틸렌이민(polyethyleneimine, PEI) 및 폴리라이신[poly(l-lysine)] 등의 많은 양이온성 고분자는 비분해성이며 독성이 높다. 생분해성 양이온 고분자, poly(β-amino ester) 또는 PBAE 계열 고분자를 유전자 전달을 위해 합성하여 이러한 문제를 해결했다. 이러한 고분자는 골격의 3차 아민을 통해 DNA(및 다른 폴리뉴클레오티드)와 정전기적 인력으로 상호 작용할 수 있으며, PEI보다 독성이 낮다. 최근 낮은 양전하를 가지며, 독성을 최소화한 새로운 poly(amine-co-ester) 계열 고분자가 합성되었다. 이러한 고분자는 높은 소수성을 가지며, 따라서 DNA와의 원활한 복합체 형성이 이루어질 수 있다. 이 고분자는 현재까지 보고된 가장 효율적인 고분자성 유전자 벡터 중의 하나이다(참고문헌 2).

13.3 조직공학(tissue engineering)

조직공학(tissue engineering)은 1980년대 후반에 정의된 새로운 연구 분야이지만 생체분자공학의 중요한 부분으로 떠오르고 있다. 조직공학이 정립되었을 때부터, 이 분야는 의료 제품의 생산을 위해 급속하게 성장해왔다. 조직공학은 조직을 수리하고 대체할 수 있는 이식물을 개발하기 위한 새로운 접근법을 개발하기 위해 생명과학적 지식과 재료과학 및 공학을 결합시켰다. 따라서 조직공학을 통한 새로운 치료법을 개발하기 위해서는 여러 분야의 결합을 필요로 하며, 경우에 따라 치료를 위한 완전히 새로운 접근법이 필요하다.

조직 또는 전체 장기 이식은 현재 과도한 피부 손실 및 **동맥 폐색(artery occlusion)**을 비롯한 다양하고 흔한 질환이 있는 환자에게 사용될 수 있는 몇 가지 옵션 중 하나다. 금세기 동안, 이식에 관한 수많은 난관이 해결되어왔다; **면역억제제(immunosuppressive drugs)**와 발전된 수술 기법으로 간, 심장, 신장, 혈관 및 기타 주요 장기 이식이 현실이 되고 있다. 그러나 이식 기술은 심각한 한계점에 도달했다. 이는 이식을 필요로 하는 환자의 수가 조직 공급량을 훨씬 초과한다는 점이다. 이러한 부족 현상을 줄이기 위해서는 새로운 기술이 필요하다.

조직공학자는 조직 성장과 복구를 유도하는 새로운 접근법을 개발하기 위해 노력하고 있다; 이러한 접근법은 장기 개발과 상처 치유의 기초적인 과학에 기반을 둔다. 상처 회복을 위한 인공 피부 등가물, 관절 연골 결손 복구를 위한 **연골 세포(chondrocyte)** 이식, 직접 이식을 위한 고분자 지지체로 성형되거나 이식을 위해 생물 반응기에서 성장시킨 혈관 이식편 등 몇 가지 선구적인 연구가 이미 환자에게 시험되고 있다. 이러한 노력을 통해 조직공학이 효과를 발휘한다는 것은 분명하며, 이는 인체 의학의 엄청난 잠재력을 대표한다. 차세대 조직공학 제품으로 발전하기 위해서는 세포 배양, 기질 제조 및 물질 개발을 포함한 혼성 접근법이 필요하다.

13.3.1 조직공학 전략

살아 있는 인간 사이의 조직 교환은 고전적인 기술이며, 그중 조직공학은 최신 분야이다(역사적인 정보는 참고문헌 3 참조). 고대 이집트와 구약 성경 저자들은 **수혈(blood transfusion)**에 관해 언급했다. 많은 문화의 민간 전승(folklore)에서는 검이나 매독으로 인해 잃어버린 코의 이식이 빈번하였음을 보여준다. 이미 기원전 1000년경에 수슈루타(Sushruta)는 피부 이식술을 시행하였고, 르네상스 시대에 탈리아코지(Tagliacozzi)는 연골 이식 시술을 수행했다. 다른 부위로의 **피부 이식(skin graft)**은 1800년대에 일반적이었다. 처칠은 1898년 전우에게 피부를 기증하기도 했다. 1967년까지 인간의 심장 이식 수술은 이루어지지 않았지만, 이미 3세기 중국의 화타(Hua T'o)에 의하여 개념은 확립되었다. 조직 교환의 "현대" 시대는 1940년대에 시작되었지만, 이식 시술은 면역억제제가 발견될 때까지 널리 퍼지지 않았다. 앞서 언급했듯이 오늘날 조직 이식의 성공은 엄격한 제한을 두고 있으며, 현재는 주로 기증자 조직의 가용성에 따라 결정된다. 많은 환자들이 말기 조직 손상을 가지고 있지만, 이식 수술 후 생존 가능성이 높음에도 기증자 조직을 기다리다 죽음을 맞이한다. 조직공학은 환자의 건강한 세포 또는 조작된 세포에서 생산된 이식 가능한 조직이 보다 많이 공급되어야 한다는 절박함에서 발전했다.

배양을 통한 조직 발달을 어떻게 조작할 수 있을까? 조직 발달 중(즉, 조직이 형성되는 배아 발달 기간 동안) 세포 구성의 기작 중 일부가 알려져 있다(그림 13.7A-C). 어떤 경우에는 자연적인 기작에 영감을 받아 조직 형성 유도를 위한 실험적 기법이 개발되어 있다(그림 13.7D-F). 이 새로운 전략의 핵심은 20년 전 처음 제안된 아이디어인데(참고문헌 4), 합성 물질은 조직 재생을 위한 분해 가능한 주형의 역할을 할 수 있다(그림 13.7E). 혈액 세포는 순환하므로 주사에 의해 이식될 수 있으며, 자연적인 원점 복귀 메

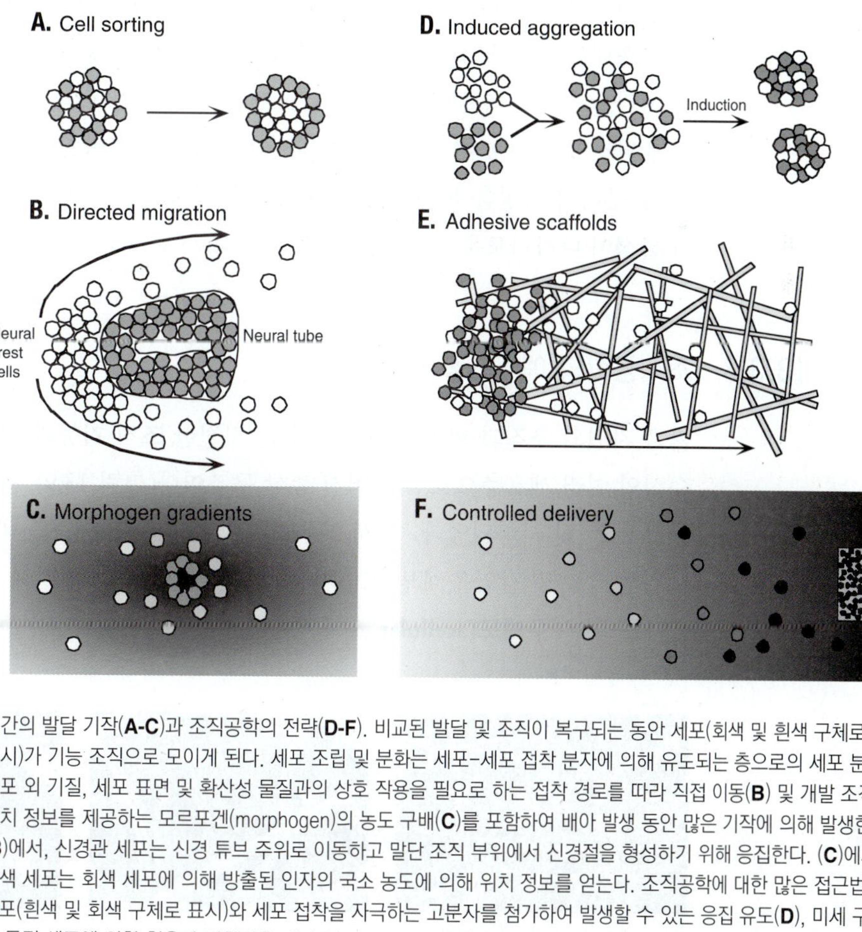

그림 13.7 인간의 발달 기작(**A-C**)과 조직공학의 전략(**D-F**). 비교된 발달 및 조직이 복구되는 동안 세포(회색 및 흰색 구체로 표시)가 기능 조직으로 모이게 된다. 세포 조립 및 분화는 세포-세포 접착 분자에 의해 유도되는 층으로의 세포 분류(**A**), 세포 외 기질, 세포 표면 및 확산성 물질과의 상호 작용을 필요로 하는 접착 경로를 따라 직접 이동(**B**) 및 개발 조직에 위치 정보를 제공하는 모르포겐(morphogen)의 농도 구배(**C**)를 포함하여 배아 발생 동안 많은 기작에 의해 발생한다. (**B**)에서, 신경관 세포는 신경 튜브 주위로 이동하고 말단 조직 부위에서 신경절을 형성하기 위해 응집한다. (**C**)에서, 백색 세포는 회색 세포에 의해 방출된 인자의 국소 농도에 의해 위치 정보를 얻는다. 조직공학에 대한 많은 접근법은 세포(흰색 및 회색 구체로 표시)와 세포 접착을 자극하는 고분자를 첨가하여 발생할 수 있는 응집 유도(**D**), 미세 구조 및 특정 세포에 의한 침윤과 접착력을 제어하는 지지체의 제공(**E**), 국소적인 공급원으로부터 생리 활성제의 지속적인 방출(**F**)과 같은 인공적인 접근법을 사용하여 이러한 자연 과정을 모방하려고 시도한다. (**D**)에서, 적절한 비율을 형성한 세포 혼합물의 조립이 가용성 세포-세포 접착 촉진제의 첨가에 의해 유도된다. (**E**)에서, 고분자 섬유의 기질은 회색이 아닌 백색 세포의 접착 및 이동에 도움을 준다. (**F**)에서, 회색 세포에만 위치 정보를 제공하는 모르포겐의 농도 구배는 제어 방출 임플란트에 의해 제공된다.

커니즘에 따라 적절한 위치를 찾아간다. 다른 조직의 세포(간, 피부, 뇌 등)는 특정 부위에 고정되어 있다. 여기 이식되는 세포에는 기계적 기반과 세포 간 소통을 할 방법이 필요하다. 조직공학에서 합성 물질, 특히 생체 적합성, 분해성 고분자가 이 기계적 지지를 제공하기 위해 종종 사용된다.

13.3.2 조직공학용 분해성 지지체

합성 고분자로부터 형성된 **분해성 지지체(degradable scaffolds)**는 조직공학에 매력적인 재료이다(그림 13.8). 생분해성 고분자 지지체를 사용함으로써 전체 조직의 크기와 모양을 형성할 수 있다; 고분자 표면이 세포가 부착되는 지점이 된다. 지지체의 미세 기하학적 형태는 세포 모집을 위해 최적화될 수 있으며, 합성 중합체는 조직 형태가 형성됨에 따라 용해되도록 설계될 수 있다. 표면에 부착된 세포의 생존성과 기능은 표면의 성질에 달려 있다는 것이 잘 알려져 있다. 따라서 합성 표면의 또 다른 장점은 조직의 화학적 및 물리적 특징을 복제하기 위해 물질을 화학적으로 변형되어 특정 세포 집단에 대한 활성이 나타나도록 만들 수 있다는 것이다.

13.3.3 조직공학의 예: 인공 피부

많은 자연의 조직과 마찬가지로, 피부는 적절한 조직 기능과 건강을 유지하기 위해 필수적인 여러 세포층으로 이루어진 층상 구조이다(그림 13.9). 많은 물질들이 피부 이식물로 제안 및 시험되었다. 이 시스템들은 피부의 주요 기능을 대체하여 크기가 큰 절개 부위의 탈수 및 감염을 예방하고 치유를 돕는 역할을 하기 위해 설계되었다(표 13.4). 일부 시스템은 **무세포(acellular,** 세포가 없는) 시스템이다. 가장 초기의 시스템은 콜라겐/

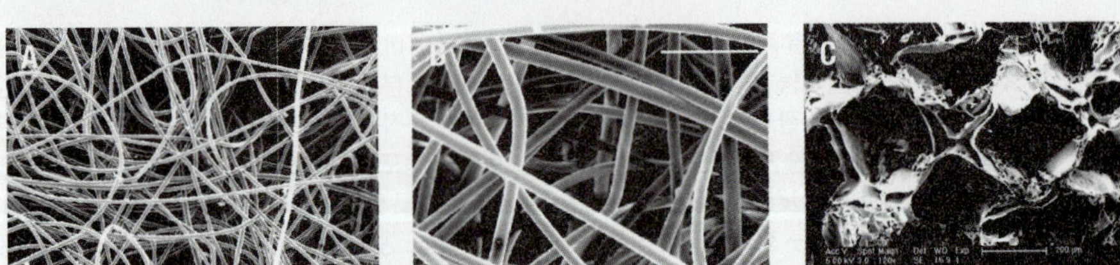

그림 13.8 분해성 인공 지지체는 고분자 섬유로 제작되었다. 주사 전자 현미경(scanning electron microscope) 사진은 조직공학에 사용되는 분해성 고분자 섬유망의 낮은(**A**) 및 높은(**B**) 배율의 사진을 보여준다. 두 이미지의 흰색 스케일 막대는 100 μm이다. **C.** 소금 침출 기술에 의해 제조된 지지체의 주사 전자 현미경 사진. 사진 제공: Peter M. Fong(**A**와 **B**)와 Lichuan Qian(**C**).

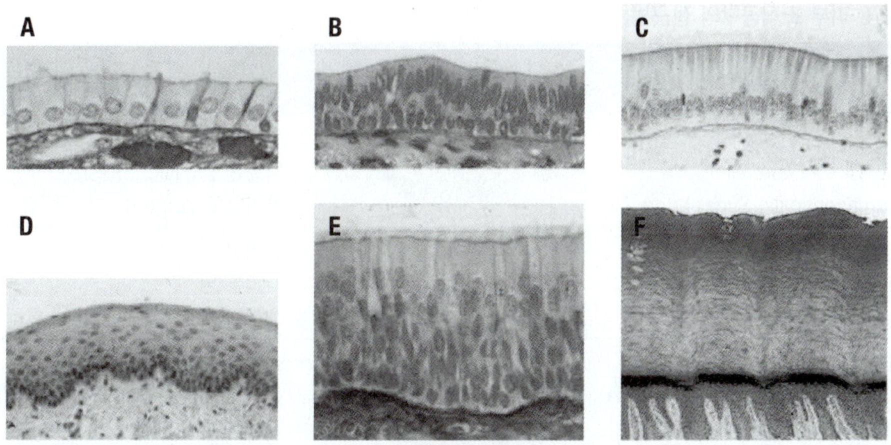

그림 13.9

상피 조직의 층상 구조. 신체 내의 많은 조직은 특정한 기능을 수행하기 위해서 구성 세포들이 적절히 배열된 층상 구조이다. 이 현미경 이미지는 단순한 원주 상피(신장 세관)(**A**), 층화된 원주 상피(**B**), 섬모 원주 상피(**C**), 층화된 편평 상피(식도)(**D**), 섬모 가성 누적 상피(기관)(**E**), 각질화된 층화 편평 상피(피부)(**F**)를 보여준다. (color plate 참조) Fawcett DW, Jensh RP. *Bloom & Fawcett: Concise Histology.* London: Hodder Arnold; 1997의 허가 하에 사용.

콘드로이틴황산염(chondroitin sulfate) 층과 함께 (유체를 유지하기 위한) 실리콘 막을 사용하여 혈관 및 결합 조직 통합을 유도한다. 이 초기의 시스템은 임상 제품인 인테그라(Integra®)로 발전했으며, 현재 화상 환자의 인공 피부 대체품으로 널리 사용되고 있다. 이 물질은 살아 있는 세포를 포함하지 않으며, 실리콘 상층과 세포 외 기질로 이루어진 하층으로만 이루어져 있다. 임상적으로 실리콘 층은 3주 후에 얇은 **표피(epidermal)** 이식편으로 대체된다. 꾸준한 개발을 통해, 환자에게 사용되기에 앞서 하층에 **자가 이식 세포(autografted cells)**를 배양하여 포함시키는 시스템이 개발되었다.

또 다른 방법은 환자의 **생검(biopsy)**이라고 하는 외과 수술을 통해 작은 조직 샘플을 채취하고 체외에서 **자가(autologous)** 표피 세포를 배양하는 것이다. 그러나 표피 세포는 종종 배양시키기 어렵고 많은 양의 세포를 생산하는 데는 시간이 걸린다(박스 13.2 참조). 최적화된 세포 배양 기술[예를 들어, **방사능 조사(irradiated)**된 설치류의 불멸 섬유아세포인 3T3 세포로 이진 공급기층(feeder layer)과 **성장 인자**를 갖는 배양액 내에서의 배양]을 사용하여, 3–4주 내에 10,000배의 세포 증식을 달성할 수 있었으나, 이는 임상적인 상황에서는 여전히 너무 느리다.

이러한 시간 지연은 **동종 세포(allogenic cells)**를 사용함으로써 피할 수 있으며, 동종 세포는 미리 준비하여 냉동 보관할 수 있다. 이 접근법은 동종 **상피세포(endothelial cells)**와 섬유아세포를 모두 포함하는 콜라겐 기반 시스템 Apligraf®(Organogenesis), 그리고 배양된 섬유아세포를 포함한 PLGA 섬유 망을 기반으로 한 시스템인 Dermagraft®

표 13. 4 피부 조직공학의 접근법

상품명	도표	구성 물질	cm²당 대략적인 가격
Biobrane™ (Dow Hickam/Bertek Pharmaceuticals, Sugar Land, TX)	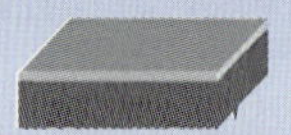	1. 실리콘(Silicone) 2. 나일론 망(Nylon mesh) 3. 콜라겐(Collagen)	\$0.82
Transcyte® (Advanced Tissue Sciences Inc., La Jolla, CA)	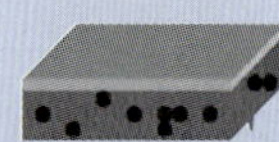	1. 실리콘 2. 나일론 망 3. 신생아의 섬유아세포 함유 콜라겐	\$9.16
Apligraf® (Organogenesis Inc., Canton, MA and Novartis Pharmaceuticals, East Hanover, NJ)	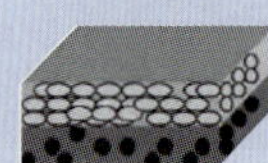	1. 신생아의 각질세포 2. 신생아의 섬유아세포 함유 콜라겐	\$16.52
Dermagraft® (Advanced BioHealing, Westport, CT)	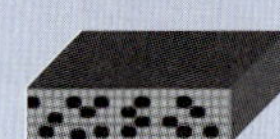	1. 신생아의 섬유아세포 함유 폴리글리콜산(Polyglycolic acid) 또는 폴리글락틴-910(polyglactin-910)	\$8.31
Integra® (Integra Life Sciences Corporation, Plainsboro, NJ)	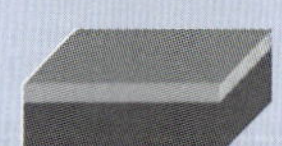	1. 실리콘 2. 콜라겐 및 글리코사미노글리칸(glycosaminoglycan)	\$3.86
AlloDerm® (LifeCell, The Woodlands, TX)	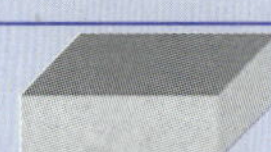	1. 사체의 상피세포에서 채취한 무세포의 진피	\$6.86
Epicel™ (Genzyme, Cambridge, MA)	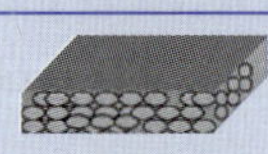	1. 배양된 자가 각질 세포	\$16.28
Laserskin™ (Fidia Advanced Biopolymers, Italy also marketed as Vivoderm™ by E. R. Squibb Sons Ltd., United Kingdom)	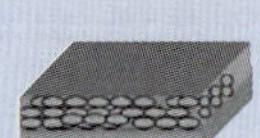	1. 배양된 자가 각질 세포 2. 레이저 천공이 있는 히알루론산(hyaluronic acid)	n/a
사체 동종 이식 (비영리 피부 은행에서)	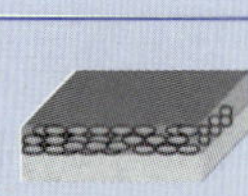	• 생존력을 유지하기 위해 냉동 보관 • 동결 건조 • 글리세롤화(glycerolized)됨	\$0.70

참고: Jones I, Currie L, Martin R. A guide to biological skin substitutes. *Br J Plast Surg.* 2002;**55**:185–193에서 개작.

(Advanced BioHealing, Inc.)의 두 가지 생물학적 피부 대체 재료에 사용되었다. 이식 후 이들 제품에 사용된 동종 세포의 운명은 명확하지 않으며, 이러한 조직공학 소재는 조직공학에서 환자에게 잠재적 이점을 대표하는 중요한 이정표이지만, 임상에서의 역할은 여전히 불확실하다.

현재의 모든 조직공학적 피부 제품에 따라 다양한 수준에서 발생하는 공통적 문제는 숙주의 혈액 시스템에 연결되어 **관류(perfused)**되는 안정한 **혈관 구조(vasculature)**가 형성되지 못한다는 것이다. 관류된 혈관계가 없으면 이식의 성공률은 크게 감소한다. 실제로 적절한 혈관 시스템 개발의 부족은 대부분의 조직공학 산물에서 주요한 문제이다. 피부의 경우, 조직공학적 피부를 이식받은 부위의 주변 숙주 조직에서도 이미 혈관이 손상되었거나(이는 피부 이식을 하게 되는 가장 큰 두 가지 원인인 화상이나 당뇨병으로 인한 것이다), 새로운 혈관의 형성 또는 혈관 신생 능력이 떨어진 경우가 많으며(이는 고령으로 인한 것이다), 따라서 이러한 환자들에게 있어 혈관 시스템의 개발은 더욱 중요한 문제이다.

피부를 비롯한 많은 조직공학 제품에 적용될 수 있는 혈관 형성을 향상시키는 한 가지 방법은 이식 가능한 기질 내에서 인간 내피세포를 배양하는 방식이다. **제I형 콜라겐** 및 **피브로넥틴(fibronectin)**의 기질이 이러한 접근법에 성공적으로 사용되었다(그림 13.10). 적절한 배양 조건 하에서, 인간 제대 정맥 내피세포(human umbilical vein endothelial cells, **HUVECs**)는 단기간의 배양 후 관형 구조물을 형성한다. 이러한 구조를 쥐의 피하에 이식했을 때, 쥐의 혈액이 관류하는 HUVEC 기반 혈관 시스템이 그 구조 내에 형성된다. 생존 유전자 Bcl-2의 **과발현(overexpression)**에 의한 HUVEC의 유전공학은 구조물의 혈관 밀도를 증가시켰을 뿐만 아니라 동맥과 정맥을 형성하는 혈관 재형성의 가능성에 대한 증거가 되었다. 단백질 전달 시스템을 세포와 함께 젤 상에 첨가하며, 이 방출 제어 시스템은 성숙한 혈관 형성을 돕는 혈관 내피 성장 인자(vascular

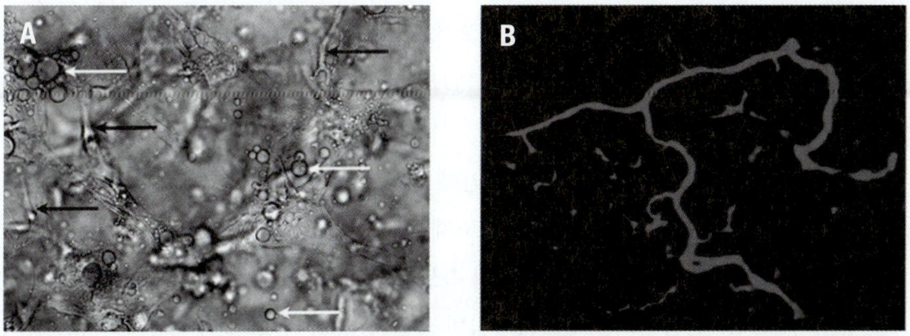

그림 13.10 새로운 혈관상을 만드는 조직공학적 접근법. **A**. 이 접근법에서, 혈관 상피세포 성장 인자를 천천히 방출하는 인간 내피세포(흰색 화살표) 및 미소 구체는 모두 3차원 젤에서 콜라겐/피브로넥틴 상에 분산되어 있다. 짧은 배양 기간 후에, 세포는 결국 새로운 혈관(검은색 화살표)이 되는 줄을 형성하기 시작한다. 자세한 내용은 *Proc Natl Acad Sci USA* 2000;97(16):9191–9196 및 *FASEB J.* 2008;22(8):2949–2956 참조. **B**. 구조물을 쥐에 이식한 후 쥐에서는 새로운 혈관이 형성된다. 이 혈관 벽은 인간 내피세포로 이루어져 있지만 쥐의 혈액이 그들을 통과한다. *PNAS*. 2005;102(2):425–430로부터 허가. Copyright 2005 National Academy of Sciences, USA.

박스 13.2 생물 반응기의 세포 성장 동역학

활발히 분열하는 세포가 성장에 제약이 없는 균일한 환경에서 유지된다면, 성장률은 세포의 수에 비례한다.

$$\frac{dN}{dt} = k_p N \quad (식\ 1)$$

여기서 N은 총 세포 수이고, k_p는 세포 증식의 속도 상수이다. (참고: 이 박스는 박스 5.1에 제공된 정보를 기반으로 하지만 다른 표기가 사용된다.) 따라서 세포의 수는 시간에 따라 기하급수적으로 증가한다.

$$N = N_0 e^{k_p t} \quad (식\ 2)$$

여기서 N_0은 초기 세포 수(즉, $t = 0$에서의 세포의 수)이다. 속도 상수는 세포 집단에 대한 배가 시간, t_D과 관련이 있다.

$$t_D = \frac{\ln 2}{k_p} \quad (식\ 3)$$

그래프(그림 박스 13.2)는 일반적인 조직 배양 수지 표면 및 일부 다른 고분자 표면에서 섬유아세포가 배양되는 동안 발생하는 전형적인 세포 수의 증가 곡선을 보여준다. 배증 시간은 약 하루다.

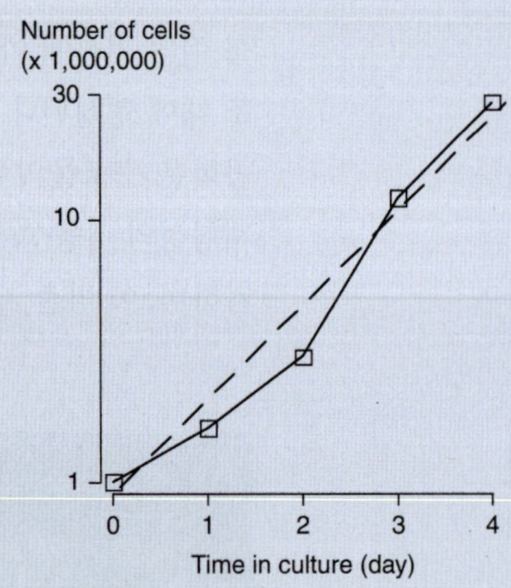

그림 박스 13.2

동물 유래 세포의 대부분은 부착 의존적(anchorage-dependent)이다. 즉, 세포의 증식 및 기능을 위해서는 고체 표면에 세포가 부착되어 퍼져나가야 한다. 또한 표면이 세포로 가득 차게 되면 세포 성장률이 감소한다. 그러므로 세포 분열 속도는 세포 밀도에 달려 있다; 이 현상을 밀도 의존성(density-dependent) 세포 성장이라고 한다.

실제로 세포 증식은 다양한 환경 요인에 의해 제한될 것이다: 세포 밀도, 영양소의 이용 가능성 및 노폐물 생성 축적은 모두 전체 성장률에 기여한다. 부착-의존성 세포의 경우, 세포 성장 및 사멸의 전체 속도는 표면상의 세포 퍼짐과 관련된다.

모노드(Monod) 모델이라고 불리는 일반적인 현상학적 모델이 제한된 가용성의 기질 또는 영양소가 세포의 생장 제한에 주는 영향을 설명하기 위해 사용된다.

$$k_p = \frac{1}{N}\frac{dN}{dt} = \frac{k_{p,\max} S}{K_M + S} \quad (식\ 4)$$

여기서 S는 기질 농도이고, 상수 $k_{p,max}$ 및 K_M은 성장 속도에 대한 기질의 영향을 특성화한다. 기질 소비율은 수율 $Y_{N/S}$에 의한 세포 성장률과 관계가 있으며, 수율은 기질 소비율 r_S와 세포 성장률 r_N(또는 k_pN)의 비율과 같다. 즉, $Y_{N/S} = -r_S/r_N$. 다른 성장 모델도 사용 가능하다; 자세한 정보는 Shuler와 Kargi의 *Bioprocess Engineering*을 참조.

endothelial growth factor, VEGF) 등과 같은 인자들을 지속적으로 공급한다. 이 접근법에는 조직공학 분야에서 흔히 볼 수 있는 콜라겐 등의 물질과 일반적인 세포를 사용할 수 있기 때문에 매력적이다. 이러한 예는 조직공학, 약물 전달 및 유전공학 간의 중요한 연관성을 보여준다.

새로운 혈관을 만드는 다른 방법[혈관을 심장 근육 조직에 혈액 흐름을 제공하는 관상동맥(coronary arteries)의 크기로 만드는 데 적합한 방법]은 혈관을 개별적으로 만들어서 외과의가 봉합할 수 있도록 하는 것이다. 이 경우 혈관은 체외에서 성장해야 한다. 체외에서 동맥을 만드는 몇 가지 유망한 접근법이 있으며, 그중 대다수는 자연적인 동맥과 거의 동일한 특성을 가지고 있다. 가장 유망한 접근법 중 하나는 특수 생물 반응기에서 분해 가능한 망 위에 민무늬근 세포(smooth muscle cells, 동맥 벽의 내부 층을 구성)를 성장시키는 것이다. 생물 반응기는 세포를 세포 배양액에 담근 채로 박동 흐름을 제공하여 동맥이 체내에서 받는 정상적인 기계적 상태를 모방한다(그림 13.11). 이러한 혈관을 생물 반응기에서 추출하여 제자리에 봉합시키면, 심혈관계가 받는 스트레스에 견디고 신체 신호에 적절하게 반응하는 동맥으로서의 기능을 한다. 이 기술은 또한 면역학적으로 일치하지 않는 환자에게도 이식할 수 있는 즉시 사용 가능한 혈관을 생산할 수 있다. 이를 위해서는 생물 반응기로 성장한 혈관을 먼저 탈 세포화(decellularize, 모든 세포 구성요소를 제거)하여 이식될 혈관에 세포 외 기질만이 포함되도록 한다(참고문헌 5). 8장에서 설명한 바와 같이, 기질의 구성요소는 혈관의 기계적 성질 대부분을 담당하기 때문에, 탈 세포화된 혈관은 기계적으로 적당한 대체물로서 작용하며, 환자 자신의 세포에 의해 환자의 몸속에서 재 세포화(recellularization)된다.

이전 절에서는 연골, 피부 및 혈관의 조직공학에 초점을 맞추었지만, 연구실에서는 조작된 근육, 뼈, 간, 심장 판막의 조직 및 기타 여러 조직을 만드는 방법을 연구하고 있다. 더 깊은 이해를 위하여, 책 *Principles of Tissue Engineering*에는 각 분야의 진행 상황을 설명하는 장이 포함되어 있다(더 읽어보기 목록 참조).

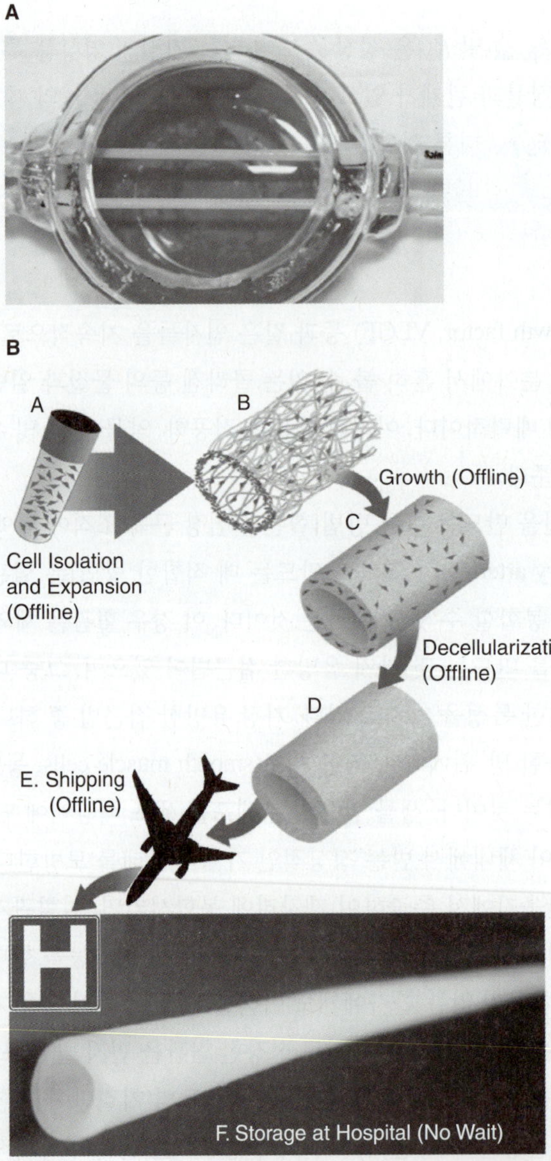

그림 13.11 **A**. 8주 동안 생물 반응기에서 실험적으로 생성된 조직공학용 돼지 동맥. 이러한 동맥을 형성하기 위해 합성 생분해성 고분자 망에 혈관 민무늬근 세포를 뿌린 다음, 박동성 방사형 변형력을 가할 수 있는 특별한 생물 반응기에서 성장시켰다. 빠르게 분해되는 고분자 망은 세포와 콜라겐 및 글리코사미노글리칸을 포함하는 세포 외 기질로 대체된다. 그 결과 얻어진 조직공학 동맥은 길이 8 cm, 내경 3 mm이었다. 사진 제공: L.E. Niklason. 더 자세한 정보는 *Lancet.* 2005;365:2122-2124을 참조. (color plate 참조) **B**. 오프라인 생산 및 운송으로 인해, 환자들은 탈 세포화된 혈관 이식편을 별도의 대기 시간 없이 기성품으로 이용할 수 있다. 이 과정은 세포 배양된 동종 세포(A)를 고분자 지지체 위에 뿌리고(B) 생물 반응기에서 배양하여 조직을 형성(C)한다. 그런 다음, 세포를 조직에서 꺼내어(D) 4 ℃에 보관하여 병원으로 배달한다(E). Elsevier의 허가를 얻어 Dahl SLM, Blum JL, and Niklason LE, Bioengineered Vascular Grafts: Can we make them off-the-shelf, *Trends Cardiovasc Med.* 21:83-89, 2011에서 재편.

13.4 나노생명공학(nanobiotechnology)

지난 수십 년 동안 재료 과학에는 혁명이 있었다. 많은 경우에서, 현재는 물질 내의 원자 및 분자를 한 번에 하나 단위로 조작할 수 있으므로 나노 크기의(즉, 개별 분자의 크기의) 정밀도로 물질을 구성할 수 있다. 재료 과학에서의 이 새로운 기능을 **나노 기술(nanotechnology)**이라고 한다.

나노 기술과 생물 과학 간의 잠재적 교차점은 광범위하다. 생물학적 기능은 **바이러스, 리보솜, 분자 모터(molecular motors)** 및 **세포 외 기질**의 구성요소와 같이 나노 수준의 크기를 가진 단위에 크게 의존한다(그림 13.12). 또한, 나노미터 단위로 설계된 장치는 **세포 이하(subcellular)** 구조물과 직접 상호 작용하고 세포 내 현상을 검출하는 데 사용할 수 있을 만큼 충분히 작다. 나노 수준의 정밀도로 재료를 조립하고 연구하는 능력은 기초 생물학(예: 나노 규모의 조작을 필요로 하는 생물학적 가설의 시험)과 새로운 생물공학기술(예: 약물 전달 시스템, 이미징 프로브 또는 나노 소자)의 개발의 기회로 이끌어 나갔다.

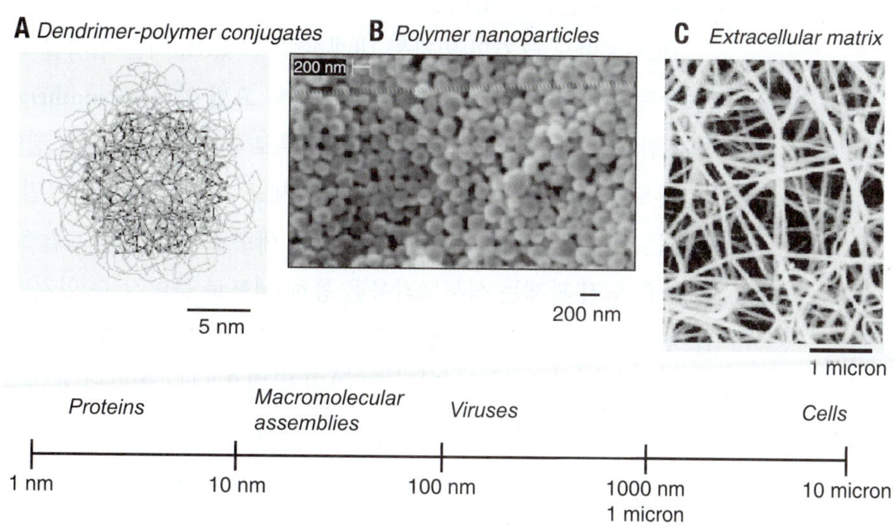

그림 13.12 생물학적으로 중요한 나노 물질. **A**. 대부분의 바이러스 입자보다 작은 덴드리머(dendrimer)-고분자 접합체는 약물과 핵산을 전달하는 데 사용될 수 있다. [*Macromolecules*. 2002;35(9):3456–3462]의 허가 하에 발췌. Copyright 2002, American Chemical Society. 그림 2.4 및 color plate 2.4를 참조. **B**. 고분자 나노 입자는 약물 농도가 높고 특정 세포를 표적으로 해서 흡수될 수 있다. **C**. 체내 세포 및 조직을 둘러싸는 세포 외 기질은 전형적으로 직경이 10–100 nm인 섬유로 구성된다.

13.4.1 약물 및 유전자 전달을 위한 나노 입자

밀리미터 및 마이크로미터 규모의 제어 방출 시스템은 잘 연구되어왔으며 이 장의 앞부분에서 설명한 것처럼 일부 시스템은 임상 용도로 승인되었다. 최근 몇 년 동안의 주요 발전 중 하나는 이러한 시스템의 크기를 더욱 줄였다는 것이다. 나노미터 규모의 고분자 전달 시스템을 만들 수 있으며, 쉽게 주입하거나 흡입할 수 있으며, 많은 종류의 인간 세포에 내재화될 수 있다. 현재 이들 나노 물질 중 일부는 환자에게 약물을 전달하는 데 이미 사용되고 있으며, 개발 중에 있는 것들도 많이 있다(표 13.5). **리포솜(liposomes)** 또는 **미셀(micelles)**을 기반으로 하는 자가 조립 시스템을 포함하여 나노 크기의 전달 시스템을 달성하는 다양한 방법이 있지만, 가장 안정적이고 다양한 시스템은 약물 전달 응용 분야에서 이미 사용되고 있는 합성 물질의 소형화된 버전이다(그림 13.13). 이러한 시스템은 일반적으로 PLGA와 같은 분해성 고분자로 구축된다. 이 입자는 혈액 순환을 통해 주입되거나 약물을 국지적으로 방출하는 데 사용될 수 있다. 적절한 제조 방법을 이용해서 나노 입자를 조립한다면, 캡슐화된 약물은 매우 복잡한 물질이 될 수도 있다. 예를 들어, 지금은 기능성 DNA 또는 siRNA 또는 miRNA가 들어 있는 100 nm 크기의 고체 기질을 만들 수 있다.

세포는 나노 크기의 입자를 내재화할 수 있고, 이는 입자를 작게 만드는 것의 또 다른 장점이 될 수 있다. 이러한 입자가 **화학 요법 약물(chemotherapy drugs)**과 같은 약물을 포함하는 경우, 나노 입자는 세포 내부로 높은 약물 용량을 전달하는 데 사용될 수 있다. 나노 입자의 흡수에 관련된 다양한 세포 기작이 있지만(그림 13.14), 대부분의 나노 입자는 식세포작용(endocytosis)을 통해 세포로 들어간다(그림 5.12). 생물 의학 공학자의 주요 도전 과제는 식세포작용을 통해 세포로 들어갈 수 있지만, 그 후 이어지는 리소좀에서의 소화 과정을 피할 수 있는 입자를 만드는 것이다. 세포의 섭취와, 섭취 후 입자의 처리 과정을 모두 제어하는 한 가지 방법은 나노 입자의 표면을 개질하는 것으로, 이는 입자가 표면을 통해서 세포 또는 분자와 상호 작용하기 때문이다. 예를 들어, 나노 입자는 특정 세포 집단을 표적화하기 위해 세포 **리간드(ligands)**와 접합될 수 있다. 세포와 나노 입자의 상호 작용을 조절할 수 있다면, 세포보다 훨씬 작지만 대량의 약물을 세포 내 구성물에 직접 전달할 수 있는 약물 전달체를 만들 수 있을 것이다.

새로운 연구를 통해 이러한 입자들을 빛, 초음파 또는 자기장과 같은 약한 외부 신호에 반응하여 그 움직임을 신체 외부에서 유도할 수 있거나 특정 지점에서 활성화시킬 수 있는 물질로 만들어질 수 있다. 이러한 방식으로, 나노 기술은 신체에서 물질을 사용하는 새로운 방법을 제공한다. 매우 작은 소재의 크기는 이들을 많은 생물학적 기능에

표 13.5 나노 의약품의 분류

분류	설명	예시	참고문헌
고체 고분자 나노 입자	보통 구성 고분자(들)의 소수성 상호 작용에 의해 안정화된 조밀한 고분자 기질로 구성된다. 이러한 시스템의 주요 이점은 소수성 작은 분자에서 대형 단백질에 이르기까지 다양한 물질의 제어 방출 능력이다.	BIND-014는 PEG와 전립선 특이 적 막 항원 표적 작용기로 코팅되고 독소루비신(doxorubicin)이 함유된 고체 PLA 나노 입자 제제(유제-용매 증발 공정을 사용하여 합성)이다. 2014년 BIND-014는 전립선암 및 폐암 치료를 위한 임상 시험 중이다.	*Sci. Transl. Med.* **4**, 128ra39 (2012)
리포솜(liposomes)	내부 수성 중심부와 외부 이중층(그림 2.1)이 있는 구형 소포로 자체 조립되는 인지질로 구성된다.	Doxil®은 난소암, 다발성 골수종 및 AIDS 관련 카포시 육종(Kaposi's sarcoma) 치료제로 FDA 승인을 받은 항암제인 독소루비신이 함유된 PEG화된 리포솜이다.	*Cancer Invest.* **19**, 424 – 436 (2001)
고분자 미셀 (micelles)	뚜렷한 친유성 중심부와 친수성 외부층을 가지기 위해 소수성 효과에 의해 조직된 양친성 성분으로 구성된다. 이러한 시스템에서 약물은 일반적으로 중심부에 포집된 소수성 분자로 제한된다	Genexol-PM은 파클리탁셀(paclitaxel)이 함유된 PEG-PLA block co-polymer로 구성되어 있으며 유방암, 췌장암, 폐암 및 난소암에 대한 임상 시험에서 연구되었다.	*Anti-Cancer Drugs* **8**, 696 – 701 (1997)
덴드리머 (dendrimers)	나뭇가지와 같은 구조로 합성 중에 크기, 분산 및 기능화를 효과적으로 제어할 수 있다. 여러 유형의 약물은 분지된 고분자 기질과 결합하거나 덴드리머 표면에 부착시킬 수 있다.	SPL7013 (Vivagel™)은 HIV, 생식기 포진 및 HPV의 예방에 사용되는 항균 특성을 가진 라이신(lysine) 기반 덴드리머이다.	*International Journal of Nanomedicine* **2**, 561 – 566 (2007)
폴리플렉스 (polyplexes)	구성 고분자(들) 및 약물과의 소수성 또는 정전기적 상호 작용에 의해 안정화되는 자가 조립 나노 입자.	CALAA-01은 리보 뉴클레오티드 환원효소의 M2 소단위를 억제하기 위해 siRNA가 봉입된 PEG화된 사이클로덱스트린(cyclodextrin)의 폴리플렉스이며 트랜스페린(transferrin)으로 코팅되어 있다. CALAA-01은 고형 종양의 치료를 위한 임상 시험에 들어갔다. 유사하게, CRLX101은 신장, 난소 및 직장암에 대한 임상 시험에 관여된 캄프토테신(camptothecin)에 접합된 PEG화된 사이클로덱스트린의 폴리플렉스이다.	*Nature* **464**, 1067 – 1070 (2010); *Proc Natl Acad Sci U S A* **110**, 15127 – 15132 (2013)

참고: Cheng CJ, Tietjen GT, Saucier-Sawyer JK, and Saltzman WM *Nature Reviews Drug Discovery* 14:239 – 247 (2015)를 참고하여 재편.

적용할 수 있게 한다. 세포 이하의 크기와 방출 조절 능력 및 외부 활성화에 대한 민감성과 같은 특성을 조합하여, 나노 기술로 생산된 장치는 생물학 및 의학 분야의 새로운 응용 분야를 가능하게 할 것이다.

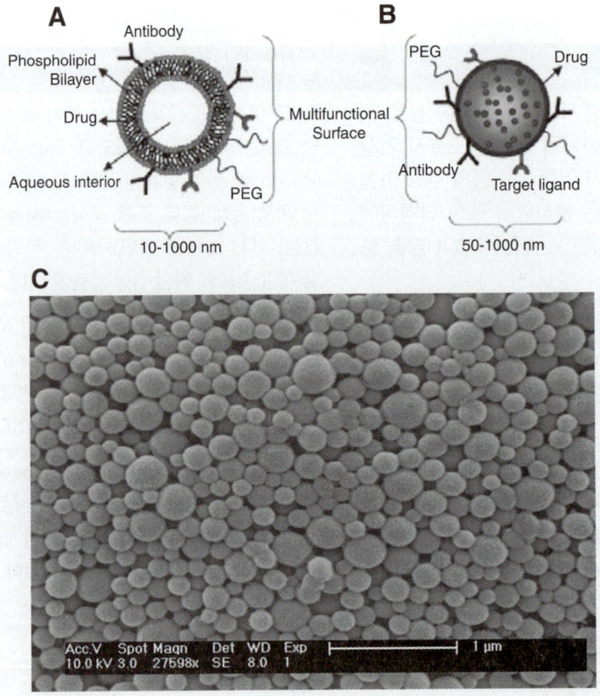

그림 13.13

약물 전달 나노 입자의 예. **A**. 리포솜 시스템은 표면 지질에 표적화 또는 폴리에틸렌글리콜(PEG)과 같은 스텔스 그룹을 포함하는 소포체이다. **B**. 고형 생분해성 나노 입자는 약물이 고분자 기질에 분산되어 표적화되거나 PEG그룹이 표면에 부착된 고분자 유제로 형성된다. (color plate 참조) *Materials Today*. 2005;8:18–26에서 발췌. **C**. 표면 처리된 PLGA 나노 입자의 주사 전자 현미경 사진. 사진 제공: Kseniya Gavrilov.

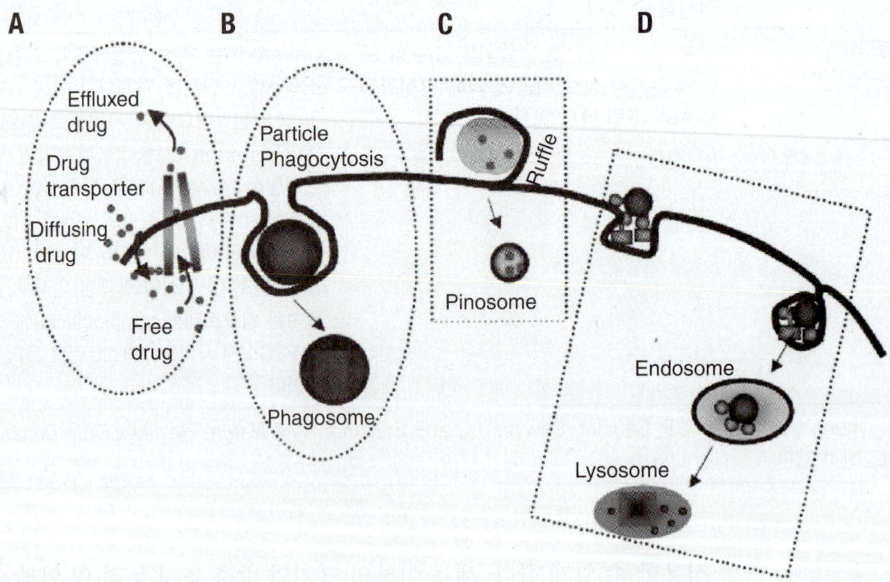

그림 13.14

약물의 세포 전달을 유도하는 과정. **A**. 자유 약물의 수동 확산. **B**. 나노 입자의 비특이적 식세포작용. **C**. 체액 내의 약물을 음세포작용(pinocytosis)으로 포집하여 섭취하는 과정. **D**. 수용체 매개 내포 과정. *Materials Today*. 2005;8:18–26에서 발췌. (color plate 참조)

13.4.2 나노 구조 물질(nanostructured material)

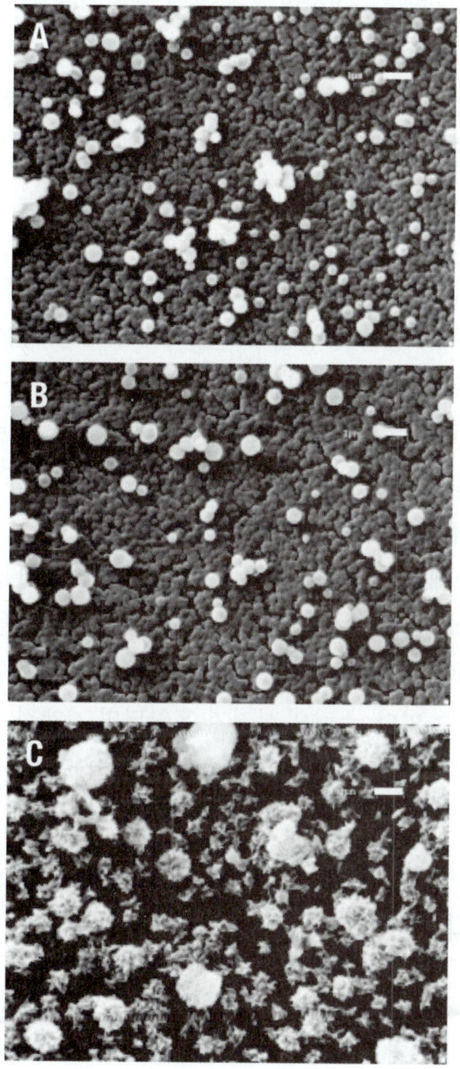

그림 13.15

디옥시리보핵산(DNA)이 함유된 미네랄 입자. 입자는 온화한 조건(체온과 체내 pH 근처)에서 형성되며 배양된 세포에 접촉하여 DNA의 섭취와 발현을 촉진한다. 모든 그림은 동일한 배율(흰색 스케일바 = 1 μm)이다. 입자의 범위는 직경 100 nm(**A**) ~ 500 nm(**C**)이다. 입자의 크기는 **A**, **B**, **C**의 준비 과정에서 달라진 미네랄화 공정의 조건에 따라 달라진다. 패널 **C**는 Nature Publishing Group의 허가 하에 *Nat Mater.* 2004;**3**(8):569–574로부터 재구성.

나노 구조 물질은 미네랄과 세라믹으로도 만들 수 있다. 그림 13.15는 **DNA 분자**가 삽입된 나노미터 크기의 구조적 특징을 가진 표면을 만들기 위해 제어된 미네랄 증착 결과를 보여준다. 이러한 **나노 미네랄(nanominerals)**은 신체 조건과 유사한 온도와 pH의 온화한 생물학적 조건 하에 형성되며, 입자의 미네랄 조성뿐만 아니라 DNA의 함량도 조절될 수 있다. 이러한 복합 표면에서 세포를 배양하면 DNA가 세포 안으로 흡수된다. 표면의 전체 구성(및 나노구조)은 세포에서 흡수되어 발현되는 DNA의 양에 영향을 미친다.

세포는 위에서 언급한 나노 입자와 같은 많은 나노 물질과 강한 상호 작용을 한다. 또한, 큰 규모의 재료 표면에 나노 크기의 구조를 생성하는 것은 그 재료와 세포의 상호 작용에 영향을 미칠 수 있다. 예를 들어, 티타늄 임플란트에 제어된 나노 크기의 구조 또는 조직이 존재하면 그 표면의 세포 접착, 이동 및 분화에 영향을 줄 수 있다. 지금까지 이러한 관찰의 대부분은 배양된 세포를 통한 것이며, 이러한 발견을 어떻게 더 나은 생체재료의 개발로 변환할 수 있을지는 아직 명확하지 않다. 그러나 물질과 세포의 상호 작용의 향상은 인공 고관절 또는 무릎과 기존의 조직이 더 잘 동화되도록 하는 것과 같이 더 나은 임상 결과로 이어질 수 있다.

13.4.3 현장 진단에서의 나노 물질

11장에서는 현장 진단(point-of-care testing, POC testing) 개념을 소개했다. POC 진단에

서는 현장, 즉 진료실, 병원 또는 가정에서 진료에 있어 중요한 변수를 측정하는 개념이다. POC 테스트는 환자 샘플을 수집하여 후속 분석 및 보고를 위해 환자와 멀리 떨어진 연구실로 보내야 할 때 발생하는 문제를 피할 수 있다. POC 테스트 장비를 제작하는 공학자들의 과제는 저렴하고 안정적이며 민감한 제품을 개발하는 것이다.

나노 물질은 가장 혁신적이고 유망한 몇 가지 POCT 장치의 기초를 제공한다. Verigene® 시스템은 DNA와 같은 핵산이 표면에 결합된 금 나노 입자(직경 15–20 nm)를 사용한다: 결합된 DNA 층은 고밀도이며 지향성이 있어, 모든 올리고뉴클레오티드가 같은 방향(3′에서 5′)을 향한다(그림 13.16). DNA와 금 나노 입자의 결합으로 민감하고 신뢰성 높은 검출 시스템을 형성한다. 관찰하고자 하는 서열(특정 바이러스 또는 박테리아와 관련된 것으로 알려진 DNA 서열)에 상보적인 서열을 가진 DNA 분자는 DNA 혼성화(DNA hybridization)의 정확도에서 유래하는 높은 선택성과 신뢰성을 제공한다(그림 3.12 참조). 효율적인 검출을 위해 그 특성이 조절된 금 나노 입자와 배열된 DNA 분자는 검출의 민감성을 향상시킨다.

다른 형태의 나노 소재 역시 POCT에 유용하다. 예를 들어, 나노 와이어(nanowires) 및 나노 캔틸레버(nanocantilevers)는 매우 적은 양의 흡수된 물질을 검출하는 데 사용될 수 있다. 나노 와이어 배열은 항원 특이적 T 세포 또는 암의 단백질 바이오마커의 존재를 검출하는 데 사용될 수 있다. 소량의 분자가 흡착되면 기계적 성질이 변화하는 나노 캔틸레버는 바이러스, 박테리아 및 단백질의 존재를 검출하는 데 사용될 수 있다.

13.5 생체분자공학의 다른 분야

표 13.1은 의약 공학, 조직공학 및 나노생명공학 분야의 영역을 넘어선 생체분자공학의 여러 측면을 나타낸다. 공학자들은 생물학적 물질의 대규모 처리를 돕는 프로세스와 장치의 개발에 오랫동안 참여해왔다. 현재는 **생물공정공학(bioprocess engineering)**이라 부르는 이 분야의 초기 주요 성과는 페니실린 생산을 위한 **생물 반응기(bioreactors)**의 개발이었다. 공학자와 생물학자들은 제2차 세계 대전이 끝날 무렵 연간 10만 명의 환자를 치료하기에 충분한 양의 페니실린을 만들었다(더 읽어보기 목록, Shuler and Kargi 참조). 보다 최근에는 인슐린 및 에리트로포이에틴(erythropoietin)과 같은 재조합 인간 단백질의 대량 생산을 위한 생물 반응기와 생물학적 혼합물로부터 가치 있는 제품을 분리하는 새로운 방법이 개발된 바 있다.

이러한 방법을 개발함에 있어, 생물공정공학자는 배양 세포의 신진대사를 연구하

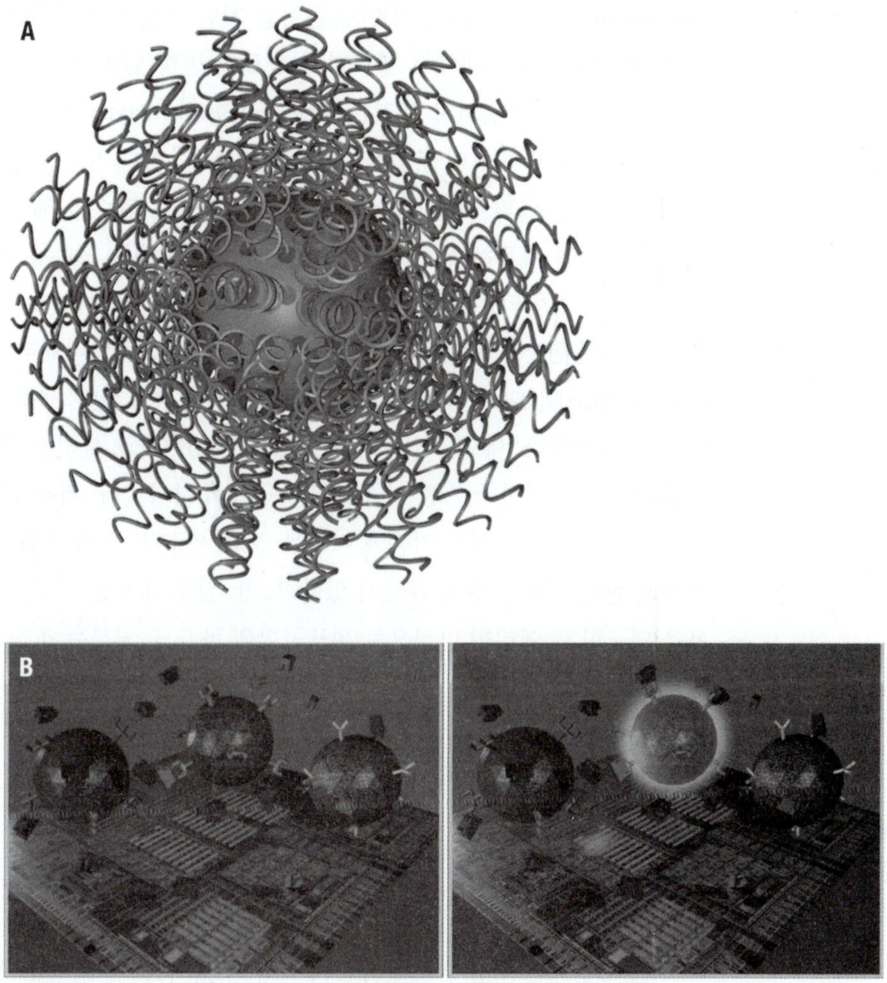

그림 13.16

POC 진단을 위한 나노 물질. **A**. 금 나노 입자에 결합된 핵산은 조직 표본에서 박테리아 또는 바이러스의 존재를 탐지하기 위한 민감하고 신뢰할 수 있는 장치의 기본 역할을 한다. **B**. 나노 와이어 센서는 추가 레이블을 사용하지 않고 조직 표본에서 종양과 관련된 단백질과 같은 세포 또는 바이오마커를 탐지 할 수 있다. 여기에는 항원 특이적 T 세포를 검출하기 위한 센서가 제시되어 있다. 이 다이어그램은 아래의 전자칩에 통합되어 있는 나노 센서(회색) 배열 위의 저장소에 추가된 다양한 특이성(세 가지 표면 수용체가 각각 자주색, 빨간색 및 녹색으로 표시됨)을 가진 T 세포의 혼합물을 보여준다. 이 전자 장치는 주황색으로 표시된 하나의 센서가 활성화되도록 한다. 왼쪽 패널: 한 종류의 T 세포(적색)에만 결합하고 활성화시키는 특정 리간드(파란색)가 추가되었다. 오른쪽: 리간드-수용체 결합 시, T 세포가 활성화되어(황색), 나노 센서(주황색)의 전류 변화를 유도한다. 나노 센서의 배열은 다양한 측정을 병렬로 수행할 수 있으며, 단일 기기에서 임의의 세포 유형을 매우 민감하게 검출할 수 있다. *Nanoletters* 2008: 8(10):3310–4를 참조. (color plate 참조)

기 시작했고 배양 조건을 조절함으로써(예를 들어, 배지에서 제공되는 영양물을 변화시킴으로써) 때때로 세포 기능을 제어하는 것이 가능하다는 것을 알아내기 시작했다. 분자생물학의 도구를 통해 세포의 유전자를 추가 또는 삭제하여, 세포의 대사를 조절할 수 있게 되었고, 이는 공학자에게 새로운 기회를 창출했다. **대사 공학(metabolic**

engineering)이라고 불리는 이 연구 분야는 지난 수십 년 동안 크게 성장했다. 오늘날 대사 공학자들은 세포 내에서 생화학적 경로의 변형(일반적으로 유전적인 수단에 의한 것)뿐만 아니라 그 결과로 생기는 세포 표현형(phenotype)의 분석(즉, 표현되는 단백질의 관점에서 세포의 상태 분석을 수행하는 기능)까지 고려해야 한다.

생물공정공학 및 대사 공학 분야의 초기 연구는 단순한 세포를 대상으로 했다. 즉, 연구에 사용된 세포는 주로 박테리아 세포였다. 현재는 포유류 세포를 배양하고 이 세포들에 대사 공학의 원리를 적용하는 것이 가능하다. 5장에서 논의한 것처럼, 포유류 세포는 더 단순한 시스템에서는 볼 수 없는 특정 행동을 나타낸다. 예를 들어, 세포 부착(cell adhesion)은 대부분의 포유류 세포의 생존에 중요하며, 세포 운동성은 독특한 기작에 의해 발생한다. 세포공학(cellular engineering)이라고 불리는 생체분자공학의 새로운 하위 분야가 이러한 독특한 시스템의 연구에서 나타났다. **세포공학자(cellular engineer)**는 물리적 요소들이 세포 기능에 미치는 영향, 세포 부착 기작 및 세포 신호 전달 경로의 특성과 같은 기본 현상에 관심이 있다. 또한, 일부 세포공학자는 치료제로서 세포의 사용을 연구하고, 이러한 방식으로 세포공학의 목표 중 일부는 조직공학과 중복된다.

요약

- 생체분자공학은 인간 건강 증진의 새로운 해결책을 찾기 위해 화학공학의 원리와 현대 생물학의 도구를 사용한다.
- 모든 약물에는 사용을 제한하는 부작용이 있지만, 제어 약물 전달 시스템은 약물 사용을 확대하고 최적화할 수 있다.
- 고분자 물질은 약물 전달에서 많은 잠재적인 용도를 가지며, 약물 분배 및 방출을 위한 매개체 역할을 한다.
- 조직공학은 장기의 대체 및 수리를 위해 세포 및 합성 물질을 조직과 같은 단위로 조립하는 분야로, 현재 급속하게 진화하는 영역이다. 최초의 조직공학 제품이 현재 출시되었지만 훨씬 더 많은 응용 분야가 있다.
- 나노생명공학은 나노 크기의 물질의 설계와 관련된 분야이다. 나노 물질의 크기가 물질을 약물 및 유전자 전달 시스템으로, 그리고 새로운 생체 적합 물질 및 현장 진단 장치에서 중요한 구성요소로 사용할 수 있는 특성을 부여한다.

참고문헌

1. Cobelli C, Renard E, Kovatchev B. Artificial Pancreas: Past, Present, Future. *Diabetes* 2011:**60**;2672–2682.
2. Zhou J, Liu J, Cheng CJ, Patel T, Weller C, Piepmeier JM, Jiang Z, and Saltzman WM. Biodegradable poly(amine-co-ester) terpolymers for targeted gene delivery, *Nature Materials* 2012:**11**;82–90.
3. Saltzman WM. *Tissue Engineering: Engineering Principles for the Design of Replacement Organs and Tissues*. New York: Oxford University Press; 2004.
4. Vacanti JP, Morse MA, Saltzman WM, Domb AJ, Perez-Atayde A, Langer R. Selective cell transplantation using bioabsorbable artificial polymers as matrices. *J Pediatr Surg*. 1988;**23**:3–9.
5. Dahl SLM, Kypson AP, Lawson JH, Blum JL, Sttrader JT, Li Y, *et al*. *Sci Transl Med*. 2011:**3**; 68ra9.

더 읽어보기

Lanza R, Langer R, and Vacanti J. Ed. *Principles of Tissue Engineering*. 4th Edition. New York: Academic Press; 2013.

Saltzman, WM. *Drug Delivery: Engineering Principles for Drug Therapy*. New York: Oxford University Press; 2001.

Shuler ML, Kargi F. *Bioprocess Engineering*. 2nd ed. Upper Saddle River, NJ: Prentice-Hall; 2002.

핵심 개념 및 정의

가교 결합(cross-linked): 화학 공유 결합을 통해 결합된 분자.

경피(transdermal): 피부에 도포하여 투여하는.

고분자(polymer): 수많은 분자, 또는 단량체(monomer)가 공유 결합으로 결합한 높은 총 분자량의 화합물

과다 발현(overexpression): 유전자 생성물의 과잉 생성을 일으키는 체내 유전자의 과도한 발현.

관류(perfuse): 몸의 모세혈관에 동맥혈을 전달하는 것.

기질(matrix): 일반적으로 티타늄 또는 고분자로 만들어진 생체 친화적인 표면으로, 약물 전달 기작 또는 세포 부착 및 증식을 위한 조직 대체재로서 기능하기 위해 체내로 삽입될 수 있음.

나노 기술(nanotechnology): 나노미터 규모의 물질의 개발, 특성 분석 및 응용에 초점을 맞춘 연구 분야.

나노 미네랄(nanomineral): DNA의 흡수 및 발현과 같은 다양한 생물학적 과정에 영향을 주기 위해 고안된 표면을 만드는 데 사용되는 나노미터 규모의 미네랄.

내피세포(endothelial cells): 혈관 내부에서 발견되는 세포로 단순한 편평한 층을 형성.

대사 공학(metabolic engineering): 배양된 세포의 신진대사와 세포 기능과 대사 활동을 조절하기 위한 배양 조건의 조작에 대한 연구.

동맥 폐색(artery occlusion): 동맥의 폐쇄.

동종 세포(allogenic cells): 유전적으로 다르지만 이식에 사용할 수 있는 동일한 종의 세포.

디옥시리보핵산(DNA) 분자(deoxyribonucleic acid molecules): 세포의 핵에서 발견되는 나선 구조의 핵산으로 유기체의 구조와 발달에 대한 유전적 지시 사항을 포함한다.

리간드(ligand): 효소기질을 제외한 모든 분자가 거대 분자, 일반적으로 단백질과 단단히 결합하여 거대 분자-리간드 복합체를 형성.

리보솜(ribosomes): 세포 내에서 발견되는 세포 소기관. 메신저 리보핵산(mRNA)을 단백질로 번역한다.

리포솜(liposome): 약물, 효소 또는 백신을 신체 내의 세포와 기관으로 운반하는 데 사용되는 수성 코어와 주변 인지질 이중층이 있는 인공 입자.

맹관(cul-de-sac): 한쪽 끝에서만 열려 있는 혈관, 관 또는 흉막(예: 맹장).

면역억제제(immunosuppressive drugs): 면역 체계의 정상적인 활동을 저해하는 약물. 일반적으로 이식 장기의 거부 반응을 예방하고 자가면역 질환을 치료하는 데 사용됨.

무세포(acellular): 세포가 포함되어 있지 않은.

미립자(microparticulates): 신체 내에서 제어 약물 전달 기작으로 사용될 수 있는 마이크로 미터 범위의 약물 캡슐화 입자.

미셀(micelle): 외부 용매에 노출된 표면에 친수성 "머리" 그룹이 있고 보호된 내부에 소수성 "꼬리"가 있는 양친매성(amphiphilic) 분자의 구형 응집체.

바이러스(viruses): 살아 있는 세포의 외부에서 불활성이며 숙주 세포 내에서만 복제할 수 있는 미세 감염성 물질. 바이러스의 구조는 단백질 외피로 둘러싸인 DNA 또는 RNA 코어로 구성됨.

방사능 조사(irradiated): X선 또는 감마선과 같은 방사선에 노출되는 것.

분자 모터(molecular motors): 아데노신삼인산(adenosine triphosphate) 가수분해로부터 화학 에너지를 기계적 작업으로 전환시키는 능력을 가진 신체 운동에 사용되는 세포 구성요소.

분해성 인공 지지체(degradable scaffolds): 세포 배양이나 조직 교체를 위해 체내에 삽입될 수 있고 생물학적 조건 하에서 분해될 수 있는 망상 뼈대 또는 기질.

비분해성 고분자(nondegradable polymer): 체내의 생물학적 물질로 인해 분해되지 않는 높은 총 분자량을 형성하는 많은 공유 결합 분자로 구성된 화합물.

생검(biopsy): 검사를 위해 환자의 세포 또는 조직을 제거하는 의료 절차.

생물공정공학(bioprocess engineering): 물질을 공정을 통해 변환하여 인간에게 보다 유용하게 만드는 과정에 초점을 둔 공학의 하위 분야. 바이오 연료, 식품 및 약물 처리 및 발효 시스템 등의 응용 분야를 포함.

생물 반응기(bioreactor): 생물학적 물질의 생산 또는 가공을 위해 세포 또는 박테리아와 같은 유기체를 성장시키는 생물학적 활성 환경을 형성하는 장치.

생분해성 고분자(biodegradable polymer): 몸속의 생물학적 물질에 의해 분해될 수 있는 높은 총 분자량을 가지는 공유 결합 분자 화합물.

생체분자공학(biomolecular engineering): 생물 시스템 내의 화학 성분의 변화를 검사하고 이러한 화학 물질 또는 그 상호 작용을 변형시키는 방법을 개발하는 공학 분야.

섬유아세포(fibroblast cell): 단백질과 콜라겐을 분비할 수 있는 세포(결합 조직에서 발견됨).

성장 인자(growth factors): 세포와 조직의 조직, 성장 및 분화를 돕는 단백질

세포공학자(cellular engineer): 세포의 행동을 이해하고 조작하기 위해 공학의 방법과 원리를 사용하는 일종의 생체분자공학자.

세포 외 기질(extracellular matrix): 콜라겐 및 당단백질과 같은 구성요소를 포함하여 세포의 일부로 간주되지 않는 조직의 모든 부분.

세포 이하의(subcellular): 세포 내에 존재하거나 세포 내에서 발생하는.

수혈(blood transfusion): 한 사람에게서 호환될 수 있는 혈액형을 가진 다른 사람에게 혈액을 양도하는 것.

약물 전달(drug delivery): 제어 방출 기술과 고분자를 사용하여 약물을 캡슐화하고, 조절된 방식으로 방출하는 방식의 약물 연구 및 투여.

연골 세포(chondrocyte): 연골 기질에서 발견되는 성숙한 세포.

인간 성장 호르몬(human growth hormone): 유기체와 세포 구성요소의 발달과 성장을 제어하는 천연 또는 합성 물질.

인슐린(insulin): 몸에서 탄수화물의 대사를 조절하는 데 도움이 되는 췌장에서 생산되는 폴리펩티드 호르몬.

자가 유래(autologous): 혈액, 장기 또는 조직의 수혜자와 기증자가 동일한 개인인 상황

을 설명.

자가 이식 세포(autografted cells): 한 개인의 한 부분에서 제거되어 동일한 개인의 다른 위치에 이식된 세포.

자궁 내(intrauterine): 자궁의 안쪽.

재조합 단백질(recombinant protein): 유전자 변형으로 새로운 DNA 서열이 삽입된 유기체에 의해 생산되는 단백질.

재조합 조직 플라스미노겐 활성 인자(recombinant tissue plasminogen activator): 재조합 DNA 기술에 의해 생산되는 조직 플라스미노겐 활성 인자. 조직 플라스미노겐 활성 인자는 혈전의 용해에 도움이 되는 효소임.

제I형 콜라겐(type I collagen): 세포 외 기질의 섬유로 구성된 결합 조직의 주요 단백질. 제I형은 인체에서 가장 풍부한 형태이다.

조직공학(tissue engineering): 정상과 병리 조직의 구조-기능 관계를 정량화하고 조직을 복구하는 새로운 접근법을 개발하고 조직에 대한 대체재를 개발하기 위해 재료 및 공학 과학과 생물 과학에서 지식을 결합하는 것.

조직적으로(systemically): 신체를 하나의 전체로 취급하는.

진통제(analgesics): 통증 완화에 도움이 되는 약물.

카테터(catheter): 몸의 공동에 삽입되어 유체를 배수하거나 공급하거나, 또는 의료 장비를 삽입할 수 있는 길을 제공하는 중공 튜브. 예를 들어 카테터를 요도에 삽입하여 방광에서 소변을 제거할 수 있음.

탄성 중합체(elastomers): 합성 또는 천연의 수지로 탄성이 있는 중합된 사슬 단위로 구성.

폴리펩티드(polypeptides): 아미드 결합에 의해 서로 연결된 알파 아미노산의 소단위 다수로 구성된 분자군.

표피(epidermal): 피부의 가장 바깥쪽 층.

피드백 제어(feedback control): 시스템을 제어하기 위해 시스템 자신을 모니터링하고 출력 조건을 적절히 변경하도록 설정된 제어 시스템.

피부 이식편(skin grafts): 이식에서 사용되는 피부.

피브로넥틴(fibronectin): 콜라겐, 피브린 및 기타 단백질과 같은 인테그린(integrin) 및 기타 세포 외 기질 성분에 부착되어 세포막 사이를 고정하는 섬유성 단백질.

하이드로겔(hydrogel): 물에서 팽창하여 부드럽지만 안정한 물질을 형성하는 가교 결합된 수용성 고분자 네트워크.

합성의(synthetic): 자연에서 얻는 것과는 반대로 화학적인 과정을 통해 형성되는.

항응고제(anticoagulants): 응고를 막는 혈액에서 발견되는 물질.

항체(antibodies): 항원에 결합하여 바이러스, 박테리아 또는 이식 장기와 같은 침입자를 확인하고 대응하기 위해 면역 시스템에 사용되는 거대 Y자형 단백질.

혈관(vasculature): 신체의 특정 부분에서 발견되는 혈관의 배열.

혈장(plasma): 혈구를 부유시키며 몸 전체 산소, 이산화탄소, 지질, 아미노산 및 다른 생물학적 성분의 전달을 돕고, 피브린과 같은 응혈제를 포함하는 혈액의 액체 성분.

화학공학(chemical engineer): 산업 공정의 설계 및 유지에 대한 공학 및 화학의 응용.

화학 요법(chemotherapy): 암 및 기타 질병의 치료에서 화학 물질 또는 약물의 사용.

효소(enzymes): 생화학적으로 반응의 촉매화를 일으키는 생물에 의해 생성된 단백질.

표기

c	농도	kg/L
D	확산 계수	cm^2/s
k	1차 제거 상수	L/s
k_P	세포 증식의 속도 상수	L/s
M	질량	kg
M_0	시간이 0일 때 질량	kg
N	총 세포 수	–
N_0	초기 세포 수	–
S	기질 농도	kg/L
t	시간	s
$t_{1/2}$	반감기	s
t_D	배가 시간	s
V_d	화합물 분포량	L
$Y_{N/S}$	수율	kg/cell

설명문제

1. 인공 피부는 살아 있는 세포를 포함할 수도 있고 포함하지 않을 수도 있다. 인공 피부에 세포를 포함하는 데 있어 장단점은 무엇인가? 각질 형성 세포(keratinocyte)는 면역성(immunogenic)인가? 이유는? 세포가 있는 인공 피부를 만들려고 한다면 세

포를 어디서 구할 것인가?

2. 기질 약물 전달 시스템(matrix drug-delivery system) 및 약물 전달 저장소 시스템(reservoir drug-delivery system)에 대한 설명을 한두 문장으로 작성하라. 필요하다면, 그림을 그려도 좋다.

3. 유방암 치료를 위한 전달 시스템을 설계하려고 한다. 이 시스템은 고형 종양 부위에 이식되어 항암 화학 물질을 국소 조직에 천천히 방출할 것이다. 분해성 또는 비분해성 고분자 중 어느 쪽을 사용하는가? 기질 시스템 또는 미소 구체 중 어느 쪽을 사용하는가? 이 각각의 시스템에 대해서 장단점을 설명하라.

4. 장기간에 걸쳐 생체분자 또는 약물을 조직에 전달하는 치료법을 설계하고 있다고 생각해보자.

a. 약물 전달 시간을 보다 늘리기 위해서, 고분자를 선정하는 핵심 기준은 무엇인가?(구체적으로 쓰라.) 이유는?

b. 폴리무수물(매우 소수성) 또는 폴리락트산(polylactic acid, 소수성이 매우 적음) 중 어느 쪽이 이 용도에 더 적합한가? 이유는?

5. 조직공학 분야에 대해서,

a. 초기 리뷰 논문 Langer R, Vacanti JP. Tissue engineering. *Science*. 1993, **260**:920–932에서 언급한 새로운 조직을 만드는 세 가지 일반적인 전략을 간단하게 설명하라.

b. 리뷰 기사에서 논의된 전략들에 대해 해당하는 적용 사례를 하나씩 들어보라.

c. 1993년에 작성된 이 논문에서의 기술들이 현재는 사용할 수 있을 것으로 기대하는가? 이러한 기술을 개발하는 데 있어 주요 장애물은 무엇이라고 생각하는가?

6. 비분해성 또는 생분해성 물질 중 어느 쪽을 뼈 조직공학에 사용해야 하는가? 이유는?

7. 조직공학 구조물에서 지지대를 심기 위해서 환자 자신의 세포를 사용하는 것에 대한 장단점은 무엇인가? 이를 대체할 수 있는 세포원을 기술하고 그것이 조직공학을 위해 더 나은 세포원이 될 수 있는 이유를 설명하라.

연습문제

1. 박스 13.1은 신체의 시간에 따른 약물 농도 변화를 예측하는 데 사용할 수 있는 단순화된 모델을 제시한다. 이 단순화된 모델에서, 몸체는 잘 혼합된 반응기처럼 행동한다고 가정했다.
   a. 이 모델이 현실적이지 않은 이유는 무엇인가?
   b. 이 모델이 특정한 약물에 대해서는 잘 맞는 이유는 무엇인가?

2. 박스 13.1은 수학적 모델을 통해 약물 용량 D를 주입한 후 신체의 시간에 따른 약물의 농도를 함수로 나타내는 방법을 보여준다.
   a. 이 모델을 사용하여 개인의 체내에서 약물이 분포된 부피, V_d를 어떻게 추정할 것인가?
   b. a에서 여러분이 설명한 분석을 수행한다고 가정하고, 개인의 체적보다 큰 200 L의 V_d 값을 얻었다고 하자. 분석에 문제가 있는가?
   c. 그림 박스 13.1B의 약물에 대한 $t_{1/2}$ 는 무엇인가?
   $t = 0, t = 120$분, $t = 360$분에 3회 약물을 주입했을 때, 박스 13.1의 논의를 확장하여, 약물의 예상 농도를 시간에 대한 함수로 그래프화하라.

3. Norplant®는 피임을 위한 이식 가능한 약물 진달 시스템이다. 원래의 Norplant® 시스템은 6개의 원통형 저장소로 구성되어 있으며, 각 장치에는 5년 동안 일정한 속도로 방출되는 36 mg의 레보노게스트렐(levonorgesterel) 호르몬이 포함되어 있다.
   a. Norplant®는 저장소 공급시스템이다. 중요한 구성요소를 보여주는 그림을 그려라. (반드시 정확한 형태를 가질 필요는 없으며, 이 장에서 배운 것을 바탕으로, 5년 동안 작동할 것으로 생각되는 원통형 시스템을 그리면 된다.)
   b. 예제 1에 표시된 것과 유사한 접근법을 사용하여 a에서 설계한 시스템에서의 약물 방출 속도를 예측하라. 예제 1의 접근 방식이 이 상황에 정확히 적용되지 않는 이유는 무엇인가? 어떻게 개선할 수 있을 것인가?
   c. 하루 평균 약물 방출량은 얼마나 되는가?
   d. c에서 설명한 Norplant® 시스템을 이식한 후 약물의 혈중 농도를 시간의 함수로 어떻게 예측할 것인가?

4. 그림 13.5는 EVAc의 기질로부터 단백질 알부민이 방출되는 것을 보여준다(세부 사항은 *Biophys J*. 1989;**55**:163–171 참조). 확산 방정식의 해는 단백질 방출 누적량이 시간의 제곱근의 함수라는 것을 보여준다.

$$Percent\ Released \sim 4\sqrt{\frac{D_{\text{eff}}t}{L^2\pi}}$$

여기서, D_{eff}는 고분자 기질에서 단백질에 대한 유효 확산 계수이고, L은 기질의 두께이다(L = 1 mm이라고 가정). (이는 약물의 처음 60%가 방출될 때까지 유효한 확산 방정식에 대한 근사 해이다.)

a. 단백질이 50% 채워진 상태의 곡선(속이 빈 사각형)에 대해 D_{eff}를 추정하라.

b. D_{eff}의 값은 물에서 알부민의 확산 계수 D_w(7 × 10^{-7} cm^2/s)와 어떻게 관련이 있는가? D_{eff}와 D_w의 차이점을 설명하라.

c. 그림 13.5의 두 패널에 표시된 데이터에서, 두 곡선 모두 단백질이 50% 채워진 기질에 대한 것임에도 불구하고 알부민이 방출되는 비율(D_{eff})이 다른 이유는 무엇인가?

5. 당신은 일정한 비율로 인슐린을 방출하는 전달 시스템을 설계하도록 요청받았다. 이 시스템은 하루에 1 mg의 인슐린을 방출해야 한다. 기질 또는 저장소 시스템 중 어느 것을 사용할 것인가? 이 응용 방법에서 각 설계의 장단점을 나열하라.

6. 필로카르핀(pilocarpine) 전달을 위한 Ocusert® 시스템의 개략도가 아래 첫 번째 그림에 나타나 있다. 두 번째 그림은 약물 방출을 제어하는 두 개의 동일한 막 사이에 약물 저장소를 끼운 개략도를 보여준다.

a. 고분자 막을 통한 확산에 대한 지식을 사용하여(박스 2.5), 다음 매개 변수로부터 약물 방출 속도(M, mg/h)를 예측하는 방정식을 유도하라. [저장소의 약물 농도(C_p, mg/mL), 막의 두께(Δx/cm), 막 내 약물의 확산 계수(D_A, cm^2/s) 및 장치의 표면적(A, cm^2)].

b. 기기에서 일정한 속도로 약물이 방출될 때, 약물은 얼마나 오래 방출되는가?

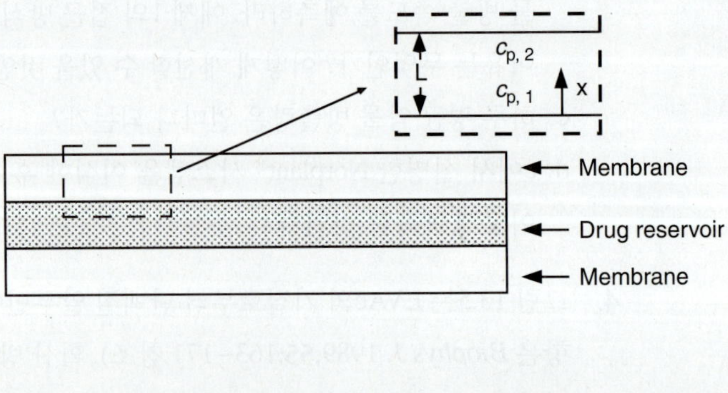

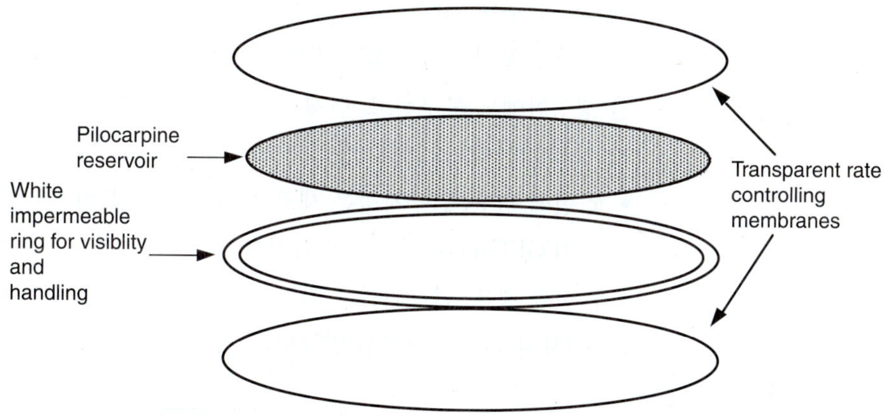

7. 소장의 조직공학을 생각해보자. 장의 기능에 따라 만들어야 할 두 가지 기본 조직 유형은 무엇이며, 그들의 역할은 무엇인가? 어떤 유형의 고분자가 기질로 적합하며 그 이유는 무엇인가?

8. 시험관 내 실험을 위해 인슐린종 세포(insulinoma cells, INS-1)를 배양하고 있다. 이 세포의 배증시간은 36시간이다.
   a. 세포의 비성장 속도(specific growth rate)는 얼마인가?
   b. 시간이 지남에 따라 세포의 성장 거동을 설명하는 그래프를 그려라.
   c. T형 플라스크에 10×10^6개의 세포를 키운다. 세포를 계대(subculture)할 때까지 며칠을 기다려야 하는가? (참고: 합류 T-플라스크에는 약 75×10^6개의 세포가 들어 있다고 가정.)

9. 환자의 인공 혈관을 만들기 위해서는 10조 개의 민무늬근 세포가 필요하다. 환자는 2주 안에 새로운 혈관이 필요하다. 세포 배증 시간이 20시간이라면 환자에게서 얼마나 많은 세포를 수집해야 하는가?

10. 조직공학의 주요한 한계점 중 하나는 혈관 신생이다. 충분한 혈액 공급이 없다면, 대부분의 이식된 조직은 엄청난 고통을 받을 것이다. 사실, 이 분야의 대부분의 연구자들은 이것이 성공을 위해 극복해야 할 가장 중요한 장애물 중 하나라고 주장한다. 우리가 체외에서 3차원 조직공학 구조물의 증식과 분화를 뒷받침하는 조건을 확립할 수 있다고 하더라도, 충분한 혈액 공급이 없으면 이식 후 구조물의 생존 가능성은 희박하다. 특히 간은 생존을 위해 매우 많은 혈액을 필요로 한다. 현재, 폴리글리콜산(polyglycolic acid, PGA)/간세포 구조는 배양액에서 성장한 후, 체내 환경

에서의 연구를 위해 쥐의 장간막(mesentery)에 이식된다. 장간막은 체내의 등쪽 벽에 소장을 부착시키는 혈관이 형성되어 있고 겹쳐져 있는 막이다. 이식 이전에 혈관을 생성함에도 불구하고, 현재 이식된 간세포의 생존율은 매우 낮다. 간 교체를 위해 이식된 간세포의 혈관 형성을 개선하기 위한 연구의 방향은 다음과 같다.

- 첫 번째 경우, 연구자들은 새로운 혈관의 성장(혈관 신생)을 유도하는 성장 인자인 VEGF를 PGA 지지체에 함침시켰다.
- 두 번째 경우, 연구원들은 첨단 자유형 제조 기술을 사용하여 모세혈관처럼 보이는 3차원 고분자 구조를 만들었다.

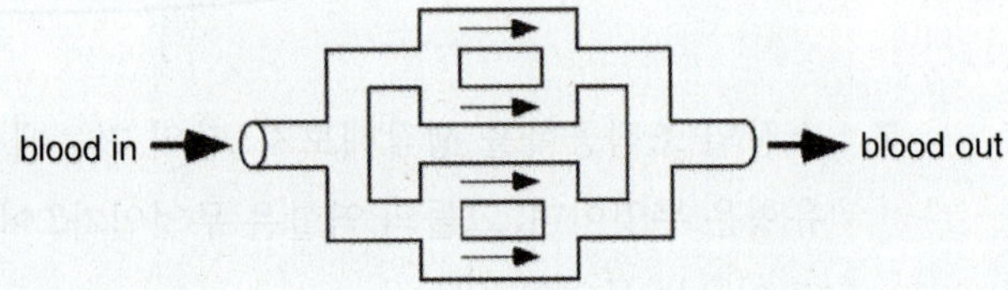

간세포는 모세혈관 구조의 외부에 심어질 것이다. 그다음 구조의 두 끝을 혈관과 직접 연결하여 통합할 것이다. 상기 장치의 외부를 둘러싸는 어떠한 막도 존재하지 않는다(즉, 열린계이다). 여기에 주어진 정보에 따라서, 간의 수많은 기능을 고려하여 다음 사항을 토론해보자.

a. 각 접근 방식의 '주요 문제점'은 무엇이며 그 이유는 무엇인가?

b. 각 접근 방식의 '주요 이점'은 무엇이며 그 이유는 무엇인가?

14

생체분자공학 II: 면역공학

학습목표 이 장을 배우고 나면 다음을 할 수 있다.

- 질병 예방에 있어서 백신의 역할을 이해할 수 있다.
- 면역 체계에서 항체(Abs)의 역할을 이해하고, 항체가 인간의 질병을 예방하는 데 이용될 수 있는 몇 가지 방법을 이해할 수 있다.
- 항체 구조의 기본 요소를 이해하고, 항체들의 클래스 간 화학 구조 차이를 이해할 수 있다.
- 단일 클론 항체(monoclonal antibody)와 다중클론 항체(polyclonal antibody)의 차이점을 이해할 수 있다.
- 단일 클론 항체(mAbs)의 제조 방법을 이해할 수 있다.
- 백신 개발을 위한 기본적인 접근법과 백신 개발에 있어서 생체공학자의 역할을 이해할 수 있다.

14.1 서장

이전 장에서는 생명화학공학의 주요 3가지 주제인 약물 전달, 나노생명공학, 조직공학을 소개했다. 이 장에서는 생체분자공학의 새로운 응용, 특히 **면역 체계(Immune system)**의 기능을 향상시킬 수 있는 방법에 초점을 맞추고 있다. 면역학에서 가장 잘 알려진 생체공학의 응용은 **백신**의 개발이다.

안전하고 효과적인 백신의 개발은 현대 의학이 거둔 큰 성과 중 하나이다. 효과적인 백신 덕분에 (수 세기에 걸쳐 수많은 목숨을 앗아간 치명적인 질병인) 천연두의 자연 감염원은 **근절(eradicated)**되었다. 소아마비와 독감 같은 다른 중증 감염은 현재 세계 대부분의 국가에서 관리되고 있다. 그러나 백신 제조업체들에게 여전히 어려움으로 남겨진 많은 질병이 있다. 인간 면역 결핍 바이러스(HIV)의 감염에 의해 발생하는 면역 결핍 증후군(AIDS)은 전 세계 수백만 명의 사람들을 사망에 이르게 했지만, 아직 유효한 백신

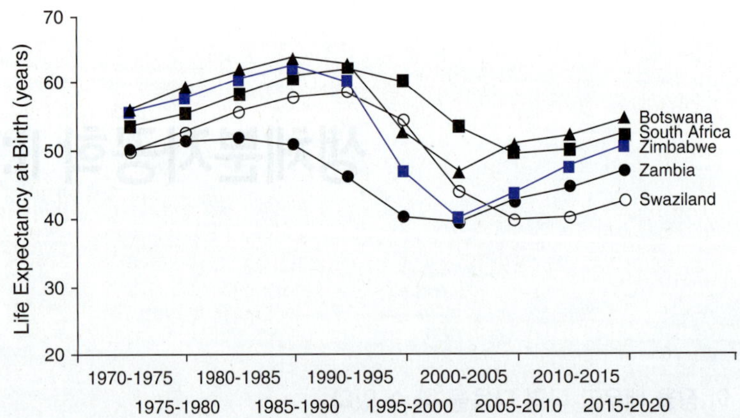

그림 14.1 인간 면역 결핍 바이러스/후천성 면역 결핍 증후군(HIV/AIDS)은 아프리카의 삶의 모든 면에 커다란 영향을 끼쳤다. 이 그래프는 HIV/AIDS의 시대를 살고 있는 일부 아프리카 국가의 평균 수명 변화를 나타낸다. 지난 20년간 HIV 백신 개발에 일부 진전이 있었지만, 과학자들에게 HIV 백신은 여전히 큰 과제이다. 출처: United Nations Population Division. World Population Prospects: The 2006 Revision Population Database.

이 존재하지 않는다. 세계의 일부 지역에서는 HIV/AIDS로 인한 사망이 전체 평균 수명에 큰 영향을 주고 있다(그림 14.1). 미국과 같은 선진국의 거주자는 대부분 유아기에 다양한 백신을 접종받지만, 개발도상국의 주요 사망 원인이 되는 다른 질병[말라리아, 주혈흡충병(schistosomiasis), 설사 등]은 백신이 없다(표 14.1).

세계보건기구(WHO)에 따르면, 백신과 깨끗한 물은 세계의 건강에 가장 큰 영향을 준 두 가지 공중 보건 요소이다. 이 두 요소는 안전한 백신의 대량 생산 방법을 개발한 생체공학자 및 화학공학자와 수질 위생 시스템을 개발한 토목 및 환경공학자들의 업적을 대표한다. 백신은 감염성 질환을 예방함으로써 매년 수백만 명의 사람들의 생명을 연장시킨다. 효과적이고 휴대성 높은 백신의 개발 덕분에, 수백만 명의 목숨을 앗아가고 아즈텍 문명의 붕괴를 일으킨 천연두는 세계에서 근절되었다.

미국 및 기타 여러 국가의 모든 아이들은 이제 그들을 불구로 만들거나 죽음에 이르게 할 수 있는 질병에 대한 예방접종을 받고 있고, 그 결과 아이들은 더 길고 건강한 생활을 보내고 있다. 이 장에서는 백신 개발에 관한 접근법을 검토하고, 백신의 설계 및 제조에 있어 생체공학자의 역할을 집중적으로 강조할 것이다.

많은 백신은 백신을 접종받은 사람의 체내에 **항체(antibodies, Abs)** 형성을 촉진시키는 방식으로 작용한다. 항체는 병원체를 직접 불활성화시키거나 면역 체계의 다른 요소에 의해 파괴되도록 표지하는 일을 할 수 있는 특수한 단백질이다(6장 참조). 의생명 분야에서 20세기 위대한 공적 중 하나는 신체 외부에서 항체를 제조하는 방법을 개발한 것이다. 이 성과는 항체 개발을 하나의 수단으로 만들었다. 항체는 현재 질환을 예방하

표 14.1 백신 개발 현황

백신 사용 가능	백신 사용 불가
천연두	HIV/AIDS (1.6 × 10^6명 사망, 2012년 기준)
광견병	설사병 (연간 5-10 × 10^6명 사망)
장티푸스	말라리아 (0.63 × 10^6명 사망, 2012년 기준)
디프테리아	주혈흡충병 (연간 0.5-1 × 10^6명 사망)
파상풍	뎅기열 (연간 50 × 10^6 건 발병)
소아마비	일본 뇌염 (연간 50,000 건 발병)
홍역	콜레라 (연간 0.2 × 10^6건 발병)
풍진	아프리카 트리파노소마증 (연간 0.5 × 10^6 건 발병)
B형 간염	리슈마니어증 (연간 12 × 10^6 건 발병)
수두	C형 간염 (3 × 10^6명 만성 감염, 2014년 미국 기준)
인유두종 바이러스(HPV)	

참고: 이 목록은 완전하지 않으며, 위 표의 질환들은 일어날 수 있는 질환의 일부만을 나타낸다.
AIDS: 후천성 면역 결핍 증후군.

기 위한 약제로, 또한 소량의 물질을 검출하기 위한 시약으로 사용되고 있다.

14.2 항원, 항체, 단일 클론 항체

항체 분자는 면역 체계에서 중요한 기능을 수행하는 단백질이다. 항체의 가장 중요한 특성은 **항원(antigen, Ag)** 또는 특정 화학 물질에 결합하는 능력이다(그림 14.2). 질병으로부터 인간을 보호하는 기능을 수행하기 위해, 항체 분자는 세균이나 바이러스와 같은 **병원체(pathogens)**의 표면에 있는 표적 물질에 결합한다. 이 결합은 종종 신체 내부로부터 병원체를 제거하는 첫 번째 단계이다.

항체가 결합하는 표적 물질을 항원이라고 부른다(그림 14.2). 항원은 단백질이나 다당류일 수 있으며, 보다 큰 운반체에 결합된 작은 분자일 수도 있다. 항체가 항원의 작은 일부분에만 결합할 정도로 큰 크기의 항원도 있다. 각 사람 또는 동물에게 항원은 "외래" 물질이며 몸속에서 일반적으로 발견되지 않는 물질이다. 개개인의 면역 체계에서 가장 중요한 기능 중 하나는 체내에 침입하는 "외래" 항원에 결합할 항체를 만드는 것이다. 항원은 박테리아, 바이러스, 이식된 기관, 또는 신체의 일부가 아닌 다른 "외래"의 존재일 수 있다. 항원이 숙주에 들어가면 그 숙주의 면역 체계를 자극한다. 그 자극은 종

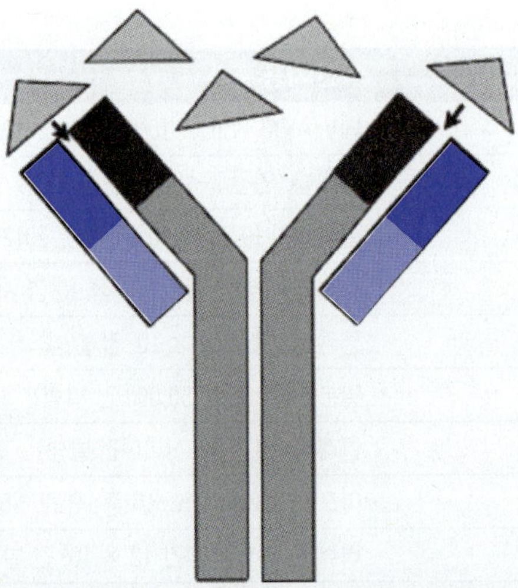

그림 14.2

항체. 항원(삼각형)과 항체(서로 이어진 4개의 폴리펩티드 사슬로 형성된 단백질) 간의 상호 결합을 나타내는 개략도.

종 항원에 결합하는 항체 분자의 생산으로 이어진다.

항체는 **B 세포**라는 순환 백혈구의 분화 형태인 면역 체계의 전문화 세포에 의해 생산된다. B 세포는 외래 항원과 만나면 자극되어 항체를 생산한다(그림 14.3). 항원에 의해 자극되면 B 세포는 **형질 세포(plasma cell)**라는 항체 생산 세포로 성숙한다. 개별 형질 세포는 한 종류의 항체만을 생산하지만, 그 특정 항체를 매우 많이 생산한다. 하나의 B 세포에서 생산되는 모든 항체 분자는 동일하다. 즉, 정확히 동일한 아미노산 조성을 가지며 동일한 표적에 결합한다.

항체는 수십 년 전에 과학자들에 의해 그 존재가 밝혀졌지만, 항체의 의학적 응용법은 비교적 최근까지 개발되지 않았다. 원하는 특이성을 가진 항체를 대량 생산할 수 없었으므로, 질환의 치료에 있어서 항체의 사용은 제한되어 있었다. 이 장벽은 **무한증식 세포주(immortalized cell line)**의 클론으로부터 특이성을 가진 항체를 생산하는 방법이 개발됨에 따라 극복되었다(참고문헌 1). 무한증식 세포에 의해 생산된 항체는 단일 클론 항체(monoclonal antibody, mAb)라고 불리며, 이는 전 세계에 걸쳐 의생명 연구 및 의료 진단에 깊이 관여해왔다. 단일 클론 항체 기술은 강력하고 특이성이 높은 생물학적 활성을 가지며, 질병에 걸린 세포와 건강한 세포를 구별하도록 조작할 수 있는 새로운 치료제의 개발로 이어졌다. 최초의 단일 클론 항체는 1986년 미국에서 환자에게 사용되도록 승인되었다. 이 단일 클론 항체는 OKT3 또는 Orthoclone®(Ortho-McNeil, Raritan, NJ)이라고 불리며, **급성 신장 동종 이식 거부반응(acute renal allograft rejection)**의 **면역억제제(immunosuppressive agent)**로서 사용된다. 그때 이후로, 많은 단일 클론 항체는 광범위한 인간 질병의 치료에 사용하도록 승인되어왔다(표 14.2). 항체 공학 및 생산 기

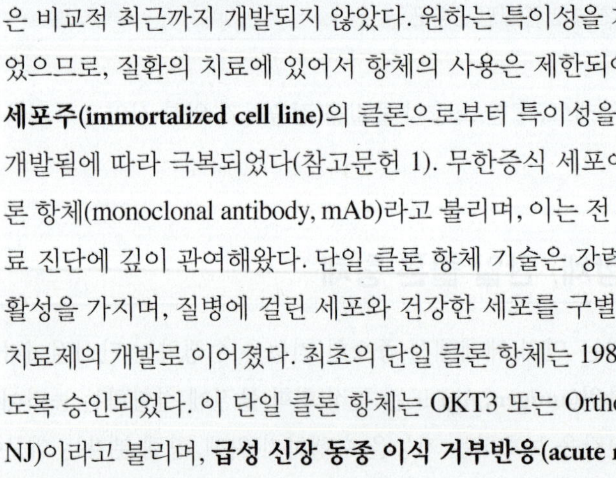

그림 14.3

체내를 순환하는 B세포(**A**)는 항원과 만나면 활성화될 수 있다(**B**). 이 활성화는 형질 세포라고도 불리는 성숙 B세포의 형성을 유도하는데, 이 세포는 항원에 결합하는 항체를 분비한다(**C**).

술은 지난 20년 동안 극적으로 발전해왔고, 이러한 발전은 현재 인간에 사용 가능한 항체 기반 제품의 수가 크게 증가하는 주된 원인이 되었다. 동물 종에서 생산된 항체는 인간에게 사용될 경우에 일어날 면역반응을 억제하도록 인간화(humanize)할 수 있다. 또한 항체 설계 및 생산 기술 역시 향상되었다.

Anti-Her2/*neu* 항체(Herceptin®)와 같은 몇몇 약이 출시를 앞두고 있기는 하지만, 단일 클론 항체 및 기타 항원 결합 시약의 개발이 크게 발전했음에도 불구하고 암을 치료할 "마법의 탄환"은 아직 나타나지 않았다. 과학자와 임상 의사가 항체 기반 치료제 자체와 그 치료제가 인체에 도입된 후 일어날 결과에 더욱 많은 것을 알게 됨에 따라, 항체 치료에 관한 기대는 좀 더 현실적으로 수정되었다. 이들은 강력한 도구이긴 하지만 마법은 아니었다. 초반에 대부분의 연구가 고형 종양 세포를 표적으로 하기 위한 단일 클론 항체-독소 결합체에 집중되어 있었지만, 이는 달성하기가 어려웠다. B 세포 림프종(lymphoma) 및 이식편대숙주병(graft-versus-host disease)에 관련된 순환 세포와 같은 다른 세포를 대상으로 하는 것이 더 쉽다는 것을 발견했다. 단일 클론 항체는 여러 종류의 고형 종양의 치료에 도움이 될 수도 있지만, 아마도 감염성 및 자가면역 질환의 예방과 치료에 가장 효과적일 것이다. 모든 인간은 매일 많은 잠재적 인 감염성 물질에 직면하기 때문에 새로운 예방법은 세계에 큰 영향을 미칠 수 있다.

14.3 항체란 무엇인가?

항체 구조에 관한 방대한 양의 정보 및 항체 구조와 기능의 관계는 지난 50년에 걸쳐 축적되어왔다. 항체 분자 또는 면역 글로불린(Ig)은 혈액에 풍부하게 존재한다. 이 둘의 중요성이 처음으로 인식된 것은 그들이 가진 공통적인 화학적 성질(용해성 및 전하) 때문인데, 이는 이 둘이 공통적인 분자 구조를 가진다는 것을 의미한다. 실제로 모든 면역 글로불린은 몇 가지 중요한 특징을 공유하고 있다. 이들은 일련의 공통 구형 도메인(globular domain)을 포함하고 있는 2개의 동일한 H사슬(heavy chain)과 2개의 동일한 L사슬(light chain)로 이루어진 유사한 구조를 가진다(그림 14.4A 참조).

기본 항체 분자는 "Y"와 같은 형상으로, "Y"의 상단 팔에 2개의 항원 결합 부위를 가지며, "Y"의 하단에는 **작동 부위(effector region)**를 갖는다(그림 14.4A). 따라서 기본적으로 항체는 1) L사슬 및 H사슬의 가변 영역에 의해 형성되는 2개의 동일한 항원 결합 부위와 2) 2개의 H사슬의 불변 부위에 의해 형성된 하나의 작동 부위를 포함한다. 세포 수용체 및 기타 다른 면역 분자에 결합함으로써 작동 부위는 클래스 특이적 기능 형성

표 14.2 미국에서 사용이 승인된 치료용 단일 클론 항체

약품명	상품명	표적 항원	유형	적용	FDA 승인 연도
Muromonab-CD3	Orthoclone	CD3	Murine IgG2a	자가면역	1986
Abciximab	ReoPro	GP IIb/IIIa	Fab fragment of chimeric IgG	지혈	1994
Rituximab	Rituxan	CD20	Chimeric IgG1k	암	1997
Daclizumab	Zenapax	CD25	Humanized IgG1	자가면역	1997
Basiliximab	Simulect	CD25	Chimeric IgG1k	자가면역	1998
Palivizumab	Synagis	RSV	Humanized IgG1	감염 방지	1998
Infliximab	Remicade	TNF-α	Chimeric IgG1k	자가면역	1998
Trastuzumab	Herceptin	Her-2/neu	Humanized IgG1	암	1998
Gemtuzumab ozogamicin	Mylotarg	CD33	Humanized IgG4k conjugated to calicheamicin	암	2000
Alemtuzumab	Campath	CD52	Humanized IgG1k	암	2001
Ibritumomab tiuxetan	Zevalin	CD20	Murine IgG1k conjugated to90-yttrium	암	2002
Adalimumab	Humira	TNF-α	Human IgG1	자가면역	2002
Omalizumab	Xolair	IgE	Humanized IgG1	자가면역	2003
Tositumomab	Bexxar	CD20	Murine IgG2aλ, 131-iodine	암	2003
Efalizuman	Raptiva	CD11a	Humanized IgG1	자가면역	2003
Cetuximab	Erbitux	EGFR(Her-1)	Chimeric IgG1k	암	2004
Bevacizumab	Avastin	VEGF	Humanized IgG1k	암	2004
Natalizumab	Tysabri	Alpha4-integrin	Humanized IgG4	자가면역	2004
Panitumumab	Vectibix	EGFR	Human IgG2k	암	2006
Ranibizumab	Lucentis	VEGF	Humanized IgG1 Fab	황반변성	2006
Eculizumab	Soliris	C5	Humanized IgG2/4	혈액 질환	2007
Certolizumab pegol	Cimzia	TNF-α	Humanized Pegylated Fab	자가면역	2008
Golimumab	Simponi	TNF-α	Human IgG1	자가면역	2009
Canakinumab	Ilaris	IL-1b	Human IgG1	감염	2009
Ustekinumab	Stelara	IL-12/13	Human IgG1	자가면역	2009
Ofatumumab	Arzerra	CD20	Human IgG1	암	2009
Tocilizumab	Actemra	Anti-IL-6R	Humanized IgG1	자가면역	2010
Denosumab	Prolia	RANK ligand	Human IgG2	골소실	2010
Belimumab	Benlysta	BLyS	Human IgG1	자가면역	2011

표 14.2 미국에서 사용이 승인된 치료용 단일 클론 항체 (계속)

약품명	상품명	표적 항원	유형	적용	FDA 승인 연도
Ipilimumab	Yervoy	CTLA-4	Human IgG1	암	2011
Brentuximab vedotin	Adcetris	CD30	Chimeric IgG1 drug conjugate	암	2011
Raxibacumab	ABThrax	B. anthrasis PA	Human IgG1	감염 방지	2012
Pertuzumab	Perjeta	Her-2	Humanized IgG1	암	2012
Ado-trastuzumab emtansine	Kadcyla	Her-2	Humanized IgG1 durg conjugate	암	2013
Obinutuzumab and	Gazyva	CD20	Humanized and glycoengineered	암	2013

참고: mAb: 단일 클론 항체, FDA: 미국 식품의약품국, IgG: 면역 글로불린G, IgE: 면역 글로불린E, TNF-α: 종양 괴사 인자-α, AML: 급성 골수성 백혈병, BLyS: B 림프구 자극제, CTLA-4: 세포 독성 T 림프구 관련 단백질 4, EGFR: 표피 성장 인자 수용체, GP: 당단백질, Her-1: 인간-1 상피 성장 인자 수용체-1, Her-2: 인간-2 표피 성장 인자 수용체-2, IL: 인터루킨, RSV: 호흡기 세포 융합 바이러스, VEGF: 혈관 내피 증식 인자.

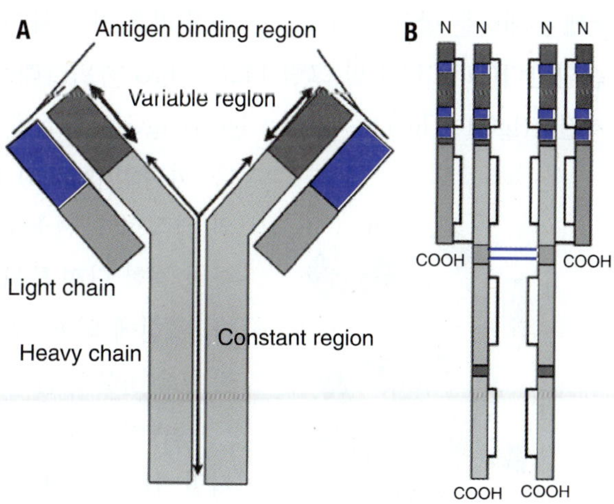

그림 14.4

일반적인 항체의 구조. **A.** 항체 전체는 2개의 L사슬(파란색)과 2개의 H사슬(회색)로 구성되며, 이들이 결합하여 기능적인 분자를 만든다. 밝은 음영 부분은 각 사슬의 불변 영역을 나타내고, 어두운 음영 부분은 가변 영역을 나타낸다. 가변 영역의 H사슬과 L사슬은 결합하여 항원 결합 부위를 형성한다. **B.** 보다 상세한 항체 구조 개략도. 각 사슬 아미노산 서열을 선형으로 나타내었다. 이황화 결합(disulfide bond, 검은 선)은 4개의 사슬을 연결한다. H사슬은 경첩 부위(hinge, 파란 선)에서 2개의 이황화 결합에 의해 서로 결합된다. 각각의 H사슬과 L사슬은 두 L사슬의 카르복실 말단(COOH) 근처 이황화 결합에 의해 연결되어 있다. 추가적인 이황화 결합은 사슬을 안정화시킨다. 각 사슬의 가변 부위는 초가변 영역(hypervariable region, 상보성 결정 영역 또는 CDR, 색칠된 부분)을 포함한다, 이러한 CDR은 항원 결합 부위에 항원이 결합하도록 하는 3차원 구조를 형성한다.

을 담당한다.

모든 항체 분자의 항원 결합 부위는 H사슬 및 L사슬 양쪽 모두에 있는 아미노산 서열이다(그림 14.4B). H사슬 및 L사슬의 가변 영역 내에는 [**상보성 결정 영역(complementary determining region)** 또는 CDR라고도 하는] 초가변 영역(hypervariable region)이 있다. 이러한 CDR의 조성이 각 항체의 항원 결합 특이성을 결정한다.

면역 글로불린의 전체 종류는 별개의 특징을 갖는 항체 분자를 각각 포함한 클래스 및 하위 클래스로 분류될 수 있다. 이전에 언급한 바와 같이 면역 글로불린은 공통적인 특성을 공유하고 있지만, IgA, IgD, IgE, IgG, IgM 항체 클래스는 H사슬 작동 부위의 조성에 따라 서로 차이가 있다. 항체 클래스 중 IgA와 IgG는 하위클래스로 한 번 더 분류될 수 있는데, 이들 또한 H사슬 조성에 따른 차이점을 가지고 있다. 예를 들어, 인간 IgG는 그 생물학적 특성이 다른 4개의 하위 클래스(IgG1, IgG2, IgG3, IgG4)로 분류된다. IgG2은 태반(placenta)을 통과하지 않지만, IgG1, IgG3, IgG4는 통과한다. IgG3은 보체계(complementary system)를 활성화하는 데 능하다(아래에 설명). IgG1 및 IgG3은 대식세포의 Fc 수용체에 대한 결합 면에서 가장 높은 친화성을 가지며, 이는 옵소닌작용을 원활하게 한다(항체들의 이러한 생물학적 기능은 6.5절에서 설명했다).

IgG는 혈액에 존재하는 항체 클래스들 중 가장 많은 양을 차지하며, 4개의 사슬을 한 단위로 하여 순환한다(그림 14.4 및 그림 14.5A). IgG 하위클래스는 상대적인 양에 따라 번호가 매겨진다(IgG1 > IgG2 > IgG3 > IgG4). IgG는 효소에 의해 조각으로 분해된다. 파파인(papain) 효소로 처리하면 하나의 결정성 단편 Fc(그림 14.5B) 및 2개의 항원 결합 단편 Fab(그림 14.5C)가 생산된다. 펩신에 의한 처리는 2가 항원 결합 조각 $F(ab')_2$을 만들어낸다(그림 14.5D).

IgA 및 IgM 단량체는 IgG와 유사하지만, H사슬의 C-말단 끝에 **시스테인** 잔기(residue)를 포함하기 때문에 이러한 **단량체(monomer)**는 중합할 수 있다(그림 14.5E 및 F). **중합**은 15 kD 펩티드인 연결 사슬(joining chain, J 사슬)에 의해 시작되고 안정화된다. IgA 분비 세포의 산물은 일반적으로 **이합체(dimeric)** 또는 **삼합체(trimeric)**이다(그러나 다른 중합체도 일부

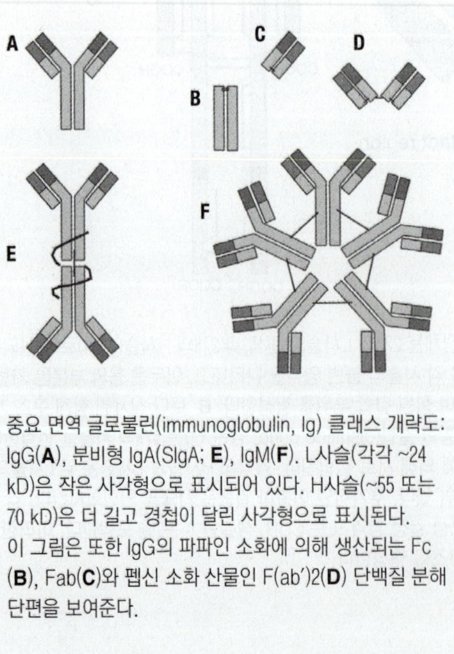

그림 14.5 중요 면역 글로불린(immunoglobulin, Ig) 클래스 개략도: IgG(**A**), 분비형 IgA(SIgA; **E**), IgM(**F**). L사슬(각각 ~24 kD)은 작은 사각형으로 표시되어 있다. H사슬(~55 또는 70 kD)은 더 길고 경첩이 달린 사각형으로 표시된다. 이 그림은 또한 IgG의 파파인 소화에 의해 생산되는 Fc(**B**), Fab(**C**)와 펩신 소화 산물인 F(ab′)2(**D**) 단백질 분해 단편을 보여준다.

생성된다). 반면 IgM의 경우 보통 **오합체(pentameric)**가 생성된다. 항원에 처음으로 노출되었을 때 생성되는 면역 글로불린 클래스는 IgM으로, IgM의 중합은 매우 중요하다. 항원 결합 부위가 상대적으로 낮은 친화성을 가진다 하더라도, **결합활성(avidity)**은 **결합가(valency)**에 따라 현저하게 증가하므로, 오합체 구조는 항원을 가진 세포에 결합하는 IgM의 능력을 크게 증가시킨다.

IgA는 점액 분비물에 존재하는 항체 클래스 중 가장 많은 양을 차지하며, 따라서 많은 미생물 및 단백질 분해 효소를 함유하고 있는 적대적인 환경에서도 제 기능을 해야 한다. IgA 구조는 H사슬의 경첩 부위가 가장 독특하다. 경첩 부위에 있는 특별한 아미노산 서열 및 광범위한 **당화(glycosylation)**는 IgA 분자가 효소의 분해작용에 대해 좀 더 내성을 가지도록 한다. IgA가 IgA 중합(pIgA) **점액 수송 수용체(Mucosal transport receptor, FcαR)**에 결합하기 위해서는 중합 반응을 거쳐야 하며, 이는 기능성 pIgA을 점액 분비물에 수송하는 데 필수적인 단계이다. 말초 및 점막 림프 조직 모두에서 생산된 pIgA은 점막 조직의 내강을 덮고 있는 상피세포 기저면의 FcαR에 결합한다. pIgA-FcαR 복합체는 세포 내로 이입되고, 그 세포를 통해 수송되어, 내강 표면에서 분비된다. 분비 후 결합된 FcαR의 일부가 절단되어 **S-조각(secretory piece)**이라는 폴리펩티드를 만드는데, 이는 여전히 새로 분비되는 분비형 IgA(SIgA) 분자에 결합된 상태이다(그림 14.5E 참조).

장 점액 속의 SIgA 분자는 병원체의 침입을 방지하는 중요한 역할을 한다. SIgA 분자는 병원체를 체외에 있는 점액 층에서 중화시키는 기능을 수행하므로, IgG와 IgM과는 다른 메커니즘을 이용한다. 예를 들어 옵소닌작용 및 보체계 활성화(IgG의 주요 작용 양식) 대신, SIgA는 장관 상피세포의 수용체에 병원체가 결합하는 것을 방해하여 수용체를 통해 장 조직 내부로 접근하는 것을 막는다. 이들은 또한 항체를 매개로 한 가교 결합을 통해 병원체의 응집(agglutination)을 유발하거나 박테리아나 바이러스가 군집을 형성하도록 유도하는데, 이 가교는 SIgA 분자의 다중결합성에 의해 촉진된다. 이와 같이 가교된 병원체는 점액 층에 갇혀 결국 몸에서 배출된다. SIgA의 독특한 구조가 이러한 기능을 수행하도록 돕는다.

14.4 특이적 항체(specific Abs)는 어떻게 만들어지는가?

체내에서 항체는 B 세포(B 림프구라고도 함)의 자손에 의해 생산되는데, B 세포가 항원에 의해 자극되면 항체를 생산하는 형질 세포로 분화한다. 각 B 세포는 해당 항원에 대

표 14.3 사람 체내에서 발견되는 항체 클래스

클래스	혈청 내 농도 (mg/mL)	H사슬(H)	L사슬(L)	구조	역할
IgG	13	γ	κ, λ	H_2L_2	기억
IgM	0.5–2.5	μ	κ, λ	$(H_2L_2)_5 + J$	최초 항체
IgA	0.5–3.0	α	κ, λ	$(H_2L_2)_2 + J$	분비
IgD	0.03	δ	κ, λ	H_2L_2	?
IgE	0.0003	ε	κ, λ	H_2L_2	알레르기 반응

참고: Ig: 면역 글로불린

한 특정 클래스, 특이성, 친화력을 가진 항체를 생성한다. 항체가 B 세포에 의해 합성 및 분비되면, 체내 전체로 퍼져 혈장 및 분비물에 축적된다(표 14.3). 비록 혈장보다 낮은 농도이기는 하지만 항체는 또한 조직 사이에 있는 공간에서 발견되기도 한다.

인간은 특정 항원에 특이적인 항체를 자연스럽게 생산하므로, 임상 사용을 위한 항체를 얻기 위한 한 가지 방법은 특정 항원에 대한 고농도 또는 높은 **적정값(titer)**의 항체를 가진 환자의 **혈청(sera)**을 채취하는 것이다. 예를 들어, B형 간염 표면 항원(HBsAg)에 대응하는 고농도의 항체를 가진 환자로부터 얻은 혼주혈장(pooled plasma)에서 항체를 분리하면 B형 간염에 대한 노출 이후 예방(postexposure prophylaxis)을 목적으로 하는 **항혈청(antiserum)**을 얻을 수 있다. 이 방법은 B형 간염, A형 간염, 광견병 및 홍역에 효과적이다. 왜냐하면 혈장을 기꺼이 기부할 수 있으면서 동시에 고농도의 Ab를 생산하는 환자 집단을 식별할 수 있기 때문이다. 그러나 일반적으로 이 방법을 통해 충분한 양의 항체를 얻는 것은 어렵다. 심지어 현재 임상에서 사용 중인 정맥주사용 면역 글로불린 제제(intravenous Ig preparations)조차도 제조 과정에 따라 그 효과가 다를 수 있다. 또한 혼주혈장에서 항체의 분리는 다른 감염 인자의 전파 위험성을 포함한 몇몇 단점들이 있다.

이에 대한 대안으로, 항체를 원하는 항원에 의도적으로 노출함으로써 동물에서 항체를 생산할 수 있다. 이러한 방법은 현재 잘 알려져 있다. 이러한 동물의 면역화(immunization)를 통해 실험 동물의 혈장 또는 분비물 내에 사전에 정해둔 클래스와 특이성을 가진 높은 적정값의 항체를 만들어낼 수 있다. 동물(또는 사람)의 면역화 후 경과된 시간에 따른 특이적 항체 생성을 그림 14.6에 나타내었다. 항체에 처음 노출되면 IgM 클래스의 항체가 먼저 형성된다. IgG 클래스의 항원 특이적 항체는 몇 주 후에 형성된다. 항체에 두 번째 노출되면 IgG 클래스 항체가 크게 증가하는 강렬한 '기억' 반응을 일으킨다.

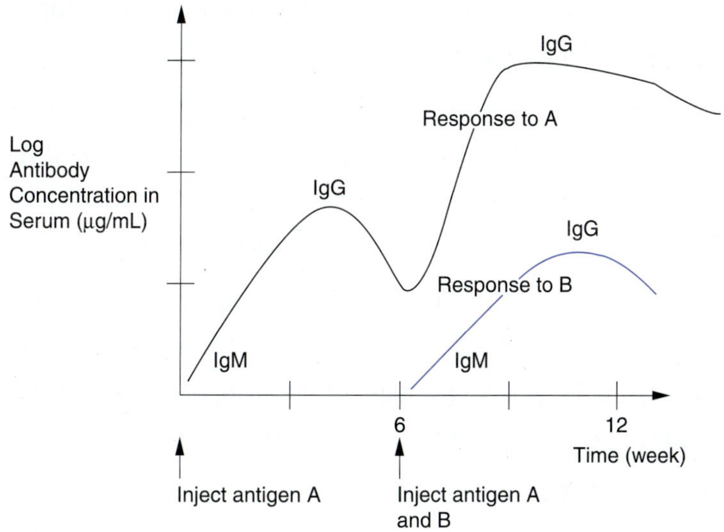

그림 14.6 특이적 항체(Ab)는 항원(Ag)에 노출된 후 생산된다. (이전에 접한 적 없는) 새로운 Ag이 건강한 면역 체계를 가진 동물에 침입하면 면역 체계는 해당 항원에 특이적인 (즉, 결합하는) 항체를 생산한다. 이 그림에서, 새로운 항원(A)은 0시에 투여된다. 항원(A)은 대한 1차 반응에서, 항체 생산은 시간에 따라 증가한다. 첫 일주일 동안 생산된 항체는 면역 글로불린(Ig) M 클래스이지만, 몇 주 후에는 IgG 클래스가 풍부하게 생산된다. 이 동물이 항원 A를 다시 만나게 되면, 면역반응은 더욱 빠르게 일어나며, IgG 클래스 분자는 대량으로 신속하게 생산된다. 이 "기억" 효과는 항원에 특이적이다. 만일 새로운 항원(B)이 기존 항원(A)과 같은 시간에 침입할 경우, A에 대한 반응은 빠르고 풍부하게 일어나지만 B에 대한 반응은 1차 반응으로 일어난다(파란 선).

그림 14.6와 같이 면역화된 동물의 혈청은 투여된 항체에 대한 **다중클론항체(polyclonal Abs)**를 포함한다. 혈청에는 서로 다른 수많은 B 세포 클론에 의해 생산되는 항체 분자들이 존재한다. 이러한 각각의 클론들은 모두 항원의 침입에 의해 자극되었지만, 생성되는 항체는 서로 다르다. 비록 이러한 항체는 모두 항원에 결합하는 능력을 가진다는 공통점을 가지고 있지만, 같은 항원 분자 내 각기 다른 부위에 각기 다른 친화성을 가지고 결합할 수도 있다. 이 방법에 의해 생산된 다중클론항체는 의생명 연구 및 진단에 많은 귀중한 용도를 가지지만 외래 항체는 면역반응을 일으키기 때문에 일반적으로 다 클론 항체를 임상에 적용하는 것은 적합하지 않으며, 따라서 치료를 위한 사용은 1회성으로만 제한한다. 오직 사람 체내에서 생성된 항체(이전에 언급한 항-B형 간염 항혈청과 같이)만이 사람에게 사용될 수 있다. 항혈청은 어떤 항원에 대한 것일지라도 쥐, 염소 또는 다른 종의 동물에서 쉽게 생산될 수 있지만, 이들은 인간에서 안전하게 사용할 수 없다.

1975년에, 쾰러(Kohler)와 밀스테인(Milstein)은 **하이브리도마(hybridoma)**라고 불리는 무한증식 항체 생산 세포주를 만들기 위한 절차를 개발하여 면역학에 혁명을 가져왔다(참고문헌 1). 정상 B 세포와 **골수종세포(myeloma cells)**를 융합시켜 만들어진 이 세포주는 단일 B 세포의 자손이다. 이 세포들은 화학 구조, 항원 특이성 및 항원 결합 친화력 면에 있어서 모두 동일한 단일 클론 항체 분자를 생산한다. 이 방법은 간단하고 우아하다. 면역화된 동물 유래의 B 세포를 우선 골수종세포와 융합시킨다. 이러한 세포는 성공적으로 융합된 세포만이 증식할 수 있는 선택적 배지에서 유지되고, 증식된 세포는 복제되어 단일 클론 항체를 생산하는지 확인한다. 대량의 단일 클론 항체를 얻기 위해, 하이브리도마는 배지 내에서, 또는 동물 체내에서 **복수 종양(ascetic tumor)**으로서 증식될 수 있다. 세포 배양법은 윤리적 이유에서 매우 바람직하지만, 모든 하이브리도마가 효율적으로 배양될 수 있는 것은 아니다. 이 세포 융합 기술은 마우스 및 래트 단일 클론 항체의 제작 면에서는 매우 큰 성공을 거두었으나, 인간 세포의 안정된 융합은 좀 더 어렵다고 알려져 있다.

단일 클론 항체를 생산하기 위한 방법은 유전공학에 의해 극적으로 향상되고 있다. 단일 클론 항체를 이용한 치료에서 자주 발생하는 문제는 마우스 유래 단일 클론 항체에 대한 인간의 면역반응이기 때문에, 인간에게 면역반응을 일으키지 않거나 인간의 **효과 기작(effector mechanism)**을 끌어낼 특이 항체 분자 또는 항원 결합 소단위를 생산하는 것이 주된 목표였다. 예를 들어, 마우스 유래 가변 영역과 인간 유래 불변 영역으로 구성된 **키메라 단일 클론 항체(chimeric mAbs)**와 마우스의 CDR를 제외하면 완전히 인간화된 **인간화 단일 클론 항체(humanized mAbs)**를 제작하기 위해 **재조합 DNA(recombinant DNA)** 기술이 사용되어왔다. 혈장 **반감기(half-life)**가 연장됨에 따라 키메라 항체와 인간화 면역 글로불린 모두 생물학적 활성이 향상되었고, 면역원성(immunogenicity)이 감소되었으며, 약동학적 거동이 개선되었다. 현재 마우스 항체 레퍼토리의 Fab 단편의 유전자를 박테리아에서 발현시키는 것이 가능하다. 이러한 방식으로 다양한 배열의 항원 결합 단편을 빠르게 제작할 수 있다. H사슬 가변 영역으로 구성된 단일 영역 항체(single-domain Abs)는 대장균(*E.coli*)과 같은 미생물에 의해 발현되고 분비될 수 있다. 인간 항체는 인간 **림프구**로 재증식된 면역 결핍 마우스(immunodeficient mice)에서도 생산될 수 있다. 인간 항체는 심지어 식물에서 생산될 수 있게 되어 농업 기술을 이용한 항체의 대량 생산 또한 상상해볼 수 있도록 만들었다.

14.5 항체의 임상적 사용

1890 년 폰 베링(von Behring)과 키타사토(Kitasato)는 혈청 투여를 통해 특정 질병

에 대한 면역이 비면역 개체에 제공될 수 있음을 입증했다. 이는 면역반응에서 항체의 역할을 규명하는 데 결정적인 역할을 했다. 이는 또한 동물의 **수동 면역(passive immunization)**에 대한 첫 번째 예시이기도 했다. 수동 면역에서는 수혈자의 체외에서 생산된 항체는 일반적으로 감염을 예방하기 위해 개체에 투여된다. 수동 면역은 질병 예방의 한 방법이다. **예방(prophylaxis)**은 이미 발병한 질환을 치료하는 것이 아니라 질병을 사전에 방지하기 위한 치료 방식을 가리키는 용어이다. 특정 상황에서 항체 본래의 이펙터 기능(6.5.1절에 소개한 옵소닌작용 또는 보체 활성화 등)은 질병을 치료하는 데 필요한 모든 생물학적 기능을 제공한다(그림 14.7A). 다른 경우에는, 항체의 생물학적 활성은 다른 독성 화합물의 첨가에 의해 강화되어야 한다.

또한 1890년 독일의 과학자이자 노벨상 수상자인 파울 에를리히(Paul Ehrlich)는 "마법의 탄환(magic bullet)"이라는 용어를 만들어 언급하면서, 항혈청의 효용성은 독성 화합물에 대해 선택적 활성을 제공할 수 있는 약을 개발하는 방향으로 이어질 것이라 예견했다. 이 개념은 현대의 **면역 독소 요법(immunotoxin therapy)**으로 발전했다. 면역 독소 분자는 특정 분자에 특이적으로 결합할 수 있는 항체나 면역 체계에서 유래한 기타 다른 분자에 화학 물질이 결합된 제재이다(그림 14.7B). 분자 특이성을 제공하기 위해 항체가 사용되는 경우, 이 제재는 **항체-약물 접합체(Ab-drug conjugates)**라고 불린다. 이론적으로 이 항체는 그 결합 특이성에 의해 체내 특정 위치로 독소 분자를 운반한다. 종종 해당 접합체가 표적 세포 내부로 흡수될 때까지 독소가 항체로부터 방출되지 않도록

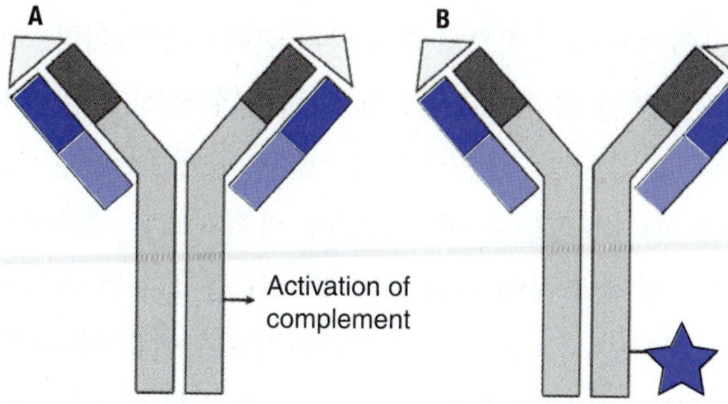

그림 14.7 항체(Ab)의 생물학적 활성. **A.** 항체는 많은 생물학적 활성을 가진다. 항원(Ag, 삼각형)에 결합하여 항원과 세포 수용체 간 결합을 방해하거나, 항원이 조직을 통과하려는 움직임을 방해하여 항원을 무력화시킬 수 있다. 종종, 항원의 결합은 응집을 초래한다. 항체의 Fc 영역은 다른 생물학적 반응 또한 개시되게 할 수 있는데, 주로 보체캐스케이드 분자의 활성화, 즉 옵소닌화(opsonization)를 초래할 수 있는 일련의 생화학적 반응(대식세포 및 다른 세포에 의한 소화 및 분해를 목적으로 하는 항원-항체 복합체 표적화), 세포 독성 분자의 형성(항원이 박테리아인 경우에 특히 중요함)을 일으킨다. **B.** 항체에 독소(별 모양)를 화학적으로 연결시킴으로써 항체에 추가적인 기능이 부여될 수 있는데, 이는 주로 Fc 부위를 통해 이루어진다. 면역 독소(immunotoxin)라고 불리는 이러한 새로운 분자는 여전히 항체에 결합할 뿐만 아니라 탑재한 독소(화학 독소, 약물, 방사성 물질 등등)까지 운반한다. 항체의 결합 능력은 독소가 작용하는 대상 영역(예를 들어, 항원이 종양 특이적인 경우 종양 근처)에 독소를 축적시킨다.

구조를 설계하기도 하는데, 이는 독소의 부작용을 크게 줄일 수 있다.

암의 경우처럼 이미 환자 체내에 발병한 질환을 치료하는 데 목적을 두는 면역 독소 요법은 아래에 서술할 몇몇 사례를 제외하면 성공을 거두는 데 어려움을 겪고 있다(참고문헌 2). 최근 사례들로 보아 면역 독소 요법은 단일 클론 항체-독소 접합체가 표적 세포에 쉽게 접근할 수 있는 특정 질환의 치료에만 한정적으로 이용될 수 있다. 반면에 가공되지 않은 항체를 사용하여 오직 그 고유의 생물학적 활성에만 의존하는 수동 면역은 감염성 질환에 대한 예방법으로 수년 동안 성공적으로 사용되어왔으며, 점점 더 많은 단일 클론 항체가 이용 가능해짐에 따라 그 중요성이 증가할 가능성이 높다.

14.5.1 수동 면역

특정 질환을 앓게 될 위험이 있는 개체에게 항혈청 또는 항체 제제를 제공하는 수동 면역의 현재 방식은 폰 베링의 연구를 직접적으로 따른 것이다. 이러한 방법은 면역 글로불린(Ig)을 혈장에서 분리하기 위한 간단하고 저렴한 기술의 개발에 의해 실현 가능해졌다. 현재 면역 글로불린 주사는 A형 간염 및 B형 간염 예방, 홍역의 예방 및 치료, Rh-음성 여성의 항-Rho 항체 발생 예방, 만성 면역 결핍증(chronic immunodeficiency syndrome)의 치료에 사용되고 있다. 개발도상국으로 가는 여행자는 A형 간염과 같이 현지 음식과 물로부터 걸릴 수 있는 질병의 발병 가능성을 줄이고자 면역 글로불린 주사를 접종받기도 한다(다만 A형 간염 백신 덕분에 이러한 일은 현재로선 드물다). 이러한 임상 방식은 자연에서 효과적으로 이용되는 전략의 변형이다. 예를 들어, 모유는 대량의 SIgA 클래스 항체를 포함하고 있으므로, 출생 후 일정 기간 유아에게 면역 방어를 제공한다.

인간은 종종 점막 표면을 통해 감염된다. 바이러스나 세균은 호흡기, 장, 안구, 또는 생식기의 취약한 점막 조직에 침입한다. 따라서 점막 부위에 항체를 전달하는 것과 관련된 몇 가지 실험적인 치료법은 해당 부위에 병원균이 들어가는 것을 직접적으로 방해한다. 예를 들어 쥐에게 토끼에서 얻어진 항-대장균 혈청을 구강 투여시키면, 병원성 대장균을 쥐에게 경구 주입하더라도 혈액에 세균이 축적되지 않는다. 뿐만 아니라 사람의 경우에도 우유에서 얻어진 면역 글로불린 농축액을 경구 투여하면 병원성 대장균의 구강 침입을 막아준다. 질 내에서 작용하는 단일 클론 항체는 원치 않는 임신과 성병의 전파를 방지해줄 수 있다. HIV 항체 투여를 통한 수동 면역은 다양한 수준에서 질병이 진행되는 것을 막을 수 있다.

HIV 예방에서 최근 가장 큰 발전 중 하나는 광범위하고 강력하게 HIV를 중화할 수 있는 항체의 발견이다. PGT121 및 PGT128 같은 몇몇 광범위 중화 항체(broadly neutralizing Abs, bNAbs)는 0.1 μg/mL 이하의 반수 저해 농도(IC_{50})에서도 HIV를 중화시킬 수 있다. 이러한 bNAb의 수동 투여는 인간화 마우스나 원숭이의 질이 각각 HIV와 SHIV에 노출되는 것을 보호해준다. 나아가 질 내에 전달되는 bNAb 담지 젤은 HIV의 질 침입을 막아준다.

14.5.2 항체-약물 접합체를 이용한 면역 치료

선택적 세포 독성 제제로서 **항체-약물 접합체**(그림 14.7B)의 개발은 수십 년 전부터 적극적으로 진행되어왔다. 기존의 화학 요법 약물은 정상 세포 및 질병 세포 모두에 대한 독성을 가지지만, 항체-약물 접합체는 병적 세포에 선택적으로 결합하므로 화학 요법을 더 안전하고 더 효과적으로 만든다. 항체-약물 접합체의 설계에 중요한 요소는 다음과 같다. 죽이고자 하는 세포에서만 발현된 표적 분자(일반적으로 수용체)의 선정, 표적에 높은 친화도로 결합하는 항체, 항체 조각, 또는 기타 단백질의 생산, 독소 또는 약물의 선택, 항체와 약물을 결합시키는 화학적 방법의 최적화.

면역 독소 요법 또는 항체-약물 접합체 치료법은 고형 종양을 가진 동물에게 종양의 퇴화 및 생존율의 증가를 가져올 수 있다. 그러나 면역 독소 요법의 임상 적용은 더디게 진행되고 있다. 지금까지 여러 임상 연구에서 이러한 치료법은 독성에 의해 제한되어 있었다. 예를 들어, 유방암 세포 및 난소암 세포를 대상으로 하도록 설계된 접합체는 뇌 항원에도 반응했다. 독성이 없는 경우에도 유방암, 난소암, 대장암 및 림프종에 대한 면역 독소 치료의 첫 번째 연구에서는 실망스러울 정도의 작은 효과만 보였다. 항체-약물 간 결합 안정성, 간세포에 대한 비특이적 결합, 면역 독소 제제에 대한 면역반응 등을 포함한 여러 가지 요인들은 인간에 대한 초기 면역 독소 요법의 효용성을 제한했다.

이러한 초기 한계들은 대부분 키메라 및 인간화 단일 클론 항체의 개발에 의해 해결되었다. 현재 몇몇 면역 독소 제제는 임상에서 사용 가능하다(표 14.2). 이 중 2개는 B 세포 림프종에 풍부하게 존재하는 CD20이라는 수용체에 결합하는 단일 클론 항체를 기반으로 한다. 이 두 면역 독소는 모두 방사성 물질(^{131}I 또는 ^{90}Y)을 독소(Bexxar® 및 Zevalin®)로 사용한다.

안전하고 효과적인 면역 독소의 개발은 쉽지 않았다. 충분히 연구된 또 다른 항체-약물 접합체는 특정 미성숙 백혈구와 급성 골수성 백혈병 세포에 풍부하게 존재하는 수용체인 CD33에 결합하는 단일 클론 항체를 기반으로 한다. 이 면역 독소는 calicheamicin(Mylotarg®)라는 약물 접합체를 포함하는데, 이는 FDA에 의해 승인되었다. 이 접합체가 종양 세포의 CD33에 결합하면 면역 독소가 세포 내로 들어가게 된다. 이 독성 약물은 세포 내에서 방출되고 DNA와 반응하여 세포 사멸을 일으킨다. Mylotarg®는 2000년에 일부 환자에게 사용이 승인되었다. 하지만 심각한 부작용에 대한 우려 때문에 2010년에 제조업자에 의해 자발적으로 시장에서 철수되었다. 최근 임상 시험 결과는 이 접합체가 중요한 임상적 이용성을 가지고 있으며 안전하게 사용될 수 있음을 시사하고 있다. 또 다른 항체-약물 접합체인 brentuximab vedotin(Adcetris®)는 2011에 FDA에 의해 승인되었다. 이 약물 접합체의 개발은 종양 특이 표적(여기서는 CD30)의 식별, 적절한 약물의 선정, 항체 약물 간 연결을 위한 화학 반응의 최적화 등을 포함하는 수많은 항체 공학적 성과들을 이용하였다(참고문헌 2).

이 외에도 수많은 항체-약물 접합체가 개발 중에 있다. 이러한 분자 및 운반체에 대한 공학적 발전은 장차 암, 자가면역질환에 대한 새로운 치료법이나 또 다른 지표가 될 것으로 보인다.

14.6 백신

안전하고 효과적인 백신의 개발은 역사상 가장 만족스러운 의학적 이야기이다. 백신은 현재 천연두, 소아마비, 간염과 같은 생명에 위협적인 질환으로부터 전 세계의 사람들을 보호한다(표 14.4). 소아기의 흔한 질병을 예방하는 백신은 초기 사망률을 획기적으로 감소시켰다. 전 세계의 많은 연구자들은 지금도 HIV/AIDS, 말라리아 등 치명적인 질병의 백신을 만들고자 노력하고 있고, 백신 개발은 앞으로도 계속해서 활발하고 전망 있는 의생명분야로 자리매김할 것이다.

백신은 바이러스, 박테리아, 기생충, 또는 다른 감염성 인자로 인한 감염성 질환을 치료하기 위해 제조될 수 있다. 일반적으로 백신은 예방의 용도로 사용되지만, (16장 16.6절에 언급할) 백신은 암 치료에도 유용하다. 성공적인 백신의 대부분은 바이러스 병원체를 대상으로 하고 있다. 이 14.6절에서는 바이러스성 질환을 예방하는 백신에 초점을 맞추고 있다.

14.6.1 바이러스성 질환

바이러스는 그 분류에 따라 크기가 매우 다양하긴 하지만 보통 직경이 100 nm 단위이며, 숙주 세포 내에서만 증식할 수 있고, 질병의 원인이 되는 작은 병원체이다. 일반

표 14.4 백신의 일부 목록과 도입 연도

백신	도입 연도
천연두	1798
광견병	1885
흑사병	1897
디프테리아	1923
백일해	1923
결핵(칼메트-게랑 균)	1927
파상풍	1927
황열	1935
소아마비(주사제)	1955
소아마비(경구제)	1962
홍역	1964
볼거리	1967
풍진	1970
B형 간염	1981
참고: 세계보건기구(http://www.who.int/vaccines-diseases/history/history.shtml).	

적으로 바이러스는 DNA나 RNA같은 유전물질로 구성되며 이 유전 물질들이 **캡시드(capsid)**라고 불리는 방어용 **당단백질(glycoprotein)** 껍질로 감싸져 있다. 일부 바이러스는 인지질이 풍부한 **외피(envelope)**를 포함한 복잡한 캡시드 구조를 갖는다.

바이러스는 숙주 생물의 세포를 감염시켜 질환을 일으킨다. 바이러스는 복제를 위해 숙주의 메커니즘과 구조를 사용한다. 바이러스의 생활사는 크게 다르지만, 일반적인 바이러스 생활사는 다음의 단계를 거친다(그림 14.8). 1) 숙주 세포에 바이러스 침입, 2) 바이러스의 분해로 인한 유전물질의 방출, 3) 바이러스성 유전 물질의 복제, 4) 새로운 바이러스성 단백질을 생산하는 바이러스 유전자의 전사/번역, 5) 복제된 유전 물질과 신규 단백질로부터 새로운 바이러스 조립, 6) 세포에서 새로 조립된 바이러스 입자의 방출.

14.6.2 백신 개발의 예

백신 개발이 가지는 기회와 과제를 보여주기 위해 이 장에서는 천연두, 소아마비 및 B형 간염에 대한 백신을 개발한 방법에 대해 설명한다.

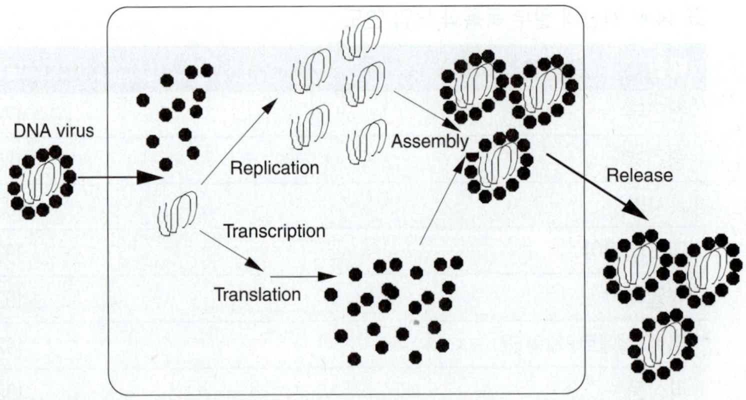

그림 14.8
매우 단순화한 숙주 내 디옥시리보핵산(DNA) 바이러스의 생활사.

천연두

천연두란 DNA를 함유한 **천연두(variola)** 바이러스에 감염되어 발생하는 질병이며, 신체에 손상을 주고 종종 치명적인 감염을 초래한다. 이 질병에 걸리면 7–12일의 잠복기를 겪게 되고 이후 피로, 통증, 발진을 동반한 고열이 계속된다. 3–4일이 더 지나면 발열이 안정되고, 환자는 회복되는 것처럼 보인다. 얼마 뒤 피부에 수두와 같은 특징을 보이는 피부 병변이 발생한다. 이 병변은 물집이 된 후 고름 상태를 거쳐 마지막에는 얼굴, 팔, 다리 전체에 걸쳐 깊은 상처를 남기는 딱지가 된다. 환자의 약 20%는 1–2주 이내에 사망한다.

1700년대 후반에 에드워드 제너(Edward Jenner)라는 영국의 의사가 중요한 관찰을 했다. 그는 농민이 천연두에 걸리지 않는다는 것을 알아차렸다. 소는 **우두 바이러스(vaccinia)**라고 불리는 바이러스에 의해 감염되는데, 이는 우두라고 불리며 사람에게 발병하는 천연두와 유사하게 소에게 질병을 일으킨다. 사람이 우두 바이러스에 감염될 경우 그 사람들에게서는 천연두가 절대 발병하지 않는다는 것이 후에 밝혀졌다. 이러한 사람들은 훗날 천연두 바이러스에 감염되더라도 이를 막아줄 면역반응을 형성하게 된다. 제너는 '소와의 접촉'과 '질병에 대한 방어' 사이의 상관관계를 알아차렸다(하지만 그가 질병을 유발한 병원체들의 유사점을 알았던 것은 아니다. 바이러스는 19세기가 되어서야 생물학자들에 의해 발견되었기 때문이다). 그는 소의 피부 병변으로부터 채취한 소량의 액체를 주사함으로써 "예방접종"을 시작했다.

예방접종(vaccination)의 방어적 기능은 그 가치를 인정받았지만, 백신의 보급은 많은 문제점을 보여주었다. 감염된 소를 모든 마을이나 도시에 데려오는 것은 현실적으로 불가능했다. 1800년대 초기에 지역 사회에서의 예방접종은 "팔에서 팔로" 이루어졌다. 예방접종을 받으면 국소적으로 수포 같은 병변이 형성된다. 그 사람의 팔에 생긴 병변

A B

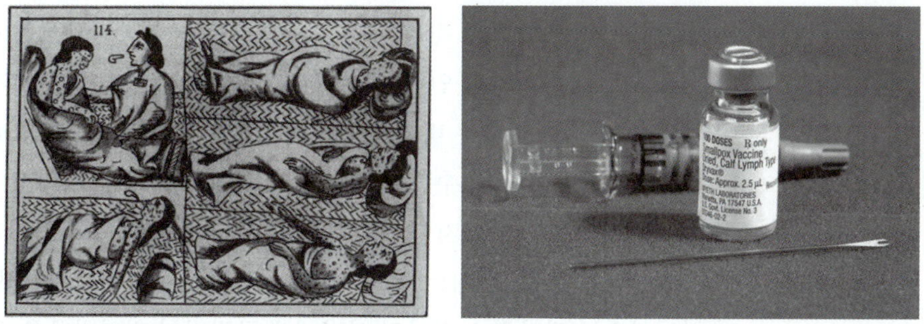

그림 14.9

천연두. **A**. 아즈텍 문화와 역사를 묘사한 Fray Bernardino de Sahagún의 16세기 작품의 일부. *The Florentine Codex*라고도 알려져 있다. 이 그림은 스페인 정복자의 도착 후, 아즈텍 인구를 학살한 이 질병의 진행 단계를 보여준다. **B**. 피부에 백신을 주입하기 위한 분지침(bifurcated needle)과 천연두 백신. 사진 James Gathany, 질병통제예방센터 제공.

에서 추출된 액체를 다음 사람의 팔에 접종하는 데 사용했다. 이렇게 팔에서 팔로 이어지는 과정이 완벽한 것은 아니었다. 시간이 지남에 따라 백신의 효과가 저하되는 경향이 있었고, 백신 액체를 통해 매독이 때때로 전염되었으며, 몇 년이 지나 많은 사람들은 여전히 천연두에 걸렸다.

몇 세기에 걸쳐 생물학자와 공학자들은 효과적이고 안전한 백신을 대량으로 생산하기 위한 다른 방법을 실험했다. 20세기에 사용된 대부분의 천연두 백신은 우두 바이러스를 신중히 관리된 조건에서 사육한 송아지의 피부 병변에서 배양하는 방식으로 생산되었다(그림 14.9). 동물을 죽인 뒤 피부 병변에서 얻은 바이러스를 원심 분리를 통해 정제하고, 페놀로 처리하여 세균을 죽인 후, 수송 및 보관을 위해 동결 건조를 했다.

안전하고 효과적인 백신이 대량으로 이용 가능해지면서(그림 14.9), 1967년에 WHO는 천연두를 근절하기 위한 노력을 시작했다. 이 야심 찬 프로젝트는 천연두 바이러스 감염의 두 가지 중요한 특성 때문에 가능했다. 1) 인간이 아닌 동물은 이 바이러스를 보유하고 있을 수 없다는 점, 2) 아무 증상을 보이지 않는 바이러스 보유자가 있을 수 없다는 점. 세계 모든 지역에 백신을 배포하려는 세계적인 노력의 결과, 1977년 소말리아에서의 마지막 발병 보고 이후 천연두의 발병은 보고되지 않았다. 그 후 2년간의 지속적인 감시 후, WHO는 1979년에 천연두의 박멸을 선언했다. 연구 목적으로 보유된 소량을 제외하고 모든 실험실의 천연두 바이러스의 재고는 파괴되었다.

우두 바이러스는 매우 성공적이었던 천연두 백신의 기반이 되었다. 우두 바이러스 기반 백신의 작용 기전은 현재 밝혀져 있다. 우두 바이러스는 구조적 및 면역학적으로 천연두 바이러스와 유사하기 때문에, 우두 바이러스에 대한 의도적인 노출에 의해 생산되는 면역 작용은 훗날 있을지도 모르는 천연두 바이러스와의 접촉으로부터 개인을 보호해준다. 그러나 중요한 것은, 우두 바이러스는 병리학적으로는 천연두 바이러스와 꽤 다른데, 우두 바이러스는 인간에게 어떠한 심각한 질병도 일으키지 않는다는 사실이다. 이러한 특성 덕분에 우두 바이러스는 자연적으로 생겨난 **약독화(attenuated)**된 천연두 바이러스의 변종이라 할 수 있다. 바이러스가 다른 바이러스의 면역학적 특성을 보유하고 있지만 질병을 일으키지 않는다면, 이 바이러스를 약독화 바이러스라고 한다.

우두 바이러스는 현재는 감염된 토끼 신장 세포를 1차 배양하여 증식시킬 수 있다. 이 바이러스는 굉장히 안전하여 사람에게 긍정적인 면역반응을 유발할 수 있다고 알려져 있다. 재조합 DNA 기술을 통해 바이러스의 특성을 변경함으로써 다른 질병에 대한 면역성을 가지게 할 수 있다는 점에서 우두 바이러스는 지대한 관심을 받고 있다.

소아마비

소아마비 바이러스(poliovirus)는 인간에서 심각한 마비성 질환을 일으키는 RNA 바이러스이다(그림 14.10). 소아마비 바이러스는 **장내바이러스(enterovirus)**이다. 장을 통해서 감염되므로 주로 구강-배설 경로에 의해 병에 걸린다. 이러한 이유로, 바이러스는 일반적으로 유아기에 획득되고 그들을 통해 다른 가족 구성원에게 전염된다.

다수의 경우(95%)에서, 소아마비 바이러스 감염은 장 세포 내에 바이러스가 머물더라도 증상을 거의 보이지 않지만, 그렇지 않은 경우 가벼운 질환(주로 발열), 뇌수막염, 마비성 질환 등의 다양한 증상을 보인다. 소아마비 바이러스 감염에 의한 비참한 증상인 마비성 질환은 척수 및 중추신경계의 세포가 감염된 결과이다. 이러한 세포가 감염될 경우, 이 질환은 돌이킬 수 없는 마비를 일으킨다. 마비성 소아마비를 앓는 어린이의 약 2–5%, 성인의 14–30%가 사망한다.

1950년대 초반 조너스 솔크(Jonas Salk)는 소아마비 예방 백신을 생산했다. 솔크 백신은 소아마비 바이러스의 주요 3대 **계통(strain)**을 모두 포함하고 있다(계통은 생물의 변종이며 바이러스의 경우 인지될 정도로 충분히 구별되지만 다른 종으로 분류되기에는 충분치 않은 것을 의미한다). 백신은 바이러스 입자를 화학물질로 사멸시켜 제조되므로, 면역반응을 유발하긴 하나 질병은 발생시키지 않는다. 대량의 바이러스를 얻으려면 먼저 원숭이 신장 세포를 활성 바이러스와 함께 1차 단층 배양하여 증식시킨다. 이 바이러스는 배양 물에서 정제된 후 포름알데히드 및 기타 화학물질 처리에 의해 사멸당한다. 이렇게 얻은 것을 수용자에게 접종한다. 솔크 백신은 **불활화(inactivated, IPV)** 또는 **사멸 소아마비 백신(killed polio vaccine, KPV)**라고도 한다.

동물 실험이나 소규모 인체 안전성 시험을 거쳐, 1954년에 솔크 백신 대량생산 효

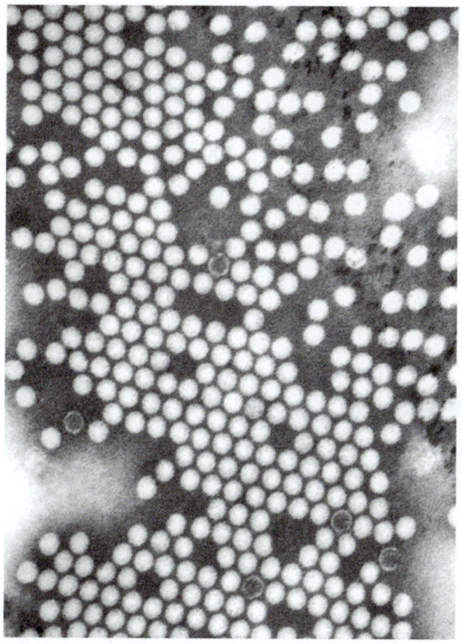

그림 14.10

소아마비 바이러스의 전자 현미경 사진. 소아마비 바이러스는 *Enterovirus* 종, *Picornaviridae* 속이며 RNA 바이러스이다. 사진 허가: 질병통제예방센터, 사진 제공: Dr. Fred Murphy, Sylvia Whitfield.

용성 검사를 위한 실지시험이 시작되었다. 이 실지시험에서 솔크 백신은 미국의 1–3학년 초등학생 1,829,916명에게 투여되었다. 첫 번째 시험이 시작된 후, 바이러스를 생산하는 데 사용된 1차 원숭이 신장 세포가 원숭이 종양 바이러스(SV-40)에 감염되었다는 사실을 발견했다. 게다가 꽤나 많은 수의 바이러스가 불완전하게 사멸되어서, 예방접종 후 어느 정도의 활성 감염 위험이 있다는 것도 발견했다. 이러한 문제들은 바이러스 생산을 위한 세포주를 인간 세포로 전환하고 포름알데히드 처리 과정을 개선하여 바이러스의 완전한 사멸을 보장함으로써 해결되었다. 이러한 문제를 해결함으로써, 실지시험은 성공했다고 판단되었고 솔크 백신은 대중에게 공급되었다

두 번째 유형의 소아마비 백신은 앨버트 세이빈(Albert Sabin)에 의해 개발되었다. 사멸된 바이러스를 포함한 솔크 백신과는 달리, 세이빈은 **경구용 소아마비 백신(oral polio vaccine**, OPV 또는 LPV)을 생산하기 위해 약독화 생바이러스를 사용했다. 천연두 백신으로 사용된 우두 바이러스는 자연에서 만들어진 약독화 바이러스이지만, 세이빈 백신은 바이러스를 변이시키고, 약독화된 새로운 바이러스를 확인하는 특별한 기술을 사용하여 실험실에서 창조되었다.

세이빈 백신을 투여하면 약독화 바이러스는 장내 세포에 감염되어 활발히 증식한다. 따라서 OPV는 IPV보다 10만 배 강력하다. 또한 주사를 맞는 대신 백신을 삼키면 되기 때문에, IPV보다 환자에게 투여하는 것이 훨씬 쉽다. 가족 중 한 명만 접종하더라도 OPV는 수용자 체내에서 활발히 증식하기 때문에 백신이 의도치 않게 다른 가족 구성원에게 전달될 가능성이 높으며, 이는 OPV의 또 다른 큰 장점이다. 그러나 OPV는 소아마비 바이러스의 돌연변이 계통이기 때문에 살아 있는 바이러스가 질병을 유발하는 형태로 되돌아갈 위험이 있다. OPV는 1972년에서 1983년 사이에 미국에서만 279×10^6회 투여되었고, 같은 기간 동안 백신에 의해 유발된 질병은 87건 보고되었다.

미국에서의 소아마비 백신의 사용은 마비성 질환의 발병률을 크게 감소시켰다(그림 14.11). 1954년에는 18,000건 이상의 발병 보고가 있었으나 1976년에는 8건에 불과했다. 불행히도, 미국에서의 감염 가능성이 감소함에 따라 예방접종 프로그램에 대한

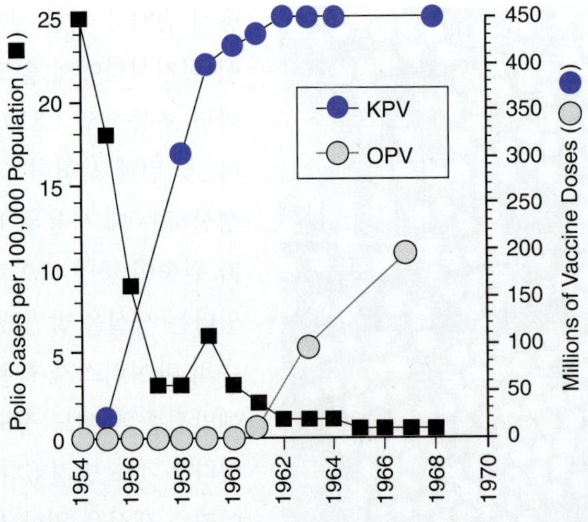

그림 14.11

솔크의 사멸 소아마비 백신(killed polio vaccine, KPV)과 세이빈의 경구용 소아마비 백신(oral polio vaccine, OPV)의 효과.

참여도 또한 감소했다. 현재 1–4세 어린이의 약 38%가 소아마비 예방접종을 받지 않는다. 가난한 도시 지역과 농촌 지역에서는 예방접종 비율이 훨씬 더 낮다. 예방접종을 받지 않아 소아마비에 걸릴 수 있는 사람이 많아진다면, 국지적인 소아마비 유행이 일어날 위험은 아직도 크다.

현재 사멸 또는 약독화 소아마비 백신은 서로 다른 집단에 사용되고 있다. 특정 집단에 사용될 백신 형태의 선택은 백신의 특성과 관련이 있다(표 14.5). 약독화 백신은 증식 가능한 바이러스 입자를 포함하고 있기 때문에, 면역 결핍증이 있는 사람에게는 적합하지 않다. 사멸 백신은 고립된 지역으로 더 쉽게 운반할 수 있다.

B형 간염

B형 간염은 감염된 개체의 체액에 접촉함으로써 일반적으로 전염된다. 가장 명백한 전염 경로는 재사용된 바늘, 우발적으로 바늘에 찔리는 사고, 수혈을 통한 **비경구적(parenteral) 경로**이고, 심지어 면도기와 칫솔의 공유로도 이루어진다. 또한, 성적 접촉이나 모유수유로 인한 전염뿐만 아니라 임신 기간 동안 산모에서 태아로 전염되기도 한다. 감염 후, 감

표 14.5 약독화 바이러스 백신과 사멸 바이러스 백신의 전형적 특징 비교

약독화 바이러스 백신	사멸 바이러스 백신
세포 매개성 면역	비증식(nonreplicating)
질병에 대한 장기적 보호	비감염성
강력한 면역반응	부스터 필요
야생형 바이러스로 되돌아갈 가능성	높은 순도

그림 14.12

B형 간염 바이러스 (hepatitis B virus)의 개략도. DNA: 디옥시리보핵산 (deoxyribonucleic acid).

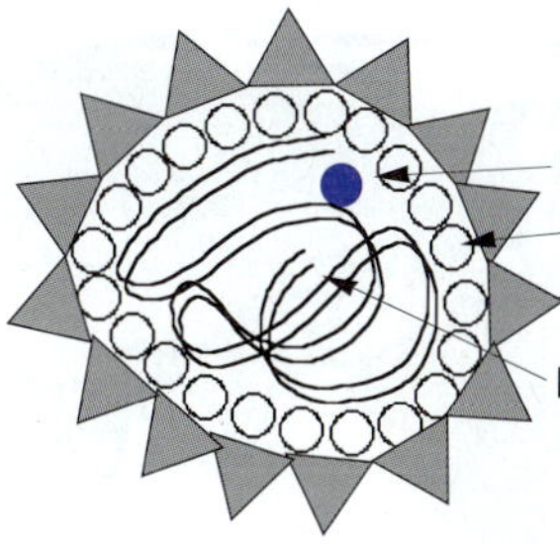

염된 개체의 거의 모든 체액[침, 눈물, 뇌척수액, 정액, 모유, 복수, 활액(synovial fluid), 위액, 흉수, 소변 또는 대변] 및 조직에서 B형 간염의 항체를 찾을 수 있다.

B형 간염 바이러스는 다수의 HBsAg라는 단백질이 형성한 피막 안에 DNA를 함유하고 있는 형태의 바이러스이다(그림 14.12). 이 바이러스는 몸에 들어간 후 30–180일의 잠복기를 가진다. 감염이 되면 약 25%는 황달이 발생하고, 5%가 입원을 필요로 하며, 0.1%가 전격성 간염(fulminant hepatitis)이라는 심각한 질병으로 사망한다. 감염자 중 일부는(6–10%) 보균자가 된다. 이러한 보균자의 25%는 결국 만성 간염이 되고, 20%가 간 **경변증(cirrhosis)**으로 사망하며, 5%는 간암으로 사망한다. 이는 치명적인 감염성 질환이며, 전 세계에는 2억 명 이상의 B형 간염 보균자가 있어 이를 더 심각하게 한다. 미국에서, 사람이 일생 동안 B형 간염에 감염될 위험은 5%이다.

간염 바이러스는 인간 간 간세포를 감염시켜 그 속에서 활발하게 증식한다. 간의 주요 기능 세포인 간세포는 바이러스 조각(HBsAg)을 과잉 생산하는데, 이는 혈액 내에서 조립되어 작은 입자(직경 22 nm 이하)를 이룬다. 불행하게도, 배양을 사용해서는 이 바이러스나 HBsAg 입자를 생산할 수 없다. B형 간염 백신의 기반이 되는 것은 이러한 HBsAg 입자이다. 이처럼 백신은 바이러스의 작은 조각(소단위)으로 만들어지기 때문에 **소단위 백신(subunit vaccine)**이라고 불린다.

초기 B형 간염 백신은 감염된 환자의 혈액에서 분리된 HBsAg(Heptovax®, Merck Pharmaceutical)로 제조되었다. B형 간염 보균자 혈액을 채취한 후(혈액에 다른 감염원을 포함하지 않도록 주의 깊게 선별한 후), HBsAg 소단위를 혈액으로부터 정제했다. 이렇게 얻어진 고농도 소단위 생성물에 화학물질을 처리하여 불활성화시킨 후, 백신 형태로 제조했다. 첫 백신은 B형 간염 감염의 위험이 높은 사람, 예를 들면 의료 종사자에 한해서 사용되었다. 헌혈자는 철저한 검사를 통해 선정되었고 소단위는 신중히 정제되었지만, 감염된 사람의 혼주 혈액을 백신 제조에 이용하는 것의 위험은 여전히 남아 있었으므로 일반인에 대한 백신 접종은 권장되지 않았다.

보다 안전한 백신을 생산하기 위해 재조합 DNA 기술이 이용되었다. 혈액에서의 정

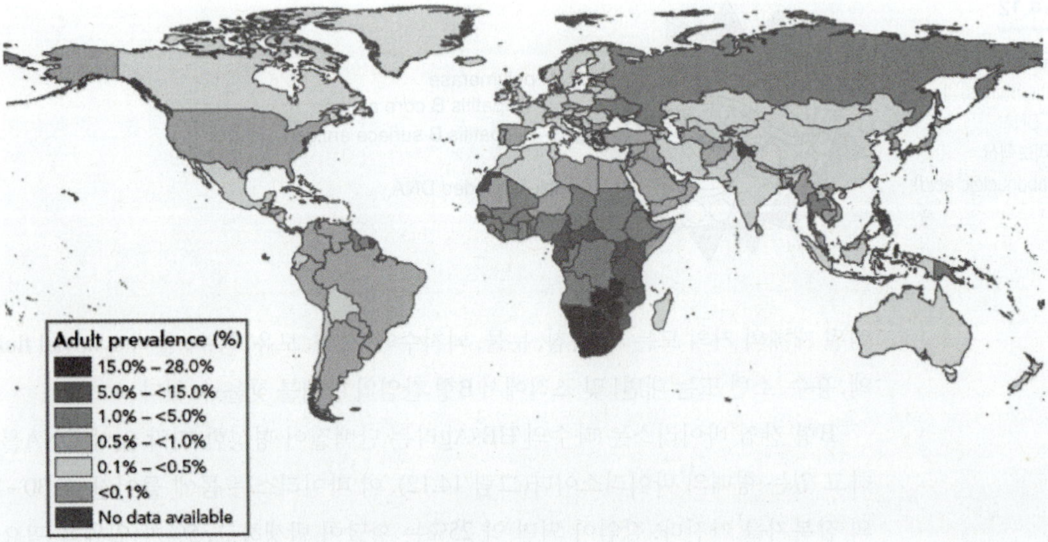

그림 14.13 2008년 전 세계 성인의 면역 결핍 바이러스(HIV) 감염. HIV 감염은 아프리카 지역에서 가장 많이 성행하였으나, 바이러스로부터 안전한 지역은 거의 없었다. 2007년에는 3300만 명이 HIV에 감염된 채 살았을 것으로 추정된다. 2014년 CDC는 미국에서만 최대 110만 명의 13세 이상 사람들이 감염된 채 생활했을 것으로 추정한다. 또한 WHO와 UNAIDS는 전 세계를 기준으로 할 시 3500만 명이 될 것이라 추정한다. UNAIDS 2008 "세계적인 에이즈 유행병에 관한 보고서"에서 허가 하에 인용. (color plate 참조)

제 문제를 해결하기 위해 HBsAg 유전자를 효모에 형질 도입했다. 이렇게 변형된 효모 세포는 실험실에서 배양되었고 이 배양물에서 재조합 소단위를 정제했다. 그렇게 만들어진 것이 바로 재조합 소단위 백신(recombinant subunit vaccine)이다(생산된 첫 제품은 Merck 사의 Recombivax®이다). 이 백신은 현재 미취학 아동에게 제공된다.

재조합 소단위 백신은 전 바이러스(whole-virus) 백신만큼 격렬한 면역반응을 일으키지 못한다. 재조합 B형 간염 백신을 통해 방어 면역을 생성하기 위해서는 총 3회(그리고 몇몇 개인은 더 많이)를 주사해야 한다. 따라서 백신 성분은 최대한 효율적으로 면역체계를 자극하는 제제로 제조되어야 한다. 일반적으로 백신에는 면역 **보조제(adjuvant)**가 포함되는데, 여기서 보조제란 면역반응을 증가시키기 위해 백신에 첨가되는 물질을 말한다. 예를 들면 알루미늄 염(예를 들면, 인산알루미늄 및 수산화알루미늄)이 보조제로 작용한다. 보조제의 활성 메커니즘은 아직 완벽하게 알려지진 않았지만, 현재 활발한 연구 영역이고, 면역학자들은 보조제의 생물학적 메커니즘에 대해 밝히기 시작했다.

감염에 대한 단기간의 방어나 병원체 노출이 의심될 때 즉각적인 예방법으로서, B형 간염 면역 글로불린(HBIG)에 의한 수동 면역법이 이루어질 수 있다. HBIG의 항체는 B형 간염 환자의 혈액을 분리하여 얻는다. 점점 더 많은 사람들이 예방접종을 맞게 되면서 이 방식은 흔치 않게 되었다.

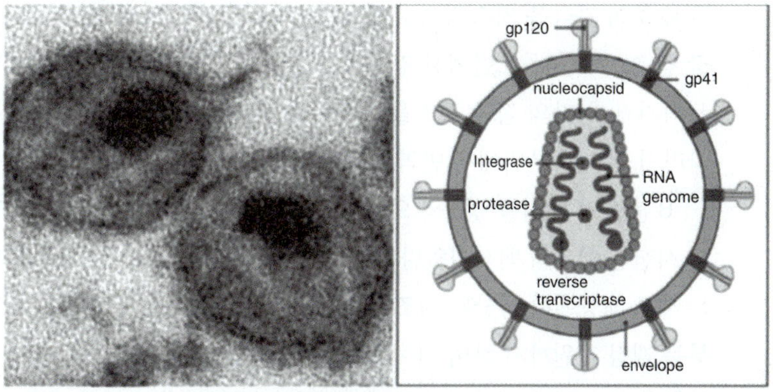

그림 14.14 인간 면역 결핍 바이러스(HIV). HIV는 레트로바이러스의 예이다(3장에서 한 레트로 바이러스에 관한 논의 참조). 유전 물질은 RNA이다. 따라서 바이러스는 숙주 세포에 들어간 후 그 RNA 유전체로부터 이중 가닥 DNA를 합성할 수 있도록 하는 역전사 효소를 보유하고 있다. 프로테이스(protease) 및 인테그레이즈(integrase)와 같은 다른 효소는 HIV의 생활사 중 다른 여러 단계에 필요하다. HIV의 외피는 gp41과 gp120이라고 불리는 두 가지 단백질을 포함하고 있는데, 이는 감염을 위한 세포 인식과 관련이 있으며 백신의 표적으로 자주 사용된다. gp120과 gp41 이 두 단백질은 마찬가지로 백신의 표적으로 사용되는 전구 단백질 gp160에서 유래한다. 사진 제공: Dr. A. Harrison, Dr. P. Feorino, 질병 관리 예방 센터.

14.6.3 백신 개발법

자연 발생한 약독화 바이러스(천연두를 위한 우두 바이러스)의 사용, 사멸 바이러스의 사용(소아마비를 위한 솔크 백신), 실험실에서 제조된 약독화 바이러스 백신의 사용(소아마비를 위한 세이빈 백신), 자연에서 채집하거나 DNA 재조합 기술에 의해 생산된 소단위 백신의 사용(B형 간염 백신)과 같이, 백신을 개발하기 위한 몇 가지 방법이 있다. 앞 절에서 설명한 이들 방법은 가장 통상적인 백신 제조 방법이다. 이 절에서는 다수의 새로운 백신 개발에 시험중인 몇몇 방법을 설명할 것이다.

HIV 백신

지난 수십 년에 걸쳐 새로운 백신의 생산을 이끈 가장 중요한 목적은 급격하게 증가한 HIV 감염자 수와 치명적인 AIDS의 경과이다(그림 14.13). HIV는 유전 물질로 RNA를 사용하는 레트로바이러스이다(그림 14.14). HIV 백신을 찾으려는 노력은 국제적으로 이루어지고 있으며, 전 세계 많은 국가들에서 새로운 후보 백신을 개발하고 있다. 세계 각국에서 최고의 후보 백신들로 임상 시험이 수십 차례 행해져왔지만, 현재까지 이러한 백신 중 어느 하나도 HIV 감염 예방에 필요한 결과를 내지 못했다. 대부분의 전문가들은 성공적인 HIV 백신은 세 가지 특징을 가지고 있어야 한다는 점에 동의한다. 1) 다양한 계통의 HIV를 무력화시킬 수 있는 항체를 자극할 수 있어야 하고, 2) 세포 독성 T 세포에 대한 높은 수준의 자극을 지속적으로 줄 수 있어야 하며(세포 독성 T 세포 기능에 대한 설명은 6장 참조), 3) 점막 표면에서 강한 면역반응을 일으켜야 한다. 마지막 조건은 HIV 전염이 생식기 및 창자의 점막 표면을 통해서 가장 자주 일어난다는 관찰 결과를 반영하고 있고, 따라서 이러한 부위에서 면역반응이 강하게 일어난다면 방어 효과가 더욱 강할 것이다.

B형 간염 백신을 성공적으로 개발한 재조합 소단위 방식은 HIV 백신 후보 중 임상에서 시험된 최초의 백신이었다. 미국의 생명공학 회사 키론(Chiron)과 제넨테크(Genentech)는 세포 배양에서 생산된 재조합 gp120를 기반으로 소단위 백신 후보를 제조했다. 미국 정부는 재정 지원까지 하며 이 백신의 임상 시험을 도왔지만, 초기 소규모 시험 결과에서 충분한 수준의 항체 생산이나 T 세포 반응을 이끌어내지 못해 대규모 제3상 임상 시험을 실시하지 않기로 결정했다. 다른 소단위를 사용하거나, 다른 방식으로 제조하거나, 접종 일정을 달리하거나, 면역반응을 강화하는 보조제와의 혼합과 같은 재조합 소단위 방식에 기반한 다수의 변형 백신들은 여전히 소규모 임상 시험에서 검증되고 있다.

최초의 대규모 백신 임상시험은 HIV 유전자를 가지고 있으며 T 세포 매개 면역반응을 일으키도록 설계된 생바이러스를 기반으로 한 것으로 2004년에 시작되었다. 이 MRKAd5 HIV-1 3가 백신은 Merck & Co 사에 의해 개발되었다. 이 생바이러스 백신은 아데노바이러스를 기반으로 했는데 이는 통상적으로 감기를 일으키는 바이러스이며, 재조합 DNA 기술을 이용하여 *gag, pol, nef* 라는 3개의 HIV 유래 유전자를 포함하도록 개량되었다. 이렇게 만들어진 바이러스는 해당 유전자를 함유하고 있지만, 살아 있는 HIV 바이러스를 만들 수는 없다. 불행하게도 초기 분석 결과 이 백신이 감염을 예방하는 데 효과적이지도 않고, 바이러스 농도를 줄이는 효과도 없다는 사실이 밝혀지자 임상 시험은 중지되었다.

SAV001-H라 불리는 사멸 백신은 안전하다는 사실이 2013년 제1상 임상 시험에서 밝혀졌다. 이 백신은 또한 핵심 인자인 HIVH 항원결정부(epitope)에 대한 항체 농도를 향상시키는 데에도 성공했다. 이는 효과적인 HIV 백신이 여전히 멀리 있는 것 같아 보임에도 불구하고 계속 장려되어야 할 이유이다.

DNA 백신

에드워드 제너가 천연두 백신의 효과를 입증한 지 약 200년이 지난 1990년대 초에, 백신의 새로운 패러다임이 나타났다. 기존의 백신 접종 방법은 병원체 전체 또는 구조적 소단위의 전달이 필요했지만, 이 새로운 방법에서는 DNA나 유전정보를 투여하여 면역반응을 유도한다. 일단 체내로 전달된 플라스미드 DNA가 암호화된 전이유전자(transgene)의 생산으로 이어지는 것이 확인되었으며, 이에 따라 DNA 백신 접종으로 플라스미드 DNA를 통해 전달된 항원성 전이유전자에 대해 면역반응이 일어날 수 있음이 두 개의 획기적인 연구에서 밝혀졌다. 이 새로운 접종 전략의 출현과 동시기에 분자생물학에는 많은 발전이 있었고, 이러한 발전은 DNA 백신의 설계 및 생산에 적용될 수 있는 생물의 게놈의 기본 요소를 연구하고 조작할 새로운 도구를 제공했다.

DNA 백신은 간단하고 강력한 개념이다. 항원성 병원체 유전자를 암호화한 염기서열은 플라스미드 DNA에 포함되어 숙주 세포에서 발현된다. 따라서 DNA 백신은 병원체 또는 항원 단백질을 제조, 정제 및 전달해야 할 필요성을 없애고, 대신 숙주 세포 본래의 메커니즘을 사용하여 이러한 단백질을 만들어낸다. 기존의 백신 접종 방법을 통해서는 다수의 감염성 질환에 대해 유용한 백신을 생산하는 데 실패했고, 암 치료 분야에서는 약간의 발전만을 이루었다. DNA 백신 접종은 다른 방법으로는 쉽게 달성할 수 없는 면역학적 메커니즘에 관여할 가능성이 있다. 대부분의 생물학 및 생명공학 실험실에서 DNA를 생산, 조작, 정제하는 방법은 현재 규격화되어 있고, 이는 DNA 백신 생산에 필요한 기술이 널리 이용되도록 도왔다. 연구자들은 프로모터, 항원 코드 영역(coding region), 숙주 세포에서 최적화된 발현을 이루는 데 필요한 기타 다른 염기서열 모두를 갖는 플라스미드를 제작하기 위해 (3장에서 설명한) 재조합 DNA 원리를 이용한다.

현재까지 임상 시험에서는 HIV, 독감, 말라리아, B형 간염, 인유두종 바이러스, 종양성 질병(흑색종) 등으로 인한 감염에 대한 예방에 있어 플라스미드 DNA 접종의 유용성이 연구되고 있다(그림 14.15). DNA 백신 제1상 임상 시험의 첫 번째 목적은 치료의 안전성과 내약성(tolerability)을 확립하는 것이다. DNA 백신의 임상에서는 용량(0.25–2500 μg의 범위), 전달 전략(바늘 주사 또는 바늘 없는 주사), 투여 부위(근육 내 또는 표피), 담체의 종류(담체 없이, 고분자 미립자 또는 양이온성 리포솜을 사용하여) 및 투여 일정과 같은 변수를 폭넓게 변화시켜 시험한다. 지금까지, DNA 백신은 환자에게 안전하고 내약성이 높은 것으로 보이며, 투여 부위에 생기는 부작용은 기존의 백신과 비슷한 수준으로 미약하다.

DNA 백신은 또한 체액성 면역반응 및 세포성 면역반응 모두를 유도할 수 있는 것으로 보이며, 이러한 특성은 임상적 유효성으로 이어진다. 불행히도, 대부분의 연구에서 DNA 백신에 대한 면역반응은 대상에 따라 상당히 다르다. 아무 처리도 하지 않은 DNA의 근육 주사는 동물 모델의 경우 체액성 반응 및 세포성 반응 모두를 생성하는 데 성공했으나, 사람의 경우에서는 성공하지 못했다. 한 연구에서 DNA의 근육 주사는 강력한 세포 독성 T림프구 반응을 자극했지만, 항원 특이적 항체를 검지할 수 있을 농도까지 유발하는 데에는 실패했다. 대조적으로, 입자 속에 캡슐화된 DNA의 근육주사 또는 DNA의 표피 내 전달은 체액성 반응 및 세포성 반응 모두를 유도할 수 있었다. 이렇게 서로

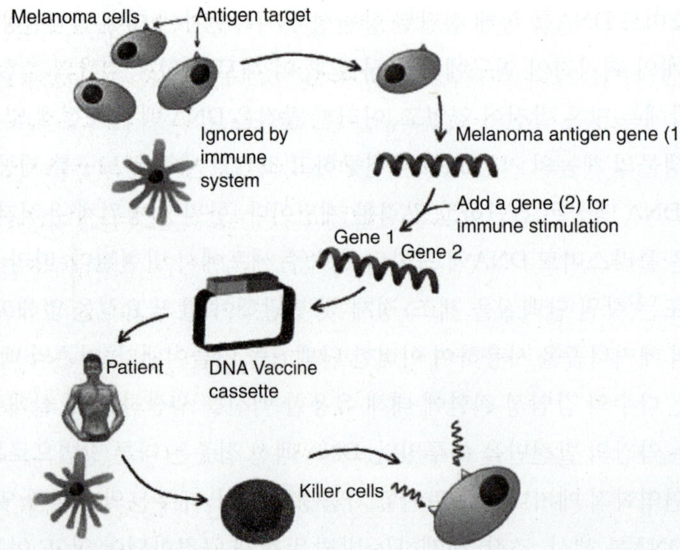

그림 14.15 흑색종(melanoma) 치료용 DNA 백신. 흑색종 세포에서 항원을 확인하고, 이러한 흑색종 항원을 암호화하고 있는 유전자를 인간에게 사용하기 적합한 플라스미드에 삽입한다. 조작된 플라스미드가 흑색종 환자에게 주사될 경우, 근육세포는 외래 단백질을 생산할 것이고, 이는 면역 체계를 활성화시킬 것이다. 외래 단백질이 환자 체내에 강하게 발현되어 환자의 면역 체계가 강력한 항-흑색종 반응을 보이도록 자극하는 것이 목적이다.

다른 연구 결과들을 조화시키기 위해서는 더 많은 연구가 필요하지만, DNA 백신 전달 경로와 백신 제조 방법이 면역반응과 그에 따른 질병 예방 및 치료에 대한 유효성에 강력한 영향을 미치는 것은 분명해 보인다.

DNA 백신의 중요한 임상 응용 중 하나는 기존의 백신을 보완 또는 강화하는 것이다. 예를 들어, 기존 B형 간염 백신에 반응이 일어나지 않은 환자에 대해서 DNA 백신이 시험되고 있다. 한 연구에서 피실험자 대부분은 DNA 백신 접종 후 방어적 항체 반응을 형성했다. 면역반응을 자극하기 위해 여러 가지 백신 제제를 사용하는 것 또한 특정 상황에서는 더 유리할 수 있다. 예를 들어, 말라리아 면역을 유도하기 위해 피실험자들의 면역반응을 DNA 백신으로 개시(prime)한 후, 재조합 항원으로 면역반응을 증폭(boost)시킨다. 이 프라임-부스트 방식은 피실험자의 체내에서 체액성 면역 및 세포성 면역을 모두 유도할 수 있었다.

14.6.4 백신 개발을 위한 생체재료적 접근

생체공학자는 백신 전달을 위한 대안적 방법을 적극적으로 연구하고 있다. 이러한 방법의 대부분은 약물 및 유전자 전달을 위해 개발된 재료와 방법을 활용한다(13.2절 참조). 예를 들어, 이전 연구는 천천히 항원을 방출하면서 면역반응을 일으킬 수 있는 재료를 이식하면 단일 단계로 면역반응을 일으킬 수 있고, 이에 따라 부스터 투여의 필요성을 배제시킬 수 있음을 보여주었다(참고문헌 3). 이후, 생체공학자들은 항원 방출의 거동과 속도를 제어하는 방법을 개발하여 시험하고 있다. 일반적으로는 주사제로 이용되었던 백신의 경구 투여를 가능하게 하는 재료를 개발하거나, 점막 면역반응을 강화시키는 방법(즉, 점액 분비물 내 IgA의 생성 또는 점막 부위에서 작용하는 T 세포의 발생)을 고안하거나, 면역 활동을 강화하기 위한 방법으로 면역 체계 내 특정 세포를 표적으로 하는 나노 물질의 제조 등이 그 예이다. 이러한 발전을 설명하는 연구 논문 중 일부 목록이 표 14.6에 정리되어 있다.

표 14.6 백신 접종법을 개선하기 위한 생체공학적 접근의 예

방법	참조
백신을 담지한 마이크로입자의 경구 투여	*Journal of Controlled Release*. 1990:**11**;205 – 214 *Nature Medicine*. 1996:**2**;1116 – 1121 *Nature Medicine*. 1999:**5**;387 – 391
점막 면역법을 위한 점막 방출 백신	*Molecular Pharmaceutics*. 2010:**7**;1585 – 1595 *Nature Medicine*. 2012:**18**;1291 – 1296
방출이 조절되는 백신을 위한 물질	*Vaccine*. 1994:**12**;299 – 306 *Advanced Drug Discovery Reviews*. 1998:**32**;225 – 246 *Journal of Controlled Release*. 2003:**86**;339 – 348
항원 제시 세포를 표적으로 하는 나노 물질[1]	*Advanced Drug Delivery Reviews*. 2010:**62**;378 – 393 *Biomaterials*. 2012:**33**;4957 – 4964 *Biomaterials*. 2011:**32**;3094 – 3105 *Biomacromolecules*. 2014:**15**;2475 – 2481 *Vaccine*. 2012:**30**;7541 – 7546
인공 항원 제시 세포 합성	*Molecular Therapy*. 2008:**16**;765 – 72 *Nature Nanotechnology*. 2014:**9**;639 – 647 *Bioconjugugate Chemistry*. 2014:**25**;1470 – 1478
항원 제시 세포 집단 조절을 위한 거대 물질 (스캐폴드 및 미세바늘)	*Science Translational Medicine*. 2009:**1**;8ra19 *Nature Biotechnology*. 2013:**31**;1082 – 1085 *Advanced Healthcare Materials*. 2014:**3**;47 – 58
항염증작용/염증유도작용 축을 조절하는 나노 물질(면역관용유도)	*Biomaterials*. 2014:**35**;1089 – 1095 *ACS Nano*. 2014:**8**;2148 – 2160
조직 미세환경으로 약물 조합 전달	*Nature Materials*. 2012:**11**;895 – 905 *Nature Materials*. 2011:**10**;389 – 397
면역 이펙터 세포 표적 물질	*AAPS Journal*. 2007:**9**;E171–E180 *Nanomedicine*. 2007:**3**;75 – 85 *Biomaterials*. 2013:**34**;10249–10257

참고: [1] 크기, 리간드 밀도 및 방출 조절은 모두 항원 제시와 백신 효율에 영향을 미치는 것으로 보인다.

요약

- 지난 200년간 의학 분야에서 가장 중요한 발전 중 하나는 감염성 질환을 예방하기 위한 백신의 사용이다.
- 면역 체계는 특이적인 항체를 생성함으로써 많은 외부 항원에 반응한다. 항체는 클래스 및 특이성에 있어서 다양성을 가진다. 다양한 항체를 만드는 능력은 의료적 측면에서 매우 중요하며 생명공학기술 분야에서는 많은 기회를 창출한다.
- 백신 생산에 관한 다양한 방법들이 개발되어왔다. 약독화 백신, 사멸 백신, 단백질 소단위, 개질 바이러스, DNA 등을 백신 물질로 이용하는 방법이 여기에 속한다.
- 질병 예방에 있어 중요한 진보에도 불구하고, 백신을 만드는 방법과 면역 체계가 각기 다른 백신 제제에 따라 어떻게 반응하는지는 여전히 연구되어야 한다.
- 생체공학자들은 백신의 안정성과 유효성을 향상시킬 가능성을 가진 새로운 물질 및 방법을 고안하고 있다.

참고문헌

1. Kohler G, Milstein C. Continuous cultures of fused cells secreting antibody of predefined specificity. *Nature*. 1975;**256**:495–497.
2. Senter PD and Sievers EL. The discovery and development of brentuximab vedotin for use in relapsed Hodgkin lymphoma and systemic ananplastic large cell lymphoma. *Nature Biotechnology*. 2012;**30**:631–637.
3. Preis I and Langer RS. A single-step immunization by sustained antigen release. *Journal of Immunological Methods* 1979;**28**:193–197.

유용한 인터넷 사이트

http://www.avac.org

현재 HIV 백신에 관해 수행 중인 임상 시험 목록 등, HIV 백신에 대한 정보의 출처.

http://www.polioeradication.org

소아마비에 대한 정보와 소아마비를 근절하기 위한 노력이 정리되어 있다.

http://www.cdc.gov/flu/weekly

인플루엔자와 관련된 정보와, 인플루엔자에 관한 연구 보고서들이 정리된 FluView가 포함되어 있다.

핵심 개념 및 정의

결합가(valency): 면역학적으로 항체 또는 항원의 항원결정부가 가지는 결합 부위 개수를 지칭하는 말로, 항체나 항원의 특성이다.

결합활성(avidity): 항원 항체 간 상호 작용에 관여하는 모든 항원-항체결합(Ab-Ag bonds)의 총 세기.

경구용 소아마비 백신(oral polio vaccine): 약독화 생바이러스를 이용하여 만들어진 경구 투여용 소아마비 백신.

경변증(cirrhosis): 건강한 세포가 흉터 조직으로 바뀌어 간 기능의 상실을 초래하는 간 질환.

계통(strain): 인지될 정도로 충분히 구별되지만 다른 종으로 분류될 정도로 다르지는 않은 유기체.

골수종세포(myeloma cell): 골수에서 발견되는 항체 생성 세포에서 발생하는 암 세포의 한 종류.

근절(eradicate): 세계 전 지역 사람들로부터 자연적 감염원을 완벽하게 제거하는 것.

급성 신장 동종 이식 거부반응(acute renal allograft rejection): 일부 신장 이식 환자에게서 발생하는 증상으로, 수혜자의 면역 체계가 이식된 장기를 공격하여 결국 신장 기능의 상실을 초래하게 되는 것.

다중클론 항체(polyclonal Ab): 서로 다른 수많은 B 세포에 의해 생성된 항체들의 혼합물로, 표적 항원의 각기 다른 부위에 결합하거나 다른 친화도로 항원에 결합하는 능력을 가짐.

단량체(monomer): 다른 분자와 결합하여 고분자를 형성할 능력을 가진 분자.

단일 클론 항체(monoclonal antibodies, mAb): 같은 클론에서 유래된 항체.

당단백질(glycoprotein): 탄수화물에 연결된 단백질을 함유한 고분자 집합체.

당화(glycosylation): 효소에 의해 글리코실 작용기를 단백질에 덧붙여 당단백질을 형성하는 것.

림프구(lymphocyte): 감염과 질병을 치료하는 데 중요한 역할을 하는 특정 유형의 백혈구, 림프구의 세 가지 주요 범주는 자연 살해 세포, B 세포, T 세포가 있다.

면역 독소(immunotoxin): 면역 독소 요법에서 사용되는 것으로, 표적에 대한 면역 체계 분자의 특이적 결합 능력을 이용하고자 면역 체계에서 얻은 분자를 독소에 결합함으로써 만든 융합 단백질.

면역 독소 요법(immunotoxin therapy): 독소나 약물 분자를 특정 표적 세포로 유도하기 위해 면역 독소를 사용하여 암과 같은 질병을 치료하는 방법.

면역 체계(immune system): 외부 침입자나 신생 종양을 인지, 파괴, 제거하여 신체를 지켜주는 복합 체계.

면역억제(munosuppressive): 면역 체계의 정상 기능을 저하시킬 수 있는 능력.

무한증식 세포주(immortalized cell line): 1차 세포와 2차 세포와 달리 적절한 배양 조건하에서 무한히 증식하도록 변형된 세포.

반감기(half-life): 초기 양의 정확히 절반으로 감소하는 데 요구되는 시간.

백신(vaccine): 약독화되거나 사멸된 병원체 또는 병원체 일부로 제조되고, 신체에 투여되면 감염성 질환을 예방하거나 치료할 능력을 가진 제제.

병원체(pathogen): 질병을 일으키는 물질.

보조제(adjuvants): 그 효과를 향상시키기 위해 백신이나 다른 약물에 첨가된 물질.

보체 캐스케이드(complement cascade): 면역 체계에서 옵소닌화(대식세포나 다른 세포에 의한 소화 및 분해를 일으키기 위해 항원-항체 복합체를 표적화 하는 것) 또는 세포 독성 분자 형성을 초래하는 일련의 생화학 반응.

복수 종양(ascitic tumors): 복강에 액체가 축적됨에 의해 유발되는 종양.

불활화 소아마비 백신(inactivated polio vaccine, IPV): 조너스 솔크에 의해 처음으로 개발된 것으로, 바이러스 입자를 사멸시킴으로써 면역반응은 일으키지만 질병은 일으키지 않도록 제조된 소아마비 백신.

비경구적(parenteral): 위장을 통하지 않고 체내에 주입되는 방법.

사멸 소아마비 백신(killed polio vaccine, KPV): 불활화 소아마비 백신의 다른 이름.

삼합체(trimeric): 3개의 동일한 분자나 단량체가 중합하여 구성된 것.

상보성 결정 영역(complementary determining region, CDR): 항체 내에 위치하여 특정 항원 결합 특이성을 결정하는 초가변 영역.

소단위 백신(subunit vaccine): 바이러스의 작은 조각(소단위)으로 만들어진 백신.

수동 면역(passive immunization): 항체를 직접 주입하거나 면역을 가진 개체로부터 얻은 반응성 높은 면역 세포를 비면역 개체에게 제공함으로써 면역을 부여하는 방법.

시스테인(cysteine): 자연에 존재하며 티올(SH) 작용기를 가지는 아미노산.

약독화(attenuated): 바이러스에 관한 것으로, 질병을 일으키는 특성은 없지만 면역적 특성은 보유한 것.

예방(prophylaxis): (이미 확립된 질병의 치료가 아니라) 질환 발병 방지 목적을 가진 의료적 행위.

예방접종(vaccination): 종류에 상관없이 백신을 체내로 주입함으로써 면역력을 생성하는 방법.

오합체(pentameric): 5개의 동일한 분자나 단량체가 중합되어 구성된 것.

외피(envelope): 일부 바이러스의 캡시드를 덮는 막으로, 인지질이 풍부하고 바이러스가 숙주 세포로 침투하도록 돕는 데 사용됨.

우두 바이러스(vaccinia): 우두를 일으키는 바이러스, 인간의 천연두와 유사한 가축의 질병.

이합체(dimeric): 2개의 유사한 분자나 단량체가 서로 중합되어 구성된 것.

인간화 단일 클론 항체(humanized monoclonal Ab): 재조합 DNA 기술로 만들어진 단일 클론 항체로, 마우스의 CDR을 제외하면 완전히 인간의 것과 같음.

작동 부위(effector region): 항체 분자의 한 영역으로, 항원 결합과는 무관하지만 효과 기작을 활성화시키는 역할을 하는 부위.

장내바이러스(enteroviruses): RNA를 함유한 작은 바이러스의 집합으로, 대개 장 내부에 거주하고 구강-배설 경로에 의해 유입됨.

재조합 DNA(recombinant DNA): 하나 이상의 유전자 조각을 삽입 또는 조합하여 새로운 유전자 염기서열을 가진 DNA를 제작하는 것.

적정값(titer): 액상에서 물질의 농도.

점액 수송 수용체(mucosal transport receptor, FcαR): 점막 표면에서 IgA 항체의 결합 및 수송을 담당하는 세포 수용체.

중합반응(polymerization): 고분자를 형성하는 과정.

천연두 바이러스(variola): 천연두를 일으키는 바이러스.

캡시드(capsid): 바이러스에서 방어적 역할을 담당하는 당단백질 껍질.

키메라 단일 클론 항체(chimeric monoclonal Ab, mAb): 마우스 유래 절반은 인간 유래인 단일 클론 항체로, 다른 두 종의 DNA 염기서열을 병합하는 재조합 DNA 기술로 제작됨.

하이브리도마(hybridomas): 암세포와 정상 세포를 융합하여 만들어진, 대량의 특이적 항체를 생성하는 세포.

항원(antigen, Ag): 신체 내부로 유입되어 항체 생산을 자극할 수 있는 물질.

항체(antibodies, Abs): 바이러스, 박테리아, 이식된 장기 등과 같은 침입자를 식별하고 대응하기 위해 면역 체계에서 사용하는 거대한 Y자형 단백질, 식별과 대응은 항체가 항원에 결합함으로써 이루어짐.

항체-약물 접합체(Ab-drug conjugate): 표적 물질로 항체나 항체 조각을 이용하는 면역독소.

항혈청(antiserum): 특정 질병에 대한 면역성을 제공하기 위해 접종 되는 항체 함유 혈청.

혈청(sera): Serum의 복수형, 모든 응고 인자가 제거된 혈액의 액체 부분.

형질 세포(plasma cell): 성숙하여 항체 생산 세포가 된 B 세포.

효과 기작(effector mechanism): 항체 결합에 의해 개시되는 항체의 2차 반응 기작으로 보체 활성화가 여기에 속함.

B 세포(B cells): 골수에서 발생되어 특정 항원에 대한 항체를 생산하는 림프구, B림프구라고도 불린다.

S-조각(secretory piece): 분비형 IgA 분자에 결합하는 능력을 가진 폴리펩티드 사슬.

표기

[Ab]	항체의 농도	M
c	항원의 농도	M
K	결합 상수	1/M
[L]	항원의 농도	M
n	항체당 결합 부위의 수	
r	항체에 결합한 항원의 비율	
[S]	항원 결합 부위의 농도	M

설명문제

1. 백신의 효과를 판단할 수 있는 실험을 설계하라.

2. 소단위 백신과 DNA 백신의 차이를 설명하라.

3. 이 장에서는 천연두의 근절에 관해 다음과 같이 서술하고 있다. “이 야심 찬 프로젝트는 천연두 바이러스 감염의 두 가지 중요한 특성 때문에 가능했다. 1) 인간이 아닌 동물은 이 바이러스를 보유하고 있을 수 없다는 점, 2) 아무 증상을 보이지 않는 바이러스 보유자가 있을 수 없다는 점.” 천연두의 이러한 두 가지 특성은 왜 천연두의 근절에 중요할까?

4. 선천성 면역반응과 적응 면역반응을 구별하라. (6장을 참조하면 도움이 될 수 있다.)

5. 항원과 항원 결정 부위의 차이점은 무엇일까? (6장을 참조하면 도움이 될 수 있다.)

6. 식세포작용(phagocytosis)은 무엇일까? 대식세포에 의한 식세포작용은 선천성 면역 또는 적응 면역 중 어느 쪽에서 더 중요할까?

7. 천연두 근절에 있어서 천연두 바이러스와 우두 바이러스의 역할을 정의하고 토의하라.

8. 헤르페스 바이러스가 유명한 병원체가 된 이유 중 하나는 세포를 감염시키면 숙주의 MHC I 생성을 하향 조절한다는 것이다. 이러한 하향 조절은 왜 헤르페스 바이러스 감염에 유용할까?

9. 미 질병통제예방센터(CDC)는 미국의 주요 도시에서 인플루엔자의 발생에 관한 정보를 제공한다. 브라우저를 사용하여 다음의 사이트를 접속해보자: http://www.cdc.gov/flu/weekly. 아래로 스크롤하여 다음의 이미지(2014년 8월)와 같은 이미지를 찾아보라. 이 그래프는 인플루엔자 및 폐렴으로 인한 사망률을 시간의 함수로 보여준다.
   a. 곡선의 모양을 설명하라.
   b. 질병의 유행(epidemic)은 사망자 수가 예측된 사망자 수(위의 실선)를 초과할 때로 정의된다. 일부 연도(2013년과 2014년 등)에는 질병이 급속도로 확산되었으나, 왜 다른 연도(2012년)에서는 확산되지 않았을까?

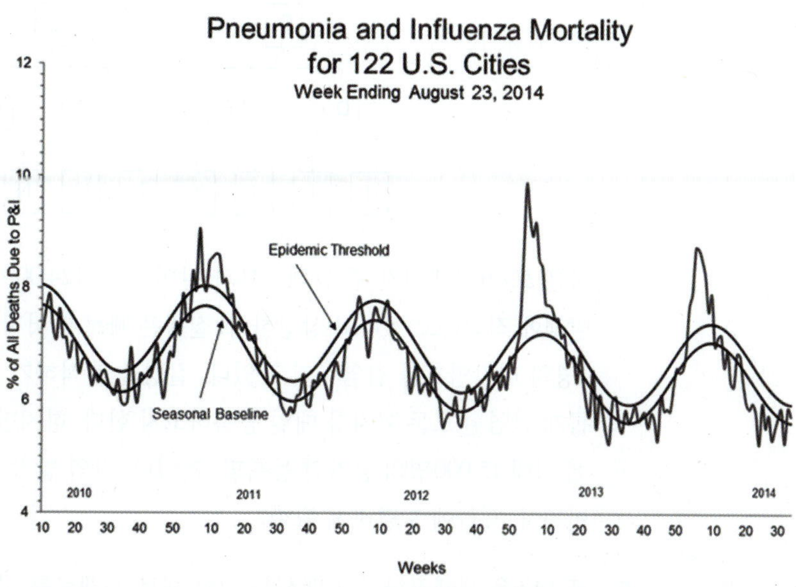

연습문제

1. 이차 면역반응(항원의 두 번째 투여에 대한 반응)과 일차 면역반응(항원의 첫 번째 투여에 대한 반응)은 어떤 방식으로 다른가? 대답을 설명하기 위한 그림을 그려라.

2. 특정 백신을 인간에 투여하면 100만 명당 한 명꼴로 사망할 것으로 예측되고 있다. 백신을 미국의 모든 사람들에게 투여한 경우 얼마나 많은 수의 사망자가 예측되는가?

3. 뉴욕에는 1000만 명의 사람이 존재한다. 한 사람이 천연두에 걸려 도시 전역에 이를 전파한다.

   a. 1000만 명을 감염시키기 위해 일어나야 하는 감염성 교환 수를 알기 위해 사용할 수 있는 수식을 유도하라. 그 질병의 전 과정에서, 새로이 감염된 사람은 오직 2명의 비감염자를 감염시킬 것이라고 가정하자. 질병이 전파된 새로운 세대에서도, 새로 감염된 사람 모두는 각각 2명의 비감염자를 감염시킬 것이다(그림 참조).

   b. 하루 단위로 매일 새로 감염된 사람이 2명의 비감염자에게 질병을 전파한다고 가정한다. 당신의 대답에 근거했을 때, 도시 전체가 전멸하게 되려면 며칠이나 걸릴까?

   c. 왜 이 시나리오가 비현실적인지 토론하라.

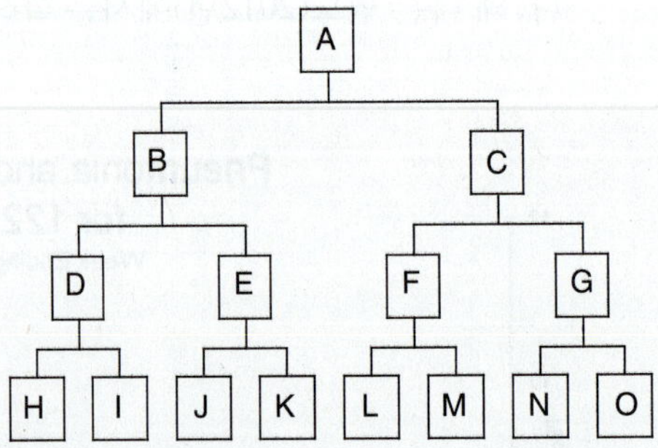

4. 작은 도시(코네티컷 주 뉴헤이븐과 같이 인구 124,000명 정도)가 새로운 감염병의 발생에 직면하고 있다고 상상하라. 질병은 빠르게 퍼지고 있다. 각 감염자는 하루에 3명의 비감염자를 감염시키고 있다. 질병을 추적하기 위해서 이 시의 보건과는 새롭게 감염된 모든 환자를 매일 등록하고자 한다. 하지만 자원은 한정되어 있어 하루에 최대 15,000명의 환자만 등록할 수 있다. 감염 발발 후 며칠 차에 등록할 수 있는 인원 수 제한에 도달하게 될까?

5. 표 14.6은 생체공학자가 백신을 위한 새로운 재료를 설계할 때 이뤄낸 진보를 서술

한 논문들 중 일부이다. 이 논문들 중 2개를 선택하고 다음 질문에 답하라.

a. 해당 논문에 기재되어 있는 백신 설계에서 혁신적 측면은 무엇인가? 이 장에서 설명한 다른 백신 제조법과는 어떻게 다른가?

b. 백신의 디자인에 새로운 재료가 사용되는가? 이 경우 그 재료의 기능은 무엇인가?

c. 이 새로운 물질이 의학계에서 중요한 잠재력을 가진다고 확신하는가? 인간 대상 약물의 당신이 상상할 수 있는 가장 중요한 용도는 무엇인가?

6. (Gregory Tietjen 제공) 2가 분자(IgG 등)가 가지는 2개의 개별 결합 부위는 K_{a1} 및 K_{a2} 친화도를 각각 가진다. 각각의 부위에 항원이 결합되어도 각각의 K_a 값에는 어떠한 영향도 미치지 않는다고 가정하자.

a. 2개의 부위가 함께 결합된 분자의 친화도(즉, 다가 복합체의 결합활성)를 구하라. 힌트: 박스 2.3에 있는 관계식 $\Delta G = -RT\ln(K_a)$를 사용.

b. a에서의 계산은 이론적 최댓값을 나타낸다. 실질적인 결합활성을 감소시키는 물리적인 현상에는 어떤 것이 있는가?

15

생체재료 및 인공 장기

학습목표 **이 장을 배우고 나면 다음을 할 수 있다.**

- 다양한 종류의 생체재료와 그 활용 용도에 대해 이해할 수 있다.
- 이식된 생체재료가 혈액에 접촉할 때의 응고반응을 이해하고, 이식한 생체재료에 대한 이물질 반응(FBR)에 대해 이해할 수 있다.
- 신장 질환을 치료하는 과정에서 혈액 투석의 중요성에 대해 이해하고, 혈액 투석에 필요한 재료와 방법을 이해할 수 있다.
- 투석 중 발생하는 혈액 및 투석액 구성의 변화뿐만 아니라 혈액 투석의 효율성을 정량적으로 설명할 수 있다.
- 막 산소 공급기(membrane oxygenator)의 기능과 개심술에서 어떻게 활용되는지 이해할 수 있다.
- 인공 심장, 밸브, 약물방출 스텐트 등 심장 질환 치료에 사용되는 다양한 의료기기에 대해 배운다.
- 조직공학에서 사용하는 것과 유사하지만 주로 체외에서 혈액을 처리하는 장치를 만드는 데 적용되는 바이오 하이브리드 장기의 원리를 이해한다.

15.1 서장

망가진 장기를 대체하는 기술은 오랜 기간 동안 개발되어왔고, 많은 성공 사례들이 있다. 혈액 투석 기술은 신장의 기능을 어느 정도까지는 대체하는 데 성공하였고, 인공 고관절은 수백만 명을 걷을 수 있게 했으며, 인공 수정체는 백내장 환자에게 깨끗한 시야를 제공해왔다. 물론 실망스러운 결과들도 있다. 수십 년의 노력에도 불구하고 아직 효과가 입증된 인공 심장이나 인공 간은 없다.

이 장에서는 신부전 환자를 위한 혈액 투석 기술과 인공 고관절 등 성공적으로 개발된 인공 장기들에 대해 설명한다. 또한 인공 심장, 인공 간, 인공 췌장을 만들기 위한 노력들과 남은 과제들에 대해서 서술할 예정이다. 인공 장기는 재료, 특히 인공 재료에 의존하기 때문에, 이 장은 생체재료 과학과 이식된 생체재료에 대한 인체의 반응에 대해 논의하는 것으로 시작하고자 한다.

15.2 생체재료

생체재료는 "생체 시스템과 상호 작용하도록 만들어져 의료기기에 사용되는, 살아 있지 않은 재료"로 정의된다(참고문헌 1). 이 정의에 따르면 생체재료는 "살아 있지 않은 것"이다. 즉, 생체재료는 어떤 목적을 위해 생체 내로 도입되는 비생물 물질이다. 이러한 재료들은 이식된 생체에 해를 끼치지 않는, 이른바 생체 적합성(biocompatibility)을 가지고 있어야 한다.

생체재료의 호환성은 이식 부위와 해당 부위에서 재료가 하는 기능에 따라 달라지지만, 몇 년에 걸쳐 많은 생체재료들이 이식 후 생체 적합성이 입증되었다. 생체재료는 현재 콘택트렌즈부터 인공 심장에 이르기까지 다양한 의료 분야에서 일상적으로 사용되고 있다. 주로 사용되는 재료로는 고분자(표 15.1) 또는 금속(표 15.2)이 있다.

생체 적합성이라는 개념은 인체 내에서 생체재료들이 어떻게 사용되는지를 이해하는 데 필수적이다. 안타깝게도, 생체재료의 생체 적합성을 간단하게 정의하기는 어렵다. 대부분의 전문가들이 인정하는 정의로는 "피이식체의 반응을 적절한 수준으로 유지하면서 기능을 발휘할 수 있는 재료의 능력"이 있다(참고문헌 2).

15.2.1 생체재료 사용의 역사

인공 관절이나 팔다리 및 인공 장기는 현대 의학에서 가장 정교한 도구 중 하나다. 고대 외과의사들도 환자들에게 신체의 새로운 부위들을 만들어주기 위해 다양한 재료들을 사용했다(그림 15.1). 최초의 생체재료 개발은 주로 혈관계를 고치기 위해, 특히 출혈을 막기 위해 이루어졌다. 천연 혹은 합성 섬유와 **봉합사**는 현재까지도 상처를 봉합하는 데에 사용되고 있다. 고대로부터 다양한 혁신적인 접근법들이 연구되어왔지만, 1970년대까지는 장선(catgut)과 같은 콜라겐성 물질만이 녹는 봉합사라고 받아들여져왔다. 인도의 외과의사 수슈루타는 기원전 600년경에 동물의 근육으로부터 뽑아낸 녹는 봉합사에 대해서 기술했다. 영국 뉴캐슬어폰타인(Newcastle-upon-Tyne)의 외과의사인 리처드 램버트(Richard Lambert)는 동료인 새뮤얼 할로웰(Samuel Hallowell)에게 혈관 봉합을 위한 접근법에 대해 제안하였고, 할로웰은 1759년에 나무못과 실을 사용하여 상완 동

표 15.1 의료용으로 사용되는 몇 가지 고분자

고분자	의학적 적용
폴리우레탄(PEU)	인공 심장과 심실보조장치 카테터 심박 조율기 리드
폴리테트라플루오로에틸렌[Poly(tetrafluoroethylene), PTFE]	심장 판막 혈관 이식편 얼굴 보형물 뇌수종용 분류기 막 산소 공급기 카테터 봉합사
폴리에틸렌(PE)	골반 보형물 카테터
폴리설폰(Polysulfone, PSu)	심장 판막 음경 보형물
폴리에틸렌 테레프탈레이트[Poly(ethylene terephthalate), PET]	혈관 이식편 수술용 이식편과 봉합사
폴리메틸메타크릴레이트[Poly(methyl methacrylate), pMMA]	골절 고정 인공 수정체 의치
폴리(2-하이드록시에틸메타크릴레이트)[Poly(2-hydroxyethyl methacrylate), pHEMA]	콘택트렌즈 카테터
폴리아크릴로나이트릴(Polyacrylonitrile, PAN)	투석막
폴리아미드	투석막 봉합사
폴리프로필렌(PP)	혈장분리교환용 막 봉합사
폴리염화비닐(PVC)	혈장분리교환용 막 혈액주머니
폴리에틸렌-코-비닐아세테이트[Poly(ethylene-co-vinyl acetate), VAc]	약물 전달 장치
폴리 L-락트산[Poly (L-lactic acid), PLA], 폴리글라이콜산[Poly(glycolic acid), PGA], 폴리락타이드-코-글리콜라이드[Poly(lactide-co-glycolide), LGA]	약물 전달 장치 봉합사
폴리스티렌(PS)	조직 배양용 플라스크
폴리비닐피롤리돈(Polyvinylpyrrolidone, PVP)	혈액 대체제
폴리디메틸실록산(Polydimethylsiloxane, PDMS), 실리콘 중합체	가슴, 음경 및 고환 보형물 카테터 약물 전달 장치 심장 판막 뇌수종용 분류기 막 산소 공급기

참고: Peppas NA, Langer R. Science. 1994;263:1715–1720, Marchant RE, Wang I. In: Greco RS, ed. *Implantation Biology*. Boca Raton, FL: CRC Press; 1994:13–53에서 발췌.

표 15.2 뼈와 다양한 이식 재료의 물리적, 기계적 성질의 비교

성질	뼈	마그네슘	타이타늄 합금	코발트-크롬 합금	스테인레스강	합성 수산화 인회석
밀도(g/cm3)	1.8-2.1	1.74-2.0	4.4-4.5	8.3-9.2	7.9-8.1	3.1
탄성계수(GPa)	3-20	41-45	110-117	230	189-205	73-117
압축항복강도(MPa)	130-180	65-100	758-1,117	450-1,000	170-310	600
파괴인성(MPa-m$^{1/2}$)	3-6	15-40	55-115	N/A	50-200	0.7

참고: Staiger MP, Pietak AM, Huadmai J, Dias G. *Biomaterials*. 2006;**27**(9):1728-1734에서 발췌.

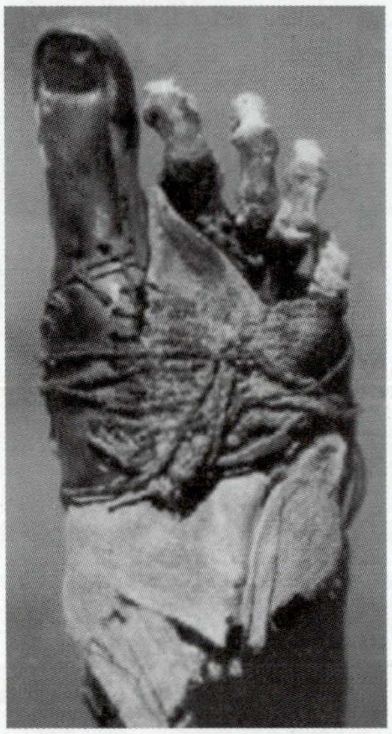

그림 15.1

고대의 보철. 고대 이집트의 생물공학자들은 나무 보철을 제작하여 환자들에게 사용했다. 이 사진은 50세에서 60세 여성이 사용한 인공 발가락을 보여준다. Nerlich AG, Zink A, Szeimies U, Hagedorn HG. Ancient Egyptian prosthesis of the big toe. *Lancet*. 2000;356:2176-2179, Elsevier의 허가 하에 발췌.

맥을 봉합하는 데에 성공했다. 1880년대에는 상아 클램프나 비단과 바늘을 이용하여 혈관을 치료했다. 첫 번째 분해성 합성물질인 폴리글리콜산[poly(glycolic acid)]은 1960년대에 American Cyanamid 사에서 개발되었고, 지금도 조직공학에서 지지체와 봉합사의 용도로 사용되고 있다.

고분자는 100년 이상 치과 분야에서 생체재료로 사용되어왔다. 가황 고무는 1854년에 의치상으로 사용되었으며 셀룰로이드는 1868년에 치과용 보철에 사용되었다. 폴리메틸메타크릴레이트[Poly(methyl methacrylate)]는 의치상, 인공 치아, 착탈식 치열 교정 장치, 치아 스플린팅 및 충전재로 1930년부터 사용되어왔다. 1930년대 폴리아미드(polyamides), 폴리에스터(polyesters) 그리고 폴리에틸렌(polyethylene)을 비롯한 다양한 새로운 고분자가 등장했다. 첫 번째 이식용 고분자 생체재료는 1947년에 고관절로 사용된 폴리메틸메타크릴레이트이다. 폴리에틸렌과 다른 고분자들은 1950년대 초반에 이식용 중이로 사용되었는데, 초기 결과는 좋았으나 국소 염증이 발견되면서 사용이 제한되기도 했다.

카테터는 몸속 깊은 곳에 있는 혈관에 액체를 주입하거나 제거하는 데 사용되는 가늘고 긴 고분자 튜브를 말한다. 100년 사이에 카테터는 진단과 질병 관리에 있어서 매우 중요한 도구가 되었다. 프리츠 블레이크로더(Fritz Bleichroeder)는 최초로 카테터 삽입술을 시행한 사람인데, 그는 자신의 대퇴동맥에 스스로 카테터를 넣었다. 1929년에는 23세의 또 다른 용감한 비뇨기과 학생이었던 베르너 포르스만(Werner Forssman)이 요도 카테터를 팔꿈치 안쪽 정맥을 통해 자신의 심장에 삽입했다. 전하는 바에 따르면, 그는 그 상태로 X-ray실로 달려가 실험 결과를 정리하였고 결국 노벨상을 수상했다.

생체재료는 신경계 질환의 진단 및 치료, 특히 뇌수종 환자의 뇌실계(ventricular system)에서 과량의 뇌척수액을 빼내기 위한 **션트(shunt)** 시스템에 사용된다. 미쿨리츠(Miculicz)는 1890년에 이런 용도로 유리솜 "못"을 사용했다고 보고한 바 있다. 자가 혈관과 고무 튜브는 1900년대부터 1930년대까지 어느 정도 성공적으로 사용되었으며, 1950년대에 폴리염화비닐과 실리콘 튜브를 사용하여 더 나은 결과를 얻었다. 이식된 고분자 재료뿐만 아니라 전자 재료들은 손상된 말초 신경의 재생, 간질 환자의 뇌 신호 모니터링 및 뇌로의 약물 전달을 포함한 여러 신경계 치료에 사용되고 있다. [16장의 글리아델(GLIADEL®) 약물 전달 시스템에 대한 설명 참조.]

15.2.2 현재의 생체재료 사용

오늘날 많은 의료기기들은 고분자 재료들로 되어 있으며(표 15.1), 다양한 화학적 성질을 가진 고분자들이 매일 전 세계에 소개되고 있다. 이러한 고분자 기반 장치의 대부분은 카테터, 심박 조율기 리드의 코팅 및 콘택트렌즈 등으로 일반화되었다(그림 15.2). 고분자 합성 소재는 어떤 응용 분야에서는 혁신적인 발전을 가져왔다. 많은 인공 고관절은 폴리에틸렌 컵을 사용하고, 대부분의 완전 인공 심장은 고분자를 사용한다. 하지만, 아직까지도 많은 문제들이 남아 있다. 최신의 인공 고관절도 본래의 고관절보다 못하며, 아직까지 완전 인공 심장으로 오랫동안 살아남은 환자는 없다. 더 나은 재료나, 기존의 재료를 더 현명하게 이용하는 방법을 개발하는 것이 인간의 건강을 크게 향상시킬 것은 자명하다.

더 나은 생체재료를 만들어내기 위해, 그 동안의 많은 실패에서 공통된 유형을 이해

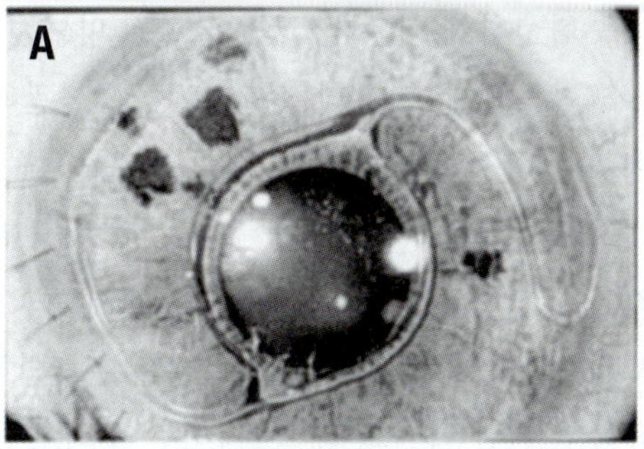

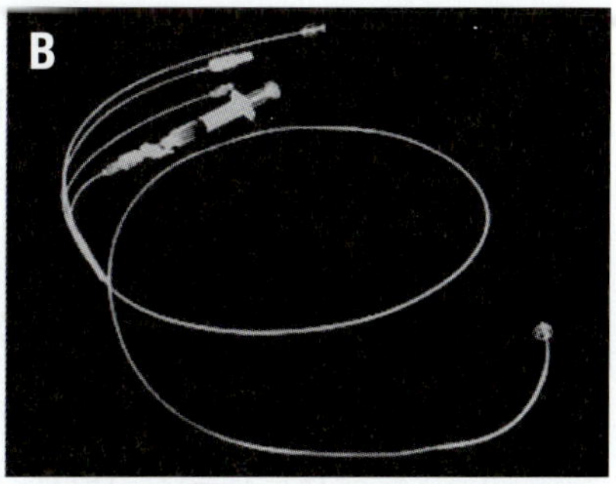

그림 15.2 이식용 플라스틱 렌즈 및 카테터. **A**. 고도 근시 환자의 수정체 앞에 이식하는 Artisan® 유수정체 인공 렌즈로 안경 없이 정상적인 시력을 유지할 수 있다. 인공 렌즈는 폴리메틸메타크릴레이트로 만들어졌다. 이미지 제공: Dr. James J. Salz and the American Eye Institute. **B**. 고분자 카테터의 예시. 이미지 제공: Thermedical.com. (color plate 참조)

해보자. 혈액과 접촉하는 물질들은 일반적으로 물질의 표면에서 일어나는 혈액 응고 현상이 큰 문제이며, 조직 임플란트와 같은 혈액 비접촉 타입의 경우 신체로부터 장치를 분리시키는 이물질 반응(Foreign body response, FBR)이 중요한 문제이다. 이어지는 절에서는 이 두 생물학적 반응에 대해 알아보도록 하자.

15.2.3 생체재료에 대한 생물학적 반응

혈액과 접촉하는 생체 물질

인도의 수슈루타와 로마의 갈렌(Galen)이 처음 기술을 개발한 이후, 혈관 외과의사들은 부상 치료를 위해 동맥을 건드려왔다. 찰스 A. 후프나겔(Charles A. Hunfnagel)은 1940년대 후반 부드러운 poly(methyl methacrylate) 튜브를 인공 혈관으로 사용하였으며, 1950년대 초 아서 B. 부히스(Arthur B. Voorhees, Jr.)와 그의 동료들의 성과를 바탕으로 명주실과 poly(vinyl chloride-co-acrylonitrile)로 만들어진 이식용 인공 섬유가 최초로 등장했다. 지금은 폴리에틸렌 테레프탈레이트(polyethylene terephthalate)와 폴리테트라플루오로에틸렌(polytetrafluorethylene, PTFE) 재질의 이식편이 가장 널리 사용된다. 이런 긴 역사에도 불구하고 혈관 이식편은 아직 완벽하지 않다. 직경 5 mm 이상의 대구경 혈관의 경우에는 대체 사용이 가능하지만 소구경의 혈관에서는 혈액 응고와 혈관 손상이 필연적으로 발생한다. (그러나 이런 문제는 조직공학자들의 노력으로 곧 개선될 수도 있다. 그림 13.11 참조.)

응고 캐스케이드 반응(coagulation cascade)과 혈전 형성은 일련의 상호 연관된 효소 매개 반응에 의한 생물학적 반응의 대표적인 예이다. 일반적인 개념은 6장에서 소개되어 있다. 응고 과정에서 일어나는 연쇄적인 반응의 결과(그림 15.3), 피브린(fibrin) 단백질이 교차 결합한 그물망을 형성하게 되는데, 교차 결합된 피브린은 적혈구와 혈소판을 그물망 안으로 포획하여 고형 물질을 만든다. 응고 과정은 혈관의 손상과 혈액 누출로 인해 시작되는데, 이 고형 물질의 형성은 상처 부위를 막고 출혈을 멈추게 한다.

혈전 생성은 손상된 혈관을 수복하여 생명을 구하는 기능을 하지만, 원하지 않는 혈전의 형성은 건강에 심각한 문제가 될 수도 있다. 예를 들어, 큰 혈관을 통해 흐르는 혈액에서 형성된 혈전은 작은 혈관들을 막아 조직으로의 혈류를 방해한다. **색전(embolus)**이라 부르는 이러한 부유물로 인한 혈관의 폐색은 (혈전이 뇌로 들어가는 경우) 뇌졸중 혹은 (폐로 들어가는 경우) 호흡 문제로 이어질 수 있다. 따라서, 혈액 응고의 생물학적 과정은 정상상태에서 불필요한 응고의 가능성을 줄이도록 정밀하게 조절되고 있다.

그림 15.3

응고 캐스케이드 과정과 그에 관여하는 단백질.

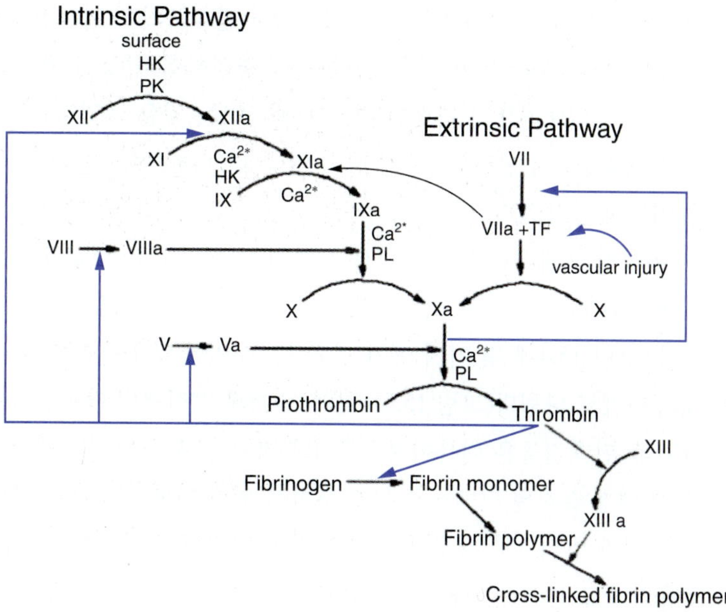

응고 과정은 **응고 인자(clotting factors)**라고 불리는 몇 개의 단백질들에 의해 매개되며, 각각(VIII 인자 또는 X 인자와 같이) 로마 숫자로 이름이 붙어 있다. 연쇄적인 화학 반응, 또는 캐스케이드 과정의 목표는 프로트롬빈(prothrombin)을 트롬빈(thrombin)으로 전환하는 것이다. 트롬빈은 용해성 분자 피브리노겐(fibrinogen)을 피브린으로 전환시키는 작용을 촉매할 수 있으며, 피브린은 중합하여 불용성의 응고 매트릭스를 형성한다.

응고 과정은 내부 또는 외부 경로라고 하는 두 가지 경로로 시작되는데, 조직 손상이나 혈관 손상에 대응하기 위한 응고 반응은 이 중 외부 경로에 의해 발생한다. 외부 경로는 조직 인자(tissue factor)와 활성화된 VII 인자(activated factor VII, VIIa)에 의해 시작되며, 이러한 단백질들의 상호 작용은 X 인자를 활성화시킨다. 내부 경로에는 VIII, IX, X, XI, 그리고 XII 인자뿐 아니라 다른 단백질과 Ca^{++} 이온이 관련되는데, 이 경로는 극성이 있는 표면이 있을 경우 활성화된다. (일반적으로 혈관 벽 외부의 세포 외 기질이 극성이 있는 표면의 역할을 하지만, 혈관 내에서 단백질로 코팅된 생체 물질이 될 수도 있다.) 이 두 가지 활성화 경로는 함께 작동하는데, 외부 경로가 더 먼저 활성화되며, 다음으로 내부 경로의 활동이 빨라진다.

이식된 재료와 이물질 반응

비생물학적 재료가 조직으로 이식되었을 때, 신체는 이에 반응하게 된다. 만일 물질이 이식되었을 때, 생체의 반응이 경미하거나 관찰하기 어렵다면, 이러한 재료들은 "생체 적합한" 물질로 간주된다. 하지만 반응이 경미하더라도, 반응이 없다고는 볼 수 없으며, 이 반응이 일으키는 장기적인 결과를 예측하는 것은 어렵다. 유방 확대술에 삽입된 실리콘 보형물과 같은 경우 수십 년의 연구에도 불구하고 그 장기적인 영향에 대한 예측은 여전히 쉽지 않다.

이식된 생체재료에 대한 반응은 혈액, 간질액(interstitial fluid), 그리고 이식 부위 주변에 있는 다양한 활성도를 가진 여러 가지 유형의 세포들의 영향으로 인해 무척 복잡하다. 그림 15.4에 몇 가지 예가 나와 있다. 일반적인 반응은 시간에 따라 발전하는 몇 개의 단계로 나뉜다(그림 15.5). 첫째, 혈액과 간질액의 단백질들이 이식물의 표면에 흡착된다. 단백질들은 비특이적으로 고분자나 금속을 포함한 대부분의 물질에 흡착되는데, 이렇게 흡착된 단백질은 세포 부착을 위한 단백질 층을 이룬다. 대부분의 전문가들은 이러한 방식으로 세포가 물질 표면과 직접적으로 작용하지 않고 단백질 층과 상호작용한다고 생각하는데, 이는 다양한 재질의 이식물에 대해 신체의 반응이 유사한 이유를 설명할 수 있다. 대부분의 이식된 물질은 **이물질 반응(FBR)**이라는 독특한 염증 반응을 일으킨다(그림 15.5). 이물질 반응은 단백질 흡착, 세포 부착[주로 혈액의 **호중구(neutrophils)** 및 **대식세포(macrophages)**], 대식세포의 융합으로 인한 **이물거대세포 (foreign body giant cells)** 형성 그리고 조직 특이적 섬유아세포 및 내피세포 침투 등의 단계로 나뉜다. 최종적으로는 이물거대세포가 고분자 표면에 형성되고 이식된 물질이 혈관이 거의 없는 섬유질 피막(fibrous capsule)에 의해 감싸인다. 이때 섬유질 캡슐의 조성과 크기는 재료와 이식 부위에 따라 달라질 수 있다(그림 15.6).

15.3 혈액 투석

9장에서 설명했듯이, 신장은 수용성 노폐물 분자를 혈액에서 제거하고 액체로 농축시키는 역할을 하며, 배설 기능에 필수적이다. 놀랍게도, 신장은 필수 이온(예: Na^+ 및 K^+)의 혈액 균형을 유지하면서 총 체액의 손실을 최소화(~1 L/일)하는 기능이 있다. 인체의 신진대사는 다양하기 때문에 신장은 수천 가지의 화학물질들을 배출해야 하며, 신장 기능 손실은 혈액 속에 많은 독성 물질이 누적되는 결과를 가져온다. 이들 중 질소의 최종 대사생성물들이 특히 중요하다. 예를 들면 혈중 **요소**의 농도를 들 수 있는데, 신부전증이 발생할 경우 요소의 혈중 농도는 독성을 나타내는 수준까지 올라간다.

이런 경우에는 체외 장치(extracorporeal device)를 이용해서 혈액을 처리해주어야 한

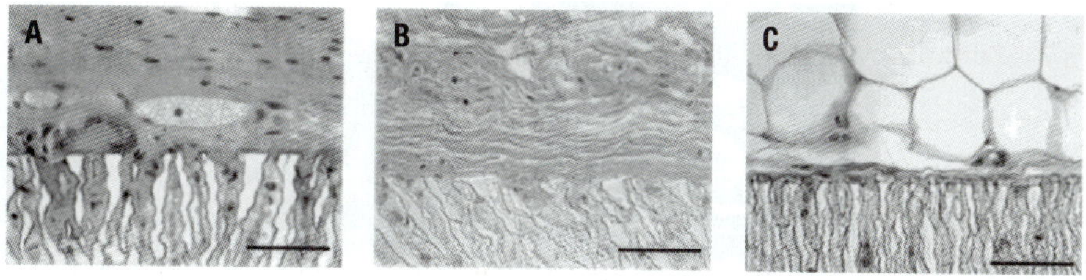

그림 15.4

다양한 위치에 이식되어 팽창한 폴리테트라플루오로에틸렌(polytetrafluoroethylene) 임플란트. 심외막 조직(**A**), 지방 조직(**B**), 피하 조직(**C**)에 이식된 뒤 5주 후 팽창한 폴리테트라플루오로에틸렌 디스크의 단면을 헤마톡실린과 에오신 염색한 현미경 사진. 눈금 막대는 모든 이미지에서 50 μm를 나타낸다. 이식된 지 5주 후 피하 이식물은 세포가 거의 없는 섬유질 조직으로 둘러싸여 있는 반면, 지방 조직은 제한된 섬유질 캡슐을 가지고 있으며 심외막 조직은 혈관화된 육아 조직(granulation tissue)을 가지고 있다. Copyright 2002, Wiley Periodicals, Inc., reprinted from Kellar RS, Kleinert LB, Williams SK, *J Biomed Mater Res.* 2002;61:226 – 233 with permission of John Wiley & Sons, Inc.

그림 15.5

몸에 재료를 이식한 후 발생하는 이물질 반응의 개략도. 색깔은 흡착된 단백질을 나타낸다. Adapted from Ratner BD, Bryant SJ. *Annu Rev Biomed Eng.* 2004;6:41–75.

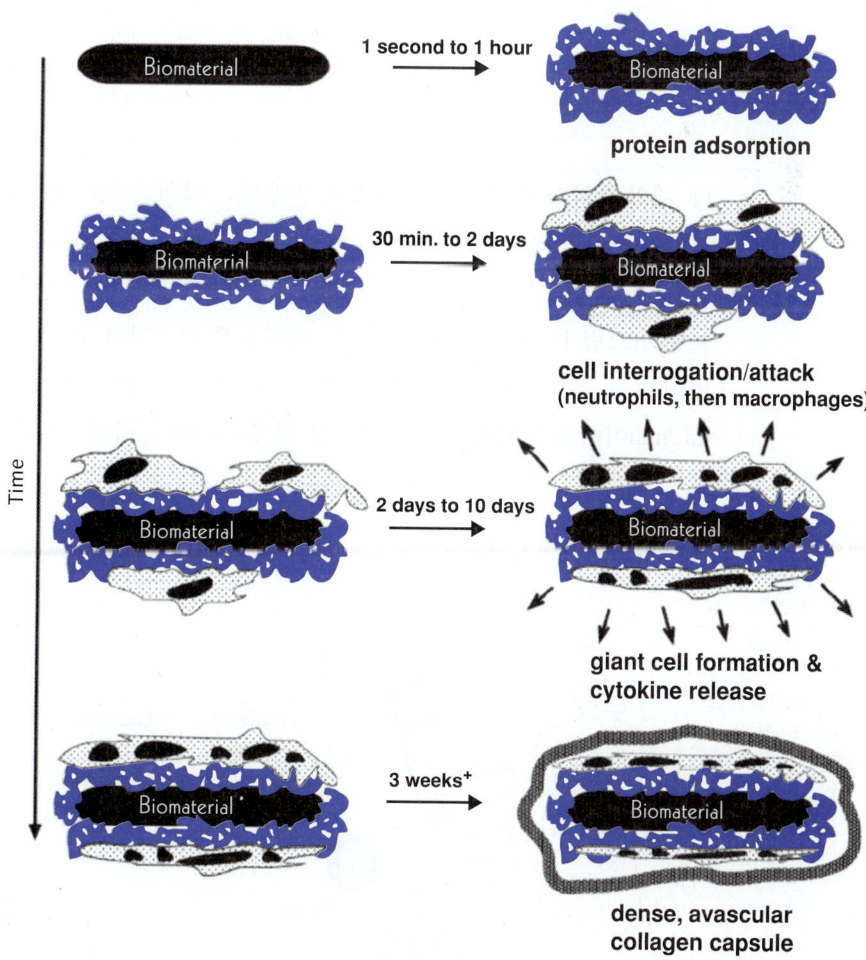

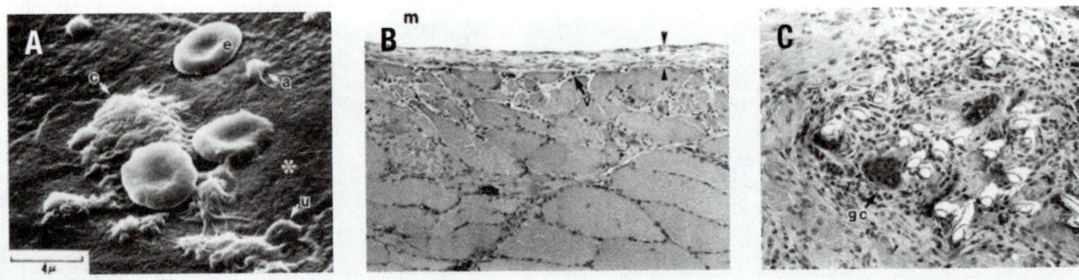

그림 15.6

생체재료와 조직 간의 상호 작용 형태. **A**. 체외 실험에서 송아지 혈액에 몇 분 동안 노출된 심장 판막 물질에 대한 초기 혈전성 침전물의 주사 전자 현미경 사진. 다양한 협착의 양상을 보여준다. 상대적으로 영향을 받지 않았거나(u), 활성화되어 있는(a) 형태, 덩어리로 모여 있는 형태(c) 등 다양한 방식으로 배경의 흡착된 단백질(별표)에 붙어 있다. 적혈구(e)는 표면에 형성된 초기 혈전 생성 과정에서 수동적으로 흡착된 것 같이 보인다. **B**. 토끼 근육에 이식된 생체적합물질(m)에 대한 상대적으로 비활성된 조직 반응의 현미경 사진. 사실상 염증 세포 침윤이 없는 얇은 별개의 섬유질 캡슐이 임플란트에 인접해 있다(화살표 사이). 미세 혈관 분포(v)는 섬유질 캡슐과 주변 근육 사이의 계면에 나타난다. 헤마톡실린-에오신 염색, 150배 확대. **C**. 외과적으로 이식된 데이크론(Dacron) 망에 대한 육아종 염증 반응. 이것은 풍부한 이물 거대 세포를 포함하는 강력한 염증 반응이다. 헤마톡실린-에오신 염색, 200배 확대.

A: From Schoen FJ and Padera RF, Cardiac surgical pathology. In: Cohn LH, Edmunds LHJ, eds. *Cardiac Surgery in the Adult.* New York: McGraw-Hill; 2003:119–185. Reproduced with permission from Schoen FJ. Cardiac valve prostheses: pathological and bioengineering considerations. *J Cardiac Surg*. 1987;2:265 with permission from Blackwell Publishing. **B** and **C**: Reproduced with permission from Schoen FJ. *Interventional and Surgical Cardiovascular Pathology: Clinical Correlations and Basic Principles*. Philadelphia: WB Saunders; 1989.

다. **체외 장치**란 글자 그대로 신체 외부에 있는 장치를 뜻하며, 작동 중에는 환자에게서 혈액을 가지고 와서 처리하고 돌려보내게 된다. 일반적인 체외 시스템은 환자로부터 적은 양의 혈액을 연속적으로 뽑아내고, 처리 후의 혈액 역시 환자에게 연속적으로 돌려보낸다(그림 15.7). 이러한 방식으로, 환자들은 지속적인 치료를 받을 수 있다. 이때, 몸 밖에 유출 가능한 혈액의 양에는 한계가 있다. 일반적인 혈액의 유속은 주로 100–500 mL/min이며 순환 회로의 혈액 총량은 대체로 수백 밀리리터이다.

그림 15.7

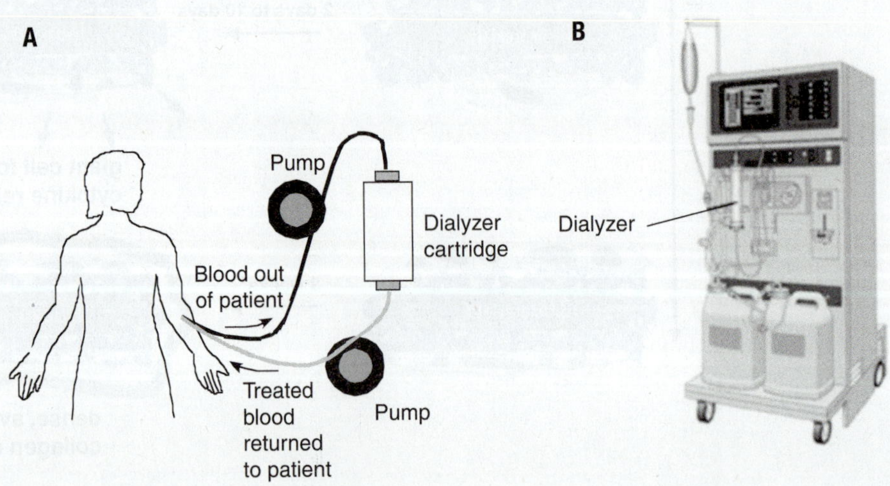

A. 일반적인 체외 혈액 처리 과정. **B**. 전형적인 투석기. 투석기의 부품 중 하나인 투석기 카트리지는 속이 빈 섬유 투석막으로 만들어진다(그림 15.9에 더 자세히 설명).

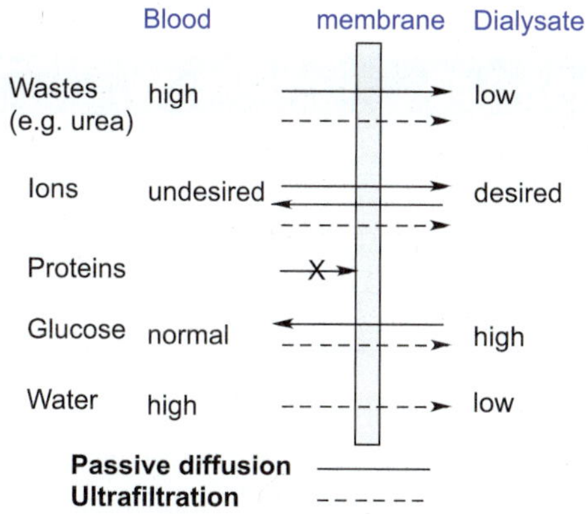

그림 15.8

투석에서 폐기물 분자는 선택적으로 막을 통과하여 투석액으로 확산됨으로써 혈액으로부터 제거된다.

합성 물질은 혈액 투석 체외 시스템에서 중요한 요소 중 하나이다. 네덜란드 의사 빌럼 콜프(Willem Kolff)는 1943년 당뇨병 환자의 혈액에서 요소를 제거하기 위해, 셀로판(cellophane)이라는 소재를 이용하여 최초의 성공적인 신장 투석 장치를 개발했다. 그 실험의 기초는 간단하다. 막을 사이에 두고, 한쪽에는 혈액을, 다른 쪽에는 **투석액(dialysate)**이라고 불리는 용액을 각각 놓음으로써, 혈액 내 원하지 않는 물질을 막을 통해 투석액으로 확산되게 하여 제거하는 것이다(그림 15.8).

이러한 기초적인 실험은 현대의 혈액 투석 기술의 근간이 되었다. 미국에서 말기의 신장 질환 환자 40만 명이 **혈액 투석(hemodialysis)**을 통해 연명한다. 혈액 투석 기술의 성공은 공학적 분석 기법의 직접적인 결과이다. 고전적인 원리를 기반으로 한 투석 중의 용질 운동에 대한 수학적 설명은 직접적으로 인공 신장의 설계와 운영 과정을 개선하여 보다 안전하고 신뢰성 높은 장비를 만드는 기반이 되었다.

현재의 혈액 투석 시스템은 요소를 제거하는 것 이상의 기능을 가지고 있다. 최근 시스템들은 다량의 노폐물들을 혈액으로부터 제거하고 소듐이나 포타슘과 같은 주요 이온들의 균형을 잡아주기도 한다. 이때 투석 장치의 복잡한 기능들은 모두 막을 통한 확산 현상에 의한 것이기 때문에(그림 15.9) 막 구성 재료의 신중한 선택이 무척 중요하다. 이상적인 투석막은 다음의 조건들을 만족해야 한다.

- 선택적 투과(일부 분자는 통과하지만 다른 분자들은 혈액에 남도록 한다)
- 막을 통한 빠른 확산으로 노폐물의 효율적 세거
- 혈류에 대한 낮은 저항
- 독성이 없고 혈액 응고가 적게 일어나는 생체 적합성 물질
- 사용하기 쉬울 것(사전 조립, 포장, 멸균 및 일회용)
- 저렴한 단가와 재현 가능한 작동

대부분의 인공 신장은 환자의 혈액과 투석액의 접촉을 조절하여 기능하는데(표 15.3), 이때 혈액과 투석액의 접촉은 막을 통해서 간접적으로 이루어진다. 이때 막은 용질 교환을 조절하며, 혈액과 투석액의 흐름에 대하여 공통적인 경계 역할을 한다(그림 15.8). 혈액에서부터의 화학적인 추출은 막의 투과성과 혈액 및 투석액의 유속(각각 Q_B

표 15.3 투석액의 주요 성분

구성 물질*	혈액 투석 범위	일반적인 조성	복막 투석 범위
소듐(mmol/L)	135-155	140	130-135
포타슘(mmol/L)	0-4.0	2.0	0
칼슘(mmol/L)	0-2.0	1.25	0.75-1.75
마그네슘(mmol/L)	0-0.75	0.25	0.25-0.75
염소(mmol/L)	87-120	105	95-102
중탄산(mmol/L)	25-40	35	-
젖산(mmol/L)	-	-	35-40
포도당(g/dL)	0-0.20	0.20	1.36-3.86 †

참고: Pastan S, Bailey J. Medical progress: Dialysis therapy. *New England Journal of Medicine*. 1998;338:1428-1437.

* 칼슘과 마그네슘을 리터당 밀리당량으로 환산하기 위해서는 0.5로 나눈다. 포도당의 양을 리터당 밀리몰로 환산하기 위해서는 0.05551을 곱한다.

† 이는 데시리터당 D-글루코오스 1수화물 1.5-4.25 g과 동일한 양이다.

그리고 Q_D)에 의해 결정된다.

가장 흔하게 사용되는 인공 신장은 속이 빈 섬유의 배열로 이루어져 있다(그림 15.9). 중공섬유의 평행 배열은 혈액과 투석액 모두 흐르기 쉽게 하며, 용질 교환을 위한 넓은 표면적을 제공한다. 섬유의 총 표면적 S는 다음과 같이 주어진다.

$$S = N \pi d L \tag{15.1}$$

N은 장치 안에 들어 있는 중공섬유의 개수, d는 각 섬유의 지름, L은 각 섬유의 길이를 나타낸다.

예제 1

중공섬유의 개수가 10,000이고 지름이 200 μm이며, 길이가 20 cm일 때 혈액과 투석액이 접촉하는 섬유의 총 표면적은 얼마이며, 이 기기에 들어 있는 혈액의 양은 얼마인가? 그림 15.9B의 장치가 앞에서 설명한 10,000개의 섬유를 포함하고 있다고 가정할 때 이 장치에 들어 있는 투석액의 양은 얼마인가?

정답 1.3 m^2, 6.3 × 10^{-5} m^3 또는 63 mL, 1.9 × 10^{-4} m^3 또는 190 mL(섬유의 부피를 뺀 값)

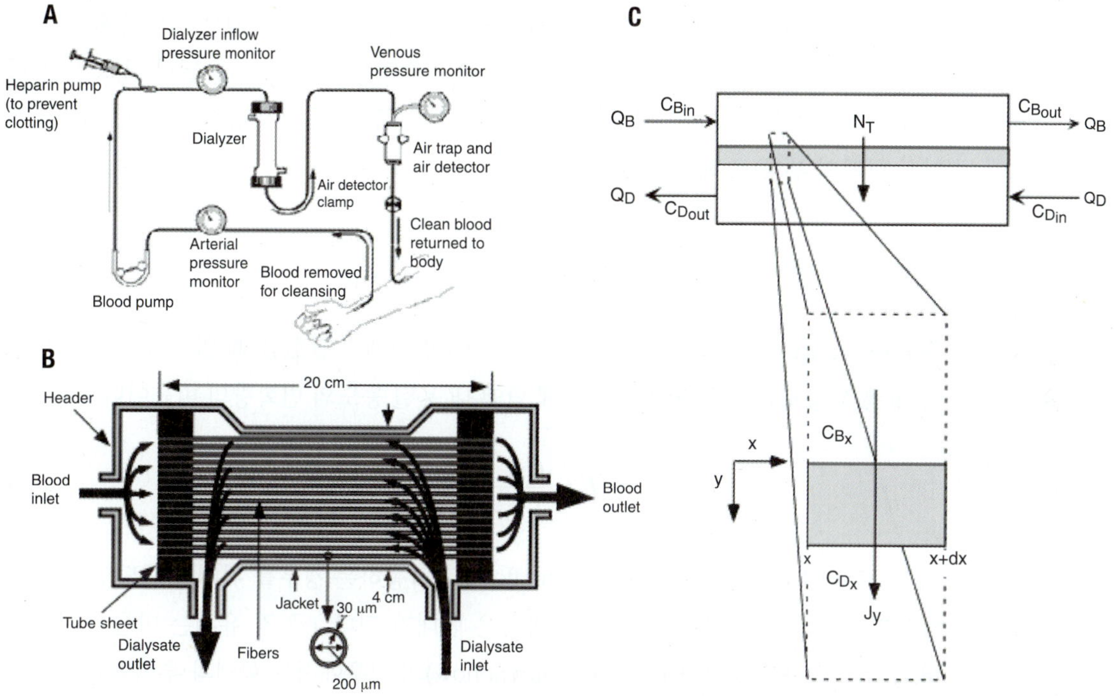

그림 15.9 일반적인 혈액 투석기를 통과하는 흐름의 모식도. **A**. 환자의 혈액은 투석기를 통과하도록 펌핑되고 압력이 모니터된다. **B**. 일반적인 투석기는 속이 빈 섬유로 되어 있다. 혈액은 각 섬유의 내강을 통해 흐르고 투석액은 섬유 주변으로 흐른다. **C**. 혈액과 투석액의 간접 접촉을 보여주는 개략도. 이를 통해 두 유체가 섞이지 않고 용질을 교환할 수 있다. Q_B는 혈액의 부피 유량(volumetric flow rate)이고, Q_D는 투석액의 부피 유량이다. $C_{B_{in}}$은 시스템으로 들어오는 혈액의 용질 농도를 나타내며 $C_{B_{out}}$은 시스템에서 나가는 혈액 내 용질 농도를 나타낸다. $C_{D_{in}}$과 $C_{D_{out}}$는 같은 방법으로 정의된 투석액 내의 용질의 농도이다. N_T는 혈액에서 제거된 용질의 총량을 의미한다.

투석기의 기능은 혈액의 용질 농도 $C_{B_{in}}$을 더 낮은 농도 $C_{B_{out}}$으로 낮추는 것이다. 용질이 투석액으로 옮겨지기 때문에 투석액의 용질 농도는 $C_{D_{in}}$에서 $C_{D_{out}}$으로 증가된다. 이러한 농도 변수들은 그림 15.9C에 정의되어 있다. 혈액으로부터 제거되는 용질의 총량을 N_T라고 하면 N_T는 막을 가로지르는 용질의 양과 투석액에 추가된 용질의 양과 같다.

$$N_T = Q_B(C_{B_{in}} - C_{B_{out}}) = Q_D(C_{D_{out}} - C_{D_{in}}) \tag{15.2}$$

투석 장치의 전반적인 성능, 즉 현재의 작동 상태에서 특정 용질을 혈액에서 얼마나 잘 제거하는지 정도는 치환투석제거율, 청소율, 추출률 등 여러 가지 방식으로 표현될 수 있다. 이때 **치환투석제거율(dialysance)**, D는 유량 단위(mL/min)로 표현된다.

$$D = \frac{Q_B(C_{B_{in}} - C_{B_{out}})}{C_{B_{in}} - C_{D_{in}}} \tag{15.3}$$

청소율(clearance), CL은 신장의 활동을 서술하는 데에 주로 사용되는 개념을 확장한 것으로(9장 참조) 인공 신장의 전반적인 성능을 기술하는 데 보통 사용된다. 청소율은 혈액에서 용질을 완전히 제거할 수 있는 혈액의 속도(즉, 단위 시간 동안 용질이 완전히 제거된 혈액의 부피)로 해석될 수 있다.

$$CL = \frac{Q_B(C_{B_{in}} - C_{B_{out}})}{C_{B_{in}}} = \frac{N_T}{C_{B_{in}}} \tag{15.4}$$

추출률(extraction ratio), E는 혈액과 투석액이 평형에 도달했을 때 일어날 이론적인 혈액 내 용질 농도의 변화량에 대한 실제 혈액 내 용질 농도의 변화량의 비율이다.

$$E = \frac{C_{B_{in}} - C_{B_{out}}}{C_{B_{in}} - C_{D_{in}}} \tag{15.5}$$

식 15.3부터 15.5는 향류(countercurrent flow)로 작동하는 경우를 위해 정의되었다. 향류 방식의 경우, 혈액과 투석액의 흐름 방향은 반대가 된다. (즉 각 유체는 막을 기준으로 서로 다른 방향을 향한다.) 병류(concurrent flow)의 경우에서는 혈액과 투석액이 흐르는 방향은 같다.

예제 2

300 mL/min의 혈류 속도로 투석기가 작동하고 있으며, 입구의 요소 농도가 50 mg/dL일 때 배출 농도는 5 mg/dL이다. 이때 치환투석제거율, 청소율, 추출률은 얼마인가?

정답 (들어가는 투석액의 요소 농도가 0이라고 할 때) D = 270 mL/min, CL = 270 mL/min, E = 0.9.

공학적 분석을 통해 투석의 효율성을 예측하기 위해서는 주요 변수들이 결정되어야 한다. 이때 주요 변수로는 혈액의 유속, 투석액의 유속, 막의 투과성 및 막의 표면적 등을 들 수 있다. 유입되는 투석액 속에 용질이 없으면($C_{D_{in}} = 0$, 투석액 내 제거 대상 용질의 첫 농도를 일반적으로 0으로 잡을 수 있다) 추출률(E)은 투석 장치의 특성을 나타낸다.

$$E^* = \frac{1 - e^{\gamma(1-z)}}{z - e^{\gamma(1-z)}} \tag{15.6}$$

여기서 γ는 혈류 속도에 대한 막 투과 속도(KS/Q_B)이고, z는 투석액 흐름에 대한 혈류의 상대 속도(Q_B/Q_D)이다.

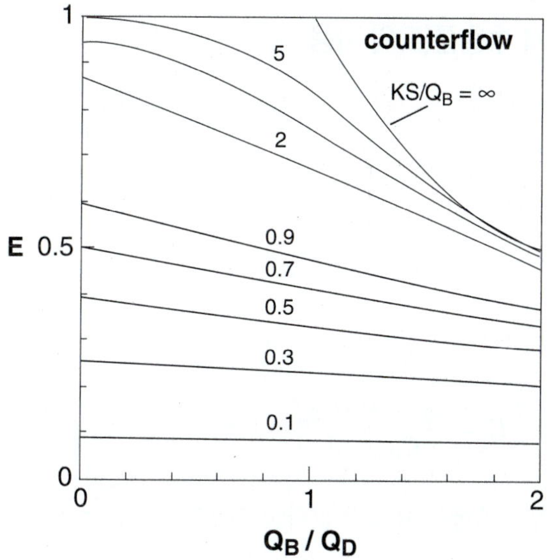

그림 15.10

투석 장치의 효율성을 위한 수학적 모델. 추출률(E)을 유속(Q_B/Q_D)과, 막의 상대 투과성(KS/Q_B)에 대해 나타내었다.

향류로 작동하는 기계에서 적용되는 식 15.6은 투석 장치 내에서의 농도를 기기 설계에 따른 함수에 따라 계산하여 얻는다. 즉, 알려진 값 K, S, Q_D 및 Q_B를 이용하여 입구 및 출구의 용질 농도를 계산하여 얻어지는 것이다. 이러한 계산은 이 책의 범위를 벗어나지만, 이 계산의 결과는 그림 15.10에 나와 있으며, 박스 15.1은 투석기 설계과정에서 이 방정식을 어떻게 사용하는지 보여주고 있다.

예제 3

혈액과 투석액의 유속이 각각 300 mL/min, 500 mL/min이고 총 표면적이 1 m^2이고 요소에 대한 막 투과성이 90 mL/min-m^2인 투석기에서 요소의 추출률(E)은 얼마인가?

정답 0.23($Q_B/Q_D = 0.6$이고 $KS/Q_B = 0.3$이기 때문에)

이 분석은 막을 통한 분자의 확산이 유일한 메커니즘이라고 가정한다. 이 가정이 항상 옳은 것은 아니다. 혈액 투석 장치는 때때로 막을 가로지르는 압력 강하를 통해서 혈액에서 투석액으로의 **초미세여과(ultrafiltration)**를 하기도 한다. 초미세여과는 압력 차이를 통해 물이 막의 혈액이 접한 면에서 투석액이 접한 면으로 옮겨가는 것을 의미한다. 초미세여과는 환자의 체액 조절을 가능케 함으로써 임상적으로 중요하다. (일반적인 혈액 투석에서는 용질들이 막을 통해서 확산되지만 물의 움직임은 없기 때문에 환자의 체액량이 변하지 않음을 유의해야 한다.) 초미세여과와 함께 투석을 함으로써 용질과 함께 유체를 교환하며, 이를 통해 염분과 다른 용질들의 균형을 동시에 맞춰준다. 현

박스 15.1 투석기 설계에서 추출률(E)의 사용

10,000개의 섬유를 가지고 그림 15.9의 구조를 가진 향류 중공섬유식 혈액 투석 장치를 설계해보자. 입구에서 출구까지 혈중 요소 농도를 90% 감소시키는 장비를 설계한다고 하자. 즉, $C_{B_{out}}$이 $C_{B_{in}}$의 10%가 된다고 하면, 다음과 같이 적을 수 있다.

$$C_{B_{out}} = 0.1C_{B_{in}} \quad \text{(식 1)}$$

이때, 추출률(E)은 아래와 같이 주어진다.

$$E = \frac{C_{B_{in}} - 0.1C_{B_{in}}}{C_{B_{in}} - 0} = 0.9 \quad \text{(식 2)}$$

장치에 투석액을 채울 때, 처음 이 투석액에는 요소가 없다고 가정한다($C_{D_{in}} = 0$).

그림 15.10을 보면, 0.9의 추출률을 얻기 위해서는, 상대적인 투과율이 특정한 값에 도달해야 한다는 것을 알 수 있으며, 그림 박스 15.1에서 더 명확하게 나타나듯이, 대략 KS/Q_B 값이 3, 5 및 ∞일 경우에서만 추출률(E)이 0.9 이상이 된다. 높은 추출률을 달성하려면 막 투과성이 커야 한다. 0.9로 고정된 추출률을 달성하려고 할 때, 막의 투과성이 높을수록 필요한 투석액의 유속이 더 낮아진다. 이러한 경향성은 합리적이며, 투석 장치를 설계하는 데 중요한 정보가 된다. 예를 들어 상대적인 투과율이 3인 투석기를 만드는 경우, 0.9의 E를 얻으려면, 투석기의 Q_B/Q_D가 0.4가 되어야 한다. 이때, 투석 처리하는 혈액의 유속을 알고 있다면, 막 투과성과 투석액의 유속을 계산할 수 있으며, 아래 표는 $Q_B = 100$ mL/min인 경우에 대한 계산 결과이다.

KS/Q_B	Q_B/Q_D	KS(Q_B가 100 mL/min)	Q_D(Q_B가 100 mL/min)
3	0.4	300 mL/min	250 mL/min
5	0.8	500 mL/min	125 mL/min

투석기를 디자인하는 데 중요한 요소들을 이제 눈치챘을 것이다. 가장 중요한 것은 속이 빈 섬유를 만드는 데 사용될 물질의 투과율이다. 어떤 재료가 가장 높은 투과율(K)을 가지는가? 부록의 표 B.3과 B.4는 전형적인 투과율의 목록을 보여준다. 이 재료들 중 하나를 선택하고 재료의 투과율을 사용하여 원하는 성능의 투석기를 만드는 데 필요한 섬유의 표면적 S를 계산해보자. 이 표면적이 실현 가능한 수치인가? 이러한 디자인 사항을 충족시키는 투석기를 실제로 만들 수 있는가? 이 장의 끝 부분에 있는 연습문제 2에서 이러한 질문 중 일부를 탐구할 것이다.

그림 15.10과 그림 박스 15.1을 그리는 데 사용된 식 15.5가 어떻게 얻어졌는지 궁금할 것이다. 이

식은 혈액에서 투석액으로 용질이 이동하는 상황에서 질량 보존의 법칙을 적용하여 유도했다. 유도 과정은 이 책의 범위를 벗어나지만 참고도서 목록에 있는 Cooney (1976) 및 Saltzman (2004)과 같은 다른 생체공학 교과서에서 찾을 수 있다.

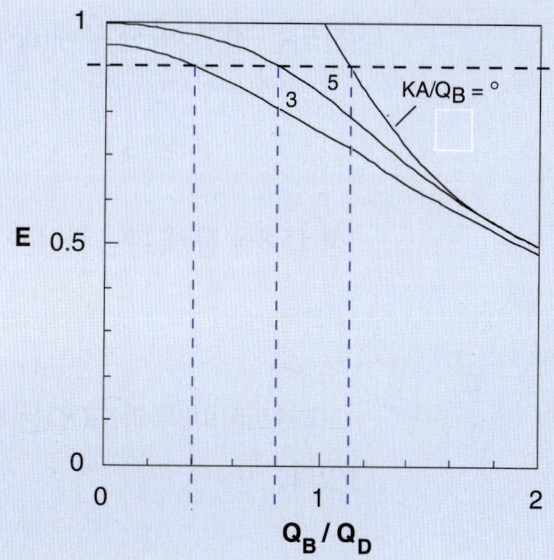

그림 박스 15.1

재는 분리 특성이 좋으면서 물의 전달도 일어나는 막 재료가 개발되면서 초미세여과가 더 발달하는 중이다.

복막 투석(Peritoneal dialysis)은 환자의 복막(복강 내막)을 투석막으로 사용하여 이루어진다. 이를 위해, (약 2 L 정도의) 대량의 투석액이 복강 내로 주사된다. 노폐물과 다른 과량의 전해질들은 혈장에서 복막을 통해 투석액으로 빠져나오며, 이 투석액은 하루에 두세 번 교체한다. 이 방법은 투석을 하는 동안 정상적인 활동을 할 수 있도록 한다. 일부 복막 투석 시스템은 환자가 자고 있는 야간에 자동으로 투석을 할 수도 있다.

막(복막이나 인공 투석막)을 가로지르는 용질의 이동은 몇 가지 요인에 의해 달라진다(박스 2.5의 확산에 대한 설명을 참조). 막을 통한 수동 확산 속도는 농도 구배, 막의 종류, 막의 두께 및 용질의 크기에 의해 결정된다. 확산 속도는 박스 2.5에 나타난 수식을 확장하여 예측할 수 있다.

$$J_y = -D\frac{dc}{dy} \tag{15.7}$$

J_y는 유속(flux)이며, 단위 면적당 질량(혹은 몰)의 속도로 나타난다. 따라서 유속의 일반적인 단위는 g/s-cm^2 또는 mole/s-cm^{2}이다. 식 15.7은 그림 15.9C에 있는 좌표계를 기준으로 만들어졌고 여기서 x축 방향은 혈액이 닿는 막을 따라서 입구에서 출구까지의 거리를 나타내고 y축 방향은 혈액에서 투석액 방향으로 막을 통과하는 거리를 나타낸다. 그러므로 J_y는 혈액에서 투석액으로 움직이는 용질의 유속을 의미하고 혈중 용질 농도

가 투석액의 용질 농도보다 높으면 양의 값을 가진다. 고정된 막의 두께(Δy)를 통해 확산되는 경우, 확산 구배(dc/dy)는 다음과 같이 근사할 수 있다.

$$J_y \approx -D\frac{(C_{D,x} - C_{B,x})}{\Delta y} \tag{15.8}$$

식 15.8을 통해 다음과 같이 정의된 막의 투과도 K의 근삿값을 추정할 수 있다.

$$J_y = K(C_{B,x} - C_{D,x}) \tag{15.9}$$

그러므로 막 투과도(K)는 막 안에서 용질의 확산 계수(D)와 막의 두께(Δy)와 관련되어 있다.

$$K = D/\Delta y \tag{15.10}$$

식 15.8부터 15.10까지는 용질의 투석막에 대한 용해도를 반영하지 않았다. 대부분의 용질은 혈액이나 막 중 어느 한쪽에 더 잘 녹으며, 둘에 대한 용해도가 같은 경우는 거의 없다. 이러한 차이를 고려할 때 용해도는 다음과 같다.

$$K = \alpha D/\Delta y \tag{15.11}$$

α는 혈액에서의 용해도에 대한 막의 용해도의 비율이다. 막에서 용해도가 낮은 물질의 경우 막을 통과하는 속도가 느리다.

이 분석은 전체적인 물의 흐름이 없는 막에 대해서 적용된다. 막 재료가 초미세여과가 가능하다면 막을 가로지르는 정수압의 차이로 인한 물의 이동 또한 용질의 유속에 기여할 수 있다.

15.4 막 산소 공급기

지난 세기 중반 처음 수행된 이래, 개심 수술은 현재는 흔히 이루어지고 있다. 개심 수술은 심장 이식, 심장 판막 교체 혹은 관상동맥 우회술을 포함하는 시술을 위해서 환자의 심장이 완전히 드러나도록 여는 것으로, 미국에서는 **개심 수술**을 시행하는 병원이 1,000개 이상이다.

개심 수술은 **인공 심폐기** 혹은 **펌프식 산소 공급기**에 의해 가능해졌다(그림 15.11). 이러한 장치들은 **심폐 우회술(cardiopulmonary bypass)**이라고 하는 외과 수술에 사용된

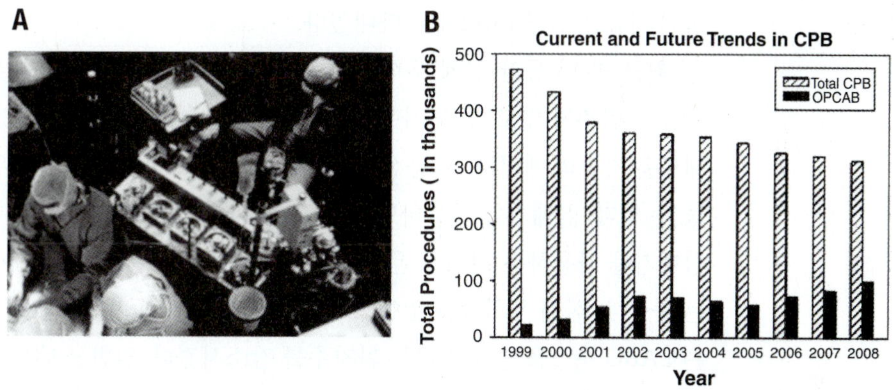

그림 15.11 인공심폐기. **A.** 심폐기를 이용하는 체외순환사(perfusionist)의 사진. 사진 제공: National Institutes of Health (color plate 참조). **B.** 매년 미국에서 행해지는 심폐 우회술(CBP) 횟수. 인공심폐기 미사용 관상동맥 우회술(OPCAB)의 횟수가 증가함을 보여준다.

다. 이 과정에서 심폐기는 혈액을 기계적으로 순환시키고 산소와 이산화탄소를 교환시켜 심장과 폐의 기능을 대신한다. 조용하고 안정적인 기계식 펌프는 혈액의 흐름을 만들고, 막 산소 공급기가 기체의 교환을 담당한다. 이러한 장치들은 외과의사가 혈액이 없고 움직이지 않는 흉부를 직접 관찰하기 위해서 심장을 멈춰야 할 때 환자의 생명을 유지하는 기능을 한다. 존 기번(Dr. John H. Gibbon)은 1953년도에 최초로 심폐기를 사용한 수술에 성공했는데, 이 수술을 통해 인간이 만든 기계가 심장과 폐의 기능을 대체하여 최소 26분 동안 인간의 생명을 유지시킬 수 있음을 증명했다.

7장과 8장에서는 심장과 폐가 혈액의 순환과 세포에 대한 산소 전달에서 하는 역할에 대한 배경 지식을 제공했다. 정상적이고 필수적인 장기들을 대체하는 심폐기의 전반

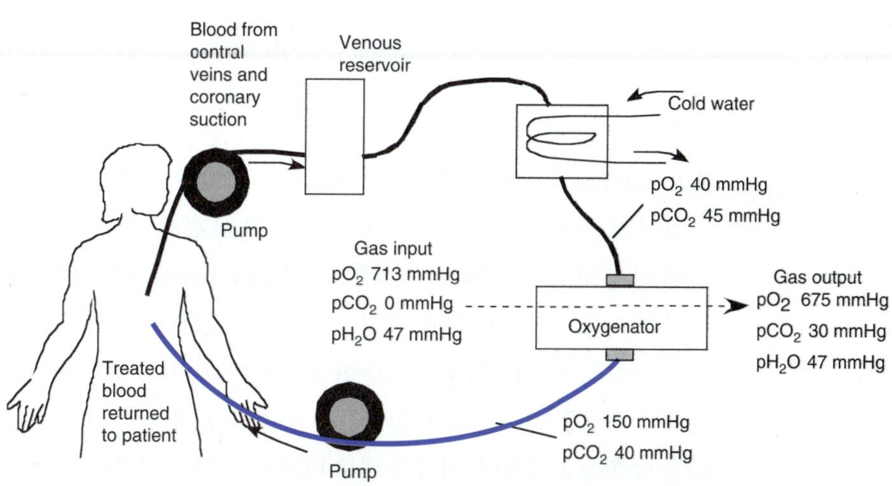

그림 15.12 인공심폐기를 이용한 심폐 우회술.

적인 기능은 그림 15.12에 나타내었다.

최근 몇 년 동안 심폐 우회술의 사례가 감소한 이유가 무엇일까?(그림 15.11) 심장 박동을 멈추지 않고 수술 가능한 새로운 수술 기법들이 개발되었기 때문이다. 이러한 새로운 기술의 예시로 "인공심폐기 미사용(off-pump)" 관상동맥 우회술(CABG) 수술을 들 수 있다. 심폐기를 사용하면, 위험 요소와 복잡성이 추가되기 때문에 사람들은 인공 심폐기를 사용하는 것이 좋은지, 혹은 사용하지 않는 것이 환자에게 더 좋은지 연구하는 중이다. 심폐 우회술을 없앤 또 다른 이유는 관상동맥 **스텐트**의 성공으로, 이 수술법은 CABG 수술을 필요로 하는 환자수를 감소시켰다. 일반 스텐트와 약물 방출형 스텐트 기술은 다음 절에서 서술할 것이다.

15.5 인공 심장

많은 사람들에게, 인간의 심장을 대체하는 합성물을 고안하는 것은 생체공학 분야에서 가장 중요한 목표이다. 과학자, 엔지니어 및 물리학자들로 이루어진 팀들은 인공 심장의 개발을 위해 서로 협력해왔다. 이식 가능한 대체 심장은 아직 존재하지 않지만 실질적인 진전은 있었다(그림 15.13).

인공 심장 개발의 초기 시도들은 심장 기능의 전부를 대체하는 장치를 개발하기보다는 이식 가능한 보조 장치를 개발하고자 했다. 인공 심실의 기능을 하는 DeBakey 튜브형 펌프는 폴리에틸렌테레프탈레이트로 보강된 실리콘으로 구성되었고, 1966년에 심장 판막 교체 후 심폐기를 사용하던 여성 환자에게 최초로 이식되었다. 수술 이후 그녀의 심장은 인공심폐기를 제거해도 괜찮을 만큼 충분한 성능을 가지지 못했다. 최대 1200 mL/min의 혈액을 흐르게 하는 **심실 보조 장치(ventricular assist device)**를 사용하여 그녀는 심폐기를 떼어낼 수 있었고 10일 동안 보조 장치의 도움을 받은 후 그녀의 심장은 기능을 회복했다. 오늘날 인공 심장과 심실 보조 장치들[혹은 좌심실 보조 장치(left ventricular assist device, LVAD)]은 여전히 이러한 방식으로 사용된다. 즉, 환자의 심장이 본연의 능력을 회복하기까지 환자를 보조하는 목적이다. 2011년 미국 FDA에 승인된 심실 보조 장치들(EXCOR® 또는 Berlin Heart)은 어린이들을 위해 제작되었고, 다양한 크기로 제작되었으며, 심장 이식수술의 교두보 역할을 하고 있다. 어떤 경우에는 보조 장치의 보조로 심장의 기능이 회복되기도 한다. 임상 연구 결과 Berlin Heart가 기존에 심부전증 말기의 소아 환자들을 보조하던 체외 막 산소 공급기(ECMO)에 비해 더 나은 예후를 보였으며, 이를 토대로 FDA의 승인을 얻었다.

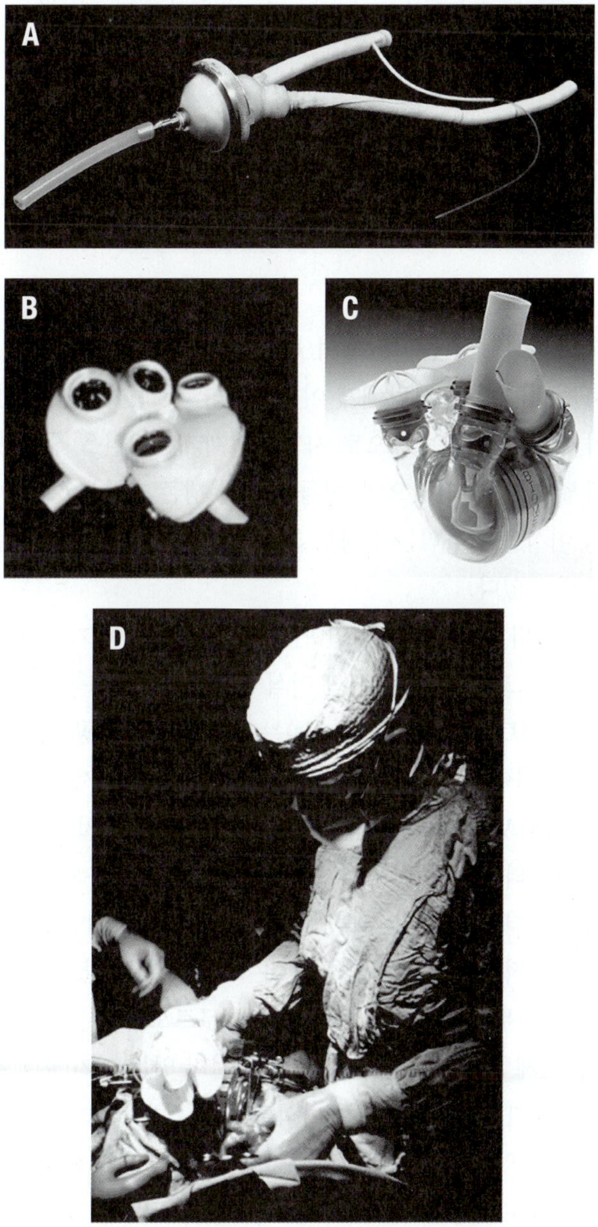

그림 15.13

인공 심장과 심실 보조 장치. **A**. DeBakey의 심실 보조 장치(1966년경). Used with permission from the Howard Hughes Medical Institute, Copyright(1998). **B**. 자빅(Jarvik) 7 완전 이식 가능한 인공 심장으로 외부 공기 펌프에 의해 작동된다. 사진 제공: National Institutes of Health. **C**. 이식용 AbioCor. 이미지 제공: Abiomed. **D**. Liotta-Cooley 인공 심장. Reprinted with permission from Macmillan Publishers Ltd: Cooley, DA. The total artificial heart. *Nature Medicine.* 2003;9:108-111.

인간 심장의 기능을 완전히 제공하는 기계를 만들기 위한 노력도 있었다. 침대에서 사용하는 커다란 인공 심장은 휴스턴에서 1969년에 처음으로 사용되었는데, 이 장치는 도밍고 리오타(Domingo Liotta)가 설계하였고, 환자인 해스켈 카프(Haskell Karp)가 심장이 없는 상태로 심장 공여자가 나올 때까지 63시간 동안 연명할 수 있게 했다. 최초의 영구적인 완전 인공 심장인 자빅(Jarvik) 7은 폴리에틸렌 테레프탈레이트 재질에 폴

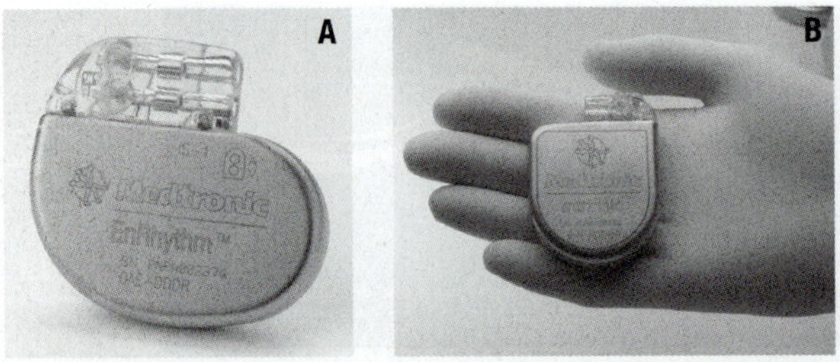

그림 15.14

A. Medtronic EnRhythm® 페이스메이커. **B**. Medtronic Intrinsic® 인공 심박 제세동기 (cardioverterdefibrillator, ICD). 사진 제공: Medtronic, Inc.

리우레탄 가로막으로 만들어졌으며 1982년에 처음으로 윌리엄 C. 드브리스(William C. DeVries) 박사에 의해 사람에게 이식되었다. 첫 번째 환자였던 바니 클라크(Barney Clark)는 기기로 인한 합병증으로 사망하기까지 112일을 생존했다. 자빅 7의 이식은 1980년대에 몇 건이 더 있었으며, 이들의 최장 생존 기간은 620일이었다. 자빅 7의 여러 버전은 심장 이식을 기다리는 심장병 환자들에게 생명을 유지하는 역할을 하기 위해 계속해서 사용되고 있다.

일부 새로운 디자인은 영구적인 인공 심장 대체물이 가능할 것이라는 희망을 제기하고 있다. 아비오코(AbioCor) 완전 이식 심장은 2001년 최초로 인간에게 사용되었다. 이식을 받은 로버트 툴스(Robert Tools)는 151일 동안 인공 심장으로 생존했다. 아비오코는 더 많은 환자에게 이식되어 심장 이식술 이전에 환자들이 생존할 수 있도록 미국 식품의약품국(FDA)의 승인을 얻을 예정이다. 이러한 장치는 비싸고, 환자들은 이식 후 전방위적인 병원의 케어를 받아야 하기 때문에 널리 사용되지 않을 수 있다. 또한 인공 심장을 설계하는 데는 여전히 기술적인 장애들이 있다. 지금까지 시험된 모든 기기들은 외부로부터 지속적으로 전원이 공급되어야 하며, 이는 환자가 전원 공급 장치 또는 자주 충전해야 하는 무거운 배터리 근처에만 머무르도록 만든다. 아비오코는 체내에 완전히 이식되어, 신체 외부로 통하는 튜브나 전선이 있는 기기에서 발생할 수 있는 감염의 위험성을 줄여준다. 그러나 완전히 이식된 장치조차도 혈액과 광범위하게 접촉하는 합성물질을 가지고 있는데, 이런 물질로 인해 인공 심장의 챔버 내부에서 발생하는 혈액 응고는 뇌졸중을 유발할 수 있다.

LVAD와 인공 심장 이외에도 심장병 환자들의 생명을 연장시키는 데에 일상적으로 사용하는 많은 종류의 인공 장치들이 있다. 1952년 샤를 A. 후프나겔(Charles A. Hufnagel)은 금속 소켓에 플라스틱 볼로 구성된 심장 판막을 이식했다. 인공 심장 판막은 판막 질환을 가진 환자에게 흔하게 사용되고 있는데, 완벽하지 않지만 수십 년간은 사용할 수 있다. 이식 가능한 페이스메이커도 1950년대에 개발되었다. 페이스메이커와 현재 이식형 심장 제세동기(implantable cardioverter-defibrillators, ICDs)는 심장의 전기

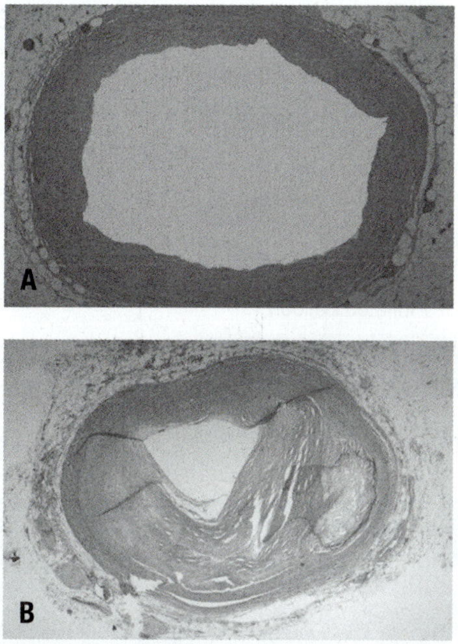

그림 15.15

정상(**A**) 및 환자(**B**)의 관상동맥 이미지. 동맥에 병이 있는 경우 근육층의 두께가 증가하고 내강의 면적이 줄어든다. 사진 제공: WebPath, courtesy of Edward C. Klatt MD, Mercer University School of Medicine.

적 자극을 조절할 수 있는 복잡한 장치이다(그림 15.14). 페이스메이커와 ICD의 디자인들은 수십 년간 지속적으로 개선되어 왔으며 둘 다 환자의 수명을 연장시키는 것이 입증되었다. 미국에서만 200만 개 이상의 페이스메이커와, 40만 개 이상의 ICD가 1990년부터 2002년까지 이식되었으며(6), 전 세계적으로 수백만 개의 이식형 기기들이 이용되고 있다.

관상동맥의 개통성 상실(그림 15.15)은 심장 근육으로 가는 혈액의 부족을 유발하며, 혈액 부족이 심각해질 경우 심근 경색(즉, 심장마비)이 일어난다. 관상동맥 질환은 세계적으로 가장 중대한 사망 원인 중 하나이다. 이때 사용되는 혈관 스텐트는 혈관을 기계적으로 보조하는 관형 장치로, 카테터를 사용해서 관상동맥에 삽입된다. 최근 스텐트는 혈관 성형술과 함께 사용되는데, 혈관 성형술이란 협착되어 좁아진 혈관의 직경을 풍선을 이용해서 팽창시켜주는 시술이다(그림 15.16). 혈관 성형술에서 스텐트를 설치하면 혈관을 열린 상태로 더욱 오래 유지할 수 있으며, 이는 치료의 결과로 얻어진 혈행 개선 효과를 더 오래 유지하게 해준다. 일반적으로 금속으로 만들어진 스텐트(bare metal stent)는 스텐트 주변의 재협착 또는 상처 조직의 증식으로 인해 혈관 직경이 다시 줄어들 수 있다는 문제점을 갖는다. 이때 주로 스텐트에 약물 방출 고분자 코팅을 통해서 지속적인 약물 방출이 가능하도록 하는데, 약물 방출 스텐트라 하며, 재협착을 방지하는 약물을 천천히 방출하는 능력을 갖는다. 재협착을 예방하는 기계적인 기능과 함께 약물 전달 기능까지 합쳐진 스텐트는 혈류를 더욱 오래 유지할 수 있게 해준다. 약물 방출 스텐트는 환자 치료와 의료 장비 설계의 발전을 보여주고 있다. 이미 여러 세대의 장비들이 의료 목적으로 개발되었고, 기술의 발전은 향후 더 효율적이고 안전한 기기들의 개발을 약속한다.

15.6 바이오 하이브리드 인공 장기

앞 절에서 설명한 것은 주로 고분자, 전자 소자, 금속 등의 인공적인 재료들로 이루어진

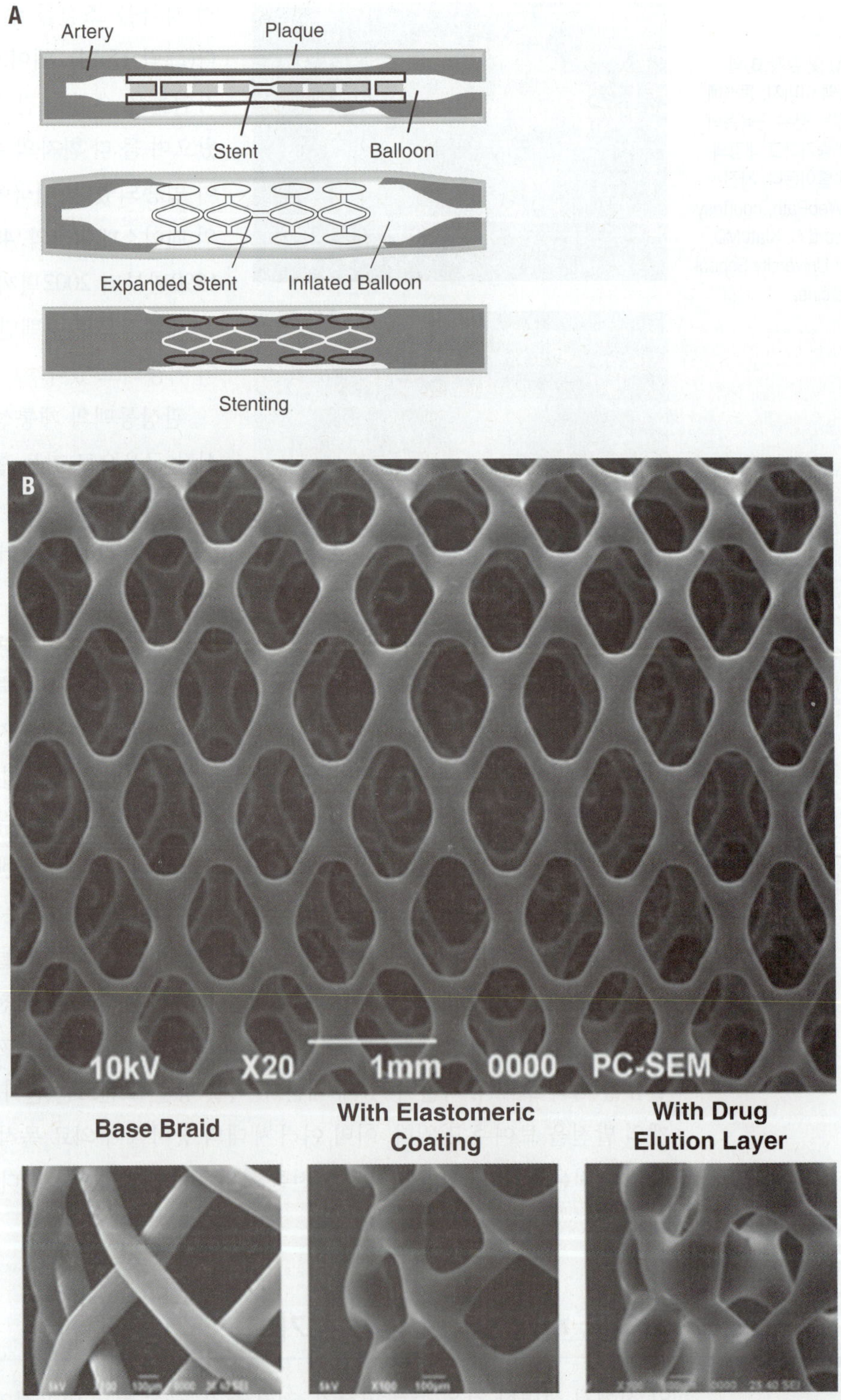

그림 15.16

혈관 성형술 과정에서의 약물 방출 스텐트의 이식. **A**. 스텐트는 펼치기 전에 카테터와 함께 동맥으로 들어간다. 스텐트에 설치된 풍선이 부풀어 오르면 스텐트가 혈관 벽까지 확장된다. 풍선이 수축되고 카테터가 빠져나오면서 스텐트는 그 자리에 남게 된다. **B**. 최신의 스텐트에서는 금속이 분해성 고분자로 완전히 대체되었다. 또한 탄성을 가진 재료로 만든 스텐트는 스스로 혈관을 팽창시킬 수 있어서 풍선을 사용할 필요가 없어졌다. 이 이미지들은 분해성 고분자 층으로 구성된 STANZA® 약물 방출 분해성 지지체(drug-eluting resorbable scaffold, DRS) system를 보여준다. 중심의 뼈대는 기계적인 강도를 제공하고, 그 바깥에는 탄성을 가진 층과, 약물을 방출하는 층이 코팅되어 있다. 사진 제공: 480 Biomedical, Inc.

인공 장기들이었다. 이와 유사하게 11장과 13장에서는 기계식 펌프와 바이오센서를 사용하는 인공 췌장에 대해서 설명했다. 그러나 생물학적인 구성요소, 특히 세포의 활동을 돕는 합성 물질들로 인공 장기를 만드는 방식 역시 존재한다. 이러한 접근으로 만들어진 장치들은 생체적인 구성요소의 역할을 강조하기 위해 **바이오 하이브리드 인공 장기(biohybrid artificial organs)**라고 부른다.

바이오 하이브리드 인공 장기는 많은 특성들을 조직공학 분야(13장)와 공유하기 때문에, 많은 문헌에서 함께 다뤄지곤 한다. 그러나 두 분야 간에는 중요한 차이점이 존재한다. 바이오 하이브리드 인공 장기 디자인의 목적은 혈액 투석과 같은 체외 장치를 개발하는 것이다. 이 접근법은 생체 조직과 완전히 동화될 수 있는 이식용 시스템 개발을 목적으로 하는 조직공학과는 다르다. 바이오 하이브리드 인공 장기와 혈액 투석은 접근 방식이 유사하기 때문에, 이 장에서 함께 다루게 되었다.

15.6.1 당뇨병에 대한 세포 기반 치료

사람의 건강에서 췌장이 하는 역할에 대해서는 7장에서 다루었다. 췌장은 상복부의 등쪽, 위의 뒤쪽에 있는 장기이다. 췌장의 주요 기능 중 하나는 인슐린을 생성하고 혈액으로 분비하는 것이다. 인슐린은 췌도라고 하는 세포 응집체 내에 존재하는 베타 세포에 의해 생성된다(그림 15.17). 인슐린은 단백질 호르몬으로 순환계를 통해서 전신으로 퍼진다. 인슐린은 혈당을 조절하고 세포 표면의 인슐린 수용체와 결합하여 세포 내 포도당 농도를 조절한다(6장 참조).

당뇨병은 흔하면서도 심각한 질병으로, 적정한 양의 인슐린을 생산하지 못하거나(1형 당뇨) 혹은 인슐린 대사 기능의 문제로(2형 당뇨) 발생한다(2형 당뇨는 인슐린 생성 저하와 함께 나타난다). 2013년 미국인의 9.3%가 당뇨를 가지고 있었으며 매년 발병률이 증가하고 있다. 많은 당뇨병 환자들은 매일 혈당 수치 조절을 위해 인슐린 주사를 맞아야 한다. 현재는 혈당 조절을 잘하면 당뇨의 심각한 부작용인 심장병, 실명, 신부전 및 신경계 질환 등의 위험이 줄어들어 수명이 연장된다는 것이 알려져 있다.

질병의 발병률과 심각성, 인슐린 주사를 통한 혈당 조절의 어려움 때문에 많은 생체공학자들은 당뇨병을 치료할 새로운 방법 개발에 매진하고 있다. 11장과 13장에서 설명한 착용 혹은 이식형 인슐린 펌프는 인슐린 약물의 전달 효과를 향상시키기 위한 기술의 예 가운데 하나이다.

췌장에서 분비된 인슐린은 세포 간의 상호 작용과 분자 신호 체계에 생리학적으로 포함되어 있다. 인슐린은 췌장의 세포에서 분비되며, 인슐린의 분비 속도는 혈중 포도

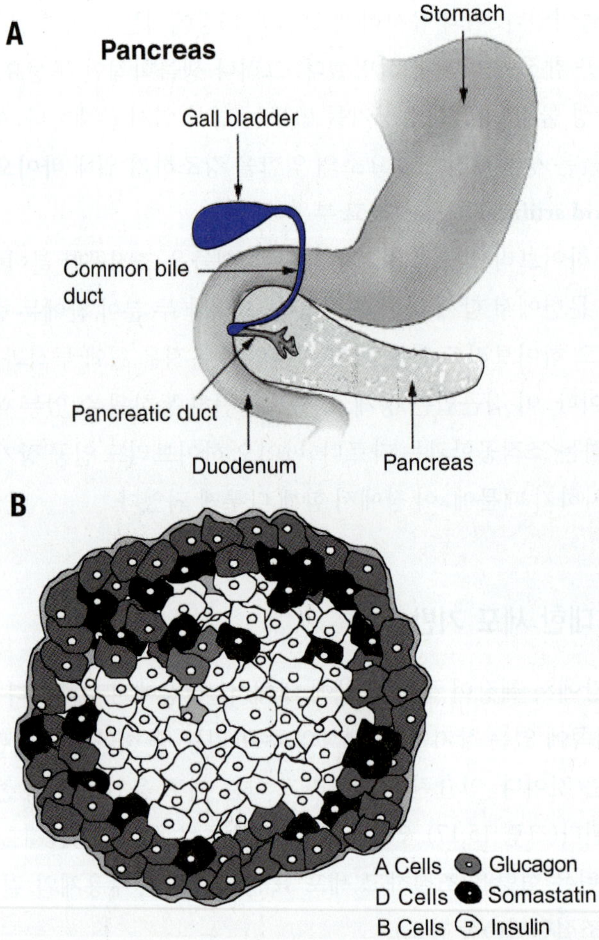

그림 15.17

췌장의 위치와 구조. **A**. 췌장은 복부 뒷벽을 따라 위의 뒤편에 있다. 췌장관을 통해 췌장의 소화액을 장으로 분비한다. 외분비 췌장에는 약 100만 개의 세포가 뭉쳐 섬을 이루고 있다. **B**. 각각의 섬은 글루카곤(A 세포)과 인슐린(B 세포 또는 베타 세포)을 분비하는 세포를 가지고 있다.

당 농도에 의존한다. 신체의 다른 세포들은 포도당을 저장하며, 이들이 혈액에서 포도당을 제거하는 속도는 인슐린의 농도에 의존한다. 이 기능은 개념적으로 간단하기 때문에 대부분의 당뇨병 환자들은 주기적으로 일정량의 인슐린을 투여함으로써 혈당을 조절할 수 있다. 인슐린을 맞는 간격과 주사량은 혈중 포도당의 농도를 추측하거나 측정하여 결정하는데, 혈당량을 적절하게 유지하기 위해 필요한 양의 인슐린을 주사하는 방식으로 췌장의 기능을 대신하게 된다.

인슐린 투여 치료는 많은 환자들에게 효과적이지만 완벽하지는 않다. 정상 췌장은 지속적으로 혈중 포도당 농도를 감지하여 인슐린을 분비하는데, 인슐린 투여는 이런 어려운 조절 없이(즉 인슐린 필요 여부에 대한 지속적인 감지 없이) 췌장 기능을 모방한다. 당뇨병 환자들은 이로 인한 부작용을 가지고 있으며, 또한 인슐린 투여는 췌장의 다른 기능을 제공하지는 않는다.

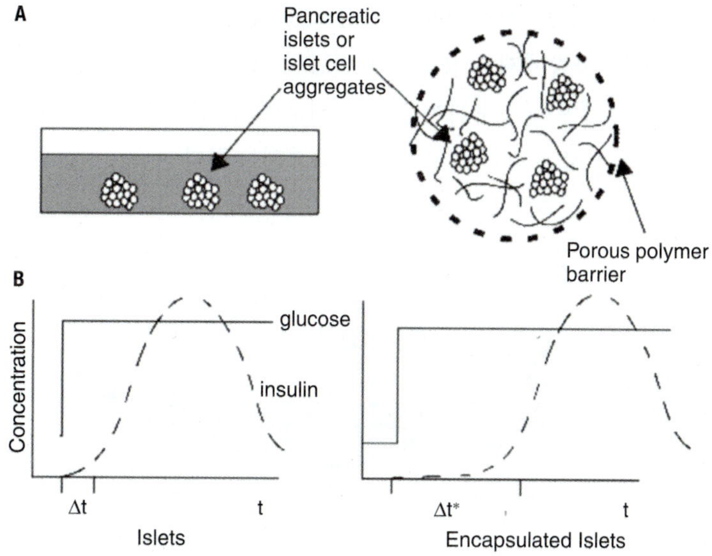

그림 15.18

포도당 농도 상승에 반응하여 췌장 세포는 인슐린을 분비한다. **A**. 췌장 섬 세포는 췌장에서 분리해서 세포 배양할 수 있고, 더 나아가서 고분자로 캡슐화할 수도 있다. **B**. 정상적인 배양 환경을 유지할 때 시간에 따른 인슐린의 분비 반응은 정상적이지만, 세포를 캡슐화했을 때는 추가로 시간의 지연이 있다.

췌장의 특정 세포들은 포도당의 농도를 감지하고 인슐린을 분비한다. 정상적인 췌장에서는 이러한 세포들이 췌도(또는 랑게르한스 섬)에 분포되어 있다(그림 15.17). 췌장에서 이 부분을 분리해서 적절한 배양조건을 유지해주면 이 세포들은 정상적인 기능 상태를 유지할 수 있고, 포도당 농도가 올라가면 그에 반응하여 인슐린을 분비한다(그림 15.18).

인공 췌장은 정상 췌장 세포들을 기능적 단위로 사용할 수 있다. 예를 들어, 랑게르한스 섬 세포들을 중공섬유 혈액 투석 장치와 개념적으로 유사한 장치에 넣을 수 있다(그림 15.19). 이 경우 췌장 세포들은 혈중 포도당 농도에 노출되지만 혈액 세포들과 단백질에 의한 면역반응으로부터는 보호받는다.

이러한 개념을 실제 임상적으로 사용할 수 있는 구조로 옮기는 데에는 많은 노력이 필요했다. 이식형 바이오 하이브리드 인공 췌장의 설계 중 하나는 직경 9 cm, 높이 2 cm, 무게 50 g의 원통형 아크릴 하우징을 사용하며, 안에는 길이 30–35 cm, 내경 5–6 mm이고 벽 두께 120–140 μm의 꼬인 관 형태의 막이 포함되어 있다(그림 15.20). 이 막은 혈관과 연결하기 위해 일반적인 6 mm PTFE 이식편에 이어져 있다. 이러한 구조로 총 단면적이 60 cm^2이고 총 부피 5–6 mL의 세포를 포함한다. 췌장 세포들은 한천에 분산된 상태로 장치 안에 심어진다. 인슐린 생성 능력을 생체 외부에서 시험한 결과, 1–2 × 10^5개의 개 췌도 세포를 넣었을 때, 장치 안의 세포들은 포도당 농도 변화에 반응하여 약 21분 내로 인슐린을 생산하는 기능을 수개월 동안 유지할 수 있었다. 췌장이 제거된 개에게 이 장치를 이식했을 때 인슐린 요구량이 0으로 줄어들었고 공복 혈당 수준이

250 mg/mL에서 150 mg/mL으로 감소했다.

그러나 사람에게 사용하기에 적합한 크기로 개발하는 것은 쉬운 일이 아니다. 적절한 췌도의 세포를 확보하는 것도 어려우며, 관 안쪽 또는 환자의 혈관과 장치의 연결 부위에서 일어나는 혈액 응고 문제를 해결해야 한다.

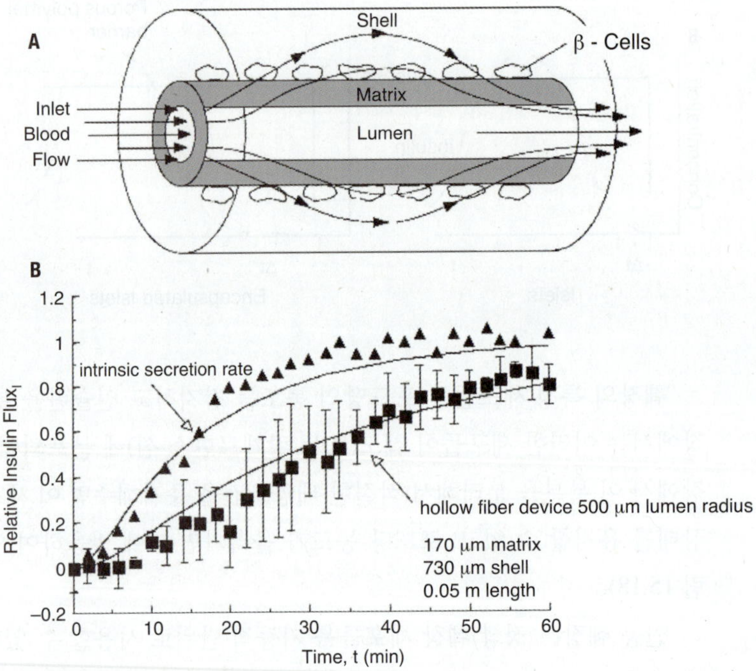

그림 15.19 중공섬유 바이오 하이브리드 인공 췌장의 디자인. **A**. 췌장 세포는 중공섬유 장치의 외벽에 있고 혈액은 섬유 안에서 흐른다. **B**. 췌장 세포들은 혈액에 직접적으로 접촉했을 때보다 느리지만 혈중 포도당 농도에 따라서 지속적으로 장치를 통해서 인슐린을 분비한다.

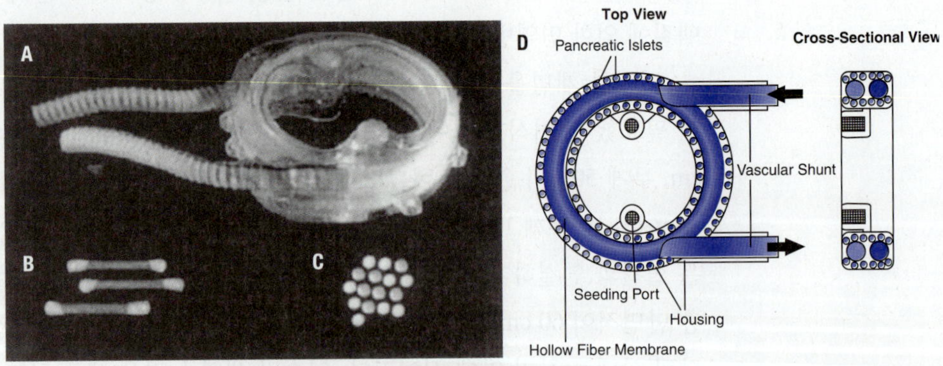

그림 15.20 임상의 바이오 하이브리드 인공 췌장의 디자인. 왼쪽: 혈관 이식(**A**), 막 확산 챔버(**B**), 마이크로캡슐(**C**) 형태로 세포를 고정한 장치. Reprinted with permission from Lanza RP, Hayes JL, Chick WL. *Nat Biotechnol*. 1996;14:1107–1111. **D**. 이식용 인공 혈관 장치의 개략도. Original drawing adapted from Sullivan SJ, Maki T, Borland KM, Mahoney MD, Solomon BA, Muller TE, et al. *Science*. 1991;252:718–721.

일부 생체공학자들이 췌장 세포와 합성 재료들을 이용하여 바이오 하이브리드 신장을 제작하는 동안, 다른 생체공학자들은 췌장 세포를 직접 당뇨병 환자들에게 이식하는 기술을 개선해왔다. 이식된 세포들은 고분자 재료로 캡슐화되어 주변과 분리되고 면역계로부터 보호받는다(그림 15.18, 그림 15.20 참조). 면역계로부터 적절히 보호를 받는다면, (돼지 등) 다른 종의 췌도 세포를 이식하여 인간의 혈당을 지속적으로 조절할 수도 있다.

충분한 수의 췌도 세포가 이식되면 인간 췌도 세포들은 인체 내에서 생존하며 기능을 할 수 있다는 것 역시 알려져 있다. [캐나다의 에드먼턴(Edmonton)에서 개발되었기 때문에] 에드먼턴 프로토콜(Edmonton protocol)이라고 알려진 기술은 채취한 췌장 세포를 간 문맥을 통해 간으로 주입하는 것이다(그림 15.21). 표 15.4는 인간 환자에 대한 췌장 이식의 초기 결과를 정리한 것이다. 기술은 아직 널리 상용화되지 않았지만 이 분야의 발전은 고무적이다. 이 기술의 상용화를 막는 장벽은 췌장 세포를 인간 기증자에게

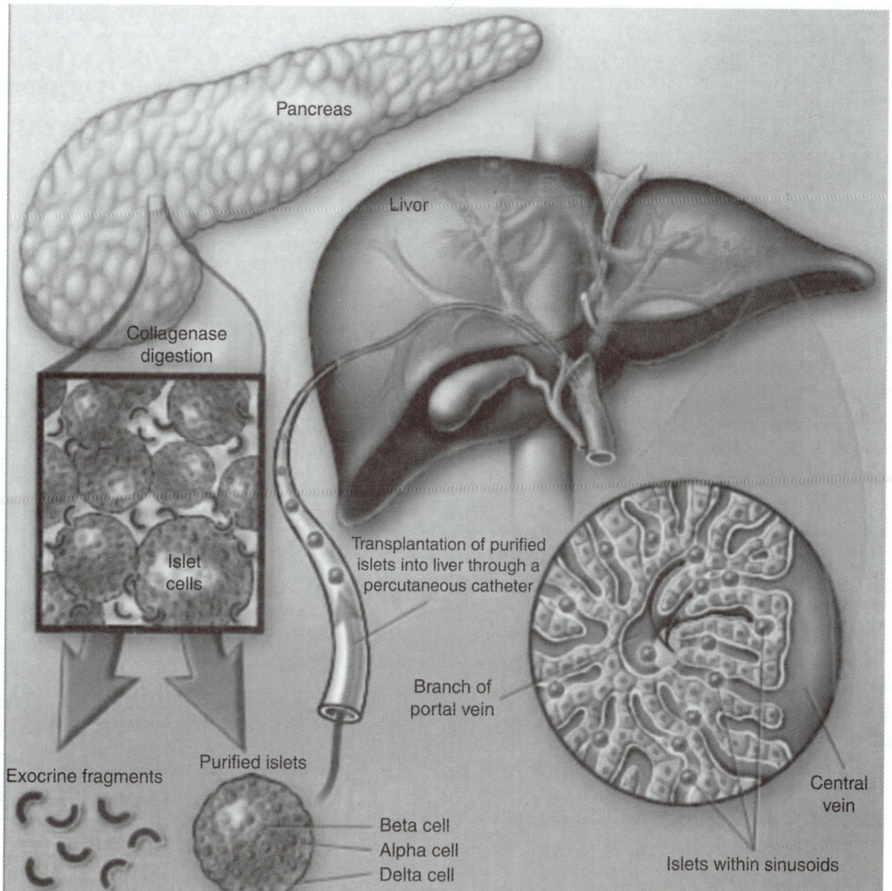

그림 15.21

췌도 이식. 췌장은 기증자로부터 얻어진다. 췌장을 콜라겐 분해 효소(collagenase)로 처리하여, 주변의 외분비 조직으로부터 췌도 세포들을 분리한다. 분리된 췌장 세포들은 대부분 알파와 베타 세포이고 세포 파편을 제거하여 정제한다. 정제된 췌장 세포들은 문맥에서 간으로 연결된 카테터 내로 주입하여 간으로 이동한다. 그림 및 설명 출처는 Robertson RP, *N Engl J Med*. 2004;350:694–705. Copyright © Massachusetts Medical Society. All rights reserved. (color plate 참조)

표 15.4 췌도 이식에 대한 연구들

연구	보고된 연도	피이식자의 수 및 이식된 양	결과
Largiader *et al.*	1980	피이식자 1명에게 200,000개의 췌도가 포함된 췌장 조각 이식	9.5개월 후 정상 포도당 농도와 인슐린 비의존성을 회복.
Scharp *et al.*	1990	피이식자 1명에게 800,000개의 췌도 이식	22일 후 인슐린 비의존성 회복.
Tzakis *et al.*	1990	상복부 내용물 제거술을 받은 당뇨병이 없는 암환자 9명에게 205,000-746,000개의 췌도 이식	
Warnock *et al.*	1991	피이식자 1명에게 611,000개의 췌도 이식	3개월 후 인슐린 비의존성 회복.
Scharp *et al.*	1991	9명의 환자에게 체중 1 kg당 6,161 ± 911에서 13,916 ± 556개의 췌도 이식	3건의 이식은 실패했으며, 4명은 최장 10개월 동안 측정 가능한 양의 C-펩티드가 검출되었으나 인슐린 의존, 2명은 1-5개월 동안 정상 포도당 농도와 인슐린 비의존성을 보였음.
Warnock *et al.*	1992	피이식자 4명에게 261,000-896,000개의 동결보관된 췌도 이식	3명은 1-8개월 동안 측정 가능한 C-펩티드 농도를 보였으나 인슐린 의존, 1명은 1년 동안 인슐린 비의존성을 회복.
Gores *et al.*	1993	피이식자 2명에게 502,000-528,000개의 췌도 이식	1명은 9개월 후 측정 가능한 양의 C-펩티드가 검출되었으나 인슐린 의존성, 1명은 8개월 후 정상 포도당 농도와 인슐린 비의존성을 회복.
Soon-Shiong *et al.*	1994	피이식자 1명에게 678,000개의 캡슐화된 췌도 이식	9개월 후 정상 포도당 농도와 인슐린 비의존성을 회복.
Carroll *et al.*	1995	상복부 내용물 제거술을 받은 당뇨병이 없는 암환자 1명에게 이식	3년 후 정상적인 당화 헤모글로빈 수치와 인슐린 비의존성을 회복.
Luzi *et al.*	1996	피이식자 15명에게 98,587-1,294,125개의 췌도 이식	8명은 1.4 ng/L 이상의 C-펩티드 농도를 보였음. 4명은 1-8개월 후 5.6%에서 7.2%의 당화 헤모글로빈 수치와 인슐린 비의존성을 보였음.
Alejandro *et al.*	1997	피이식자 8명에게 478,000-1,271,000 당량의 췌도 이식	2명은 1개월 후 인슐린 비의존성을 보였고, 2명은 6년 후 인슐린 비의존성을 회복했으며, 모두 정상적인 당화 헤모글로빈 수치를 보였음.
Secchi *et al.*	1997	피이식자 20명에게 체중 kg당 3,461-14,488 당량의 췌도 이식	9명은 측정 가능한 C-펩티드 농도를 보였으며, 인슐린 의존도가 낮아짐. 6명은 3-11개월 후 인슐린 비의존성을 보였으며, 1명은 48개월 후 인슐린 비의존성을 회복함. 모두 정상적인 당화 헤모글로빈 수치를 보였음.
Keymeulen *et al.*	1998	피이식자 7명에게 체중 kg당 2,100-5,300 당량의 췌도 이식	3명은 1년 후 측정 가능한 농도의 C-펩티드 농도를 보임. 2명은 1년 동안 정상적인 당화 헤모글로빈 농도와 인슐린 비의존성을 회복.

표 15.4 췌도 이식에 대한 연구들 (계속)

연구	보고된 연도	피이식자의 수 및 이식된 양	결과
Oberholzer *et al.*	2000	피이식자 13명에게 199,000-863,000개의 췌도 이식	모든 사람들이 3개월 이상 측정 가능한 C-펩티드 농도를 보임. 8명 중 5명은 1년 이상 측정 가능한 C-펩티드 농도를 보임. 2명은 4개월과 36개월에 인슐린 비의존성을 보였음.
Shapiro *et al.*	2000	피이식자 7명에게 11,546 ± 1,604개의 췌도 이식	모든 사람들이 4-15개월에 인슐린 비의존성을 보였으며, 6개월 후 5.7 ± 0.2%의 당화 헤모글로빈 수치를 보임.
참고: Robertson RP. New England Journal of Medicine. 2004;350:694-705에서 발췌. 자료의 정확한 출처는 이 문헌에서 찾을 수 있다. 에드먼턴 프로토콜을 이용한 췌도 이식의 첫 사례에 대한 논문은 Shapiro AM, Lakey JR, Ryan EA, Korbutt GS, Toth E, Warnock GL, et al. New England Journal of Medicine. 2000;343:230-238 참조.			

의존하며, 사용 가능한 기증자의 조직이 부족하다는 점이다. 하지만 이러한 문제는 생체공학자와 세포 생물학자, 면역학자 및 내과 의사의 공동 작업을 통해 해결할 수 있을 것이다.

15.6.2 인공 간

급성 간부전은 매우 위급하고 치명적인 상황을 만들어낸다. 환자들에게서는 황달, 혈액 응고 장애 및 뇌병증이 급격하게 진행되며 50-80%가 사망으로 이어진다. 간은 병리적인 상태에서 재생할 수 있으며, 많은 경우 실제로 재생하지만, 불행히도 병의 진행이 재생보다 빠르게 진행되는 경우가 더 많으며, 환자들은 재생 전에 사망하게 된다. 신진대사, 합성 및 간의 조절 기능 상실은 다중 기능 부전으로 이어진다. 현재까지 유일한 치료법은 간 이식이며 1년 생존율은 70% 이상이다. 췌장 이식과 마찬가지로, 기증자의 수가 제한적이기 때문에 간 이식 수술은 드물고, 많은 환자들이 간 기증자를 기다리다가 사망한다. 급속히 진행되는 병을 가진 환자를 돕기 위한 기술이 필요한 상황이다.

간 이식을 기다리는 환자들을 일시적으로나마 보조하기 위해서 동물 간을 통한 생체 외 관류 등의 특별한 노력들이 있었다. 이종관류는 1965년에 간부전 환자에게 처음으로 사용되었다. 돼지 간 관류에 관한 연구를 통해 이 치료가 혈청 빌리루빈과 암모니아 농도를 줄일 수 있고 간성뇌증(hepatic encephalopathy)을 완화시킬 수 있다는 것을 확인했다. 하지만 이 접근법은 관류에 사용하는 간이 필수 기능을 몇 시간밖에 유지할 수 없기 때문에 제한적이다. 간 기능 보조에 관한 다른 접근법들은 숯을 이용한 혈액관류

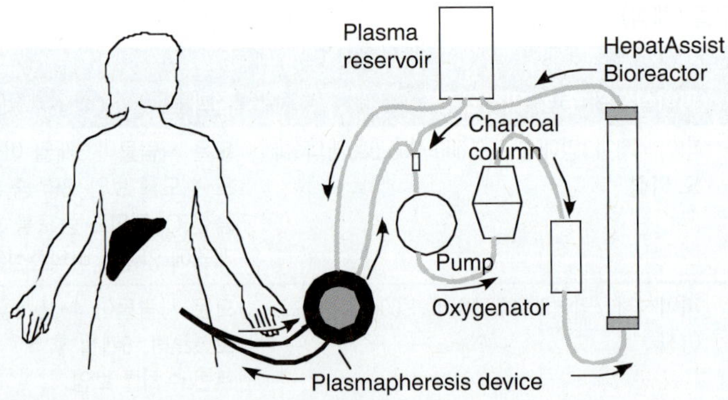

그림 15.22

바이오 하이브리드 인공 간.

법(charcoal hemoperfusion), 혈장분리교환법(plasmapheresis), 혈액 투석(hemodialysis) 그리고 동물과의 교차 순환 등이 있다(자세한 내용은 참고문헌 3을 참조).

바이오 하이브리드 인공 신장을 만드는 데 사용된 접근법들이 인공 간을 만드는 분야에도 비슷하게 적용된다. 인간의 간모세포종의 분화를 통해 얻은 간세포 또는 돼지의 간세포를 이용하는 네 가지 이상의 인공 간 기능 보조 장치들이 임상에서 시험되었다. 이러한 시스템 중 하나는 돼지 간세포와 중공섬유 반응기, 목탄 기둥 두 개, 막 산소 공급기와 펌프로 구성되었다(그림 15.22). 혈액은 혈장분리교환을 거치고, 분리된 혈장에 HepatAssist™ (Arbios) 처리를 한다. 미국에서 11개, 유럽에서 9개의 병원에서 총 171명의 환자를 포함한 초기 임상 실험에서 HepatAssist™ 장치는 모든 간 질환에 대해서 좋은 결과를 보여주지는 않았다. 그러나 특정한 간 기능 부전 환자에 대해서는 성공적이고 안전한 결과를 보였다.

간세포 이식도 테스트되었지만 췌장세포 이식만큼 빠르게 진척이 일어나지는 못했다. 그림 15.23에 나타난 흥미로운 초기 실험 결과들 중 하나는 간세포 이식이 특정 상황에서 효과가 있을지도 모른다는 점을 암시하고 있다. 이 경우 간세포는 이식에 앞서 고분자 미립자의 외부에 부착되었다.

요약

- 과학자들은 질병이나 부전이 생긴 장기를 대체할 방법을 모색해왔고 20세기 후반에는 인공 신장, 심장 및 췌장에 대해서 많은 발전이 있었다.
- 생체재료들은 인공 장기 디자인에서 중요한 부분을 차지한다. 완벽하게 생체 적합한 재료는 아직 알려져 있지 않지만 적은 부작용으로 정상적으로 기능하는 재료들은 많

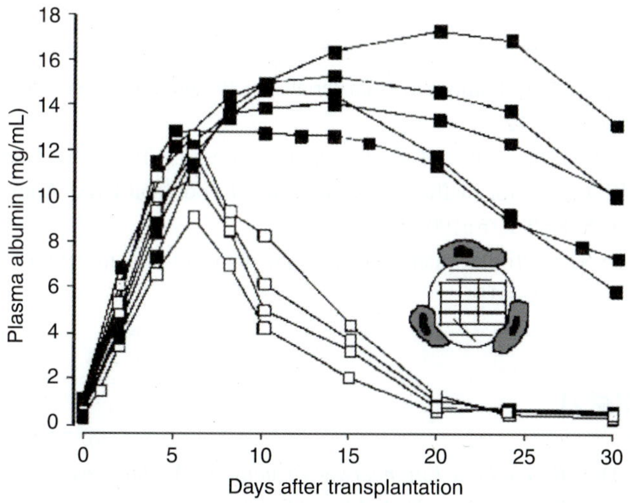

그림 15.23 간세포를 부착한 미립자의 이식 이후의 알부민 생산량. Adapted from Figure 1 of Demetriou AA, Whiting JF, Feldman D, Levenson SM, Chowdhury NR, Moscioni AD, et al., Science. 1986;23:1190-1192. 그래프는 (자연적으로 알부민이 결핍된 쥐에) 이식된 세포들에 의한 알부민 생산량을 보여준다. 흰색으로 표시된 그룹은 면역억제를 하지 않은 동물 실험군을 나타낸다. 검은색으로 표시된 그룹은 이식된 세포들의 수명을 늘리기 위해 면역억제 처리한 동물 실험군을 나타낸다.

이 있다.

- 혈액과 접촉하는 재료에서 가장 중요한 생물학적 반응은 혈액 응고이며 이식형 재료에서는 이물질 반응(FBR)이다. 이러한 반응들의 기본 원리는 잘 알려져 있다.
- 생체재료와 분자 분리의 공학적인 원리를 기반으로 만든 혈액 투석은 의료 기법으로 받아들여지고 있으며, 많은 사람들의 생명을 연장시키는 방법으로 사용되고 있다.
- 합성 막을 통과하는 용질의 속도는 그 물질의 투과도(농도와 플럭스에 대한 정량적인 분석을 가능하게 한다)에 따라 정의된다
- 막 산소 공급기는 심장 수술에 혁명을 가져왔다. 환자의 심폐 기능을 일시적으로 대신하게 함으로써 의사들이 수술 부위를 직접 열어볼 수 있게 했다.
- 영구적인 인공 심장은 아직 존재하지 않지만 심장의 여러 기능을 대신할 수 있는 장치들은 많이 개발되었다. 인공 심장 판막, 페이스메이커, 스텐트, 인공 혈관의 개발은 다양한 심장 질환을 가진 환자들의 생명 연장에 지대한 공헌을 했다.
- 세포들은 인공 장기의 기능적 기초가 될 수 있으며 인공 췌장이나 인공 간의 디자인에 사용되었다.

참고문헌

1. Williams, DF. Definitions in biomaterials. In: *Progress in Biomedical Engineering*. Amsterdam: Elsevier; 1987:72.
2. Maisel WH, Moynahan M, Zuckerman BD, Gross TP, Tovar OH, Tillman DB, *et al*. Pacemaker and ICD generator malfunctions: Analysis of Food and Drug Administration annual reports. *JAMA*. 2006;**295**(16):1901–1906.
3. Munoz SJ. Diffi cult management problems in fulminant hepatic failure. *Semin Liver Dis*. 1993;**13**(4):395–413.

더 읽어보기

Cooney DO. *Biomedical Engineering Principles: An Introduction to Fluid, Heat and Mass Transport Processe*. New York: Marcel Dekker; 1976.

DeBakey ME. Development of mechanical heart devices. *Ann Thorac Surg*. 2005;**79**(6):S2228–S2231.

Galletti PM, Colton CK. Artifi cial lungs and blood-gas exchange devices. In: Bronzino J, ed. *Tissue Engineering and Artificial Organs*. Boca Raton, FL: CRC Press; 2006:1–19.

Gravelee GP, Davis RF, Kurusz M, Utley JR. *Cardiopulmonary Bypass: Principles and Practice*. 2nd ed. Philadelphia: Lippincott Williams & Wilkins; 2000.

Saltzman WM. *Tissue Engineering: Engineering Principles for the Design of Replacement Organs and Tissues*. New York: Oxford University Press; 2004.

핵심 개념 및 정의

개심 수술(open heart surgery): 심장 이식이나, 관상동맥 우회술 혹은 심장 판막 교체의 수술을 포함하여 심장을 완전히 외과의에게 보여주기 위해서 흉부를 완전히 여는 외과적인 과정.

대식세포(macrophages): 백혈구에서 유래된 세포로 몸속으로 침투한 외부 물질의 소화와 대식작용을 한다.

바이오 하이브리드 인공 장기(biohybrid artificial organs): 세포와 같은 살아 있는 생물학적 구성성분들의 활동을 보조하는 데 사용되는 합성 요소들로 만든 장기.

복막 투석(peritoneal dialysis): 신장 투석에 투석막을 사용하는 것처럼 환자의 복막(복강 내막)을 이용하는 투석.

봉합사(suture): 상처를 봉합하기 위해 사용되는 재료(보통 실이나 섬유), 한외 여과를 위해 서로 다른 조직과 닿을 수 있도록 조직층을 가져대고 봉합하는 데 사용한다.

색전(embolus): 혈액에 의해 운반되는 부유물로, 작은 혈관을 막을 가능성이 있는 고형 물질.

생체재료(biomaterial): "생체 시스템과 상호 작용하도록 만들어진 의료기기에 사용되는 살아 있지 않은 재료"(1).

생체 적합성(biocompatibility): "특정한 기능에 응용했을 때, 피이식체의 반응을 적절한 수준으로 유지한 채로 기능을 유지할 수 있는 재료의 능력"(2).

션트(shunt): 몸의 한 부분에서 다른 부분으로 유체가 움직이도록 하는 통로.

스텐트(stent): 혈관을 기계적으로 보조하는 튜브형 장치.

심폐 우회술(cardiopulmonary bypass procedure): 개심술을 행하는 와중에 사용되는 절차로 심폐기를 이용하여 혈액을 기계적인 힘으로 순환시키며, 혈액 내에서 산소와 이산화탄소를 교환하는 등 심장과 폐의 기능을 대신한다.

요소(urea): 탄소, 질소, 수소 및 산소를 포함하는 단백질 대사의 생성물로 오줌에서 흔히 발견된다.

응고 인자(clotting factors): 응고 캐스케이드에 참여하는 특수한 단백질들.

응고 캐스케이드(coagulation cascade): 혈병을 생성하는 연쇄적인 효소 의존적인 일련의 반응.

이물거대세포(foreign body giant cells): 대식세포의 융합으로 만들어지는 세포이며 인체에서 외부 물체를 둘러싸고 형성된다. 예를 들어 FBR 중에 일어난다.

이물질 반응(foreign body response, FBR): 외부 물체나 물질에 대해서 일어나는 장기적인 염증 반응.

인공 심폐기(heart-lung machine): 심장과 폐의 기능을 대체하는 기계로, 심폐 우회술 시술 도중에 기계적인 힘으로 혈액을 순환시키고 혈액 내에서 산소와 이산화탄소를 교환시킨다.

청소율(clearance): 단위 시간 동안 용질이 완전히 제거된 혈액을 만드는 속도로, 단위 시간당 혈액의 부피 단위로 측정된다. 일반적으로는 노폐물을 제거하는 신장의 기능을 설명할 때 사용된다.

체외(extracorporeal): 문자 그대로 "몸의 바깥"을 의미한다. 의학에서 이는 조직이 환자 몸 밖에서 수행되는 절차를 언급할 때 사용된다.

초미세여과(ultrafiltration): 작은 크기의 분자만 통과시키는 막을 통과하는 용액의 필터.

추출률(Extraction ratio): E로 표현되며 투석 중 혈액과 투석액이 평형을 이룰 경우 일어날 수 있는 이론적인 농도 변화와 혈액의 용질 농도 변화의 비율을 의미한다.

치환투석제거율(dialysance): *D*로 표현되며 작동 상태에 따라 혈액에서 특정 용질을 제거하는 투석장치의 전반적인 성능을 나타낸다.

카테터(catheter): 액체를 주입하거나 빼내기 위하여, 또는 의료기기를 체내에 넣기 위하여 삽입하는 의료용 튜브. 예를 들어 카테터를 요도에 삽입하여 방광에서 소변을 제거하는 데 사용될 수 있다.

투석액(dialysate): 투석 중에 추출 매체로 사용하는 액체로 염과 다른 용질의 균형이 잡혀 있다.

펌프 산소 공급기(pump oxygenator): 심폐기의 다른 이름.

혈관 보조 장치(ventricular assist device): 심부전일 경우 심장의 기능을 보조하여 혈액을 전신으로 순환시키기 위해 일시적으로 사용하는 장비로 환자의 심장이 회복할 때까지 사용한다.

혈액 투석(hemodialysis): 투석을 통해서 혈중에 있는 각종 노폐물들을 제거하는 과정.

혈전(clot): 혈액 응고의 결과로 형성된 덩어리.

호중구(neutrophils): 백혈구의 한 종류로 혈액 속에서 가장 다양한 종류가 있으며 염증 반응에 기여한다.

표기

C	농도	mole/L 또는 kg/L
CL	청소율	mL/min
D	치환투석제거율	L/s
E	추출률	무차원
J	유속(flux)	kg/m^2-s
K	투과도	
L	섬유 길이	m
N	투석막을 가로지르는 용질의 유량	mole/s 또는 kg/s
Q	부피 유량	L/s
x, y	길이	m

그리스어

γ	혈류 속도에 대한 상대적인 투석막 통과 속도

아래첨자

B	투석막을 통과하는 혈류에 대한
D	투석막을 통과하는 용질에 대한
In	유입되는 흐름에 대한
Out	유출되는 흐름에 대한
T	막을 통과하는 용질의 총 흐름과 같이, 총량에 대한

설명문제

1. 표 15.1에 열거된 고분자 물질 중 두 가지를 골라 화학 구조를 그려라. 고분자와 중합 반응은 2.6절에서 설명했다.
   a. 그 중합체를 이루는 단량체는 무엇인가?
   b. 시작 물질들은 무엇이며 중합체를 만드는 데 사용되는 중합 반응은 무엇인가?

2. 투석기로부터 빠져나온 혈액은 바로 환자에게 돌아가지 않아야 한다. FDA는 안전을 위해서 투석기에 일련의 모니터와 제어 장치를 설치하도록 하고 있다. 그중 하나는 혈액의 pH를 모니터하는 센서이다. 환자에게 돌아가는 혈액의 특성을 알기 위해서 필요한 다른 감지 장치를 세 가지만 생각해보라.

3. 향류와 병류 흐름 패턴은 투석에서 다른 효율을 보인다. 그 이유는?

4. 식 15.7은 확산 계수 D와 농도 구배 dc/dy의 곱으로 플럭스를 설명하고 있다. D의 단위는 무엇인가?

연습문제

1. Baxter Healthcare Corporation은 투석기의 제조와 디자인의 선구자였다. 2006년 다양한 버전(150, 170, 190, Plus 210)으로 제공되는 EXELTRA라는 고속 투석 시스템을 만들어냈다. 그들의 제품에 대한 문헌에는 이러한 표가 들어 있다. 초기 부피는 중공섬유의 전체 부피에 20 mL를 더한 것이다. 중공섬유의 내경은 200 마이크로미터이다. 단일 섬유의 길이가 0.5 m일 때, 표에 누락된 수치들을 채우고 각각의 기기에 포함된 섬유 수를 계산하라.

	EXELTRA 150	EXELTRA 170	EXELTRA 190	EXELTRA Plus 210
표면적(m^2)	1.5		1.9	
초기 부피(mL)		105		125

2. 제품 정보에서 얻은 Baxter EXELTRA의 투석기의 청소율은 다음 표와 같다.

	요소				크레아틴				인산염				비타민 B_{12}			
Q_B(mL/min)	200	300	400	500	200	300	400	500	200	300	400	500	200	300	400	500
Q_D(mL/min)	500	500	500	500	500	500	500	500	500	500	500	500	500	500	500	500
EXELTRA 150	193	262	305	332	186	242	274	297	179	227	255	274	132	152	163	170
EXELTRA 170	196	268	310	341	190	252	286	307	179	232	261	280	138	160	172	180
EXELTRA 190	197	273	323	354	190	251	289	313	186	242	276	296	143	168	183	193
EXELTRA Plus 210	199	287	350	384	198	277	328	363	191	252	292	318	164	202	222	232

a. 이 정보들로부터 그림 15.10을 사용하여 각 시스템(EXELTRA 150, 170, 190, Plus 210)에 대한 요소, 크레아틴, 인산염 및 비타민 B_{12}의 총 막 투과 속도(KS)를 결정하라.

b. 문제 1의 추가 데이터를 사용하여 이 질문에 답하라. 각 용질의 침투성이 각 단위에서 다른가?(EXELTRA 150 vs 170 vs 190 vs Plus 210) 당신의 답에 대해 설명하라.

c. 청소율이 다르게 측정된 것(혹은 투과성의 차이)을 어떻게 설명할 것인가?

3. 다음의 설정은 혈액 투석의 단순화된 버전이다. Q = 유체의 유량(mL/min), B = 혈중 요소 농도, D = 투석액의 요소 농도, 아래첨자 i = in, o = out이다.

a. 투석기의 시스템을 그리고 시스템의 경계를 표시하라.

b. 이 시스템에서 요소에 대한 물질 수지식을 세워라.

c. 이 시스템이 실제로는 환자에게 연결되어 있는 투석기라는 점을 감안해보자. 여러분이 통제할 수 있는 변수 두 가지는 무엇인가?

d. 요소가 몸에 누적되면 독성을 만들어내는 노폐물이기 때문에 투석의 요소 농도,

D_i는 어떻게 설정해야 하는가?

e. 특정 시점에 환자에게서 투석기로 들어가는 혈류 속도가 300 mL/min이고 요소 농도가 300 mg/L이라고 가정하라. 투석액의 속도를 1400 mL/min으로 설정했을 때 나오는 투석액의 요소 농도는 54 mg/L로 측정되었다. 환자에게 돌아가는 혈액의 요소 농도는 얼마인가?

f. 우리는 투석기의 시스템을 분석하였으나, 시간에 따른 환자 체내의 요소 농도를 아는 것에 더 흥미가 있다. 환자에 대한 물질 수지식을 구하라.

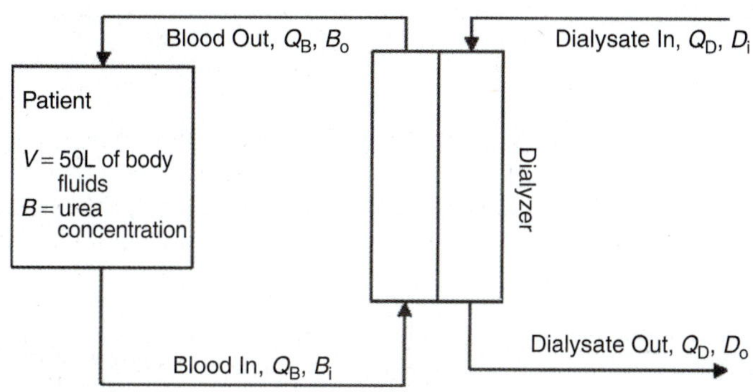

4. 그림 15.12에 나온 심폐 우회술 과정에서,

a. 혈류 속도가 5 L/min일 때 얼마나 많은 산소(cm^3당, 표준온도와 압력에서)가 환자에게 돌아가는가? (힌트: 그림 7.15를 참조하라.)

b. 혈류 속도가 5 L/min이라고 가정하면 표시된 산소와 이산화탄소의 구성을 만족하기 위해서는 가스의 속도는 얼마가 되어야 하는가?

16

생체공학과 암

학습목표 이 장을 배우고 나면 다음을 할 수 있다.

- 현대 사회에 있어서 암의 심각함을 이해할 수 있다.
- 암세포 생물학에 대해 이해하고 암 환자의 종양의 진행을 특정하기 위한 몇 가지 방법에 대해서 설명할 수 있다.
- 이온화 방사선이 생물학적 조직과 상호 작용하는 방법을 이해하고 고형 종양의 치료를 위한 방사선 치료의 원리를 이해할 수 있다.
- 종양의 진단과 치료에 있어서 수술의 역할을 이해하고 암 치료를 위해 앞으로 개발될 수술 방법을 예측할 수 있다.
- 암 치료에서 사용하는 화학 요법의 가치와 한계를 이해할 수 있다.
- 분자생물학과 세포 생물학적인 관점에서의 암에 대한 이해를 바탕으로 새로운 접근법에 대해 알 수 있다.

16.1 서장

암은 조절을 벗어난 비정상적인 세포의 증식과 확산에 관련된 질병으로, 생명을 위협하는 흔한 질병이다. 암은 세계적으로, 특히 미국 등의 선진국에서 주요한 사망 원인 중 하나다. 암은 신체의 모든 기관에서 발생할 수 있으며, 발병 위치, 확산 정도 및 여러 요인에 따라 서로 다른 특성들을 가지고 있다. 원종양유전자(proto-oncogenes)와 종양 억제 유전자(tumor suppressor genes)라 불리는 세포의 특정 유전자에 발생하는 돌연변이가 주요 원인이다(1).

거의 모든 대학생들은 가족 또는 친구들과의 경험으로 암에 대한 기본적인 지식을 가지고 있을 것이다. 암은 유년기에서는 비교적 드물게 일어나긴 하지만 세계의 모든 국가, 사회의 모든 분야의 모든 연령대에서 일어난다. 몇몇 암은 유전될 수 있지만 대부분의 암은 방사선 피폭이나 흡연, 바이러스, 화학물질에 대한 노출과 연관되어 있다. 암은 노출 이후 수년 뒤에 나타날 수 있으며 이러한 특성이 질병과 발병요인 간의 연관성을 찾기 어렵게 한다. 그러나 몇몇 독소와 병원체 노출의 위험성에 대해서는 현재 많이 알려져 있다. 흡연은 폐암 발병률을 남성에서 23배 증가시키고 여성에서도 비슷하게 증가한다(2). 그리고 인유두종 바이러스(human papiloma virus, HPV)는 거의 모든 자궁경부암과 구강암의 원인이다.

생체공학자들은 암 치료법을 개발하는 데 중요한 역할을 해왔고, 미래에 암을 예방하거나 치료할 것으로 기대되는 새로운 방법들을 찾기 위해 일하고 있다. 매해 1200만 건의 새로운 암이 진단되고 있다. 전 세계 15개국에서 암 연구에 참여 또는 투자하는 기관들의 기관장들이 참여한 2012년 회의에서는 암으로 인한 사망률을 줄이고 암 관리 방법을 발전시키기 위해서는 암 예방, 검진, 치료에 있어 보다 발전된 기술이 필요하다는 점에 공감대를 이끌어냈고, 가장 중요한 다음 단계 중 일부에 대해서 윤곽을 잡았다(3). 생체공학자들은 이미 HPV를 예방할 백신(14장)과 암을 유발할 수 있는 감염을 막을 항암제 전달 방법 개선(13장), 암 진단 기술 향상을 위해 크게 기여하고 있다(11장과 12장). 이 장에서는 암의 예방과 탐지 및 치료법에 있어서의 남은 과제에 대해 자세히 설명하고 생체공학자에게 주어진 기회에 대해 강조할 것이다.

16.2 암에 대한 개요

암세포는 신체의 거의 모든 위치에서 발생할 수 있으며 종양이라 부르는 암세포의 덩어리는 장기나 사람마다 굉장히 다를 수 있다. 종양을 형성하는 세포는 장기 내 정상세포와 다르다. 이 세포는 악성 변형을 겪었다. 이러한 변형 과정에서 일어나는 분자 수준에서의 현상은 완전히 이해되지 않았고, 악성 변형을 일으키는 분자적인 변화는 최소 두 종류 이상 존재한다. 하지만 모든 암세포가 공유하는 몇 가지 특성이 있다. 이들은 정상 세포보다 빠르게 성장하고 분열한다. 중요한 것은 이들이 수용성 분자들이나 이웃 세포들로부터 온 정상 신호에 반응해서 분열을 멈추지 않는다는 것이다. 이들은 정상적으로 분화하지 않은 채 미숙한 상태로 남아 있거나 탈분화 세포로 남아 있는 경향이 있다. 그들은 다른 세포나 세포 외 기질에 쉽게 붙지 않으며 환경이 다른 체내 다른 부위로 옮겨지더라도 죽거나 분화되지 않는다.

병리학자들은 암세포를 현미경으로 관찰하고 암에 "등급"을 부여하여 분류한다. 등급은 암세포가 같은 장기에 있는 정상 세포보다 얼마나 더 비정상적인가로 매겨진다. 정상 세포와 비슷해 보이는 암세포들은 낮은 등급을 받는다. 주로 정상 세포보다 분화

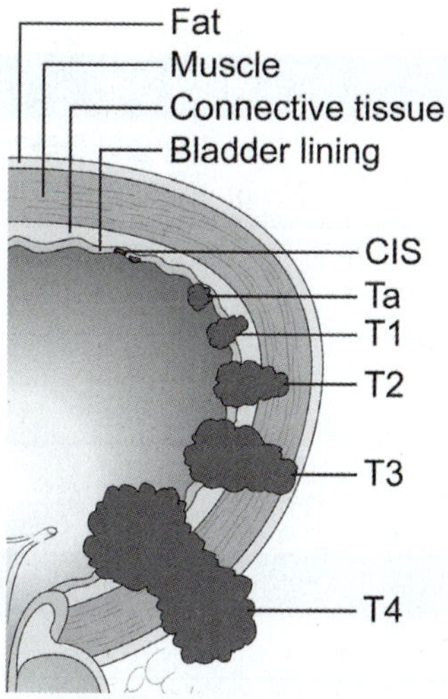

그림 16.1 방광암에서 종양(T)의 단계. TNM 분류의 T는 국소 증식의 정도를 나타낸다. CIS: 초기 단계의 암세포는 방광 내벽 가장 안쪽 층에서 검출된다. Ta: 암이 방광 내막의 가장 안쪽 층에만 머물러 있다. T1: 암이 방광 내벽 아래의 결합 조직 안으로 자라기 시작한다. T2: 암이 결합 조직 층 아래의 근육 안으로 자라기 시작한다. T3: 암이 근육층을 통과해 지방층까지 완전히 성장한다. T4: 암이 방광 바깥의 전립선, 질 또는 골반의 다른 장기로 퍼진다. Image courtesy of CancerHelp UK, the patient information Web site of Cancer Research UK(www.cancerhelp.org.uk).

가 덜 되어 비정상적으로 보이는 암세포의 경우 높은 등급을 받는다. 암의 등급은 최적의 치료법을 결정하는 요인이 되기도 한다.

암은 비정상적인 특성을 보이는 소수의 세포들로부터 시작된다. 이러한 세포들이 분열함에 따라 종양이 생기고 성장하며 점점 치료하기 어려워진다. 치료를 돕기 위해, 암은 종양의 종류에 따라 정의된 단계에 따라 등급이 설정된다. 여기서는 종양, 림프절, 전이(Tumor, Node and Metatases, TNM) 분류 체계를 대략적으로 설명하고 있으며 어떻게 암이 퍼지는가에 대한 일반 상식들과 치료에 있어 중요한 문제들에 대해서도 기술되어 있다.

T는 0부터 4 혹은 T0에서 T4의 등급으로 종양을 분류하는 데 사용된다. 분류는 각 종양에 따라 다르며 그림 16.1에는 방광암에 대한 분류가 나타나 있다. T0는 국소 환경을 아직 침범하지 않은 종양을 의미하고 T4는 인접한 장기를 침범한 종양을 말한다.

암은 림프계를 통해 퍼지는 경향을 갖는다. N은 **림프절**에 대한 암의 침범 정도를 따라 분류한다. (림프절은 몸 전체에서 발견되며 많은 세포들, 특히 백혈구를 포함하고 있는 작은 기관으로, 면역 활동이 일어나는 장소이다.) N0는 국소 림프절에 암세포가 침범하지 않은 것을 말하지만 N4는 광범위한 환경에 침범한 것을 말한다. 여기에서도 0부터 4까지의 분류는 각 종양에 대해 다르게 정의되며, 이러한 종류의 종양에 대한 임상적인 경험을 반영한다.

멀리 떨어진 위치에 종양이 확산되는 것을 **전이(metastasis)**라고 하며, 종양이 보다 진행된 단계에 있다는 신호이다. M은 전이 정도를 분류하는 데 사용되며 M0는 전이가 없음을, M1은 전이가 있음을 나타낸다. TNM 분류를 흑색종에 적용한 사례가 표 16.1에 있다.

암의 치료법은 발병 위치, 단계 등 여러 요소들에 따라서 달라지지만, 가능한 일반적인 치료 방법은 외과적 수술, 방사선 치료, 화학 치료와, 일부 경우에 한해 생물학적 요법과 호르몬 요법과 같은 몇 가지로 분류할 수 있다. 많은 환자들은 여러 요법들을 조합한 이른바 복합치료를 받는다.

표 16.1 흑색종의 TNM 등급 분류 체계

T 분류	두께	궤양의 상태
T1	<1.0 mm	a: 궤양 없이 클라크 등급 II/III b: 궤양이 있거나 클라크 등급 IV/V
T2	1.01–2.0 mm	a: 궤양 없음 b: 궤양 있음
T3	2.01–4.0 mm	a: 궤양 없음 b: 궤양 있음
T4	>4.0 mm	a: 궤양 없음 b: 궤양 있음
N 분류	**전이된 림프절의 수**	**림프절 전이의 양**
N0	발견되지 않음	
N1	1개	a: 미세 전이 b: 거대 전이
N2	2–3개	a: 미세 전이 b: 거대 전이
N3	4개 이상의 전이성 림프절, 또는 교착된 림프절(matted node), 또는 림프절에 인접한(in-transit/satellite) 전이	
M 분류	**전이된 장소**	**혈청 내 LDH 농도**
M0	멀리 떨어진 위치에 전이 발견되지 않음	
M1a	멀리 떨어진 위치의 피부, 피하층 또는 림프절에 전이 일어남	정상
M1b	폐에 전이 일어남	정상
M1c	다른 장기 또는 먼 위치에 전이 일어남	정상 범위 내에서 증가

참고: American Joint Committee on Cancer (2002). TNM: Tumor, Node, and Metastases에서 발췌. LDH, 젖산 탈수소효소(lactate dehydrogenase).

16.3 외과적 수술

외과적 수술은 암의 진단에 종종 사용된다. **생검(biopsy)**이라고 불리는 작은 샘플을 채취하여 종양의 종류와 단계를 현미경을 통해서 조사할 수 있다(그림 16.2–16.4). 종양의 특성을 분명히 하기 위해서, 그리고 이를 통해 환자에게 적절한 치료법을 결정하기 위해서 생검을 사용하는 것은 암 치료의 발달 과정에서 매우 중요하다.

암의 생물학적 성질에 대해 자세히 알수록, 그리고 이러한 새로운 정보가 생검 시료의 특성 분석에 더 깊이 이용될수록, 암 치료의 효과는 개선될 것이다. 대부분의 종양은

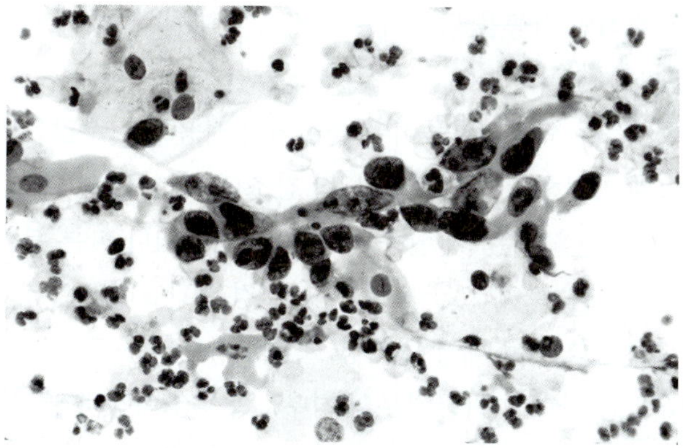

그림 16.2

자궁경부암, 특히 자궁경부의 편평세포암종을 보여주는 조직 조각. 조직은 Pap 염색되었으며 200배 확대했다. 사진 제공: National Cancer Institute. (color plate 참조)

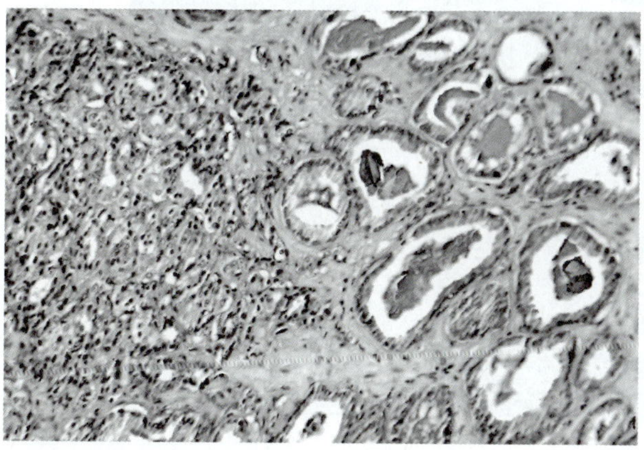

그림 16.3

전립선암을 보이는 조직(hematoxylin과 eosin 염색, 300배 확대). 오른쪽: Gleason 값이 (5점 중) 3이며, 어느 정도 분화가 이루어져 정상적으로 보이는 암 조직. 왼쪽: Gleason 값이 (5점 중) 4이며, 분화가 거의 일어나지 않아 덜 정상적인 조직. Gleason 점수는 조직 샘플에서 최악의 영역 둘의 합이다. 사진 제공: Otis Brawley. (color plate 참조)

서로 다른 생물학적 특성을 가진 여러 종류의 세포들로 이루어져 있는 이른바 **이질성(heterogeneity)**을 가지고 있으며, 따라서 같은 치료법에 대해서도 반응이 서로 다르다는 것이 현재에는 알려져 있다. 새로운 **마이크로어레이(microarray)** 기술(16.7절 참조)과 이질성을 측정하는 발달된 기술의 적용을 통해 이질성에 따른 암 치료 방법이 개선되리라 기대하고 있다(4).

암에 대한 외과적 치료는 악성 세포가 있는 조직을 제거하는, 개념적으로는 간단한 방법이다. 체내에서 종양을 외과적 수술을 통해서 제거하는 것을 **절제(resection)**라고 한다. 초기 피부암의 경우 절제를 통해 종종 완치되지만, 암의 위치와 단계에 따라 외과수술이 기술적으로 복잡할 수 있다. 췌장암은 복강 아래의 복막 뒤에 있으며, 초기 단계의 발견이 어렵기 때문에 외과적 수술로 제거하기가 어렵다. 뇌의 종양 역시 절제 과정에서 뇌의 필수적인 기능을 담당하는 조직이 파괴될 수 있기 때문에 외과적 수술로 제거하기 어렵다.

생체공학자들은 외과의사들이 수술실에서 사용하는 수많은 장비들을 설계하여 외과 수술에 크게 기여해왔다. **내시경**(12장 참조)은 최소 침습 수술을 통해 의사가 신체를 들여다보거나 사진을 찍는 데 활용되며, 종종 생검이나 다른 분석을 위해 내부 장기의 작은 조직을 채취할 수 있다(그림 16.5). 내시경은 관찰하려는 부위에 따라 부르는 이름과 장치의 형태가 다르며, 대장 내시경(결장의 경우), 기관지 내시경(폐의 경우), 방광경(방광의 경우), 질 확대경(자궁경부의 경우), 복강경(복강과 골반의 경우), 관절경(관절

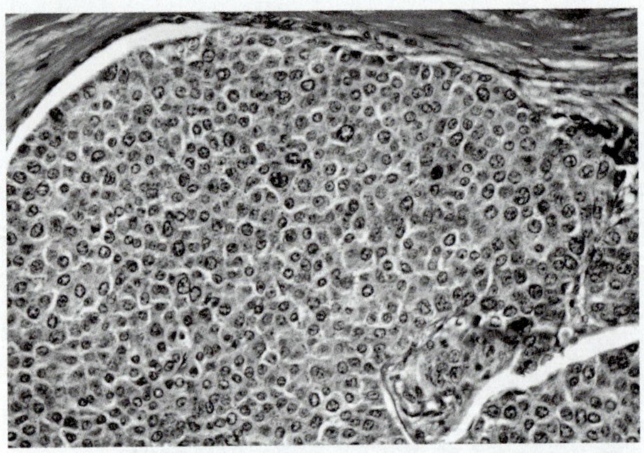

그림 16.4

유방암은 정상 조직을 침범하여 그곳을 새로운 중심으로 성장한다. 유방 내부의 관(관의 벽인 두 개의 흰 영역으로 구분됨)이 종양 세포로 완전히 채워져 있다. 이 샘플은 헤마톡실린과 에오신으로 염색되었고 100배 확대되었다. 사진 제공: Dr. Cecil Fox and provided courtesy of the National Cancer Institute Visuals Online. (color plate 참조)

그림 16.5

복강경 수술용 기구. 이 그림에서는 외과의사가 복강경을 이용하여 복부 내부를 작은 절개만을 가지고 볼 수 있다. 다른 장비들은 외과의사가 수술을 할 수 있도록 한다.

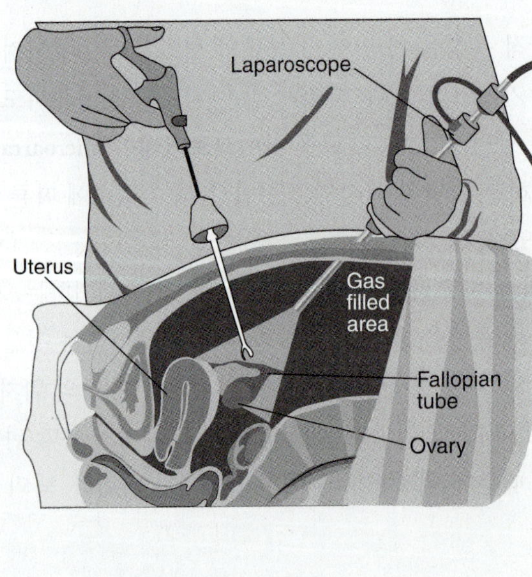

의 경우) 등이 있다.

16.4 방사선 치료

암 치료를 위한 **방사선 치료**에서는 고 에너지의 **전자기파**를 암 환부에 집중시켜 악성 세포를 손상시키거나 죽인다. 방사선이 물리적으로 신체 일부분에 집중되기 때문에 방사선 요법은 (외과적 수술과 같은) 국소 치료법이다.

이온화 방사선은 중성 원자가 전자를 방출하고 이온화하기에 충분한 에너지를 가진 방사선이다(12장 참조). 이온화 방사선은 **알파 입자**(헬륨 원자핵), **베타 입자**(전자), **중성자** 및 **감마선**의 네 가지로 분류된다. 고주파수의 전자기파인 X-ray는 발생원을 제외하면 감마선과 거의 같다. X-ray 광자는 전기에너지에 의한 전자 발생과정에서 생성되는 반면 감마선은 원자핵 내부의 전이에 의해 발생한다. 중성자는 이온화되지 않지만 원자핵과 충돌하게 되면 이온화를 일으키는 대전 입자를 방출하게 된다.

이온화 방사선이 생물의 조직과 충돌하면 조직 내의 세포에 영향을 주게 된다. 고 에너지의 특성 때문에 이온화 방사선은 이동 경로에 있는 분자들로부터 전자를 방출하게 한다. 이러한 전자들은 세포를 손상시킬 수 있고, 특히 세포핵의 DNA에 화학 변화를 일으킬 수 있다. 이온화 방사선에 노출된 매질(방사선에 노출된 세포나 조직)에서의 방사선 양은 단위 질량당 에너지로 측정된다. 보통 J/kg 혹은 Gy로 표시한다[다른 단위로는 rad(Röntgen Absorbed Dose) 단위가 있으며, 1 Gy는 100 rad와 같다].

우리는 지속적으로 이온화 방사선에 노출되고 있지만 우리 몸은 새로운 세포를 만드는 능력을 포함하여 효율적인 복구 메커니즘을 가지고 있기 때문에 눈에 띄는 효과가 없다. 하지만 방사선 노출에 의한 손상이 회복할 수 없는 경우가 있다. 이 경우 세포가 죽거나 (노출된 초기에) 돌연변이가 된다(장기적으로). 대부분의 세포들은 이온화 방사선에 의한 DNA 손상을 효과적으로 제거한다(5). 1 Gy의 이온화 방사선에 노출된 세포에서는 최대 2×10^5개의 이온쌍이 형성된다고 추정되고 이중 2,000개의 이온쌍은 DNA 속에 직접 생성된다. 높은 농도의 활성 이온으로 인해 세포에는 큰 손상이 일어나며, DNA에는 약 1,000개의 단일 가닥 절단과 약 40개의 이중 가닥 절단이 나타나는 것으로 추정된다. 정상 세포는 이 손상의 대부분을 복구할 수 있는데, 세포 생존 곡선을 보면 방사선으로 인해 치명적인 변화를 겪는 횟수가 적음을 보여준다(0.3에서 10회 사이로 추정된다). 세포들의 회복 메커니즘이 다르기 때문에 방사선 노출에 의한 손상이 신체 부위별로 다르다(그림 16.6).

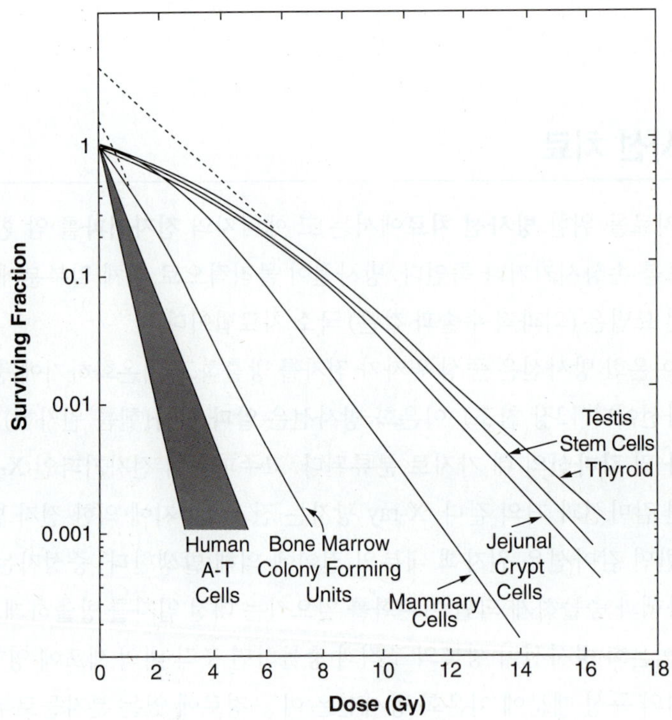

그림 16.6

방사선에 노출된 인간 세포의 생존 곡선. 갑상선, 장(공장), 유방 및 골수에서 방사선 노출량에 따른 각 부위의 세포 생존율을 나타낸다. 줄기세포는 치명적인 손상에 대한 저항성이 높지만 골수 세포는 보다 민감하다. 인간 A-T 세포들은 DNA 회복 메커니즘이 없는 모세혈관확장성 운동실조증(Ataxia telangiectasia) 환자에서 얻었다. Adapted from Hall EJ. *Radiobiology for the Radiologist.* 4th ed. Philadelphia, PA: Lippincott; 1994:60.

예제 1 이온화 방사선에 의해 발생된 이온쌍 중 몇 퍼센트가 동물 세포에서 치명적인 손상을 주는가?

정답 위의 데이터에 의하여, 1 Gy만큼 노출이 되었을 때, 가질 수 있는 범위는 다음과 같다. (0.3 lethal changes/2 × 10^5 ion pairs) × 100 = 0.00015% 그리고 (10 lethal changes/2 × 10^5 ion pairs) × 100 = 0.005%

생물학적 손상이 일어날 가능성은 흡수선량만으로 결정되지 않는다. 특정 형태의 방사선은 다른 형태의 방사선보다 효과적으로 손상을 일으킬 수 있고 어떤 조직은 다른 조직에 비해 방사선에 취약하다. 생물학적 손상의 효율성을 고려할 때 다른 단위를 사용한다. 이 단위는 시버트 혹은 Sv이며, 마찬가지로 J/kg으로 측정된다(또 다른 단위로는 Röntgen Equivalent Man에서 따온 rem이 사용된다). 방사선의 선량당량(dose equivalent)은 흡수선량에 가중계수(W_R)를 곱한 값과 같다.

$$\text{선량당량 [Sv]} = \text{흡수선량 [G}_y] \times W_R \tag{16.1}$$

표 16.2 방사성 물질의 질에 따른 Q 값과, 각 조직의 방사선 감수성 N 값

광자	$Q = 1$
전자	$Q = 1$
중성자	$Q = 5, 10, 20$
양성자	$Q = 5$
알파 입자	$Q = 20$
생식선	$N = 0.20$
골수, 결장, 폐, 위	$N = 0.12$
방광, 뇌, 유방, 신장, 간, 근육, 췌장, 소장, 비장, 갑상선, 자궁	$N = 0.05$
뼈 표면, 피부	$N = 0.01$

가중계수 W_R은 두 가지 요소에 의해 결정된다. $W_R = QN$이고 여기서 Q는 방사선의 품질이고 N은 방사선에 노출된 조직의 함수이다(표 16.2).

이온화 방사선은 세포를 죽일 수 있기 때문에 신체에 노출되면 질병이 생길 수 있다. 다량의 방사선은 몸이 충분히 빠르게 회복하지 못할 만큼 많은 세포를 죽일 수 있다. 이러한 갑작스러운 대량의 세포 사멸은 피부 화상, 구토, 편두통 및 내출혈과 같은 심각한 영향을 줄 수 있다. 비정상적으로 높은 방사선량은 며칠 또는 몇 주 내로 사람을 죽일 수 있나. 하지만 이온화 방사선은 세포를 죽이지 않는 방식으로 세포에 영향을 줄 수도 있다. 세포 염색체의 성장조절 유전자가 방사선에 의해 손상되면 (즉각적이지는 않지만) 암이 발생할 수 있으며, 이 암은 분명하게 나타나기까지 수십 년 동안 잠복해 있을 수 있다. 히로시마와 나가사키의 원자 폭탄 투하 생존자와 체르노빌 원자력 발전소가 1986년 폭발할 당시 근처에서 살고 있던 사람들과 같은 과량의 방사선에 노출된 사람들을 대상으로 한 연구 결과, 높은 방사선량은 암 발생률을 높이며, 또한 유선자의 손상을 유발할 가능성이 높은 것으로 밝혀졌다. 이러한 효과는 특정 개인만을 대상으로 했을 때는 확인할 수 없으며, 피폭자 집단에서 무작위적으로 발생한다.

방사선은 또한 질병 치료에 사용될 수도 있다. 방사선에 노출된 종양은 종양의 성장에 거대한 영향을 줄 수 있고 종종 암 환자의 수명을 몇 년 연장시키기도 한다. 방사선 요법에서 방사선의 생물학적 효과는 정상 세포는 손상시키지 않으면서 종양 세포를 파괴하기 위하여 철저히 통제된다. 방사선 요법의 목표는 정상 조직에 크게 부작용을 주지 않고 암 치료의 가능성을 극대화하기 위하여 충분한 양의 암 세포를 죽이는 것이다. 많은 경우 방사선 치료의 목표는 방사선으로 암을 줄여, 수술 또는 화학 요법의 효과를 높이는 것이다.

방사선에 의한 DNA 손상의 효과는 세포가 분열될 때까지 나타나지 않기 때문에, 방사선에 대한 조직의 반응은 다르다. 방사선에 대한 일부 조직의 반응은 초기 몇 시간 또는 며칠 안에 발생하는 반면 다른 조직은 몇 달에 걸쳐 늦게 반응한다. 초기에 반응하는 조직에는 대부분의 암, 피부, 고환 및 내장이 포함된다. 늦게 반응하는 조직(LRT)에는 신장, 폐, 방광 및 척수가 포함된다. 하지만 LRT가 방사선에 더 민감할 수도 있다. 그림 16.7B에는 방사선 1화 조사량(곡선에서 $n = 1$로 표시된)에 대한 종양 및 LRT의 반응이 나와 있다. 9 Gy의 선량에서 대부분의 LRT 세포가 죽지만 (10^6 중 하나 생존) 많은 종양 세포는 살아남는다(100 중 하나).

예제 2

그림 16.7B에 나온 1회 방사선 조사량($n = 1$)에 대한 정보를 바탕으로 할 때, 99.99%의 종양 세포를 죽이기 위해서 조직에 얼마의 방사선을 가하여야 하는가?

정답 생존율이 0.0001인 경우, 약 15 Gy만큼이 필요하다.

방사선 종양학자(암환자에게 방사선 치료를 전문적으로 하는 의사)가 직면한 문제는 정상 세포에는 효과를 최소로 하고 가능한 암 세포를 많이 죽이도록 방사선을 조사하는 방법이다. 그들은 여러 가지 방법으로 이 문제를 해결한다. 첫째, 치료의 타이밍을 조정하고 둘째, 종양 조직에 방사선을 집중시킴으로써 문제를 해결한다.

조직 간의 반응의 차이를 줄이는 가장 중요한 방법은 **선량 분할(dose fractionation)**이다. 조사된 방사선의 총량을 여러 차례의 선량으로 분할하는 것이다. 이러한 분할은 (예를 들어 이전 단락에 설명한 LRT 같은) 더 민감한 조직이 가역적 손상으로부터 회복할 수 있게 한다. 그림 16.7A는 선량 분할이 민감한 조직에 미치는 영향을 보여준다. 총 12 Gy의 선량을 32번에 걸쳐서 나누어 조사하였을 때 생존하는 조직의 비율이 1,000분의 1에서 10분의 1로 증가한다. 이러한 눈에 띄는 차이는 조직의 기능이 유지되는 데에 중요한 차이로 작용할 수 있다. 그림 16.7B에서도 선량 분할이 미치는 영향을 보여준다. 35번에 걸쳐서 나누어 방사선을 가하게 되면 30Gy의 선량도 LRT가 받아들일 수 있으며 이는 종양에 상당한 손상을 줄 만한 양이다.

방사선 치료를 최적화하는 중요한 두 번째 방법은 정상 조직을 최대한 피하여 선량을 집중시키는 것이다. 방사선 치료는 환자 외부의 발생원으로부터 생성된 방사선을 체내의 종양에 조준하여 시행하는 외부 치료 방식과, 내부 치료 방식이 있다. **외부 방사선 조사요법(external beam radiation therapy, EBRT)**은 선형 가속장치라고 불리는 기계에 의해 생성된 외부 방사선 빔으로 행해진다(그림 16.8). 효과적인 치료는 빔을 높은 수준

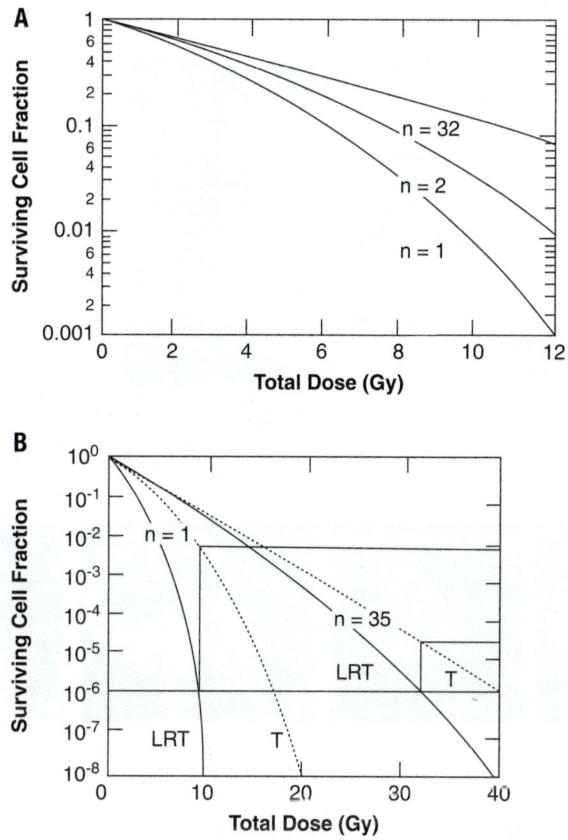

그림 16.7

선량 분할의 세포 살상 능력. **A**. 주어진 방사선 선량에 따라 살아남은 세포의 비율을 1, 2 또는 32 분량으로 나눈 선량으로 나타내었다. **B**. 늦게 반응하는 조직(LRT)과 종양(T)의 생존 곡선을 추정하여 선량 분할에 통해 종양 세포 살상이 개선됨을 보여준다. Adapted from Hobbie RK. *Intermediate Physics for Medicine and Biology*. 3rd ed. New York: Springer AIP Press: 1997:443.

으로 집중시킬 수 있는 현대의 장비와 환자에게 방사선을 어떻게 조사할 것인가에 대한 신중한 계획이 조합되어 행해진다. 공간 필드라고 불리는 방사능의 전달 패턴은 임상 검사, 생검 결과, 진단용 이미지 연구 및 조직 내 에너지 누적의 수학적 모델을 고려하여 최적화된다. 이 기술은 방사선을 조사하기 직전에 촬영하는 특화된 컴퓨터 단층촬영기술(CT)을 이용하여 보다 정밀하게 수행할 수 있다. 이를 **3차원 입체조형 방사선 치료(three-dimensional conformal radiation therapy, 3DCRT)**라고 한다. 또한 특수한 회전 장치를 이용하여 보다 다양한 각도에서 방사능을 조사할 수 있으며, 이러한 방법을 세기 변조 방사선 치료(intensity-modulated radiation therapy, IMRT)라고 한다(그림 16.9).

갑상선 암 치료를 위한 방사성 요오드 주사와 같이 화학적으로 표적화된 방사선 발생원을 정맥 주사를 통해 주입할 수도 있다. 요오드는 자연적인 기작을 통해 갑상선에 누적되기 때문에 이러한 방식이 효과적이다. 다른 경우에 내부 방사선 요법은 종양 내부 혹은 근방에 (방사선 시드라 불리는) 방사성 물질을 이식하는 **근접 치료(brachytherapy)**의 형태로 행해진다. 조직 내 근접 치료(interstitial brachytherapy)라고도

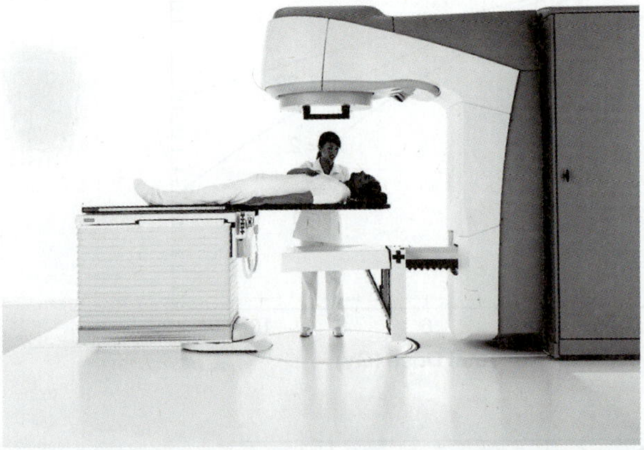

그림 16.8

선형 가속기. Siemens 사의 선형 가속기 ONCOR은 세기 변조 방사선 치료, 주촉성 방사선 치료와 수술 및 화상 안내 방사선 치료가 가능하다. 사진 제공: Siemens Medical Solutions USA, Inc.

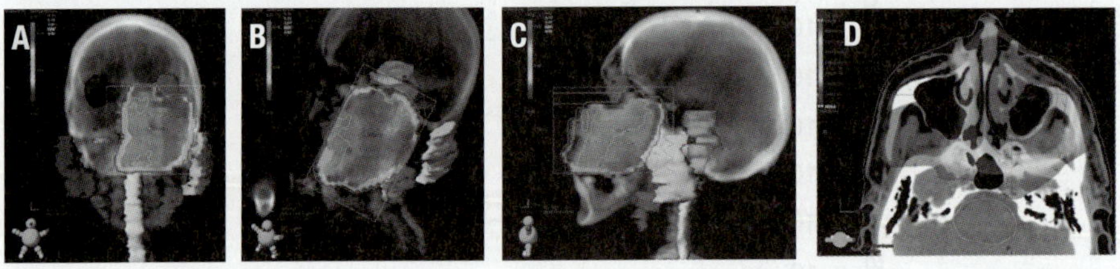

그림 16.9

세기 변조 방사선 치료(IMRT)의 예. 이 이미지들은 두경부 암의 방사선 치료 계획을 보여준다. 앞쪽(**A**) 왼쪽 위 사면(**B**) 및 왼쪽 측면(**C**)을 보여준다. 각 이미지는 빔의 강도의 패턴, 주변 뼈의 모양 및 눈, 렌즈, 시신경, 내이 및 뇌간과 척수와 같이 방사선에 민감한 해부학적 구조를 보여준다. 빔의 세기 패턴은 종양에 투여할 선량과 민감한 정상 조직에 투여되는 선량을 적제함으로 결정된다. 단일축 CT 슬라이스(**D**)는 이 빔에서 해당 단면에서의 선량 분포를 보여준다. 사진 제공: Dr. Jonathan Knisely, Yale University. (color plate 참조)

불리는 근접 치료의 성공을 위해서는 종양이 방사선에 최대한 노출되도록 선택된 영역으로 방사선 시드를 주입해야 한다. 방사선을 내부에서 전달하는 방식은 전립선암 치료에 가장 많이 사용된다(그림 16.10). 근접 치료를 위한 시드는 직장에 삽입된 초음파 영상 탐침으로 확인하면서 전립선에 이식된다.

근접 치료는 때때로 EBRT를 대신하여 유방암 치료에 사용된다. 초기 유방암에 대한 근접 치료의 한 형태로 카테터 끝에 연결된 풍선이 종양 절제창에 삽입된다(그림 16.11). 근접 치료는 방사선 시드를 카테터를 통해 풍선 안으로 삽입하여 적용된다.

근접 치료는 방사선 시드의 공학적 설계(그림 16.12)와 종양과 환자 내에서의 방사능 선량 분포를 결정하는 공학적 계산(그림 16.13)을 통해 이루어진다. 조직 내 근접치료는 방사선 시드가 목표 조직의 내부로 직접 주입되기 때문에 목표 조직 내에서의 선량 분포는 매우 균일하다. 전형적인 근접 치료법에서는 쌀알 크기 정도의 50–100개가량의 방사선 시드를 영상 유도 이식 기술(예를 들어 초음파, CT, 형광 투시법)을 이용하여 원하는 영역에 침습을 최소화하면서 3차원적으로 정확하게 배치할 수 있다. 그림 16.12의 ^{103}Pd 시드와 같은 일반적인 시드는 4.5 mm(길이) × 0.8 mm(직경) 정도의 크기이다. 조직에서의 에너지 공간 분포 때문에(그림 16.13) ^{125}I와 ^{103}Pd와 같은 저에너지 광자 방출 방사성 핵종이 선호된다. 이들 핵종을 1 cm 간격의 격자로 배치하면 종양을 적절하게 커버할 수 있고, 목표에서 떨어진 장기와, 시술하는 병원 직원들, 그리고 방사선 시드를 이식받고 퇴원한 이후 주변의 가족들과 친구들에게 주는 방사선 노출을 최소화할 수 있다.

대부분의 근접치료법은 입원할 필요 없이 일일 수술로 진행된다. 이는 밀접한 근접 선량 분포를 생성하는 3DCRT 혹은 IMRT보다 비용 면에서 매우 효과적이고 환자 친화

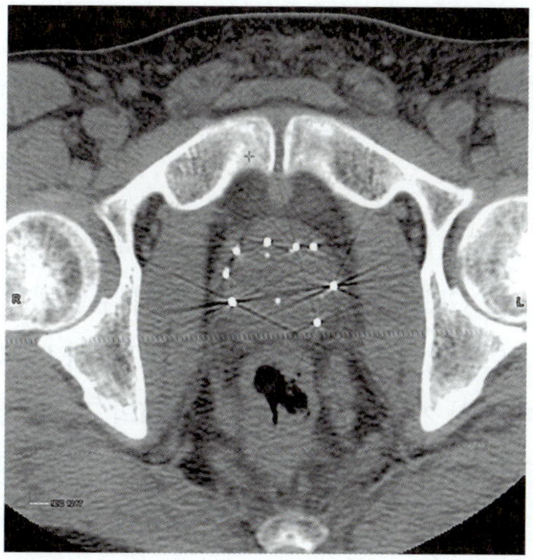

그림 16.10

전립선 종양에 이식된 방사선 시드를 보여주는 컴퓨터 단층촬영(CT) 이미지. 사진 제공: Dr. Jonathan Knisely.

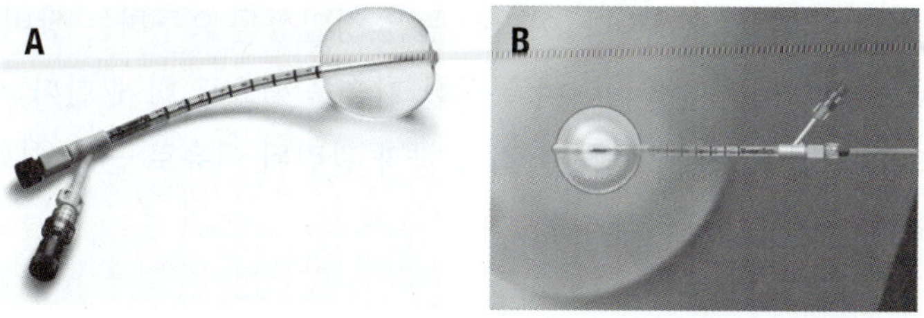

그림 16.11

유방암에 대한 근접치료. 사진 제공: Hologic.

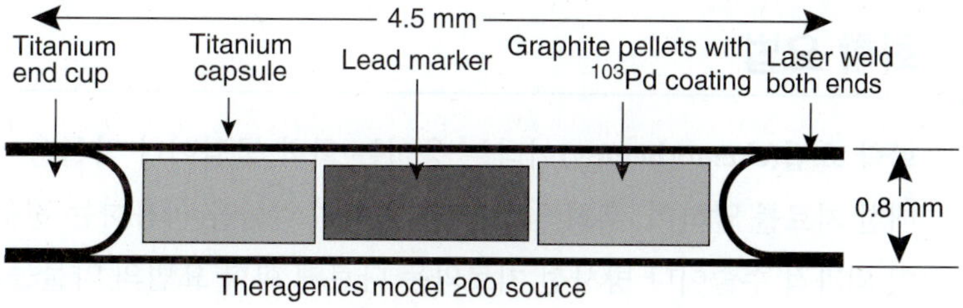

그림 16.12

근접 치료용 시드의 설계도. 이 다이어그램은 Theragenics Theraseed® model 200 ^{103}Pd brachytherapy seed를 모델로 작성되었다.

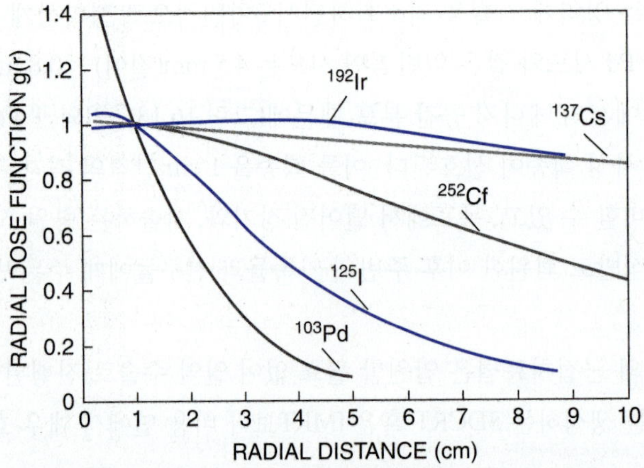

그림 16.13 다양한 근접 치료 소스에 대한 방사선량의 함수. 방사성 동위 원소는 방사선을 방출하는 특성이 각각 다르다. 동위 원소 간의 주요한 차이점 중 하나는 조직에 축적되거나 전달되는 거리가 다르다는 점이다. 이 그래프는 일부 타입의 동위 원소의 에너지 누적 거리를 보여준다. Pd는 5 cm 이내에서 대부분의 선량이 분포한다. Cs는 훨씬 광범위하게 분포한다. Adapted from Coursey BM and Nath R. Radionuclide therapy. *Physics Today* 2000;53:25 – 30.

적인 절차로 만들어준다. 3DCRT 또는 IMRT가 근접 치료에 비해 가지는 이점은 비침습적이라는 점이다. 하지만 3DCRT와 IMRT는 모두 표적 주변에서 높은 선량 구배로 인해서 환부의 위치와 설정 오류에 민감하다. 따라서 3DCRT와 IMRT의 치료 기간인 5–6주 동안 매번 목표 조직이 선형 가속기에 대해 약 1 mm의 정밀도로 정확한 위치에 있어야 한다. 이와는 대조적으로 근접 치료는 일일 수술로 한 번만 방문하면 된다. 3DCRT와 IMRT와 다르게 근접 치료는 타깃과 방사선 소스가 함께 움직이기 때문에 타깃의 위치와 움직임에 의한 오류에 대해서 보다 자유롭다. 따라서 근접 치료는 3DCRT와 IMRT의 치명적인 문제를 해결한다. 이러한 높은 정밀성을 요구하는 장비는 3DCRT와 IMRT를 비싸게 하고 노동 집약적이며 복잡한 기술을 필요로 하게 한다. 이러한 실용적인 이유와 연속 저선량 조사의 생물학적 영향과 관련된 이유로 근접 치료는 선택된 암에 대한 중요 치료 방법이 되었다.

16.5 화학 요법

화학 요법(chemotherapy)이라는 용어는 화학 물질이나 약물을 사용하는 모든 질병에 대한 치료를 말하며, 흔히 암 치료를 위하여 약물을 사용하는 경우를 말한다. 국소 치료인 외과적 수술이나 방사선 치료와는 다르게 화학 요법의 약물들은 일반적으로 전신으로 퍼지도록 투여되어 신체 내의 모든 세포에 작용한다. 암을 치료하기 위해 사용되는 약물들은 주로 세포를 죽이는 작용을 하기 때문에, 정상 세포를 죽이는 등의 부작용이 발생한다. 암 치료에서 화학 요법은 흔히 사용된다. 암 진단을 받은 환자의 50% 이상은 화학 요법을 받는다. 암 치료의 화학 요법은 전형적으로 빈혈, 우울증, 피로, 탈모, 감염, 통증, 메스꺼움, 구토 및 구강 염증의 부작용을 만들어낸다. 부작용들은 치명적인 질병을 가진 환자에게 약물의 투여량을 제한하도록 하므로 현재의 연구는 부작용이 적거나 더 암 세포를 더욱 잘 표적화할 수 있는 약물을 개발하기 위해 노력하고 있다.

암을 치료하는 화학 요법은 고대에도 있었다. 생강 뿌리가 피부암 치료를 위해서 기원전 300년경에 사용되었다는 증거가 있다. 로마인들은 유방 절제술뿐 아니라 특정 암을 치료하기 위해서 붉은 클로버를 사용했다. 11세기에 아랍계 의사 Ibn Sina는 비소 화합물을 암에 사용했다. 화학 요법을 위한 질소 머스타드는 제2차 세계 대전의 와중에 개발되었다. 화학 전쟁 약물이었던 머스타드 가스에서 유도된 이 물질은 1940년대 림프종 치료제로 사용되었다.

메토트렉세이트(Methotrexate)는 생물학적 표적(이 경우 효소)에 특이적으로 작용하는 첫 번째 현대적인 화학 요법 제제로 간주된다. 메토트렉세이트는 디히드로엽산 환원효소의 작용을 억제하며, 이를 통해 모든 세포에서 DNA 복제를 방해하지만, 특히 빠르게 성장하는 암세포에 크게 영향을 준다. 현재까지 다른 많은 화학 요법 제제가 개발되었다. 이러한 약들은 다양한 방식으로 작용하는데(표 16.3), 대부분의 약물들은 DNA

표 16.3 화학 요법에 흔히 사용되는 약물의 종류와 예시

항암제의 종류	예시	작용 원리
알킬화제	질소 머스타드, 시클로포스파미드, 이포스파미드, 멜팔란, 클로람부실, 카르무스틴(BCNU), 로무스틴(CCNU), 프로카바진, 부설판, 티오테파	DNA에 결합하여 복제와 전사를 방해
대사길항제	메토트렉세이트, 5-플루오로우라실, 사이타라빈, 젬시타빈(Gemzar®), 6-메르캅토퓨린, 6-티오구아닌, 플루다라빈, 클라드리빈	새로운 DNA의 복제를 위한 대사 경로를 포함한 일반적인 대사 과정을 방해
안트라시클린계	다우노루비신, 독소루비신	자유 라디컬을 형성하여 DNA 사슬을 끊고, 토포이소머라아제 작용을 억제
항생제	블레오마이신	자유 산소 라디컬을 형성하여 DNA를 손상
캄프토테신계	캄프토테신, 이리노테칸, 토포테칸	토포이소머라아제 작용 억제
탁센계	파클리탁셀, 도세탁셀	미세소관에 결합하여 기능을 억제
백금계	시스플라틴, 카보플라틴	DNA에 교차 결합

의 복제를 방해하는 작용을 하며, 이러한 약물은 세포 분열 중인 세포에 대해서 선택적으로 활성을 가지게 된다.

(표 16.3에 열거된 것들을 포함하여) 화학 요법에 사용되는 약물들은 종종 정맥주사를 통해 투여되지만 때때로 체강 안으로 주사할 수도 있다. 예를 들어 난소암의 치료를 위해 복강 내로 주입하거나 뇌척수막 종양 치료를 위해 척수강 내에 주사를 한다. 몇 가지의 화학 요법 약물들은 구강으로 투여될 수 있으며(표 16.4) 이 방식을 통해 환자가 좀 더 편하고 쉽게 치료를 받을 수 있게 한다.

화학 요법 약물을 전달하는 새로운 방법들이 최근에 소개되었다. 한 시스템은 특히 공격적인 뇌종양인 악성 교아세포종의 치료를 위해 방출 제어 약물 전달 시스템을 가지

표 16.4 경구 투여가 가능한 화학 요법 제제

암의 종류	경구 투여 항암제의 명칭
유방암	카페시타빈 비노렐빈 경구 투여 시클로포스파미드 이다루비신
대장암	카페시타빈 테가푸르와 우라실+류코보린 동시투여
백혈병	경구 투여 시클로포스파미드
만성 골수성 백혈병	이마티닙 메실산염
만성 림프구성 백혈병, 완화성 처방	클로람부실
급성 전골수성 백혈병	트레티노인
급성 비전골수성 백혈병	이다루비신
림프종	에토포시드
피부 T 세포 림프종	벡사로텐 경구 투여 시클로포스파미드
소세포 폐암	에토포시드
비소세포 폐암	비노렐빈
폐암	경구 투여 시클로포스파미드
카포시 육종	에토포시드
전립선암	에토포시드
다발성 골수종	경구 투여 시클로포스파미드
난소암	경구 투여 시클로포스파미드
뇌종양	테모졸로미드

고 있다. **악성 뇌교종**을 화학 요법으로 치료하는 데에는 종양의 위치 때문에 특별한 고려가 필요하다. **혈액-뇌 장벽(blood-brain barrier, BBB)**의 촘촘한 **세포 간 접합**이 순환계에서 뇌로 들어가는 약물의 유입을 제한하기 때문에, 몇 가지의 약물만이 정맥 주사를 통해서 유입되었을 때 세포 독성을 가지는 농도로 종양에 도달할 수 있다. 이러한 생리학적인 한계를 극복하고 정맥으로 투여된 약물의 약동학적 프로파일을 개선하기 위해 몇 가지 접근법들(고 용량 투여, 약물을 가지고 있는 리포솜, 생화학적 혹은 삼투압 제제를 이용한 BBB 파괴)이 적용되었다. 1차 신경 교종은 거의 전이하지 않고, 주로 원래의 위치에서 몇 센티미터 이내에서 재발하며, 신경계 전체가 화학 요법에 노출되는 경우 다양한 독성을 유발할 수 있기 때문에 체내에서 약물의 분포를 제한하기 위한 노력이 있었다. 분포의 제한은 **니트로소요소(nitrosourea)**를 동맥에 투여함으로 어느 정도 달성되었으나 중추신경 독성은 여전히 남아 있다. **옴마야 리저버(Ommaya reservoir)**와 함께 카테터, 이식형 펌프와 약물 방출제어 고분자를 이용한 직접 주입은 정상 조직에 약물 노출을 최소화하면서 두개골 안으로 약물을 전달하는 방법이다. 이러한 장치들 중 방출제어 고분자는 조직 파편에 막힐 위험이 없고 방출되기 전 잔류한 약물을 보호할 수 있다는 이론적인 장점을 가지고 있다. **카르무스틴(carmustine)** 임플란트(GLIADEL®)는 화학 치료 제제가 충전된 생분해성 고분자로, 재발성 악성 뇌교종에 효과적이고 안전한 치료 방법임이 확인되어 1996년 미국 식품의약품국의 승인을 얻었다. 이는 전신 화학요법이 소개된 이래 20년 만에 승인을 받은 최초의 치료법이다. 생체공학자들은 재료의 설계와 함께, 약물의 국부 전달 이후 뇌 내에서의 약물의 행동을 이해하기 위해 필수적인 수학적인 모델링을 개발하여 이러한 노력에 기여했다(박스 16.1).

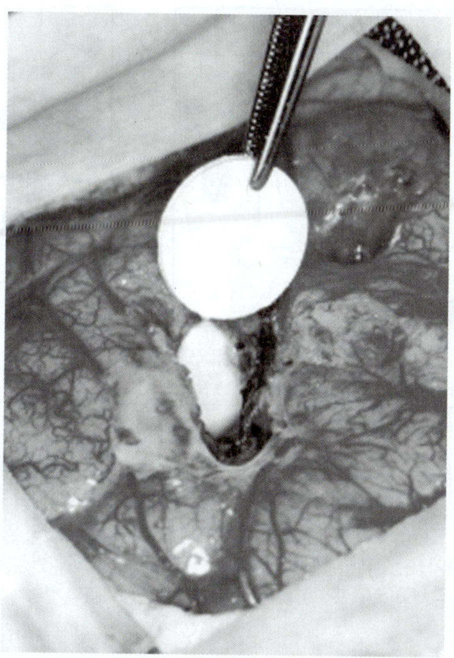

그림 16.14

악성 신경 교종의 외과적 절제술 후 글리아델(GLIADEL®) 웨이퍼를 배치해주는 사진. 종양 공동 벽에는 최대 8개의 웨이퍼가 채워져 있다. 각 웨이퍼는 직경 14.5 mm, 두께 1 mm이며, 7.7 mg의 카르무스틴을 함유하고 있다. Reproduced with permission from Fleming AB, Saltzman WM. Pharmacokinetics of the carmustine implant. *Clin Pharmacokinet.* 2002;41:403–419. (color plate 참조)

글리아델(GLIADEL®)은 카르무스틴(BCNU) 약물이 균일하게 분포된 고형 공중합체 디스크이며 현재 재발성 다형성교아종의 치료에 승인 받았다. 종양 덩어리를 제거한 후, 3.85% 카르무스틴을 함유한 200 mg 웨이퍼를 그 자리에 넣는다(그림 16.14). 글리아델(GLIADEL®) 임플란트는 시간이 지남에 따라 뇌 내에서 분해되면서 카르무스틴을 분비한다. 대부분의 환자들

박스 16.1 화학 제제의 조직 내 침투

뇌에 이식하는 글리아델(GLIADEL®)과 같은 전달 시스템을 생각해보자. 뇌의 세포 외 공간의 간질액으로 방출되는 분자들은 이식된 장치로부터 종양까지 침투하기 위해서는 반드시 뇌 세포를 통과해야 한다. 하지만 약물 분자들은 목적지에 도착하기 전에 뇌 모세혈관이나 세포들로 나눠지거나, 뇌척수액으로 들어가거나, 세포 외 공간에 있는 효소에 의해 비활성화되어 간질액에서 제거될 수 있다. 이러한 제거 과정에는 항상 약물의 확산이 뒤따른다. 그러므로 전달 시스템의 설계와 별도로 전달 이후에 약물 분포의 공간적인 패턴을 예측하기 위해서는 약물의 제거와 확산 과정의 동력학을 이해하여야 한다. 이 박스에서는 방출 제어 고분자를 통해 뇌에 약물이 전달되는 과정에 집중하고 있지만, 여기에서 다루는 많은 문제들은 새로운 약물 전달 전략에도 적용된다.

임플란트에서 활성이 있는 약물 분자들이 그 주변의 조직을 통해 확산되고, 그와 동시에 조직에서 제거된다고 가정해보자. 고분자 임플란트는 세포와 함께, 세포 외액(extracellular fluid, ECF)으로 찬 세포 외 공간으로 구성된 생물학적 조직으로 둘러싸여 있다. 이식 직후, 약물 분자는 고분자를 빠져나와 조직으로 침투한다. 일단 뇌 조직으로 들어가면 많은 과정들이 뇌 내에서 약물 분자의 움직임에 영향을 미친다(그림 박스 16.1A). 이러한 모든 사건들은 약물 치료에 영향을 주지만 몇 가지가 가장 중요하게 여겨진다. 확산은 뇌 조직 속의 약물 분포에 가장 중요한 기작이다. 약물의 제거는 약물이 ECF에서

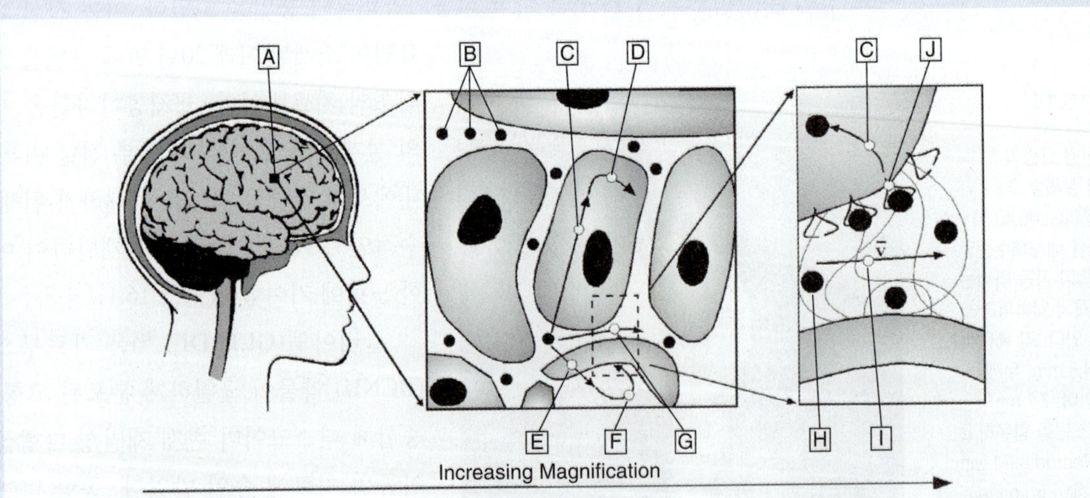

그림 박스 16.1A 뇌 간질 공간으로 전달된 화합물의 운명. 예를 들어 고분자 임플란트에 의해 뇌 간질에 직접 전달된 후, 화합물들은 세포 외 공간을 통해 이동할 수 있다. 화합물들은 모세혈관 벽을 통과하여 간 또는 신장의 제거 과정을 거치거나, 근처의 세포에 흡수되어 세포 외 공간에서 제거된다. 세포 외 공간을 통한 이동 속도는 세포 표면의 수용체의 존재 여부를 포함하여 다양한 요인의 영향을 받는다. A. 이식 장소. B. 세포 외 공간에서의 약물 분자. C. 흡수. D. 신진대사. E. 모세혈관을 통한 투과. F. 제거 및 생물학적 변성. G. 세포 외액을 통한 수송. H. 세포 외 기질을 통한 확산. I. 세포 외 공간을 통한 유체 이동(속도, v). J. 수용체와 수동 단백질과의 결합.

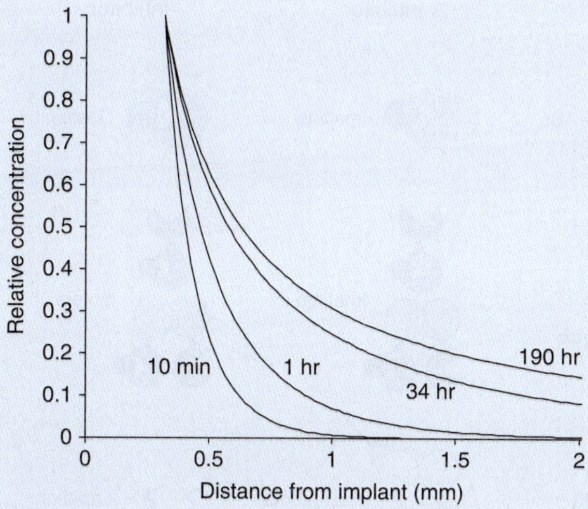

그림 박스 16.1B 구형 약물 방출 임플란트 이식 후 농도 프로파일. 그래프의 선은 다음의 파라미터들에 의해 수식으로 얻어졌다. $D^* = 4 \times 10^{-7}$ cm²/s, $R = 0.032$ cm. 각 곡선은 반감기가 다른 약물들이 정상상태일 때의 농도 프로파일이며, 각각의 반감기 $t_{1/2} = (\ln 2/k)$는 다음과 같다. $t_{1/2} = 10$ min; 1 h (0.7); 34 h (0.12); 190 h (0.016). 반감기가 증가할수록 농도 프로파일이 오른쪽으로 옮겨진다. 이는 약물의 투과도가 증가함을 의미한다.

빠져나가거나 변형되어 일어나며, 결합이나 흡수는 약물이 조직을 통과하는 과정을 늦출 수 있다.

이러한 현상에 대한 수학적 모델을 구성할 수 있다. 이를 통해서 확산 방정식(박스 2.5를 상기하라)의 해가 많은 상황에서 약물 움직임을 설명할 수 있다는 것을 알 수 있다.

$$\frac{c_t}{c_i} = \frac{R}{r} \exp\left[-R\sqrt{\frac{k}{D}}\left(\frac{r}{R} - 1\right)\right] \qquad (\text{식 } 1)$$

여기서 c_t는 조직 내의 약물 농도, c_i는 최대 농도[이식된 글리아델(GLIADEL®) 표면에서], R은 장치의 반지름, r은 장치의 중심으로부터의 위치, k는 뇌에서 약물을 제거하기 위한 속도 상수, D는 뇌 내에서 약물의 확산 계수이다. 농도 프로파일의 한 예시가 그림 박스 16.1B에 나와 있다(Saltzman WM. *Drug Delivery: Engineering Principles for Drug Therapy.* New York: Oxford University Press; 2001 참조).

은 약 7–8개의 웨이퍼를 수술 과정에서 이식받으며, 이는 약 60 mg의 카르무스틴에 해당한다. 그러나 임상 시험에서는 환자들은 최대 100 mg까지 뇌 속에 이식받았다. 임상 시험에서 환자들의 혈액 세포 수는 현저하게 감소하지 않았고 신장 또는 간 손상 역시 나타나지 않았으며, 다른 투여법에서 발생하는 전신성 독성을 이러한 국부적 전달 방법을 통해 제거할 수 있었다.

화학 요법의 가장 흥미로운 진보 중 하나는 암의 성장을 조절하는 특정 분자 경로를 대상으로 하는 약물의 개발이다. 6장에서 타이로신인산화효소 기능을 가진 효

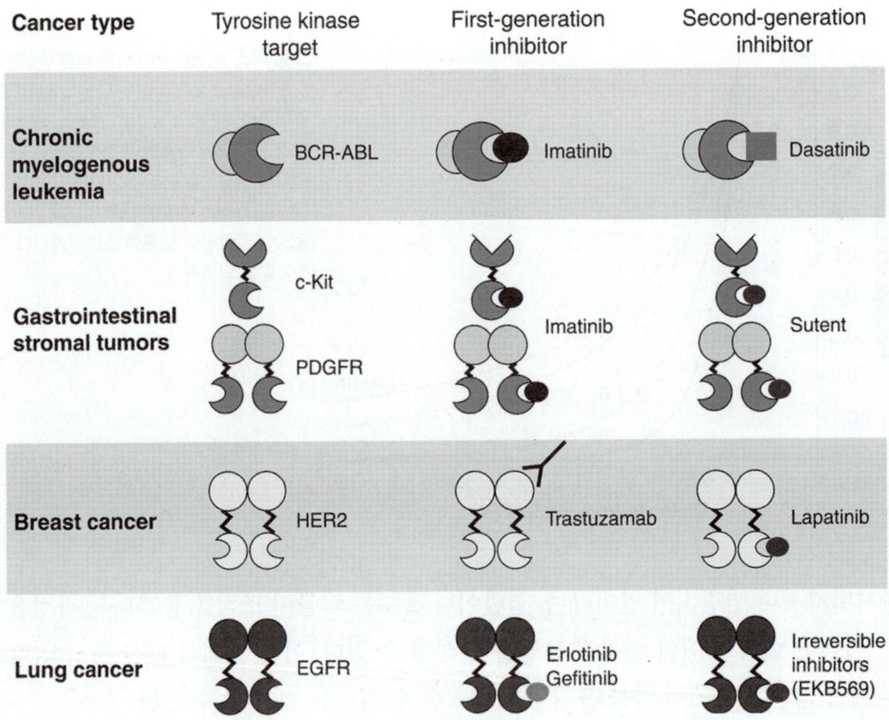

그림 16.15

암 치료를 위한 타이로신인산화효소 억제제. From Baselga J. Targeting tyrosine kinases in cancer: The second wave. *Science*. 2006;312:1175 – 1178. Reprinted with permission from the American Association for the Advancement of Science(AAAS).

소의 생물학적 중요성에 대해서 기술했다. 약 30년 전에 **만성 골수성 백혈병(chronic myelogenous leukemia, CML)** 환자의 백혈병 세포에서 염색체의 변화가 발견되었다. 두 개의 염색체(9번과 22번)에서 상호 전위가 발생하는 것이다. 이 비정상적인 변화로 인해 비수용체 타이로신인산화효소를 코딩하고 있는 두 개의 유전자 서열(bcr, c-abl)이 서로 붙어버렸다. 두 유전자가 융합되면서 세포 내에서는 급속한 세포의 분열을 촉진하는 새로운 암 단백질인 BCR-ABL이 만들어진다. 이마티닙(imatinib)(혹은 Gleevec®, Novartis)은 이 타이로신인산화효소를 특이적으로 억제하도록 고안되었다. 인간 임상 실험에서 이마티닙은 CML 환자에게 부작용이 거의 없이 극적으로 긍정적인 효과를 나타내었다.

이마티닙은 화학 요법에 사용되는 타이로신인산화효소 억제제의 새로운 물결의 첫 사례일 뿐이다(그림 16.15). 암 세포 성장의 분자 메커니즘을 이해하는 일은 약의 합리적인 디자인에 이용될 수 있으며 암 치료 기술을 지속적으로 개선할 것이다.

16.6 호르몬 및 생물학적 요법

호르몬 요법은 약물이 (이 경우 호르몬이) 몸에 투여되어 종양의 성장에 영향을 미친다는 점에서 화학 요법과 비슷하다. 6장에서 설명한 **호르몬**들은 자연적으로 몸에서 발생하고, 세포 성장이나 분화와 같은 생물학적 활동의 신호 물질로 사용된다. 유방이나 전립선 같은 조직의 세포들은 호르몬에 자연스럽게 반응한다. 이러한 조직에서 발생하는 암은 때때로 호르몬에도 민감하게 반응한다. 예를 들어 고환은 전립선 세포 성장을 자극하는 **테스토스테론**을 포함한 여러 호르몬을 분비한다. 그러므로 이 천연 호르몬의 억제는 전립선 종양의 성장 속도를 감소시키는 데 유용하다. 고환 절제술(orchiectomy, 외과적으로 정소를 제거하는 것)의 대안으로 테스토스테론의 자연 생성을 막기 위해 **황체 형성 호르몬 방출 호르몬(luteinizing hormone-releasing hormone, LHRH)**이라 불리는 호르몬이 투여된다. 이것은 약물 방출 제어 시스템이 암 치료에 유용하게 사용된 또 따른 예이다. 약물 방출 제어 임플란트는 일반적으로 수개월 동안 LHRH를 분비하는 데 사용된다. 많은 유방암은 또한 호르몬에, 특히 에스트로겐과 프로게스테론에 민감하다. 따라서 선택적인 에스트로겐 수용체 조절자인 타목시펜(tamoxifen)과 같은 약물을 사용한 호르몬 요법은 유방암 치료에 화학 요법과 함께 사용된다.

암 치료를 위한 다양한 접근법이 개발 중이다. 이러한 치료법의 대부분은 일반적인 생물학석 지료법의 범주에 속하며 대부분이 신체에서 악성 세포를 제거하는 면역계의 자연적인 능력을 자극하는 접근법을 포함하고 있다(표 16.5). 이제는 일반적으로 악성 세포는 살아가면서 발달하고 면역계가 이러한 비정상 세포를 인식하고 종양이 되기 전에 대부분 제거된다고 알려져 있다. 생물학적 치료의 주요 목적은 자연적 반응을 향상시키거나 보완하는 것이다.

이러한 접근법이 새로운 것은 아니다. 예를 들어 **칼메트-게링 균(bacillus Calmette-Guerin, BCG)**은 결핵 백신으로 1880년대부터 사용되어온 약화된 결핵균이다. 수십 년 전에 방광에 이 균을 점적주입하는 것이 방광 벽 표면의 종양 치료에 효과적인 방법이라는 것을 알게 되었다(그림 16.1 참조). 방광암에서 BCG의 작용 기전에 대해서는 알려져 있지 않지만 종양에 대한 면역반응을 강화하는 것으로 추정되고 있다.

항체(Abs)는 암 치료의 중요한 도구이다. Herceptin®이 한 예이다(표 14.2). 일부 유방암 세포는 EGF 수용체를 생성하는 HER2 유전자를 과발현한다. HER2 수용체(ErbB-2)가 과발현하는 세포는 EGF가 존재할 때 증식한다. Herceptin® 항체는 유방암 세포의 HER2 수용체와 결합하여 EGF가 세포 분열을 촉진하지 못하게 막는다. Herceptin®는 HER2를 과발현하는 유방암 유형에서만 영향을 주며, 이는 전체 유방암의 15–30%를

표 16.5 암을 위한 생물학적 치료의 예시들

치료 형식	설명	예시
미생물	역사적으로, 암 환자가 박테리아에 감염되었을 때 종양이 억제되는 경우가 보고되어왔다.	방광암 환자에게 칼메트-게랑 균(BCG)을 방광에 직접 점적 주사한다.
시토카인	시토카인은 면역계의 작동을 매개하기 위해서 자연적으로 생성되는 물질이다. 따라서, 시토카인을 접종하여 종양에 대한 면역반응을 유발할 수 있다.	전이성 흑색종의 치료를 위해 인터루킨-2(IL-2)를 수액 주사한다.
단일 클론 항체	암세포 표면에 있는 분자에 특이적으로 결합하는 항체를 이용하여, 항체에 결합된 약물 또는 자연적인 기제를 통해 치료한다.	트라스투주맙(Trastuzumab, 또는 허셉틴)을 유방암 치료에 이용한다.
입양 면역 요법	활성화되지 않은 T 세포를 다량 투여하여 암세포에 대해 T 세포 매개 면역반응을 유발한다.	피부 T 세포 림프종의 치료를 위해 광역학적 치료법을 사용한다.
예방성 암 백신	암과 크게 연관이 있는 감염성 질병을 예방하기 위해 백신을 주사한다.	자궁경부암 원인 중 70%를 차지하는 HPV 16형 및 18형 감염을 예방하기 위해 가다실®과 서바릭스®를 투여한다.
암 치료용 백신	암세포 유래 항원을 접종하여 종양에 대한 직접적인 면역반응을 유발한다.	프로벤지®는 전립선 산성 인산분해 효소에 대한 면역반응을 유발하여 전이성 전립선암을 치료한다.
마이크로 RNA 기반 치료	miRNA 중 일부는 암을 유발한다. 즉, 특정한 암세포에서 발현되어 종양 발생을 유발한다.	아직 증명되지 않음(참고문헌 8)

차지한다. 그러므로 Herceptin®은 HER2의 발현을 확인한 후에 사용한다. 이는 개인에 대한 검사 결과에 따라 약물의 사용 여부를 결정하는 맞춤 치료의 예시이다.

지난 20년간 활성화되거나 조작된 T 세포를 이식하는 입양세포 이식(adoptive transfer)을 사용한 치료 방법의 개발에 큰 진전이 있었다(6). **입양 면역 요법(adoptive immuno-therapy)**에서는 환자 자신의 면역계를 자극하여 활성 T 세포, 특히 종양의 조절에 도움이 되는 T 세포를 생성하도록 한다.

면역계가 사람의 고형 종양을 처리할 수 있다는 것에 대한 첫 증거는 **시토카인**의 고용량 투여를 통해 나타났다. **인터루킨-2(IL-2)**는 활성화된 림프구의 증식을 자극하는 것을 포함하여 면역계의 다양한 활동을 활성화한다. 고용량의 IL-2는 전이성 흑색종(환자의 15%에서 종양의 퇴행이 관찰됨), 전이성 신장세포암(19%) 환자의 일부에서 종양의 퇴행을 유도했다. IL-2는 종양 세포 성장에는 직접적인 영향을 미치지 않으며, 따라서 종양의 퇴행은 시토카인이 면역계의 세포에 주는 영향으로 인한 것이다. 이 경우 IL-2는 환자의 체내에 이미 있는 면역 세포에게 작용하는 것이며, 따라서 이 반응은 시토카인에 반응하는 세포의 수가 이미 충분한 환자의 경우로 한정된다.

입양세포 이식 치료(adoptive cell transfer therapy)에서는 환자에게 많은 수의 세포가 투여된다. 세포는 환자로부터 분리해내고 체외에서 활성화시켜 활성화 과정을 제어할 수 있게 한다. 이 방식으로 치료에 필요한 정확한 세포들을 확인할 수 있고 치료를 최적화하기 위해서 이식 전에 환자에게 처치를 할 수 있다. 예를 들어 IL-2를 활성화된 림프구들과 함께 투여한다. 이 접근법에서 환자의 면역계에 대한 IL-2의 활성은 새로 넣어준 다량의 세포에 의해 증가된다. 세포 이식 요법의 성공은 1) 종양 퇴행에 효과적인 세포를 확인하는 능력 그리고 2) 체외에서 해당 세포를 불리는 능력에 좌우된다. 흔히 종양 그 자체로부터 전구 세포를 수집한다. 이러한 세포들을 **종양 내 침윤 림프구(tumor-infiltrating lymphocytes)**라고 한다.

다른 T 세포 치료법은 이미 임상적으로 사용이 가능하다. 예를 들어 체외에서의 광역학적 치료(photopheresis)는 피부 T 세포 림프종 환자를 치료하는 데 사용된다(7). 광역학적 치료에서는 체외에서 구불구불한 챔버를 따라 흐르는 림프종 환자의 혈액에 자외선을 집중시킨다. 자외선에 노출되면 혈액 유래 종양 T림프구(tumorigenic blood-borne T lymphocyte)가 세포 사멸하도록 한다. 세포 사멸로 생성되는 찌꺼기들은 순환하는 단핵구에 의해 흡수되며, 단핵구들은 환자의 혈액으로 다시 들어간다. 면역 활성은 전체 혹은 일부의 회복을 설명한다고 알려져 있다. 이 치료법이 병변 주변의 종양 T 세포를 공격하는 항종양성 킬러 T 세포의 활성을 유도한다는 것은 받아들일 여지가 있지만 입증되지는 않았다.

암 백신은 감염질병에 매우 효과적인 백신을 암 치료에도 사용할 수 있다는 장점을 가지고 있다. 암 백신은 암 세포를 인지하고 죽이는 것에 대한 면역 세포의 효율성을 강화하는 자연적인 면역계의 활동을 잠재적으로 강화하는 것이다. 다양한 방법들이 있지만 접근법은 간단하다. 종양 세포로부터 나온 항원을 암을 가진 환자에게 투여하여 황체를 만드는 세포의 면역반응을 자극하는 것이다. 수많은 이러한 접근법들은 동물 실험에서는 성공적이었다. FDA는 전립선암 환자의 수명을 최대 4개월 연장시키는 효과를 보인 Provenge를 승인했다. 이때, Provenge은 환자 특이적 접근법을 사용한다. 항원 제시 세포는 환자의 피에서 분리되고 키메라 단백질[전립선암 세포에서 발견되는 PAP(prostate acid phosphatase)는 GM-CSF와 연결되어 있다]로 배양된다(5.6절 참조). 처리된 항원 제시 세포는 다시 환자에게 주입된다. 생존율을 높이는 메커니즘은 알려져 있지 않지만 항원 제시 세포를 PAP 단백질과 배양하는 것은 PAP를 가지고 있는 전립선암 세포를 죽이는 T 세포를 활성화시키는 능력을 강화시키는 것으로 보인다. Provenge의 승인은 백신으로 암을 치료할 수 있다는 것을 보여주지만, 여전히 많은 문제점들이 있다. 임상 시험 단계의 환자는 전체 생존 기간이 더 길어졌지만 다른 치료법들(예를 들어 전립선 특이 항원, PSA)에 대해서는 유의미하게 개선되지 않았다. 또한 치료과정이

93,000달러로 너무 높다.

백신들은 암을 유발하는 것으로 알려진 감염을 막는 것으로 암을 예방할 수 있다. 인유두종 바이러스(HPV)는 성관계로 전염되는 일반적인 병원균이다. 미 질병통제예방센터(CDC)는 50세까지의 여성의 80%가 적어도 100가지 이상의 HPV 계통에 감염될 것이라고 추정했다. 또한 자궁경부암은 HPV에 의해 발생하며, 그중 80%가 2가지 유형인 16과 18로 인해 발생했다. HPV에 대한 두 가지 백신은 2006년 미국에서 소개되었다(표 16.5). 이러한 백신은 16번과 18번 유형의 HPV의 전염을 예방한다. 그러므로 어린 여성들은 위 HPV 백신을 접종받기를 권장한다.

마이크로 RNA(microRNA 또는 miRNA, 비암호화된 RNA 분자로 19–25개의 뉴클레오티드로 되어 있다)는 세포 내의 RNA 간섭(RNAi)을 통해 특정 유전자의 발현을 조절한다. 그들은 염색체 DNA로부터 전사하여 생성된다. 각 miRNA 분자는 여러 유전자의 발현에 영향을 미쳐 세포 기능을 강하게 조절하는데, 암 세포를 포함하여 거의 모든 생물학적 과정의 조절에 포함되어 있다. 예를 들어, 어떤 miRNA는 만성 림프구성 백혈병에서 누락되어 있으며 다른 것들은 B 세포 림프종에서 과잉 생산된다. 과발현되는 miRNA는 oncomiRs(혹은 발암 miRNA)라고 불린다. oncomiRs는 암 치료의 타깃이다. 동물 실험에서 oncomiRs의 선택적 억제는 종양을 퇴행시키는 결과를 보여주었다. 또한 암 세포에서 누락되어 있는 miRNA는 종양 억제의 기능이 있을 것이라 생각할 수 있따. 따라서 miRNA의 전달은 잠재적인 암 치료법이 될 수 있으며, MRX34는 간 암 치료에 임상 시험 중인 miRNA 모방물이다.

Small-interfering RNA(siRNA) 분자 역시 RNAi를 활성화하지만 miRNA와는 다르다. miRNA는 접힌 RNA 분자(hairpin pri-miRNA라고 함)에서 유도되지만 siRNA는 이중 RNA의 더 긴 영역에서 유래한다. siRNA 분자는 특정한 유전자의 기능을 발현되지 않게 한다. 3장에서 언급한 것처럼, 암에서 필수적인 유전자를 침묵시키는 siRNA 분자는 새로운 종류의 암 치료에 시험되고 있다.

16.7 시스템 생물학, 생체공학과 암

시스템 생물학은 상대적으로 생체공학의 새로운 영역이지만 미래를 위해서 가장 중요한 분야 중 하나이다. 시스템 생물학과 생체공학 사이의 관계는 이미 언급하였다(1장 참조). 여기에서는 시스템 생물학을 통한 복잡한 암의 질병 과정에 대한 이해와 중요한 응용들에 관해 설명한다.

시스템 생물학은 복잡한 생물학적 시스템을 구성하고 있는 다양한 요소들 간의 상호 작용에 관심이 있다. 예를 들어 사람 세포에서 기능의 다양성은 유전자의 발현에서 온다. 다른 세포는 다른 유전자 세트를 발현하며, 인간 게놈에는 약 20,000개의 유전자가 있다. 각 세포에서는 이들 유전자가 특정 수준으로 발현된다(실제로는 특정 세포에서는 전혀 발현되지 않는 유전자도 많이 있다). 어떤 시점에서 세포의 전반적인 행동은 어떤 방식으로 발현되어 있는 유전자와 연결되어 있는가? 어떤 유전자의 발현 수준 변화가 세포의 전반적인 행동에 어떻게 영향을 미치는가? 정상 세포에서 악성 세포로 변환이 일어나는 과정에서, 2개, 3개 혹은 10개의 유전자 발현이 변화한다고 할 때, 이러한 변화 중 가장 중요한 것은 무엇인가?

이러한 질문에 답하기 위해서는 새로운 기술들이 필요하다. 새로운 도구들과 그들 간의 관계에 대한 유용한 관계도가 그림 16.16에 나와 있다.

측정 기술 발전(특히 마이크로어레이 기술의 발달)은 시스템 생물학을 가능하게 했다. 세포 집단에서의 유전자 발현 간의 관계에 대한 가정을 실험하기 위해서는 세포 집단에서 여러 유전자의 발현을 동시에 측정할 기술이 필요하다. 마이크로어레이 기술은 이러한 다중 발현을 동시에 측정할 수 있게 한다. 이 기술의 개념은 간단한데, 현미경 슬라이드에 여러 개의 고도로 제어된 작은 점 형태를 가진다. DNA 마이크로어레이에서 DNA의 작은 점은 보통 유리나 실리콘으로 만들어진 고체 기판에 부착되며(그림 16.17), 표면에 공유 결합되어 있다. DNA의 작은 점 형태는 많은 샘플을 작은 공간에 배치할 수 있게 한다. 그림 16.17은 625개의 점을 보여주는데 각 점은 DNA의 농축된 묶

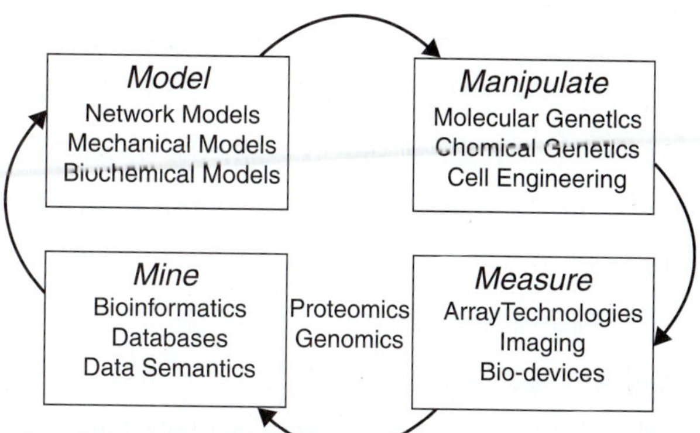

그림 16.16 시스템 생물학. 이 그림은 생물학과 공학이 겹치는 부분에 존재하는 시스템 생물학을 위한 체계적인 관계도를 보여준다. 시스템 생물학에서 수학적 모델링 도구들은 고용량 처리 실험 접근법과 복잡한 생물학 시스템에 대한 새로운 가정을 융합시킨다. 이러한 접근법은 생체공학 분야의 모든 적용 영역에서 유용하지만 특히 암 연구에 유용하다. 그림 출처: Ideker T, Winslow LR, Lauffenburger DA. Bioengineering and systems biology. *Ann Biomed Eng.* 2006;34:1226–1233.

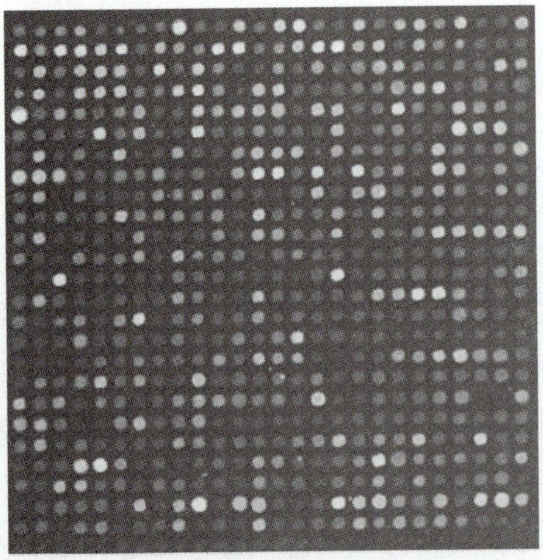

그림 16.17 디옥시리보핵산(deoxyribonucleic acid, DNA) 마이크로어레이. 이 배열에서 각각의 색을 가진 점들은 특정 유전자를 코딩하는 단일 가닥 DNA로 채워진 작은 섬에 해당한다(이 25 × 25 배열에는 625개의 유전자를 포함하고 있다). 실험은 두 개의 다른 mRNA에서 얻은 샘플을 동시에 노출시킴으로써 수행된다. 하나의 mRNA 샘플(sample 1)은 적색 형광을 가진 상보적 DNA(cDNA)로 역전사되고 다른 하나(sample 2)는 초록색 형광을 가지고 역전사되었다. 두 샘플들은 배열에 결합하기 위해서 경쟁하며, 다양한 색을 나타낸다. 사진에서는 적색을 나타내는 지점(sample 1을 더 많이 가지고 있다), 녹색을 나타내는 지점(sample 2를 더 많이 가지고 있다), 노란색을 나타내는 지점(둘 다 많이 가지고 있다)으로 구분된다. 사진 제공: Dr. Valerie Reinke, Yale University. (color plate 참조)

음이 들어 있어, 별도의 유전자를 나타내는 다른 DNA 서열을 포함한다. 서로 다른 DNA 서열은 (뉴클레오티드의 순서만 다른) 동일한 화학 구조를 가지기 때문에 같은 화학적 방법으로 DNA를 각 점들에 붙일 수 있다. 이때, DNA의 올바른 샘플을 각 점에 찍는 것이 난관이다. 점들이 작기 때문에, 또 아주 작은 양의 액체만이 사용되기 때문에, 마이크로어레이의 제작에는 로봇이 사용된다(그림 16.18).

과학자들은 DNA 마이크로어레이를 사용하는 다양한 방법을 개발하였는데, 공통적으로는 2개의 다른 상태(정상 혹은 악성)의 세포를 나타내기 위해, 두 가지 색상의 형광을 사용한다. 두 가지 다른 상태에서 유전자 발현의 차이가 마이크로어레이의 색상 차이로 나타나는데, 적색과 녹색이 각각이 발현된 상태를 의미하고 노란색은 둘 모두에서 발현하였음을 나타낸다(그림 16.17). 실험은 단 하나의 샘플로도 수행이 가능한데, 각 지점에 부착된 유전자의 밀도는 그 샘플에서 특정 유전자의 상대적 발현 수준을 나타낸다. 모든 마이크로어레이 실험은 공통적으로 유전자 발현에 대한 많은 정보를 빠르게 생성한다.

단백질을 위한 마이크로어레이도 있다(그림 16.19). 이 어레이들은 작은 단백질의 점을 이용한다. 표면 공유 결합이 단백질의 3차원 구조를 변화시키고 생물학적 활성을 변화시킬 수 있기 때문에, 단백질 마이크로어레이는 생산이 어렵다. 과학자들은 단백질 마이크로어레이의 수많은 응용 가능성을 찾아내고 있다. 몇 가지 예를 들자면 높은 처리 속도로 수행할 수 있는 효소면역 측정(enzyme-linked immunosorbent assays, ELISA), 단백질 간 상호 작용에 대한 테스트, 단백질에 대한 세포의 생물학적 활성 테스트 같은 것들이 있다.

종양의 단계를 평가할 때 조직 샘플들의 현미경 검사의 중요성은 이 장의 앞부분에서 설명한 바 있다. 병리학자(현미경 표본에서 질병 단계를 확인하는 전문가인 의사)는

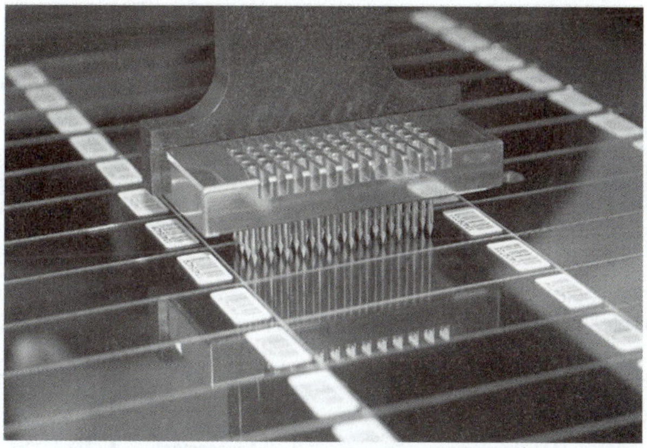

그림 16.18

디옥시리보핵산(DNA) 마이크로어레이 로봇. 마이크로어레이 로봇의 인쇄 헤드를 근접 촬영한 것이다. 이 로봇은 48개의 개별 핀(또는 미니 피펫)이 있어 유체 샘플을 표면에 놓는다. 각 핀은 0.7 nL의 유체 방울을 옮긴다. 사진 제공: Andre Nantel, www.digitalapoptosis.com.

조직 표본을 검사하기 위한 마이크로어레이 기술을 개발하기도 했다. 조직 마이크로어레이는 특정 조직의 일부를 점처럼 찍은 현미경 슬라이드이다(그림 16.20). 각 점은 개별 환자부터 유래한 조직을 나타내므로, 조직 마이크로어레이는 환자의 해부학 스펙트럼에 대한 정보를 가지고 있다(그림 16.21). 조직 마이크로어레이는 샘플에서 흥미로운 특징을 찾아내기 위하여 다른 염색 기술을 활용한다. 통상적인 헤마톡실린-에오신 염색은 핵산 및 세포질을 각각 검출하기 위해 청색 염료(hematoxylin)와 적색 염료(eosin)를 사용하며(그림 16.21, A 및 B), 특정한 단백질이나 세포의 다른 물질을 찾는 데 사용되는 면역 조직화학염색법(immunohistochemical staining)도 사용할 수 있다. 그림 16.21C는 HER2/*neu*(일부 유방암 세포에서 발견되는 수용체)에 대한 항체를 사용한 예시이다. 현장 혼성화(in situ hybridization)는 cDNA 혹은 RNA 서열을 찾기 위한 기술이다(그림 16.21, e 및 f). 조직 마이크로어레이는 과거에 확인이 어려웠던 가설을 확인할 수 있게 한다. 한 예로, 600개의 결장암 샘플이 포함된 마이크로어레이를 사용하여 과학자들은 특정 단백질을 발현하는 종양의 비율을 신속하게 테스트하기도 했다. 특정 생물학적 상태를 구별하는 데 사용하는 물질(예를 들어, 단백질, 기타 분자 또는 분자 복합체)을 바이오마커라고 하는데, 조직 마이크로어레이를 사용하는 것은 암의 바이오

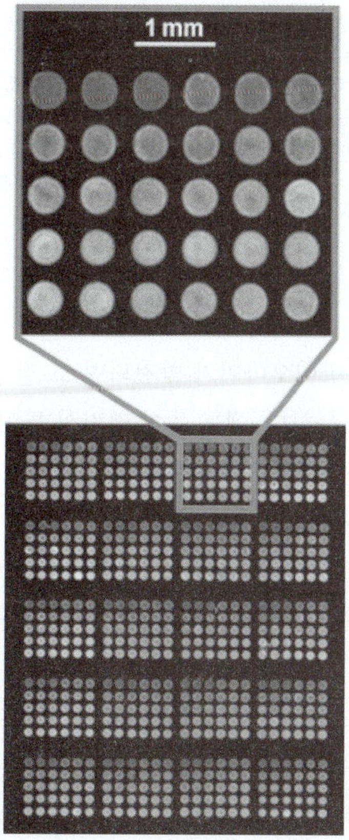

그림 16.19

단백질 마이크로어레이. 단백질 어레이는 단백질이 들어 있는 특수한 표면에 매우 적은 부피의 단백질이 풍부한 용액을 분배하여 만들어진다. 어레이의 각 점은 인간 면역 글로블린 G(IgG)의 희석액을 포함하고 있다(지점의 휘도는 IgG의 농도와 관련되어 있다). 마이크로어레이는 면역 측정법(enzyme-linke immunosorbent assay, ELISA)을 수행하는 데에도 사용될 수 있다. 각 지점이 다른 단백질인 어레이를 생성함으로써 단백질 마이크로어레이를 많은 단백질들이 상호 작용하는 것을 동시에 스크리닝하는 데 사용할 수 있다.

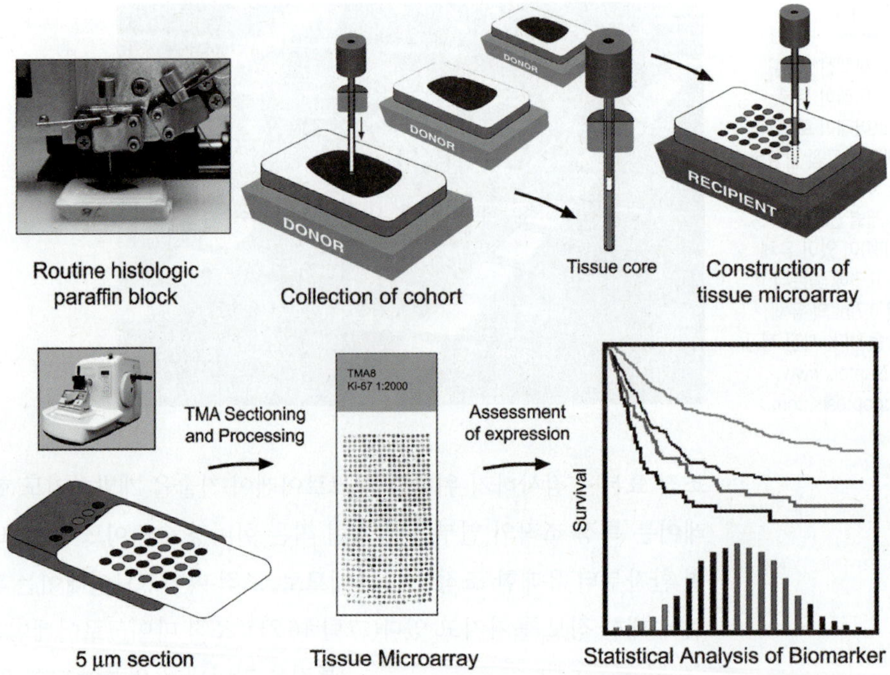

그림 16.20 조직 마이크로어레이. 조직 샘플(생검)은 흔히 암 환자에서 채취한다. 이러한 샘플들은 질병의 상태를 조사하는 데 사용된다. 조직 마이크로어레이 기술은 환자로부터 얻은 큰 샘플로부터 작은 조각을 떼어내어 사용한다. 이 작은 조각들은 질병의 징후들을 동시에 알 수 있게 한다. 조직 마이크로어레이 기술에서 작은 조각들은 파라핀 상에 올려진 조직 샘플에서 바늘을 사용하여 절단된 후 새로운 블록에 올려진다. 새 블록은 많은 검체에서 나온 표본을 단면으로 잘라 슬라이드에 장착한 것이다(600개 표본이 0.6 mm의 점 크기로). 이러한 슬라이드들은 특정 단백질이나 바이오마커들의 존재 여부를 조사할 수 있게 한다. 사진 제공: Dr. David Rimm, Yale University and reprinted from *Nat Clin Pract Oncol.* 2004;1:104 – 111 with permission from Nature publishing group.

마커를 찾는 강력한 방법이다.

어떤 질병에 대한 신뢰할 만한 바이오마커가 발견되면 그 질병의 발병 유무를 개별적으로 스크리닝하는 데 사용이 가능하다. 예를 들어 전립선 특이 항원(PSA)은 남성의 전립선암을 선별하는 데 사용되는데, PSA 검사는 전립선암의 초기 지표가 된다. 암 환자에서 단백질이 하는 역할을 연구하는 기존의 방식을 이용하여 PSA를 발견하기까지는 수십 년이 걸렸다. 조직 마이크로어레이(그리고 모든 마이크로어레이를 사용하는 접근법들)를 이용한다면, 과학자들은 신뢰할 수 있는 바이오마커를 훨씬 빠르게 찾을 수 있을 것이다.

DNA, 단백질 및 조직 마이크로어레이는 구조와 기능이 다르지만, 이들은 많은 양의 데이터를 한꺼번에 생성한다는 특징이 있다. 마이크로어레이에서 어떤 방식으로 정보를 얻을 것인가? 그림 16.17에 나와 있는 실험은 많은 녹색 점, 빨간 점, 그리고 노란 점

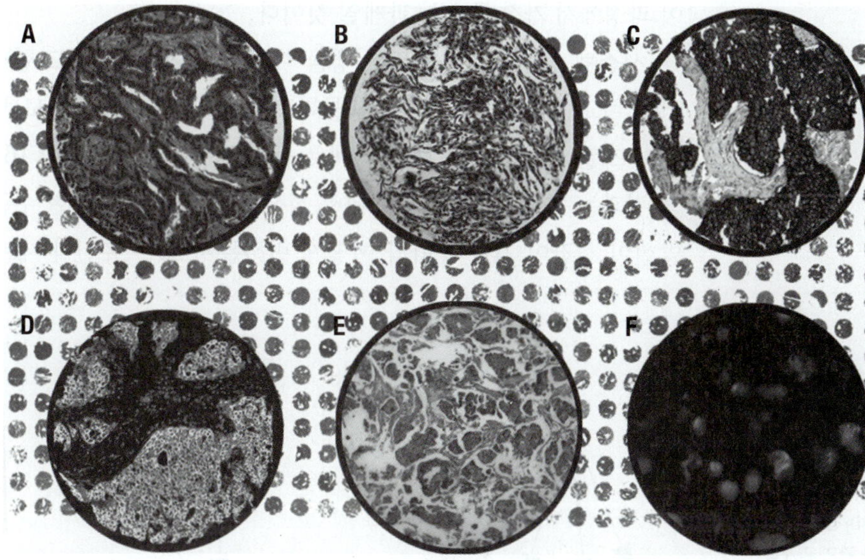

그림 16.21 다양한 형식으로 조직을 분석할 수 있다. **A**. 헤마톡실린-에오신(hematoxylin & eosin, H&E) 염색된 유방암. **B**. H&E 염색된 세포주 A431. **C**. HER2/*neu*에 대해 염색한 유방암. **D**. cytokeratin(녹색), DNA(파란색) 및 HER2/*neu*(빨간색)에 대해 염색된 유방암. **E**. 현장 혼성화되어 F-actin이 검출된 유방암종. **F**. 형광 현장 혼성화를 통해 ERBB2가 증폭된 유방암종. 사진 제공: Dr. David Rimm, Yale University and reprinted from *Nat Clin Pract Oncol*. 2004;1:104-111 with permission from Nature Publishing Group. (color plate 참조)

으로 나타나는데, 이렇게 점으로 표현되는 각각의 유전자는 기능적 측면에서 어떤 의미를 가지는가? 두 개의 샘플 중 하나에서만 강하게 발현되는 다섯 개의 유전자를 나타내는 다섯 개의 붉은 점을 발견했다면, 세포 내에서 이들 유전자는 기능적으로 관련되어 있는가? 이에 대한 답을 찾기 위해 시스템 생물학자들은 마이크로어레이를 이용한 많은 측정들을 고속으로 수행하며, 대규모의 데이터 세트의 경향성을 파악하기 위하여 **데이터 마이닝**을 한다(이는 수학 및 통계 모델을 사용하여 기법을 개발하는 것을 말한다).

마이크로어레이의 문제점은 유전자 및 유전자 변이체에 대해 이미 알고 있는 지식으로 한정된다는 것이다. 일부 암은 드문 돌연변이에 의해 발생하기 때문에 가능한 모든 유전자 변이형을 마이크로어레이에 포함시키는 것은 불가능하다. 이러한 이유로 DNA에 대한 새롭고 빠른 분석법을 기반으로 한 다른 고용량 처리 기술들이 빠르게 개발되고 있다. 한 예는 RNA-seq(RNA 시퀀싱)이다. 관심 있는 표본의 RNA를 분리하여 최적 크기로 잘라내고 cDNA로 전환한 후, 특정 DNA 시퀀싱 플랫폼(예를 들어 Illumina HiSeq 2000, Life Technologies SOLiD 5500 혹은 Roche 454)을 사용하여 라이브러리를 만들어낸다. 라이브러리 내의 조각들의 서열을 판독하고 데이터를 합성, 분석하여 원 샘플에 존재하는 RNA 서열의 주석이 달린 목록을 생성한다. 데이터 분석과 마이닝은 이 과정에서 가장 중요한 과제일 것이다.

시스템 생물학자들은 또한 생물 시스템을 **모델링**하기도 한다. 마이크로어레이 데이터와 비교할 수 있는 복잡한 생물학적 프로세스의 수학적 모델을 개발하는 것이다. 유전자 조절 네트워크의 모델을 예로 들 수 있을 것이다(그림 16.22). 마이크로어레이 분석 결과는 특정 실험 조건 하에서 정상상태의 유전자 발현 수준을 나타내는데, 유전자 발현이 시간이 지남에 따라 어떻게 변하는지 또는 유전자 세트의 발현이 시간에 따라

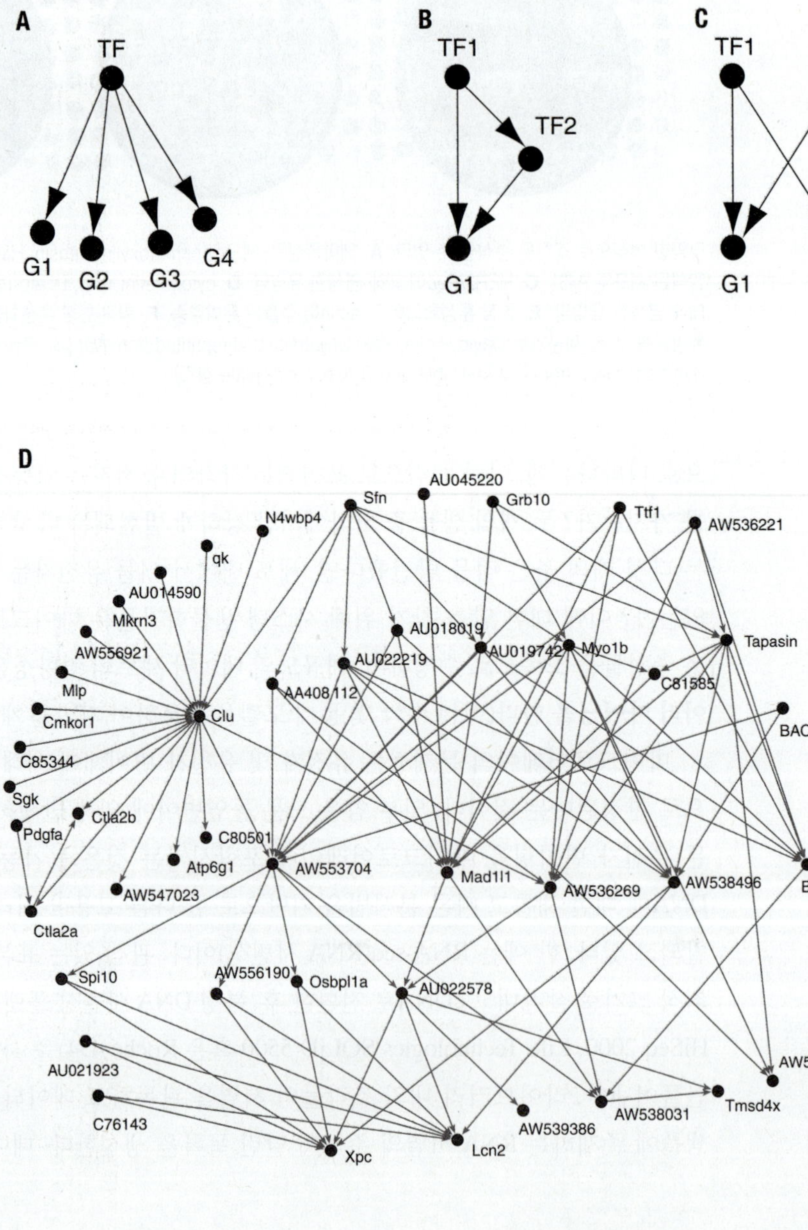

그림 16.22

유전자 조절 네트워크의 요소. 각 다이어그램의 원 또는 노드는 유전자를 나타내며 화살표는 유전자 간의 관계를 나타낸다. (**A**)에서 전사 인자(TF)는 네 개의 다른 유전자(G1, G2, G3, G4)에 촉진 효과를 일으킨다. (**B**)에서 첫 번째 전사 인자(TF1)는 유전자(G1)를 촉진시키지만, 또한 G1을 촉진시키는 두 번째 전사 인자(TF2)를 촉진시키는 역할을 하기도 한다. 이것은 유전자 네트워크에서 피드포워드 피드백(feed-forward feedback)의 예이다. (**C**)에서 두 가지 인자들(TF1과 TF2)는 두 개의 유전자(G1과 G2)를 촉진한다. 마이크로어레이 기술은 많은 양의 물질을 동시 측정할 수 있기 때문에, 모델은 (**D**)와 같이 복잡해질 수 있다. Reprinted with permission from Wang E, Lenferink A, O'Connor-McCourt M. Cancer systems biology: Exploring cancer-associated genes on cellular networks. *Cell Mol Life Sci.* 2007;64:1752–1762.

어떻게 변하는지에 대한 지식이 훨씬 더 중요하다. 이때, 유전자 집합 사이의 관계를 통합한 수학적 모델(그림 16.22D의 화살표로 표시)을 이용하여 유전자 네트워크가 어떻게 될지 예측할 수 있으며, 이 예측들은 추가적인 마이크로어레이 측정으로 다시 테스트할 수 있다. 이러한 모델들은 이 책에서 앞서 나왔던 다른 종류의 모델들[예를 들어 8장에서의 혈류 흐름에 대한 모델 혹은 뇌에서의 약물의 확장(박스 16.1)에 대한 모델]과 다르지만, 미분방정식 및 선형 대수와 같은 복잡한 시스템을 설명하는 데 사용하는 것과 동일한 수학적인 도구를 사용한다.

마지막으로 시스템 생물학자들은 분자생물학, 유전학, 화학 및 생체공학을 이용하여 생물학 시스템을 조작하기도 한다. 마이크로어레이, 마이닝 및 모델링 작업은 종종 세포, 조직 또는 동물의 반응을 추정하는 데 사용되기도 한다. 예를 들어 유전자 X가 종양 내 세포에서 10일 동안 높은 수준으로 발현된다면 종양이 퇴행할 것이라고 예측한 경우, 실험 시스템을 조작하여 유전자 X의 발현을 높인다면 (다른 어떤 것도 바꾸지 않고) 이 예측을 테스트할 수 있다.

측정 및 모델링의 새로운 기술을 통해 시스템 생물학은 인간 생물학에 대한 자세한 이해를 보장한다. 시스템 생물학은 세포 또는 조직의 개별 부분들(세포 내의 단백질, 유전자 및 복합체)이 전체에 어떻게 기여하는지에 대한 이해를 쌓아간다는 점에서 통합적이며, 이것은 암과 같은 질병을 이해하는 데 매우 가치 있는 접근 방법이다.

요약

- 전 세계 가장 주요한 사망 원인 중 하나인 암은 세포 성장을 조절하는 유전자의 돌연변이로 인해 통제되지 않는 세포의 증식으로 인해 발생한다.
- 외과적 수술은 암을 치료하는 가장 성공적인 치료법 중 하나이다. 생체공학자들은 수술실에서 사용하기 위한 도구들을 설계하여 암 수술에 기여했다.
- 전리 방사선은 신체의 종양 세포를 죽이는 데 사용될 수 있다. 치료를 위한 방사선의 노출 최적화에는 방사선 물리학의 이해와 정상 및 종양 세포에 대한 방사선의 생물학적 영향에 대한 이해가 필요하다.
- 종양 세포를 죽이기 위한 화학 요법 또는 독성 약물 투여는 암 치료를 위한 또 다른 일반적인 접근법이다. 합리적인 약물 설계와 새로운 약물 전달 체계는 화학 요법을 보다 안전하고 더 효과적으로 만들 것이다.
- 생물학적 치료법과 관련된 단일 클론 항체, 시토카인 및 입양 면역 요법은 특정 종류

의 암에서 효과가 있다. 이러한 작용제의 기본 메커니즘에 대한 더 나은 이해는 이 약물을 저렴하게 제조할 수 있는 능력을 개발하여 더 많은 환자의 치료에 기여할 수 있게 한다.

- 시스템 생물학은 세포 기능에 대한 분자 정보를 세포 및 조직의 행동 모델로 통합할 수 있게 한다. 암에 대한 이해와 더 나은 치료법을 개발할 수 있는 능력을 향상시킬 것이다.

참고문헌

1. Varmus H. The new era in cancer research. *Science*. 2006;**312**:1162–1165.
2. American Cancer Society. Cancer Facts and Figures 2006. 2006, Atlanta, GA: American Cancer Society.
3. Varmus H and Kumar HS. Addressing the growing international challenge of cancer: A multinational perspective. *Sci Transl Med*. 2013; **5**: 175cm2.
4. Dalton WS, Friend SH. Cancer biomarkers: An invitation to the table. *Science*. 2006;**312**:1165–1168.
5. Steele GG. From targets to genes: A brief history of radiosensitivity. *Phys Med Biol*. 1996;**41:**205–222.
6. Rosenberg SA. Progress in the development of immunotherapy for the treatment of patients with cancer. *J Intern Med*. 2001;**250**:462–475.
7. Wolfe JT, Lessin SR, Singh AH, Rook AH. Review of immunomodulation by photopheresis: Treatment of cutaneous T-cell lymphoma, autoimmune disease, and allograft rejection. *Artif Organs*. 1994;**18** (1):888–897.
8. Cheng CJ, Bahal R, Babar IA, Piucus Z, Barrera F, Liu C, Svoronos A, Braddock DT, Glazer PM, Engelman DM, Saltzman WM, and Slack FJ. MicroRNA silencing for cancer therapy targeted to the tumour microenvironment, *Nature*. 2015;**518**:107–110.

더 읽어보기

Cheng CJ, Saltzman WM, and Slack FJ. Canonical and non-canonical barriers facing antimiR cancer therapeutics. *Curr Medicin Chem*. 2013;**20**:3582–3593.

Hobbie RK. Chapter 15: Medical use of x-rays. In: *Intermediate Physics for Medicine and Biology*. 3rd ed. New York: Springer AIP Press; 1997.

Ideker T, Winslow LR, Lauffenburger DA. Bioengineering and systems biology. *Ann Biomed Eng*. 2006;**34**:1226–1233.

Saltzman WM. *Drug Delivery: Engineering Principles for Drug Therapy*. New York: Oxford University Press; 2001.

핵심 개념 및 정의

감마선(gamma ray): 원자의 핵으로부터 방출되는 전자기 복사. 그들은 전자기 스펙트럼 내 방사선의 모든 유형에서 가장 짧은 파장뿐만 아니라 가장 높은 주파수 및 에너지도 소유한다.

근접 치료(brachytherapy): 종양 내 또는 종양 근처에 시드라고 불리는 방사성 물질을 이식하는 것.

내시경(endoscope): 최소한의 침습성으로 체내를 들여다보고, 사진을 찍고, 조직 샘플을 얻기 위해 이용하는 외과용 기구.

니트로소요소(nitrosourea): 니트로소(nitroso) 그룹과 요소를 함유한 화학 물질로 암 치료에 일반적으로 사용된다.

다형성교아종(glioblastoma multiforme): 뇌의 신경아교세포에서 발생하는 침윤성 원발성 뇌종양.

림프절(lymph node): 몸 전체에서 발견되는 작은 신장 모양의 기관으로, 세포, 특히 백혈구를 저장하고 필터와 면역 활동이 일어나는 장소의 역할을 한다.

마이닝(mine): 시스템 생물학에서 대용량 데이터 세트의 경향을 식별할 수 있는 기법을 개발하고 종종 수학 및 통계 모델을 사용하는 것.

마이크로어레이(microarray): 소량의 샘플을 표면에 부착하고 특정 유전자 또는 물질의 존재 여부를 조사하여 작은 공간에서 많은 수의 샘플(예: DNA, 단백질)을 분석하는 방법.

만성 골수성 백혈병(chronic myelogenous leukemia, CML): 골수에서 골수성 세포의 과도한 생산을 특징으로 하는 암의 한 형태.

메토트렉세이트(methotrexate): 효소 디히드로엽산 환원효소(dihydrofolate reductase)를 특이적으로 표적하고 세포에서 DNA 복제 작용을 억제하는 화학 요법용 약물. 그것은 종종 최초의 현대 화학 요법으로 간주된다.

모델(model): 시스템 생물학에서 마이크로어레이 데이터와 비교할 수 있는 복잡한 생물학적 과정의 수학적 모델을 개발하는 것.

바이오마커(biomarkers): 특정 생물학적 상태를 구별하는 데 사용할 수 있는 물질. 종양학에서 이들의 존재 또는 부재는 이들을 생산하는 세포가 악성인지 여부를 나타내는 지표로 사용된다.

방사선 요법(radiotherapy): 방사성 물질 또는 광선의 투여에 의한 질병 또는 암의 치료 요법.

베타 입자(beta particle): 방사성 붕괴의 한 종류인 베타 붕괴 동안 원자에서 방출된 전자.

생검(biopsies): 암이 있는지 여부를 결정하기 위해 외과적으로 떼어낸 조직 샘플.

생물학적 요법(biological therapy): 암세포를 공격하거나 다른 암 치료법의 부작용에 대항하기 위해 신체 면역계를 이용하는 암 치료법.

선량 분할(dose fractionation): 조사하려는 방사선 총량을 작은 선량으로 분할하여, 방사선에 더 민감한 정상 조직이 가역적인 손상으로부터 회복할 수 있는 시간을 주는 방식으로 방사선 요법을 최적화하는 방법.

세기 변조 방사선 치료(intensity-modulated radiation therapy, IMRT): 컴퓨터로 제어되는 엑스선 가속기를 이용하여 주변 조직이 받는 방사선 노출을 최소화하면서 다양한 각도에서 종양에 방사선을 전달하는 암 치료 방법.

세포 간 접합(cellular junction): 인접해 있는 세포 사이의 공간으로, 세포 간에 이온과 무기물의 이동을 허용하거나 차단하는 세포 간 연락이 일어날 수 있다. 부착 연접(adherens junction), 간극 연접(gap junction), 밀착 연접(tight junction)의 세 종류가 있으며, 각각은 서로 다른 용도를 가진다.

시토카인(cytokine): 면역계의 조절에 결정적인 신호 단백질 및 당단백질의 부류.

신생물(neoplasm): 성장과 분열이 통제되지 않는 세포, 종양이라고도 함.

악성 신경 교종(malignant glioma): 침윤성 뇌종양.

알파 입자(alpha particle): 방사성 붕괴로 생성되는 두 개의 양성자와 두 개의 중성자로 구성된 헬륨 핵.

암 백신(cancer vaccines): 이미 존재하는 암세포와 싸우는 면역 체계의 능력을 강화시키거나, 암을 유발하는 것으로 알려진 바이러스에 의한 감염을 예방하도록 고안된 백신.

옴마야 리저버(Ommaya reservoir): 화학 요법 약물을 뇌척수액에 전달하는 능력을 가진 두피 아래에 이식되는 장치.

외부 방사선 조사요법(exteranl beam radiation therapy, EBRT): 빔에 대해 높은 정도의 초점을 제공하는 선형 가속기라고 불리는 기계로 인해 생성된 외부 방사선 빔을 사용하고 방사선 필드의 신중한 계획을 통해 만들어진 암 치료 방법.

이질성(heterogeneity): 생물학적으로 다양한 다른 세포들을 가지고 있으므로 처치에 대해서 다른 반응을 보이는 것.

인유두종 바이러스(human papillomavirus, HPV): 자궁경부암의 전구체인 자궁경부 형성 장애를 일으키는 일반적인 성병.

인터루킨-2(interleukin-2, IL-2): 생물학적 암 치료에 사용되는 시토카인으로서 면역계에서의 기능은 활성화된 림프구의 증식을 자극하는 것을 포함한다.

입양 면역 요법(adoptive immuno-therapy): 환자의 면역 체계를 자극하여 종양을 조절하는 데 도움이 되는 활성 T 세포를 생성하는 암 치료.

전이(metastasis): 멀리 떨어진 위치로 종양이 확산되는 것.

전자기선(electromagnetic rays): 전기 및 자기의 특성을 모두 가진 파동.

절제(resection): 신체에서 조직의 외과적 제거.

조작(manipulate): 시스템 생물학에서 분자생물학, 유전학, 화학 또는 생물공학의 접근법을 사용하여 생물학적 시스템 내의 요소들을 배열하여 원하는 결과를 산출하는 것.

종양 내 침윤 림프구(tumor-infiltrating lymphocytes): 암 종양에 침투한 백혈구. 그들은 종종 종양 내에서 수집되고 생체 외에서 배양되고 종양과 싸울 수 있는 면역계의 능력을 높이기 위해 시토카인과 함께 환자에게 주입된다.

종양, 림프절, 전이(Tumor, Node, and Metastases, TNM): 암의 분류지표에 사용되는 시스템으로, 암의 성장 속도와 발달 정도를 나타낸다.

중성자(neutron): 순 전하가 없는 아원자 입자.

카르무스틴(carmustine): 종양의 치료에 사용되는 알킬화제, $C_5H_9Cl_2N_3O_2$.

칼메트-게랑 균(bacillus Camette-Guerin, BCG): 방광벽의 표재성 종양을 치료하는 데 사용되는 약독화 결핵균(attenuated live tuberculosis bacillus).

테스토스테론(testosterone): 남성과 여성의 성기에서 분비되며, 성욕과 에너지에 영향을 줄 수 있는 콜레스테롤에서 유래된 호르몬.

혈액-뇌 장벽(blood-brain barrier, BBB): 뇌를 덮고 있어 혈액의 통과를 막는 세포층.

호르몬(hormone): 특히 내분비계에서 표적 세포에 특이적인 반응을 유도하는 리간드. 호르몬은 다양한 세포, 조직, 기관의 성장, 분화 및 대사활동을 조절한다.

호르몬 요법(hormonal therapy): 치료를 위해 호르몬을 사용하는 요법.

화학 요법(chemotherapy): 암 및 기타 질병의 치료에 화학 물질 또는 약물을 사용하는 것.

황체 형성 호르몬 방출 호르몬(luteinizing hormone-releasing hormone, LHRH): 인간의 성 호르몬 조절에 관여하는 호르몬.

3차원 입체조형 방사선 치료(three-dimensional conformal radiation therapy, 3DCRT): 컴퓨터 제어 X선을 사용하여 종양의 모양에 부합하는 빔을 통해 방사선을 전달하는 암 치료.

X선(x-ray): 10–0.01 nm 범위의 파장을 갖는 전자기 방사의 일종.

표기

N	방사능을 받는 조직의 기능에 관한 값
Q	방사능 물질의 질
W_R	가중계수

설명문제

1. 그림 16.2에 나타낸 것과 같은 자궁경부 세포검사(Pap smear)를 준비하는 데에는 생물학적 염료가 사용된다. 이 염료가 어떻게 작용한다고 생각하는가? 서로 다른 세포, 또는 세포 내 서로 다른 영역이 다른 색으로 나타나는 이유는 무엇인가?

2. 암을 유발할 수 있는 화학물질인 발암 물질을 확인하는 데는 두 가지 방법을 사용할 수 있다. 하나는 암의 발병률을 사람들의 집단에서 연구, 분석하고 화학 물질에 노출되는 것과 발병률의 상관관계를 분석하는 역학적(epidemiological) 분석을 통해서 이루어진다. 두 번째 접근법은 실험 동물을 이용한 실험실 테스트로 이루어진다. 각 방법의 장점과 단점은 무엇인가?

3. 유방암에 처방되는 Herceptin®의 작용 메커니즘은 무엇인가? 왜 모든 유방암 환자가 Herceptin® 처방으로 효과를 보지 못하는가?

연습문제

1. 약물은 뇌에서 10^{-8} cm^2/s의 확산 계수를 가지고 있으며 45분의 반감기로 뇌에서 제거된다. 당신이 이식용 약물 전달 시스템(직경 1 cm의 구체)을 디자인한다면 이 전달 시스템은 뇌 속에서 얼마나 넓은 영역을 치료할 수 있는가?

2. 표준적인 현미경 슬라이드는 1 inch × 3 inch 크기이다. 조직 마이크로어레이의 각 스폿이 직경 0.6 mm인 경우 현미경 슬라이드에 배치할 수 있는 최대 스폿의 개수는 얼마인가? 슬라이드당 스폿 수를 결정하는 다른 실질적인 제한이 있는가?

3. 동위 원소 ^{103}Pd와 ^{137}Cs는 근접 치료에서 사용될 때 방사선 선량 함수가 다르다(그림 16.13). 각각의 동위원소를 방사선 요법에 사용하는 이유는 무엇인가?

4. 다음 중 1 Gy의 흡수선량당 생물학적 선량이 가장 높은 것은 어느 것인가?

a. 골수에 광자

b. 뇌에 양성자

c. 생식선에 전자

d. 소장에 알파 입자

e. 피부에 중성자

부록 A
생리학적 수치

표 A.1 표준적인 남성의 데이터

나이	30세
키	1.73 m
체중	68 kg
표면적	1.80 m^2
정상 체심부 온도	37.0 ℃
정상 피부 평균 온도	34.2 ℃
열용량	0.86 kcal/kg ℃
체지방률	12% (8.2 kg)
피하 지방층	5 mm
체내 총 유체	41 L (체중의 60 wt%)
세포 내 유체	28 L
간질액	10.0 L
세포횡단액(transcellular fluid)	–
혈장	3.0 L
기초 대사율	40 kcal/m^2 · h, 72 kcal/h
O_2 소모율	250 mL/min[a]
CO_2 생성률	200 mL/min[a]
호흡률(respiratory quotient)	0.80
혈액의 부피	5 L
휴식기의 심박출량	5 L/min
혈압(수축기/이완기)	120/80 mmHg
평균 동맥압력	93 mmHg (혈압 120/80 mmHg)
휴식기 맥박	65/min
평상시의 심박출량	3.0 + 8M L/min, M = STP 상태에서의 O_2 소모량 L/min
총폐용량	6 L[b]

표 A.1 표준적인 남성의 데이터 (계속)

폐활량	4.2 L[b]
호흡계 환기율	6 L/min[b]
폐포 환기율	4 L/min[b]
일회 호흡량	500 mL[b]
무용 공간	150 mL[b]
휴식기 호흡수	12/min
호흡계 모세혈관 혈액 부피	75 mL
동맥혈 O_2 농도	0.195 mL O_2/mL 혈액[a]
동맥혈 CO_2 농도	0.492 mL CO_2/mL 혈액[a]
정맥혈 O_2 농도	0.145 mL O_2/mL 혈액[a]
정맥혈 CO_2 농도	0.532 mL CO_2/mL 혈액[a]

참고: 출처 Seagrave RG. *Biomedical Applications of Heat and Mass Transfer* Ames, IA: Iowa State University Press, 1971, p. 66.

[a] 표준 온도와 압력 조건(STP)에서
[b] 신체 온도와 압력 조건에서(37 ℃, 1 atm)

표 A.2 혈액과 소변의 일반적인 의학적 수치

화학종	혈액	뇌척수액	소변
수분	93%	99%	99%
단백질	7,000 mg/dL	35 mg/dL	~0
삼투압몰농도	295 mOsm/L	295 mOsm/L	
무기물			
암모니아	12–55 μM		
중탄산	22–26 mEq/L		
칼슘	4.8 mEq/L	2.1 mEq/L	0–300 mg/d
이산화탄소	24–30 mEq/L		
염화 이온	100–106 mEq/L	119 mEq/L	
구리	100–200 μg/dL		0–60 μg/d
철	50–150 μg/dL		
납	<10 μg/dL		<120 μg/d
마그네슘	1.5–2.0 mEq/L	0.3 mEq/L	

표 A.2 혈액과 소변의 일반적인 의학적 수치 (계속)

화학종	혈액	뇌척수액	소변
P_{CO_2}	35-45 mmHg		
	4.7-6.0 kPa		
pH	7.35-7.45	7.33	
인	3.0-4.5 mg/dL		
P_{O_2}	75-100 mmHg		
	10-13.3 kPa		
포타슘	3.5-5.0 mEq/L	2.8 mEq/L	
소듐	135-145 mEq/L	135-145 mEq/L	
유기 분자			
아세토아세테이트	음성		0
아스코르브산	0.4-15 mg/dL		
빌리루빈	직접: 0-0.4 mg/dL		
	간접: 0.6 mg/dL		
카로티노이드	0.8-4.0 μg/mL		
크레아티닌	0.6-1.5 mg/dL		15-25 mg/kg 체중
포도당	70-110 mg/dL	60 mg/dL	0
젖산	0.5-2.2 mEq/L		
지질	총: 450-1000 mg/dL		
	콜레스테롤: 120-220 mg/dL		
	인지질: 9-16 mg/dL		
지방산	190-420 mg/dL		
트리글리세라이드	40-150 mg/dL		
페닐알라닌	0-2 mg/dL		
피루브산	0-0.11 mEq/L		
혈액 요소 질소(blood urea nitrogen, BUN)	8-25 mg/dL		
요산	3-7 mg/dL		
비타민 A	0-15-0.6 μg/mL		

참고: Devlin TM, ed. *Textbook of Biochemistry with clinical correlations*. New York: Wiley-Liss; 1997, and New England Journal of Medicine, 1992;**327**:718에서. 데시리터(dL)는 100 mL이다.

표 A.3 체내 유체의 pH 범위

혈액	7.2-7.8
대장	7.0-7.5
결막낭	7.8-8.0
십이지장	4.8-8.2
모유	8.5-8.7
구강	6.2-7.2
위	1-3
땀	4.7-4.8
요도	5-7
질	3.4-4.2

표 A.4 인간 혈액의 단백질 조성

분류	단백질	M_w	c_p(mg/100 mL)
	알부민	69,000	3,500-4,500
	프리알부민	61,000	28-35
	인슐린	5,000	0.29 μUnits/mL
	피브리노겐	341,000	200-600
	에리트로포에틴	34,000	0.1-0.5 ng/mL
α_1-글로불린	α_1-지방단백질		
	HDL2	435,000	37-117
	HDL3	195,000	217-270
	α_1-산 당단백질 [오로소뮤코이드(orosomucoid)]	44,100	75-100
	α_1-안티트립신	45,000	210-500
	트랜스코르틴(transcortin)		7
	α_{1x}-당단백질		14-35
	합토글로빈(haptoglobin)	100,000	30-190
α_2-글로불린	세룰로플라스민(ceruloplasmin)	160,000	27-39
	α_2-마크로글로불린(macroglobulin)	820,000	220-380
	α_2-지방단백질(저밀도)	5,000,000-20,000,000	150-230

표 A.4 인간 혈액의 단백질 조성 (계속)

분류	단백질	M_w	c_p(mg/100 mL)
	α_2-HS-당단백질	49,000	8(6)
	Z_n-α_2-당단백질	41,000	4(6)
	프로트롬빈	62,700	9(6)
β-글로불린	β-지방단백질	3,200,000	280-440
	트랜스페린	90,000	200-320
	β_{1C}-글로불린		35
	헤모펙신[hemopexin(β_{1B}-글로불린)]	80,000	80-100
	β_2-당단백질		20-25
γ-글로불린	γG-면역 글로불린	160,000	1,200-1,800
	γM-면역 글로불린	1,000,000	75
	γA-면역 글로불린	350,000	100
효소	알돌레이스(aldolase)		0-7 U/mL
	아밀레이스		4-25 U/mL
	콜린에스테레이스(cholinesterase)		0.5 pH U 이상/h
	크레아티닌 인산화효소		40-150 U/L
	젖산탈수소효소		110-210 U/L
	라이페이스		<2 U/mL
	뉴클레오티드 가수분해효소		1-11U/L
	인산가수분해효소(산)		0.1-0.63 Sigma U/mL
	인산가수분해효소(알칼리)		13-39 U/L
	아미노기전달효소[혈청 글루타민산 옥살로아세트산 이미노기진틸효소 (SGOT)]		9-40 U/mL
총			**6,726-9,819**

참고: 이 표의 정보는 Colton C, Merrill EW, Reece JM, Smith KA. Diffusion of organic solutes in stagnant plasma and red cell suspensions. *Chemical Engineering Progress*, *Symposium Series.* 1970;**66**:85.99에서 발췌했다.

표 A.5 인간 혈액의 세포 조성

세포 종류	세포 수(10^3 cells/mm^3)	백혈구 비율	림프구의 비율 혈액	림프	비장
적혈구	5,000 ± 350				
혈소판	248 ± 50				
백혈구	7.25 ± 1.7				
호중구		55			
호산구		3			
호염구		0.5			
단핵구		6.5			
림프구		35			
B 세포(클래스 II MHC)			10–15	20–25	40–45
T 세포(CD3+)					
보조(CD4+, CD8–)			50–60	50–60	50–60
세포독성(CD4–, CD8+)			20–25	15–20	10–15
자연 살해 세포(CD6+)			~10	거의 없음	~10

참고: 이 표의 정보는 Abbas AK. Lichtman AH, and Pober JS. *Cellular and Molecular Immunology*. 2nd ed., Philadelphia, PA: W.B. Saunders Company 1994에서 발췌했다. MHC: 주조직적합성 복합체.

표 A.6 가상의 남성의 혈액 분포

호흡계	부피(mL)	전신	부피(mL)
폐동맥	400	대동맥	100
폐모세혈관	60	전신 동맥	450
세정맥	140	전신 모세혈관	300
폐정맥	700	세정맥	200
		전신 정맥	2,050
호흡계 전체	1,300	전신 혈관	3,100
심장	250	고려되지 않은 양	550[a]

참고: 30세, 체중 63 kg, 신장 1.78 m, 혈액량(추산 5.2 L). Burton AC. *Physiology and Biophysics of the Circulation*. Chicago: Yearbook Med. Publ: 1965, p. 64.

[a] 간 또는 비장에 체류하는 혈액 등을 의미하는 것으로 보인다.

표 A.7 인간의 전신 순환계

구조	직경(cm)	혈액 유속(cm/s)	관 레이놀즈 수[a]
상행대동맥(ascending aorta)	2.0–3.2	63[b]	3,600–5,800
하행대동맥(descending aorta)	1.6–2.0	27[b]	1,200–1,500
큰 동맥(large artery)	0.2–0.6	20–50[b]	110–850
모세혈관	0.0005–0.001	0.05–0.1[c]	0.0007–0.003
큰 정맥(large vein)	0.5–1.0	15–20[c]	210–570
대정맥(vena cavae)	2.0	11–16[c]	630–900

참고: 이 표의 정보는 Whitmore RL. *Rheology of the Circulation.* Oxford: Pergamon; 1968에서 발췌했다.

[a] 혈액의 점도는 0.035 P로 가정한다.
[b] 평균 최고 속도.
[c] 불특정한 기간 동안의 평균 속도.

표 A.8 인간 순환계 내 혈관의 크기와 구성

	대동맥	중간동맥	세동맥	모세관전괄약근)	모세혈관	세정맥	정맥	대정맥
내경	12 mm	2 mm	15 μm	15 μm	3 μm	10 μm	2.5 mm	15 mm
벽 두께	2 mm	1 mm	20 μm	30 μm	1 μm	2 μm	0.5 mm	1.5 mm

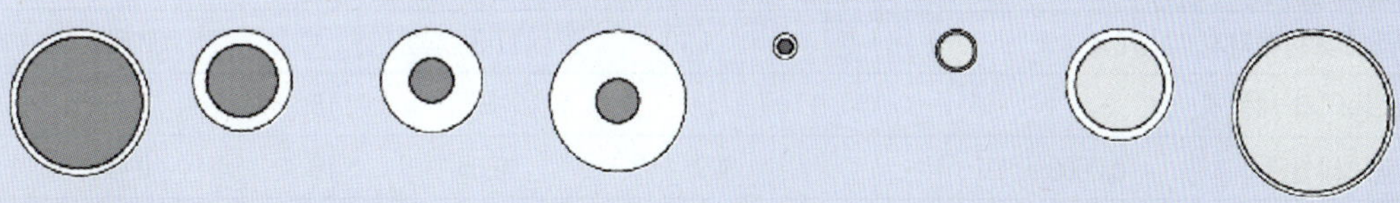

상피세포
탄성섬유
평활근
콜라겐 섬유

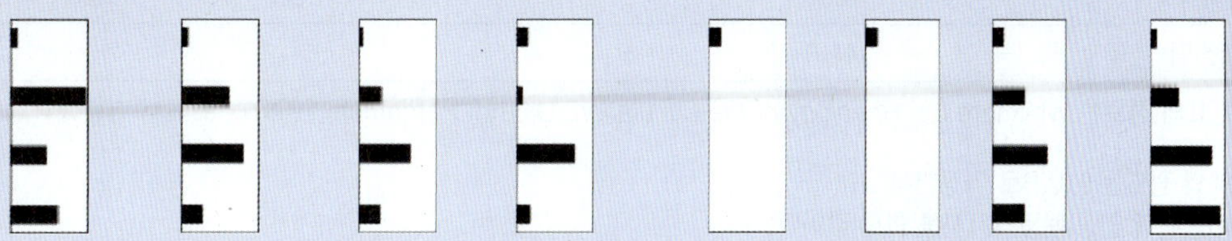

참고: Boron and Boulpaep, *Textbook of Medical Physiology*. Philadelphia, PA: W.B. Saunders Company; 2002.

표 A.9 개의 전신 순환

구조	직경(cm)	개수	총 단면적 (cm^2)	길이(cm)	총 부피 (cm^3)	혈액 유속 (cm/s)	관 레이놀즈 수[a]
좌심방					25		
좌심실					25		
대동맥	1.0	1	0.8	40	30	50	1,670
큰 동맥	0.3	40	3,0	20	60	23	230
주동맥가지	0.1	600	5.0	10	50	8	27
말단 가지	0.06	1,800	5.0	1	5	6	12
세동맥	0.002	40×10^6	125	0.2	25	0.3	0.02
모세혈관	0.0008	12×10^8	600	0.1	60	0.07	0.002
세정맥	0.03	80×10^6	570	0.2	110	0.07	0.007
말단 정맥	0.15	1,800	30	1	30	1.3	6.5
주정맥가지	0.24	600	27	10	270	1.5	12
큰 정맥	0.6	40	11	20	220	3.6	72
대정맥	1.25	1	1.2	40	50	33.0	1,375
우심방					25		
우심실					25		
주폐동맥	1.2	1	1.1	2.4	24[b]	36.4	2,090
엽성 폐동맥가지	0.4	9	1.19	17.9		33.6	670
소동맥과 세동맥	–	–	–	–	18		
폐모세혈관	0.0008	–	300	0.05	16	0.14	0.006
폐정맥	–	600	–	–	52[c]		
큰 폐정맥	–	4	–	–			

참고: 표의 정보는 Whitmore RL. *Rheology of the Circulation.* Oxford: Pergamon; 1968, p. 92에서 발췌했다.

[a] 혈액의 점도는 0.03 P로 가정한다.
[b] 주폐동맥과 엽성 폐동맥가지를 합한 값이다.
[c] 폐정맥과 큰 폐정맥을 합한 값이다.

표 A.10 휴식기에 체내 혈액의 분포

조직	휴식기 혈류 속도(mL/min)
뇌	650(13%)
심장	214(4%)
근육	1,030(20%)
피부	430(9%)
신장	950(20%)
복부 장기들	1,200(24%)
기타	525(10%)
총	5,000

참고: Sherwood L. *Human Physiology: From Cells to Systems*. 5th ed., Belmont, CA: Thomson Brooks/Cole; 2004, p. 384에서 발췌

부록 B
화학적 수치

표 B.1 몇 가지 화학 물질과 아미노산의 K_A 값

물질	구조	pK_A	짝염기
에탄	C_2H_6	50	$C_2H_5^-$
에텐	C_2H_4	44	$C_2H_3^-$
암모니아	NH_3	38	NH_2^-
수소	H_2	35	H^-
톨루엔	$C_6H_5CH_3$	35	$C_6H_5CH_2^-$
에틴	C_2H_2	25	C_2H^-
아세톤	CH_3COCH_3	19	$CH_3COCH_2^-$
물	H_2O	16	OH^-
메탄올	CH_3OH	16	CH_3O^-
페놀	C_6H_5OH	10	$C_6H_5O^-$
시안화수소	HCN	9	CN^-
탄산	H_2CO_3	6.1	HCO_3^-
아세트산	CH_3COOH	5	CH_3COO^-
플루오르화수소	HF	3	F^-
인산	H_3PO_4	2.1	$H_2PO_4^-$
하이드로늄 이온	H_3O^+	−2	H_2O
염화수소	HCl	−7	Cl^-
브롬화수소	HBr	−9	Br^-
황산	H_2SO_4	−9	HSO_4^-
요오드화수소	HI	−10	I^-

명칭	pK α-COOH	NH_3	곁사슬기	25 ℃에서의 pI
알라닌	2.35	9.87		6.11
아르기닌	2.18	9.09	13.2	10.76
아스파라긴	2.18	9.09	13.2	10.76
아스파르트산	1.88	9.60	3.65	2.98
시스테인	1.71	10.78	8.33	5.02
글루탐산	2.19	9.67	4.25	3.08
글루타민	2.17	9.13		5.65
글리신	2.34	9.60		6.06
히스티딘	1.78	8.97	5.97	7.64
이소류신	2.32	9.76		6.04
류신	2.36	9.60		6.04
라이신	2.20	8.90	10.28	9.47
메티오닌	2.28	9.21		5.74
페닐알라닌	2.58	9.24		5.91
프롤린	1.99	10.60		6.30
세린	2.21	9.15		5.68
트레오닌	2.15	9.12		5.60
트립토판	2.38	9.39		5.88
타이로신	2.20	9.11	10.07	5.63
발린	2.29	9.74		6.02

표 B.2 몇 가지 화학 물질의 생성열

Compound	Δ H_f (kJ/mol)	Compound	Δ H_f (kJ/mol)
$Ag_2O(s)$	−30.6	$HgO(s)$	−90.7
$Ag_2S(s)$	−31.8	$HgS(s)$	−58.2
$AgBr(s)$	−99.5	$HI(g)$	+25.9
$AgCl(s)$	−127.0	$HNO_3(l)$	−173.2
$AgI(s)$	−62.4	$KBr(s)$	−392.2
$Al^{3+}(aq)$	−524.7	$KCl(s)$	−435.9
$Al_2O_3(s)$	−1,669.8	$KClO_3(s)$	−391.4
$BaCl_2(s)$	−860.1	$KF(s)$	−562.6
$BaCO_3(s)$	−1,218.8	$Mg(OH)_2(s)$	−924.7
$BaO(s)$	−558.1	$MgCl_2(s)$	−641.8
$BaSO_4(s)$	−1,465.2	$MgCO_3(s)$	−1,113
$C_2H_2(g)$	+226.7	$MgO(s)$	−601.8
$C_2H_4(g)$	+52.3	$MgSO_4(s)$	−1,278.2
$C_2H_5OH(l)$	−277.6	$MnO(s)$	−384.9
$C_2H_6(g)$	−84.7	$MnO_2(s)$	−519.7
$C_3H_8(g)$	−103.8	$NaCl(s)$	−411.0
$Ca(OH)_2(s)$	−986.6	$NaF(s)$	−569.0
$CaCl_2(s)$	−795.0	$NaOH(s)$	−426.7
$CaCO_3$	−1,207.0	$n-C_4H_{10}(g)$	−124.7
$CaO(s)$	−635.5	$n-C_5H_{12}(l)$	−173.1
$CaSO_4(s)$	−1,432.7	$NH_3(g)$	−46.2
$CCl_4(l)$	−139.5	$NH_4Cl(s)$	−315.4
$CH_3OH(l)$	−238.6	$NH_4NO_3(s)$	−365.1
$CH_4(g)$	−74.8	$NiO(s)$	−244.3
$CHCl_3(l)$	−131.8	$NO(g)$	+90.4
$CO(g)$	−110.5	$NO_2(g)$	+33.9
$CO_2(g)$	−393.5	$Pb_3O_4(s)$	−734.7
$CO_2(aq)$	−412.9	$PbBr_2(s)$	−277.0
$CoO(s)$	−239.3	$PbCl_2(s)$	−359.2
$Cr_2O_3(s)$	−1,128.4	$PbO(s)$	−217.9
$Cu_2O(s)$	−166.7	$PbO_2(s)$	−276.6

표 B.2 몇 가지 화학 물질의 생성열 (계속)

Compound	ΔH_f (kJ/mol)	Compound	ΔH_f (kJ/mol)
$CuO(s)$	−155.2	$PCl_3(g)$	−306.4
$CuS(s)$	−48.5	$PCl_5(g)$	−398.9
$CuSO_4(s)$	−769.9	$SiO_2(s)$	−859.4
$Fe_2O_3(s)$	−822.2	$SnCl_2(s)$	−349.8
$Fe_3O_4(s)$	−1,120.9	$SnCl_4(l)$	−545.2
$H_2CO_3(aq)$	−699.7	$SnO(s)$	−286.2
$H_2O(g)$	−241.8	$SnO_2(s)$	−580.7
$H_2O(l)$	−285.8	$SO_2(g)$	−296.1
$H_2O_2(l)$	−187.6	$So_3(g)$	−395.2
$H_2S(g)$	−20.1	$ZnO(s)$	−348.0
$H_2SO_4(l)$	−811.3	$ZnS(s)$	−202.9
$HBr(g)$	−36.2	Ethanol(l)	−276.98
$HCl(g)$	−92.3	Glucose(s)	−1,274.5
$HF(g)$	−268.6	Sucrose(s)	−2,221.7

참고: 25 ℃, 1기압에서 화학 물질 1몰이 가장 안정한 형태의 원자들로부터 만들어질 때의 엔탈피 변화 (ΔH)를 나타낸다.

표 B.3 투석막의 종류

막 종류	막의 예시	유속	생체 적합성*
셀룰로오스	Cuprophane	느림	–
반합성 셀룰로오스 유도체			
셀룰로오스 디아세테이트	Cellulose acetate	빠름, 느림	+
셀룰로오스 트리아세테이트	Cellulose triacetate	빠름	++
디에틸아미노에틸-치환된 셀룰로오스	HEMOPHAN®	빠름	+
합성 고분자			
폴리아크로니트릴 메탈릴 설폰산 공중합체	PAN/AN-69	빠름	++
폴리아크로니트릴 메타크릴레이트 공중합체	PAN	빠름	++
폴리메틸메타크릴레이트	PMMA	빠름, 느림	++
폴리설폰	Polysulfone	빠름	++

참고: Pastan S and Bailey J. Medical Progress: Dialysis Therapy. *The New England Journal of Medicine* 1998;**338**:1428.1437.

* 생체 적합성은 (혈장 내 C3a 농도로 대표되는) 보체계 활성화 정도로 결정된다. - 부호는 막이 생체 적합성이 없음을 의미하며, +와 ++는 생체 적합성의 정도를 의미한다.

표 B.4 일반적인 투석막의 성질(Q_D = 500 mL일 때 측정)

제조사	모델	S, 표면적(m^2)	$(KS)_{urea}$ (mL/min)	$K_{urea} \times 10^3$ (cm/min)
Althin	Altrex 140	1.4	530 ± 20	38 ± 1
	AltraNova 200	2.0	620 ± 40	31 ± 2
Asahi	PAN 85DX	1.7	560 ± 80	33 ± 5
	PAN110DX	2.2	570 ± 140	26 ± 6.4
Baxter	CA150	1.5	630 ± 40	42 ± 3
	CA170	1.7	680 ± 50	40 ± 3
	CA210	2.1	910 ± 80	43 ± 4
	CT110G	1.1	690 ± 70	63 ± 6
	CT190G	1.9	1070 ± 50	56.3 ± 3
Fresenius	F6	1.3	560 ± 20	43 ± 2
	F8	1.8	720 ± 40	40 ± 2
	F50	1.0	520 ± 20	52 ± 2
	F60A	1.3	630 ± 10[a]	48 ± 0.8[a]
	F60B	1.3	–	–
	F80A	1.8	750 ± 50[a]	42 ± 3[a]
	F80B	1.8	–	–
Renal systems	Primus 1350	1.35	550 ± 50	41 ± 4
	Primus 2000	1.98	610 ± 100	31 ± 5.1
Toray	Filtryzer B2-1.5H	1.5	610 ± 10	41 ± 0.7
	Filtryzer B2-2.0	2.02	760 ± 20	38 ± 1
	Filtryzer B1-2.1U	2.1	840 ± 10	40 ± 0.5
	Filtryzer BK-2.1U	2.1	840 ± 20	40 ± 1

참고: 이 표의 정보는 Leypoldt JK, Cheung AK, Agodoa LY, Daugirdas JT, Greene T, and Keshaviah PR. Hemodialyzer mass transfer-area coefficients for urea increase at high dialysate flow rates. *Kidney International.* 1997;**51**:2013.2017에서 발췌했다.

[a] F60과 F80 투석기에서 A와 B 모델의 값은 거의 비슷하며, 따라서 두 값을 평균하여 기록했다.

부록 C
단위 변환과 환산 계수들

표 C.1 SI 단위계의 접두어

인수	접두어	기호	인수	접두어	기호
10^{24}	요타(yotta)	Y	10^{-1}	데시(deci)	d
10^{21}	제타(zetta)	Z	10^{-2}	센티(centi)	c
10^{18}	엑사(exa)	E	10^{-3}	밀리(milli)	m
10^{15}	페타(peta)	P	10^{-6}	마이크로(micro)	μ
10^{12}	테라(tera)	T	10^{-9}	나노(nano)	n
10^{9}	기가(giga)	G	10^{-12}	피코(pico)	p
10^{6}	메가(mega)	M	10^{-15}	펨토(femto)	f
10^{3}	킬로(kilo)	k	10^{-18}	아토(atto)	a
10^{2}	헥토(hector)	h	10^{-21}	젭토(zepto)	z
10^{1}	데카(deka)	da	10^{-24}	욕토(yocto)	y

표 C.2 기체상수의 값

8.314 m^3-Pa/mol-K
0.08314 L-bar/mol-K
0.08206 L-atm/mol-K
62.36 L-mm Hg/mol-K
0.7302 ft^3-atm/lb-mole-°R
10.73 ft^3-atm/lb-mole-°R
8.314 J/mol-K
1.987 cal/mol-K
1.987 Btu/lb-mole-°R

표 C.3 환산 계수

물리량	환산된 값
질량	1 kg = 10^{-3} metric ton = 2.20462 lb_m = 35.27392 oz 1 lb_m = 16 oz. = 5 × 10^4 ton = 453.593 g
길이	1 m = 10^{10} angstroms (Å) = 39.37 in = 3.2808 ft = 1.0936 yds = 0.006214 mile 1 ft = 12 in = 1/3 yd = 0.3048 m
부피	1 m^3 = 1,000 L = 35.3145 ft^3 = 264.17 gal = 1056.68 quarts 1 ft^3 = 1728 in^3 = 7.4805 gallons = 0.028317 m^3 = 28.317 L
힘	1 N = 1 kg–m/s^2 = 10^5 dynes = 10^5 g–cm/s^2 = 0.22481 lb_f 1 lb_f = 32.174 lb_m–ft/s^2 = 4.4482 N = 4.4482 10^5 dynes
압력	1 Pa = 1 N/m^2 = 10 dyne/cm^2 = 1.45 × 10^{-4} lb_f/in.^{2} 1 atm = 1.01325 × 10^5 Pa = 14.7 lb/in^2 = 760 mmHg (at 0 ˚C) = 1,033 cm–H^2O (at 4 ˚C)
에너지	1 J = 1 N–m = 10^7 ergs = 10^7 dynecm = 0.23901 cal = 0.7376 ft · lb_f = 9.486 × 10^4 Btu 1 kW–h = 3.6 10^6 J 1 cal = 4.19 J
일률	1W= 1 J/s = 0.23901 cal/s = 0.7376 ft · lb_f/s = 9.486 × 10^4 Btu/s = 1.341 × 10^3 hp 1 hp = 746 W = 550 ft · lb/s
온도	Temperature (°F) = [9/5 Temperature (°C)] + 32 Temperature (°C) = 5/9 [Temperature (°F) – 32] Temperature (K) = Temperature (°C) + 273.15
점도	1 poise = 100 centipoise = 1 g/(cm–s) = 0.1 Pa–s = 100 mPa–s
중력가속도, g	9.8 m/s^2 = 32.174 ft/s^2

표 C.4 기하학적 수식

구의 표면적	$4\pi r^2$	r은 구의 반지름
원통의 표면적	$2\pi r^2 + 2\pi rh$	r은 원통의 반지름, h는 높이
구의 부피	$(4/3)\pi r^3$	r은 구의 반지름
원통의 부피	$\pi r^2 h$	r은 원통의 반지름, h는 높이

찾아보기

ㄹ

ㅁ

ㅈ

기타